全国科学技术名词审定委员会

海峡两岸人体解剖与组织胚胎学名词

海峡两岸人体解剖与组织胚胎学名词工作委员会

国家自然科学基金资助项目

科学出版社

北 京

内 容 简 介

本书是由海峡两岸人体解剖与组织胚胎学专家会审的海峡两岸人体解剖与组织胚胎学名词对照本,是在 2014 年全国科学技术名词审定委员会公布的第二版《人体解剖学名词》和《组织学与胚胎学名词》的基础上加以增补修订而成。内容包括:人体解剖学、组织学与胚胎学三部分,共收词 13 000 多条。

本书供海峡两岸人体解剖与组织胚胎学学界和相关领域的人士使用。

图书在版编目(CIP)数据

海峡两岸人体解剖与组织胚胎学名词/海峡两岸人体解剖与组织胚胎学名词工作委员会审定. —北京:科学出版社,2021.6
全国科学技术名词审定委员会公布
ISBN 978-7-03-068970-2

Ⅰ.①海…　Ⅱ.①海…　Ⅲ.①人体解剖学–名词术语　②人体组织学–人体胚胎学—名词术语　Ⅳ.①R32-61

中国版本图书馆 CIP 数据核字(2021)第 109955 号

责任编辑:高素婷　岳漫宇 / 责任校对:严　娜
责任印制:吴兆东 / 封面设计:刘新新

科 学 出 版 社 出版
北京东黄城根北街 16 号
邮政编码:100717
http://www.sciencep.com

北京虎彩文化传播有限公司 印刷
科学出版社发行　各地新华书店经销

*

2021 年 6 月第 一 版　开本:787×1092　1/16
2021 年 6 月第一次印刷　印张:57 1/4
字数:1 355 000
定价:498.00 元

(如有印装质量问题,我社负责调换)

海峡两岸人体解剖与组织胚胎学名词
工作委员会委员名单

名誉主任：高英茂

大陆主任：李金莲

大陆副主任：张绍祥　李云庆　马　超　曾园山

大陆委员（以姓名笔画为序）：

丁文龙　王怀经　刘厚奇　齐建国　李　和　李瑞锡

肖　岚　汪华侨　宋天保　周国民　周德山　柏树令

顾晓松　凌树才　席焕久

秘　书：房桂珍　高素婷

臺灣主任：陳天華

臺灣副主任：徐佳福　馬國興　劉鴻文

臺灣委員（以姓名筆畫為序）：

王嘉銓　朱慈暉　李立仁　邱瑞珍　許鐘瑜　黃雍協

蔡佩君　蕭鎮源

白春礼序

　　科技名词是科学技术形成、积累、交流和传播的前提和基础，是建构中国特色科技话语体系、掌握国际科技话语权的核心内容，在服务科技强国建设方面发挥着基础性、支撑性的作用。

　　海峡两岸虽然使用着相同的语言，书写着相同的文字，但在科学技术领域，双方对同一事物或概念的命名却不尽相同。除简繁字形的差异以外，往往表现为命名理据、遣词用字、译入方式等方面的诸多差异。例如，大陆专家所称"激光""纳米""信息""鼠标""熊猫""基因组"，台湾专家一般称作"雷射""奈米""资讯""滑鼠""猫熊""基因体"。有统计显示，在信息科技等发展比较迅速的学科，海峡两岸科技名词的不一致率一度高达 40%。海峡两岸在签署科技或经贸文件时，为避免科技名词的分歧导致误解或经济损失，时常不得不加注对方使用的称谓。海峡两岸专家在学术会议上交流某些专业概念时，时常还需要借助英语。因而，在海峡两岸一直都有着统一汉语科技名词的呼声。

　　早在 1993 年，《汪辜会谈共同协议》第四条就明确提出了"探讨科技名词统一与产品规格标准化问题"。全国科技名词委积极行动，作为大陆牵头人，将两岸科技名词对照统一工作列为自己责无旁贷的一项历史性任务。1994 年，"促进海峡两岸科技名词交流与统一工作座谈会"在京召开，讨论了海峡两岸科技名词工作的方针、政策、组织、方法及出版等具体事宜。1996 年，又与台湾李国鼎科技发展基金会建立联系，确定了合作模式。自 1996 年天文学"黄山会议"以来，全国科技名词委一直按照"积极推进、增进了解；择优选用、统一为上；求同存异、逐步一致"的方针，积极推动海峡两岸科技名词工作交流，陆续在航海、船舶、海洋、水产、大气、昆虫、测绘、信息科技、药学、天文、经贸、地理信息系统、生态、材料、心理、音乐等 30 多个海峡两岸交流基础好、交流更为迫切的学科，与台湾方面共同组建工作委员会，开展海峡两岸名词工作。截至目前，已出版 25 种科技名词对照本，内容包括大陆名、台湾名和英文名等。以大气科学为代表的部分学科，通过持续推进海峡两岸的专家交流，科技名词一致率有了大幅度提高。在一些基础科学领域，如自 101 号元素开始，直到最新命名的 118 号元素，海峡两岸科学家通过全国科技名词委建立的工作机制，能在第一时间建立沟通，协商定名，最终达成一致意见，海峡两岸一致的声音也对汉字文化圈的国家和地区形成了很好的引领作用。

十年前，海峡两岸经贸文化论坛专家共同提出合作编纂中华语文工具书的建议，全国科技名词委审时度势，积极克服海峡两岸沟通交流中的实际困难，利用双方比较成熟的科技名词数据资源，开展了近百个学科的科技名词快速对照。2019 年，《中华科学技术大词典》顺利问世，分 10 卷收录海峡两岸科技名词约 50 万条，成为两岸各界人士开展交流合作的综合性参考资料。

习近平总书记指出，实现中华民族伟大复兴，是近代以来中国人民最伟大的梦想。这个梦想，凝聚了几代中国人的夙愿，体现了中华民族和中国人民的整体利益，是每一个中华儿女的共同期盼。从这个意义上讲，中华民族伟大复兴的中国梦，能够成为海峡两岸同胞共同奋斗的最大公约数和最大共识，也事关两岸人民的共同福祉。汉语科技名词作为海峡两岸之间的科技文化纽带，不可因地域分隔而任其分化。汉语科技名词的持续交流与统一，始终反映着海峡两岸的大势所趋和人心所向。

无论是出版海峡两岸各学科名词单行本，还是出版《中华科学技术大词典》，全国科技名词委多年来从事海峡两岸科技名词交流的实践都充分说明：海峡两岸共同的历史和文化，形成了中华民族割不断的血脉相连。惟有两岸人民持续共同努力，才能赢得两岸关系和平发展的光明前景。海峡两岸学科名词对照的成果，虽然只是一本又一本工具书，但是凝聚了两岸同胞共同的科技智慧，也保存了两岸同胞共同的民族记忆。

目前，常态化的海峡两岸科技名词对照统一工作将继续开展，持续推动两岸科技交流、促进两岸科技合作，单行本学科名词对照即将出版新的成果，我感到十分欣慰。

特此作序。

白春礼

2020 年秋

路 甬 祥 序

科学技术名词作为科技交流和知识传播的载体，在科技发展和社会进步中起着重要作用。规范和统一科技名词，对于一个国家的科技发展和文化传承是一项重要的基础性工作和长期性任务，是实现科技现代化的一项支撑性系统工程。没有这样一个系统的规范化的基础条件，不仅现代科技的协调发展将遇到困难，而且，在科技广泛渗入人们生活各个方面、各个环节的今天，还将会给教育、传播、交流等方面带来困难。

科技名词浩如烟海，门类繁多，规范和统一科技名词是一项十分繁复和困难的工作，而海峡两岸的科技名词要想取得一致更需两岸同仁作出坚韧不拔的努力。由于历史的原因，海峡两岸分隔逾 50 年。这期间正是现代科技大发展时期，两岸对于科技新名词各自按照自己的理解和方式定名，因此，科技名词，尤其是新兴学科的名词，海峡两岸存在着比较严重的不一致。同文同种，却一国两词，一物多名。这里称"软件"，那里叫"软体"；这里称"导弹"，那里叫"飞弹"；这里写"空间"，那里写"太空"；如果这些还可以沟通的话，这里称"等离子体"，那里称"电浆"；这里称"信息"，那里称"资讯"，相互间就不知所云而难以交流了。"一国两词"较之"一国两字"造成的后果更为严峻。"一国两字"无非是两岸有用简体字的，有用繁体字的，但读音是一样的，看不懂，还可以听懂。而"一国两词"、"一物多名"就使对方既看不明白，也听不懂了。台湾清华大学的一位教授前几年曾给时任中国科学院院长周光召院士写过一封信，信中说："1993年底两岸电子显微学专家在台北举办两岸电子显微学研讨会，会上两岸专家是以台湾国语、大陆普通话和英语三种语言进行的。"这说明两岸在汉语科技名词上存在着差异和障碍，不得不借助英语来判断对方所说的概念。这种状况已经影响两岸科技、经贸、文教方面的交流和发展。

海峡两岸各界对两岸名词不一致所造成的语言障碍有着深刻的认识和感受。具有历史意义的"汪辜会谈"把探讨海峡两岸科技名词的统一列入了共同协议之中，此举顺应两岸民意，尤其反映了科技界的愿望。两岸科技名词要取得统一，首先是需要了解对方。而了解对方的一种好的方式就是编订名词对照本，在编订过程中以及编订后，经过多次的研讨，逐步取得一致。

全国科学技术名词审定委员会（简称全国科技名词委）根据自己的宗旨和任务，始终把海峡两岸科技名词的对照统一工作作为责无旁贷的历史性任务。近些年一直本着积极推进，增进了解；择优选用，统一为上；求同存异，逐步一致的精神来开展这项工作。先后接待和安排了许多台湾同仁来访，也组织了多批专家赴台参加有关学科的名词对照研讨会。工作中，按照先急后缓、先易后难的精神来安排。对于那些与"三通"有关的学科，以及名词混乱现象严重的学科和条件成熟、容易开展的学科先行开展名词对照。

在两岸科技名词对照统一工作中，全国科技名词委采取了"老词老办法，新词新办法"，即对于两岸已各自公布、约定俗成的科技名词以对照为主，逐步取得统一，编订两岸名词对照本即属此例。而对于新产生的名词，则争取及早在协商的基础上共同定名，避免以后再行对照。例如 101～109 号元素，从 9 个元素的定名到 9 个汉字的创造，都是在两岸专家的及时沟通、协商的基础上达成共识和一致，两岸同时分别公布的。这是两岸科技名词统一工作的一个很好的范例。

海峡两岸科技名词对照统一是一项长期的工作，只要我们坚持不懈地开展下去，两岸的科技名词必将能够逐步取得一致。这项工作对两岸的科技、经贸、文教的交流与发展，对中华民族的团结和兴旺，对祖国的和平统一与繁荣富强有着不可替代的价值和意义。这里，我代表全国科技名词委，向所有参与这项工作的专家们致以崇高的敬意和衷心的感谢！

值此两岸科技名词对照本问世之际，写了以上这些，权当作序。

2002 年 3 月 6 日

前　言

　　一个学科的专业名词是该学科的理论和技术建立、发展及交流的基础元素，是该学科科学性、规范性和专业性的基本范畴，了解和熟悉一个学科的专业名词，将对推动学科发展、促进学术交流、方便文献检索、规范图书出版等工作起到积极有力的推动作用，它既是科学研究和学术交流的基本规范，又是广大学者和相关专业教师学习和强化专业知识的典库。随着海峡两岸学术交流的日益增多，大陆与台湾解剖学会名词工作委员会一致认为，作为龙的传人，海峡两岸同宗同源，如何用汉语更好地、标准化地表达解剖学名词不仅是解剖学创新发展的基础性工作，也是进一步规范教学、科研和促进两岸交流亟待解决的问题，而且也会为今后临床上解剖学、组织胚胎学的应用和进一步推进与国际接轨及交流打下良好基础，具有重要而深远的意义。因而，在海峡两岸同行、学界一直都有着统一人体解剖与组织胚胎学汉语科技名词的呼声和期盼。

　　在这样的呼声下，中国解剖学会第 31 届学术年会暨科学传播研究交流会于 2015 年 8 月 8 日专门召开了"海峡两岸解剖学名词联谊会"。参加本次联谊会的有全国科学技术名词审定委员会高素婷，中国解剖学会理事长张绍祥、秘书长周长满、荣誉理事长席焕久、陆军军医大学李金莲，中国医科大学柏树令，中国医学科学院北京协和医学院马超等；台湾学界与会代表有台湾解剖学会理事长马国兴、"国防医学院"林谷俊、阳明大学傅秀毓、成功大学郭余民和黄步敏、台湾大学李立仁、台北医学大学冯琼涵、马偕医学院周逸鹏、辅仁大学王嘉铨等。这次联谊会是启动海峡两岸解剖学名词对照与统一工作的首次交流会，两岸专家共同携手就人体解剖学名词的必要性和可行性、工作的组织形式、收词范围和准则等诸方面进行了充分的商讨并达成了一致意见。2016 年全国科学技术名词审定委员会和中国解剖学会正式启动海峡两岸人体解剖与组织胚胎学名词对照工作，与台湾解剖学会共同组织成立了"海峡两岸人体解剖与组织胚胎学名词工作委员会"。

　　台湾同仁早在 1998 年和 2006 年先后编辑出版了《解剖学词汇》和《组织与胚胎学辞汇》，主要为中英对照表，编辑采用繁体汉字。其中，《解剖学词汇》包含英中对照、中英对照和彩色图谱，共有 5300 个词；《组织与胚胎学辞汇》包含中英对照，共含有近 1 万个词；由于多种原因，这两本书中有大量的名词不属于本学科专业科技名词。大陆学界在全国科学技术名词审定委员会指导下于 2014 年审定出版了第二版《人体解剖学名词》和《组织学与胚胎学名词》，其中，《人体解剖学名词》收录 6425 个词条；《组织学与胚胎学名词》收录 2668 个词条。

　　为了促进学科规范、健康发展，便于今后海峡两岸更好地进行学术交流，中国解剖学会于 2017 年 7 月 28 日在西安召开的国际形态学大会暨中国解剖学会第 32 届学术年会上又专门召开了"海峡两岸人体解剖与组织胚胎学名词编委会第一次会议"。在这次会议上，海峡两岸专家在全国科学技术名词审定委员会的指导下，沟通协商，形成了以大陆和台湾已经出版的上述四本书所选词为备选词库，重新编撰供两岸科技界、教育界及出版界通用的《海峡两岸人体解剖与组织胚胎学名词》的共识。会议还对出版名词的编写程序、两岸习惯用法的求同存异、对照并列的选词原则以及两岸定名不一致名词的处理原则等方面统一了意见。会议明确全书按英文名、大陆名（汉字简体）和台湾名（汉字繁体）三栏编撰。会议决定，委托李金莲教授负责组织，将以往出版的4本书中所选词条合并成一个数据库，合库后的解剖学名词共8504条，组织胚胎学名词共12 188条。其后将所选名词分别发给大陆和台湾的有关专家对所选名词逐条进行审阅、比对和筛选。

2018年4月9—13日在全国科学技术名词审定委员会支持下，由中国解剖学会名词审定工作委员会承办的"第二届海峡两岸名词研讨会"在厦门召开。出席会议的大陆专家有中国解剖学会理事长张绍祥教授，全国科学技术名词审定委员会高素婷编审，海峡两岸人体解剖与组织胚胎学名词工作委员会主任委员李金莲教授，中山大学医学院组织胚胎学教研室曾园山教授，四川大学华西基础医学与法医学院组织胚胎学教研室齐建国教授，中国解剖学会副秘书长、办公室主任房桂珍老师。台湾专家有台湾解剖学会理事长马国兴教授、慈济大学刘鸿文教授、成功大学许钟瑜教授。这是一次具有历史意义的会议，与会专家为了一个共同的目标，不辞辛苦，分工负责，同心协力，分别对已经审阅和筛选过的名词再次逐条进行审定和确认，并形成了《海峡两岸人体解剖与组织胚胎学名词》的二稿。

其后，大陆专家和台湾专家又经过了十余次小范围的线上线下交流、研讨和修订，这部收集了海峡两岸涵盖人体解剖与组织胚胎学领域教学与科研所用13 000余条的专业名词终于完成定稿。《海峡两岸人体解剖与组织胚胎学名词》的编辑工作，功在当代，利在千秋。在这里衷心感谢全国科学技术名词审定委员会的组织指导、基金资助与大力推动，感谢6年来中国解剖学会和台湾解剖学会对此项工作的鼎力支持，感谢海峡两岸人体解剖与组织胚胎学名词审定专家们的辛勤工作和帮助。也特别感谢南京医科大学人体解剖学系李雷老师在英文名词，特别是对拉丁术语的确定工作方面的无私奉献；感谢曾园山、文建国、周莉教授在组织胚胎学名词审定和定稿中给予的大力帮助；还要特别感谢全国科学技术名词审定委员会高素婷编审在统一名词格式和选词定名等工作方面的精心指导。

《海峡两岸人体解剖与组织胚胎学名词》虽然只是一本工具书，但却深深地凝聚了两岸同胞共同的智慧和民族记忆，是两岸解剖学界同仁呕心沥血共同培育的一束奇葩。这部书的出版，一定会对促进人体解剖学和组织胚胎学学科建设发展、进一步推动海峡两岸规范解剖与组织胚胎学的教学科研和促进两岸同行们的专业交流发挥积极的作用。

随着科学技术的迅速发展，人体解剖学和组织胚胎学学科与其他学科的交叉和融合，会有新名词不断产生，因此，我们期待着两岸同行和读者在使用本书过程中对发现的问题和不足提出宝贵意见和建议，以便在再版时加以修正和补充，使之更加完善，成为同行和临床医生真正喜欢且实用的一本工具书。

海峡两岸人体解剖与组织胚胎学工作委员会

2021年春

编 排 说 明

一、本书是海峡两岸人体解剖与组织胚胎学名词对照本。

二、本书分正篇和副篇两部分。正篇按大陆名的首字汉语拼音顺序编排，词首或词中的西文字母或阿拉伯数字、罗马数字等一律不参加排序；副篇按英文的字母顺序编排，英文复合词看作一个词顺排，词首或词中的西文字母或阿拉伯数字、罗马数字等一律不参加排序。

三、本书［　］中的字使用时可以省略。

四、本书中中国大陆和台湾地区使用的科学技术名词以"大陆名"和"台湾名"分栏列出。

正篇

五、本书中大陆名正名和异名分别排序，并在异名处用（=）注明正名。

六、本书收录的汉文名对应英文名为多个时（包括缩写词）用"，"分隔。

副篇

七、英文名对应同一概念的多个不同汉文名时用"，"分隔，推荐使用的汉文名放在最前面；不同概念的汉文名用"；"分隔。

八、英文缩写词排在全称后的（　）内，且单出条排序，并在英文缩写词处用（=）注明其全称，不同英文全称用"；"分隔。

目　录

正 篇

A

大　陆　名	台　湾　名	英　文　名
阿蒙角	阿蒙角	Ammon's horn, cornu Ammonis
阿米巴样运动（=变形运动）	變形運動	amoeboid movement
阿诺尔德-基亚里综合征，基底压迹综合征	阿諾爾德-基亞里氏症候群	Arnold-Chiari syndrome
阿佩尔综合征	阿佩爾氏症候群	Apert's syndrome
阿孝夫窦	阿氏竇	Aschoff's sinus
埃丁格-韦斯特法尔核	艾偉二氏核，EW 核	Edinger-Westphal nucleus
γ-氨基丁酸	γ-氨基丁酸，γ-胺基丁酸	gamma aminobutyric acid, GABA
γ-氨基丁酸能神经元	γ-氨基丁酸能神經元，丙胺基丁酸能神經元	GABAergic neuron
鞍背	鞍背	dorsum sellae
鞍背点	鞍背點	klition
鞍膈	鞍膈	diaphragma sellae, diaphragm of sella turcica
鞍结节	鞍結節	tuberculum sellae
鞍状关节	鞍狀關節	sellar joint, saddle joint
胺泵	胺泵	amine pump
胺能神经元	胺能神經元，胺性神經元	aminergic neuron
胺前体摄取和脱羧细胞，摄取胺前体及脱羧细胞，APUD 细胞	胺類前驅物攝取及去羧細胞，胺類前趨物攝取及脱羧細胞，APUD 細胞	amine precursor uptake and decarboxylation cell, APUD cell
暗带（=A 带）	A 帶，重折光帶，暗帶	anisotropic band, A band, dark band
暗区	暗區，不透明區	dark region, dark zone, opaque area
暗视蛋白	暗視蛋白	scotopsin
暗视野	暗視野	dark field
暗视野显微镜	暗視野顯微鏡	dark-field microscope
暗细胞	暗細胞，深染細胞	dark cell
暗 A 型精原细胞（=Ad 型精	暗 A 型精原細胞	dark type A spermatogonium

大　陆　名	台　湾　名	英　文　名
原细胞)		
凹间韧带	凹間韌帶	interfoveolar ligament
奥迪括约肌	歐蒂氏括約肌	Oddi's sphincter
奥尔巴赫神经丛（=肌间[神经]丛）	腸肌[神經]叢，歐巴氏腸壁神經叢	myenteric plexus, myenteric nervous plexus, Auerbach's plexus
奥肯体	歐肯氏體	Oken's body
奥奴弗罗维奇核	奧奴佛羅維奇氏核	Onufrowicz's nucleus, Onuf's nucleus

B

大　陆　名	台　湾　名	英　文　名
巴氏管	巴索林氏管	Bartholin's duct
巴氏灭菌器（=巴斯德灭菌器）	巴氏殺菌器，巴斯德滅菌器，滅菌機	pasteurizer
巴氏腺	巴索林氏腺，白托令氏腺	Bartholin's gland
巴氏小体	巴氏體，巴爾[氏]體，性染色質	Barr's body
巴斯德灭菌器，巴氏灭菌器	巴氏殺菌器，巴斯德氏滅菌器，滅菌機	pasteurizer
巴亚热内带	拜勞格氏內带	internal band of Baillarger
巴亚热外带	拜勞格氏外带	external band of Baillarger
靶器官	標的器官	target organ
靶细胞	標的細胞，靶細胞	target cell
靶组织	標的組織	target tissue
白蛋白，清蛋白	白蛋白	albumin
白化病	白化症	albinism
白化病者	白化症者	albino
白肌纤维	白肌纖維	white muscle fiber
白交通支	白交通枝	white communicating branch
白介素	白血球間質，介白素	interleukin
白膜	白膜	tunica albuginea
白内障	白內障	cataract
白色脂肪组织	白色脂肪組織	white adipose tissue
白髓	白髓	white pulp
白体	白體	corpus albicans, corpus fibrosum albicans
白细胞	白細胞，白血球	white blood cell, leucocyte, leukocyte

大　陆　名	台　湾　名	英　文　名
白细胞减少	白血球减少	leukopenia
白细胞生成	白血球形成，白血球生成	leukocytogenesis
白细胞增多	白血球增多	leukocytosis
白纤维	白纖維	white fiber
白纤维软骨	白纖維軟骨	white fibrocartilage
白线	白線	white line, linea alba
白线疝（＝先天性上腹壁疝）	先天性上腹壁疝	congenital epigastric hernia
白线支座	白線支座	adminiculum lineae albae, adminiculum of linea alba
白血病	白血病	leukemia
白质	白質	white matter
白质层	白質層	white layer, white matter layer
白质后连合	白質後連合，後白質連合	posterior white commissure
白质连合	白質連合	white commissure
白质前连合	白質前連合，前白質連合	anterior white commissure
白质束	白質徑	white substance tract, white substance fasciculus
白质柱	白質柱	white column
斑	斑	macula
斑驳病	斑駁病	piebaldism
斑点	斑點	plaque
瘢痕组织	瘢痕組織	scar tissue
板	板	lamella
板层骨	板層骨	lamellar bone
板层骨组织	板層狀骨組織	lamellous bone tissue
板层颗粒	板層顆粒	lamellar granule
板层小体	片層小體，板小體	lamellar body, multilamellar body
板股后韧带	半月板股後韌帶	posterior meniscofemoral ligament
板股前韧带	半月板股前韌帶	anterior meniscofemoral ligament
板股韧带，半月板股骨韧带	半月板股韌帶	meniscofemoral ligament
板后部	板後部	postlaminar part
板前部	板前部	prelaminar part
板前支	板前枝	prelaminar branch
板障	板障	diploë
板障管	板障管	diploic canal, canal of diploë
板障静脉	板障靜脈	diploic vein

大 陆 名	台 湾 名	英 文 名
板障支	板障枝	diploic branch
半薄切片	半薄切片	semithin section
半规管	半規管	semicircular canal, semicircular duct, ductus semicircularis
半奇静脉	半奇靜脈	hemiazygos vein
半棘肌	半棘肌	semispinalis, semispinal muscle
半腱肌	半腱肌	semitendinosus, semitendinous muscle
半膜肌	半膜肌	semimembranosus, semimembranous muscle
半膜肌囊	半膜肌囊	bursa of semimembranosus
半囊胚	半囊胚	hemiblastula
半桥粒	半橋粒	hemidesmosome
半桑葚胚	半桑椹胚	hemimorula
半头畸形	半頭畸形	hemicrany
半透膜	半透膜	semipermeable membrane
半透性	半透性	semipermeability
半羽肌	半羽肌	unipennate muscle
半原肠胚	半原腸胚	hemigastrula
半月板股骨韧带（=板股韧带）	半月板股韌帶	meniscofemoral ligament
半月瓣	半月瓣	semilunar valve
半月瓣小结	半月瓣小結	nodule of semilunar cusp, nodule of Arantius
半月襞	半月襞	semilunar fold
半月裂孔	半月裂孔	semilunar hiatus, hiatus semilunaris
半月平面	半月平面	planum semilunatum
半月神经节	半月神經節	semilunar ganglion
半月线	半月線	linea semilunaris
半肢畸形	半肢畸形	hemimelia
伴行动脉	伴行動脈	accompanying artery
伴行静脉	伴行靜脈	accompanying vein
瓣[膜]	瓣[膜]	valve, valva
瓣膜隆起	瓣膜隆起	valve swelling
瓣膜上嵴	瓣膜上嵴	supravalvular ridge
包涵体	包涵體，内含體	inclusion body
包埋	包埋	embedding

大　陆　名	台　湾　名	英　文　名
包埋法	包埋法	embedding method
包皮	包皮	prepuce
包皮系带	包皮繫帶	frenulum of prepuce
包皮腺	包皮腺	preputial gland
包蜕膜	包蜕膜	decidua capsularis, capsular decidua, epichorion
胞间陷窝	胞間陷窩	intercellular recess
胞内网	胞內網	intracellular network
胞内小管	胞內小管	intracellular canaliculus
胞内原纤维	胞內原纖維	intracellular fibril
胞体	胞體	soma
胞吐分泌	胞吐分泌	exocytosis secretion
胞吐[作用]，外排[作用]	胞吐作用	exocytosis
胞吞[作用]，内吞[作用]	胞內吞噬，內吞作用	endocytosis
胞衣，衣胞	胞衣	afterbirth
胞饮泡，吞饮小泡	胞飲泡	pinocytotic vesicle
胞饮小体	胞飲小體	pinosome
胞饮[作用]，吞饮[作用]	胞飲作用	pinocytosis
胞质岛	胞質島	cytoplasmic island
胞质分裂	胞質分裂	cytokinesis, plasmodieresis
胞质决定子	胞質決定因子	cytoplasmic determinant
胞质突	胞質突	cytoplasmic process
胞质小泡形成	胞質小泡形成	cytoplasmic bubbling
胞质运动	胞質運動	cytoplasmic movement
[薄]层	層	lamella
薄皮	薄皮	thin skin
薄束	薄束	gracile fasciculus, fasciculus gracilis
薄束核	薄束核	gracile nucleus
薄束结节	薄束結節	gracile tubercle, slender tubercle
饱和染液	飽和染液	saturated staining solution
保护性牙周膜	保護性牙周膜	protectoral periodontium
鲍曼膜	鮑氏膜，角膜	Bowman's membrane
鲍曼囊（＝肾小囊）	腎小囊，腎球囊，鮑氏囊	renal capsule, glomerular capsule, Bowman's capsule
鲍曼腔（＝肾小囊腔）	腎小囊腔，鮑曼氏腔	capsular space, urinary space, Bowman's space
鲍曼腺（＝嗅腺）	嗅腺，鮑氏腺	olfactory gland, Bowman's

大　陆　名	台　湾　名	英　文　名
		gland
杯状上皮	杯狀上皮	goblet epithelium
杯状细胞	杯狀細胞	goblet cell
贝尔法则	貝爾氏[定]律	Baer's law
贝兹细胞	貝滋氏細胞	Betz's cell
背侧被盖核	背側被蓋核	dorsal tegmental nucleus
背侧部	背側部	dorsal part
背侧[的]	背側[的]	dorsal
背侧副橄榄核	背側副橄欖核	dorsal accessory olivary nucleus
背侧股	背側股	dorsal division
背侧结节	背側結節	dorsal tubercle
背侧内陷	背側內陷	dorsal invagination
背侧丘脑	背側丘腦	dorsal thalamus
背侧视上连合	視上背側連合	dorsal supraoptic commissure
背[侧]索	背側索	dorsal funiculus
背侧听纹	背側聽紋	dorsal acoustic stria
背侧心内膜垫	背側心內膜墊	dorsal endocardial cushion
背侧支	背側枝	dorsal branch
背侧纵束	背側縱徑，背長束	dorsal longitudinal fasciculus, dorsal longitudinal bundle
背侧纵柱	背側縱柱	dorsal longitudinal column
背唇	背唇	dorsal lip
背腹梯度	背腹梯度	dorsoventral gradient
背根	背側根	dorsal root
背固有束	背側固有徑	dorsal proper fasciculus
背核	背核	dorsal nucleus, nucleus dorsalis
背灰质连合	背灰質連合	dorsal gray commissure
背灰质柱	背灰質柱	dorsal gray column
背肌	背肌	muscle of back
背角	背側角	dorsal horn
背角底	背側角底	base of dorsal horn
背角尖	背側角尖	apex of dorsal horn
背角头	背側角頭	head of dorsal horn
背静脉	背靜脈	dorsal vein
背阔肌	背闊肌，闊背肌	latissimus dorsi
背阔肌腱下囊	背闊肌腱下囊	subtendinous bursa of latissimus dorsi

大 陆 名	台 湾 名	英 文 名
背裂	背裂	dorsal fissure
背迷走副神经核	背迷走副神經核	dorsal vago-accessory nucleus
背内侧核	背内侧核	dorsomedial nucleus, dorsal medial nucleus
背内侧细胞柱	背内侧細胞柱	dorsomedial cell column
背区	背區	back region
背曲	背曲	dorsal flexure
背神经根	背神經根	dorsal nerve root
背体节（＝上体节）	上體節，背體節	episomite
背外侧沟	背外側溝	dorsolateral groove, dorsolateral sulcus
背外侧核	背外側核	dorsolateral nucleus, dorsal lateral nucleus
背外侧后核	背外側後核	retrodorsolateral nucleus
背外侧裂	背外側裂	dorsolateral fissure
背外侧束	背外側徑	dorsolateral fasciculus, dorsolateral tract
背外侧细胞柱	背外側細胞柱	dorsal lateral cell column
背外弓状束	背側外弓狀徑	dorsal external arcuate tract
背外弓状纤维	背側外弓狀纖維	dorsal external arcuate fiber
背系膜	背[腸]繫膜	dorsal mesentery
背细胞柱	背細胞柱	dorsal cell column
背胰	背胰臟	dorsal pancreas
背胰管	背胰管	dorsal pancreatic duct
背胰芽	背胰芽	dorsal pancreatic bud
背正中隔	背側正中隔	dorsal median septum
背正中沟	背側正中溝	dorsal median groove, dorsal median sulcus
背正中旁核	背側正中旁核	dorsal paramedian nucleus
背正中线	背正中線	dorsal median line
背中间沟	背側中間溝	dorsal intermediate groove, dorsal intermediate sulcus
背中胚层	背中胚層	dorsal mesoderm
背主动脉	背主動脈	dorsal aorta
背柱	背側柱	dorsal column
被动发育	被動發育	dependent development
被覆上皮	覆蓋上皮	covering epithelium
被盖	被蓋	tegmentum
被盖背侧交叉	被蓋背側交叉	dorsal tegmental decussation

大　陆　名	台　湾　名	英　文　名
被盖腹侧交叉	被蓋腹側交叉	ventral tegmental decussation
被盖核	被蓋核	tegmental nucleus, nucleus of tegmentum
被盖交叉	被蓋交叉	tegmental decussation, decussation of tegmentum
被盖中央束	被蓋中央徑	central tegmental tract
被膜	被膜	capsule
被膜下窦	囊下竇	subcapsular sinus
被膜下上皮网状细胞	囊下上皮網狀細胞	subcapsular epithelial reticular cell
被囊细胞	被囊細胞	capsular cell
被皮系统	被皮系統，個體全部皮膚	integumentum commune system
贲门	賁門	cardia
贲门部	賁門部	cardial part, pars cardiaca
贲门口	賁門口	cardial orifice
贲门淋巴环	賁門淋巴環	cardiac lymph ring, lymphatic ring of cardia
贲门切迹	賁門切跡	cardiac incisure, cardiac notch
贲门腺	賁門腺	cardiac gland
本体感觉	本體感覺	proprioceptive sense
苯胺蓝	苯胺藍	water blue
逼尿肌	逼尿肌	detrusor
鼻	鼻	nose, nasus
鼻凹点（=鼻背点）	鼻梁點	sellion
鼻板	鼻基板，嗅基板	nasal placode
鼻背	鼻背	back of nose, nasal dorsum, dorsum nasi
鼻背点，鼻梁点，鼻凹点	鼻梁點	sellion
鼻背动脉	鼻背動脈	dorsal nasal artery, dorsal artery of nose
鼻部	鼻部	nasal part
鼻唇沟	鼻唇溝	nasolabial sulcus
鼻唇淋巴结	鼻唇淋巴結	nasolabial lymph node
鼻堤	鼻堤	agger nasi, ridge of nose
鼻额静脉	鼻額靜脈	nasofrontal vein
鼻腭管	鼻腭管	nasopalatine canal
鼻腭神经	鼻腭神經	nasopalatine nerve
鼻副软骨	鼻副軟骨	accessory nasal cartilage
鼻根	鼻根	nasal root, root of nose

大　陆　名	台　湾　名	英　文　名
鼻根点	鼻根點	nasion
鼻骨	鼻骨	nasal bone
鼻骨间缝	鼻骨間縫	internasal suture
鼻骨孔	鼻骨孔	nasal foramen
鼻后棘	鼻後棘	posterior nasal spine
鼻后孔	鼻後孔，後鼻孔，內鼻孔	posterior naris, choana
鼻后上内侧支	鼻後上內側枝	medial posterior superior nasal branch, medial superior posterior nasal branch
鼻后上外侧支	鼻後上外側枝	lateral posterior superior nasal branch
鼻后外侧动脉	鼻後外側動脈	posterior lateral nasal artery, lateral posterior nasal artery
鼻后下支	鼻後下枝	inferior posterior nasal branch
鼻肌	鼻肌	nasalis, nasal muscle
鼻肌横部	鼻肌橫部	transverse part of nasalis
鼻肌翼部	鼻肌翼部	alar part of nasalis
鼻棘	鼻棘	nasal spine
鼻棘点	鼻棘點	nasospinale
鼻棘下点	鼻棘下點	subspinale
鼻嵴	鼻嵴	nasal crest
鼻甲	鼻甲	nasal concha
鼻甲海绵丛	鼻甲海綿叢	cavernous plexus of concha
鼻甲嵴	鼻甲嵴	conchal crest
鼻尖	鼻尖	apex of nose
鼻尖点	鼻尖點	rhinion
鼻睫根	鼻睫根	nasociliary root
鼻睫神经	鼻睫神經	nasociliary nerve
鼻睫支	鼻睫枝	nasociliary branch
鼻孔	鼻孔	nostril, naris
鼻孔闭锁	鼻孔閉鎖	atretorrhinia
鼻泪沟	鼻淚溝	nasolacrimal groove
鼻泪管	鼻淚管	nasolacrimal duct, nasolacrimal canal
鼻泪管口	鼻淚管口	orifice of nasolacrimal duct
鼻梁	鼻梁	nasal bridge
鼻梁点（=鼻背点）	鼻梁點	sellion
鼻毛	鼻毛	hair of vestibule of nose, vibrissa

大　陆　名	台　湾　名	英　文　名
鼻面	鼻面	nasal surface
鼻囊软骨	鼻囊軟骨	nasal capsule cartilage
鼻内支	鼻内枝	internal nasal branch
鼻黏膜	鼻黏膜	nasal mucous membrane, nasal mucosa
鼻黏膜嗅区	鼻黏膜嗅區	olfactory region of nasal mucous membrane
鼻旁窦，副鼻窦	副鼻竇	paranasal sinus
鼻前棘	鼻前棘	anterior nasal spine
鼻前孔	鼻前孔	anterior nasal aperture
鼻前庭	鼻前庭	nasal vestibule, vestibule of nose
鼻前外侧支	鼻前外側枝	lateral anterior nasal branch
鼻腔	鼻腔	nasal cavity
鼻切迹	鼻切跡	nasal notch, nasal incisure
鼻区	鼻區	nasal region
鼻软骨	鼻軟骨	nasal cartilage
鼻上颌缝	鼻上頜縫	nasomaxillary suture
鼻突	鼻突	nasal process
鼻外侧软骨	鼻外側軟骨	lateral nasal cartilage
鼻外侧支	鼻外側枝	lateral nasal branch, lateral branch of nose
鼻外动脉	鼻外動脈	external nasal artery, external artery of nose
鼻外静脉	鼻外靜脈	external nasal vein
鼻外神经	鼻外神經	external nasal nerve
鼻外支	鼻外枝	external nasal branch
鼻窝	鼻窩	nasal pit
鼻下点	鼻下點	subnasale
鼻下区	鼻下區，下鼻部	infranasal area
鼻腺	鼻腺	nasal gland
鼻咽	鼻咽	nasopharynx
鼻咽道，后鼻沟	鼻咽道	nasopharyngeal meatus
鼻咽管	鼻咽管	nasopharyngeal duct
鼻翼	鼻翼	nasal ala, wing of nose, ala of nose
鼻翼大软骨	鼻翼大軟骨	greater alar cartilage, major alar cartilage
鼻翼点	鼻翼點	alare
鼻翼小软骨	鼻翼小軟骨	lesser alar cartilage, minor

大　陆　名	台　湾　名	英　文　名
		alar cartilage
鼻阈	鼻國	nasal limen, limen nasi
鼻缘	鼻緣	nasal margin, nasal edge
鼻中隔	鼻中隔	nasal septum
鼻中隔骨部	鼻中隔骨部	bony part of nasal septum
鼻中隔活动部	鼻中隔活動部	mobile part of nasal septum
鼻中隔膜部	鼻中隔膜部	membranous part of nasal septum
鼻中隔前支	鼻中隔前枝	anterior septal branch
鼻中隔软骨	鼻中隔軟骨	nasal septal cartilage, septal cartilage of nose, cartilage of nasal septum
鼻中隔软骨部	鼻中隔軟骨部	cartilaginous part of nasal septum
鼻中隔支	鼻中隔枝	nasal septal branch, branch of septum of nose
比较胚胎学	比較胚胎學，比較發生學	comparative embryology
比较形态学	比較形態學	comparative morphology
比较组织学	比較組織學	comparative histology
比目鱼肌	比目魚肌	soleus, soleus muscle
比目鱼肌腱弓	比目魚肌腱弓	tendinous arch of soleus
比目鱼肌内侧头	比目魚肌內側頭	medial head of soleus
比目鱼肌线	比目魚肌線	soleal line
笔毛动脉	筆毛動脈	penicillar artery, penicillary artery
闭经	停經，閉經	amenorrhea
闭孔	閉孔	obturator foramen
闭孔动脉	閉孔動脈	obturator artery
闭孔动脉耻骨支	閉孔動脈恥骨枝	pubic branch of obturator artery
闭孔动脉后支	閉孔動脈後枝	posterior branch of obturator artery
闭孔动脉前支	閉孔動脈前枝	anterior branch of obturator artery
闭孔沟	閉孔溝	obturator groove, obturator sulcus
闭孔管（=闭膜管）	閉孔管	obturator canal
闭孔后结节	閉孔後結節	posterior obturator tubercle
闭孔筋膜	閉孔筋膜	obturator fascia
闭孔静脉	閉孔靜脈	obturator vein
闭孔淋巴结	閉孔淋巴結	obturator lymph node

大 陆 名	台 湾 名	英 文 名
闭孔膜	閉孔膜	obturator membrane
闭孔内肌	閉孔內肌	obturator internus, internal obturator muscle
闭孔内肌腱下囊	閉孔內肌腱下囊	subtendinous bursa of obturator internus, subtendinous bursa of internal obturator muscle
闭孔内肌神经	閉孔內肌神經	internal obturator nerve, nerve to internal obturator
闭孔内肌坐骨囊	閉孔內肌坐骨囊	sciatic bursa of obturator internus, ischiadic bursa of internal obturator muscle
闭孔前结节	閉孔前結節	anterior obturator tubercle
闭孔神经	閉孔神經	obturator nerve
闭孔神经后支	閉孔神經後枝	posterior branch of obturator nerve
闭孔神经前支	閉孔神經前枝	anterior branch of obturator nerve
闭孔外肌	閉孔外肌	obturator externus, external obturator muscle
闭孔下结节	閉孔下結節	inferior obturator tubercle
闭孔支	閉孔枝	obturator branch
闭膜管，闭孔管	閉孔管	obturator canal
闭锁	閉鎖	atresia
闭锁黄体	閉鎖黃體	atretic corpus luteum, corpus luteum atreticum
闭锁卵泡	閉鎖卵泡，閉鎖濾泡	atretic follicle, folliculus involutus
闭锁小带	閉鎖小帶	zonula occludens
壁层	壁層	parietal layer
壁腹膜	壁腹膜	parietal peritoneum
壁筋膜	壁筋膜	parietal fascia
壁内神经节	壁內神經節	intramural ganglion
壁旁神经节	壁旁神經節	paramural ganglion
壁蜕膜	壁蜕膜，真蜕膜	decidua parietalis, decidua vera
壁细胞	壁細胞	parietal cell
壁胸膜	壁[層]胸膜	parietal pleura, pleura parietalis
臂	臂	arm
臂丛	臂叢	brachial plexus
臂丛分支	臂叢分枝	division of brachial plexus

大　陆　名	台　湾　名	英　文　名
臂丛干	臂叢幹	trunk of brachial plexus, trunk of plexus
臂丛根	臂叢根	root of brachial plexus
臂丛后束	臂叢後索	posterior cord of brachial plexus
臂丛内侧束	臂叢內側徑	medial cord of brachial plexus
臂丛上干	臂叢上幹	superior trunk of brachial plexus
臂丛束	臂叢徑	cord of brachial plexus
臂丛锁骨上部	臂叢鎖骨上部	supraclavicular part of brachial plexus
臂丛锁骨下部	臂叢鎖骨下部	infraclavicular part of brachial plexus
臂丛外侧束	臂叢外側徑	lateral cord of brachial plexus
臂丛下干	臂叢下幹	inferior trunk of brachial plexus, lower trunk of brachial plexus
臂丛中干	臂叢中幹	middle trunk of brachial plexus
臂后骨筋膜鞘	臂後骨筋膜鞘	posterior osseofascial compartment of arm
臂后面	臂後面	posterior surface of arm
臂后皮神经	臂後皮神經	posterior brachial cutaneous nerve, posterior cutaneous nerve of arm
臂后区	臂後區	posterior brachial region, posterior region of arm
臂筋膜	臂筋膜	brachial fascia
臂内侧肌间隔	臂內側肌間隔	medial brachial intermuscular septum, medial intermuscular septum of arm
臂内侧皮神经	臂內側皮神經	medial brachial cutaneous nerve, medial cutaneous nerve of arm
臂旁核	臂旁核	parabrachial nucleus
臂旁内侧核	臂旁內側核	medial parabrachial nucleus
臂旁内侧核内侧部	臂旁內側核內側部	medial part of medial parabrachial nucleus
臂旁内侧核外侧部	臂旁內側核外側部	lateral part of medial parabrachial nucleus
臂旁外侧核	臂旁外側核	lateral parabrachial nucleus
臂旁外侧核内侧部	臂旁外側核內側部	medial part of lateral parabrachial nucleus

大　陆　名	台　湾　名	英　文　名
臂旁外侧核外侧部	臂旁外側核外側部	lateral part of lateral parabrachial nucleus
臂前骨筋膜鞘	臂前骨筋膜鞘	anterior osseofascial compartment of arm
臂前面	臂前面	anterior surface of arm
臂前区	臂前區	anterior brachial region, anterior region of arm
臂外侧肌间隔	臂外側肌間隔	lateral brachial intermuscular septum, lateral intermuscular septum of arm
臂外侧上皮神经	臂外側上皮神經	superior lateral cutaneous nerve of arm, superior lateral brachial cutaneous nerve
臂外侧下皮神经	臂外側下皮神經	inferior lateral cutaneous nerve of arm, inferior lateral brachial cutaneous nerve
襞	襞	fold
边缘层	邊緣層	marginal layer
边缘窦	邊緣竇	marginal sinus
边缘区	邊緣區	marginal zone
边缘系统	邊緣系統	limbic system
边缘细胞	邊緣細胞	marginal cell, border cell
边缘叶	邊緣葉	limbic lobe
边缘支	邊緣枝	marginal ramus
编织骨	編織骨	woven bone
鞭毛	鞭毛	flagellum
鞭毛蛋白	鞭毛蛋白，鞭毛素	flagellin
鞭毛运动	鞭毛運動	flagellous movement
扁骨	扁骨	flat bone
扁肌	扁肌	flat muscle
扁平肺泡细胞	扁平肺泡細胞，鱗狀肺泡細胞	squamous alveolar cell
扁平囊泡	扁平囊泡	flattened vesicle
扁平上皮，鳞状上皮	扁平上皮，鱗狀上皮	squamous epithelium, flat epithelium
扁平上皮化生，鳞状上皮化生	扁平上皮變生，鱗狀上皮變生	squamous metaplasia
扁平双极细胞	扁平雙極細胞	flat bipolar cell
扁平细胞，鳞状细胞	扁平細胞，鱗狀細胞	squamous cell, pinacocyte

大　陆　名	台　湾　名	英　文　名
扁桃体	扁桃體	tonsil
扁桃体囊	扁桃體囊	tonsillar capsule
扁桃体上窝	扁桃體上窩	supratonsillar fossa
扁桃体窝	扁桃體窩	tonsillar fossa
扁桃体小窝	扁桃體小窩	tonsillar fossula
扁桃体隐窝	扁桃體隱窩	tonsillar crypt, tonsil crypt
扁桃体支	扁桃體枝	tonsillar branch
变形	變形	deformation
变形性	形態可變性	deformability
变形运动，阿米巴样运动	變形運動	amoeboid movement
变移上皮，移行上皮	移行上皮	transitional epithelium
变异	變異	variation
标记	標記	labeling
标记分子	標記分子	labeled molecule
标记抗生物素蛋白-生物素 法，LAB 法	標記抗生物素蛋白-生物素 法	labeled avidin-biotin method, LAB method
表裂卵	表裂卵	superficial cleavage egg
表裂囊胚	表裂囊胚	periblastula
表面活性物质	界面活性劑，界面活化素	surfactant
表面解剖学	表面解剖學	surface anatomy
表面黏液细胞	表面黏液細胞	surface mucous cell
表面上皮	表面上皮	superficial epithelium
表面下池（＝质膜下池）	質膜下池，表面下池	subsurface cistern
表皮	表皮	epidermis
表皮层	表皮層	stratum cutaneum
表皮黑[色]素单位	表皮黑色素單位	epidermal melanin unit
表皮嵴	表皮嵴	epidermal ridge
表皮角质层	表皮角質層	stratum corneum epidermidis
表皮颗粒层	表皮顆粒層	stratum granulosum epidermidis
表皮毛囊	表皮毛囊	epidermic hair follicle
表皮下层	表皮下層，角質下層	subcuticula
表浅致密层	表淺緻密層	superficial compact layer
表型	[遺傳]表現型	phenotype
髌底	髕骨底	base of patella
髌动脉网	髕骨動脈網	patellar anastomosis
髌骨	髕骨	patella
髌骨关节面	髕骨關節面	articular surface of patella

大　陆　名	台　湾　名	英　文　名
髌骨前面	髕骨前面	anterior surface of patella
髌骨中点	髕骨中點	patellar center
髌滑膜襞	髕骨滑膜襞	patellar synovial fold
髌尖	髕骨尖	apex of patella
髌面	髕骨面	patellar surface
髌内侧滑膜襞	髕內側滑膜襞	medial patellar synovial fold
髌内侧支持带	髕內側支持帶	medial patellar retinaculum
髌前腱下囊	髕[骨]前腱下囊	subtendinous prepatellar bursa, prepatellar subtendinous bursa
髌前筋膜下囊	髕[骨]前筋膜下囊	subfascial prepatellar bursa, prepatellar subfascial bursa
髌前皮下囊	髕[骨]前皮下囊	subcutaneous prepatellar bursa, prepatellar subcutaneous bursa
髌切带	髕[骨]韌帶	patellar ligament, ligamentum patellae
髌上滑膜襞	髕[骨]上滑膜襞	supropatellar synovial fold
髌上囊	髕上囊	suprapatellar bursa
髌外侧支持带	髕外側支持帶	lateral patellar retinaculum
髌网	髕[骨]網	patellar rete
髌下滑膜襞	髕[骨]下滑膜襞	infrapatellar synovial fold
髌下皮下囊	髕[骨]下皮下囊	infrapatellar subcutaneous bursa, subcutaneous infrapatellar bursa
髌下深囊	髕下深囊	deep infrapatellar bursa
髌下支	髕下枝	infrapatellar branch
髌下脂肪垫（=髌下脂体）	髕骨下脂肪墊，髕下脂體	infrapatellar fat pad
髌下脂体，髌下脂肪垫	髕骨下脂肪墊，髕下脂體	infrapatellar fat pad
髌脂肪垫（=髌脂体）	髕骨脂肪墊	patellar fat pad
髌脂体，髌脂肪垫	髕骨脂肪墊	patellar fat pad
冰冻超薄切片术（=冷冻超薄切片术）	冷凍超薄切片術	ultracryotomy
冰冻切片（=冷冻切片）	冷凍切片	freezing microtome section, frozen section
冰冻切片机（=冷冻切片机）	冷凍切片機	freezing microtome
冰冻蚀刻复型（=冷冻蚀刻复型）	冷凍蝕刻複型	freeze-fracture replica, freeze-etch replica
柄细胞	莖細胞	stalked cell
柄胸联合	柄胸聯合	manubriosternal symphysis
柄胸[软骨]结合	柄胸軟骨結合	manubriosternal

大　陆　名	台　湾　名	英　文　名
		synchondrosis
并脑畸形	併腦畸形	cyclencephalus
并头联胎	併頭聯胎，十字駢胚	duplicitas cruciata
并腿畸形，并肢畸形	併肢畸形，併肢畸胎，鰭狀肢畸形	symmelia, sirenomelia
并眼畸形（＝独眼畸形）	獨眼畸形，單眼畸形，併眼畸形	cyclopia, monophthalmia, synophthalmia
并肢畸形（＝并腿畸形）	併肢畸形，併肢畸胎，鰭狀肢畸形	symmelia, sirenomelia
并指畸形	併指畸形	syndactyly, syndactylism
并趾畸形	併趾畸形	syndactyly, syndactylism
并趾足	併趾足	syndactylous foot
病理性多精受精	病態性多精受精	pathologic polyspermy
玻璃膜	玻璃膜，透明層	vitreous membrane, glassy membrane, lamina vitrea
玻璃体	玻璃體，透明體	vitreous body
玻璃体动脉	玻璃體動脈，透明動脈	hyaloid artery
玻璃体管	玻璃體管，透明管	vitreous canal, hyaloid canal
玻璃体基质	玻璃體基質，透明基質	vitreous stroma
玻璃体静脉	玻璃體靜脈，透明靜脈	hyaloid vein
玻璃体囊	玻璃體囊，透明囊	vitreous capsule
玻璃体窝	玻璃體窩，透明窩	hyaloid fossa
玻璃体细胞，透明细胞	玻璃體細胞，透明細胞	hyalocyte
玻璃体液	玻璃體液，玻璃樣液，透明液	vitreous humor
玻片	玻片	slide
玻片固定	附貼，玻片上固定法	fixation on slide
伯贝克颗粒	伯貝克氏顆粒	Birbeck's granule
伯特歇尔细胞	伯特歇爾氏細胞	Boettcher's cell
勃起	勃起	erection
勃起组织	勃起組織	erectile tissue
博赫达勒克孔	博赫達勒克氏孔	Bochdalek's foraman
补充运动区	輔助運動區	supplimentary motor area
哺乳，授乳	哺乳	lactation
哺乳期，授乳期	哺乳期，授乳期	lactation stage
哺育细胞	養護細胞	nurse cell
不动关节	不動關節	synarthrosis
不规则骨	不規則骨	irregular bone

大　陆　名	台　湾　名	英　文　名
不规则致密结缔组织	不規則緻密結締組織	dense irregular connective tissue
不连续毛细血管	不連續型毛細血管，不連續型微血管	discontinuous capillary
不随意肌	不隨意肌	involuntary muscle
不通肛（=肛门闭锁）	肛門閉鎖，肛門無孔	imperforate anus
不完全肛膜闭锁	不完全肛膜閉鎖	incomplete atresia of anal membrane
不完全再生	不完全再生	incomplete regeneration
不孕	不孕	infertility
不转位	轉動缺失	nonrotation
布鲁赫膜	布魯克氏膜	Bruch's membrane
布伦纳腺	布倫内氏腺，布魯納氏腺	Brunner's gland
布罗德曼皮质区	布羅德曼[氏]皮質區	cortical area of Brodmann
布罗卡回	布洛卡[氏]回	Broca's gyrus
布罗卡纹	布洛卡[氏]紋	Broca's stria
布罗卡语言区	布洛卡[氏]語言區	speech area of Broca

C

大　陆　名	台　湾　名	英　文　名
蔡斯腺（=睑缘腺）	瞼緣腺，蔡[斯]氏腺	Zeis' gland
残遗腔	殘遺腔	residual lumen
残余染色体	殘餘染色體	residual chromosome
残余体	殘餘體	residual body
残余物	殘餘物	residue
残肢畸形，四肢不全畸形	肢體部分缺失，四肢不全畸形	meromelia, peromelia
苍白球	蒼白球	globuse pallidus, pallidum
苍白球支	蒼白球枝	branch of globus pallidus
侧板中胚层	側板中胚層	lateral plate mesoderm
侧部	側部	pars lateralis
侧房室垫	側房室墊	lateral atrioventricular cushion, lateral cushion
侧副沟	側副溝	collateral sulcus, collateral groove
侧副管	側副管	collateral vessel
侧副隆起	側副隆起	collateral eminence
侧副韧带	側副韌帶	collateral ligament

大　陆　名	台　湾　名	英　文　名
侧副三角	側副三角	collateral trigone, collateral triangle
侧副支	側副枝	collateral branch
侧角	側角	lateral horn
侧块	外側塊	lateral mass
侧面观	側面觀	norma lateralis
侧脑室	側腦室	lateral ventricle
侧脑室后角	側腦室後角	posterior horn of lateral ventricle
侧脑室脉络丛	側腦室脈絡叢	choroid plexus of lateral ventricle
侧脑室脉络丛支	側腦室脈絡叢枝	choroidal branch of lateral ventricle
侧脑室内侧静脉	側腦室內側靜脈	medial vein of lateral ventricle
侧脑室前角	側腦室前角	anterior horn of lateral ventricle
侧脑室外侧静脉	側腦室外側靜脈	lateral vein of lateral ventricle
侧脑室下角	側腦室下角	inferior horn of lateral ventricle
侧脑室下静脉	側腦室下靜脈	inferior ventricular vein
侧脑室中央部	側腦室中央部	central part of lateral ventricle
侧舌隆起（=侧舌膨大）	側舌腫大	lateral lingual swelling
侧舌膨大，侧舌隆起	側舌腫大	lateral lingual swelling
侧神经节	側神經節	collateral ganglion
侧神经褶	側神經褶，側神經皺襞	lateral neural fold
侧索	側索	funiculus lateralis
侧羊膜褶	側羊膜褶，側羊膜皺襞	lateral amniotic fold
侧褶	側褶	lateral fold
侧支神经再生	側枝神經再生	collateral nerve regeneration
侧支循环	側枝循環	collateral circulation
侧中胚层	側中胚層	lateral mesoderm
侧柱	外側柱	lateral column
层	層	stratum
层粘连蛋白	層粘連蛋白，層連結蛋白	laminin
层状结构	層狀結構	lamination
差异基因表达	差異基因表達	differential gene expression
产道	產道	parturient canal
颤动纤毛	顫動纖毛	vibratile cilium
长臂畸形（=巨臂畸形）	巨臂畸形，長臂畸形	macrobrachia

大　陆　名	台　湾　名	英　文　名
长骨	長骨	long bone
长肌	長肌	long muscle
长脚	長腳	long crus
长纽	長紐	vinculum longum
长收肌	長內收肌	adductor longus
长头	長頭	long head
长中央动脉	中央長動脈	long central artery
肠	腸	intestine, gut
肠闭锁	腸閉鎖	intestinal atresia
肠丛	腸叢	enteric plexus
肠促胰岛素（=肠降血糖素）	腸降血糖素，腸促胰島素，腸促胰液素	incretin
肠干	腸幹	intestinal trunk
肠管	腸管	intestinal canal, enteric canal
肠管旁淋巴结	腸管旁淋巴結	juxtaintestinal lymph node
肠肌层	腸肌層	myenteron
肠肌[神经]丛（=肌间[神经]丛）	腸肌[神經]叢	myenteric plexus, myenteric nervous plexus
肠激酶	腸激酶	enterokinase
肠降血糖素，肠促胰岛素	腸降血糖素，腸促胰島素，腸促胰液素	incretin
肠面	腸面	intestinal surface
肠内分泌细胞	腸內分泌細胞	enteroendocrine cell
肠扭结（=肠扭转）	腸扭結，腸扭轉	volvulus of intestine
肠扭转，肠扭结	腸扭結，腸扭轉	volvulus of intestine
肠袢	腸環，腸曲	intestinal loop
肠脐	腸臍	umbilicus intestinalis
肠憩室	腸憩室	intestinal diverticulum
肠绒毛	腸絨毛	intestinal villus, villus intestinalis
肠嗜铬细胞，EC 细胞	腸嗜鉻細胞，EC 細胞	enterochromaffin cell, EC cell
肠嗜铬样细胞，类肠嗜铬细胞，ECL 细胞	類腸嗜鉻細胞，ECL 細胞	enterochromaffin-like cell, ECL cell
肠系膜	腸繫膜	mesentery, mesenterium
肠系膜根	腸繫膜根	radix of mesentery, root of mesentery
肠系膜间丛	腸繫膜間叢	intermesenteric plexus
肠系膜间动脉	腸繫膜間動脈	intermesenteric artery
肠系膜裂孔疝	腸繫膜裂孔疝	mesenteric hiatal hernia

大　陆　名	台　湾　名	英　文　名
肠系膜淋巴结	腸繫膜淋巴結	mesenteric lymph node
肠系膜囊肿	腸繫膜囊腫	mesenteric cyst
肠系膜上丛	腸繫膜上叢	superior mesenteric plexus
肠系膜上动脉	腸繫膜上動脈	superior mesenteric artery
肠系膜上动脉综合征，SMA综合征	上腸繫膜動脈症候群，SMA症候群	superior mesenteric artery syndrome, SMA syndrome
肠系膜上静脉	腸繫膜上靜脈	superior mesenteric vein
肠系膜上淋巴结	腸繫膜上淋巴結	superior mesenteric lymph node
肠系膜上神经节	腸繫膜上神經節	superior mesenteric ganglion
肠系膜下丛	腸繫膜下叢	inferior mesenteric plexus
肠系膜下动脉	腸繫膜下動脈	inferior mesenteric artery
肠系膜下静脉	腸繫膜下靜脈	inferior mesenteric vein
肠系膜下淋巴结	腸繫膜下淋巴結	inferior mesenteric lymph node
肠系膜下神经节	腸繫膜下神經節	inferior mesenteric ganglion
肠系膜缘	腸繫膜邊緣	mesenteric border
肠系膜中央淋巴结	腸繫膜中央淋巴結	central mesenteric lymph node
肠狭窄	腸狹窄	intestinal stenosis
肠腺	腸腺	intestinal gland, enteraden
肠相关淋巴组织	腸相關淋巴組織	gut-associated lymphoid tissue
肠液	腸液	intestinal juice
肠抑胃素	腸抑胃素	enterogastrone
肠隐窝	腸隱窩	intestinal crypt
肠脂垂	腸脂垂	epiploic appendix, omental appendix, fatty appendix of colon
常染色体	體染色體	autosome, autosomal chromosome
常染色质	真染色質，正染色質	euchromatin
超薄切片	超薄切片	ultrathin section, ultrathin sectioning
超薄切片机	超薄切片機	ultramicrotome
超常增生，过度增生	過度增生	hyperplasia
超高速离心	超高速離心	ultracentrifugation
超高压电子显微镜	超高壓電子顯微鏡	ultrahigh voltage electron microscope
超滤法	超濾法	ultrafiltration
超滤性膜	超濾性膜	ultrafiltration membrane

大　陆　名	台　湾　名	英　文　名
超滤液	超濾液	ultrafiltrate
超数排卵	超數排卵	superovulation
超微结构	超微結構，亞微結構	ultrastructure
超微结构分化	超微結構分化	ultrastructural differentiation
超微粒体	超微粒體	ultramicrosome
超显微镜	超顯微鏡	ultramicroscope
超显微颗粒	超顯微顆粒	ultramicroscopic granule
超显微术	超顯微鏡檢術	ultramicroscopy
车轴关节	車軸關節	pivot joint
尘细胞	塵細胞	dust cell
沉降系数	沉降系數	sedimentation coefficient
成肠细胞	成腸細胞	enteroblast
成骨	成骨	ossification
成骨层	成骨層	osteogenic layer
成骨区	成骨區，骨化區	ossification zone, zone of ossification
成骨软骨细胞	成骨軟骨細胞	osteochondrogenic cell
成骨细胞	成骨細胞，骨母細胞，骨生成細胞	osteoblast, osteogenic cell, sclerotomal cell
成骨纤维	成骨纖維	osteogenic fiber
成骨芽	成骨芽	osteogenic bud
成骨组织	成骨組織，生骨組織	osteogenic tissue
成核细胞，核胚细胞	核胚細胞	karyoblast
成黑[色]素细胞	黑母細胞，黑胚細胞	melanoblast
成红细胞，幼红细胞	紅血球母細胞，成紅血球細胞	erythroblast
成肌细胞（＝肌原细胞）	成肌細胞，肌母細胞，生肌細胞	myogenous cell, myoblast
成浆细胞，原浆细胞	原漿細胞，漿母細胞	plasmablast
成角质区（＝生角质区）	角質形成區	keratogenous zone
成粒细胞	成粒細胞，顆粒性白血球母細胞	granuloblast
成淋巴细胞（＝原淋巴细胞）	淋巴母細胞，成淋巴細胞	lymphoblast
成胚极	成胚極	embryoblast pole
成胚卵黄	成胚卵黃，成形卵黃	formative yolk
成胚中心	成胚中心	formation center
成皮细胞	成皮細胞	dermatoblast
成软骨细胞	成軟骨細胞	chondroblast

大 陆 名	台 湾 名	英 文 名
成[神经]胶质细胞	成[神經]膠質細胞，神經膠母細胞	glioblast, spongioblast
成神经膜细胞	神經膜胚細胞	lemmoblast
成神经膜细胞瘤	神經膜胚細胞瘤	lemmoblastoma
成神经细胞	成神經細胞，神經母細胞，神經胚細胞	neuroblast
成肾细胞	成腎細胞，腎胚細胞，腎原細胞	nephroblast, nephridioblast
成食管细胞	成食道細胞	esophagoblast, oesophagoblast
成视网膜细胞，视网膜胚原细胞	視網膜胚原細胞	retinoblast
成熟分裂	成熟分裂	maturation division
成熟面	成熟面	maturing face
成熟期	成熟期	maturation phase, maturation period
成熟前分裂间期	成熟前分裂間期	premeiotic interphase
成熟生殖细胞	成熟生殖細胞	mature germ cell, genoblast
成熟细胞	成熟細胞	maturation cell
成熟 B 细胞	成熟 B 細胞	mature B cell
成熟 T 细胞	成熟 T 細胞	mature T cell
成髓细胞，原[始]粒细胞	成髓細胞，髓母細胞	myeloblast
成纤毛细胞	成纖毛細胞	trochoblast
成纤维细胞	成纖維細胞，纖維母細胞	fibroblast
成心肌细胞	成心肌細胞	cardioblast
成心肌纤维细胞	成心肌纖維細胞	cardiac fibroblast
成星形细胞	成星形細胞，星狀膠母細胞	astroblast
成形细胞（=形态形成细胞）	形態形成細胞，成形細胞	formative cell
成形质	成形質	morphoplasm
成血管层	成血管層	angioderm
成血管细胞	成血管細胞，血管母細胞	angioblast
成血管组织	成血管組織	angioblastic tissue
成血细胞，原血细胞	成血[球]細胞，原血細胞，血[球]母細胞	hemocytoblast, hematocytoblast, hematogonium
成牙本质细胞	成牙質細胞	odontoblast
成牙本质细胞层	成牙質細胞層	odontoblastic layer
成牙本质细胞突	成牙質細胞突	odontoblast process, odontoblastic process
成牙骨质细胞	成牙質細胞，牙質母細胞	cementoblast

大　陆　名	台　湾　名	英　文　名
成羊膜细胞	成羊膜細胞	amnioblast
成釉[质]细胞	成釉細胞	ameloblast, ganoblast, adamantoblast
成釉[作用]（=牙釉质形成）	牙釉質形成	amelification
成脂肪细胞	成脂細胞，脂胚細胞	lipoblast
成脂肪纤维细胞	成脂肪纖維細胞，脂肪前纖維細胞	adipofibroblast
程序性细胞死亡	程序性細胞死亡，計畫性細胞死亡	programmed cell death, PCD
橙黄 G（=橘黄 G）	橙黄 G，毛橙黄	orange G
池	池	cistern
迟牙（=第三磨牙）	第三臼齒，智齒	third molar, wisdom tooth
匙突，蜗状突	匙突	cochleariform process
尺侧	尺側	ulnar
尺侧返动脉	尺側返動脈	ulnar recurrent artery
尺侧返动脉后支	尺側返動脈後枝	posterior branch of ulnar recurrent artery
尺侧返动脉前支	尺側返動脈前枝	anterior branch of ulnar recurrent artery
尺侧副韧带	尺側副韌帶	ulnar collateral ligament
尺侧上副动脉	尺側上副動脈	superior ulnar collateral artery
尺侧腕屈肌	尺側腕屈肌，尺側屈腕肌	flexor carpi ulnaris
尺侧腕屈肌尺骨头	尺側腕屈肌尺骨頭	ulnar head of flexor carpi ulnaris
尺侧腕屈肌肱骨头	尺側腕屈肌肱骨頭	humeral head of flexor carpi ulnaris
尺侧腕伸肌	尺側腕伸肌，尺側伸腕肌	extensor carpi ulnaris
尺侧腕伸肌尺骨头	尺側腕伸肌尺骨頭	ulnar head of extensor carpi ulnaris
尺侧腕伸肌肱骨头	尺側腕伸肌肱骨頭	humeral head of extensor carpi ulnaris
尺侧腕伸肌腱鞘	尺側腕伸肌腱鞘	tendinous sheath of extensor carpi ulnaris
尺侧下副动脉	尺側下副動脈	inferior ulnar collateral artery
尺侧缘	尺側緣	ulnar margin
尺侧掌骨点	尺側掌骨點	metacarpale ulnare
尺动脉	尺動脈	ulnar artery
尺骨	尺骨	ulna
尺骨粗隆	尺骨粗隆	ulnar tuberosity, tuberosity of ulna
尺骨骨间缘	尺骨骨間緣	interosseous border of ulna

大　陆　名	台　湾　名	英　文　名
尺骨关节盘	尺骨關節盤	articular disc of ulna
尺骨冠突	尺骨冠突	coronoid process of ulna
尺骨后面	尺骨後面	posterior surface of ulna
尺骨茎突	尺骨莖突	styloid process of ulna
尺骨内侧面	尺骨內側面	medial surface of ulna
尺骨前面	尺骨前面	anterior surface of ulna
尺骨前缘	尺骨前緣	anterior border of ulna
尺骨体	尺骨幹	shaft of ulna
尺骨头	尺骨頭	head of ulna, ulnar head
尺骨滋养动脉	尺骨滋養動脈，尺骨營養動脈	nutrient artery of ulna
尺静脉	尺靜脈	ulnar vein
尺切迹	尺切跡	ulnar notch, ulnar incisure
尺神经	尺神經	ulnar nerve
尺神经沟	尺神經溝	sulcus for ulnar nerve, groove for ulnar nerve
尺神经肌支	尺神經肌枝	muscular branch of ulnar nerve
尺神经交通支	尺神經交通枝	ulnar communicating branch, communicating branch with ulnar nerve
尺神经浅支	尺神經淺枝	superficial branch of ulnar nerve
尺神经深支	尺神經深枝	deep branch of ulnar nerve
尺神经手背支	尺神經手背枝	dorsal branch of ulnar nerve
尺神经掌支	尺神經掌枝	palmar branch of ulnar nerve
尺神经指背神经	尺神經指背神經	dorsal digital nerve of ulnar nerve
尺神经指掌侧固有神经	尺神經指掌側固有神經	proper palmar digital nerve of ulnar nerve
尺神经指掌侧总神经	尺神經指掌側總神經	common palmar digital nerve of ulnar nerve
尺腕掌侧韧带	尺腕掌側韌帶	palmar ulnocarpal ligament
齿间细胞	齒間細胞	interdental cell
齿突	齒突，齒狀物	dens, odontoid process
齿突后关节面	齒突後關節面	posterior articular facet of dens
齿突尖	齒突尖	apex of dens, apex of odontoid process
齿突尖韧带	齒突尖韌帶	apical ligament of dens
齿突前关节面	齒突前關節面	anterior articular facet of dens

大　陆　名	台　湾　名	英　文　名
齿状核	齒狀核	dentate nucleus
齿状核门	齒狀核門	hilum of dentate nucleus
齿状红核束	齒狀紅核徑	dentatorubral tract
齿状红核纤维	齒狀紅核纖維	dentatorubral fiber
齿状回	齒狀回	dentate gyrus
齿状回分子层	齒狀回分子層	molecular layer of dentate gyrus
齿状回颗粒层	齒狀回顆粒層	granular layer of dentate gyrus
齿状丘脑束	齒狀丘腦徑	dentatothalamic tract
齿状韧带	齒狀韌帶	denticulate ligament
齿状线	齒狀線	dentate line
耻股韧带	恥股韌帶	pubofemoral ligament
耻骨	恥骨	pubis
耻骨闭孔嵴	恥骨閉孔嵴	obturator crest of pubis
耻骨肛管肌	恥骨肛管肌	puboanalis
耻骨弓	恥骨弓	pubic arch
耻骨弓状韧带	恥骨弓狀韌帶	arcuate pubic ligament, arcuate ligament of pubis
耻骨后间隙	恥骨後隙	retropubic space
耻骨会阴肌	恥骨會陰肌	puboperineale
耻骨肌	恥骨肌	pectineus, pectineal muscle
耻骨肌线	恥骨肌線	pectineal line
耻骨嵴	恥骨嵴	pubic crest
耻骨间关节盘	恥骨間關節盤	interpubic disc
耻骨结节	恥骨結節	pubic tubercle
耻骨联合	恥骨聯合	pubic symphysis
耻骨联合点	恥骨聯合點	symphysion
耻骨联合面	恥骨聯合面	symphysial surface of pubis
耻骨联合腔	恥骨聯合腔	cavity of pubic symphysis
耻骨膀胱肌	恥骨膀胱肌	pubovesicalis, pubovesical muscle
耻骨膀胱韧带	恥骨膀胱韌帶	pubovesical ligament
耻骨前列腺肌	恥骨前列腺肌	puboprostaticus, puboprostatic muscle
耻骨前列腺韧带	恥骨前列腺韌帶	puboprostatic ligament
耻骨前韧带	恥骨前韌帶	anterior pubic ligament
耻骨上韧带	恥骨上韌帶	superior pubic ligament
耻骨上支	恥骨上枝	superior ramus of pubis,

大　陆　名	台　湾　名	英　文　名
		superior branch of pubis, superior pubic ramus
耻骨梳	恥骨梳	pecten pubis, pecten of pubis
耻骨梳韧带	恥骨梳韌帶	pectineal ligament
耻骨体	恥骨體	body of pubis
耻骨下角	恥骨下角	subpubic angle
耻骨下支	恥骨下枝	inferior pubic ramus, inferior ramus of pubis
耻骨阴道肌	恥骨陰道肌	pubovaginalis, pubovaginal muscle
耻骨支	恥骨枝	pubic branch
耻骨直肠肌	恥骨直腸肌	puborectalis, puborectal muscle
耻静脉	恥骨靜脈	pubic vein
耻区	恥區	pubic region
耻尾肌	恥尾肌	pubococcygeus, pubococcygeal muscle
赤道	赤道	equator
赤道板	赤道板	equator plate
赤道带	赤道帶	equator zone
赤道段	赤道段	equatorial segment
赤道面	赤道面	equator plane
赤道区	赤道區	equator region
冲动传导系统	脈衝傳導系統	impulse conducting system
重[复]肾，双肾	複腎	double kidney
重吸收（=再吸收）	再吸收，重吸收	resorption
重演律	重演律	recapitulation law
重组	重組，重結合	recombination
重组核	重組核	restitution nucleus
臭腺，气味腺	氣味腺	odoriferous gland
出球微动脉（=出球小动脉）	出球小動脈，輸出小動脈，輸出微動脈	efferent arteriole, efferent glomerular arteriole
出球小动脉，出球微动脉	出球小動脈，輸出小動脈，輸出微動脈	efferent arteriole, efferent glomerular arteriole
出生后发育	出生後發育	postnatal development
出生缺陷	出生缺陷	birth defect
出牙	出牙	eruption
初发腭	初級上腭，初級上顎	primary palate
初级腹膜腔	初級腹膜腔	primary peritoneal coelom
初级骨化中心	初級骨化中心，原始骨化中	primary ossification center

大 陆 名	台 湾 名	英 文 名
	心，原發骨化中心	
初级骨髓	初級骨髓	primary bone marrow
初级骨髓腔	初級骨髓腔	primary marrow cavity
初级骨小梁	初級骨小梁	primary bone trabecula
初级肌束	初級肌束	primary bundle of muscle
初级集合管	初級集合管	primary collecting duct
初级腱束	初級腱束	primary bundle of tendon
初级精母细胞	初級精母細胞	primary spermatocyte
初级淋巴小结	初級淋巴小結	primary lymphoid nodule
初级卵黄囊	初級卵黃囊	primary yolk sac
初级卵母细胞	初級卵母細胞	primary oocyte, oocyte I
初级卵泡	初級卵泡，原卵泡	primary follicle, primary ovarian follicle
初级卵圆孔	初級卵圓孔	primary oval foramen
初级末梢	初級末梢，初級[感覺]終末	primary ending
初级胚区定位	初級胚區定位	primary germinal localization
初级胚胎诱导	初級胚胎誘導	primary embryonic induction
初级绒毛	初級絨毛	primary villus
初级绒毛干	初級幹絨毛	primary stem villus
初级溶酶体	初級溶酶體	primary lysosome
初级性索	初級性索	primary sex cord
初级胸膜腔	初級胸膜腔	primary pleural coelom
初级羊膜腔	原羊膜腔	primary amniotic cavity
初级支气管	初級支氣管	primary bronchus
初乳	初乳	colostrum, foremilk
初乳小体	初乳小體	colostrum corpuscle
初始淋巴管	初始淋巴管	initial lymphatic vessel
初始 B 细胞（=处女型 B 细胞）	處女型 B 細胞，初始 B 細胞	virgin B cell, naive B cell
初始 T 细胞（=处女型 T 细胞）	處女型 T 細胞，初始 T 細胞	virgin T cell, naive T cell
杵臼关节（=球窝关节）	球窩關節，杵臼關節	ball and socket joint, spheroidal joint, ball-and-socket joint
储备区	儲備區	reserve zone
储备细胞	儲備細胞	reserve cell
处女膜	處女膜	hymen
处女膜闭锁（=处女膜无孔）	閉鎖處女膜	imperforate hymen
处女膜痕	處女膜痕	hymenal caruncle

大　陆　名	台　湾　名	英　文　名
处女膜无孔，处女膜闭锁	閉鎖處女膜	imperforate hymen
处女型细胞，稚细胞	處女型細胞，初始細胞	virgin cell, naive cell
处女型 B 细胞，初始 B 细胞	處女型 B 細胞，初始 B 細胞	virgin B cell, naive B cell
处女型 T 细胞，初始 T 细胞	處女型 T 細胞，初始 T 細胞	virgin T cell, naive T cell
触觉半月板	觸覺半月板	meniscus tactus
触觉感受器	觸覺感受器	tactile receptor, tangoreceptor
触觉小体	觸覺小體	tactile corpuscle
触觉圆顶	觸覺圓頂	touch dome
触酶（=过氧化氢酶）	過氧化氫酶，觸酶	katalase, catalase
触液神经元（=接触脑脊液神经元）	接觸腦脊[髓]液神經元	cerebrospinal fluid-contacting neuron, CSF-contacting neuron
触珠蛋白，结合珠蛋白	結合珠蛋白，觸珠蛋白	haptoglobin
穿动脉	穿通動脈	perforating artery
穿静脉	穿通靜脈	perforating vein
穿内皮性小管	穿内皮小管	transendothelial channel
穿皮神经	穿皮神經	perforating cutaneous nerve
穿入点	穿入點	point of entrance
穿通管	穿通管	perforating canal
穿通纤维	穿通纖維	perforating fiber
穿通血管	穿通血管	perforating vessel
穿支	穿通枝	perforating branch
传出神经纤维	傳出神經纖維	efferent nerve fiber, efferent neurofiber
传出神经元	傳出神經元	efferent neuron
传出双极细胞	傳出雙極細胞	efferent bipolar
传出突	傳出突	efferent process
传出纤维	傳出纖維	efferent fiber
传代培养，继代培养	繼代培養	subculture, secondary culture
传入神经纤维	傳入神經纖維	afferent nerve fiber, afferent neurofiber
传入神经元	傳入神經元	afferent neuron
传入纤维	傳入纖維	afferent fiber
窗膜	窗膜	fenestrated membrane
垂体	[腦下]垂體，腦下腺，腦垂腺	hypophysis, pituitary gland
垂体柄	垂體柄	hypophyseal stalk
垂体促性腺激素	垂體促性腺激素	pituitary gonadotropin
垂体后叶	垂體後葉，垂體後部	posterior lobe of pituitary, pars posterior hypophysis

大 陆 名	台 湾 名	英 文 名
垂体后叶[激]素	垂體後葉激素	hypophysin, posterior pituitary hormone
垂体后叶漏斗	垂體後葉漏斗	infundibulum of posterior lobe of pituitary gland
垂体激素	垂體激素	pituitrin
垂体门静脉	垂體門靜脈	hypophyseal portal vein, portal vein of hypophysis
垂体门脉系统	垂體門脈系統	hypophyseal portal system, pituitary portal vein system
垂体囊	垂體囊	hypophyseal pouch
垂体前叶	垂體前葉，垂體腺性部	glandular lobe of pituitary
垂体软骨	垂體軟骨	hypophyseal cartilage
垂体上动脉	垂體上動脈	superior hypophysial artery
垂体窝	垂體窩，腦下腺窩	hypophyseal fossa, hypophysial fossa
垂体细胞	垂體細胞	pituicyte
垂体下动脉	垂體下動脈	inferior hypophysial artery
垂体性侏儒症	垂體性侏儒症	pituitary dwarfism
垂直板	垂直板	perpendicular plate
垂直卵裂	垂直卵裂	vertical cleavage
垂直面观	垂直面觀	norma verticalis
垂直轴	垂直軸	vertical axis
垂直柱	垂直柱	vertical column
锤骨	錘骨	malleus
锤骨柄	錘骨柄	manubrium of malleus, handle of malleus
锤骨后襞	錘骨後襞	posterior mallear fold
锤骨颈	錘骨頸	neck of malleus
锤骨前襞	錘骨前襞	anterior mallear fold
锤骨前韧带	錘骨前韌帶	anterior ligament of malleus
锤骨前突	錘骨前突	anterior process of malleus
锤骨上韧带	錘骨上韌帶	superior ligament of malleus
锤骨头	錘骨頭	head of malleus
锤骨外侧韧带	錘骨外側韌帶	lateral ligament of malleus
锤骨外侧突	錘骨外側突	lateral process of malleus
锤凸	錘凸	malleolar prominence, mallear prominence
锤纹	錘紋	malleolar stria, mallear stria, stria malleolaris
唇	唇	lip

大　陆　名	台　湾　名	英　文　名
唇部	唇部	labial part
唇后连合	唇後連合	posterior commissure of labia
唇连合	唇連合	labial commissure
唇裂，裂唇	唇裂，裂唇	cleft lip
唇腺	唇腺	labial gland
唇[龈]板	唇齦板	labiogingival lamina
唇[龈]沟	唇齦溝	labiogingival groove
唇缘	唇緣	lip margin, roter
雌二醇	雌二醇	estradiol, oestradiol
雌激素	雌激素	cstrogen, female sex hormone, estrin
雌配子	雌配子	female gamete, oogamete
雌三醇	雌三醇	estriol, oestriol
雌酮	雌酮	estrone, oestrone
雌原核	雌原核	female pronucleus
次级骨髓腔	次級骨髓腔	secondary marrow cavity
次级集合管	次級集合管	secondary collecting duct
次级精母细胞	次級精母細胞	secondary spermatocyte
次级口腔	次級口腔	secondary oral cavity
次级淋巴小结	次級淋巴小結	secondary lymphoid nodule, secondary lymph nodule
次级卵黄囊	次級卵黃囊	secondary yolk sac
次级卵母细胞	次級卵母細胞	secondary oocyte, oocyte II
次级卵泡	次級卵泡	secondary follicle
次级卵圆孔	次級卵圓孔	secondary oval foramen
次级末梢	次級末梢，次級[感覺]終末	secondary ending
次级内胚层	次級內胚層	secondary cndoderm
次级胚区定位	次級胚區定位	secondary germinal localization
次级胚胎诱导	次級胚胎誘導	secondary embryonic induction
次级绒毛	次級絨毛	secondary villus
次级绒毛干	次級幹絨毛	secondary stem villus
次级溶酶体	次級溶酶體	secondary lysosome
次级性索	次級性索	secondary sex cord
次级羊膜腔	次級羊膜腔	secondary amniotic cavity
次级支气管	次級支氣管	secondary bronchus
次裂	次裂	secondary fissure
次缢痕	次縊痕	secondary constriction

大　陆　名	台　湾　名	英　文　名
丛密绒毛膜	叢密絨毛膜，葉狀絨毛膜	chorion frondosum
丛状层	叢狀層	plexiform layer
丛状细胞，刷缘细胞	刷緣細胞，毛叢狀細胞	tufted cell
粗段	粗段	thick segment
粗肌丝	粗肌絲	thick myofilament
粗面内质网	粗面内質網	rough endoplasmic reticulum, RER
粗丝	粗絲	thick filament
粗线	粗線	linea aspera
粗线期	粗線期	pachytene stage, pachynema
促分裂原	促細胞分裂劑，促分裂原	mitogen
促[分]泌素	促泌素	secretagogue
促黑[素细胞]激素（=黑素细胞刺激素）	促黑素細胞激素	melanotropin, melanocyte stimulating hormone, MSH
促黑激素细胞（=黑素细胞刺激素细胞）	促黑激素細胞	melanotroph, melanotropic cell, MSH cell
促黄体[生成]素，黄体生成素	促黄體激素	luteinizing hormone, luteotropic hormone, LH
促黄体素释放[激]素	促黄體素釋放激素	luteinizing hormone-releasing hormone
促激素	促激素	trophic hormone
促甲状旁腺激素	副甲狀腺刺激素，促甲狀旁腺激素	parathyrotropic hormone
促甲状腺[激]素	促甲狀腺激素	thyroid-stimulating hormone, thyrotropin, thyrotrophic hormone
促甲状腺[激]素释放因子	促甲狀腺[激]素釋放因子	thyrotropin releasing factor
促甲状腺[激]素细胞	促甲狀腺素細胞	thyrotroph
促凝血酶原激酶	促凝血酶原激酶，凝血激素	thromboplastin
促醛固酮激素，促肾上腺球状带细胞激素	促腎上腺球狀帶因子	adrenoglomerulotropin
促乳激素细胞（=催乳激素细胞）	催乳激素細胞，促乳素細胞	mammotroph, lactotroph
促肾上腺皮质激素	促腎上腺皮質素，促腎上腺皮質荷爾蒙	corticotropin, adrenocorticotropic hormone, ACTH
促肾上腺皮质激素释放激素	促腎上腺皮質激素釋放激素	corticotropin releasing hormone
促肾上腺皮质激素细胞	促腎上腺皮質激素細胞	corticotroph
促肾上腺球状带细胞激素（=促醛固酮激素）	促腎上腺球狀帶因子	adrenoglomerulotropin

大　陆　名	台　湾　名	英　文　名
促肾组织生成素	促腎組織生成素	nephropoietin
促生长素（＝生长激素）	[促]生長激素	growth hormone, somatotropin, somatotrophic hormone
促受精膜生成素	促受精膜生成素	oocytin
促胃液素，胃泌素	胃泌素，促胃酸激素	gastrin
促[细胞]分裂因子	促細胞分裂因子	mitogenic factor
促腺垂体区	[丘腦下部]促腺垂體區	hypophysotrophic area
促性腺[激]素	促性腺激素	gonad-stimulating hormone, gonadotropin
促性腺[激]素释放激素	促性腺激素釋放激素	gonadotropin releasing hormone
促性腺[激]素细胞	促性腺激素細胞	gonadotroph
促胰岛素	促胰島素	insulinotropin, insulinotropic hormone
促胰酶素	催胰酶素，促胰酵素，胰酶泌素	pancreozymin
醋酸铅	醋酸鉛	lead acetate
催产加压素	催產加壓素	oxypressin
催产素，缩宫素	催產素，子宮收縮素	pitocin, oxytocin, OXT
催产素酶	催產素酶	oxytocinase
催乳激素细胞，促乳激素细胞	催乳激素細胞，促乳素細胞	mammotroph, lactotroph
催乳素	催乳[激]素	galactin

D

大　陆　名	台　湾　名	英　文　名
达尔文点	達爾文氏點	Darwinian point
达克谢维奇核	達克謝維奇氏核	nucleus of Darkschewitsch
大肠	大腸	large intestine, intestinum crassum
大肠腺	大腸腺	large intestine gland
大动脉	大動脈	large artery
大动脉错位（＝大动脉转位）	大動脈轉位，大動脈移位	transposition of great artery
大动脉完全错位（＝完全型大动脉转位）	大動脈完全轉位	complete transposition of great artery
大动脉完全易位（＝完全型大动脉转位）	大動脈完全轉位	complete transposition of great artery
大动脉移位（＝大动脉转位）	大動脈轉位，大動脈移位	transposition of great artery

大　陆　名	台　湾　名	英　文　名
大动脉转位，大动脉错位，大动脉移位	大動脈轉位，大動脈移位	transposition of great artery
大多角骨	大多角骨	trapezium bone
大多角骨结节	大多角骨結節	tubercle of trapezium bone, tubercle of trapezium
大骨盆	大骨盆	greater pelvis
大汗腺（=顶泌汗腺）	頂泌汗腺，大汗腺，泌離汗腺	apocrine sweat gland
大胶质细胞	大神經膠質細胞	macroglial cell, macroglia
大角	大角	greater horn, greater cornu
大角咽部	大角咽部	ceratopharyngeal part, keratopharyngeal part
大结节	大結節	greater tubercle
大结节嵴	大結節嵴	crest of greater tubercle
大淋巴细胞	大淋巴細胞，大淋巴球	large lymphocyte
大菱形肌	大菱形肌	rhomboideus major, rhomboid major
大脑	大腦	cerebrum
大脑半球	大腦半球	cerebral hemisphere
[大脑]半球内侧面	半球內側面	medial surface of hemisphere
[大脑]半球上外侧面	半球上外側面	superolateral surface of hemisphere
[大脑]半球下面	半球下面	inferior surface of hemisphere
大脑部	大腦部	cerebral part
大脑大静脉	大腦大靜脈	great cerebral vein, great vein of cerebrum
大脑大静脉池	大腦大靜脈池	cistern of great cerebral vein
大脑导水管	大腦導水管	cerebral aqueduct
大脑动脉环，基底动脉环	大腦動脈環	cerebral arterial circle, arterial circle of cerebrum
大脑轭	大腦軛	cerebral jugum
大脑弓状纤维	大腦弓狀纖維	arcuate fiber of cerebrum
大脑沟	大腦溝	cerebral sulcus, groove of cerebrum
大脑横裂	大腦橫裂	cerebral transverse fissure, transverse fissure of cerebrum
大脑后动脉	大腦後動脈	posterior cerebral artery
大脑后动脉交通后部	大腦後動脈交通後部	postcommunicating part of posterior cerebral artery
大脑后动脉交通前部	大腦後動脈交通前部	precommunicating part of posterior cerebral artery

大　陆　名	台　湾　名	英　文　名
大脑后动脉终部	大腦後動脈終部	terminal part of posterior cerebral artery
大脑回	大腦回	cerebral gyrus, gyrus of cerebrum
大脑脚	大腦腳	cerebral peduncle
大脑脚底	大腦腳底	crus cerebri, base of cerebral peduncle
大脑脚腹侧部	大腦腳腹側部	ventral part of crus of cerebrum
大脑脚横静脉	大腦腳橫靜脈	transverse peduncular vein
大脑脚静脉	大腦腳靜脈	peduncular vein
大脑脚内侧静脉	大腦腳內側靜脈	medial peduncular vein
[大]脑脚袢	腦腳襻	peduncular loop
[大]脑脚束	腦腳束	peduncular fasciculus
大脑脚外侧静脉	大腦腳外側靜脈	lateral peduncular vein
大脑脚支	大腦腳枝	peduncular branch
大脑脚纵静脉	大腦腳縱靜脈	longitudinal peduncular vein
大脑静脉	大腦靜脈	cerebral vein
大脑镰	大腦鐮	cerebral falx, falx of cerebrum
大脑面	大腦面	cerebral surface
大脑内静脉	大腦內靜脈	internal cerebral vein, internal vein of cerebrum
大脑皮质	大腦皮質	cerebral cortex, pallium
大脑前动脉	大腦前動脈	anterior cerebral artery
大脑前动脉交通后部	大腦前動脈交通後部	postcommunicating part of anterior cerebral artery
大脑前动脉交通前部	大腦前動脈交通前部	precommunicating part of anterior cerebral artery
大脑前静脉	大腦前靜脈	anterior cerebral vein, anterior vein of cerebrum
大脑浅静脉	大腦淺靜脈	superficial cerebral vein, superficial vein of cerebrum
大脑上静脉	大腦上靜脈	superior cerebral vein, superior vein of cerebrum
大脑深静脉	大腦深靜脈	deep cerebral vein, deep vein of cerebrum
大脑髓质	大腦髓質	cerebral medullary substance
大脑外侧沟	大腦外側溝	lateral cerebral sulcus, lateral sulcus of cerebrum
大脑外侧窝	大腦外側窩	lateral cerebral fossa, lateral fossa of cerebrum

大 陆 名	台 湾 名	英 文 名
大脑外侧窝池，西尔维于斯窝池	大腦外側窩池，希爾維斯氏窩池	cistern of lateral cerebral fossa, cistern of lateral fossa of cerebrum, cistern of Sylvius
大脑窝	大腦窩	cerebral fossa
大脑下静脉	大腦下靜脈	inferior cerebral vein, inferior vein of cerebrum
大脑小脑	大腦小腦	cerebrocerebellum
大脑叶	大腦葉	cerebral lobe, lobe of cerebrum
大脑中动脉	大腦中動脈	middle cerebral artery
大脑中动脉颞中支	大腦中動脈顳中枝	middle temporal branch of middle cerebral artery
大脑中浅静脉	大腦中淺靜脈	superficial middle cerebral vein, superficial middle vein of cerebrum
大脑中深静脉	大腦中深靜脈	deep middle cerebral vein, deep middle vein of cerebrum
大脑纵裂	大腦縱裂	longitudinal cerebral fissure, longitudinal fissure of cerebrum
大钳	大鉗	major forceps
大染色体	大染色體	macrochromosome
大收肌	大內收肌	adductor magnus, great adductor muscle
大体检查（=肉眼检查）	肉眼檢查，大體檢查	macroscopy
大腿（=股）	股，大腿	thigh
大腿区（=股区）	股區	femoral region
大唾液腺	大唾液腺	major salivary gland, greater salivary gland
大网膜	大網膜	greater omentum
大细胞部	大細胞部	magnocellular part
大血管错位	大血管移位	transposition of great vessel
大翼	大翼	greater wing
大阴唇	大陰唇	greater lip of pudendum, labium majus
大隐静脉	大隱靜脈	great saphenous vein
大圆肌	大圓肌	teres major
大圆肌腱下囊	大圓肌腱下囊	subtendinous bursa of teres major
大趾（=踇趾）	踇趾，拇趾，大趾	hallux, hallex, great toe
大转子	大轉子	greater trochanter

大　陆　名	台　湾　名	英　文　名
大转子点	大轉子點	trochanterion
大锥体细胞	大錐體細胞	giant pyramidal cell
呆小病（＝克汀病）	呆小病	cretinism
代孕	代孕	surrogacy
带	帶	chorda
A 带，暗带	A 帶，重折光帶，暗帶	anisotropic band, A band, dark band
H 带	亨生氏帶，H 帶	Hensen's band, H band
I 带，明带	I 帶，單折光帶，明帶	isotropic band, I band, light band
Q 带	Q 帶	quinacrine band, Q band
Z 带	Z 帶	Z band
带旁核	帶旁核	paratenial nucleus
带下层	帶下層	subzonal layer
带型	帶型	banding pattern
带状层	帶狀層	stratum zonale
戴特斯细胞	戴特氏細胞	Deiters' cell
单倍核	單倍核	hemikaryon
单倍染色体	單倍染色體	haplochromosome
单倍体	單倍體，半數體，單套體	haploid, monoploid
单倍性	單倍性	haploidy
单鼻孔	單鼻孔	single nostril
单侧唇裂	單側唇裂	unilateral cleft lip
单层扁平上皮，单层鳞状上皮	單層扁平上皮，單層鱗狀上皮	simple squamous epithelium
单层鳞状上皮（＝单层扁平上皮）	單層扁平上皮，單層鱗狀上皮	simple squamous epithelium
单层立方上皮	單層立方上皮	simple cuboidal epithelium
单层培养	單層培養	monolayer culture
单层上皮	單層上皮	simple epithelium, unilayer epithelium
单层纤毛柱状上皮	單層纖毛柱狀上皮	simple ciliated columnar epithelium
单层柱状上皮	單層柱狀上皮	simple columnar epithelium
单分支管状腺	單歧管狀腺	simple branched tubular gland
单分支泡状腺	單歧泡狀腺	simple branched acinar gland, simple branched acinous gland, simple branched alveolar gland
单分支腺	單歧腺	simple branched gland

大　陆　名	台　湾　名	英　文　名
单骨脚	單骨腳	simple bony crus
单关节	單關節	simple joint
单管泡状腺	單管泡狀腺	simple tubuloacinar gland
单管状腺	單管腺	simple tubular gland
单核	單核	monocaryon, monokaryon
单核糖体	單核糖體	monoribosome
单核吞噬细胞系统	單核吞噬細胞系統	mononuclear phagocyte system, MPS
单核细胞	單核細胞，單核[白血]球	monocyte
单核细胞发生	單核細胞生成，單核球生成	monocytopoiesis, monopoiesis
单极分裂	單極分裂	monocentric division
单极神经细胞	單極神經細胞	unipolar nerve cell
单极神经元	單極神經元	unipolar neuron
单价染色体	單價染色體	univalent chromosome
单角子宫	單角子宮	unicornuate uterus
单精入卵，单精受精	單精入卵，單精受精	monospermic egg
单精受精（＝单精入卵）	單精入卵，單精受精	monospermic egg
单孔	單孔	foramen singulare
单卵双生（＝单卵双胎）	單卵雙生，一卵雙胎，同卵雙胎	monozygotic twins, uniovular twins, identical twins
单卵双胎，单卵双生，同卵双生	單卵雙生，一卵雙胎，同卵雙胎	monozygotic twins, uniovular twins, identical twins
单膜脚	單膜腳	simple membranous crus, simple membranaceous crus
单泡脂肪细胞	單泡脂肪細胞	unilocular adipose cell
单泡状腺	單泡腺	simple acinar gland, simple acinous gland, simple alveolar gland
单[潜]能细胞	單潛能細胞	unipotent cell
单曲管状腺	單曲管狀腺	simple coiled tubular gland
单外分泌腺	單外分泌腺	simple exocrine gland
单位膜	單位膜	unit membrane
单细胞	單細胞	unicell
单细胞期	單細胞期	unicellular stage, one cell stage
单细胞腺	單細胞腺	unicellular gland
单腺	單線	simple gland
单小叶	單小葉	simple lobule

大　陆　名	台　湾　名	英　文　名
单心房，共同心房	單一心房	single atrium, common atrium
单眼畸形（=独眼畸形）	獨眼畸形，單眼畸形，併眼畸形	cyclopia, monophthalmia, synophthalmia
单直管状腺	單直管狀線	simple straighted tubular gland
单子宫	單子宮	simplex uterus
胆固醇	膽固醇	cholesterin, cholesterol
胆管	膽管	bile duct
胆管黏液腺	膽管黏液腺	mucous gland of bile duct
胆管腺	膽管腺	bile duct gland
胆红素	膽紅素	bilirubin
胆碱	膽鹼，膽素	choline
胆碱能	膽鹼能，膽鹼[激導]性	cholinergic
胆碱能节后纤维	膽鹼能節後纖維，膽鹼[激導]性節後纖維	cholinergic postganglionic fiber
胆碱能神经元	膽鹼能神經元，膽鹼[激導]性神經元	cholinergic neuron
胆碱能纤维	膽鹼能纖維，膽鹼[激導]性纖維	cholinergic fiber
胆碱乙酰化酶	膽鹼乙醯化酶	choline acetylase
胆碱酯酶	膽鹼酯酶	choline esterase
胆结石	膽結石	gall stone
胆绿素	膽綠素	biliverdin
胆囊	膽囊	gallbladder, gall bladder
胆囊底	膽囊底	fundus of gallbladder, fundus of gall bladder
胆囊动脉	膽囊動脈	cystic artery
胆囊管	膽囊管	cystic duct, ductus cysticus
胆囊肌层	膽囊肌層	tunica muscularis of gallbladder
胆囊浆膜	膽囊漿膜	serous coat of gallbladder
胆囊浆膜下组织	膽囊漿膜下組織	tela subserosa of gallbladder
胆囊颈	膽囊頸	neck of gallbladder
胆囊静脉	膽囊靜脈	cystic vein
胆囊淋巴结	膽囊淋巴結	cystic lymph node
胆囊漏斗	膽囊漏斗	infundibulum of gallbladder
胆囊黏膜	膽囊黏膜	mucous membrane of gall bladder
胆囊黏膜襞	膽囊黏膜襞	fold of mucous membrane of gallbladder

大　陆　名	台　湾　名	英　文　名
胆囊憩室	膽囊憩室	cystic diverticulum
胆囊三角	膽囊三角	cystohepatic triangle
胆囊收缩素（=缩胆囊素）	膽囊收縮素	cholecystokinin
胆囊体	膽囊體	body of gallbladder, body of gall bladder
胆囊窝	膽囊窩	fossa for gallbladder
胆色素	膽色素	bile pigment
胆小管	膽小管	biliary ductule, bile ductule, bile canaliculus
胆总管	膽總管，總膽管	common bile duct, choledochus
胆总管括约肌	膽總管括約肌	sphincter of common bile duct, sphincter muscle of choledochus
淡染区	淡染區	olistherozone
蛋白质	蛋白質	protein
蛋白[质]分泌细胞	蛋白分泌細胞	protein-secretory cell
导管	[導]管	duct
导管后型主动脉缩窄	動脈導管後方狹窄	postductal type coarctation of aorta
导管前型主动脉缩窄	動脈導管前方狹窄	preductal type coarctation of aorta
导静脉	導靜脈	emissary vein
导气部	導管部，氣道	conducting portion
岛部	島部	insular part
岛长回	島長回	long gyrus of insula
岛动脉	島動脈	insular artery
岛短回	島短回	short gyrus of insula
岛盖部	島蓋部	opercular part
岛环状沟	島環狀溝	circular sulcus of insula, circular groove of insula
岛回	島回	gyrus of insula
岛静脉	島靜脈	insular vein
岛叶	島葉	insular lobe
岛阈	島閾	limen of insula, limen insulae
岛中央沟	島中央溝	central groove of insula, sulcus centralis insulae
倒置显微镜	倒立顯微鏡	inverted microscope
道格拉斯襞	道格拉斯氏襞	fold of Douglas
道格拉斯腔	道格拉斯氏陷凹	Douglas' pouch

大　陆　名	台　湾　名	英　文　名
道上棘	上耳道棘	suprameatal spine
道上三角	上耳道三角	suprameatal triangle
道上小凹	上耳道小凹	suprameatal foveola
德莱-布里翁系统	德莱-布里翁氏系统	Delay-Brion system
德塞梅膜	德斯米氏膜	Descemet's membrane
镫骨	鐙骨	stapes
镫骨襞	鐙骨襞	stapedial fold, fold of stapedius, fold of stapes
镫骨底	鐙骨底	base of stapes
镫骨后脚	鐙骨後腳	posterior crus of stapes
镫骨环状韧带	鐙骨環狀韌帶	annular ligament of stapes
镫骨肌	鐙骨肌	stapedius, stapedius muscle
镫骨肌神经	鐙骨肌神經	stapedial nerve
镫骨肌支	鐙骨肌枝	stapedial branch
镫骨膜	鐙骨膜	membrane of stapes
镫骨前脚	鐙骨前腳	anterior crus of stapes
镫骨头	鐙骨頭	head of stapes
低常增生（=发育不全）	發育不全	hypoplasia
低电子密度（=电子透明）	電子透明，低電子密度	electron-lucent
低密度脂蛋白	低密度脂蛋白	low density lipoprotein
低血糖[症]	低血糖	hypoglycemia
迪格奥尔格综合征	狄喬治氏症候群	DiGeorge's syndrome
迪塞间隙	狄氏間隙	Disse's space
迪氏筋膜	迪氏筋膜	Denonvillier's fascia
底板	底板	floor plate
底部	底部	basal part
底段总静脉	總底段靜脈	common basal vein
底面观	底面觀	norma basilaris
底丘脑	底丘腦	subthalamus
底丘脑核，丘脑底核	底丘腦核	subthalamic nucleus
底丘脑束	底丘腦束	subthalamic fasciculus
底蜕膜，基蜕膜	基蜕膜，底蜕膜	decidua basalis
骶斑，臀斑	薦骨斑，臀斑	sacral spot
骶丛	薦叢	sacral plexus
骶副交感核	薦副交感核	sacral parasympathetic nucleus
骶骨	薦骨	sacrum, sacral bone
骶骨背面	薦骨背面	dorsal surface of sacrum

大 陆 名	台 湾 名	英 文 名
骶骨粗隆	薦[骨]粗隆	sacral tuberosity
骶骨底	薦骨底	base of sacrum
骶骨耳状面	薦骨耳狀面	auricular surface of sacrum
骶骨岬	薦骨岬	promontory of sacrum
骶骨尖	薦骨尖	apex of sacrum, sacral apex
骶骨上关节突	薦骨上關節突	superior articular process of sacrum
骶骨翼	薦骨翼	ala of sacrum
骶管	薦管	sacral canal
骶管裂孔	薦管裂孔	sacral hiatus
骶后孔	薦後孔	posterior sacral foramen
骶棘韧带	薦棘韌帶	sacrospinous ligament, sacrospinal ligament
骶岬淋巴结	薦岬淋巴結	lymph node of promontory
骶角	薦角	sacral horn
骶结节韧带	薦結節韌帶	sacrotuberous ligament, sacrotuberal ligament
骶静脉丛	薦靜脈叢	sacral venous plexus
骶淋巴结	薦淋巴結	sacral lymph node
骶内脏神经	薦內臟神經	sacral splanchnic nerve
骶盆面	薦骨盆面	sacropelvic surface
骶髂背侧韧带	薦髂背側韌帶	dorsal sacroiliac ligament
骶髂腹侧韧带	薦髂腹側韌帶	ventral sacroiliac ligament
骶髂骨间韧带	薦髂骨間韌帶	interosseous sacroiliac ligament
骶髂关节	薦髂關節	sacroiliac joint
骶髂后长韧带	薦髂後長韌帶	long posterior sacroiliac ligament
骶髂后短韧带	薦髂後短韌帶	short posterior sacroiliac ligament
骶髂后韧带	薦髂後韌帶	posterior sacroiliac ligament
骶髂前韧带	薦髂前韌帶	anterior sacroiliac ligament
骶前筋膜	薦前筋膜	presacral fascia
骶前孔	薦前孔	anterior sacral foramina
骶前神经	薦前神經	presacral nerve
骶区	薦區	sacral region
骶曲	薦曲	sacral flexure, sacral curvature
骶神经	薦神經	sacral nerve
骶神经后支	薦神經後枝	posterior branch of sacral

大　陆　名	台　湾　名	英　文　名
		nerve
骶神经节	薦神經節	sacral ganglion
骶神经前支	薦神經前枝	anterior branch of sacral nerve
骶外侧动脉	薦外側動脈	lateral sacral artery
骶外侧动脉脊支	薦外側動脈脊枝	spinal branch of lateral sacral artery
骶外侧嵴	薦外側嵴	lateral sacral crest
骶外侧静脉	薦外側靜脈	lateral sacral vein
骶外侧支	薦外側枝	lateral sacral branch
骶尾背侧肌	薦尾背側肌	dorsal sacrococcygeal muscle
骶尾背侧浅韧带	薦尾背側淺韌帶	superficial dorsal sacrococcygeal ligament
骶尾背侧深韧带	薦尾背側深韌帶	deep dorsal sacrococcygeal ligament
骶尾腹侧肌	薦尾腹側肌	ventral sacrococcygeal muscle
骶尾腹侧韧带	薦尾腹側韌帶	ventral sacrococcygeal ligament
骶尾关节	薦尾關節	sacrococcygeal joint
骶尾后浅韧带	薦尾後淺韌帶	superficial posterior sacrococcygeal ligament
骶尾后深韧带	薦尾後深韌帶	deep posterior sacrococcygeal ligament
骶尾前韧带	薦尾前韌帶	anterior sacrococcygeal ligament
骶尾区	薦尾區	sacrococcygeal region
骶尾外侧韧带	薦尾外側韌帶	lateral sacrococcygeal ligament
骶正中动脉	薦正中動脈	median sacral artery
骶正中嵴	薦正中嵴	median sacral crest
骶正中静脉	薦正中靜脈	median sacral vein
骶中间嵴	薦中間嵴	intermediate sacral crest
骶椎	薦椎	sacral vertebra
地衣红	地衣紅，苔紅素	orcein
第八对脑神经	第八對腦神經	eighth cranial nerve
第二穿动脉	第二穿動脈	second perforating artery
第二对脑神经	第二對腦神經	second cranial nerve
第二房间隔，继发隔	第二房間隔	septum secundum
第二房间孔，继发孔	第二房間孔	foramen secundum
第二鼓膜	第二鼓膜	secondary tympanic membrane
第二极体	第二極體	second polar body

大　陆　名	台　湾　名	英　文　名
第二肋	第二肋	second rib, rib II
第二肋间后动脉	第二肋間後動脈	second posterior intercostal artery
第二卵圆孔	第二卵圓孔	foramen ovale secundum
第二躯体感觉区	第二軀體感覺區	secondary somatosensory area
第二躯体运动区	第二軀體運動區	secondary somatomotor area
第二视区	第二視區	second visual area
第二跖骨	第二蹠骨	second metatarsal bone
第二趾	第二趾	second digit of foot, second toe
第九对脑神经	第九對腦神經	ninth cranial nerve
第六对脑神经	第六對腦神經	sixth cranial nerve
第七对脑神经	第七對腦神經	seventh cranial nerve
第七颈椎（=隆椎）	隆椎，第七頸椎	vertebra prominens, prominent vertebra
第三穿动脉	第三穿動脈	third perforating artery
第三对脑神经	第三對腦神經	third cranial nerve
第三腓骨肌	第三腓骨肌	peroneus tertius, fibularis tertius, third peroneal muscle
第三磨牙，迟牙，智齿	第三臼齒，智齒	third molar, wisdom tooth
第三脑室	第三腦室	third ventricle
第三脑室脉络丛	第三腦室脈絡叢	choroid plexus of third ventricle
第三脑室脉络丛支	第三腦室脈絡叢枝	choroidal branch of third ventricle
第三脑室脉络组织	第三腦室脈絡組織	tela choroidea of third ventricle
第三视区	第三視區	third visual area
第三掌骨	第三掌骨	third metacarpal bone
第三掌骨茎突	第三掌骨莖突	styloid process of third metacarpal bone
第三枕神经	第三枕神經	third occipital nerve
第三跖骨	第三蹠骨	third metatarsal bone
第三趾	第三趾	third digit of foot
第三转子	第三轉子	third trochanter
第十对脑神经	第十對腦神經	tenth cranial nerve
第十二对脑神经	第十二對腦神經	twelfth cranial nerve
第十一对脑神经	第十一對腦神經	eleventh cranial nerve
第四穿动脉	第四穿動脈	fourth perforating artery

大　陆　名	台　湾　名	英　文　名
第四对脑神经	第四對腦神經	fourth cranial nerve
第四脑室	第四腦室	fourth ventricle
第四脑室带	第四腦室帶	tenia of fourth ventricle
第四脑室带静脉	第四腦室帶靜脈	vein lining fourth ventricle
第四脑室盖	第四腦室蓋	tegmen ventriculi quarti
第四脑室脉络丛	第四腦室脈絡叢	choroid plexus of fourth ventricle
第四脑室脉络丛支	第四腦室脈絡叢枝	choroid branch of fourth ventricle, choroidal branch of fourth ventricle
第四脑室脉络组织	第四腦室脈絡組織	tela choroidea of fourth ventricle
第四脑室髓纹	第四腦室髓紋	stria medullaris of fourth ventricle, medullary stria of fourth ventricle
第四脑室外侧孔	第四腦室外側孔	lateral aperture of fourth ventricle
第四脑室外侧隐窝	第四腦室外側隱窩	lateral recess of fourth ventricle
第四脑室外侧隐窝静脉	第四腦室外側隱窩靜脈	vein of lateral recess of fourth ventricle
第四脑室正中孔	第四腦室正中孔	median aperture of fourth ventricle
第四视区	第四視區	fourth visual area
第四跖骨	第四蹠骨	fourth metatarsal bone
第四趾	第四趾	fourth digit of foot
第五对脑神经	第五對腦神經	fifth cranial nerve
第五跖骨	第五蹠骨	fifth metatarsal bone
第五跖骨粗隆	第五蹠骨粗隆	tuberosity of fifth metatarsal bone
第一穿动脉	第一穿動脈	first perforating artery
第一对脑神经	第一對腦神經	first cranial nerve
第一房间隔，原发隔	初級房間隔	septum primum
第一房间孔，原发孔	第一房間孔	foramen primum
第一极体	第一極體	first polar body
第一肋	第一肋	first rib, rib I
第一肋间后动脉	第一肋間後動脈	first posterior intercostal artery
第一卵圆孔	第一卵圓孔	foramen ovale primum
第一躯体感觉区	第一軀體感覺區	primary somatosensory area
第一躯体运动区	第一軀體運動區	primary somatomotor area

大　陆　名	台　湾　名	英　文　名
第一鳃弓综合征	第一鰓弓症候群	first arch syndrome
第一视区	第一視區	primary visual area
第一听区	第一聽區	primary auditory area
第一胸肋[软骨]结合	第一胸肋軟骨結合	sternocostal synchondrosis of first rib
第一跖背动脉	第一蹠骨背動脈，第一足背蹠骨動脈	first dorsal metatarsal artery
第一跖骨	第一蹠骨	first metatarsal bone
第一跖骨粗隆	第一蹠骨粗隆	tuberosity of first metatarsal bone
第一跖足底总动脉	第一蹠足底總動脈，第一足底蹠骨總動脈	first common plantar metatarsal artery
碘绿	碘綠	iodine green
电突触	電突觸	electrical synapse
电泳	電泳	electrophoresis
电子染色	電子染色法	electron staining
电子探针显微分析仪	電子探針顯微分析儀	electron probe microanalyzer
电子透明，低电子密度	電子透明，低電子密度	electron-lucent
电[子显微]镜	電子顯微鏡	electron microscope
电子显微镜术	電子顯微鏡術	electron microscopy, EM
电子致密，高电子密度	電子緻密，高電子密度	electron-dense
淀粉酶	澱粉酶	amylase
淀粉样小体	澱粉樣體	corpus amylaceum
靛酚蓝	靛酚藍	indophenol blue
靛蓝	靛藍	indigo blue
靛洋红	靛洋紅	indigo carmine
吊灯样细胞	枝狀吊燈細胞	chandelier cell
蝶鞍	蝶鞍	ephippium, sella turcica
蝶点	蝶點	sphenlon
蝶顶窦	蝶頂寶	sphenoparietal sinus
蝶顶缝	蝶頂縫	sphenoparietal suture
蝶窦	蝶寶	sphenoidal sinus
蝶窦口	蝶寶孔	aperture of sphenoidal sinus
蝶窦中隔	蝶寶中隔	septum of sphenoidal sinus
蝶额缝	蝶額縫	sphenofrontal suture
蝶轭	蝶軛	jugum sphenoidale, sphenoid jugum
蝶腭动脉	蝶腭動脈	sphenopalatine artery
蝶腭孔	蝶腭孔	sphenopalatine foramen

大　陆　名	台　湾　名	英　文　名
蝶腭切迹	蝶腭切跡	sphenopalatine notch, sphenopalatine incisure
蝶骨	蝶骨	sphenoid bone, sphenoidal bone
蝶骨部	蝶骨部	sphenoidal part
蝶骨大脑面	蝶骨大腦面	cerebral surface of sphenoid bone
蝶骨大翼	蝶骨大翼	greater wing of sphenoid, greater wing of sphenoid bone
蝶骨导静脉孔	蝶骨導靜脈孔	emissary foramen, emissary sphenoidal foramen
蝶骨点	蝶骨點	sphenoidale
蝶骨顶缘	蝶骨頂緣	parietal margin of sphenoid bone
蝶骨额缘	蝶骨額緣	frontal margin of sphenoid bone
蝶[骨]棘	蝶棘	spine of sphenoid bone
蝶[骨]嵴	蝶嵴	sphenoidal crest
蝶[骨]甲	蝶甲	sphenoidal concha
蝶骨眶面	蝶骨眶面	orbital surface of sphenoid bone
蝶骨鳞缘	蝶骨鱗緣	squamosal margin of sphenoid bone
蝶骨内侧板	蝶骨內側板	medial plate of sphenoid
蝶骨颞面	蝶骨顳面	temporal surface of sphenoid bone
蝶骨颞下嵴	蝶骨顳下嵴	infratemporal crest of sphenoid bone
蝶骨颞下面	蝶骨顳下面	infratemporal surface of sphenoid bone
蝶骨鞘突	蝶骨鞘突	vaginal process of sphenoid bone
蝶骨颧缘	蝶骨顴緣	zygomatic margin of sphenoid bone
蝶骨上颌面	蝶骨上頜面	maxillary surface of sphenoid bone
蝶骨体	蝶骨體	body of sphenoid bone
蝶骨外侧板	蝶骨外側板	lateral plate of sphenoid
蝶[骨]小舌	蝶小舌	sphenoidal lingula, lingula of sphenoid
蝶骨小翼	蝶骨小翼	lesser wing of sphenoid, lesser wing of sphenoid bone

大　陆　名	台　湾　名	英　文　名
蝶骨翼切迹	蝶骨翼切跡	pterygoid fissure of sphenoid bone, pterygoid notch of sphenoid bone
蝶骨翼突	蝶骨翼突	pterygoid process of sphenoid, pterygoid process of sphenoid bone
蝶骨翼窝	蝶骨翼窩	pterygoid fossa of sphenoid bone
蝶骨舟状窝	蝶骨舟狀窩	scaphoid fossa of sphenoid bone
蝶角	蝶角	sphenoidal angle
蝶犁缝	蝶犁縫	sphenovomerine suture
蝶鳞缝	蝶鳞縫	sphenosquamosal suture
蝶颧缝	蝶顴縫	sphenozygomatic suture
蝶筛缝	蝶篩縫	sphenoethmoidal suture
蝶筛[软骨]结合	蝶篩軟骨結合	sphenoethmoidal synchondrosis
蝶筛隐窝	蝶篩隱窩	sphenoethmoidal recess
蝶上颌缝	蝶上頜縫	sphenomaxillary suture
蝶突	蝶突	sphenoidal process
蝶下颌韧带	蝶下頜韌帶	sphenomandibular ligament
蝶囟	蝶囟	sphenoidal fontanelle
蝶岩裂	蝶岩裂	sphenopetrosal fissure
蝶岩[软骨]结合	蝶岩軟骨結合	sphenopetrosal synchondrosis
蝶缘	蝶緣	sphenoidal margin, limbus sphenoidalis
蝶枕[软骨]结合	蝶枕軟骨結合	sphenooccipital synchondrosis
蝶嘴	蝶嘴	sphenoidal rostrum
耵聍	耵聹，耳膩，耳垢	ear wax
耵聍腺	耵聹腺	ceruminous gland
顶	頂	vertex, cupula
顶板	頂板	roof plate
顶导静脉	頂導靜脈	parietal emissary vein
顶盖板	頂蓋板	tectal lamina
顶盖脊髓束	頂蓋脊髓徑	tectospinal tract
顶盖前核	頂蓋前核	pretectal nucleus
顶盖前区	頂蓋前區	pretectal area
顶盖延髓束	頂蓋延髓徑	tectobulbar tract
顶-跟长（=冠-踵长）	立高，頂踵長	crown-heel length, CHL

大　陆　名	台　湾　名	英　文　名
顶骨	頂骨	parietal bone
顶骨蝶角	頂骨蝶角	sphenoid angle of parietal bone
顶骨额角	頂骨額角	frontal angle of parietal bone
顶骨额缘	頂骨額緣	frontal border of parietal bone
顶骨鳞缘	頂骨鱗緣	squamosal border of parietal bone
顶骨矢状缘	頂骨矢狀緣	sagittal border of parietal bone
顶骨外[侧]面	頂骨外面	external surface of parietal bone
顶骨枕角	頂骨枕角	occipital angle of parietal bone
顶骨枕缘	頂骨枕緣	occipital border of parietal bone
顶核	頂核	fastigial nucleus
顶核脊髓束	頂核脊髓徑	fastigiospinal tract
顶核桥延束	頂核橋延徑	fastigiobulbar tract
顶后板障静脉	頂後板障靜脈	posterior parital diploic vein
顶后内侧静脉	頂後內側靜脈	posteromedial parietal vein
顶间骨	頂間骨	interparietal bone
顶浆分泌	頂分泌，泌離分泌	apocrine secretion, apocrine
顶[浆分]泌腺	頂泌腺，泌離腺	apocrine gland
顶结节	頂結節	parietal tuber, parietal tuberosity
顶孔	頂孔	parietal foramen
顶裂静脉	頂裂靜脈	parietosylvian vein
顶盲端	頂盲端	cupular cecum
顶泌管	頂泌道，泌離管	apocrine duct
顶泌汗腺，大汗腺	頂泌汗腺，大汗腺，泌離汗腺	apocrine sweat gland
顶内沟	頂內溝	intraparietal sulcus, intraparietal groove
顶前板障静脉	頂前板障靜脈	anterior partal diploic vein
顶前动脉	頂前動脈	anterior parietal artery
顶前静脉	頂前靜脈	anterior parietal vein
顶前内侧静脉	頂前內側靜脈	anteromedial parietal vein
顶切迹	頂切跡	parietal notch, parietal incisure
顶区	頂區	parietal region
顶乳缝	頂乳縫	parietomastoid suture

大　陆　名	台　湾　名	英　文　名
顶上区	頂上區	superior parietal area
顶上小叶	頂上小葉	superior parietal lobule
顶索软骨	頂索軟骨	acrochordal cartilage
顶体	頂體	acrosome
顶体反应	頂體反應	acrosome reaction
顶体后环	頂體後環	postacrosomal ring
顶体粒	頂體[顆]粒	acrosomal granule
顶体帽	頂體帽	acrosomal cap
顶体酶	頂體酶	acrosomal enzyme
顶体内膜	頂體內膜	inner acrosomal membrane
顶体泡	頂體泡	acrosomal vesicle, acrosomal vacuole
顶体期	頂體期	acrosomal phase
顶体素	頂體[粒]蛋白，頂體素	acrosin
顶体外膜	頂體外膜	outer acrosomal membrane
顶体下间隙	頂體下間隙	subacrosomal space
顶-臀长（＝冠-臀长）	坐高，頂臀長	crown-rump length, CRL
顶细胞	頂細胞	apical cell
顶下沟	頂下溝	subparietal sulcus, subparietal groove
顶下区	頂下區	inferior parietal area
顶下小叶	頂下小葉	inferior parietal lobule
顶纤毛	頂纖毛	apical cilium
顶眼	頂眼	parietal eye
顶叶	頂葉	parietal lobe
顶叶岛盖	頂葉島蓋	parietal operculum
顶[叶]后动脉	頂[葉]後動脈	posterior parietal artery
顶[叶]后静脉	頂[葉]後靜脈	posterior parietal vein
顶叶静脉	頂葉靜脈	parietal vein
顶缘，额鳞后缘	頂緣	parietal margin
顶枕动脉	頂枕動脈	parietooccipital artery
顶枕沟	頂枕溝	parietooccipital sulcus, parietooccipital groove
顶枕颞桥纤维	頂顳橋纖維	parietotemporopontine fiber
顶枕桥束	頂枕橋徑	parietooccipitopontine tract, parietooccipitopontine fasciculus
顶枕支	頂枕枝	parietooccipital branch
顶支	頂枝	parietal branch

大 陆 名	台 湾 名	英 文 名
定量测定	定量測定	quantitative determination
定量检查	定量檢查	quantitative examination
定量细胞光度术	定量細胞光度測定術	quantitative cytophotometry
定量显像	定量顯像	quantitative imagery
定量组织化学	定量組織化學	quantitative histochemistry
定向干细胞	定向幹細胞	committed stem cell
动静脉短路	動靜脈分流	arteriovenous shunt
动静脉桥	動靜脈橋	arteriovenous bridge
动静脉吻合	動靜脈吻合	arteriovenous anastomosis, arteriolovenular anastomosis
动力蛋白	動力蛋白	dynein
动脉	動脈	artery
动脉导管	動脈導管	arterial duct, ductus arteriosus
动脉导管三角	動脈導管三角	ductus arteriosus triangle
动脉导管索（=动脉韧带）	動脈韌帶	arterial ligament, ligamentum arteriosum
动脉导管未闭	動脈導管開放	patent ductus arteriosus
动脉干	動脈幹	truncus arteriosus
动脉干分隔不均	動脈幹分隔不均	unequal division of truncus arteriosus
动脉干隔	動脈幹隔	truncus septum
动脉干永存	動脈幹存留，動脈導管存留	persistent truncus arteriosus
动脉沟	動脈溝	arterial groove, groove for artery
动脉环	動脈環	arterial circle
动脉毛细血管	動脈毛細血管，動脈微血管	arterial capillary
动脉囊	動脈囊	aortic sac
动脉韧带，动脉导管索	動脈韌帶	arterial ligament, ligamentum arteriosum
动脉韧带淋巴结	動脈韌帶淋巴結	lymph node of arterial ligament
动脉网	動脈網	arterial rete
动脉硬化	動脈硬化	arteriosclerosis
动脉圆锥	動脈圓錐	arterial cone, conus arteriosus
动脉圆锥支	動脈圓錐枝	branch of arterial cone
动脉周围丛	動脈周圍叢	periarterial plexus
动脉周围淋巴鞘	動脈周圍淋巴鞘	periarterial lymphatic sheath, periarterial lymphoid sheath

大　陆　名	台　湾　名	英　文　名
动脉周围神经丛	動脈周圍神經叢	periarterial nerve plexus
动脉粥样硬化	動脈粥樣硬化	atherosclerosis
动毛神经	動毛神經	pilomotor nerve
动情周期	動情週期	estrus cycle, oestrus cycle
动态平衡	動態平衡	dynamic equilibrium
动眼神经	動眼神經	oculomotor nerve, nervus oculomotorius
动眼神经副核	動眼神經副核	accessory nucleus of oculomotor nerve, accessory oculomotor nucleus
动眼神经副交感根	動眼神經副交感根	oculomotor parasympathic root
动眼神经根	動眼神經根	oculomotor root
动眼神经沟	動眼神經溝	oculomotor sulcus, sulcus of oculomotor nerve
动眼神经核	動眼神經核	oculomotor nucleus, nucleus of oculomotor nerve
动眼神经上支	動眼神經上枝	superior branch of oculomotor nerve
动眼神经下支	動眼神經下枝	inferior branch of oculomotor nerve
动眼神经支	動眼神經枝	branch of oculomotor nerve
豆钩韧带	豆鈎韌帶	pisohamate ligament
豆核袢	豆狀襻	lenticular ansa, lenticular loop
豆核束	豆狀束，豆狀徑	lenticular fasciculus
豆纹动脉	豆紋動脈	lenticulostriate artery
豆掌韧带	豆掌韌帶	pisometacarpal ligament
豆状核	豆狀核	lentiform nucleus, lenticular nucleus, nucleus lentiformis
豆状核后部	豆狀核後部	retrolentiform part
豆状核内髓板	豆狀核内[側]髓板	medial medullary lamina of lentiform nucleus
豆状核外髓板	豆狀核外[側]髓板	lateral medullary lamina of lentiform nucleus
豆状核下部	豆狀核下部	sublentiform part
豆状乳头	豆狀乳頭	lentiform papilla, papilla lenticularis
豆状突	豆狀突	lenticular process
窦	竇	sinus
窦房瓣	竇房瓣	sinoatrial valve

大　陆　名	台　湾　名	英　文　名
窦房结	竇房結	sinoatrial node, sinuatrial node
窦房结支	竇房結枝	branch of sinoatrial node
窦房孔	竇房孔	sinoatrial orifice
窦汇	竇匯	confluence of sinus
窦结节	竇結節	sinus tubercle
窦阴道球	竇陰道球	sinovaginal bulb
窦周细胞	竇周細胞	perisinusoidal cell
窦周隙	[肝]竇周間隙	perisinusoidal space
窦状卵泡	竇狀卵泡	antral follicle
窦状毛细血管	竇狀毛細血管，竇狀微血管	sinusoidal capillary
窦状血管	竇樣管	sinusoid vessel
窦椎神经	竇椎神經	sinuvertebral nerve
毒素	毒素	toxin
独立带	獨立帶，游離帶	free band, tenia libera
独立缘（=游离缘）	游離緣，獨立緣	free border, free margin
独眼畸形，单眼畸形，并眼畸形	獨眼畸形，單眼畸形，併眼畸形	cyclopia, monophthalmia, synophthalmia
镀银染色法	鍍銀染色法	silver staining method
端粒	端粒	telomere
端脑	端腦，終腦，末腦	telencephalon, endbrain
端脑腔	端腦腔	telocoele
短骨	短骨	short bone
短肌	短肌	short muscle
短脚	短腳	short crus
短颈畸形	短頸畸形，短頸症	brevicollis
短纽	短紐	vinculum breve
短食管型食管裂孔疝	短食道裂孔疝	short esophageal hiatus hernia
短收肌	短內收肌	adductor brevis
短头	短頭	short head
短小精子	短精子	dwarf spermatozoon
短小指畸形	小短指畸形	minor brachydactyly
短小趾畸形	小短趾畸形	minor brachydactyly
短肢畸形，海豹肢	短肢畸形，海豹肢畸形	phocomelia, nanomelia, micromelia
短指[畸形]	短指畸形	brachydactyly, brachydactylia
短趾[畸形]	短趾畸形	brachydactyly, brachydactylia
短中央动脉	中央短動脈	short central artery

大 陆 名	台 湾 名	英 文 名
段	段	segment
段动脉	段動脈	segmental artery
段间部	段間部	intersegmental part
段内部	段内部	intrasegmental part
段下部	段下部	infrasegmental part
断层解剖学	斷層解剖學	sectional anatomy
对比染色，复染，对染	對比染色	counterstaining
对称	對稱	symmetry
对称卵裂	對稱卵裂，兩側分裂	bilateral cleavage
对称卵裂面	對稱卵裂面	symmetrical cleavage plane
对称性突触	對稱突觸	symmetrical synapse
对耳轮	對耳輪	antihelix
对耳轮横沟	對耳輪橫溝	transverse groove of antihelix, transverse sulcus of antihelix
对耳轮脚	對耳輪腳	crus of antihelix
对耳轮窝	對耳輪窩	antihelical fossa, fossa of antihelix
对耳屏	對耳屏	antitragus
对耳屏耳轮裂	對耳屏耳輪裂	antitragohelicine fissure
对耳屏肌	對耳屏肌	antitragicus, muscle of antitragus
对胚极	對胚極	abembryonic pole
对染（=对比染色）	對比染色	counterstaining
对掌肌	對掌肌	opponens muscle
多胺	多胺	polyamine
多巴胺能神经元	多巴胺能神經元，多巴胺性神經元	dopaminergic neuron
多倍体	多倍體	polyploid
多发性皮脂囊肿	多發性皮脂囊腫	steatocystoma multiplex
多核体	多核體，多組核	polykaryon
多核细胞	多核細胞	polykaryocyte, polycaryocyte, multinuclear cell
多基因	多基因	polygene
多极成神经细胞	多極成神經細胞	multipolar neuroblast
多极纺锤丝	多極紡錘絲	polyspindle
多极纺锤体	多極紡錘體	multipolar spindle, polyarch spindle
多极神经细胞	多極神經細胞	multipolar nerve cell

大　陆　名	台　湾　名	英　文　名
多极神经元	多極神經元	multipolar neuron
多极细胞	多極細胞	multipolar cell
多价染色体	多價染色體	polyvalent chromosome
多精入卵，多精受精	多精受精，多精入卵	polyspermy, polyspermism
多精受精（＝多精入卵）	多精受精，多精入卵	polyspermy, polyspermism
多精受精卵	多精受精卵	polyspermic egg
多精子	多精子，副精子	supernumerary sperm
多[聚]核糖体	聚核糖體	polyribosome, polysome
多裂肌	多裂肌	multifidus, multifid muscle
多卵排卵	多卵排卵	polyovulation
多毛症	多毛症，毛髮過多	hypertrichosis
多囊肾	多囊腎	polycystic kidney
多能干细胞	多[潛]能幹細胞	multipotential stem cell
多泡体	多泡體	multivesicular body
多泡脂肪细胞	多泡脂肪細胞	multilocular adipose cell
多[潜]能细胞	多[潛]能細胞	pluripotent cell, pluripotential cell
多[潜]能造血干细胞	多[潛]能造血幹細胞	pluripotential hematopoietic stem cell
多染性	多染性，嗜多色性	polychromasia
多染性巨成红细胞（＝中幼巨红细胞）	中巨紅細胞，多染性巨成紅血細胞	polychromatic megaloblast
多乳房[症]	多乳房[症]	multimammas, polymastia, supernumerary breast
多乳头	多乳頭	supernumerary nipple, polythelia
多手畸形	多手畸形	polycheiria
多束细胞，多索细胞	多束細胞，多索細胞	plurifunicular cell
多索细胞（＝多束细胞）	多束細胞，多索細胞	plurifunicular cell
多胎	多胎	multiple birth, multiplets
多胎妊娠	多胎妊娠	multiple pregnancy
多肽	多[胜]肽	polypeptide
多糖	多糖	polysaccharide
多糖包被（＝糖萼）	多糖包被	glycocalyx
多细胞腺	多細胞腺	multicellular gland, polycellular gland
多线染色体	多線染色體	polytene chromosome
多形核白细胞	多形核白血球	polymorphonuclear leucocyte
多形核[嗜]中性粒细胞	多形核中性粒細胞球，多核	polymorphonuclear neutrophil

大　陆　名	台　湾　名	英　文　名
	嗜中性球	
多形核细胞	多形核細胞	polymorphonuclear cell
多形细胞	多形細胞	polymorphic cell, polymorphous cell, polyblast
多形[细胞]层	多形[細胞]層	polymorphic layer, multiform layer, polymorphous cell layer
多形小泡	多形小泡	pleomorphic vesicle
多形性	多形性	polymorphism
多叶核白细胞	多葉核白血球	multilobed leukocyte
多余胞质	殘餘細胞質	residual cytoplasm
多余肢	多餘肢	supernumerary limb
多羽肌	多羽肌	multipennate muscle
多肢畸形	多肢畸形	melomelus
多指畸形	多指畸形	polydactyly, polydactylia, hyperdactylia
多趾畸形	多趾畸形	polydactyly, polydactylia, hyperdactylia

E

大　陆　名	台　湾　名	英　文　名
锇酸	鋨酸	osmic acid
鹅足囊	鵝足囊	anserine bursa
额	額	frons, frontalis
额板障静脉	額板障靜脈	frontal diploic vein
额鼻缝	額鼻縫	frontonasal suture
额鼻隆起（=额鼻突）	額鼻[隆]突	frontonasal process, frontonasal prominence
额鼻突，额鼻隆起	額鼻[隆]突	frontonasal process, frontonasal prominence
额底内侧动脉	額底內側動脈	medial frontobasal artery
额顶叶岛盖	額頂島蓋	frontoparietal operculum
额窦	額竇	frontal sinus
额窦口	額竇口	aperture of frontal sinus
额窦中隔	額竇中隔	septum of frontal sinus
额缝	額縫	frontal suture, metopic suture
额缝点，额中点	額中點	metopion
额腹	額腹	frontal belly

大　陆　名	台　湾　名	英　文　名
额骨	額骨	frontal bone
额骨眶部	額骨眶部	orbital part of frontal bone
额骨内面	額骨内面	internal surface of frontal bone
额后静脉	額後靜脈	posterior frontal vein
额后内侧静脉	額後内側靜脈	posteromedial frontal vein
额后内侧支	額後内側枝	posteromedial frontal branch
额极	額極	frontal pole
额极动脉	額極動脈	polar frontal artery, frontopolar artery
额嵴	額嵴	frontal crest
额角	額角	frontal angle
额结节	額結節	frontal tuber
额孔	額孔	frontal foramen
额泪缝	額淚縫	frontolacrimal suture
额鳞	額鱗	frontal squama
额鳞后缘（=顶缘）	頂緣	parietal margin
额隆起	額隆起	frontal eminence
额面	額面	frontal surface
额内侧回	額内側回	medial frontal gyrus
额颞点	額顳點	frontotemporale
额前静脉	額前靜脈	anterior frontal vein, prefrontal vein
额前内侧静脉	額前内側靜脈	anteromedial frontal vein
额钳	額鉗	frontal forceps
额桥束	額橋徑	frontopontine tract
额桥纤维	額橋纖維	frontopontine fiber
额切迹	額切跡	frontal notch, frontal incisure
额区	額區	frontal region
额颧缝	額顴縫	frontozygomatic suture
额筛缝	額篩縫	frontoethmoidal suture
额上沟	額上溝	superior frontal sulcus, superior frontal groove
额上颌缝	額上頜縫	frontomaxillary suture
额上回	額上回	superior frontal gyrus
额神经	額神經	frontal nerve
额突	額突	frontal process, frontal protuberance
额外甲状旁腺	額外副甲狀腺，多副甲狀腺	supernumerary parathyroid

大　陆　名	台　湾　名	英　文　名
		gland
额外肾	额外肾，多肾	supernumerary kidney
额下沟	额下沟	inferior frontal sulcus, inferior frontal groove
额下回	额下回	inferior frontal gyrus
额下回岛盖部	额下回島蓋部	opercular part of inferior frontal gyrus
额下回眶部	额下回眶部	orbital part of inferior frontal gyrus
额下回三角部	额下回三角部	triangular part of inferior frontal gyrus
额囟	额囟	frontal fontanelle
额芽	额芽	frontal bud
额叶	额葉	frontal lobe
额叶岛盖	额葉島蓋	frontal operculum
额叶底内侧动脉	额葉底内側動脈	basomedial frontal artery
额叶底外侧动脉	额葉底外側動脈	basolateral frontal artery, lateral frontobasal artery
额[叶]静脉	额靜脈	frontal vein
额叶前内侧支	额葉前内側枝	anteromedial frontal branch
额叶眼运动区	额葉眼運動區	eye motor area of frontal lobe
额叶中内侧支	额葉中内側枝	intermediomedial frontal branch
额缘	额緣	frontal margin
额枕束	额枕徑	frontooccipital fasciculus
额支	额枝	frontal branch
额中点（=额缝点）	额中點	metopion
额中回	额中回	middle frontal gyrus
额中静脉	额中靜脈	middle frontal vein
额中央内侧静脉	额中央内側靜脈	centromedial frontal vein
额状面（=冠状面）	冠狀面，额面	coronal plane, frontal plane
恶性贫血	惡性貧血	pernicious anemia
腭	腭	palate
腭板	腭上頜架，顎棚	palatine shelf
腭扁桃体	腭扁桃體，顎扁桃體	palatine tonsil, tonsilla palatina
腭扁桃体隐窝	腭扁桃體隱窩	crypt of palatine tonsil
腭扁桃体原基	腭扁桃體原基	primordium of palatine tonsil
腭垂，悬雍垂	腭垂，懸雍垂	uvula, palatine uvula
腭垂肌	腭垂肌	musculus uvulae

大　陆　名	台　湾　名	英　文　名
腭大动脉	腭大動脈	greater palatine artery
腭大沟	腭大溝	greater palatine sulcus, greater palatine groove
腭大管	腭大管	greater palatine canal
腭大孔	腭大孔	greater palatine foramen
腭大神经	腭大神經	greater palatine nerve
腭帆	腭帆	velum palatinum, palatine velum
腭帆提肌	提腭帆肌，腭帆提肌	levator veli palatini
腭帆张肌	腭帆張肌	tensor veli palatini, tensor muscle of palatine velum
腭帆张肌囊	腭帆張肌囊	bursa of tensor veli palatini, bursa of tensor muscle of palatine velum
腭帆张肌神经	腭帆張肌神經	nerve to tensor veli palatini
腭缝	腭縫	palatine raphe
腭沟	腭溝	palatine groove, palatine sulcus
腭骨	腭骨	palatine bone
腭骨鼻嵴	腭骨鼻嵴	nasal crest of palatine bone
腭骨垂直板	腭骨垂直板	pertendicular plate of palatine bone
腭骨蝶突	腭骨蝶突	sphenoidal process of palatine bone
腭骨腭面	腭骨腭面	palatal surface of palatine
腭骨眶突	腭骨眶突	orbital process of palatine bone
腭骨筛嵴	腭骨篩嵴	ethmoidal crest of palatine bone
腭骨水平板	腭骨水平板	horizontal plate of palatine bone
腭骨锥突	腭骨錐突	pyramidal process of palatine bone
腭横襞	腭橫襞	transverse palatine fold
腭横缝	腭橫縫	transverse palatine suture
腭后点	腭後點	staphylion
腭肌	腭肌	muscle of palate
腭棘	腭棘	palatine spine
腭嵴	腭嵴	palatine crest
腭腱膜	腭腱膜	palatine aponeurosis
腭降动脉	腭降動脈	descending palatine artery
腭降动脉咽支	腭降動脈咽枝	pharyngeal branch of

大　陆　名	台　湾　名	英　文　名
		descending palatine artery
腭裂	腭裂，裂腭，颚裂	cleft palate
腭隆凸	腭隆凸	palatine protuberance
腭面	腭面	palatine surface
腭鞘沟	腭鞘溝	palatovaginal groove, palatovaginal sulcus
腭鞘管	腭鞘管	palatovaginal canal
腭筛缝	腭篩縫	palatoethmoidal suture
腭上颌缝	腭上頜縫	palatomaxillary suture
腭舌弓	腭舌弓	palatoglossal arch
腭舌肌	腭舌肌	palatoglossus, palatoglossal muscle
腭升动脉	腭升動脈	ascending palatine artery
腭突	腭突	palatine process
腭外静脉	腭外靜脈	external palatine vein
腭腺	腭腺	palatine gland
腭小动脉	腭小動脈	lesser palatine artery
腭小管	腭小管	lesser palatine canal
腭小孔	腭小孔	lesser palatine foramen
腭小神经	腭小神經	lesser palatine nerve
腭咽弓	腭咽弓	palatopharyngeal arch
腭咽肌	腭咽肌	palatopharyngeus, palatopharyngeal muscle
腭圆枕	腭圓枕	palatine torus
腭正中缝	腭正中縫	median palatine suture
儿茶酚胺	兒茶酚胺	catecholamine
儿茶酚胺能神经元	兒茶酚胺能神經元，兒茶酚胺性神經元	catecholaminergic neuron
耳	耳	ear
耳垂	耳垂	auricle lobule, auricular lobule, lobulus auriculae
耳大神经	耳大神經	great auricular nerve
耳大神经后支	耳大神經後枝	posterior branch of great auricular nerve
耳大神经前支	耳大神經前枝	anterior branch of great auricular nerve
耳点	耳點	auriculare
耳根上点，耳上基点	耳根上點	otobasion superius
耳根下点，耳下基点	耳根下點	otobasion inferius
耳郭，耳廓	耳廓	auricle

大 陆 名	台 湾 名	英 文 名
耳郭发育不全	耳廓發育不全	hypoplasia of auricle
耳郭附件	耳廓附件	auricular appendage
耳郭横肌	耳廓橫肌	transversus auricularis, transverse muscle of auricle
耳郭后沟	耳廓後溝	posterior sulcus of auricle, posterior groove of auricle
耳郭后韧带	耳廓後韌帶	posterior auricular ligament
耳郭肌	耳廓肌	auricular muscle
耳郭尖	耳廓尖	apex of auricle
耳郭结节	耳廓結節	auricle tubercle, auricular tubercle
耳郭前韧带	耳廓前韌帶	anterior auricular ligament
耳郭韧带	耳廓韌帶	auricular ligament, ligament of auricle
耳郭软骨	耳廓軟骨	cartilage of auricle
耳郭上韧带	耳廓上韌帶	superior auricular ligament
耳郭斜肌	耳廓斜肌	oblique muscle of auricle, obliquus auricularis
耳郭锥状肌	耳廓錐狀肌	pyramidal muscle of auricle, pyramidalis auricularis
耳后点	耳後點	postaurale
耳后动脉	耳後動脈	posterior auricular artery
耳后动脉腮腺支	耳後動脈腮腺枝	parotid branch of posterior auricular artery
耳后沟	耳後溝	posterior auricular groove
耳后肌	耳後肌	auricularis posterior, posterior auricular muscle
耳后基板	耳後基板	postauditory placode
耳后静脉	耳後靜脈	posterior auricular vein
耳后淋巴结	耳後淋巴結	retroauricular lymph node
耳后神经	耳後神經	posterior auricular nerve
耳后体节	耳後體節	postotic somite
耳甲	耳甲，耳殼	auricular concha, concha auricularis
耳甲隆起	耳甲隆起	eminentia concha, eminence of auricular concha, eminence of concha
耳甲艇	耳甲艇	cymba conchae, cymba of auricular concha
耳结节	耳結節	auricular tubercle
耳结节点	耳結節點	tuberculare
耳界切迹	耳界切跡	terminal notch of ear, terminal

大　陆　名	台　湾　名	英　文　名
		incisure of auricle
耳廓（=耳郭）	耳廓	auricle
耳轮	耳輪	helix
耳轮大肌	耳輪大肌	helicis major, larger muscle of helix
耳轮棘	耳輪棘	spine of helix
耳轮脚	耳輪腳	crus of helix
耳轮脚沟	耳輪腳溝	sulcus of crus of helix, groove of crus of helix
耳轮切迹肌	耳輪切跡肌	muscle of notch of helix, muscle of incisure of helix
耳轮尾	耳輪尾	tail of helix, cauda helicis
耳轮小肌	耳輪小肌	helicis minor, smaller muscle of helix
耳门上点（=外耳门上缘中点）	外耳門上緣中點	porion
耳囊	耳囊	otic capsule
耳囊软骨	耳囊軟骨	otic capsule cartilage
耳颞神经	耳顳神經	auriculotemporal nerve
耳颞神经交通支	耳顳神經交通枝	communicating branch with auriculotemporal nerve
耳颞神经腮腺支	耳顳神經腮腺枝	parotid branch of auriculotemporal nerve
耳屏	耳屏	tragus
耳屏板	耳屏板	tragal lamina, lamina tragi
耳屏点	耳屏點	tragion
耳屏肌	耳屏肌	tragicus, muscle of tragus
耳屏间切迹	耳屏間切跡	intertragic notch, intertragic incisure
耳屏上结节	耳屏上結節	supratragic tubercle
耳前点	耳前點	preaurale
耳前肌	耳前肌	auricularis anterior, anterior auricular muscle
耳前基板	耳前基板	preauditory placode
耳前静脉	耳前靜脈	anterior auricular vein
耳前淋巴结	耳前淋巴結	preauricular lymph node
耳前切迹	耳前切跡	anterior notch of ear, anterior incisure of ear
耳前神经	耳前神經	anterior auricular nerve
耳前生肌节	耳前生肌節	preotic myotome
耳前体节	耳前體節	preotic somite

大　陆　名	台　湾　名	英　文　名
耳前支	耳前枝	anterior auricular branch
耳丘	耳廓隆起	auricular hillock
耳区	耳區	auricular region
耳软骨峡	耳軟骨峽	cartilaginous isthmus of ear
耳三角窝隆起	耳三角窩隆起	eminence of triangular fossa, eminentia fossae triangularis
耳砂（＝耳石）	耳石，位覺砂，平衡石	otolith, otoconium, statoconium
耳上点	耳上點	superaurale
耳上肌	耳上肌	auricularis superior, superior auricular muscle
耳上基点（＝耳根上点）	耳根上點	otobasion superius
耳深动脉	耳深動脈	deep auricular artery
耳神经节	耳神經節	otic ganglion
耳神经节副交感根	耳狀神經節副交感[神經]根	parasympathetic root of otic ganglion
耳神经节感觉根	耳神經節感覺根	sensory root of otic ganglion
耳神经节交感根	耳神經節交感[神經]根	sympathetic root of otic ganglion
耳神经节运动根	耳神經節運動根	motor root of otic ganglion
耳石，耳砂，位觉砂	耳石，位覺砂，平衡石	otolith, otoconium, statoconium
耳石膜，位觉砂膜	耳石膜，位覺砂膜，平衡石膜	otolithic membrane, statoconic membrane
耳石细胞	耳石細胞	otolith cell
耳蜗	耳蝸	cochlea
[耳]蜗底	耳蝸底	cochlear base, base of cochlea
[耳]蜗动脉	耳蝸動脈	cochlear artery
[耳]蜗动脉丝球	耳蝸動脈絲球	arterial glomerulus of cochlea
[耳]蜗根	耳蝸根	cochlear root
[耳]蜗管	耳蝸管	cochlear duct
[耳]蜗管基底膜嵴	[耳]蝸管基底膜嵴	crista basilaris ductus cochlearis
[耳]蜗管隐窝	耳蝸管隱窩	cochlear recess
[耳]蜗交通支	耳蝸交通枝	cochlear communicating branch
[耳]蜗螺旋管	耳蝸螺旋管	cochlear spiral canal
[耳]蜗神经	耳蝸神經	cochlear nerve
[耳]蜗神经背侧核	耳蝸神經背側核	dorsal cochlear nucleus
[耳]蜗神经腹侧核	耳蝸神經腹側核	ventral cochlear nucleus

大　陆　名	台　湾　名	英　文　名
[耳]蜗神经核	耳蝸神經核	cochlear nucleus
[耳]蜗神经节	耳蝸神經節	cochlear ganglion
[耳]蜗神经前核	耳蝸神經前核	anterior cochlear nucleus
[耳]蜗小管	耳蝸小管	cochlear canaliculus
[耳]蜗支	耳蝸枝	cochlear branch
[耳]蜗总动脉	耳蝸總動脈	common cochlear artery
[耳]蜗迷路	耳蝸迷路	cochlear labyrinth
耳下点	耳下點	subaurale
耳下基点（=耳根下点）	耳根下點	otobasion inferius
耳下淋巴结	耳下淋巴結	infraauricular lymph node
耳咽管（=咽鼓管）	耳咽管，聽咽管，歐氏管	pharyngotympanic tube, auditory tube, Eustachian tube
耳咽管沟（=咽鼓管沟）	耳咽管溝，聽咽管溝	sulcus for auditory tube, groove of auditory tube
耳硬化	耳硬化	otosclerosis
耳支	耳枝	auricular branch
耳支交通支	耳枝交通枝	communicating branch with auricular branch
耳舟	耳舟	scapha
耳舟隆起	耳舟隆起	eminence of scapha, eminentia scaphae
耳状面	耳狀面	auricular surface
二倍体	二倍體	diploid
二碘甲腺原氨酸，二碘酪氨酸	二碘甲腺原氨酸，二碘甲狀腺胺酸	diiodothyronine, T_2
二碘酪氨酸（=二碘甲腺原氨酸）	二碘甲腺原氨酸，二碘甲狀腺胺酸	diiodothyronine, T_2
二叠体旁核	二疊體旁核	parabigeminal nucleus
二腹肌	二腹肌	digastric muscle
二腹肌后腹	二腹肌後腹	posterior belly of digastric
二腹肌前腹	二腹肌前腹	anterior belly of digastric muscle
二腹肌三角	二腹肌三角	digastric triangle
二腹肌窝	二腹肌窩	digastric fossa
二腹肌支	二腹肌枝	digastric branch
二腹小叶	二腹小葉	biventral lobule
二甲苯	二甲苯	xylol, xylene
二尖瓣	二尖瓣，僧帽瓣	mitral valve
二尖瓣闭锁	二尖瓣閉鎖，僧帽瓣閉鎖	mitral atresia

大　陆　名	台　湾　名	英　文　名
二联体	二聯體	diad
二裂鼻	二裂鼻	bifid nose
二裂舌	二裂舌，分歧舌	bifid tongue
二裂输尿管，分叉输尿管	二裂輸尿管，分叉輸尿管	bifid ureter
二裂阴茎	二裂陰莖	bifid penis
二卵双生（=双卵双胎）	異卵雙生，二卵雙胎，異卵雙胎	dizygotic twins, binovular twins, fraternal twins
二胚层胚盘	二胚層胚盤	bilaminar germ disc
二羽肌（=双羽状肌）	雙羽肌	bipennate muscle
二指畸形	二指畸形	didactylism
二趾畸形	二趾畸形	didactylism

F

大　陆　名	台　湾　名	英　文　名
发生场	發育場	developmental field
发育	發育	development
发育不全，低常增生，增生不全	發育不全，未發育	hypoplasia, agenesis, aplasia
发育不全卵	發育不全卵	abortive egg
发育机制	發育機制	developmental mechanism
发育潜能梯度	發育潛能梯度	developmental potential gradient
发育生物学	發育生物學	developmental biology
ABC 法（=抗生物素蛋白-生物素-过氧化物酶复合物法）	抗生物素蛋白-生物素-過氧化酶複合物法，卵白素-生物素-過氧化氫酶複合物技術，ABC 法	avidin-biotin-peroxidase complex method, ABC method
BAB 法（=桥连抗生物素蛋白-生物素法）	橋連抗生物素蛋白-生物素法，BAB 法	bridged avidin-biotin method, BAB method
LAB 法（=标记抗生物素蛋白-生物素法）	標記抗生物素蛋白-生物素法	labeled avidin-biotin method, LAB method
PAP 法（=过氧化物酶-抗过氧化物酶复合物法）	過氧化[物]酶-抗過氧化酶複合物法，PAP 法	peroxidase-antiperoxidase complex method, PAP method
SABC 法（=链霉抗生物素蛋白-生物素-过氧化物酶复合物法）	鏈黴抗生物素蛋白-生物素-過氧化酶複合物法，SABC 法	streptavidin-biotin-peroxidase complex method, SABC method
法兰克福平面，眼耳平面	法蘭克福水平面，眼耳平面	Frankfurt horizontal plane, Ohr-Augen-Ebene
法洛三联症	法洛氏三聯症候群	trilogy of Fallot

大　陆　名	台　湾　名	英　文　名
法洛四联症	法洛氏四聯症，法洛氏四畸形	tetralogy of Fallot
法氏囊（＝腔上囊）	腔上囊，泄殖腔囊，法氏囊	cloacal bursa, bursa of Fabricius
发缘点	髮緣點	trichion
帆状附着	帆狀附著	velamentous insertion
番红	番紅	safranine
繁殖期（＝生殖期）	生殖期，繁殖期	reproductive period
反光镜（＝反射镜）	反光鏡，反射器	reflector
反馈	回饋	feedback
反馈环（＝反馈回路）	回饋環，反饋環路	feedback loop
反馈回路，反馈环	回饋環，反饋環路	feedback loop
反射	反射	reflex
反射弧	反射弧	reflex arc
反射镜，反光镜	反光鏡，反射器	reflector
反射显微镜	反射顯微鏡	reflecting microscope
反射性排卵	反射性排卵	reflex ovulation
反向胚层	反向胚層	inverted germ layer
反向转位	逆轉動	reversed rotation
PAS 反应（＝过碘酸希夫反应）	雪夫氏過碘酸反應，PAS 反應	periodic acid Schiff's reaction, PAS reaction
反应物（＝反应者）	反應者，反應物	responder
反应者，反应物	反應者，反應物	responder
反应组织	反應組織	responding tissue
反折头	反折頭	reflected head
反转韧带	反轉韌帶	reflected ligament
返动脉	返動脈	recurrent artery
方形部	方形部	quadrate part
方形肌	方形肌	quadrate muscle
方形结节	方形結節	quadrate tubercle
方形膜	方形膜	quadrangular membrane
方形韧带	方形韌帶	quadrate ligament
方形小叶	方形小葉	quadrangular lobule
方形小叶后部	方形小葉後部	posterior quadrangular lobule
方形小叶前部	方形小葉前部	anterior quadrangular lobule
方形叶	方形葉	quadrate lobe
房间隔	房間隔	interatrial septum
房间隔缺损	房間隔缺損	atrial septal defect

大　陆　名	台　湾　名	英　文　名
房间束	房間徑，房間束	interatrial tract
房室瓣	房室瓣	atrioventricular valve
房室隔	房室隔	atrioventricular septum
房室沟	房室溝	atrioventricular groove
房室管	房室管	atrioventricular canal
房室管永存	房室管永存	persistent atrioventricular canal
房室交界	房室交界，房室接合	atrioventricular junction
房室结	房室結	atrioventricular node
房室结支	房室結枝	atrioventricular nodal branch
房室静脉	房室靜脈	atrioventricular vein
房室孔（＝房室口）	房室口	atrioventricular orifice
房室口，房室孔	房室口	atrioventricular orifice
房室束	房室束，房室徑	atrioventricular bundle, fasciculus atrioventricularis
房室支	房室枝	atrioventricular branch
房水	眼[前]房水	aqueous humor
纺锤极	紡錘極	spindle pole
纺锤丝	紡錘絲	spindle fiber
纺锤丝附着	紡錘絲附著	spindle fiber attachment
纺锤体	紡錘體	spindle
放射冠，辐射冠	放射冠	corona radiata
放射纤维，辐射纤维	放射纖維，輻射纖維	radial fiber
放射状[神经]胶质细胞	輻射狀神經膠質細胞	radial neuroglia cell
放射自显影术	放射自顯影術，自動放射攝影術，自動放射照相術	autoradiography, ARG
放射自显影图	放射自顯影圖，自動放射顯影圖	autoradiogram
放射组织自显影术	輻射組織自顯影術	radiohistography
非对称性突触	不對稱突觸	asymmetrical synapse
非接触性诱导	非接觸性誘導	noncontact induction
非色素上皮	非色素上皮	nonpigmented epithelium
非嗜铬性副神经节	非嗜鉻性副神經節	nonchromaffin paraganglion
非特异性吞噬作用	非特異性吞噬作用	nonspecific phagocytosis
非依赖性分化，自主分化	自主分化	independent differentiation, self-differentiation
菲尔绍淋巴结	魏爾修氏淋巴結，Virchow 氏淋巴結	Virchow's lymph node
肥大	肥大	hypertrophy

大　陆　名	台　湾　名	英　文　名
肥大细胞	肥大細胞	mast cell, mastocyte
腓侧[的]	腓側[的]	fibular
腓侧副韧带	腓側副韌帶	fibular collateral ligament
腓侧跖骨点	腓側蹠骨點	metatarsale fibulare
腓肠	腓腸	calf, sura
腓肠动脉	腓腸動脈	sural artery
腓肠肌	腓腸肌	gastrocnemius, gastrocnemius muscle
腓肠肌内侧头	腓腸肌内側頭	medial head of gastrocnemius
腓肠肌内侧头腱下囊	腓腸肌内側頭腱下囊	subtendinous bursa of medial head of gastrocnemius, subtendinous bursa of medial head of gastrocnemius muscle
腓肠肌外侧囊	腓腸肌外側囊	lateral bursa of gastrocnemius muscle
腓肠肌外侧头	腓腸肌外側頭	lateral head of gastrocnemius
腓肠肌外侧头腱下囊	腓腸肌外側頭腱下囊	subtendinous bursa of lateral head of gastrocnemius muscle
腓肠静脉	腓腸靜脈	sural vein
腓肠内侧皮神经	腓腸内側皮神經	medial sural cutaneous nerve, medial cutaneous nerve of calf
腓肠区	腓腸區	sural region
腓肠神经	腓腸神經	sural nerve
腓肠外侧皮神经	腓腸外側皮神經	lateral sural cutaneous nerve, lateral cutaneous nerve of calf
腓动脉	腓動脈	peroneal artery, fibular artery
腓动脉外踝支	腓動脈外[側]踝枝	lateral malleolar branch of fibular artery
腓骨	腓骨	fibula
腓骨长肌	腓骨長肌	peroneus longus, fibularis longus
腓骨长肌腱沟	腓骨長肌腱溝	sulcus for tendon of peroneus longus
腓骨长肌足底腱鞘	腓骨長肌足底腱鞘	plantar tendinous sheath of peroneus longus, plantar tendinous sheath of fibularis longus
腓骨短肌	腓骨短肌	peroneus brevis, fibularis brevis

大　陆　名	台　湾　名	英　文　名
腓骨骨间缘	腓骨骨間緣	interosseous border of fibula
腓骨后面	腓骨後面	posterior surface of fibula
腓骨肌	腓骨肌	peroneus muscle
腓骨肌滑车	腓骨肌滑車	peroneal trochlea, fibular trochlea
腓骨肌上支持带	腓骨肌上支持帶	superior peroneal retinaculum, superior fibular retinaculum
腓骨肌下支持带	腓骨肌下支持帶	inferior peroneal retinaculum, inferior fibular retinaculum
腓骨肌总腱鞘	腓骨肌總腱鞘	common sheath of peroneal muscle, common sheath of fibular muscle
腓骨颈	腓骨頸	neck of fibula
腓骨内侧嵴	腓骨內側嵴	medial crest of fibula
腓骨内侧面	腓骨內側面	medial surface of fibula
腓骨前缘	腓骨前緣	anterior border of fibula
腓骨体	腓骨幹	shaft of fibula
腓骨头	腓骨頭	fibular head, head of fibula
腓骨头点	腓骨頭點	caput fibula point
腓骨头关节面	腓骨頭關節面	articular surface of fibular head, articular surface of head of fibula, articular facet of head of fibula
腓骨头后韧带	腓骨頭後韌帶	posterior ligament of fibular head, posterior ligament of head of fibula
腓骨头尖	腓骨頭尖	apex of fibular head, apex of head of fibula
腓骨头前韧带	腓骨頭前韌帶	anterior ligament of fibular head, anterior ligament of head of fibula
腓骨外侧面	腓骨外側面	lateral surface of fibula
腓骨滋养动脉	腓骨滋養動脈，腓骨營養動脈	fibular nutrient artery, nutrient artery of fibula
腓关节面	腓關節面	fibular articular surface, fibular articular facet
腓静脉	腓靜脈	fibular vein, peroneal vein
腓淋巴结	腓淋巴結	fibular lymph node
腓浅神经	腓淺神經	superficial peroneal nerve, superficial fibular nerve
腓浅神经肌支	腓淺神經肌枝	muscular branch of superficial peroneal nerve

大　陆　名	台　湾　名	英　文　名
腓浅神经趾背神经	腓淺神經趾背神經	dorsal digital nerve of foot of superficial peroneal nerve
腓切迹	腓切跡	fibular notch, fibular incisure
腓深神经	腓深神經	deep peroneal nerve, deep fibular nerve
腓深神经背外侧神经	腓深神經背外側神經	dorsal lateral nerve of deep peroneal nerve
腓深神经第二趾背内侧神经	腓深神經第二趾背内側神經	dorsal medial nerve of second toe of deep peroneal nerve
腓深神经肌支	腓深神經肌枝	muscular branch of deep peroneal nerve
腓深神经趾背神经	腓深神經趾背神經	dorsal digital nerve of foot of deep peroneal nerve
腓神经交通支	腓神經交通枝	communicating branch of peroneal nerve, communicating branch of fibular nerve
腓旋支（=旋腓骨支）	旋腓骨枝	circumflex fibular branch
腓总神经	腓總神經	common peroneal nerve, common fibular nerve
肺	肺	lung
肺不发生	肺不發育	pulmonary agenesis
肺不张	肺膨脹不全，肺不張	atelectasis
肺丛	肺叢	pulmonary plexus
肺底	肺底	base of lung
肺动脉半月瓣弧缘	肺動脈半月瓣弧緣	lunula of semilunar cusp of pulmonary artery
肺动脉瓣	肺動脈瓣	pulmonary valve
肺动脉瓣右半月瓣	肺動脈瓣右半月瓣	right semilunar cusp of pulmonary valve
肺动脉瓣左半月瓣	肺動脈瓣左半月瓣	left semilunar cusp of pulmonary valve
肺动脉闭锁	肺動脈閉鎖	pulmonary artery atresia
肺动脉杈	肺動脈幹分叉	bifurcation of pulmonary trunk
肺动脉干	肺動脈幹	pulmonary trunk, truncus pulmonalis
肺动脉干瓣	肺動脈幹瓣	valve of pulmonary trunk
肺动脉干窦	肺動脈幹竇	sinus of pulmonary trunk
肺动脉干口	肺動脈幹口	orifice of pulmonary trunk
肺动脉干前半月瓣	肺動脈幹前半月瓣	anterior semilunar cusp of pulmonary trunk
肺动脉狭窄	肺動脈狹窄	pulmonary artery stenosis

大　陆　名	台　湾　名	英　文　名
[肺]段支气管	段支氣管，支氣管分節	segmental bronchus
肺段支气管支	肺段支氣管枝，肺分節支氣管枝	segmental bronchial branch
肺发育不全	肺發育不全	pulmonary hypoplasia
肺膈面	肺[臟]膈面	diaphragmatic surface of lung
肺根	肺根	root of lung, pedicle of lung, radix of lung
肺沟	肺溝	pulmonary groove, pulmonary sulcus
肺尖	肺尖	apex of lung
肺静脉	肺靜脈	pulmonary vein, vena pulmonalis
肺静脉口	肺靜脈口	orifice of pulmonary vein
肺巨噬细胞	肺巨噬細胞	pulmonary macrophage
肺肋面	肺肋面	costal surface of lung
肺淋巴结	肺淋巴結	pulmonary lymph node
肺门	肺門	pulmonary hilum, hilum of lung
肺面	肺面	pulmonary surface
肺囊	肺囊	saccus pulmonalis
肺内侧面	肺内侧面	medial surface of lung
肺内支气管	肺内支氣管	intrapulmonary bronchus
肺泡	肺泡	pulmonary alveolus, alveolus, lung alveolus
肺泡壁	肺泡壁	alveolar wall
肺泡隔	肺泡隔	alveolar septum
肺泡管	肺泡管	alveolar duct
肺泡巨噬细胞	肺泡巨噬細胞	alveolar macrophage
肺泡孔	肺泡孔	alveolar pore
肺泡囊	肺泡囊	alveolar sac, saccus alveolaris
肺泡期	肺泡期	alveolar period
肺泡腔	肺泡腔	alveolar lumen
肺泡上皮	肺泡上皮	alveolar epithelium
肺泡上皮细胞	肺泡上皮細胞	alveolar epithelial cell, pulmonary epithelial cell
肺泡细胞	肺泡細胞	alveolar cell
肺泡小管	肺泡小管	alveolar ductule
肺泡小囊	肺泡小囊	alveolar saccule
肺韧带	肺韌帶	pulmonary ligament
肺韧带淋巴结	肺韌帶淋巴結	lymph node of pulmonary

大 陆 名	台 湾 名	英 文 名
		ligament
肺食管旁淋巴结	肺食道旁淋巴結	pulmonary juxtaesophageal lymph node
肺下叶	肺下葉	lower lobe of lung
肺下缘	肺[臟]下緣	inferior border of lung
肺小叶	肺小葉	pulmonary lobule
肺斜裂	肺斜裂	oblique fissure of lung
肺胸膜	肺胸膜	pulmonary pleura, pleura pulmonalis
肺芽	肺芽	lung bud
肺叶支气管	肺葉支氣管	lobar bronchus
肺支	肺枝	pulmonary branch
分层	分層	delamination
分叉输尿管（=二裂输尿管）	二裂輸尿管，分叉輸尿管	bifid ureter
分隔膜	分隔膜	partitive membrane
分隔索	分隔索	funiculus separans
分化	分化	differentiation
分化前期	分化前期	predifferentiation stage
分化潜能	分化潛能，分化能力	differentiation potency
分化抑制	分化抑制	differentiation inhibition
分化中心	分化中心	differentiation center
分节	分節	segmentation
分离	分離	segregation
分离层	分離層	stratum disjunctum, stratum disjunctivum
分裂	分裂	division
分裂间期	分裂間期	interkinesis
分裂周期	分裂週期	division cycle
分泌	分泌	secretion
分泌部	分泌部	secretory portion
分泌管	分泌管	secretory duct, secretory tube
分泌颗粒	分泌顆粒	secretory granule
分泌囊泡（=分泌小泡）	分泌小泡，分泌囊泡	secretory vesicle
分泌泡	分泌泡	secretory vacuole
分泌期	分泌期	secretory phase, secretory stage
分泌上皮	分泌上皮	secretory epithelium
分泌神经	分泌神經	secretory nerve
分泌物	分泌物	secretion substance

大　陆　名	台　湾　名	英　文　名
分泌纤维	分泌纖維	secretory fiber
分泌腺	分泌腺	secreting gland
分泌小滴	分泌小滴	secretory droplet
分泌小管	分泌小管	secretory tubule
分泌小泡，分泌囊泡	分泌小泡，分泌囊泡	secretory vesicle
分娩	分娩	parturition
分配动脉	分配動脈，分佈動脈	distributing artery, distribution artery
分歧韧带	分歧韌帶	bifurcated ligament, bifurcate ligament
分散染色质	分散染色質	dispersed chromatin
分叶核白细胞	分葉核白血球	segmented nuclear leucocyte
分叶肾	分葉腎	lobulated kidney
分子层	分子層	molecular layer
分子层纹	分子層紋	stria of molecular layer
分子进化	分子演化	molecular evolution
分子胚胎学	分子胚胎學	molecular embryology
分子筛	分子篩	molecular sieve
分子生物学	分子生物學	molecular biology
分子细胞生物学	分子細胞生物學	molecular cell biology
分子遗传学	分子遺傳學	molecular genetics
分子杂交	分子雜交	molecular hybridization
酚红	酚紅	phenol red
封闭区	封閉區	sealing zone
封闭栓	封閉栓	closing plug
封闭索	封閉索	sealing strand
封固，封片	封固，封片	mounting
封片（=封固）	封固，封片	mounting
封套筋膜	封套筋膜	investing layer of cervical fascia
蜂窝组织	蜂窩組織	areolar tissue
冯·埃布纳腺	冯·艾伯納氏腺	von Ebner's gland, gland of von Ebner
缝	缝	suture, raphe
缝骨	缝骨	sutural bone
缝核	缝核	nucleus of raphe
缝间骨	缝間骨	intersuture bone
缝匠肌	缝匠肌	sartorius, sartorius muscle
缝匠肌腱下囊	缝匠肌腱下囊	subtendinous bursa of

大　陆　名	台　湾　名	英　文　名
		sartorius
缝隙连接	縫隙連接	gap junction
夫精人工授精	夫精人工授精	artificial insemination by husband, AIH
跗	跗	tarsus
跗骨	跗骨	tarsal bone
跗骨背侧韧带	跗骨背側韌帶	dorsal ligament of tarsus, dorsal tarsal ligament
跗骨窦	跗骨竇	tarsal sinus
跗骨骨间韧带	跗骨骨間韌帶	interosseous ligament of tarsus, interosseous tarsal ligament
跗骨间关节	跗骨間關節	tarsotarsal joint
跗骨足底韧带	跗足底韌帶	plantar ligament of tarsus
跗横关节	跗橫關節	transverse tarsal joint
跗内侧动脉	跗內側動脈	medial tarsal artery
跗外侧动脉	跗外側動脈	lateral tarsal artery
跗跖背侧韧带	跗蹠背側韌帶	dorsal tarsometatarsal ligament
跗跖关节	跗蹠關節	tarsometatarsal joint
跗跖足底韧带	跗蹠足底韌帶	plantar tarsometatarsal ligament
孵化	孵化，潛伏	incubation
弗罗曼线	弗朗曼氏線	Frommann's line, line of Frommann
伏隔核	伏隔核	nucleus accumbens
浮选法	浮選法	floatation
辐板	輻板	radial plate, radiale
辐射带	輻射帶	zona radiata
辐射对称	輻射對稱	symmetria radialis
辐射对称型	輻射對稱型	radial symmetrical type
辐射冠（=放射冠）	放射冠	corona radiata
辐射排列	輻射排列	radial arrangement
辐射迁移	輻射遷移	radial migration
辐射[式]卵裂	輻射式卵裂	radial cleavage
辐射纤维（=放射纤维）	放射纖維，輻射纖維	radial fiber
福尔根反应	佛爾根氏反應	Feulgen's reaction
福尔根染色	佛爾根氏染色	Feulgen's staining
福尔克曼管	福爾克曼氏管	Volkmann's canal
福尔马林	甲醛溶液，福爾馬林	formalin

大　陆　名	台　湾　名	英　文　名
福雷尔被盖区	福雷爾氏被蓋區，Forel 氏被蓋區	tegmental region of Forel
辅肌动蛋白	輔肌動蛋白，肌動蛋白原，肌動素	actinin
辅助生殖技术	輔助生殖技術	assisted reproductive technology
辅助性 T 细胞	輔助 T 細胞	helper T cell, Th cell
负趋化性	負趨化性	negative chemotaxis
负染色	負染色	negative staining
附睾	附睾，副睾	epididymis, epididymidis
附睾窦	附睾竇	sinus of epididymis
附睾附件	附睾附件	appendix of epididymis
附睾管	附睾管，副睾管	epididymal duct
[附睾管]亮细胞	明細胞，亮細胞	clear cell
附睾上韧带	附睾上韌帶	superior ligament of epididymis
附睾体	附睾體，副睾體	body of epididymis, corpus epididymidis
附睾头	附睾頭	head of epididymis
附睾尾	附睾尾	tail of epididymis
附睾下迷小管	附睾下迷小管	inferior aberrant ductule of epididymis
附睾下韧带	附睾下韌帶	inferior ligament of epididymis
附睾小叶	附睾小葉	lobule of epididymis
附睾圆锥	附睾圓錐	cone of epididymis
附睾支	附睾枝	epididymal branch
附件	附件，附屬器	adnexa, appendix
附脐静脉	副臍靜脈	paraumbilical vein
附头畸形	附頭畸形，附頭畸胎	heterodymus
附着斑	附著斑	attachment plaque
附着板	附著板	affixal lamina, lamina affixa
附着核糖体，膜结合核糖体	膜結合型核糖體，膜連核糖體	membrane-bound ribosome
附着纤维	附著纖維	attachment fiber
附肢骨骼	附肢骨骼	appendicular skeleton
复层扁平上皮，复层鳞状上皮	複層扁平上皮，複層鱗狀上皮	stratified squamous epithelium
复层立方上皮	複層立方上皮	stratified cuboidal epithelium
复层鳞状上皮（=复层扁平上	複層扁平上皮，複層鱗狀上	stratified squamous

大 陆 名	台 湾 名	英 文 名
皮）	皮	epithelium
复层上皮	複層上皮	stratified epithelium
复层纤毛柱状上皮	複層纖毛柱狀上皮	stratified ciliated columnar epithelium, stratified columnar ciliated epithelium
复层柱状上皮	複層柱狀上皮	stratified columnar epithelium
复管泡状腺	複管泡腺	compound tubuloacinar gland, compound tubuloacinous gland, compound tubuloalveolar gland
复管状腺	複管狀腺，複合管狀腺體	compound tubular gland
复[合]关节	複合關節	compound joint, composite joint
复合突触	複合突觸	multiple synapse
复合腺	複合腺	complex gland
复红（＝品红）	品紅，洋紅，複紅	fuchsin
复拇指	複拇指	duplication of thumb
复泡状腺	複泡狀腺，複合囊狀腺體	compound acinar gland, compound acinous gland
复染（＝对比染色）	對比染色	counterstaining
复腺	複腺，複合腺體	compound gland
复型，复制模	複製模	replica
复制模（＝复型）	複製模	replica
副半奇静脉	副半奇靜脈	accessory hemiazygos vein
副鼻窦（＝鼻旁窦）	副鼻竇	paranasal sinus
副闭孔动脉	副閉孔動脈	accessory obturator artery
副闭孔神经	副閉孔神經	accessory obturator nerve
副耳郭	副耳廓	accessory auricle
副复红（＝副品红）	副品紅，副洋紅，副複紅	parafuchsin
副肝管	副肝管	accessory hepatic duct
副橄榄核	副橄欖核	accessory olivary nucleus
副膈	副膈	accessory diaphragm
副膈神经	副膈神經	accessory phrenic nerve
副核	副核	paranucleus
副黄体细胞	副黃體細胞	paralutein cell
副肌球蛋白	副肌球蛋白	paramyosin
副激素	副激素	parahormone
副甲状腺	副甲狀腺	accessory thyroid gland
副甲状腺组织	副甲狀腺組織	accessory thyroid tissue

大　陆　名	台　湾　名	英　文　名
副交感部	副交感部	parasympathetic part, parasympathic part
副交感节后神经元	副交感節後神經元	parasympathetic postganglionic neuron
副交感节前神经元	副交感節前神經元	parasympathetic preganglionic neuron
副交感神经	副交感神經	parasympathetic nerve
副交感神经副节	副交感神經副節	parasympathetic paraganglion
副交感神经节	副交感神經節	parasympathetic ganglion
副交感神经素	副交感[神經]素	parasympathin
副交感神经系统	副交感神經系統	parasympathetic nervous system
副角蛋白	副角蛋白	pareleidin
副精囊	副精囊	accessory seminal vesicle
副肋	副肋	accessory rib
副泪腺	副淚腺	accessory lacrimal gland
副皮质	副皮質	paracortex
副皮质区	副皮質區，胸腺依賴區	paracortical zone
副脾	副脾	accessory spleen
副品红，副复红	副品紅，副洋紅，副複紅	parafuchsin
副屈肌	副屈肌	accessory flexor muscle
副韧带	副韌帶	accessory ligament
副绒球（=旁绒球）	旁絨球	paraflocculus
副乳房	副乳房	accessory breast, accessory mamma
副腮腺	副腮腺	accessory parotid gland
副神经	副神經	accessory nerve
副神经干	副神經幹	trunk of accessory nerve, accessory nerve trunk
副神经核	副神經核	nucleus of accessory nerve, accessory nucleus
副神经脊髓根	副神經脊髓根	spinal root of accessory nerve
副神经节	副神經節	paraganglion
副神经节细胞	副神經節細胞	paraganglionic cell
副神经淋巴结	副神經淋巴結	accessory nerve lymph node
副神经颅根	副神經顱根	cranial root of accessory nerve
副神经迷走部	副神經迷走部	vagal part of accessory nerve
副肾上腺	副腎上腺	accessory suprarenal gland, accessory adrenal gland
副胎盘	副胎盤	accessory placenta

大　陆　名	台　湾　名	英　文　名
副头静脉	副頭靜脈	accessory cephalic vein
副突	副突	accessory process
副性器官	副性器官	accessory sex organ
副性腺	副性腺	accessory sex gland
副胸腺小结	副胸腺小結	accessory thymic nodule
副胸腺组织	副胸腺組織	accessory thymic tissue
副嗅球	副嗅球	accessory olfactory bulb
副洋红	副洋紅	paracarmine
副胰	副胰	accessory pancreas, pancreas accessorium
副胰管，圣托里尼管	副胰管，山多利尼氏管	accessory pancreatic duct, ductus pancreaticus accessorius, Santorini's duct
副隐静脉	副隱靜脈	accessory saphenous vein
副中肾管（＝中肾旁管）	副中腎管	paramesonephric duct
副椎静脉	副椎靜脈	accessory vertebral vein
腹	腹	abdomen, belly
腹壁淋巴结	腹壁淋巴結	parietal abdominal lymph node
腹壁浅动脉	腹壁淺動脈	superficial epigastric artery
腹壁浅筋膜	腹壁淺筋膜	superficial investing fascia of abdomen
腹壁浅静脉	腹壁淺靜脈	superficial epigastric vein
腹壁全裂	完全腹裂	hologastroschisis
腹壁上动脉	腹壁上動脈	superior epigastric artery
腹壁上静脉	腹壁上靜脈	superior epigastric vein
腹壁外侧动脉	腹壁外側動脈	lateral epigastric artery
腹壁下动脉	腹壁下動脈	inferior epigastric artery
腹壁下动脉耻骨支	腹壁下動脈恥骨枝	pubic branch of inferior epigastric artery
腹壁下静脉	腹壁下靜脈	inferior epigastric vein
腹壁下淋巴结	腹壁下淋巴結	inferior epigastric lymph node
腹部	腹部	abdominal part
腹部-壁淋巴结	腹部-壁淋巴結	abdomen-parietal lymph node
腹部分区	腹部分區	region of abdomen
腹部皮下静脉	腹皮下靜脈	subcutaneous vein of abdomen
腹部-脏淋巴结	腹部-臟淋巴結	abdomen-visceral lymph node
腹侧	腹側	ventral

大　陆　名	台　湾　名	英　文　名
腹侧被盖区	腹側被蓋區	ventral tegmental area, VTA
腹侧股	腹側股	ventral division
腹侧固有束	腹側固有束	ventral proper fasciculus
腹侧核	腹側核	ventral nucleus
腹侧丘脑	腹側丘腦	ventral thalamus
腹侧索	腹側索	ventral funiculus
腹侧外弓状纤维	腹側外弓狀纖維	ventral external arcuate fiber
腹侧网状核	腹側網狀核	ventral reticular nucleus
腹侧正中裂	腹側正中裂	ventral median fissure
腹侧支	腹側枝	ventral branch
腹侧柱	腹側柱	ventral column
腹侧纵柱	腹側縱柱	ventral longitudinal column
腹根	腹側根	ventral root
腹股沟	腹股溝	groin
腹股沟弓	腹股溝弓	inguinal arch
腹股沟管	腹股溝管	inguinal canal
腹股沟管腹环（=腹股沟管深环）	腹股溝管深環	deep inguinal ring
腹股沟管皮下环（=腹股沟管浅环）	腹股溝管淺環	superficial inguinal ring
腹股沟管浅环，腹股沟管皮下环	腹股溝管淺環	superficial inguinal ring
腹股沟管浅环内侧脚	腹股溝管淺環內側腳	medial crus of superficial inguinal ring
腹股沟管浅环外侧脚	腹股溝管淺環外側腳	lateral crus of superficial inguinal ring
腹股沟管深环，腹股沟管腹环	腹股溝管深環	deep inguinal ring
腹股沟镰	腹股溝鐮	inguinal falx
腹股沟淋巴结	腹股溝淋巴結	inguinal lymph node
腹股沟内侧窝	腹股溝內側窩	medial inguinal fossa
腹股沟浅淋巴结	腹股溝淺淋巴結	superficial inguinal lymph node
腹股沟区	腹股溝區	inguinal region
腹股沟韧带	腹股溝韌帶	inguinal ligament
腹股沟三角	腹股溝三角	inguinal triangle
腹股沟疝	腹股溝疝	inguinal hernia
腹股沟上内侧浅淋巴结	腹股溝上內側淺淋巴結	superomedial superficial inguinal lymph node

大　陆　名	台　湾　名	英　文　名
腹股沟上外侧浅淋巴结	腹股溝上外側淺淋巴結	superolateral superficial inguinal lymph node
腹股沟深淋巴结	腹股溝深淋巴結	deep inguinal lymph node
腹股沟外侧窝	腹股溝外側窩	lateral inguinal fossa
腹股沟下浅淋巴结	腹股溝下淺淋巴結	inferior superficial inguinal lymph node
腹股沟支	腹股溝枝	inguinal branch
腹横肌	腹横肌	transversus abdominis, transverse muscle of abdomen
腹横筋膜	腹横筋膜	transverse fascia
腹后核	腹後核	ventral posterior nucleus, posterior ventral nucleus
腹后内侧核	腹後內側核	ventral posteromedial nucleus, posteromedial ventral nucleus
腹后外侧核	腹後外側核	ventral posterolateral nucleus, posterolateral ventral nucleus
腹肌	腹肌	muscle of abdomen
腹角	腹側角	ventral horn
腹裂	腹裂[畸形]	gastroschisis
腹面	腹面	ventral
腹膜	腹膜	peritoneum
腹膜襞	腹膜襞	peritoneal fold
腹膜管	腹膜管	peritoneal canal
腹膜后间隙	腹膜後隙	retroperitoneal space
腹膜后淋巴囊	腹膜後淋巴囊	retroperitoneal lymph sac
腹膜会阴筋膜	腹膜會陰筋膜	peritoneoperineal fascia
腹膜腔	腹膜腔	peritoneal cavity
腹膜上皮	腹膜上皮	peritoneal epithelium
腹膜外间隙	腹膜外隙	extraperitoneal space
腹膜外筋膜	腹膜外筋膜	extraperitoneal fascia
腹膜外盆筋膜	腹膜外盆筋膜	extraperitoneal pelvic fascia
腹膜外器官	腹膜外器官	extraperitoneal organ
腹膜隐窝	腹膜隱窩	peritoneal recess
腹内侧核	腹內側核	ventromedial nucleus, medial ventral nucleus
腹内斜肌	腹內斜肌	obliquus internus abdominis, internal oblique muscle of abdomen

大　陆　名	台　湾　名	英　文　名
腹皮下静脉	腹皮下靜脈	abdominal subcutaneous vein
腹前壁腹膜	腹前壁腹膜	peritoneum of anterior abdominal wall
腹前沟	腹前溝	ventroanteroior groove, ventroanteroior sulcus
腹前核	腹前核	ventral anterior nucleus, anterior ventral nucleus
腹前皮支	腹前皮枝	abdominal anterior cutaneous branch
腹腔	腹腔	abdominal cavity
腹腔丛	腹腔叢	celiac plexus, coeliac plexus
腹腔干	腹腔幹	celiac trunk, coeliac trunk
腹腔淋巴结	腹腔淋巴結	celiac lymph node, coeliac lymph node
腹腔妊娠	腹腔妊娠	abdominal pregnancy
腹腔神经节	腹腔神經節	celiac ganglion, coeliac ganglion
腹腔支	腹腔枝	celiac branch, coeliac branch
腹上区	上腹區	epigastric region
腹上窝	上腹窩	epigastric fossa
腹外侧沟	腹外側溝	ventrolateral groove, ventrolateral sulcus
腹外侧核	腹外側核	ventral lateral nucleus, ventrolateral nucleus, lateral ventral nucleus
腹外侧区	腹外側區	lateral region of abdomen
腹外斜肌	腹外斜肌	obliquus externus abdominis, external oblique muscle of abdomen
腹系膜	腹[腸]繫膜	ventral mesentery
腹下区	下腹區，腹下區	hypogastric region
腹下神经	腹下神經	hypogastric nerve
腹心系膜	腹心繫膜	ventral mesocardium
腹胰	腹胰	ventral pancreas, pancreas ventrale
腹胰管	腹胰管	ventral pancreatic duct
腹胰芽	腹胰芽	ventral pancreatic bud
腹正中隔	腹正中隔	ventral median septum
腹直肌	腹直肌	rectus abdominis
腹直肌鞘	腹直肌鞘	sheath of rectus abdominis, sheath of straight muscle of abdomen

大　陆　名	台　湾　名	英　文　名
腹直肌鞘后层	腹直肌鞘後層	posterior layer of sheath of rectus abdominis
腹直肌鞘前层	腹直肌鞘前層	anterior layer of sheath of rectus abdominis
腹中间核	腹中間核	ventral intermediate nucleus
腹中线	腹中線	ventral median line, midventral line
腹主动脉	腹主動脈	abdominal aorta, ventral aorta
腹主动脉丛	腹主動脈叢	abdominal aortic plexus
腹主动脉副神经节	腹主動脈副神經節	paraganglion aorticum abdominale
覆膜	覆膜	tectorial membrane, membrana tectoria

G

大　陆　名	台　湾　名	英　文　名
钙泵	鈣離子泵	calcium pump
钙化	鈣化	calcification
钙化区	鈣化區	calcification zone
钙化软骨	鈣化軟骨	calcified cartilage
钙化中心	鈣化中心	calcification center
钙通道	鈣離子通道	calcium channel
钙质沉着	鈣[質]沉著，石灰沉著病	calcinosis
盖壁	蓋壁	tegmental wall
盖伦静脉	蓋倫氏靜脈	Galen's vein
盖伦静脉池	蓋倫氏靜脈池	Galen's vein cistern
盖膜	蓋膜	tectorial membrane, membrana tectoria
肝	肝	liver
肝板	肝板	hepatic plate
肝丛	肝叢	hepatic plexus
肝蒂	肝蒂	hepatic pedicle
肝动脉	肝動脈	hepatic artery
肝短静脉	肝短靜脈	short hepatic vein
肝段	肝段，肝分節	segment of liver
肝膈面	肝[臟]膈面	diaphragmatic surface of liver
肝膈韧带	肝膈韌帶	hepatophrenic ligament
肝沟	肝溝	hepatic groove
肝固有动脉	肝固有動脈	proper hepatic artery, hepatic

大　陆　名	台　湾　名	英　文　名
		artery proper
肝固有动脉右支	肝固有動脈右枝	right branch of proper hepatic artery
肝固有动脉中间支	肝固有動脈中間枝	intermediate branch of proper hepatic artery
肝固有动脉左支	肝固有動脈左枝	left branch of proper hepatic artery
肝固有淋巴结	肝固有淋巴結	proper hepatic lymph node
肝后部	肝後部	posterior part of liver
肝结肠韧带	肝結腸韌帶	hepatocolic ligament
肝静脉	肝靜脈	hepatic vein, vena hepatica
肝巨噬细胞	肝巨噬細胞	hepatic macrophage
肝镰状韧带	肝鐮狀韌帶	falciform ligament of liver
肝裂	肝裂	hepatic fissure
肝淋巴结	肝淋巴結	hepatic lymph node
肝裸区	肝裸區	bare area of liver
肝门	肝門	porta hepatis
肝门管	肝門管	liver portal canal
肝门静脉	肝門靜脈	hepatic portal vein, portal vein of liver
肝门静脉右支	肝門靜脈右枝	right branch of hepatic portal vein
肝门静脉左支	肝門靜脈左枝	left branch of hepatic portal vein
肝门三体	肝門三體	portal triad
肝内大颗粒淋巴细胞	肝大顆粒淋巴球	hepatic large granular lymphocyte
肝憩室	肝憩室，肝突	hepatic diverticulum
肝前部	肝前部	anterior part of liver
肝曲	肝曲	hepatic flexure
肝韧带	肝韌帶	ligament of liver, hepatic ligament
肝上部	肝上部	superior part of liver
肝上缘	肝[臟]上緣	superior border of liver
肝肾韧带	肝腎韌帶	hepatorenal ligament
肝肾隐窝	肝腎隱窩	hepatorenal recess
肝十二指肠韧带	肝十二指腸韌帶	hepatoduodenal ligament
肝实质	肝實質，肝主質	liver parenchyma
肝实质细胞	肝實質細胞	hepatic parenchymal cell
肝素	肝素	heparin

大　陆　名	台　湾　名	英　文　名
肝微循环	肝微循環	hepatic microcirculation
肝胃韧带	肝胃韌帶	hepatogastric ligament
肝系膜	肝繫膜	mesohepar
肝细胞	肝細胞	hepatocyte, liver cell
肝细胞板	肝細胞板	hepatic cell plate
肝[细胞]索	肝[細胞]索	hepatic cell cord, hepatic cord, liver cell cord
肝下隐窝	肝下隱窩	subhepatic recess
肝下缘	肝[臟]下緣	inferior border of liver
肝纤维附件	肝纖維附件	fibrous appendix of liver
肝纤维膜	肝纖維膜	fibrous membrane of liver
肝腺泡	肝腺泡	hepatic acinus
肝小梁	肝小梁	hepatic trabecula
肝小叶	肝小葉	hepatic lobule, liver lobule, lobulus hepatis
肝星形细胞（=肝星状细胞）	肝星狀細胞，肝星形細胞	liver stellate cell
肝星状细胞，肝星形细胞	肝星狀細胞，肝星形細胞	liver stellate cell
肝血窦	肝血竇，肝竇狀隙	hepatic sinusoid, liver sinusoid
肝叶	肝葉	lobe of liver
肝胰襞	肝胰襞	hepatopancreatic fold
肝胰壶腹	肝胰壺腹	hepatopancreatic ampulla
肝胰壶腹括约肌	肝胰壺腹括約肌	sphincter of hepatopancreatic ampulla, sphincter muscle of hepatopancreatic ampulla
肝胰环区	肝胰環區	hepatopancreatic annular zone
肝右部	肝右部	right part of liver
肝右管	肝右管，右肝管	right hepatic duct
肝右静脉	肝右靜脈	right hepatic vein
肝右叶	肝右葉	right lobe of liver
肝圆韧带	肝圓韌帶	round ligament of liver, ligamentum teres hepatis
肝圆韧带裂	肝圓韌帶裂	fissure for round ligament of liver, fissure for ligamentum teres hepatis
肝圆韧带切迹	肝圓韌帶切跡	incisure of round ligament of liver, notch for ligamentum teres hepatis
肝脏面	肝[臟]臟面	visceral surface of liver
肝支	肝枝	hepatic branch

大　陆　名	台　湾　名	英　文　名
肝中静脉	肝中靜脈	intermediate hepatic vein, middle hepatic vein
肝总动脉	肝總動脈	common hepatic artery
肝总管	肝總管	common hepatic duct
肝总淋巴结	肝總淋巴結，總肝淋巴結	common hepatic lymph node
肝组织	肝組織	hepatic tissue
肝左管	肝左管，左肝管	left hepatic duct
肝左管内侧支	肝左管內側枝，左肝管內側枝	medial branch of left hepatic duct
肝左管外侧支	肝左管外側枝，左肝管外側枝	lateral branch of left hepatic duct
肝左静脉	肝左靜脈	left hepatic vein
肝左叶	肝左葉	left lobe of liver
杆状核细胞	桿狀核細胞，帶狀細胞，帶狀核嗜中性球	band cell
杆状双极细胞	視桿雙極細胞	rod bipolar cell
杆状体	桿狀體	rhabdus
杆状细胞	桿狀細胞	rhabdocyte, rod-shaped cell
感光器	感光器	photoreceptor
感光色素	感光色素，視色素	photopigment
感光细胞	感光細胞	photoreceptor cell
感觉	感覺	sense, sensus
感觉层	感覺層	sensory layer
感觉根	感覺根	sensory root
感觉基因	感覺基因	sensor gene
感觉交叉	感覺交叉	sensory decussation
感觉器	感覺器官	sensory organ, sense organ
感觉区	感覺區	sensory area
感觉上皮	感覺上皮	sensory epithelium
感觉神经	感覺神經	sensory nerve, sensorialis nervus
感觉神经节	感覺神經節	sensory ganglion
感觉神经末梢	感覺神經末梢，感覺終末	sensory nerve ending
感觉神经纤维	感覺神經纖維	sensory nerve fiber
感觉神经元	感覺神經元	sensory neuron
感觉细胞	感覺細胞	sensory cell
感觉纤维	感覺纖維	sensory fiber
感觉性脊神经节	感覺性脊神經節	sensory spinal ganglion

大　陆　名	台　湾　名	英　文　名
感觉性颅脊神经节	感覺性顱脊神經節	sensory craniospinal ganglion
感觉运动区	感覺運動區	sensorimotor area
感受器	感受器	receptor
感受神经元	感受神經元	receptive neuron
橄榄	橄欖	olive
橄榄耳蜗束	橄欖耳蝸徑	olivocochlear tract
橄榄核囊（=橄榄核套）	橄欖核套	amiculum of olive
橄榄核套，橄榄核囊	橄欖核套	amiculum of olive
橄榄后沟	橄欖後溝	retroolivary sulcus, retroolivary groove
橄榄后静脉	橄欖後靜脈	retroolivary vein
橄榄后区	橄欖後區	retroolivary area
橄榄脊髓束	橄欖脊髓徑	olivospinal tract
橄榄上静脉	橄欖上靜脈	supraolivary vein
橄榄小脑束	橄欖小腦徑	olivocerebellar tract
橄榄小脑纤维	橄欖小腦纖維	olivocerebellar fiber
干骺端	幹骺端	metaphysis
干扰素	干擾素	interferon
干涉显微镜	干涉顯微鏡	interference microscope
干眼病	乾眼病	xerophthalmia
干燥法	乾燥法	drying method
干细胞	幹細胞	stem cell
冈上肌	棘上肌，岡上肌	supraspinatus, supraspinous muscle
冈上窝	棘上窩，岡上窩	supraspinous fossa, supraspinal fossa
冈下肌	棘下肌，岡下肌	infraspinatus
冈下肌腱下囊	棘下肌腱下囊	subtendinous bursa of infraspinatus, subtendinous bursa of infraspinatus muscle
冈下窝	棘下窩，岡下窩	infraspinous fossa
肛凹	肛凹，肛窩	anal pit
肛瓣	肛瓣	anal valve
肛动脉	肛動脈	anal artery
肛窦	肛竇	anal sinus
肛管	肛管	anal canal
肛管齿状线	肛管齒狀線	pectinate line of anal canal
肛静脉	肛靜脈	anal vein

大　陆　名	台　湾　名	英　文　名
肛门	肛門	anus
肛门闭锁，不通肛	肛門閉鎖，肛門無孔	imperforate anus
肛门不发生	肛門未發育	anal agenesis
肛门会阴肌	肛門會陰肌	anoperinealis
肛门括约肌	肛門括約肌	anal sphincter
肛门内括约肌	肛門內括約肌	internal anal sphincter, internal sphincter muscle of anus, sphincter ani internus
肛门外括约肌	肛門外括約肌	external anal sphincter, external sphincter muscle of anus, sphincter ani externus
肛门外括约肌皮下部	肛門外括約肌皮下部	subcutaneous part of external anal sphincter
肛门外括约肌浅部	肛門外括約肌淺部	superficial part of external anal sphincter
肛门外括约肌深部	肛門外括約肌深部	deep part of external anal sphincter
肛门窝	肛窩，直腸窩	rectal pit
肛门狭窄	肛門狹窄	anal stenosis
肛门下神经	肛門下神經	inferior anal nerve
肛门直肠不发生，肛门直肠发育不全	肛門直腸發育不全	anorectal agenesis
肛门直肠发育不全（＝肛门直肠不发生）	肛門直腸發育不全	anorectal agenesis
肛门直肠会阴肌	肛門直腸會陰肌	anorectoperineal muscle
肛门直肠弯曲	肛門直腸彎曲	anorectal flexure
肛膜	肛膜	anal membrane
肛膜闭锁	肛膜閉鎖	atresia of anal membrane
肛内陷	肛內陷，肛套疊	anal invagination
肛皮线	肛皮線	anocutaneous line
肛区	肛區	anal region
肛乳头	肛乳頭，肛乳突	anal papilla
肛三角	肛三角	anal triangle
肛神经	肛神經	anal nerve
肛梳	肛梳	anal pecten
肛提肌	提肛[門]肌	levator ani
肛提肌腱弓	提肛肌腱弓	tendinous arch of levator ani, tendinous arch of levator muscle of anus
肛尾韧带	肛尾韌帶	anococcygeal ligament

大　陆　名	台　湾　名	英　文　名
肛尾神经	肛尾神經	anococcygeal nerve
肛隙	肛隙	anal cleft
肛腺	肛腺	anal gland
肛直肠管	肛[門]直腸管	anorectal canal
肛直肠交界	肛直腸交界，肛直腸接合	anorectal junction
肛直肠线	肛直腸線	anorectal line
肛柱	肛柱	anal column
高碘酸希夫反应（=过碘酸希夫反应）	雪夫氏過碘酸反應，PAS 反應	periodic acid Schiff's reaction, PAS reaction
高电子密度（=电子致密）	電子緻密，高電子密度	electron-dense
高尔基Ⅰ型神经元	高爾基[氏]Ⅰ型神經元	Golgi's type Ⅰ neuron
高尔基Ⅱ型神经元	高爾基[氏]Ⅱ型神經元	Golgi's type Ⅱ neuron
高尔基扁平囊	高爾基[氏]扁平囊	Golgi's cisterna
高尔基[复合]体	高爾基[氏]體，高爾基[氏]複合體	Golgi's body, Golgi's apparatus, Golgi's complex
高尔基片层	高爾基[氏]片層	Golgi's lamella
高尔基期	高爾基[氏]期	Golgi's phase
高尔基细胞	高爾基[氏]細胞	Golgi's cell
高压电子显微镜	高壓電子顯微鏡	high voltage electron microscope
睾酮	睪固酮	testosterone
睾丸	睪丸	testis, testicle, orchis
睾丸白膜	睪丸白膜	white capsule of testis
睾丸丛	睪丸叢	testicular plexus
睾丸动脉	睪丸動脈	testicular artery
睾丸动脉输尿管支	睪丸動脈輸尿管枝	ureteric branch of testicular artery
睾丸发育不全	睪丸發育不全	testicular dysgenesis, testicular hypoplasia
睾丸附件	睪丸附件	appendix of testis
睾丸激素	睪丸激素	testicular hormone
睾丸间质	睪丸間質	interstitial tissue of testis
睾丸间质细胞，莱迪希细胞	睪丸間質細胞，萊[迪]氏細胞	interstitial cell of testis, Leydig's cell
睾丸交叉异位	睪丸交叉異位	crossed testicular ectopia
睾丸决定基因	睪丸決定基因	testis determining gene
睾丸决定因子	睪丸決定因子	testis determination factor, TDF
睾丸膜	睪丸膜	tunica testis

大　陆　名	台　湾　名	英　文　名
睾丸囊状附件	睪丸囊狀附件	vesicular appendix of testis
睾丸内侧面	睪丸內側面	medial surface of testis
睾丸女性化	睪丸女性化	testicular feminization
睾丸女性化综合征	睪丸女性化症候群	testicular feminization syndrome
睾丸鞘膜	睪丸鞘膜	tunica vaginalis of testis, vaginal tunic of testis, tunica vaginalis testis
睾丸鞘膜壁层	睪丸鞘膜壁層	parietal layer of tunica vaginalis testis
睾丸鞘膜脏层	睪丸鞘膜臟層	visceral layer of tunica vaginalis testis
睾丸实质	睪丸實質，睪丸主質	parenchyma of testis
睾丸输出小管	睪丸輸出小管	efferent ductule of testis, ductuli efferentes testis
睾丸索	睪丸索	testicular cord, testis cord
睾丸外侧面	睪丸外側面	lateral surface of testis
睾丸网	睪丸網	rete testis
睾丸未降（＝隐睾）	隱睪，未下降睪丸	cryptorchidism, undescended testis, retained testis
睾丸系膜	睪丸繫膜	mesorchium
睾丸下降	睪丸下降	descensus testiculorum, descensus testis, descent of testis
睾丸小隔	睪丸小隔	septulum testis
睾丸小叶	睪丸小葉	testicular lobule, testis lobule, lobulus testis
睾丸引带	睪丸引帶	gubernaculum of testis, gubernacular cord
睾丸纵隔	睪丸縱隔	mediastinum of testis
戈尔登哈尔综合征	戈爾登哈爾氏症候群	Goldenhar's syndrome
格利森囊	格利森氏囊	Glisson's capsule
隔侧尖	隔[尖]瓣	septal cusp
隔侧乳头肌	隔乳頭肌	septal papillary muscle
隔镰	隔鐮	septal falx, falx of septum
隔[膜]	隔[膜]	septum
隔区	隔區	septal area
隔细胞	隔細胞	septal cell
隔缘肉柱	隔緣肉柱	septomarginal trabecula
隔缘束	隔緣束	septomarginal fasciculus
膈丛	膈叢	phrenic plexus
膈腹支	膈腹枝	phrenicoabdominal branch

大　陆　名	台　湾　名	英　文　名
膈[肌]，横膈	膈[肌]，横膈	diaphragm, phren
膈肌肋部	膈肌肋部，横膈肋部	costal part of diaphragm
膈肌脚	膈肌腳，横膈腳	crura of diaphragm
膈肌内侧弓状韧带	膈肌内侧弓狀韌帶	medial arcuate ligament of diaphragm
膈肌膨出（＝膈膨升）	膈膨出，腹臟突出	eventration of diaphragm
膈肌腔静脉孔	膈肌腔靜脈孔	vena caval foramen of diaphragm
膈肌食管裂孔	膈肌食道裂孔	esophageal hiatus of diaphragm
膈肌外侧弓状韧带	膈肌外侧弓狀韌帶	lateral arcuate ligament of diaphragm
膈肌胸骨部	膈肌胸骨部，横膈胸骨部	sternal part of diaphragm
膈肌腰部	膈肌腰部，横膈腰部	lumbar part of diaphragm
膈肌右脚，右膈脚	膈肌右腳，横膈右腳	right crus of diaphragm
膈肌正中弓状韧带	膈肌正中弓狀韌帶	median arcuate ligament of diaphragm
膈肌中心腱	膈肌中心腱	central tendon of diaphragm
膈肌主动脉裂孔	膈肌主動脈裂孔	aortic hiatus of diaphragm
膈肌左脚，左膈脚	膈肌左腳，横膈左腳	left crus of diaphragm
膈结肠韧带	膈結腸韌帶	phrenicocolic ligament
膈面	膈面	diaphragmatic surface
膈膨升，膈肌膨出	膈膨出，腹臟突出	eventration of diaphragm
膈脾韧带	膈脾韌帶	phrenicosplenic ligament
膈疝	膈疝[氣]	diaphragmatic hernia, diaphragmatocele
膈上动脉	膈上動脈	superior phrenic artery
膈上静脉	膈上靜脈	superior phrenic vein
膈上淋巴结	膈上淋巴結	superior phrenic lymph node
膈上淋巴结后群	膈上淋巴結後群	posterior group of superior phrenic lymph node
膈上淋巴结前群	膈上淋巴結前群	anterior group of superior phrenic lymph node
膈上淋巴结外侧群	膈上淋巴結外侧群	lateral group of superior phrenic lymph node
膈神经	膈神經	phrenic nerve
膈神经核	膈神經核	phrenic nucleus, nucleus of phrenic nerve
膈神经节	膈神經節	phrenic ganglion
膈神经心包支	膈神經心包枝	pericardiac branch of phrenic nerve

大　陆　名	台　湾　名	英　文　名
膈食管韧带	膈食道韌帶	phrenicoesophageal ligament, phrenoesophageal ligament
膈下动脉	膈下動脈	inferior phrenic artery
膈下间隙	膈下間隙	subphrenic space
膈下静脉	膈下靜脈	inferior phrenic vein
膈下淋巴结	膈下淋巴結	inferior phrenic lymph node
膈下隐窝	膈下隱窩	subphrenic recess
膈胸膜	膈胸膜	diaphragmatic pleura, diaphragmatic part
膈胸膜筋膜	膈胸膜筋膜	phrenicopleural fascia
膈纵隔隐窝	膈縱隔隱窩	phrenicomediastinal recess
个体发生	個體發生，個體發育	henogenesis, ontogeny, ontogenesis
个体发生律	個體發生律	ontogenetic law
个体发育	個體發育	individual development
个体化	個體化	individuation
各向同性	同向性，等向性，單向折射	isotropy
各向异性	各向異性	anisotropy
根鞘	根鞘	root sheath
根鞘小皮	根鞘小皮，根鞘角皮	cuticle of root sheath
根丝	根絲	rootlet
根髓	根髓	root pulp
根细胞	根細胞	root cell
根支	根枝	radicular branch
跟腓韧带	跟腓韌帶	calcaneofibular ligament
跟骨	跟骨	calcaneus
跟骨粗隆（=跟骨结节）	跟骨結節，跟骨粗隆	calcaneal tuberosity, calcaneal tuber
跟骨沟	跟骨溝	calcaneal sulcus, groove of calcaneus
跟骨后关节面（=后跟关节面）	後跟關節面	posterior calcaneal articular surface
跟骨结节，跟骨粗隆	跟骨結節，跟骨粗隆	calcaneal tuberosity, calcaneal tuber
跟骨结节内侧突	跟骨結節內側突	medial process of calcaneal tuberosity, medial process of calcaneal tuber
跟骨结节外侧突	跟骨結節外側突	lateral process of calcaneal tuberosity, lateral process of calcaneal tuber
跟骨前结节	跟骨前結節	anterior tubercle of calcaneus

大　陆　名	台　湾　名	英　文　名
跟骨体	跟骨體	calcaneal body
跟骨小结节	跟骨小結節	tubercle of calcaneus, tuberculum calcanei
跟腱	跟腱	tendo calcaneus, calcaneal tendon, Achilles tendon
跟腱囊	跟腱囊	bursa of calcaneal tendon, bursa of tendo calcaneus
跟内侧支	跟内側枝	medial calcaneal branch
跟皮下囊	跟皮下囊	subcutaneous calcaneal bursa, calcaneal subcutaneous bursa
跟区	跟區	calcaneal region, heel region
跟骰背侧韧带	跟骰背側韌帶	dorsal calcaneocuboid ligament
跟骰关节	跟骰關節	calcaneocuboid joint
跟骰韧带	跟骰韌帶	calcaneocuboid ligament
跟骰足底韧带	跟骰足底韌帶	plantar calcaneocuboid ligament
跟突	跟突	calcaneal process
跟外侧支	跟外側枝	lateral calcaneal branch
跟网	跟網	calcaneal rete
跟支	跟枝	calcaneal branch
跟舟韧带	跟舟韌帶	calcaneonavicular ligament
跟舟足底韧带	跟舟足底韌帶	plantar calcaneonavicular ligament
更年期	更年期	climacterium
弓间韧带	弓間韌帶	interarcuate ligament
弓形集合小管	弓形集合小管	arched collecting tubule
弓形静脉	弓形靜脈	vena arciformis, vena arcuata
弓形子宫	弓形子宮	uterus arcuatus
弓状部	弓狀部	pars arcuata
弓状动脉	弓狀動脈	arcuate artery, arciform artery
弓状核	弓狀核	arcuate nucleus
弓状嵴	弓狀嵴	arcuate crest
弓状静脉	弓狀靜脈	arcuate vein, arciform vein
弓状隆起	弓狀隆起	arcuate eminence
弓状下窝	弓狀下窩	subarcuate fossa
弓状纤维	弓狀纖維	arcuate fiber
弓状线	弓狀線	arcuate line
功能	機能，官能，功能	function

大　陆　名	台　湾　名	英　文　名
功能层	機能層，功能層	functional layer
功能分化	機能分化	functional differentiation
功能减退，机能低下	機能減退，功能低下	hypofunction
功能适应	機能適應	functional adaptation
功能相关	機能相關	functional correlation
功能[性]磁共振成像	功能[性]磁共振造影，功能性核磁共振影像	functional magnetic resonance imaging, fMRI
功能血管	功能血管	functional vessel
供精人工授精	捐精人工授精	artificial insemination by doner, AID
供卵	捐贈卵	donor egg
肱尺关节	肱尺關節	humeroulnar joint
肱尺头	肱尺頭	humeroulnar head
肱动脉	肱動脈	brachial artery
肱二头肌	肱二頭肌	biceps brachii, biceps muscle of arm
肱二头肌长头	肱二頭肌長頭	long head of biceps brachii
肱二头肌尺侧沟	肱二頭肌尺側溝	ulnar bicipital groove, ulnar bicipital sulcus
肱二头肌短头	肱二頭肌短頭	short head of biceps brachii
肱二头肌滑膜鞘，肱二头肌滑液鞘	肱二頭肌滑膜鞘，肱二頭肌滑液鞘	synovial sheath of biceps brachii
肱二头肌滑液鞘（=肱二头肌滑膜鞘）	肱二頭肌滑膜鞘，肱二頭肌滑液鞘	synovial sheath of biceps brachii
肱二头肌腱膜	肱二頭肌腱膜	bicipital aponeurosis, aponeurosis of biceps muscle
肱二头肌内侧沟	肱二頭肌內側溝	medial bicipital groove, medial bicipital sulcus
肱二头肌桡侧沟	肱二頭肌橈側溝	radial bicipital groove, radial bicipital sulcus
肱二头肌桡骨囊	肱二頭肌橈骨囊	bicipitoradial bursa
肱二头肌外侧沟	肱二頭肌外側溝	lateral bicipital groove, lateral bicipital sulcus
肱骨	肱骨	humerus
肱骨后面	肱骨後面	posterior surface of humerus
肱骨滑车	肱骨滑車	trochlea of humerus
肱骨肌管	肱骨肌管	humeromuscular tunnel
肱骨解剖颈	肱骨解剖頸	anatomical neck of humerus
肱骨髁	肱骨髁	condyle of humerus
肱骨髁上突	肱骨髁上突	supracondylar process of

大 陆 名	台 湾 名	英 文 名
		humerus
肱骨内侧髁上嵴	肱骨内侧髁上嵴	medial supracondylar ridge of humerus
肱骨内侧缘	肱骨内側緣	medial border of humerus
肱骨内上髁	肱骨内上髁	medial epicondyle of humerus
肱骨体	肱骨幹	shaft of humerus
肱骨体前内侧面	肱骨幹前内侧面	anteromedial surface of shaft of humerus
肱骨体前外侧面	肱骨幹前外侧面	anterolateral surface of shaft of humerus
肱骨头	肱骨頭	head of humerus, humeral head
肱骨外侧髁上嵴	肱骨外側髁上嵴	lateral supracondylar ridge of humerus
肱骨外侧缘	肱骨外側緣	lateral border of humerus
肱骨外上髁	肱骨外上髁	lateral epicondyle of humerus
肱骨小头	肱骨小頭	capitulum of humerus
肱骨滋养动脉	肱骨滋養動脈，肱骨營養動脈	humeral nutrient artery, nutrient artery of humerus
肱横韧带	肱骨横韧帶	transverse humeral ligament
肱肌	肱肌	brachialis
肱静脉	肱靜脈	brachial vein
肱淋巴结	肱淋巴結	brachial lymph node
肱浅动脉	肱淺動脈	superficial brachial artery
肱桡关节	肱橈關節	humeroradial joint
肱桡肌	肱橈肌	brachioradialis
肱三头肌	肱三頭肌	triceps brachii, triceps muscle of arm
肱三头肌长头	肱三頭肌長頭	long head of triceps brachii
肱三头肌腱下囊	肱三頭肌腱下囊	subtendinous bursa of triceps brachii, subtendinous bursa of triceps muscle
肱三头肌内侧头	肱三頭肌内侧頭	medial head of triceps brachii
肱三头肌外侧头	肱三頭肌外侧頭	lateral head of triceps brachii
肱深动脉	肱深動脈	deep brachial artery, deep artery of arm, profunda brachii artery
宫颈内膜	子宫頸内膜	endocervix
宫颈黏膜	子宫頸黏膜	cervical mucosa
宫颈妊娠	[子宫]頸管妊娠，頸孕	cervical pregnancy
宫颈腺	子宫頸腺	cervical gland

大　陆　名	台　湾　名	英　文　名
宫内人工授精	子宫内人工授精	intrauterine insemination, IUI
宫外孕（＝异位妊娠）	子宫外孕	ectopic pregnancy, extrauterine pregnancy
巩节（＝生骨节）	生骨節，鞏節	sclerotome
巩膜	鞏膜	sclera
巩膜沟	鞏膜溝	groove of sclera, sulcus of sclera, scleral sulcus
巩膜固有质	鞏膜固有質	proper substance of sclera
巩膜角膜部	鞏膜角膜部	corneoscleral part
巩膜静脉	鞏膜靜脈	scleral vein
巩膜静脉窦	鞏膜靜脈竇	scleral venous sinus, venous sinus of sclera, sinus venosus sclerae
巩膜距	鞏膜距	scleral spur
巩膜筛板	鞏膜篩板	cribriform plate of sclera, lamina cribrosa of sclera
巩膜外层	鞏膜外層	episcleral layer, episclerotic layer
巩膜外动脉	鞏膜外動脈	episcleral artery
巩膜外静脉	鞏膜外靜脈	episcleral vein
巩膜外隙	鞏膜外隙	episcleral space
巩膜外组织	鞏膜上組織	episcleral tissue
巩膜棕黑层	鞏膜棕黑層	lamina fusca sclera
共同心房（＝单心房）	單一心房	single atrium, common atrium
沟	溝	groove
沟后部	溝後部	postsulcal part
沟前部	溝前部	presulcal part
沟缘束	溝緣束	sulcomarginal fasciculus
钩	鈎	uncus
钩骨	鈎狀骨	hamate, hamate bone
钩骨钩	鈎狀骨鈎	hamulus of hamate bone, hook of hamate bone
钩回静脉	鈎回靜脈	vein of uncus
钩束	鈎束	uncinate fasciculus
钩突	鈎突	uncinate process
孤立淋巴滤泡	孤立淋巴濾泡	solitary lymphatic follicle, solitary lymphatic folliculus
孤立淋巴小结	孤立淋巴小結	solitary lymphoid nodule, lymphonodulus solitarius
孤束	孤立徑，孤束	solitary tract

大　陆　名	台　湾　名	英　文　名
孤束核	孤立徑核，孤束核	nucleus of solitary tract, solitary nucleus
孤束旁核	孤立徑旁核	parasolitary nucleus
古皮质（＝原[始]皮质）	原[始]皮質	archicortex, archipallium
古小脑，原小脑	古小腦	archicerebellum, archeocerebellum
股，大腿	股，大腿	thigh
股薄肌	股薄肌	gracilis, slender muscle
股丛	股叢	femoral plexus
股动脉	股動脈	femoral artery
股二头肌	股二頭肌	biceps femoris, biceps muscle of thigh
股二头肌长头	股二頭肌長頭	long head of biceps femoris
股二头肌短头	股二頭肌短頭	short head of biceps femoris
股二头肌囊	股二頭肌囊	bursa of biceps femoris
股二头肌上囊	股二頭肌上囊	superior bursa of biceps femoris, superior bursa of biceps muscle of thigh
股二头肌下腱下囊	股二頭肌下腱下囊	inferior subtendinous bursa of biceps femoris
股方肌	股方肌	quadratus femoris, quadrate muscle of thigh
股方肌神经	股方肌神經	nerve to quadratus femoris
股骨	股骨	femur
股骨粗线	股骨粗線	linea aspera of femur
股骨粗线腘面	股骨粗線膕面	popliteal surface of linea aspera of femur
股骨粗线内侧唇	股骨粗線内側唇	medial lip of linea aspera of femur
股骨粗线外侧唇	股骨粗線外側唇	lateral lip of linea aspera of femur
股骨颈	股骨頸	neck of femur
股骨颈干角	股骨頸幹角	collodiaphyseal angle, neck-shaft angle of femur
股骨距	股骨距	femoral calcar
股骨内侧髁	股骨内側髁	medial condyle of femur
股骨内上髁	股骨内上髁	medial epicondyle of femur
股骨前倾角	股骨前傾角	anteversion angle of femur
股骨体	股骨幹	shaft of femur
股骨头	股骨頭	femoral head, head of femur
股骨头凹	股骨頭凹	fovea of femoral head, fovea of head of femur

大　陆　名	台　湾　名	英　文　名
股骨头韧带	股骨頭韌帶	ligament of head of femur
股骨外侧髁	股骨外[側]髁	lateral condyle of femur
股骨外上髁	股骨外上髁	lateral epicondyle of femur
股骨滋养动脉	股骨滋養動脈，股骨營養動脈	femoral nutrient artery, nutrient artery of femur
股管	股管	femoral canal
股后面	股後面	posterior surface of thigh
股后皮神经	股後皮神經	posterior femoral cutaneous nerve, posterior cutaneous nerve of thigh
股后区	股後區	posterior femoral region, posterior region of thigh
股环	股环	femoral ring
股环隔	股環隔	femoral septum
股静脉	股靜脈	femoral vein
股内侧肌	股内側肌	vastus medialis
股内侧肌间隔	股内側肌間隔	medial femoral intermuscular septum, medial intermuscular septum of thigh
股内侧肌支	股内側肌枝	medial femoral muscle branch
股内侧静脉	股内側靜脈	medial femoral vein
股内侧区	股内側區	medial region of thigh
股前面	股前面	anterior surface of thigh
股前皮静脉	股前皮靜脈	anterior femoral cutaneous vein
股前区	股前區	anterior region of thigh
股鞘	股鞘	femoral sheath
股区，大腿区	股區	femoral region
股三角	股三角	femoral triangle
股深动脉	股深動脈	deep femoral artery, deep artery of thigh
股深静脉	股深靜脈	deep femoral vein, profunda femoris vein
股神经	股神經	femoral nerve
股神经肌支	股神經肌枝	muscular branch of femoral nerve
股神经前皮支	股神經前皮枝	anterior cutaneous branch of femoral nerve
股四头肌	股四頭肌	quadriceps femoris, quadriceps muscle of thigh
股外侧肌	股外側肌	vastus lateralis

大 陆 名	台 湾 名	英 文 名
股外侧肌间隔	股外側肌間隔	lateral femoral intermuscular septum, lateral intermuscular septum of thigh
股外侧静脉	股外側靜脈	lateral femoral vein
股外侧皮神经	股外側皮神經	lateral femoral cutaneous nerve, lateral cutaneous nerve of thigh
股支	股枝	femoral branch
股直肌	股直肌	rectus femoris
股直肌反折头	股直肌反折頭	reflected head of rectus femoris
股直肌直头	股直肌直頭	straight head of rectus femoris
股中间肌	股中間肌	vastus intermedius
骨	骨	bone, os
骨板	骨板	bone lamella
骨半规管	骨半規管	bony semicircular canal, osseous semicircular canal, osseous semicircular duct
骨部	骨部	osseous part
骨单位	骨單位，骨元	osteon
骨单位骨板	骨單位骨板，骨元骨板	osteon lamella
骨腭	骨腭	bony palate, palatum osseum
骨发生	骨組織發生，骨化	osteogenesis
骨肥大	骨肥大	bone hypertrophy
骨钙蛋白	骨鈣蛋白	osteocalcin
骨干	骨幹	diaphysis, shaft
骨干骨化中心	骨幹骨化中心	diaphyseal ossification center
骨骼肌	骨骼肌	skeletal muscle, skeleton muscle
骨骼肌细胞	骨骼肌細胞	skeletal muscle cell
骨骼肌纤维	骨骼肌纖維	skeletal muscle fiber
骨骼系统	骨骼系統	skeletal system
[骨]骺	骺	epiphysis
骨骺骨化中心	骨骺骨化中心	epiphyseal ossification center
骨骺软骨结合	骨骺軟骨結合	epiphyseal synchondrosis
骨壶腹	骨壺腹	bony ampulla, osseous ampulla
骨化，成骨	骨化，成骨	ossification
骨化点	骨化點	ossification point

大　陆　名	台　湾　名	英　文　名
骨化中心	骨化中心	ossification center
骨[基]质	骨基質	bone matrix
骨间背侧肌	骨間背側肌	dorsal interosseal muscle
骨间背侧腱膜	骨間背側腱膜	dorsal interosseous aponeurosis
骨间返动脉	骨間返動脈	recurrent interosseous artery
骨间后动脉	骨間後動脈	posterior interosseous artery
骨间后静脉	骨間後靜脈	posterior interosseous vein
骨间后神经	骨間後神經	posterior interosseous nerve
骨间膜	骨間膜	interosseous membrane
骨间前动脉	骨間前動脈	anterior interosseous artery
骨间前静脉	骨間前靜脈	anterior interosseous vein
骨间前神经	骨間前神經	anterior interosseous nerve
骨间切带	骨間韌帶	interosseous ligament
骨间缘	骨間緣	interosseous border
骨间掌侧肌	骨間掌側肌	palmar interosseus, palmar interosseal muscle
骨间掌侧筋膜	骨間掌側筋膜	palmar interosseous fascia
骨间总动脉	骨間總動脈	common interosseous artery
骨间足底肌	骨間足底肌	plantar interosseus, plantar interosseal muscle
骨胶	骨膠	osseocolla
骨胶原	骨膠原，骨質，骨素	ossein
骨脚	骨腳	bony crus
骨孔	骨孔	bone porosity
骨领	骨領，骨環	bone collar
骨螺旋板	骨螺旋板	osseous spiral lamina, bony spiral lamina
骨螺旋板缘	骨螺旋板緣	limbus of osseous spiral lamina, limbus laminae spiralis osseae
骨迷路	骨[性]迷路	bony labyrinth, osseous labyrinth
骨密质，密质骨	密質骨，緻密骨	compact bone, compact substance, substantia compacta
骨膜	骨[外]膜	periosteum, periost
骨膜板	骨膜板	periosteal lamella
骨膜骨化	骨膜骨化	periosteal ossification
骨膜芽	骨膜芽	periosteal bud

大　陆　名	台　湾　名	英　文　名
骨内板	骨内板	endosteal lamella
骨内层	骨内層	endosteal layer
骨内膜	骨内膜	endosteum
骨黏蛋白	骨黏蛋白	osseomucoid
骨盆	骨盆	pelvis
骨盆出口	骨盆出口	pelvic outlet
骨盆带	骨盆帶	pelvic girdle
骨盆横径	骨盆橫徑	transverse diameter of pelvis
骨盆面	骨盆面	pelvic surface
骨盆前后径	骨盆前後徑	anteroposterior diameter of pelvis
[骨]盆腔	骨盆腔	pelvic cavity
骨盆倾斜度	骨盆傾斜度	inclination of pelvis
骨盆入口	骨盆入口	pelvic inlet
骨盆上口	骨盆上口	superior pelvic aperture
骨盆肾	骨盆腎	pelvic kidney
骨盆下口	骨盆下口	inferior pelvic aperture
骨盆斜度	骨盆斜度	pelvic inclination
骨盆斜径	骨盆斜徑	oblique diameter of pelvis
骨盆直径	骨盆直徑	true conjugate diameter of pelvis
骨盆轴	骨盆軸	pelvic axis, axis of pelvis
骨片	骨片	sclerite
骨软化[症]	骨質軟化，軟骨病	osteomalacia
骨松质，松质骨	疏鬆骨，疏質骨，海綿[質]骨	cancellous bone, spongy bone
骨髓	骨髓	bone marrow
骨髓间充质干细胞	骨髓間充質幹細胞，骨髓間葉幹細胞	bone marrow mesenchymal stem cell, BMMSC
骨髓间隙	骨髓間隙	marrow space
骨髓腔	骨髓腔	marrow cavity
骨髓依赖淋巴细胞（=B[淋巴]细胞）	B 淋巴細胞，骨髓依賴型淋巴細胞	bone marrow-dependent lymphocyte, B lymphocyte
骨萎缩	骨萎縮	bone atrophy
骨细胞	骨細胞	osteocyte
骨细胞性溶骨作用	骨細胞性溶骨作用	osteocytic osteolysis
骨陷窝	骨陷窩，骨腔隙	bone lacuna
骨小管	骨小管	bone canaliculus

大　陆　名	台　湾　名	英　文　名
骨小梁	骨小梁	bone trabecula
骨形态发生蛋白	骨形態形成蛋白	bone morphogenetic protein
骨性鼻后孔	骨性鼻後孔	bony posterior nasal aperture
骨性鼻腔	骨性鼻腔	bony nasal cavity
骨性鼻中隔	骨性鼻中隔	bony septum of nose
骨性部	骨性部	bony part
骨性耳蜗	骨耳蜗	bony cochlea
骨性结合	骨性結合	synosteosis, synostosis
骨学	骨學	osteology
骨牙质	骨牙質	osteodentine
骨盐	骨鹽	bone salt, bone mineral
骨样组织，类骨组织	骨樣組織	osteoid tissue
骨硬蛋白	骨硬蛋白	osseoalbumoid
骨原细胞（=骨祖细胞）	骨生成細胞	osteoprogenitor cell
骨质	骨質	bone substance, sclerotin
骨质溶解，溶骨性反应	骨溶解，骨組織崩解	osteolysis
骨质生成	骨質生成，骨[質]形成	osteosis, ostosis
骨质疏松	骨質疏鬆	osteoporosis
骨肿瘤生成	骨腫瘤生成	neoplastic bone formation
骨组织	骨組織	osseous tissue, bone tissue
骨祖细胞，骨原细胞	骨生成細胞	osteoprogenitor cell
鼓部	鼓室部	tympanic part
鼓槌	鼓槌	drumstick
鼓大棘	鼓大棘	greater tympanic spine
鼓镫[韧带]连结	鼓鐙韌帶聯合	tympanostapedial syndesmosis
鼓窦	鼓竇	tympanic sinus
鼓沟	鼓溝	tympanic groove, tympanic sulcus
鼓环	鼓環	tympanic annulus, tympanic ring
鼓阶	鼓階	tympanic scale
鼓鳞裂	鼓鱗裂	tympanosquamous fissure
鼓膜	鼓膜	tympanic membrane
鼓膜后隐窝	鼓膜後隱窩	posterior recess of tympanic membrane
鼓膜紧张部	鼓膜張部	tense part of tympanic membrane
鼓膜脐	鼓膜臍	umbo of tympanic membrane,

大　陆　名	台　湾　名	英　文　名
		umbo membranae tympani
鼓膜前隐窝	鼓膜前隱窩	anterior recess of tympanic membrane
鼓膜上隐窝	鼓膜上隱窩	superior recess of tympanic membrane
鼓膜松弛部	鼓膜鬆弛部	flaccid part of tympanic membrane
鼓膜纤维软骨环	鼓膜纖維軟骨環	fibrocartilaginous ring of tympanic membrane
鼓膜性壁	鼓膜性壁	tympanic membranaceous wall
鼓膜张肌	鼓膜張肌	tensor tympani, tensor muscle of tympanum
鼓膜张肌半管	鼓膜張肌半管	semicanal for tensor tympani
鼓膜张肌神经	鼓膜張肌神經	nerve to tensor tympani
鼓膜支	鼓膜枝	branch of tympanic membrane
鼓切迹	鼓切跡	tympanic notch, tympanic incisure
鼓乳裂	鼓乳裂	tympanomastoid fissure
鼓室	鼓室	tympanic cavity
鼓室唇	鼓室唇	tympanic lip
鼓室丛	鼓室叢	tympanic plexus
鼓室丛交通支	鼓室叢交通枝	communicating branch with tympanic plexus
鼓室盖	鼓室蓋	tegmen tympani
鼓室后动脉	鼓室後動脈	posterior tympanic artery
鼓室岬	鼓室岬	promontory of tympanic cavity
鼓[室]阶	鼓[室]階	scala tympani
鼓室静脉	鼓室靜脈	tympanic vein
鼓室黏膜	鼓室黏膜	tympanic mucosa
鼓室前动脉	鼓室前動脈	anterior tympanic artery
鼓室上动脉	鼓室上動脈	superior tympanic artery
鼓室上隐窝	鼓室上隱窩	epitympanic recess
鼓室神经	鼓室神經	tympanic nerve
鼓室神经节	鼓室神經節	tympanic ganglion
鼓室神经膨大	鼓室神經膨大	tympanic intumescence
鼓室下动脉	鼓室下動脈	inferior tympanic artery
鼓室小房	鼓室小房	tympanic cell
鼓室小管	鼓室小管	tympanic canaliculus

大　陆　名	台　湾　名	英　文　名
鼓索	鼓索	chorda tympani
鼓索襞	鼓索襞	fold of chorda tympani
鼓索交通支	鼓索交通枝	communicating branch with chorda tympani
鼓索小管	鼓索小管	canaliculus for chorda tympani
鼓索小管鼓室口	鼓索小管鼓室口	tympanic aperture of canaliculus for chorda tympani
鼓小棘	鼓小棘	lesser tympanic spine
固定	固定[法]	fixation
固定剂	固定劑	fixating reagent, fixing agent
固定结缔组织细胞	固定結締組織細胞	fixed connective tissue cell
固定巨噬细胞	固定巨噬細胞	fixed macrophage
固定绒毛	固定絨毛	anchoring villus
固定细胞	固定細胞	fixed cell
固定纤维（=锚定纤维）	固定纖維	anchoring fiber
固有鼻腔	固有鼻腔	nasal cavity proper
固有层	固有層	lamina propria
固有结缔组织	固有結締組織	connective tissue proper
固有口腔	固有口腔	oral cavity proper, proper oral cavity
固有软膜	固有軟膜	pia mater proper
固有神经胶质	固有神經膠質	neuroglia proper
固有胎盘绒毛，终末胎盘绒毛	終末胎盤絨毛，固有胎盤絨毛	definitive placental villus
固着绒毛	固著絨毛	fixation villus
寡黏液细胞	低黏液細胞，前杯狀細胞	oligomucous cell
怪网	怪網	miraculous rete
关节	關節	articulation, joint, junction
关节凹	關節凹	articular fovea
关节半月板	關節半月板	articular meniscus, meniscus articularis
关节唇	關節唇	articular labrum, articular lip
关节肌	關節肌	articular muscle
关节结节	關節結節	articular tubercle
关节静脉	關節靜脈	articular vein
关节面	關節面	articular surface, articular facet
关节囊	關節囊	articular capsule, joint capsule

大　陆　名	台　湾　名	英　文　名
关节囊纤维膜	關節囊纖維膜	fibrous membrane of articular capsule
关节盘	關節盤	articular disc
关节腔	關節腔	articular cavity, joint cavity
关节软骨	關節軟骨	articular cartilage
关节神经	關節神經	articular nerve
关节头	關節頭	articular head
关节突	關節突	articular process, zygapophysis
关节突关节	關節突關節	zygapophysial joint
关节窝	關節窩	articular fossa
关节学	關節學	arthrology
关节血管环	關節血管環	articular vascular circle
关节血管网	關節血管網	articular vascular rete
关节盂	關節盂	glenoid cavity
关节支	關節枝	articular branch
冠缝点	冠縫點	coronale
冠突	冠突	coronoid process
冠突尖点	冠突尖點	coronion
冠突窝	冠狀窩	coronoid fossa
冠-臀长，顶-臀长，坐高	坐高，頂臀長	crown-rump length, CRL
冠-踵长，顶-跟长，立高	立高，頂踵長	crown-heel length, CHL
冠状动脉	冠狀動脈	coronary artery
冠状窦	冠狀竇	coronary sinus
冠状窦瓣	冠狀竇瓣	valve of coronary sinus
冠状窦口	冠狀竇口	orifice of coronary sinus
冠状缝	冠狀縫	coronal suture
冠状沟	冠狀溝	coronary groove, coronary sulcus
冠状面，额状面	冠狀面，額面	coronal plane, frontal plane
冠状韧带	冠狀韌帶	coronal ligament
冠状轴	冠狀軸	frontal axis
管泡状腺	管泡腺	tubuloacinar gland, tubuloacinous gland, tubuloalveolar gland
管周收缩细胞	小管周圍收縮細胞	peritubular contractile cell
管状鼻	長管狀鼻	proboscis-like nose
管状肠重复畸形	管狀腸重複畸形	tubular intestinal duplication
管状腺	管狀腺	tubular gland

大　陆　名	台　湾　名	英　文　名
灌注法	灌注法	perfusion method
光电比色计	光電比色計	photoelectric colorimeter
光电显微光度计	光電顯微光度計	photoelectric microphotometer
光电子	光電子	photoelectron
光觉	光覺	photic sense
光视蛋白	光視蛋白	photopsin
光[学显微]镜	光學顯微鏡	light microscope, photon microscope
光学显微镜术	光學顯微鏡術	light microscopy
龟头（＝阴茎头）	陰莖頭，龜頭	glans, glans penis
龟头下裂	龜頭下裂	glandular hypospadia
规则致密结缔组织	規則緻密結締組織	dense regular connective tissue, regular dense connective tissue
贵要静脉	貴要靜脈	basilic vein
贵要正中静脉	貴要正中靜脈	median basilic vein
滚管培养	滾軸管內培養法	roller tube culture
腘动脉	膕動脈	popliteal artery
腘弓状韧带	膕窩弓狀韌帶	arcuate popliteal ligament
腘肌	膕肌	popliteus, popliteal muscle
腘肌沟	膕肌溝	groove for popliteus
腘肌囊	膕肌囊	popliteal bursa
腘肌下隐窝	膕肌下隱窩	subpopliteal recess
腘筋膜	膕筋膜	popliteal fascia
腘静脉	膕靜脈	popliteal vein
腘淋巴结	膕淋巴結	popliteal lymph node
腘面	膕面	popliteal surface
腘浅淋巴结	膕淺淋巴結	superficial popliteal lymph node
腘深淋巴结	膕深淋巴結	deep popliteal lymph node
腘窝	膕窩	popliteal fossa
腘斜韧带	膕斜韌帶	oblique popliteal ligament
过碘酸希夫反应，高碘酸希夫反应，PAS 反应	雪夫氏過碘酸反應，PAS 反應	periodic acid Schiff's reaction, PAS reaction
过度发育	巨大發育	macroplasia
过度角化	過度角化	hyperkeratosis
过度增生（＝超常增生）	過度增生	hyperplasia
过渡区	過渡區	transition zone

大 陆 名	台 湾 名	英 文 名
过渡型骨小梁	過渡型骨小梁	transitional bone trabecula
过渡型软骨	過渡型軟骨	transitional cartilage
过熟儿	過熟兒	postmature infant
过氧化氢酶，触酶	過氧化氫酶，觸酶	katalase, catalase
过氧化物酶	過氧化[物]酶	peroxidase
过氧化物酶-抗过氧化物酶复合物法，PAP 法	過氧化[物]酶-抗過氧化酶複合物法，PAP 法	peroxidase-antiperoxidase complex method, PAP method
过氧化物酶体	過氧化[酶]體，過氧化物體，過氧化質體	peroxisome

H

大 陆 名	台 湾 名	英 文 名
哈德腺	哈德氏腺	Harder's gland, gland of Harder
哈弗斯骨板	哈維氏骨板	Haversian lamella
哈弗斯管	哈維氏管	Haversian canal
哈弗斯系统	哈維氏系統	Haversian system
哈索尔小体	哈索爾氏小體	Hassall's corpuscle
海豹肢（=短肢畸形）	短肢畸形，海豹肢畸形	phocomelia, nanomelia, micromelia
海马	海馬	hippocampus
海马槽	海馬槽	alveus of hippocampus
海马沟	海馬溝	hippocampal sulcus, hippocampal groove
海马环路（=帕佩兹回路）	巴貝茲氏回路	Papez circuit
海马回	海馬回	hippocampal gyrus, gyrus of hippocampus
海马脚	海馬足，海馬趾	pes hippocampi
海马结构	海馬結構	hippocampal formation
海马旁回	海馬旁回	parahippocampal gyrus
海马旁回钩	海馬旁回鈎	uncus of parahippocampal gyrus
海马伞	海馬繖	fimbria of hippocampus
海绵层	海綿層	stratum spongiosum
海绵丛	海綿叢	cavernous plexus
海绵带	海綿帶	zona spongiosa
海绵窦	海綿竇	cavernous sinus
海绵窦支	海綿竇枝	branch of cavernous sinus

大　陆　名	台　湾　名	英　文　名
海绵间窦，环窦	海綿間竇	intercavernous sinus
海绵体	海綿體	corpus cavernosum, cavernous body
海绵体部	海綿體部	spongy part, pars spongiosa
海绵体静脉	海綿體靜脈	cavernous vein
海绵体膜	海綿體膜	spongy membrane, spongy tunic
海绵体小梁	海綿體小梁	trabecula corporis cavernosi
海绵体中隔	海綿體中隔	septum of cavernous body, septum of corpus cavernosum
海绵状滋养层	海綿狀滋養層	trophospongium
海氏三角	海氏三角	Hesselbach's triangle
海斯特瓣（=螺旋瓣）	螺旋瓣，海斯特氏瓣	spiral valve, Heister's valve
含气骨	含氣骨	pneumatic bone, pneumatized bone
含气小房	含氣小房	pneumatic cell
含铁红细胞	含鐵紅細胞，含鐵紅血球	siderocyte
含铁小体	含鐵小體	siderosome
含牙囊肿	含牙囊腫	dentigerous cyst
汉森管	亨生氏管，亨森氏管	Hensen's canal, Hensen's duct
汉森结（=原结）	原結，亨生氏結	primitive node, Hensen's node
汉森纹，汉森小带	亨生氏紋	Hensen's stripe
汉森细胞	亨生氏細胞	Hensen's cell
汉森小带（=汉森纹）	亨生氏紋	Hensen's stripe
汉森小体	亨生氏小體	Hensen's body
汗	汗	sweat
汗孔	汗孔	sweat pore
汗腺	汗腺	sweat gland
[汗腺]明细胞	明細胞，亮細胞	clear cell
毫毛	毫毛，細毛	vellus hair, vellus
豪希普陷窝	豪希普氏陷窩	Howship's lacuna
合胞体	合胞體，多核體	syncytium
合胞体结	合胞體結	syncytial knot
合成期（=S 期）	S 期，合成期	synthesis phase, S phase
合核细胞	合核細胞	syncaryocyte
合体滋养层	合胞滋養層，融合滋養層	syncytiotrophoblast, syncytiotrophoderm
合子	合子，受精卵	zygote

大　陆　名	台　湾　名	英　文　名
合子输卵管内移植	合子輸卵管内移植	zygote intrafallopian transfer, ZIFT
核白蛋白	核白蛋白	nucleoalbumin
核板	核板	nuclear plate
核袋纤维	核袋型纖維	nuclear bag fiber
核蛋白	核蛋白	nucleoprotein
核断裂	核斷裂	nuclear fragmentation
核纺锤体	核紡錘體，核梭	nuclear spindle
核分叶	核分葉	karyolobism
核苷	核苷	nucleoside, riboside
核苷酸	核苷酸	nucleotide
核骨架	核骨架	nuclear skeleton, karyoskeleton
核固缩	核濃縮	karyopyknosis, pyknosis
核后环	核後環	postnuclear ring
核环	核環	nuclear ring
核基质	核基質	nuclear matrix
核孔	核孔	nuclear pore, nucleopore
核孔复合体，核孔复合物	核孔複合體	nuclear pore complex
核孔复合物（=核孔复合体）	核孔複合體	nuclear pore complex
核链纤维	核鏈型纖維	nuclear chain fiber
核膜	核膜	nuclear membrane, karyotheca, karyolemma
核膜孔	核膜孔	nuclear membrane pore
核胚细胞（=成核细胞）	核胚細胞	karyoblast
核腔	核腔	nuclear cavity
核球	核球	nuclear sphere, karyosphere
核区	核區	nuclear zone
核染色细胞	核染色細胞	karyochrome
核仁	核仁	nucleolus
核仁基因	核仁基因	nucleolar gene
核仁颗粒区	核仁顆粒部	pars granulosa of nucleolus
核仁染色体	核仁染色體	nucleolar chromosome
核仁随体	核仁隨體	nucleolar satellite
核仁纤维区	核仁纖維部	pars fibrosa of nucleolus
核仁组织区	核仁組織區	nucleolus organizing region, nucleolus organizer region, NOR
核仁组织者	核仁組織者，核仁組成中心	nucleolus organizer, nucleolar

大　陆　名	台　湾　名	英　文　名
		organizer
核溶解	核溶解	karyolysis
核融合	核融合	nuclear fusion, karyomixis
核生成	核生成	karyogenisis
核酸	核酸	nucleic acid
核碎裂	核崩解，核碎裂	karyorrhexis
核糖	核糖	ribose
核糖核蛋白颗粒	核糖核蛋白[顆]粒	ribonucleoprotein particle
核[糖核]蛋白体（=核糖体）	核糖體，核蛋白體	ribosome
核糖核酸	核糖核酸	ribonucleic acid, RNA
核糖体，核[糖核]蛋白体	核糖體，核蛋白體	ribosome
核透明质	核透明質	nucleohyaloplasm, nuclear hyaloplasm
核网	核網	nuclear reticulum, nucleoreticulum, nuclear network
核纤层	核蛋白片層，核[纖維]板	nuclear lamina
核小体	核小體	nucleosome
核小体结构	核小體結構	nucleosomal structure
核型	核型	karyotype
核型模式图	染色體[模式]圖，染色體組型	idiogram
核样体	核樣體	nucleoid
核液	核液，核漿	nuclear fluid, nuclear sap, nucleochylema
核液泡	核液泡	nuclear vacuole
核移植	核移植	nuclear transplantation, nuclear transfer
核[鱼]精蛋白	核[魚]精蛋白	nucleoprotamine
核植入	核植入	renucleation
核质	核質	nucleoplasm, karyoplasm, nuclear substance
核质比	核質比[率]	nuclear-cytoplasmic ratio, nucleocytoplasmic ratio
核肿胀	核腫脹	nuclear swelling
核周期	核週期	nuclear cycle
核周隙	核周隙	perinuclear space
核周质	核周質，核周體，圍核質	perikaryon
核组蛋白	核組蛋白	nucleohistone
颌下腺	頜下腺	submaxillary gland
颌下腺管	頜下腺管	submaxillary duct

大　陆　名	台　湾　名	英　文　名
赫拉夫卵泡	格拉夫氏濾泡	Graafian follicle
赫林体	赫林氏體，赫令氏體	Herring's body
赫特维希上皮根鞘	赫特維格氏上皮根鞘	Hertwig's epithelial root sheath
赫胥黎层	赫胥黎氏層	Huxley's layer
黑克尔律	赫凱爾氏法則	Haeckel's law
黑林管	赫林氏管，赫令氏管	Hering's canal, canal of Hering
黑[色]素	黑[色]素	melanin
黑[色]素颗粒	黑[色]素顆粒	melanin granule
黑[色]素体	黑[色]素體，黑[色]素粒	melanosome
黑[色]素细胞	黑[色]素細胞	melanocyte
黑素细胞刺激素，促黑[素细胞]激素	促黑素細胞激素	melanotropin, melanocyte stimulating hormone, MSH
黑素细胞刺激素细胞，促黑激素细胞，MSH 细胞	促黑激素細胞	melanotroph, melanotropic cell, MSH cell
黑素原	黑素原	melanogen
黑质	黑質	substantia nigra
黑质网状部	黑質網狀部	reticular part of substantia nigra
黑质支	黑質枝	branch of substantia nigra
黑质致密部	黑質緻密部	compact part of substantia nigra
痕迹器官（=退化器官）	退化器官，痕跡器官	rudimentary organ, vestigial organ
亨勒层	亨利氏層	Henle's layer
亨勒干	亨利氏幹	Henle's trunk
亨勒管	亨利氏管	Henle's tubule
亨勒袢（=髓袢）	髓襻，髓環，亨利氏環	medullary loop, Henle's loop
亨勒袢粗段（=髓袢粗段）	亨利氏環粗段	thick portion of Henle's loop
亨勒袢降支（=髓袢降支）	亨利氏環降枝	descending limb of Henle's loop
亨勒袢细段（=髓袢细段）	亨利氏環細段	thin portion of Henle's loop
亨勒袢升支（=髓袢升支）	亨利氏環升枝	ascending limb of Henle's loop
亨勒鞘	亨利氏鞘	Henle's sheath
亨勒纤维	亨利氏纖維	Henle's fiber
恒河猴血型系统（=Rh 血型系统）	Rh 血型系統，恆河猴血型系統	rhesus blood group system, Rh blood group system
恒冷箱切片	冷凍切片	cryostat section

大　陆　名	台　湾　名	英　文　名
恒牙	恆牙，恆齒	permanent tooth, dens adutus
横部	横部	transverse part
横[的]	横[的]	transverse
横动脉	横動脈	transverse artery
横窦	横竇	transverse sinus
横窦沟	横竇溝	sulcus for transverse sinus, groove for transverse sinus
横隔	横隔	septum transversum
横膈（=膈肌）	横膈（=膈肌）	diaphragm, phren
横肌	横肌	transversus
横嵴	横嵴	transverse crest
横结肠	横結腸	transverse colon
横结肠系膜	横結腸繫膜	transverse mesocolon
横径	横徑	transverse diameter
横桥	横橋	cross bridge
横切面	横切面	transection
横头	横頭	transverse head
横突	横突	transverse process
横突后结节	横突後結節	posterior tubercle of transverse process
横突棘肌	横突棘肌	transversospinalis, transversospinal muscle
横突间肌	横突間肌	intertransversarius, intertransverse muscle
横突间韧带	横突間韧帶	intertransverse ligament
横突孔	横突孔	transverse foramen, foramen of transverse process, foramen transversarium
横突肋凹	横突肋[骨]凹	transverse costal fovea, costal fovea of transverse process
横突前结节	横突前結節	anterior tubercle of transverse process
横纹	横紋	cross striation
横纹肌	横紋肌	striated muscle
横线	横線	transverse line, transverse ridge
横向分化（=转分化）	轉分化	transdifferentiation
横小管，T 小管	横小管，T 小管	transverse tubule, T-tubule
横小管系统	横小管系	transverse tubular system
横支	横枝	transverse branch

大　陆　名	台　湾　名	英　文　名
红蛋白	紅蛋白	red protein
红骨髓	紅骨髓	red bone marrow
红核	紅核	red nucleus, nucleus ruber
红核橄榄束	紅核橄欖徑，紅核橄欖束	rubroolivary tract
红核脊髓束	紅核脊髓徑，紅核脊髓束	rubrospinal tract
红核前区	紅核前區	prerubral field
红核支	紅核枝	branch of red nucleus
红肌	紅肌	red muscle
红肌纤维	紅肌纖維	red muscle fiber
红绿色盲	紅綠色盲	xanthocyanopsy
红髓	紅髓	red pulp
红系造血祖细胞	紅血球前驅細胞，紅血球造血祖細胞	erythrocyte progenitor cell
红细胞	紅細胞，紅血球	red cell, erythrocyte
红细胞叠积，红细胞叠连	紅血球凝集，紅血球串聯形成	erythrocyte aggregation, erythrocyte rouleaux formation
红细胞叠连（=红细胞叠积）	紅血球凝集，紅血球串聯形成	erythrocyte aggregation, erythrocyte rouleaux formation
红细胞发生	紅血球生成	erythropoiesis
红细胞集落生成单位	紅血球群體生成單位	erythrocytic colony-forming unit, CFU-E
红细胞计数器	紅血球計數器	erythrocytometer
红细胞破裂	紅血球破裂	erythrorrhexis
红细胞嵌合体	紅血球嵌合體	erythrocyte chimera
红细胞溶解素（=溶血素）	溶血素	hemolysin, erythrocytolysin
红细胞生成素	[促]紅血球生成素	erythropoietin, erythrogenin
红细胞影	紅血球影	erythrocyte umbra
红细胞皱缩	紅血球皺縮	erythropyknosis
虹膜	虹膜	iris
虹膜襞	虹膜襞	fold of iris
虹膜大环	虹膜大環	large ring of iris
虹膜动脉大环	虹膜動脈大環	greater arterial circle of iris
虹膜动脉环	虹膜動脈環	annulus iridis
虹膜动脉小环	虹膜動脈小環	lesser arterial circle of iris
虹膜后面	虹膜後面	posterior surface of iris
虹膜基质	虹膜間質	iris stroma, stroma of iris
虹膜角膜角（=前房角）	前房角，虹膜角膜角	angle of anterior chamber,

大 陆 名	台 湾 名	英 文 名
		iridocorneal angle
虹膜角膜角隙	虹膜角膜角隙	space of iridocorneal angle
虹膜裂，虹膜缺损	虹膜裂，虹膜缺损	coloboma of iris, coloboma iridis
虹膜前面	虹膜前面	anterior surface of iris
虹膜缺损（=虹膜裂）	虹膜裂，虹膜缺损	coloboma of iris, coloboma iridis
虹膜色素层	虹膜色素層	stratum pigmenti iridis
虹膜上皮	虹膜上皮	iris epithelium
虹膜瞳孔膜	虹膜瞳孔膜	iridopupillary membrane
虹膜瞳孔膜存留	虹膜瞳孔膜存留	persistent iridopupillary membrane
虹膜小环	虹膜小環	small ring of iris
虹膜皱襞	虹膜皺襞	ruga iridis
喉	喉	larynx
喉闭锁	喉閉鎖	laryngeal atresia
喉返神经	喉返神經	recurrent laryngeal nerve
喉返神经气管支	喉返神經氣管枝	tracheal branch of recurrent laryngeal nerve
喉返神经咽支	喉返神經咽枝	pharyngeal branch of recurrent laryngeal nerve
喉关节	喉關節	laryngeal joint
喉肌	喉肌	muscle of larynx
喉结	喉結	laryngeal prominence
喉结节点	喉結節點	larynx point
喉结皮下囊	喉結皮下囊	subcutaneous bursa of laryngeal prominence
喉口	喉[入]口	laryngeal orifice, laryngeal inlet, aperture of larynx
喉气管	喉氣管	laryngotrachea
喉气管沟	喉氣管溝	laryngotracheal groove
喉气管憩室	喉氣管憩室	laryngotracheal diverticulum
喉气管食管裂	喉氣管食道裂	laryngotracheoesophageal cleft
喉前淋巴结	喉前淋巴結	prelaryngeal lymph node
喉前庭	喉前庭	vestibule of larynx, laryngeal vestibule
喉腔	喉腔	laryngeal cavity
喉软骨	喉[頭]軟骨	laryngeal cartilage
喉上动脉	喉上動脈	superior laryngeal artery
喉上静脉	喉上靜脈	superior laryngeal vein

大　陆　名	台　湾　名	英　文　名
喉上神经	喉上神經	superior laryngeal nerve
喉上神经内支	喉上神經內枝	internal branch of superior laryngeal nerve
喉上神经内支交通支	喉上神經內枝交通枝	communicating branch with internal branch of superior laryngeal nerve
喉上神经外支	喉上神經外枝	external branch of superior laryngeal nerve
喉神经襞	喉神經襞	fold of laryngeal nerve
喉室	喉室	laryngeal ventricle, ventricle of larynx
喉下动脉	喉下動脈	inferior laryngeal artery
喉下静脉	喉下靜脈	inferior laryngeal vein
喉下神经	喉下神經	inferior laryngeal nerve
喉下神经交通支	喉下神經交通枝	communicating branch with inferior laryngeal nerve
喉纤维弹性膜	喉纖維彈性膜	laryngeal fibroelastic membrane, fibroelastic membrane of larynx
喉腺	喉腺	laryngeal gland
喉小囊	喉小囊	laryngeal saccule
喉咽	喉咽	laryngopharynx
喉咽部	喉咽部	laryngeal part of pharynx
喉咽支	喉咽枝	laryngopharyngeal branch
喉中间腔	喉中間腔	intermedial cavity of larynx
骺板	[骨]骺板	epiphyseal plate, epiphysial plate
骺软骨	[骨]骺軟骨	epiphyseal cartilage, epiphysial cartilage
骺外侧静脉	骺外側靜脈	lateral epiphyseal vein
骺线	骺線	epiphyseal line, epiphysial line
后	後	posterior
后半月瓣	後半月瓣	posterior semilunar cusp
后鼻沟（=鼻咽道）	鼻咽道	nasopharyngeal meatus
后壁	後壁	posterior wall
后部	後部	posterior part
后层	後層	posterior layer
后肠	後腸	hindgut
后肠门脉	後腸門脈	posterior intestinal portal
后成红细胞	後成紅血球細胞	metaerythroblast

大　陆　名	台　湾　名	英　文　名
后成论，渐成论	後成説，渐成説	epigenesis theory, epigenesis, postformation theory
后穿质	後穿質	posterior perforated substance
后床突	後床突	posterior clinoid process
后唇	後唇	posterior lip, posterior labium
后底段	後底段	posterior basal segment
后底段支气管	後底段支氣管	posterior basal segmental bronchus, B X
后底支	後底枝	posterior basal branch
后蝶突	後蝶突	posterior sphenoidal process
后窦	後竇	posterior sinus
后端	後端	posterior extremity
后段	後段，後分節	posterior segment
后段动脉	後段動脈，後分節動脈	posterior segmental artery, artery of posterior segment
后段支气管	後段支氣管，後分節支氣管	posterior segmental bronchus, B II
后副橄榄核	後副橄欖核	posterior accessory olivary nucleus
后腹	後腹	venter posterior
后根	後根	posterior root, hind root
后根动脉	後根動脈	posterior radicular artery
后根静脉	後根靜脈	posterior root vein
后跟关节面，跟骨后关节面	後跟關節面	posterior calcaneal articular surface
后弓	後弓	posterior arch
后股	後股	posterior division
后骨半规管	後半規管	posterior semicircular canal, posterior semicircular duct
后骨壶腹	後骨壺腹	posterior bony ampulla, posterior osseous ampulla
后固有束	後固有束	posterior proper fasciculus, posterior fasciculus proprius
后关节面	後關節面	posterior articular surface
后壶腹嵴	後壺腹嵴	posterior ampullar crest
后壶腹神经	後壺腹神經	posterior ampullar nerve
后极	後極	posterior pole
后尖	後[尖]瓣	posterior cusp
后减数分裂	後減數分裂	postmeiotic division
后降支	後降枝	posterior descending branch

大　陆　名	台　湾　名	英　文　名
后交叉韧带	後交叉韌帶	posterior cruciate ligament
后交通动脉	後交通動脈	posterior communicating artery
后交通静脉	後交通靜脈	posterior communicating vein
后角	後角	posterior horn, cornu posterius
后角边缘核	後角邊緣核	posteromarginal nucleus
后角底	後角底	base of posterior horn
后角固有核	後角固有核	nucleus proprius of posterior horn
后角尖	後角尖	apex of posterior horn
后角头	後角頭	head of posterior horn
后角缘层	後角緣層	marginal layer of posterior horn
后脚	後腳	posterior crus
后结节	後結節	posterior tubercle
后距关节面	後距關節面，距骨後關節面	posterior talar articular surface, posterior articular surface of talus
后连合	後連合	posterior commissure
后连合核	後連合核	nucleus of posterior commissure
后卵黄静脉	後卵黄靜脈	posterior vitelline vein
后面	後面	posterior surface
后膜性壶腹	後膜性壺腹	posterior membranous ampulla, posterior membranaceous ampulla
后脑	後腦	metencephalon, hindbrain, metacerebrum
后脑泡	後腦泡	hindbrain vesicle
后内侧中央动脉	後內側中央動脈	posteromedial central artery
后丘脑	後丘腦	metathalamus
后区	後區	posterior region
后屈束	後屈束，後屈徑	fasciculus retroflexus
后乳头肌	後乳頭肌	posterior papillary muscle
后筛窦	篩後竇	posterior ethmoidal sinus
后上皮	後上皮	posterior epithelium
后神经孔	後神經孔	posterior neuropore
后肾	後腎	metanephridium, metanephros, opisthonephros

大　陆　名	台　湾　名	英　文　名
后肾管	後腎管	metanephric duct, metanephric canal
后肾腔	後腎腔	metanephric cavity
后肾小管	後腎小管	metanephric tubule
后肾小囊	後腎小球囊	metanephric vesicle
后肾原基	後腎原基	metanephric blastema
后肾组织帽	後腎組織帽	metanephric tissue cap
后升支	後升枝	posterior ascending branch
后生胰岛	後生胰島	secondary pancreatic island
后室间沟	後室間溝	posterior interventricular sulcus, posterior interventricular groove
后室间支	後室間枝	posterior interventricular branch
后室旁核	後室旁核	posterior paraventricular nucleus
后束	後索	posterior cord
后髓帆	後髓帆	posterior medullary velum
后索	後索	posterior funiculus, funiculus posterior
后体腔	後體腔	posterior coelom
后突	後突	posterior process
后外侧沟	後外側溝	posterolateral groove, posterolateral sulcus
后外侧核	後外側核	posterior lateral nucleus
后外侧裂	後外側裂	posterolateral fissure
后外侧囟	後外側囟	posterolateral fontanelle
后外侧中央动脉	後外側中央動脈	posterolateral central artery
后外弓状束	後外弓狀徑	posterior external arcuate tract
后外弓状纤维	後外弓狀纖維	posterior external arcuate fiber
后微动脉	後微動脈	metarteriole
后小房	後小房	posterior cell
后斜角肌	後斜角肌	scalenus posterior, posterior scalene muscle
后囟	後囟	posterior fontanelle
后囟点（＝人字点）	人字點	lambda
后叶	後葉	posterior lobe
后叶激素	後葉激素	posterior lobe hormone
后叶激素运载蛋白，神经垂体[激]素运载蛋白	[腦垂腺]後葉激素載運蛋白，神經垂體素	neurophysin

大　陆　名	台　湾　名	英　文　名
后原肠胚	後原腸胚	metagastrula
后缘	後緣	posterior margin
后缘层	後緣層	posterior border layer
后褶柱	後褶柱	posterior column of ruga
后正中隔	後正中隔	posterior median septum
后正中沟	後正中溝	posterior median groove, posterior median sulcus
后正中静脉	後正中靜脈	posteromedian vein
后正中旁核	後正中旁核	posterior paramedian nucleus
后正中线	後正中線	posterior median line
后支	後枝	posterior branch
后肢芽	後肢芽	posterior limb bud, hind limb bud
后中隔支	後中隔枝	posterior septal branch
后中间沟	後中間溝	posterior intermediate groove, posterior intermediate sulcus
后终静脉	後終靜脈	posterior terminal vein
后主静脉	後主靜脈	posterior cardinal vein, post cardinal vein
后柱	後柱	posterior column
后纵隔	後縱隔	posterior mediastinum
后纵韧带	後縱韌帶	posterior longitudinal ligament
厚皮	厚皮	thick skin
呼吸	呼吸	respiration
呼吸窘迫综合征	呼吸窘迫症候群	respiratory distress syndrome
呼吸器官	呼吸器官	respiratory organ
呼吸憩室	呼吸憩室	respiratory diverticulum
呼吸区	呼吸區	respiratory region
呼吸色素	呼吸色素	respiratory pigment
呼吸上皮	呼吸上皮	respiratory epithelium
呼吸树	呼吸樹	respiratory tree
呼吸系统	呼吸系統	respiratory system
呼吸性细支气管	呼吸性細支氣管	respiratory bronchiole
呼吸组织	呼吸組織	respiratory tissue
弧影	弧影	lunula, lunule
胡须	鬚	beard
壶腹	壺腹	ampulla

大　陆　名	台　湾　名	英　文　名
壶腹顶，壶腹帽	壺腹帽	ampullar cupula
壶腹沟	壺腹溝	ampullar groove, ampullar sulcus, sulcus ampullaris
壶腹骨脚	壺腹骨腳	ampullar bony crus
壶腹嵴	壺腹嵴	ampullar crest, crista ampullaris
壶腹帽（=壶腹顶）	壺腹帽	ampullar cupula
壶腹膜脚	壺腹膜腳	ampullar membranous crus
壶腹憩室	壺腹憩室	diverticula ampullae
虎斑	虎斑	tigroid
虎斑物质	虎斑物質	tigroid substance
虎斑小体	虎斑小體	tigroid body
花斑胎	斑色胎	harlequin fetus
花枝状末梢	噴水狀末梢，花灑狀終末	flower-spray ending
滑车	滑車	trochlea
滑车凹	滑車凹	trochlear fovea
滑车关节（=屈戌关节）	屈戌關節，滑車關節	hinge joint, ginglymus joint, trochoid joint
滑车棘	滑車棘	trochlear spine
滑车切迹	滑車切跡	trochlear notch, trochlear incisure
滑车上动脉	滑車上動脈	supratrochlear artery
滑车上静脉	滑車上靜脈	supratrochlear vein
滑车上淋巴结	滑車上淋巴結	supratrochlear lymph node
滑车上神经	滑車上神經	supratrochlear nerve
滑车神经	滑車神經	trochlear nerve
滑车神经核	滑車神經核	nucleus of trochlear nerve, trochlear nucleus
滑车神经交叉	滑車神經交叉	trochlear decussation, decussation of trochlear nerve
滑车神经支	滑車神經枝	trochlear branch
滑车突	滑車突	trochlear process
滑车下神经	滑車下神經	infratrochlear nerve
滑动式切片机	滑動式切片機	sliding microtome
滑动性食管裂孔疝	滑動食道裂孔疝	sliding esophageal hiatus hernia
滑面内质网	平滑內質網	smooth endoplasmic reticulum, smooth-surfaced endoplasmic reticulum
滑膜	滑膜	synovial membrane

大　陆　名	台　湾　名	英　文　名
滑膜襞	滑膜襞	synovial fold
滑膜层	滑膜層	synovial layer
滑膜成纤维细胞样细胞	滑膜成纖維細胞樣細胞	synovial membrane fibroblast-like cell
滑膜关节	滑膜關節	synovial joint, synovial articulation
滑膜巨噬细胞样细胞	滑膜巨噬細胞樣細胞	synovial membrane macrophage-like cell
滑膜囊	滑膜囊	synovial bursa
滑膜鞘，滑液鞘	滑膜鞘，滑液鞘	synovial sheath
滑膜绒毛	滑膜絨毛	synovial villus
滑膜细胞	滑膜細胞，滑液細胞	synovial cell
滑液	滑[膜]液	synovial fluid, synovia
滑液鞘（=滑膜鞘）	滑膜鞘，滑液鞘	synovial sheath
化学分化	化學分化	chemical differentiation, chemodifferentiation
化学感受器	化學感受器，化學受體	chemoceptor
化学梯度	化學梯度	chemogradient
化学突触	化學突觸	chemical synapse
怀布尔-帕拉德小体，W-P 小体	懷布爾-帕拉德氏小體	Weibel-Palade body, W-P body
踝部	踝部	ankle region
踝沟	踝溝	malleolar groove, malleolar sulcus
踝关节	踝關節	ankle joint
踝关节面	踝關節面	malleolar articular surface, articular surface of malleolus
踝关节内侧韧带	踝關節內側韌帶	medial ligament of ankle joint
踝关节外侧韧带	踝關節外側韌帶	lateral ligament of ankle joint
踝后区	踝後區	back part of ankle
踝前区	踝前區	front part of ankle
坏死	壞死	necrosis
坏死素	壞死素	necrosin
还原酶	還原酶	reductase
环层小体	環層小體，板層小體	lamellar corpuscle
环池	環池	cistern ambiens
环窦（=海绵间窦）	海綿間竇	intercavernous sinus
环骨板	環骨板	circumferential lamella
环甲动脉	環甲動脈	cricothyroid artery

大　陆　名	台　湾　名	英　文　名
环甲关节	環甲關節	cricothyroid joint
环甲关节囊	環甲關節囊	capsule of cricothyroid joint, cricothyroid articular capsule
环甲肌	環甲肌	cricothyroid, cricothyroid muscle
环甲肌斜部	環甲肌斜部	oblique part of cricothyroid
环甲肌支	環甲肌枝	cricothyroid branch
环甲肌直部	環甲肌直部	straight part of cricothyroid
环甲膜	環甲膜	cricothyroid membrane, cricovocal membrane
环甲韧带	環甲韌帶	cricothyroid ligament
环甲正中韧带	環甲正中韌帶	median cricothyroid ligament
环境致畸因子，环境致畸原	環境緻畸因子，環境畸形誘發因子	environmental teratogen
环境致畸原（=环境致畸因子）	環境緻畸因子，環境畸形誘發因子	environmental teratogen
环杓侧肌	環杓側肌	lateral cricoarytenoid, lateral cricoarytenoid muscle
环杓关节	環杓關節	cricoarytenoid joint
环杓关节囊	環杓關節囊	cricoarytenoid articular capsule, capsule of cricoarytenoid joint
环杓后肌	環杓後肌	posterior cricoarytenoid, posterior cricoarytenoid muscle
环杓后韧带	環杓後韌帶	posterior cricoarytenoid ligament
环行肋柱	環行肋	circumferential rib
环行纤维，环形纤维	環行纖維，環狀纖維	circular fiber
环行皱襞（=环状襞）	環狀褶，環皺襞	circular fold, circular plica, plica circularis
环形核	環形核	ring nucleus
环形染色体	環形染色體	ring chromosome
环形纤维（=环行纤维）	環行纖維，環狀纖維	circular fiber
环旋末梢	環旋末梢，環旋終末	annulospiral ending
环咽部	環咽部	cricopharyngeal part
环咽肌	環咽肌	cricopharyngeus
环氧树脂	環氧樹脂	epoxy resin, epoxide resin
环指	環指	ring finger
环状襞，环行皱襞	環狀褶，環皺襞	circular fold, circular plica, plica circularis

大　陆　名	台　湾　名	英　文　名
环状关节面	環狀關節面	articular circumference
环状韧带	環狀韌帶	annular ligament
环状软骨	環狀軟骨	cricoid cartilage
环状软骨板	環狀軟骨板	lamina of cricoid cartilage
环状软骨弓	環狀軟骨弓	arch of cricoid cartilage
环[状软骨]气管韧带	環狀軟骨氣管韌帶	cricotracheal ligament
环状软骨食管腱	環狀軟骨食道腱	cricoesophageal tendon
环状软骨咽韧带	環狀軟骨咽韌帶	cricopharyngeal ligament
环状胎盘	環狀胎盤	ring-shaped placenta
环状胰	環狀胰	annular pancreas
寰齿后关节	寰齒後關節	posterior atlantodental joint
寰齿前关节	寰齒前關節	anterior atlantodental joint
寰枢关节	寰樞關節	atlantoaxial joint
寰枢外侧关节	寰樞外側關節	lateral atlantoaxial joint
寰枢正中关节	寰樞正中關節	median atlantoaxial joint
寰枕关节	寰枕關節	atlantooccipital joint
寰枕后膜	寰枕後膜	posterior altantooccipital membrane
寰枕前膜	寰枕前膜	anterior atlantooccipital membrane
寰枕前韧带	寰枕前韌帶	anterior atlantooccipital ligament
寰枕外侧韧带	寰枕外側韌帶	lateral atlantooccipital ligament
寰椎	寰椎	atlas
寰椎部	寰椎部	atlantic part
寰椎侧块	寰椎側塊	lateral mass of atlas
寰椎齿突凹	寰椎齒突凹	dental fovea of atlas
寰椎横韧带	寰椎橫韌帶	transverse ligament of atlas
寰椎后弓	寰椎後弓	posterior arch of atlas
寰椎后结节	寰椎後結節	posterior tubercle of atlas
寰椎前弓	寰椎前弓	anterior arch of atlas
寰椎前结节	寰椎前結節	anterior tubercle of atlas
寰椎上关节面	寰椎上關節面	superior articular surface of atlas, superior articular facet of atlas
寰椎十字韧带	寰椎十字韌帶	cruciform ligament of atlas, cruciate ligament of atlas
寰椎下关节面	寰椎下關節面	inferior articular surface of atlas, inferior articular facet

大　陆　名	台　湾　名	英　文　名
		of atlas
缓激肽	缓激肽，舒缓肽	bradykinin
换气	换氣	ventilation
黄斑	黄斑	macula lutea
黄斑上小动脉	黄斑上小動脈	superior macular arteriole
黄斑上小静脉	黄斑上小靜脈	superior macular venule
黄斑下小动脉	黄斑下小動脈	inferior macular arteriole
黄斑下小静脉	黄斑下小靜脈	inferior macular venule
黄斑中小动脉	黄斑中小動脈	middle macular arteriole
黄斑中小静脉	黄斑中小靜脈	middle macular venule
黄疸	黄疸	jaundice
黄骨髓	黄骨髓	yellow bone marrow, medulla ossium flava
黄切带	黄韌帶	ligamentum flavum
黄色结缔组织	黄色結締組織	yellow connective tissue
黄色素细胞	黄色素細胞	xanthophore
黄色脂肪组织	黄色脂肪組織	yellow adipose tissue
黄体	黄體	corpus luteum
黄体期	黄體期	luteal phase
黄体溶解	黄體溶解，黄體退化	luteolysis
黄体溶解素	黄體溶解素，黄體退化素	luteolysin
黄体生成素（=促黄体[生成]素）	促黄體激素	luteinizing hormone, luteotropic hormone, LH
黄体素	黄體素	lutein
黄体退化期	黄體退化期	luteal regression stage
黄体细胞	黄體細胞	lutein cell
灰被	灰被蓋	indusium griseum
灰交通支	灰交通枝	gray communicating branch
灰结节	灰結節	cinereal tuber, tuber cinereum
灰结节支	灰結節枝	branch of cinereous tuber, branch of tuber cinereum
灰小结节	灰小結節	tuberculum cinerenum
灰质	灰質	gray matter, gray substance
灰质层	灰質層	gray layer
灰质后连合	灰質後連合	posterior gray commissure
灰质连合	灰質連合	gray commissure
灰质前连合	灰質前連合，前灰質連合	anterior gray commissure
灰质柱	灰質柱	gray column

大　陆　名	台　湾　名	英　文　名
回肠	迴腸	intestinum ileum, ileum
回肠动脉	迴腸動脈	ileal artery
回肠静脉	迴腸靜脈	ileal vein
回肠憩室	迴腸憩室	ileal diverticulum
回肠支	迴腸枝	ileal branch
回结肠瓣	迴結腸瓣	ileocolic lip
回结肠动脉	迴結腸動脈	ileocolic artery
回结肠静脉	迴結腸靜脈	ileocolic vein
回结肠淋巴结	迴結腸淋巴結	ileocolic lymph node
回盲瓣	迴盲瓣，迴腸瓣	ileocecal valve, ileocecal lip, ileal valve
回盲瓣口	迴盲瓣口，迴腸瓣口	orifice of ileocecal valve
回盲瓣上唇	迴盲瓣上唇	upper lip of ileocecal valve
回盲瓣系带	迴盲瓣繫帶，迴腸瓣繫帶	frenulum of ileocecal valve, frenulum of ileal valve
回盲瓣下唇	迴盲瓣下唇	lower lip of ileocecal valve
回盲襞	迴盲襞	ileocecal fold
回盲口	迴盲口，迴腸口	ileocecal orifice, ileal orifice
回盲口系带	迴盲口繫帶，迴腸口繫帶	frenulum of ileocecal orifice, frenulum of ileal orifice
回盲乳头	迴盲乳頭，迴腸乳頭	ileocecal papilla, ileal papilla
回盲上隐窝	迴盲上隱窩	superior ileocecal recess
回盲下隐窝	迴盲下隱窩	inferior ileocecal recess
回旋肌	轉肌	rotatoris, rotatoris muscle
会厌	會厭	epiglottis
会厌谷	會厭谿	epiglottic vallecula
会厌结节	會厭結節	epiglottic tubercle, tubercle of epiglottis
会厌软骨	會厭軟骨	epiglottic cartilage
会厌软骨茎	會厭軟骨莖	stalk of epiglottis, petiole of epiglottis
会厌软骨前脂体	會厭軟骨前脂[肪]體	preepiglottic adipose body
会阴	會陰	perineum
会阴点	會陰點	perineum point
会阴动脉	會陰動脈	perineal artery
会阴动脉阴唇后支	會陰動脈陰唇後枝	posterior labial branch of perineal artery
会阴动脉阴囊后支	會陰動脈陰囊後枝	posterior scrotal branch of perineal artery
会阴缝	會陰縫	perineal raphe, raphe of

大 陆 名	台 湾 名	英 文 名
		perineum
会阴横动脉	會陰横動脈	transverse perineal artery
会阴横韧带	會陰横韌帶	transverse ligament of perineum
会阴肌	會陰肌	perineal muscle, muscle of perineum
会阴膜	會陰膜	perineal membrane
会阴尿道下裂	會陰尿道下裂	perineal hypospadia
会阴皮下囊	會陰皮下囊	subcutaneous perineal pouch
会阴浅横肌	會陰淺横肌	superficial transverse muscle of perineum, superficial transverse perineal muscle
会阴浅筋膜	會陰淺筋膜	superficial fascia of perineum, superficial perineal fascia
会阴浅隙	會陰淺隙	superficial perineal space
会阴区	會陰分區	perineal region
会阴曲	會陰曲	perineal flexure
会阴深横肌	會陰深横肌	deep transverse perineal muscle, deep transverse muscle of perineum
会阴深隙	會陰深隙	deep perineal space
会阴神经	會陰神經	perineal nerve
会阴神经肌支	會陰神經肌枝	muscular branch of perineal nerve
会阴体	會陰體	perineal body
会阴支	會陰枝	perineal branch
会阴中心腱	會陰中心腱	perineal central tendon, central tendon of perineum
喙肱肌	喙肱肌	coracobrachialis, coracobrachial muscle
喙肱肌囊	喙肱肌囊	coracobrachial bursa, bursa of coracobrachial muscle
喙肱韧带	喙肱韌帶	coracohumeral ligament
喙肩韧带	喙肩韌帶	coracoacromial ligament
喙锁韧带	喙鎖韌帶	coracoclavicular ligament
喙锁韧带粗隆	喙鎖韌帶粗隆	tuberosity for coracoclavicular ligament
喙突	喙突	coracoid process
混合集落生成单位	混合群體生成單位	mixed colony-forming unit, CFU-MIX
混合神经	混合神經	mixed nerve
混合腺	混合腺	mixed gland, glandula

大　陆　名	台　湾　名	英　文　名
		seromucosa
活动激素	活動激素	motility hormone
活动结肠	移動結腸	mobile colon
活动盲肠	移動盲腸	mobile cecum
活化，激活	活化作用	activation
活化剂，激活剂	活化劑	activator
活染红	活染紅	vital red
活体解剖	活體解剖	vivisection
活体染料	活體染料	vital dye
活细胞染色（=体外活体染色）	體外活染	supravital staining
火棉胶	火棉膠	collodin, collodion, collodium
火棉胶切片	火棉膠切片	celloidin section
获能	獲能	capacitation
霍夫鲍尔细胞	霍夫包爾氏細胞	Hofbauer's cell
霍威尔-佐利小体	霍威爾-佐利氏小體	Howell-Jolly body
霍伊泽膜	霍沙氏膜	Heuser's membrane

J

大　陆　名	台　湾　名	英　文　名
机能低下（=功能减退）	機能減退，功能低下	hypofunction
机械感受器	機械感受器	mechanoreceptor
肌白蛋白	肌白蛋白	myoalbumin
肌部	肌部	muscular part
肌层	肌層	muscular layer, muscularis, muscularis externa
肌醇	肌醇，環己六醇	inositol
肌蛋白	肌蛋白	myoprotein
肌动蛋白	肌動蛋白	actin
肌动[蛋白]-肌球蛋白系统	肌動肌球蛋白系統	actin-myosin system
肌动蛋白丝	肌動蛋白絲	actin filament
肌动球蛋白	肌動肌球蛋白，肌動凝蛋白，肌纖維球蛋白	actomyosin
肌发育不良	肌肉發育不全	amyoplasia
肌腹	肌腹	muscle belly
肌钙蛋白，肌原蛋白	肌原蛋白	troponin
肌膈动脉	肌膈動脈	musculophrenic artery

大　陆　名	台　湾　名	英　文　名
肌膈静脉	肌膈靜脈	musculophrenic vein
肌管	肌管	myotube
肌红蛋白	肌紅蛋白	myoglobin
肌滑车	肌滑車	muscular trochlea
肌基质	肌基質	myostroma
肌基质蛋白	肌基質蛋白	myostromin
[肌]集钙蛋白，收钙素	收鈣素，肌集鈣蛋白	calsequestrin
肌间[神经]丛，奥尔巴赫神经丛	腸肌[神經]叢，歐巴氏腸壁神經叢	myenteric plexus, myenteric nervous plexus, Auerbach's plexus
肌腱	肌腱	muscle tendon
肌腱连接（=肌肉-肌腱连接）	肌肉-肌腱連接	muscle-tendon junction
肌浆（=肌质）	肌質，肌漿	sarcoplasm, myoplasm
肌浆网（=肌质网）	肌質網	sarcoplasmic reticulum
肌胶纤维	肌膠纖維	myoglia fiber
肌胶质细胞	肌膠質細胞	myoglia
肌节	肌節	sarcomere, myomere
肌节腔	肌節腔	myocoele
肌筋膜	肌筋膜	muscular fascia
肌紧张	肌緊張	muscle tonus
肌粒	肌粒，肌細胞粒線體	sarcosome
肌膜	肌[纖維]膜	sarcolemma, myolemma
肌膜下池	肌膜下池	subsarcolemmal cistern
肌内膜	肌內膜	endomysium
肌内皮连接	肌內皮連接，肌內皮接合	myoendothelial junction
肌皮神经	肌皮神經	musculocutaneous nerve
肌皮神经肌支	肌皮神經肌枝	muscular branch of musculocutaneous nerve
肌腔隙	肌腔隙	muscular lacuna, lacuna musculorum, lacuna of muscle
肌球蛋白	肌球蛋白	myosin
肌球蛋白丝	肌球蛋白絲	myosin filament
肌球蛋白原	肌球蛋白原	myosinogen
肌[肉]	肌[肉]	muscle, musculus
肌肉-肌腱连接，肌腱连接	肌肉-肌腱連接	muscle-tendon junction
肌肉结构	肌肉結構	myoarchitecture
肌肉组织	肌肉組織	muscle tissue, myoideum, myoid tissue

大　陆　名	台　湾　名	英　文　名
肌三角	肌三角	muscular triangle
肌上皮	肌上皮	myoepithelium
肌上皮细胞	肌上皮細胞	myoepithelial cell, musculoepithelial cell
肌神经	肌神經	muscular nerve
肌束	肌束	muscle bundle
肌束膜	肌束膜	perimysium
肌丝	肌絲	myofilament, myoneme
肌丝滑动学说	肌絲滑動假説，滑絲假説	sliding-filament hypothesis
肌酸	肌氨酸	kreatin
肌酸酐	肌氨酸酐	kreatinin
肌梭	肌梭	muscle spindle
肌梭运动纤维	肌梭運動纖維	fusimotor fiber
肌外膜	肌外膜，外肌束膜	epimysium
肌萎缩	肌萎縮	myoatrophy
肌卫星细胞	肌衛星細胞	muscle satellite cell
肌细胞	肌細胞	muscle cell, muscular cell, myocyte
肌下囊	肌下囊	submuscular bursa
肌小管	肌小管	sarcotubule
肌性动脉	肌性動脈	muscular artery
肌性室间隔缺损	肌性室間隔缺損	muscular septal defect
肌学	肌學	myology
肌芽	肌芽	muscle bud
肌咽鼓管	肌咽鼓管	musculotubal canal
肌咽鼓管隔	肌咽鼓管隔，肌耳咽管隔	septum of musculotubal canal
肌样细胞，类肌细胞	類肌細胞	myoid cell
肌原蛋白（=肌钙蛋白）	肌原蛋白	troponin
肌原细胞，成肌细胞	成肌細胞，肌母細胞，生肌細胞	myogenous cell, myoblast
肌原纤维	肌原纖維	myofibril, muscular fibril
肌源说	肌源説	myogenic theory
肌支	肌枝	muscular branch
肌质，肌浆	肌質，肌漿	sarcoplasm, myoplasm
肌质网，肌浆网	肌質網	sarcoplasmic reticulum
肌柱	肌柱	muscle collumn
肌组织	肌肉組織	muscular tissue
鸡冠	雞冠	crista galli

大　陆　名	台　湾　名	英　文　名
鸡冠翼	雞冠翼	ala of crista galli
奇静脉	奇靜脈	azygos vein
奇静脉弓	奇靜脈弓	arch of azygos vein, arch of azygous vein
奇静脉弓淋巴结	奇靜脈弓淋巴結	lymph node of azygos arch, lymph node of arch of azygos vein
奇神经节	奇神經節	impar ganglion
积水性脑膜脑膨出	積水性腦[脊髓]膜腦膨出	meningohydroencephalocele
基板	基板	basal lamina, basal plate
基本组织	基本組織	elementary tissue
基本组织学	普通組織學	general histology
基底部	基底部	basilar part, pars basilaris
基底层	基[底]層	basal layer, stratum basale, zona basalis
基底丛	基底叢	basilar plexus
基底动脉	基底動脈	basilar artery
基底动脉环（＝大脑动脉环）	大腦動脈環	cerebral arterial circle, arterial circle of cerebrum
基底窦	基底竇	basilar sinus
基底沟	基底溝	basilar sulcus, basilar groove
基底核	基底核	basal nucleus
基底嵴	基底嵴	basilar crest
基底静脉	基底靜脈	basal vein
基底静脉丛	基底靜脈叢	basilar venous plexus
基底颗粒细胞	基底顆粒細胞	basal granular cell
基底面	基底面	basal surface
基底膜	基底膜	basilar membrane, membrana basilaris
基底膜嵴	基底膜嵴	crista basilaris
基底室	基底室	basal compartment
基底外侧部	基底外側部	basolateral part
基底纹	基橫紋	basal striation
基底细胞	基底細胞	basal cell
基底压迹综合征（＝阿诺尔德-基亚里综合征）	阿諾爾德-基亞里氏症候群	Arnold-Chiari syndrome
基嵴	基嵴	basal ridge
基粒	基粒	basal granule
基膜	基[底]膜	basement membrane

大　陆　名	台　湾　名	英　文　名
基体	基體	basal body
基蜕膜（=底蜕膜）	基蜕膜，底蜕膜	basal decidua, decidua basalis
基因	基因	gene
基因表达	基因表達	gene expression
基因线	基因軸絲	genonema
基因型	基因型	genotype
基因组	基因組，基因體	genome
基质，间质	基質，間質	ground substance, matrix, stroma
基质间隙	基質間隙	matrix space
基质颗粒	基質顆粒	matrix granule
基质溶解	基質溶解	stromatolysis
基质细胞	基質細胞	stroma cell
基质小泡	基質小泡	matrix vesicle
畸胎癌	畸胎瘤，畸形癌，畸胎上皮癌	teratocarcinoma, teratoma
畸形	畸形	abnormality
畸形发生	畸形發生，畸胎發生	teratogenesis
畸形精子	畸形精子	teratosperm
畸形学	畸形學，畸胎學	teratology
畸形易发性	畸形發生易感性	susceptibility to teratogenesis
激光扫描共聚焦显微镜	雷射掃描共軛焦顯微鏡	laser scanning confocal microscope, LSCM
激光显微镜	雷射顯微鏡	laser microscope
激活（=活化）	活化作用	activation
激活剂（=活化剂）	活化劑	activator
激酶	激活酶，催化酶	kinase
激素	激素，荷爾蒙	hormone
激素生成	激素生成	hormonogenesis
激素受体	激素受體	hormone receptor
吉姆萨染色	吉姆薩氏染色	Giemsa's staining
极	極	pole
极垫细胞	極墊細胞	polar cushion cell
极核	極核	pole nucleus
极体	極體	polar body, polocyte
极型	極型	polar type
极性	極性	polarity
棘肌	棘肌	spinalis, spinal muscle

大　陆　名	台　湾　名	英　文　名
棘间肌	棘間肌	interspinal muscle, interspinalis
棘间韧带	棘間韌帶	interspinous ligament, interspinal ligament
棘孔	棘孔	foramen spinosum
棘孔神经	棘孔神經	spinosus nerve, nervus spinosus
棘器	棘器	spine apparatus
棘上韧带	棘上韌帶	supraspinous ligament, supraspinal ligament
棘突	棘突	spinous process
棘细胞	棘細胞	prickle cell, heckle cell, spinous cell
棘[细胞]层	棘[細胞]層	prickle cell layer, stratum spinosum, spinous layer
集合管	集合管	collecting duct, tubulus colligens
集合淋巴滤泡	集合淋巴濾泡	aggregated lymphatic follicle
集合淋巴小结	集合淋巴小結，聚合淋巴小結	aggregated lymphiod nodule
集合微静脉	集合微靜脈	collecting venule
集合小管	集合小管，聚尿小管	collecting tubule
集合小管系	集合小管系統	collecting tubule system
集落刺激因子	集落刺激因子，菌落刺激因子	colony stimulating factor, CSF
集落生成单位	群體生成單位，集群生成單位	colony-forming unit, CFU
嵴	嵴	crest
嵴上平面	嵴上平面	supracrestal plane, supracristal plane
脊膜脊髓膨出（=脊髓脊膜膨出）	脊髓脊膜膨出，腦[脊髓]膜脊髓膨出	meningomyelocele
脊膜膨出，脑[脊]膜膨出	腦[脊髓]膜膨出	meningocele
脊神经	脊神經	spinal nerve
脊神经背根	脊神經背根	dorsal root of spinal nerve
脊神经丛	脊神經叢	spinal nerve plexus, plexus of spinal nerve
脊神经干	脊神經幹	trunk of spinal nerve
脊神经根丝	脊神經根絲	rootlet of spinal nerve
脊神经沟	脊神經溝	sulcus for spinal nerve, groove for spinal nerve
脊神经后根	脊神經後根	posterior root of spinal nerve

大　陆　名	台　湾　名	英　文　名
脊神经后支	脊神經後枝	posterior branch of spinal nerve
脊神经脊膜支	脊神經脊膜枝	meningeal branch of spinal nerve
脊神经交通支	脊神經交通枝	communicating branch of spinal nerve
脊神经节	脊神經節	spinal ganglion
脊神经前根	脊神經前根	anterior root of spinal nerve
脊神经前支	脊神經前枝	anterior branch of spinal nerve
脊神经运动根	脊神經運動根	motor root of spinal nerve
脊髓	脊髓	spinal cord
脊髓白质	脊髓白質	white matter of spinal cord
脊髓部	脊髓部	spinal part
脊髓侧角	脊髓側角	lateral horn of spinal cord
脊髓顶盖束	脊髓頂蓋徑	spinotectal tract
脊髓段动脉	脊髓段動脈，脊髓分節動脈	segmental medullary artery
脊髓橄榄束	脊髓橄欖徑	spinoolivary tract
脊髓根	脊髓根	spinal root
脊髓后动脉	脊髓後動脈	posterior spinal artery
脊髓后角	脊髓後角	posterior horn of spinal cord
脊髓后角尖	脊髓後角尖	apex of posterior horn of spinal cord
脊髓后静脉	脊髓後靜脈	posterior spinal vein
脊髓后内侧核	脊髓後內側核	posteromedial nucleus of spinal cord
脊髓后外侧沟	脊髓後外側溝	posterolateral sulcus of spinal cord
脊髓后外侧核	脊髓後外側核	posterolateral nucleus of spinal cord
脊髓后外侧后核	脊髓後外側後核	retroposterolateral nucleus of spinal cord
脊髓后外侧静脉	脊髓後外側靜脈	posterolateral spinal vein
脊髓后正中隔	脊髓後正中隔	posterior median septum of spinal cord
脊髓后正中沟	脊髓後正中溝	posterior median sulcus of spinal cord
脊髓后正中静脉	脊髓後正中靜脈	spinal median posterior vein
脊髓后中间沟	脊髓後中間溝	posterointermediate sulcus of spinal cord
脊髓灰质	脊髓灰質	gray matter of spinal cord
脊髓灰柱	脊髓灰柱	gray column of spinal cord

大　陆　名	台　湾　名	英　文　名
脊髓脊膜膨出，脊膜脊髓膨出	脊髓脊膜膨出，脑[脊髓]膜脊髓膨出	meningomyelocele
脊髓节段	脊髓節段	segment of spinal cord
脊髓裂	脊髓裂	myeloschitasis
脊髓膨出	脊髓膨出	myelocele
脊髓前动脉	脊髓前動脈	anterior spinal artery
脊髓前静脉	脊髓前靜脈	anterior spinal vein
脊髓前内侧核	脊髓前内側核	anteromedial nucleus of spinal cord
脊髓前索	脊髓前索	anterior funiculus of spinal cord
脊髓前庭束	脊髓前庭徑	spinovestibular tract
脊髓前外侧沟	脊髓前外側溝	anterolateral sulcus of spinal cord
脊髓前外侧核	脊髓前外側核	anterolateral nucleus of spinal cord
脊髓前外侧静脉	脊髓前外側靜脈	anterolateral spinal vein
脊髓前正中静脉	脊髓前正中靜脈	spinal median anterior vein
脊髓前正中裂	脊髓前正中裂	anterior median fissure of spinal cord
脊髓丘脑侧束	脊髓丘腦外側徑	lateral spinothalamic tract
脊髓丘脑腹侧束	脊髓丘腦腹側徑	ventral spinothalamic tract
脊髓丘脑前束	脊髓丘腦前徑	anterior spinothalamic tract
脊髓丘系	脊髓蹄系	spinal lemniscus
脊[髓]束	脊髓徑	spinal tract
[脊髓]束细胞	脊髓徑細胞，[脊髓]束細胞	tract cell
脊髓索	脊髓索	funiculus of spinal cord
脊髓网状结构	脊髓網狀結構	reticular formation of spinal cord
脊髓网状束	脊髓網狀徑	spinoreticular tract
[脊髓]小岛细胞	小島細胞	islet cell
脊髓小脑	脊髓小腦	spinocerebellum
脊髓小脑背侧束	脊髓小腦背側徑	dorsal spinocerebellar tract
脊髓小脑腹侧束	脊髓小腦腹側徑	ventral spinocerebellar tract
脊髓小脑后束	脊髓小腦後徑	posterior spinocerebellar tract
脊髓小脑前束	脊髓小腦前徑	anterior spinocerebellar tract
脊髓圆锥	脊髓圓錐	conus medullaris, medullary cone
脊髓中间带	脊髓中間帶	intermediate zone of spinal cord

大　陆　名	台　湾　名	英　文　名
脊髓中央管	脊髓中央管	central canal of spinal cord, myelocoele
脊髓中央核	脊髓中央核	central nucleus of spinal cord
脊髓蛛网膜	脊髓蛛網膜	spinal arachnoid mater, arachnoid of spinal cord
脊髓纵裂	脊髓縱裂	diastematomyelia, diastomyelia
脊索	脊索	notochord
脊索板	脊索板	notochordal plate
脊索沟	脊索溝	notochordal groove
脊索管	脊索管	notochordal tube, notochordal canal, perichordal tube
脊索前板	脊索前板	prechordal plate
脊索前带	脊索前帶	prechordal zone
脊索前中胚层	脊索前中胚層	prechordal mesoderm
脊索鞘	脊索鞘	notochordal sheath, perichordal sheath
脊索突	脊索突	notochordal process
脊索形成	脊索形成	notogenesis
脊索组织	脊索組織	notochordal tissue
脊支	脊枝	spinal branch
脊柱	脊柱	vertebral column
脊柱部	脊柱部	vertebral part
脊柱侧凸	脊柱側彎，脊柱側凸	scoliosis
脊柱骶曲	脊柱薦曲	sacral curvature of vertebral column
脊柱沟	脊柱溝	vertebral groove
脊柱颈曲	脊柱頸曲	cervical curvature of vertebral column
脊柱静脉	脊柱靜脈	vein of vertebral column
脊柱裂	脊柱裂	rachischisis, spina bifida
脊柱旁线	脊柱旁線	paravertebral line
脊柱区	脊柱區	vertebral region
脊柱线，椎骨线	脊柱線	vertebral line
脊柱胸曲	脊柱胸曲	thoracic curvature of vertebral column
脊柱腰曲	脊柱腰曲	lumbar curvature of vertebral column
计算机断层成像（=计算机体层摄影）	電腦斷層攝影，電腦化斷層掃描	computerized tomography, CT
计算机体层摄影，计算机断	電腦斷層攝影，電腦化斷層	computerized tomography, CT

大　陆　名	台　湾　名	英　文　名
层成像	掃描	
记忆细胞	記憶細胞	memory cell
记忆 B 细胞	記憶 B 細胞，Bm 細胞	memory B cell, Bm cell
记忆 T 细胞	記憶 T 細胞，Tm 細胞	memory T cell, Tm cell
季肋区	季肋區	hypochondriac region, hypochondrium
继代培养（=传代培养）	繼代培養	subculture, secondary culture
继发腭	次級上腭，次級上顎	secondary palate
继发隔（=第二房间隔）	第二房間隔	septum secundum
继发孔（=第二房间孔）	第二房間孔	foramen secundum
继发性腹腔妊娠	繼發性腹腔妊娠，次發性腹腔妊娠	secondary abdominal pregnancy
继发性牙本质	次級牙本質	secondary dentin
寄生胎	寄生胎	parasitus
加特纳管	加特納氏管	Gartnerian duct, canal of Gartner
夹合缝	夾合關節，夾板關節，楔合關節	schindylesis, wedge-and-groove suture
颊	頰	cheek
颊动脉	頰動脈	buccal artery
颊肌	頰肌	buccinator
颊肌淋巴结	頰肌淋巴結	buccinatory lymph node
颊区	頰區	buccal region
颊神经	頰神經	buccal nerve
颊腺	頰腺	buccal gland
颊咽部	頰咽部	buccopharyngeal part
颊咽缝（=翼突下颌缝）	翼下頜縫	pterygomandibular raphe
颊咽筋膜	頰咽筋膜	buccopharyngeal fascia
颊支	頰枝	buccal branch
颊脂垫（=颊脂体）	頰脂體	buccal fat pad, adipose body of cheek
颊脂体，颊脂垫	頰脂體	buccal fat pad, adipose body of cheek
甲板	甲板	nail plate
甲苯胺蓝	甲苯胺藍	toluidine blue
甲苯蓝	甲苯藍	toluene blue
甲壁（=甲廓）	甲廓，甲壁	nail wall, wall of nail
甲襞	甲襞	nail fold
甲床	甲床	nail bed

大 陆 名	台 湾 名	英 文 名
甲垫	甲墊	nail pad
甲獨立缘（=甲游离缘）	甲游離緣，甲獨立緣	free border of nail
甲酚蓝	焦油藍，甲酚藍	cresol blue
甲酚紫	焦油紫，甲酚紫	cresol violet
甲根	甲根	nail root, root of nail
甲沟	甲溝	nail groove
甲关节面	甲關節面	thyroid articular surface
甲基橙	甲基橙	methyl orange
甲基红	甲基紅	methyl red
甲基蓝	甲基藍	methyl blue
甲基绿	甲基綠	methyl green
甲基绿-派洛宁染色	甲基綠-派洛寧染色，甲基綠二苯氧芑胺染色	methyl green-pyronin staining
甲基伊红	甲基伊紅	methyl eosin
甲基质（=甲母质）	甲基質	nail matrix
甲基紫	甲基紫	methyl violet
甲廓，甲壁	甲廓，甲壁	nail wall, wall of nail
甲母质，甲基质	甲基質	nail matrix
甲区	甲區	nail field
甲醛诱发荧光法	甲醛誘發螢光法	formaldehyde-induced fluorescence method
甲缺如（=无甲畸形）	無甲畸形，無甲異常	anonychia
甲上皮	甲上皮，指甲外皮	eponychium
甲杓肌	甲杓肌	thyroarytenoid, thyroarytenoid muscle
甲体	[指]甲體	nail body, body of nail
甲烯绿（=亚甲绿）	甲烯綠	methylene green
甲烯蔚蓝（=亚甲天蓝）	甲烯蔚藍	methylene azure
甲下皮	甲下皮	hyponychium
甲小皮	甲小皮，甲角皮	nail cuticle
甲咽部	甲咽部	thyropharyngeal part
甲野（=原始甲床）	原始甲床，甲野	primary nail field
甲叶	甲葉	nail leaf
甲隐缘	甲隱緣	hidden margin, occult margin
甲游离缘，甲独立缘	甲游離緣，甲獨立緣	free border of nail
甲周膜	甲周膜	perionyx, perionychium
甲状会厌部	甲狀會厭部	thyroarytenoid part
甲状会厌肌	甲狀會厭肌	thyroepiglottic muscle

大　陆　名	台　湾　名	英　文　名
甲状会厌韧带	甲狀會厭韌帶	thyroepiglottic ligament
甲状颈干	甲狀頸幹	thyrocervical trunk
甲状旁腺	副甲狀腺，甲狀旁腺	parathyroid gland, glandula parathyroidea
甲状旁腺[激]素	副甲狀腺素，甲狀旁腺素	parathyroid hormone, PTH, parathormone
甲状旁腺原基	副甲狀腺原基，甲狀旁腺原基	primordium of parathyroid gland
甲状软骨	甲狀軟骨	thyroid cartilage, thyroglossal cartilage
甲状软骨孔	甲狀軟骨孔	thyroid foramen
甲状软骨上角	甲狀軟骨上角	superior cornu of thyroid cartilage
甲状软骨上结节	甲狀軟骨上結節	superior thyroid tubercle
甲状软骨上切迹	甲狀軟骨上切跡	superior thyroid notch, superior thyroid incisure
甲状软骨下角	甲狀軟骨下角	inferior cornu of thyroid cartilage, inferior horn of thyroid cartilage
甲状软骨下结节	甲狀軟骨下結節	inferior thyroid tubercle
甲状软骨下切迹	甲狀軟骨下切跡	inferior thyroid notch, inferior thyroid incisure
甲状软骨斜线	甲狀軟骨斜線	oblique line of thyroid cartilage
甲状舌骨肌	甲狀舌骨肌	thyrohyoid, thyrohyoid muscle
甲状舌骨肌支	甲狀舌骨肌枝	thyrohyoid branch
甲状舌骨膜	甲狀舌骨膜	thyrohyoid membrane
甲状舌骨外侧韧带	甲狀舌骨外側韌帶	lateral thyrohyoid ligament
甲状舌骨正中韧带	甲狀舌骨正中韌帶	median thyrohyoid ligament
甲状舌管	甲狀舌管	thyroglossal duct
甲状舌管窦	甲狀舌管竇	thyroglossal duct sinus
甲状舌管瘘	甲狀舌[管]瘻管	thyroglossal fistula
甲状舌管囊肿	甲狀舌[管]囊腫	thyroglossal cyst
甲状腺	甲狀腺	thyroid gland
甲状腺奇静脉丛	甲狀腺奇靜脈叢	unpaired thyroid venous plexus
甲状腺激素	甲狀腺激素	thyroid hormone
甲状腺淋巴结	甲狀腺淋巴結	thyroid lymph node
甲状腺滤泡	甲狀腺濾泡	thyroid follicle
[甲状腺]滤泡上皮细胞	濾泡上皮細胞	follicular epithelial cell

大　陆　名	台　湾　名	英　文　名
[甲状腺]滤泡细胞	濾泡細胞	follicular cell
甲状腺憩室	甲狀腺憩室	thyroid diverticulum
甲状腺鞘	甲狀腺鞘	sheath of thyroid gland
甲状腺球蛋白	甲狀腺球蛋白	thyroglobulin
甲状腺上动脉	甲狀腺上動脈	superior thyroid artery
甲状腺上动脉腺后支	甲狀腺上動脈腺後枝	posterior glandular branch of superior thyroid artery
甲状腺上动脉腺前支	甲狀腺上動脈腺前枝	anterior glandular branch of superior thyroid artery
甲状腺上静脉	甲狀腺上靜脈	superior thyroid vein
甲状腺素	甲狀腺素	thyroxine, thyroxin
甲状腺提肌	提甲狀腺肌	levator muscle of thyroid gland, levator glandulae thyroideae
甲状腺峡	甲狀腺峽	isthmus of thyroid gland
甲状腺下动脉	甲狀腺下動脈	inferior thyroid artery
甲状腺下动脉咽支	甲狀腺下動脈咽枝	pharyngeal branch of inferior thyroid artery
甲状腺下静脉	甲狀腺下靜脈	inferior thyroid vein
甲状腺悬韧带	甲狀腺懸韌帶	suspensory ligament of thyroid gland
甲状腺右叶	甲狀腺右葉	right lobe of thyroid gland
甲状腺原基	甲狀腺原基	primordium of thyroid gland
甲状腺中静脉	甲狀腺中靜脈	middle thyroid vein
甲状腺最下动脉	甲狀腺最下動脈	lowest thyroid artery, arteria thyroidea ima
甲状腺左叶	甲狀腺左葉	left lobe of thyroid gland
岬	岬	promontory
岬沟	岬溝	groove of promontory, sulcus of promontory
岬下托	岬下托	subiculum of promontory
假单极神经元	假單極神經元，偽單極神經元，擬單極神經元	pseudounipolar neuron
假单极神经元中枢支	假單極神經元中樞枝	central branch of pseudounipolar neuron
假单极神经元周围支	假單極神經元周圍枝	peripheral branch of pseudounipolar neuron
假复层纤毛柱状上皮	偽複層纖毛柱狀上皮	pseudostratified ciliated columnar epithelium
假复层柱状上皮	偽複層柱狀上皮	pseudostratified columnar epithelium
假隔	假隔	septum spurium

大　陆　名	台　湾　名	英　文　名
假肋	假肋	false rib
假两性畸形，假双性人	偽雙性人，假陰陽症，偽兩性畸形	false hermaphroditism, pseudohermaphroditism
假妊娠，假孕	假孕，假妊娠	pseudopregnancy, spurious pregnancy
假声带	偽聲帶，假聲帶	false vocal cord
假双性人（＝假两性畸形）	偽雙性人，假陰陽症，偽兩性畸形	false hermaphroditism, pseudohermaphroditism
假腺期	假腺期	pseudoglandular period
假孕（＝假妊娠）	假孕，假妊娠	pseudopregnancy, spurious pregnancy
尖	尖	cusp
尖顶	尖瓣頂	apex of cusp
尖段	尖段	apical segment
尖段支气管	尖段支氣管	apical segmental bronchus, BⅠ
尖后段	尖後段	apicoposterior segment
尖后段支气管	尖後段支氣管	apicoposterior segmental bronchus, BⅠ+BⅡ
尖后支	尖後枝	apicoposterior branch
尖淋巴结	尖淋巴結	apical lymph node
尖头并指[畸形]	尖頭併指[畸形],尖頭併指症	acrocephalosyndactyly
尖头并趾[畸形]	尖頭併趾[畸形],尖頭併趾症	acrocephalosyndactyly
尖头畸形	尖頭畸形，尖頭症	acrocephaly
尖牙，犬牙	犬齒	canine tooth
尖牙隆起	犬齒隆起	canine eminence
尖牙窝，犬牙窝	犬齒窩	canine fossa
尖支	尖枝	apical branch
间苯二酚品红，雷锁辛品红	間苯二酚品紅，間苯二酚複紅	resorcin fuchsin
间充质	間[充]質，間葉	mesenchyme
间充质细胞	間[充]質細胞，間葉細胞	mesenchymal cell
间充质组织	間[充]質組織，間葉組織	mesenchymal tissue
间骨板	間[隙]骨板	interstitial lamella, intermediate lamella
间介中胚层	中間中胚層，間介中胚層	intermediate mesoderm
间脑	間腦	diencephalon
间脑静脉	間腦靜脈	vein of diencephalon
间皮	間皮	mesothelium

大　陆　名	台　湾　名	英　文　名
间皮膜	間皮膜，漿膜	mesothelial membrane
间皮细胞	間皮細胞	mesothelial cell
间皮组织	間皮組織	mesothelial tissue
间期	[分裂]間期	interphase
间位核	間質核	interstitial nucleus
间性体	間性體，陰阳人	intersex
间质（=基质）	基質，間質	ground substance, matrix, stroma
间质细胞	間質細胞	interstitial cell
间质细胞刺激素	間質細胞刺激素	interstitial cell-stimulating hormone
间质细胞晶体	間質細胞晶體	crystal of interstitial cell
间质腺	間質腺	interstitial gland
间质性生长	間質性生長	interstitial growth
肩	肩	shoulder
肩带骨（=上肢带骨）	肩帶骨	shoulder girdle
肩峰	肩峰	acromion
肩峰点	肩峰點	acromial point
肩峰端	肩峰端	acromial end
肩峰关节面	肩峰關節面	articular facet of acromion, articular surface of acromion
肩峰角	肩峰角	acromial angle
肩峰皮下囊	肩峰皮下囊	subcutaneous acromial bursa, acromial subcutaneous bursa
肩峰网	肩峰網	acromial rete
肩峰下囊	肩峰下囊	subacromial bursa
肩峰支	肩峰枝	acromial branch
肩关节	肩關節	shoulder joint
肩胛背动脉	肩胛背動脈	dorsal scapular artery, dorsal artery of scapula
肩胛背动脉深支	肩胛背動脈深枝	deep branch of dorsal artery of scapula
肩胛背静脉	肩胛背靜脈	dorsal scapular vein
肩胛背神经	肩胛背神經	dorsal scapular nerve, dorsal nerve of scapula
肩胛冈	肩胛棘，肩胛岡	spine of scapula
肩胛骨	肩胛骨	scapula
肩胛骨关节盂	肩胛骨關節盂	glenoid cavity of scapula

大　陆　名	台　湾　名	英　文　名
肩胛骨喙突	肩胛骨喙突	coracoid process of scapula
肩胛[骨]颈	肩胛[骨]頸	neck of scapula
肩胛骨上角	肩胛骨上角	superior angle of scapula
肩胛骨外侧角	肩胛骨外側角	lateral angle of scapula
肩胛骨下角	肩胛骨下角	inferior angle of scapula
肩胛骨下角点	肩胛骨下角點	angulus inferior scapula point
肩胛切迹	肩胛切跡	scapular notch, scapular incisure
肩胛区	肩胛區	scapular region
肩胛上动脉	肩胛上動脈	suprascapular artery
肩胛上动脉肩峰支	肩胛上動脈肩峰枝	acromial branch of suprascapular artery
肩胛上横韧带	肩胛上橫韌帶	superior transverse scapular ligament, superior transverse ligament of scapula
肩胛上静脉	肩胛上靜脈	suprascapular vein
肩胛上神经	肩胛上神經	suprascapular nerve
肩胛舌骨肌	肩胛舌骨肌	omohyoid, omohyoid muscle
肩胛舌骨肌气管三角	肩胛舌骨肌氣管三角	omotracheal triangle
肩胛舌骨肌上腹	肩胛舌骨肌上腹	superior belly of omohyoid
肩胛舌骨肌锁骨三角	肩胛舌骨肌鎖骨三角	omoclavicular triangle
肩胛舌骨肌下腹	肩胛舌骨肌下腹	inferior belly of omohyoid
肩胛舌骨肌斜方肌三角	肩胛舌骨肌斜方肌三角	trigonum omotrapezoideum
肩胛提肌	提肩胛肌	levator scapulae
肩胛下动脉	肩胛下動脈	subscapular artery
肩胛下横韧带	肩胛下橫韌帶	inferior transverse scapular ligament, inferior transverse ligament of scapula
肩胛下肌	肩胛下肌	subscapularis, subscapular muscle
肩胛下肌腱下囊	肩胛下肌腱下囊	subtendinous bursa of subscapularis, subtendinous bursa of subscapular muscle
肩胛下肌囊	肩胛下肌囊	bursa musculi subscapularis, bursa of subscapular muscle
肩胛下静脉	肩胛下靜脈	subscapular vein
肩胛下淋巴结	肩胛下淋巴結	subscapular lymph node
肩胛下区	肩胛下區	infrascapular region

大　陆　名	台　湾　名	英　文　名
肩胛下神经	肩胛下神經	subscapular nerve
肩胛下窝	肩胛下窩	subscapular fossa
肩胛下支	肩胛下枝	subscapular branch
肩胛线	肩胛線	scapular line
肩锁关节	肩鎖關節	acromioclavicular joint
肩锁关节盘	肩鎖關節盘	acromioclavicular disc
肩锁韧带	肩鎖韌帶	acromioclavicular ligament
检眼镜	檢眼鏡，眼底鏡	ophthalmoscope
减数分裂	減數分裂	meiosis, meiotic division, reductional division
睑板	瞼板	tarsal plate, tarsus palpebrae
睑板肌	瞼板肌	tarsalis, musculus tarsalis
睑板腺	瞼板腺	tarsal gland
睑鼻襞	瞼鼻襞	palpebronasal fold
睑部	瞼部	palpebral part
睑后面	瞼後面	posterior surface of palpebra
睑后缘	瞼後緣	posterior palpebral edge, posterior palpebral border
睑结膜	瞼結膜	palpebral conjunctiva
睑静脉	瞼靜脈	palpebral vein
睑裂，睑缺损	瞼裂，瞼缺損，裂眼瞼	coloboma of eyelid, palpebral coloboma, palpebral fissure
睑内侧动脉	瞼內側動脈	medial palpebral artery
睑内侧连合	瞼內側連合	medial palpebral commissure
睑内侧韧带	瞼內側韌帶	medial palpebral ligament
睑前面	瞼前面	anterior surface of eyelid, anterior surface of palpebra
睑前缘	瞼前緣	anterior palpebral margin, anterior palpebral border, anterior palpebral edge
睑缺损（=睑裂）	瞼裂，瞼缺損，裂眼瞼	coloboma of eyelid, palpebral coloboma, palpebral fissure
睑外侧动脉	瞼外側動脈	lateral palpebral artery
睑外侧缝	瞼外側縫	lateral palpebral raphe
睑外侧连合	瞼外側連合	lateral palpebral commissure
睑外侧韧带	瞼外側韌帶	lateral palpebral ligament
睑缘	瞼緣	lid margin
睑缘腺，蔡斯腺	瞼緣腺，蔡[斯]氏腺	Zeis' gland
睑支	瞼枝	palpebral branch
碱性磷酸酶	鹼性磷酸酶	alkaline phosphatase

大　陆　名	台　湾　名	英　文　名
碱性玫瑰精（＝罗丹明 B）	玫瑰红 B，藍光鹼性蕊香紅	rhodamine B
碱性品红	鹼性品紅，鹼性洋紅，鹼性複紅	basic fuchsin
间接分裂	間接分裂	indirect division
间接骨化	間接骨化	indirect ossification
间隙	間隙	interspace
间隙物质	間隙物質	gap substance
剑突	劍突	xiphoid process
剑胸结合	劍胸軟骨結合	xiphisternal synchondrosis
渐成论（＝后成论）	後成説，漸成説	epigenesis theory, epigenesis, postformation theory
腱	腱	tendon
腱包膜	腱包膜	peritendon, peritendineum
腱弓	腱弓	tendinous arch
腱划	腱劃	tendinous intersection
腱滑膜鞘	腱滑膜鞘	synovial sheath of tendon
腱间结合	腱間結合	intertendinous connection, intertendinous conjunction
腱交叉	腱交叉	tendinous chiasma
腱裂孔	腱裂孔	tendinous hiatus, hiatus tendineus
腱膜	腱膜	aponeurosis
腱膜下间隙	腱膜下間隙	subaponeurotic space
腱黏液鞘	腱黏液鞘	mucous sheath of tendon
腱器	腱器	tendon organ
腱鞘	腱鞘	tendinous sheath, tendon sheath
腱梭	腱梭	tendon spindle
腱索	腱索	tendinous cord, chorda tendinea
腱外膜	腱外膜	epitendineum
腱系膜	腱繫膜	mesotendon, mesotendineum, mesotenon
腱细胞	腱細胞	tenocyte, tendon cell
腱下囊	腱下囊	subtendinous bursa
腱纤维鞘	腱纖維鞘	fibrous sheath of tendon
鉴别染色	鑒別染色	differential staining
[浆]半月	漿液性半月	serous demilune
浆膜	漿膜	serous membrane, serosa, tunica serosa

大　陆　名	台　湾　名	英　文　名
浆膜下丛	漿膜下叢	subserous plexus
浆膜下[肌]层	漿膜下層	subserosa, subserous layer, stratum subserosum
浆膜下组织	漿膜下組織	subserous tissue
浆膜心包	漿膜心包	serous pericardium, pericardium serosum
浆黏液细胞	漿黏液細胞	seromucous cell
浆细胞	漿細胞	plasma cell, plasmacyte, plasmocyte
浆液	漿液	serous fluid
浆液管	漿液管	serous canal
浆液腔	漿液腔	serous cavity
浆液上皮	漿液上皮	serous epithelium
浆液细胞	漿液細胞	serous cell
浆液腺	漿液腺	serous gland, glandula serosa
浆液性渗出物	漿液性滲出物	serous exudate
缰	韁，繫帶	habenula
缰沟	韁溝	habenular groove, habenular sulcus
缰核	韁核	habenular nucleus
缰核脚间束	韁核腳間徑	habenulointerpeduncular tract
缰连合	韁連合	habenular commissure
缰内侧核	韁內側核	medial habenular nucleus, medial nucleus of habenula
缰三角	韁三角	habenular triangle, habenular trigone
缰外侧核	韁外側核	lateral habenular nucleus, lateral nucleus of habenula
桨状手板	槳狀手板	paddle-shaped hand plate
桨状足板	槳狀足板	paddle-shaped foot plate
降鼻中隔肌	降鼻中隔肌	depressor septi nasi
降部	降部	descending part
降钙素	降鈣素	calcitonin
降钙素细胞	降鈣素細胞	calcitonin cell
降结肠	降結腸	descending colon
降结肠系膜	降結腸繫膜	descending mesocolon
降口角肌	降口角肌	depressor anguli oris
降眉肌	降眉肌	depressor supercilii, superciliary depressor muscle

大　陆　名	台　湾　名	英　文　名
降眉间肌	降眉間肌	procerus, procerus muscle, depressor muscle of glabella
降下唇肌	降下唇肌	depressor labii inferioris
降支	降枝	descending branch
降主动脉	降主動脈	descending aorta
交叉	交叉	chiasma
交叉池	交叉池	chiasmatic cistern
交叉肌	交叉肌	cruciate muscle
交叉前沟	交叉前溝	prechiasmatic sulcus, prechiasmatic groove
交叉纤维	交叉纖維	decussating fiber
交叉异位肾	交叉異位腎	crossed ectopic kidney
交错突网状细胞	交錯網狀細胞，交錯網織細胞	interdigitating reticular cell
交错突细胞	交錯嵌合細胞	interdigitating cell
交感部	交感部	sympathetic part, sympathic part
交感成神经细胞	交感成神經細胞，交感神經母細胞	sympathetic neuroblast
交感副神经节	交感副神經節	sympathetic paraganglion
交感干神经节	交感幹神經節	ganglion of sympathetic trunk
交感根	交感根	sympathetic root, sympathic root
交感神经	交感神經	sympathetic nerve
交感[神经]干	交感[神經]幹	sympathetic trunk, sympathic trunk, truncus sympathicus
交感神经节	交感神經節	sympathetic ganglion, sympathic ganglion
交感[神经]肾上腺髓质系统	交感神經腎上腺髓質系統	sympatheticoadrenomedullary system
交感神经系统	交感神經系統	sympathetic nervous system
交感神经纤维	交感神經纖維	sympathetic nerve fiber
交感神经支配	交感神經支配	sympathetic innervation
交感性嗜铬细胞	交感性嗜鉻細胞	sympathochromaffin cell
交感支	交感枝	sympathetic branch, sympathic branch
交互神经支配	交互神經支配	reciprocal innervation
交互突触	交互突觸	reciprocal synapse
交通后部	交通後部	postcommunicating part
交通前部	交通前部	precommunicating part

大 陆 名	台 湾 名	英 文 名
交通支	交通枝	communicating branch
胶态	膠態	colloid
胶体	膠體	colloid
胶体金，纳米金	膠體金，奈米金	colloidal gold
胶样骨髓	膠樣骨髓	gelatinous bone marrow, gelatinous marrow
胶样结缔组织	黏液結締組織，膠質結締組織	gelatinous connective tissue
胶样组织	黏液組織，膠樣組織	gelatinous tissue
胶原	膠原	collagen
胶原纤维	膠原纖維	collagenous fiber
胶原纤维组织	膠原纖維組織，白纖維組織	collagenous tissue
胶原原纤维	膠原原纖維	collagen fibril, collagenous fibril
胶质	膠質	colloid
胶质瘢痕	膠質瘢痕，神經膠質細胞疤痕	glial scar
胶质界膜	膠質界膜	glia limitans
胶质膜	膠質膜	gelatinous membrane
胶质丝	膠質微絲	glia filament
胶质细胞	膠質細胞	glial cell, gliacyte
[胶质细胞]脚板	腳板	foot plate
胶质原纤维	膠質原纖維	glia fibril
胶质[原]纤维酸性蛋白	膠質原纖維酸性蛋白	glial fibrillary acidic protein, GFAP
胶状质	膠狀質	gelatinous substance, substantia gelatinosa
角部	角部	angular part
角蛋白	角蛋白，角質素	keratin
角蛋白酶	角蛋白酶	keratinase
角蛋白丝	角質絲	keratin filament
角巩膜缘	角鞏膜緣，鞏膜角膜接合	corneoscleral limbus, corneoscleral junction, sclerocorneal junction
角化	角[質]化，角質變性	keratinization, cornification
角化不良	角化不良	dyskeratosis
角化不全	不完全角化	parakeratosis
角化层（=角质层）	角質層，角化層	stratum corneum, horny layer
角化复层扁平上皮	角化複層扁平上皮，角化複層鱗狀上皮	keratinized stratified squamous epithelium

大　陆　名	台　湾　名	英　文　名
角化细胞	角化細胞	cornified cell
角环肌	角環肌	ceratocricoid muscle, 　keratocricoid muscle
角环韧带	角環韌帶	ceratocricoid ligament, 　keratocricoid ligament
角回	角回	angular gyrus
角回动脉	角回動脈	artery of angular gyrus
角膜	角膜	cornea
角膜层	角膜層	vitreous layer
角膜顶	角膜頂	vertex of cornea
角膜巩膜缘	角膜鞏膜緣	corneoscleral junction
角膜固有质	角膜固有質	proper substance of cornea
[角膜]后界层	[角膜]後界層	posterior limiting lamina
角膜后面	角膜後面	posterior surface of cornea
角膜基质	角膜基質，角膜固有層	corneal stroma
角膜内皮	角膜內皮	corneal endothelium
[角膜]前界层	[角膜]前界層	anterior limiting lamina
角膜前面	角膜前面	anterior surface of cornea
角膜上皮	角膜上皮	corneal epithelium
角膜细胞	角膜細胞	keratocyte
角膜缘	角膜緣	corneal limbus, limbus 　cornea, limbus
角母蛋白	角母蛋白，角母素	eleidin
角切迹	角切跡	angular notch, angular 　incisure
角质板	角質板	horny lamina
角质层，角化层	角質層，角化層	stratum corneum, horny layer
角质细胞	角[質]細胞	horny cell
角质形成	角質形成	keratogenesis
角质形成细胞	角質細胞	keratinocyte
角质牙	角質牙	horny tooth
矫正型大动脉转位	大動脈矯正轉位	corrected transposition of 　great artery
脚	足，腳	pes
脚膈肌	腳膈肌	crural diaphragm
脚间池	腳間池	interpeduncular cistern
脚间穿质	腳間穿質	interpeduncular perforated 　substance
脚间核	腳間核	interpeduncular nucleus

大　陆　名	台　湾　名	英　文　名
脚间窝	腳間窩	interpeduncular fossa
脚间纤维	腳間纖維	intercrural fiber
脚内核	腳內核	entopeduncular nucleus
脚桥被盖网状核	橋腦腳被蓋網狀核	pedunculopontine reticular tegmental nucleus
接触面	接觸面	contact surface
接触脑脊液神经元，触液神经元	接觸腦脊[髓]液神經元	cerebrospinal fluid-contacting neuron, CSF-contacting neuron
接触性诱导	接觸性誘導	contact induction
接触抑制	接觸抑制	contact inhibition
接触引导	接觸導引	contact guidance
接头褶	接合褶，接合皺襞	junctional fold
接头足	接合足	junctional foot
节	節	segment
节段互换	節段互換	segmental interchange
节后神经元	節後神經元	postganglionic neuron
节后纤维	節後纖維	postganglionic fiber
节间动脉	節間動脈	intersegmental artery
节间支	節間枝	interganglial branch, interganglionic branch
节律	節律	rhythm
节前神经元	節前神經元	preganglionic neuron
节前纤维	節前纖維	preganglionic fiber
节神经元	節神經元	ganglion neuron
节细胞层	節細胞層	ganglion cell layer, ganglionic layer
节制索	節制帶	moderator band
节柱	節柱	segmented column
杰罗塔筋膜	杰羅塔氏筋膜	Gerota's fascia
结肠	結腸	colon
结肠半月襞	結腸半月襞	semilunar fold of colon
结肠带	結腸帶	colic band, tenia coli
结肠袋	結腸袋	haustrum of colon
结肠面	結腸面	colic surface
结肠旁沟	結腸旁溝	paracolic groove, paracolic sulcus
结肠旁淋巴结	結腸旁淋巴結	paracolic lymph node
结肠上区	結腸上區	supracolic compartment

大　陆　名	台　湾　名	英　文　名
结肠系膜	結腸繫膜	mesocolon
结肠系膜带	結腸繫膜帶	mesocolic band, tenia mesocolica
结肠系膜淋巴结	結腸繫膜淋巴結	mesocolic lymph node
结肠下区	結腸下區	infracolic compartment
结肠压迹	結腸壓跡	colic impression
结肠隐窝	結膜隱窩	conjunctival crypt
结肠右曲	結腸右曲，右結腸曲	right colic flexure, right flexure of colon
结肠缘动脉	結腸邊緣動脈	colic marginal artery
结肠支	結腸枝	colic branch
结肠中动脉（=中结肠动脉）	中結腸動脈	middle colic artery
结肠左曲	結腸左曲，左結腸曲	left colic flexure, left flexure of colon
结缔组织	結締組織	connective tissue, connectivum
结缔组织鞘	結締組織鞘	connective tissue sheath
结缔组织束	結締組織束	fasciculus of connective tissue
结缔组织细胞	結締組織細胞	connective tissue cell
结缔组织纤维	結締組織纖維	connective tissue fiber
结缔组织性毛囊（=真皮毛囊）	真皮毛囊，結締組織性毛囊	dermic hair follicle
结构间隙	結構間隙	interstructural space
结合臂	結合臂	brachium conjunctivum
结合膜（=融合膜）	結合膜，融合膜	nexus
结合珠蛋白（=触珠蛋白）	結合珠蛋白，觸珠蛋白	haptoglobin
结间束	結間徑，結間束	internodal tract
结间体	結間節	internode, internodal segment
结节	結節	tubercle, tuberculum
结节部	結節部	tubercular part, pars tuberalis
结节核	結節核	tuberal nucleus
结节间沟	結節間溝	intertubercular sulcus, intertubercular groove
结节间腱鞘	結節間腱鞘	intertubercular tendinous sheath, intertubercular tendon sheath
结节间平面	結節間平面	intertubercular plane
结节漏斗束	結節漏斗束	tuberoinfundibular tract
结节区	結節區	tuberal region
结节纵静脉	結節縱靜脈	longitudinal tuberal vein

大　陆　名	台　湾　名	英　文　名
结晶紫	結晶紫	crystal violet
结膜	結膜	conjunctiva
结膜半月[皱]襞	結膜半月[皺]襞	conjunctival semilunar fold, plica semilunaris of conjunctiva
结膜后动脉	結膜後動脈	posterior conjunctival artery
结膜后内侧动脉	結膜後內側動脈	medial posterior conjunctival artery
结膜后外侧动脉	結膜後外側動脈	lateral posterior conjunctival artery
结膜环	結膜環	conjunctival ring, conjunctive ring
结膜静脉	結膜靜脈	conjunctival vein
结膜囊	結膜囊	conjunctival sac
结膜前动脉	結膜前動脈	anterior conjunctival artery
结膜上皮	結膜上皮	conjunctival epithelium
结膜上穹	結膜上穹窿	superior conjunctival fornix
结膜下穹	結膜下穹窿	inferior conjunctival fornix
结膜腺	結膜腺	conjunctival gland
结旁区	結旁區	paranodal region
结细胞	結細胞	nodal cell
结状神经节	結狀神經節	nodose ganglion, nodosal ganglion
睫后长动脉	睫後長動脈	long posterior ciliary artery
睫后短动脉	睫後短動脈	short posterior ciliary artery
睫毛	睫毛	eyelash, cilium
睫毛腺	睫毛腺	ciliary gland
睫前动脉	睫前動脈	anterior ciliary artery
睫前静脉	睫前靜脈	anterior ciliary vein
睫状襞	睫狀襞	ciliary fold
睫状长神经	睫狀長神經	long ciliary nerve
睫状短神经	睫狀短神經	short ciliary nerve
睫状冠	睫狀冠	ciliary crown, corona ciliaris
睫状环	睫狀環	ciliary ring, orbiculus ciliaris
睫状肌	睫狀肌	ciliary muscle, musculus ciliaris
睫状肌辐射状纤维	睫狀肌輻射狀纖維	radiate fiber of ciliary muscle
睫状肌环行纤维，睫状肌环形纤维	睫狀肌環行纖維	circular fiber of ciliary muscle
睫状肌环形纤维（=睫状肌环	睫狀肌環行纖維	circular fiber of ciliary muscle

大　陆　名	台　湾　名	英　文　名
行纤维）		
睫状肌经线纤维	睫狀肌經線纖維	meridional fiber of ciliary muscle
睫状肌纵行纤维	睫狀肌縱行纖維	longitudinal fiber of ciliary muscle
睫状静脉	睫狀靜脈	ciliary vein
睫状神经节	睫狀神經節	ciliary ganglion
睫状神经节鼻睫根	睫狀神經節鼻睫根	nasociliary root of ciliary ganglion
睫状神经节副交感根	睫狀神經節副交感[神經]根	parasympathetic root of ciliary ganglion
睫状神经节感觉根	睫狀神經節感覺根	sensory root of ciliary ganglion
睫状神经节交感根	睫狀神經節交感[神經]根	sympathetic root of ciliary ganglion
睫状神经节交通支	睫狀神經節交通枝	communicating branch with ciliary ganglion
睫状体	睫狀體	ciliary body, corpus ciliare
睫状体基底层	睫狀體基底層	basal lamina of ciliary body
睫状[体]上皮	睫狀體上皮	iliary epithelium
睫状突	睫狀突	ciliary process
睫状小带	睫狀小帶	ciliary zonule, zonula ciliaris
睫状缘	睫狀緣	ciliary margin, margo cillaris
解剖颈	解剖頸	anatomical neck
解剖显微镜（=立体显微镜）	立體顯微鏡，解剖顯微鏡	stereomicroscope, stereoscopic microscope
解剖学	解剖學	anatomy
解剖学术语	解剖學術語	anatomical term
解剖学姿势	解剖學姿勢	anatomical position
解剖针	解剖針	dissecting needle
界板	界板	limiting plate
界沟	界溝	terminal sulcus, limiting sulcus, sulcus terminalis
界嵴	界嵴，終嵴	terminal crest, crista terminalis
界膜	界膜	limiting membrane
界线	界線	terminal line
金染色法	金染色法	gold staining
筋膜	筋膜	fascia
筋膜间隙	筋膜間隙	interfascial space
筋膜下囊	筋膜下囊	subfascial bursa

大　陆　名	台　湾　名	英　文　名
紧密连接	緊密連接，緊密接合	tight junction
紧张部	緊張部	tense part
进化论，演化论	進化論，演化論	evolutionism
进化胚胎学	進化胚胎學	evolutionary embryology
近侧	近側	proximal
近端[的]	近端[的]	proximal
近端小管	近端小管	proximal tubule
近端小管直部	近端小管直部	straight portion of proximal tubule
近节指骨	近節指骨	proximal phalanx of finger
近节趾骨	近節趾骨	proximal phalanx of toe
近腔室	近腔室	abluminal compartment
近曲小管	近曲小管	proximal convoluted tubule
近视	近視	hypometropia
近视眼	近視眼	myopia
近髓肾单位（=髓旁肾单位）	近髓腎單位，近髓腎元	juxtamedullary nephron
近髓肾小体（=髓旁肾小体）	近髓腎小體	juxtamedullary renal corpuscle
近直小管	近直小管	proximal straight tubule
近中面	近中面	mesial surface
浸金法	鍍金法	gold impregnation method
茎乳动脉，茎突乳突动脉	莖乳動脈	stylomastoid artery
茎乳静脉	莖乳靜脈	stylomastoid vein
茎乳孔	莖乳孔	stylomastoid foramen
茎突	莖突	styloid process
茎突点	莖突點	stylion
茎突鞘	莖突鞘	sheath of styloid process
茎突乳突动脉（=茎乳动脉）	莖乳動脈	stylomastoid artery
茎突舌骨肌	莖突舌骨肌	stylohyoid, stylohyoid muscle
茎突舌骨肌支	莖突舌骨肌枝	stylohyoid branch
茎突舌骨韧带	莖突舌骨韌帶	stylohyoid ligament
茎突舌肌	莖突舌肌	styloglossus, styloglossal muscle
茎突凸	莖突凸	styloid prominence
茎突下颌韧带	莖突下頜韌帶	stylomandibular ligament
茎突咽肌	莖突咽肌	stylopharyngeus, stylopharyngeal muscle
茎突咽肌支	莖突咽肌枝	stylopharyngeal branch, branch of stylopharyngeal

大　陆　名	台　湾　名	英　文　名
		muscle
经裂纵裂	經裂縱裂	meridional division
经前期	經前期	premenstrual phase, premenstrual stage
经线纤维	經線纖維	meridional fiber
晶状体	晶狀體	lens, crystalline lens
晶状体凹	晶狀體凹	lens pit
晶状体板	晶狀體基板	lens placode
晶状体赤道	晶狀體赤道	equator of lens, equator lentis
晶状体核	晶狀體核	lens nucleus, nucleus lentis
晶状体后极	晶狀體後極	posterior pole of lens
晶状体后面	晶狀體後面	posterior surface of lens
晶状体囊	晶狀體囊，晶狀體被膜	lens capsule, capsule of lens
晶状体泡	晶狀體泡	lens vesicle
晶状体皮质	晶狀體皮質	cortex of lens, cortex lentis
晶状体前极	晶狀體前極	anterior pole of lens, polus anterior lentis
晶状体前面	晶狀體前面	anterior surface of lens
晶状体上皮	晶狀體上皮	lens epithelium, epithelium of lens
晶状体纤维	晶狀體纖維	lens fiber, fiber of lens
晶状体质	晶狀體質	substance of lens
晶状体轴	晶狀體軸	axis of lens
精巢囊	精巢囊	testis sac
精阜	精阜	seminal colliculus, seminal hillock
精母细胞	精母細胞	spermatocyte
精母细胞发生	精母細胞生成	spermatocytogenesis
精囊	精囊	seminal vesicle
精囊管	精囊管	duct of seminal vesicle
精囊腺	精囊腺	seminal gland
精囊腺排泄管	精囊腺排泄管	excretory duct of seminal gland
精曲小管（=生精小管）	生精小管，細精管，曲精小管	seminiferous tubule, contorted seminiferous tubule, convoluted seminiferous tubule
精索	精索	spermatic cord, funiculus spermaticus
精索被膜	精索被膜	tunica of spermatic cord

大　陆　名	台　湾　名	英　文　名
精索丛	精索叢	spermatic plexus
精索内筋膜	精索内筋膜	internal spermatic fascia
精索外筋膜	精索外筋膜	external spermatic fascia
精系	精系	seminal line
精小管	精小管	seminal tubule
精液	精液	semen, seminal fluid, sperma
精液过少	精液過少	spermacrasia
精液凝固酶	精液凝固酶，前列腺酵素	vesiculase
精原干细胞	精原幹細胞	spermatogonial stem cell, primitive spermatogonium
精原核	精原核	sperm pronucleus
精原细胞	精原細胞	spermatogonium
精直小管（＝直精小管）	直精小管，直細精管，精直小管	straight seminiferous tubule, straight tubule, tubulus rectus
精子	精子，精蟲	sperm, spermatozoon
精子包被抗原	精子包被抗原	sperm coating antigen
精子穿卵试验	精子穿卵試驗	egg penetration test
精子穿入道	精子穿入路徑	sperm penetration path
精子发生	精子發生	spermatogenesis, spermatogeny
精子获能	精子獲能作用	sperm capacitation
精子库	精子庫	sperm bank
精子凝集素	精子凝集素	sperm agglutinin
精子释放	排精	spermiation
[精子]头帽	[精子]頭帽	head cap
精子尾[部]	精子尾部	sperm tail
[精子尾]末段	終段	end piece
[精子尾]中段	中間段	middle piece, midpiece
[精子尾]主段	主段，主節	principal piece, chief piece, main piece
精子细胞	精細胞	spermatid
[精子]小头	小頭	capitulum
精子形成	精子形成，精細胞分化	spermiogenesis
精子组织发生	精子組織發生	spermatohistogenesis
颈	頸	neck
颈半棘肌	頸半棘肌	semispinalis cervicis, semispinal muscle of neck
颈部	頸部	cervical part

大 陆 名	台 湾 名	英 文 名
颈长肌	頸長肌	long muscle of neck, longus colli
颈丛	頸叢	cervical plexus
颈点	頸點	cervicale
颈动脉壁	頸動脈壁	carotid wall
颈动脉权	頸動脈分叉	carotid bifurcation
颈动脉窦	頸動脈竇	carotid sinus
颈动脉窦支	頸動脈竇枝	branch of carotid sinus
颈动脉副神经节	頸動脈副神經節	paraganglion caroticum
颈动脉沟	頸動脈溝	carotid sulcus, carotid groove
颈动脉管	頸動脈管	carotid canal
颈动脉管内口	頸動脈管内口	internal opening of carotid canal
颈动脉管外口	頸動脈管外口	external opening of carotid canal
颈动脉结节	頸動脈結節	carotid tubercle
颈动脉鞘	頸動脈鞘	carotid sheath
颈动脉三角	頸動脈三角	carotid triangle
颈动脉神经节	頸動脈神經節	carotid ganglion
颈动脉体	頸動脈體	carotid body
颈动脉小球	頸動脈小球	carotid glomus
颈窦	頸竇	cervical sinus
颈干	頸幹	jugular trunk
颈鼓动脉	頸鼓動脈	caroticotympanic artery
颈鼓神经	頸鼓神經	caroticotympanic nerve
颈鼓小管	頸鼓小管	caroticotympanic canaliculus
颈横动脉	頸橫動脈	transverse cervical artery
颈横动脉降支	頸橫動脈降枝	descending branch of transverse cervical artery
颈横动脉浅支	頸橫動脈淺枝	superficial branch of transverse cervical artery
颈横动脉深支	頸橫動脈深枝	deep branch of transverse cervical artery
颈横动脉升支	頸橫動脈升枝	ascending branch of transverse cervical artery
颈横静脉	頸橫靜脈	transverse cervical vein, transverse vein of neck
颈横神经	頸橫神經	transverse cervical nerve, transverse nerve of neck
颈横神经上支	頸橫神經上枝	superior branch of transverse cervical nerve, superior

大　陆　名	台　湾　名	英　文　名
		branch of transverse nerve of neck
颈横神经下支	頸橫神經下枝	inferior branch of transverse cervical nerve, inferior branch of transverse nerve of neck
颈横突间后肌	頸橫突間後肌	intertransversarius posterior cervicis, posterior intertransverse muscle of neck
颈横突间后肌内侧部	頸橫突間後肌內側部	medial part of intertransversarius posterior cervicis
颈横突间后肌外侧部	頸橫突間後肌外側部	lateral part of intertransversarius posterior cervicis
颈横突间后内侧肌	頸橫突間後肌內側肌	medial posterior cervical intertransversarius
颈横突间前肌	頸橫突間前肌	intertransversarius anterior cervicis, anterior intertransverse muscle of neck
颈后区	頸後區	posterior region of neck
颈后三角	頸後三角	posterior triangle of neck, lateral posterior triangle of neck
颈回旋肌	頸轉肌	rotatoris muscle of neck, rotatoris cervicis
颈肌	頸肌	muscle of neck
颈棘肌	頸棘肌	spinal muscle of neck, spinalis cervicis
颈棘间肌	頸棘間肌	interspinalis muscle of neck, interspinalis cervicis
颈夹肌	頸夾肌	splenius muscle of neck, splenius cervicis
颈筋膜	頸筋膜	cervical fascia
颈筋膜气管前层	頸筋膜氣管前層	pretracheal layer of cervical fascia, pretracheal fascia
颈筋膜浅层	頸筋膜淺層	superficial layer of cervical fascia
颈筋膜椎前层	頸筋膜椎前層	prevertebral layer of cervical fascia
颈静脉壁	頸靜脈壁	jugular wall
颈静脉弓	頸靜脈弓	jugular venous arch
颈静脉结节	頸靜脈結節	jugular tubercle

大　陆　名	台　湾　名	英　文　名
颈静脉孔	頸靜脈孔	jugular foramen
颈静脉孔内突	頸靜脈孔內突	intrajugular process
颈静脉切迹	頸靜脈切跡	jugular notch
颈静脉上球	頸靜脈上球	superior bulb of jugular vein, superior bulb of internal jugular vein
颈静脉神经	頸靜脈神經	jugular nerve
颈静脉神经节	頸靜脈神經節	jugular ganglion
颈静脉体	頸靜脈體	jugular body
颈静脉突	頸靜脈突	jugular process
颈静脉窝	頸靜脈窩	jugular fossa
颈静脉下球	頸靜脈下球	inferior bulb of jugular vein, inferior bulb of internal jugular vein
颈阔肌	頸闊肌	platysma
颈肋	頸肋	cervical rib
颈淋巴干	頸淋巴幹	jugular lymphatic trunk
颈淋巴囊	頸淋巴囊	jugular lymph sac
颈囊肿	頸囊腫	cervical cyst
颈内动脉	頸內動脈	internal carotid artery
颈内动脉丛	頸內動脈叢	internal carotid plexus
颈内动脉大脑部	頸內動脈大腦部	cerebral part of internal carotid artery
颈内动脉海绵窦部	頸內動脈海綿寶部	cavernous part of internal carotid artery
颈内动脉颈部	頸內動脈頸部	cervical part of internal carotid artery
颈内动脉静脉丛	頸內動脈靜脈叢	internal carotid venous plexus, venous plexus of internal carotid
颈内动脉脑膜支	頸內動脈腦膜枝	meningeal branch of internal carotid artery
颈内动脉神经	頸內動脈神經	internal carotid nerve
颈内动脉斜坡支	頸內動脈斜坡枝	clival branch of internal carotid artery
颈内动脉岩部	頸內動脈岩部	petrous part of internal carotid artery
颈内静脉	頸內靜脈	internal jugular vein
颈内静脉二腹肌淋巴结	頸靜脈二腹肌淋巴結	jugulodigastric lymph node
颈内静脉肩胛舌骨肌淋巴结	頸靜脈肩胛舌骨肌淋巴結	juguloomohyoid lymph node
颈内静脉前淋巴结	頸內靜脈前淋巴結	anterior jugular lymph node

大　陆　名	台　湾　名	英　文　名
颈内静脉神经	頸內靜脈神經	internal jugular nerve
颈黏液细胞	頸黏液細胞	neck mucous cell, mucous neck cell
颈袢	頸襻	cervical ansa, cervical loop, ansa cervicalis
颈袢后根（=颈袢下根）	頸襻下根	inferior root of cervical ansa, inferior root of ansa cervicalis
颈袢前根（=颈袢上根）	頸襻上根	superior root of cervical ansa
颈袢上根，颈袢前根	頸襻上根	superior root of cervical ansa
颈袢下根，颈袢后根	頸襻下根	inferior root of cervical ansa, inferior root of ansa cervicalis
颈膨大	頸膨大	cervical enlargement, cervical intumescence
颈皮神经	頸部皮神經	cutaneous nerve of neck
颈髂肋肌	頸髂肋肌	iliocostalis cervicis, iliocostal muscle of neck
颈前静脉	頸前靜脈	anterior jugular vein
颈前淋巴结	頸前淋巴結	anterior cervical lymph node
颈前浅淋巴结	頸前淺淋巴結	superficial anterior cervical lymph node
颈前区	頸前區	anterior region of neck
颈前三角	頸前三角	anterior cervical triangle, anterior triangle of neck
颈前深淋巴结	頸前深淋巴結	deep anterior cervical lymph node
颈浅动脉浅支	頸淺動脈淺枝	superficial branch of superficial cervical artery
颈区	頸部分區	cervical region, region of neck
颈曲	頸曲	cervical flexure
颈上神经节	頸上神經節	superior cervical ganglion
颈上心神经	頸上心神經	superior cervical cardiac nerve
颈上心支	頸上心枝	superior cervical cardiac branch
颈深动脉	頸深動脈	deep cervical artery
颈深静脉	頸深靜脈	deep cervical vein
颈神经	頸神經	cervical nerve
颈神经后支	頸神經後枝	posterior branch of cervical nerve
颈神经后支内侧支	頸神經後枝內側枝	medial branch of posterior

大　陆　名	台　湾　名	英　文　名
		branch of cervical nerve
颈神经后支外侧支	頸神經後枝外側枝	lateral branch of posterior branch of cervical nerve, lateral branch of posterior ramus of cervical nerve
颈神经前支	頸神經前枝	anterior branch of cervical nerve
颈升动脉	頸升動脈	ascending cervical artery
颈外侧部	頸外側部	lateral part of neck
颈外侧核	頸外側核	lateral cervical nucleus
颈外侧淋巴结	頸[靜脈]外側淋巴結	lateral cervical lymph node, lateral jugular lymph node
颈外侧囊肿	頸外側囊腫	lateral cervical cyst
颈外侧浅淋巴结	頸外側淺淋巴結	superficial lateral cervical lymph node
颈外侧区	頸外側區	lateral region of neck
颈外侧上深淋巴结	頸外側上深淋巴結	superior deep lateral cervical lymph node
颈外侧深淋巴结	頸外側深淋巴結	deep lateral cervical lymph node
颈外侧下深淋巴结	頸外側下深淋巴結	inferior deep lateral cervical lymph node
颈外动脉	頸外動脈	external carotid artery
颈外动脉丛	頸外動脈叢	external carotid plexus
颈外动脉神经	頸外動脈神經	external carotid nerve
颈外动脉神经丛	頸外動脈神經叢	external carotid nerve plexus
颈外静脉	頸外靜脈	external jugular vein
颈窝点	頸窩點	fossa jugularis point
颈下神经节	頸下神經節	inferior cervical ganglion
颈下心神经	頸下心神經	inferior cervical cardiac nerve
颈下心支	頸下心枝	inferior cervical cardiac branch
颈胸神经节	頸胸神經節	cervicothoracic ganglion
颈褶	頸褶	cervical fold
颈支	頸枝	cervical branch
颈中神经节	頸中神經節	middle cervical ganglion
颈中心神经	頸中心神經	middle cervical cardiac nerve
颈椎	頸椎	cervical vertebra
颈椎体钩	頸椎體鈎	uncus of cervical vertebral body
颈总动脉	頸總動脈	common carotid artery

大　陆　名	台　湾　名	英　文　名
颈总动脉丛	頸總動脈叢	common carotid plexus
颈最长肌	頸最長肌	longest muscle of neck, longissimus cervicis
胫侧	脛側	tibial
胫侧副韧带	脛側副靭帶	tibial collateral ligament
胫侧跖骨点	脛側蹠骨點	metatarsale tibiale
胫腓关节	脛腓關節	tibiofibular articulation, tibiofibular joint
胫腓横韧带	脛腓橫靭帶	transverse tibiofibular ligament
胫腓后韧带	脛腓後靭帶	posterior tibiofibular ligament
胫腓前韧带	脛腓前靭帶	anterior tibiofibular ligament
胫腓[韧带]连结	脛腓靭帶聯合	tibiofibular syndesmosis
胫跟部	脛跟部	tibiocalcaneal part
胫骨	脛骨	tibia
胫骨粗隆	脛骨粗隆	tibial tuberosity, tuberosity of tibia
胫骨粗隆皮下囊	脛骨粗隆皮下囊	subcutaneous bursa of tibial tuberosity, subcutaneous bursa of tuberosity of tibia
胫骨骨间缘	脛骨骨間緣	interosseous border of tibia
胫骨后肌	脛骨後肌	tibialis posterior, posterior tibial muscle
胫骨后肌腱鞘	脛骨後肌腱鞘	tendinous sheath of tibialis posterior, tendinous sheath of posterior tibial muscle
胫骨后面	脛骨後面	posterior surface of tibia
胫骨内侧髁	脛骨內側髁	medial condyle of tibia
胫骨内侧面	脛骨內側面	medial surface of tibia
胫骨内侧缘	脛骨內側緣	medial border of tibia
胫骨前肌	脛骨前肌	tibialis anterior, anterior tibial muscle
胫骨前肌腱鞘	脛骨前肌腱鞘	tendinous sheath of tibialis anterior, tendinous sheath of anterior tibial muscle
胫骨前缘	脛骨前緣	anterior border of tibia
胫骨上点	脛骨上點	tibiale
胫骨上关节面	脛骨上關節面	superior articular surface of tibia, superior articular facet of tibia
胫骨体	脛骨幹	shaft of tibia
胫骨外侧髁	脛骨外[側]髁	lateral condyle of tibia

大　陆　名	台　湾　名	英　文　名
胫骨外侧面	脛骨外側面	lateral surface of tibia
胫骨下关节面	脛骨下關節面	inferior articular surface of tibia
胫骨滋养动脉	脛骨滋養動脈，脛骨營養動脈	tibial nutrient artery, nutrient artery of tibia
胫后动脉	脛後動脈	posterior tibial artery
胫后返动脉	脛後返動脈	posterior tibial recurrent artery, posterior recurrent tibial artery
胫后静脉	脛後靜脈	posterior tibial vein
胫后淋巴结	脛後淋巴結	posterior tibial lymph node
胫距后部	脛距後部	posterior tibiotalar part
胫距前部	脛距前部	anterior tibiotalar part
胫前动脉	脛前動脈	anterior tibial artery
胫前返动脉	脛[骨]前返動脈	anterior tibial recurrent artery, anterior recurrent tibial artery
胫前肌腱下囊	脛前肌腱下囊	subtendinous bursa of anterior tibial muscle, subtendinous bursa of tibialis anterior
胫前静脉	脛前靜脈	anterior tibial vein
胫前淋巴结	脛前淋巴結	anterior tibial lymph node
胫神经	脛神經	tibial nerve
胫神经肌支	脛神經肌枝	muscular branch of tibial nerve
胫舟部	脛舟部	tibionavicular part
静脉	靜脈	vein
静脉瓣	靜脈瓣	venous valve, valvula venosa
静脉丛	靜脈叢	venous plexus
静脉导管	靜脈導管	venous duct, ductus venosus, ductus arantii
静脉窦	靜脈竇	venous sinus, sinus venosus
静脉沟	靜脈溝	venous groove, groove for vein
静脉间结节	靜脈間結節	intervenous tubercle
静脉前淋巴结	靜脈前淋巴結	prevenal lymph node
静脉韧带	靜脈韌帶	ligamentum venosum
静脉韧带裂	靜脈韌帶裂	fissure for ligamentum venosum
静脉网	靜脈網	venous rete, retia venosum
静位觉（=平衡觉）	平衡覺	equilibratory sensation, static sensation

大　陆　名	台　湾　名	英　文　名
静息细胞	静止細胞，休眠細胞，休止細胞	resting cell
静纤毛	静纖毛	stereocilium
静止核	静止核，休止核	resting nucleus, metabolic nucleus
静止卵巢	静止卵巢，休止卵巢	quiescent ovary
静止期	静止期，休止期	resting stage, quiescence, quiescent stage
静止期乳腺	静止期乳腺，休止期乳腺	resting mammary gland
静止染色体	静止染色體，休止染色體	resting chromosome
旧皮质	舊皮質，原腦皮質	paleocortex, paleopallium, palaeopallium
旧纹状体	原紋狀體	paleostriatum
旧小脑	舊小腦	paleocerebellum
臼齿（=磨牙）	臼齒	molar, molar tooth
居维叶管	居維爾氏管	Cuvier's duct
局部活体染色	局部活體染色	localized vital staining
局部解剖学	局部解剖學	topographic anatomy, regional anatomy
局部淋巴结	局部淋巴結	regional lymph node
[局部]缺血	[局部]缺血	ischemia
局部缺血期	局部缺血期	ischemic phase
局浆分泌	局部分泌	merocrine
局浆分泌腺	局部分泌腺	merocrine gland
局浆分泌型	局部分泌型	merocrine type
局泌汗腺	局部分泌型汗腺，局泌汗腺	merocrine sweat gland
橘黄 G，橙黄 G	橙黄 G，毛橙黄	orange G
咀嚼肌	咀嚼肌	masticatory muscle, muscle of mastication
咀嚼肌浅部（=咬肌浅部）	咬肌淺部	superficial part of masseter
巨臂畸形，长臂畸形	巨臂畸形，長臂畸形	macrobrachia
巨单核细胞	巨單核血球	macromonocyte
巨核	大核	macronucleus
巨核细胞	巨核細胞	megakaryocyte
巨核细胞集落生成单位	巨核細胞群體生成單位	colony-forming unit-megakaryocyte, CFU-Meg
巨核细胞系祖细胞	巨核細胞前驅細胞	megakaryocyte progenitor cell
巨红细胞	巨紅血球	megalocyte, macrocyte
巨睑畸形	巨瞼畸形	macroblepharia
巨口[畸形]	巨口畸形	macrostomia

大　陆　名	台　湾　名	英　文　名
巨淋巴细胞	巨淋巴細胞，巨淋巴球	macrolymphocyte
巨脑畸形	巨腦畸形	macrencephalia, macrencephaly
巨人症	巨人症	giantism
巨乳房	巨乳症	macromastia
巨舌[畸形]	巨舌畸形	macroglossia
巨生殖器，生殖器巨大畸形	巨生殖器，生殖器巨大畸形	macrogenitosomia
巨噬细胞	巨噬細胞	macrophage
巨头畸形	巨頭畸形	macrocephalia, macrocephaly
巨细胞	巨細胞	giant cell
巨细胞网状核	巨細胞網狀核	gigantocellular reticular nucleus
巨牙[症]	巨牙症	macrodontia
巨阴蒂	巨陰蒂	macroclitoris
巨阴茎	巨陰莖畸形	macrophallus
距腓后韧带	距腓後韌帶	posterior talofibular ligament
距腓前韧带	距腓前韌帶	anterior talofibular ligament
距跟骨间韧带	距跟骨間韌帶	interosseous talocalcaneal ligament
距跟关节	距跟關節	talocalcaneal joint
距跟后韧带	距跟後韌帶	posterior talocalcaneal ligament
距跟内侧韧带	距跟內側韌帶	medial talocalcaneal ligament
距跟前韧带	距跟前韌帶	anterior talocalcaneal ligament
距跟外侧韧带	距跟外側韌帶	lateral talocalcaneal ligament
距跟舟关节	距跟舟關節	talocalcaneonavicular joint
距骨	距骨	talus
距骨沟	距骨溝	sulcus of talus, groove of talus
距骨后突	距骨後突	posterior process of talus
距骨后突内侧结节	距骨後突內側結節	medial tubercle of posterior process of talus
距骨滑车	距骨滑車	trochlea of talus
距骨颈	距骨頸	neck of talus
距骨内踝面	距骨內踝面	medial malleolar facet of talus
距骨前关节面	距骨前關節面	anterior articular surface of talus
距骨上面	距骨上面	superior surface of talus
距骨体	距骨體	body of talus
距骨头	距骨頭	head of talus

大　陆　名	台　湾　名	英　文　名
距骨外侧结节	距骨外側結節	lateral tubercle of talus
距骨外侧突	距骨外側突	lateral process of talus
距骨外踝面	距骨外[側]踝面	lateral malleolar facet of talus
距骨舟关节面	距骨舟關節面	navicular articular surface of talus
距上骨	距上骨	supratalus bone
距下关节	距下關節	subtalar joint
距小腿关节	距小腿關節	talocrural joint
距小腿后区	距小腿後區	posterior talocrural region
距小腿前区	距小腿前區	anterior talocrural region
距舟韧带	距舟韌帶	talonavicular ligament
距状沟	距狀溝	calcarine sulcus, calcarine groove
距状沟支	距狀溝枝	calcarine branch
距状后静脉	距狀後靜脈	posterior calcarine vein
距状前静脉	距狀前靜脈	anterior calcarine vein
锯齿缘，锯状缘	鋸齒緣，鋸狀緣	ora serrata
锯状缝	鋸狀縫	serrate suture
锯状缘（=锯齿缘）	鋸齒緣，鋸狀緣	ora serrata
聚合酶	聚合酶	polymerase
决定	決定[作用]	determination
决定因子	決定因子，決定因素	determinative factor
绝经后子宫	停經後子宫	postmenopausal uterus
均等卵裂	均等卵裂	equal cleavage
均黄卵	均黄卵	homolecithal egg, isolecithal egg
菌状乳头	蕈狀乳頭，菌狀乳頭	fungiform papilla

K

大　陆　名	台　湾　名	英　文　名
卡哈尔间质细胞	卡加爾氏間質細胞	interstitial Cajal's cell
卡哈尔细胞	卡加爾氏細胞	Cajal's cell
卡红（=洋红）	洋紅，胭脂紅，卡紅	carmine
卡内基分期	卡內基氏分期	Carnegie's stages
卡普德庞综合征	卡普德龐氏症候群	Capdepont's syndrome
开大肌	擴大肌	dilator, dilatator
抗激素	抗激素	antihormone
抗精子凝集素	抗精子凝集素	antispermagglutinin

大　陆　名	台　湾　名	英　文　名
抗凝剂	抗凝劑	anticoagulant
抗生物素蛋白，亲和素	抗生物素蛋白，卵白素	avidin
抗生物素蛋白-生物素-过氧化物酶复合物法，ABC法	抗生物素蛋白-生物素-過氧化酶複合物法，卵白素-生物素-過氧化氫酶複合物技術，ABC法	avidin-biotin-peroxidase complex method, ABC method
抗受精素	抗受精素	antifertilizin
抗体	抗體	antibody
抗体生成细胞	抗體生成細胞	antibody-producing cell
抗胰岛素因子	抗胰島素因子	anti-insulin factor
抗原	抗原	antigen
H-Y抗原（=组织相容性Y抗原）	組織相容性Y抗原，H-Y抗原	histocompatibility Y antigen, H-Y antigen
抗原呈递细胞，抗原提呈细胞	抗原呈遞細胞，抗原呈現細胞	antigen presenting cell
抗原反应细胞	抗原反應細胞	antigen reactive cell
抗原提呈细胞（=抗原呈递细胞）	抗原呈遞細胞，抗原呈現細胞	antigen presenting cell
科蒂器	考蒂氏器，柯蒂氏器	Corti's organ, organ of Corti
科蒂神经节	考蒂氏神經節，柯蒂氏神經節	Corti's ganglion
科蒂隧道	考蒂氏隧道，柯蒂氏隧道	Corti's tunnel
科尔夫纤维	科爾夫氏纖維	Korff's fiber
科赫三角	科赫[氏]三角，柯霍氏三角	Koch's triangle
科利斯筋膜	科利斯[氏]筋膜，柯爾氏筋膜	Colles' fascia
颏	頦	mentum, chin
颏动脉	頦動脈	mental artery
颏横肌	頦橫肌	transversus menti, transverse muscle of chin
颏后点，颏棘点	頦後點，頦棘點	genion
颏肌	頦肌	mental muscle, mentalis
颏棘	頦棘	mental spine
颏棘点（=颏后点）	頦後點，頦棘點	genion
颏结节	頦結節	mental tubercle
颏孔	頦孔	mental foramen
颏孔点	頦孔點	mentale
颏联合	頦聯合	mental symphysis
颏隆凸	頦隆凸	mental protuberance
颏前点	頦前點	pogonion

大　陆　名	台　湾　名	英　文　名
颏区	頦區	mental region
颏上点	頦上點	supramentale
颏舌骨肌	頦舌骨肌	geniohyoid, geniohyoid muscle
颏舌肌	頦舌肌	genioglossus, genioglossal muscle
颏神经	頦神經	mental nerve
颏神经唇支	頦神經唇枝	labial branch of mental nerve
颏神经颏支	頦神經頦枝	mental branch of mental nerve
颏神经牙龈支	頦神經牙齦枝	gingival branch of mental nerve
颏下点	頦下點	gnathion
颏下动脉	頦下動脈	submental artery
颏下棘	頦下棘	inferior mental spine
颏下静脉	頦下靜脈	submental vein
颏下淋巴结	頦下淋巴結	submental lymph node
颏下三角	頦下三角	submental triangle
颏支	頦枝	mental branch
颗粒	顆粒	granule
α 颗粒	α 顆粒	alpha granule
颗粒层	顆粒層	stratum granulosum, granular layer, lamella granularis
颗粒肺泡细胞	顆粒肺泡細胞	granular alveolar cell
颗粒黄体细胞	顆粒層黃體細胞	granulosa lutein cell
颗粒囊泡	顆粒囊泡	granular vesicle
颗粒区	顆粒區	granulomere
颗粒细胞	顆粒細胞	granular cell
颗粒细胞层	顆粒細胞層	granular cell layer
颗粒小凹	顆粒小凹	granular foveola
颗粒型巨核细胞	顆粒性巨核細胞	granular megakaryocyte
髁	髁	condyle
髁导静脉	髁導靜脈	condylar emissary vein
髁管	髁管	condylar canal
髁间后区	髁間後區	posterior intercondylar area
髁间隆起	髁間隆起	intercondylar eminence
髁间内侧结节	內側髁間結節	medial intercondylar tubercle
髁间前区	髁間前區	anterior intercondylar area
髁间切迹	髁間切跡	intercondylar notch
髁间窝	髁間窩	intercondylar fossa

大　陆　名	台　湾　名	英　文　名
髁间线	髁間線	intercondylar line
髁突	髁突	condylar process
髁突内点	髁突內點	condylion mediale
髁突外点	髁突外點	condylion laterale
髁窝	髁窩	condylar fossa
髁状关节	髁狀關節	condylar joint
壳	被殼	putamen
可的松（=皮质酮）	皮質酮，可體松	cortisone
可动关节	可動關節	diarthrosis
可动纤毛	可動纖毛	motile cilium
可扩散诱导因子	可擴散誘導因子	diffusible inducing factor
克拉拉细胞	克拉瑞氏細胞	Clara's cell
克兰费尔特综合征	克萊恩費爾特氏症候群	Klinefelter's syndrome
克劳迪乌斯细胞	克勞狄烏斯氏細胞	Claudius' cell
克劳泽膜	克勞斯氏膜	Krause's membrane
克劳泽腺	克[勞斯]氏腺	Krause's gland, gland of Krause
克劳泽终球	克勞斯氏終球	Krause's end bulb, Krause's bulb
克利佩尔-费尔综合征	克立佩爾-法爾氏症候群	Klippel-Feil syndrome
克隆	克隆，無性繁殖系，殖株	clone
克隆动物	複製動物	cloned animal
克鲁宗综合征	克魯宗氏症候群	Crouzon's syndrome
克斯-别奇捷列夫带	卡依斯-貝克特如氏帶	Kaes-Bechterew band
克汀病，呆小病	呆小病	cretinism
空肠	空腸	jejunum
空肠动脉	空腸動脈	jejunal artery
空肠静脉	空腸靜脈	jejunal vein
空泡化，空泡形成	空泡化，空泡形成	vacuolization
空泡形成（=空泡化）	空泡化，空泡形成	vacuolization
孔	孔	pore, porus, foramen
孔道	孔道	pore canal
孔细胞	孔細胞	porocyte
孔隙通道	孔隙通道	pore channel
控制基因（=调节基因）	調節基因，調整基因，控制基因	regulatory gene
口	口	mouth
口凹	口凹，口窩	stomodeum

大　陆　名	台　湾　名	英　文　名
口板	口板，口膜	oral plate, oralia
口鼻板	口鼻板	bucconasal lamella
口鼻隔	口鼻隔	bucconasal septum
口鼻膜	口鼻膜	oronasal membrane
口部外突	口部外突	oral evagination
口唇	口唇	oral lip, labium oris
口点	口點	orale
口膈	口腔横膈	oral diaphragm
口沟	口溝	oral groove
口后点	口後點	slaphylion
口角	口角，嘴角	angle of mouth, cheilion
口裂	口裂	oral fissure, orifice of mouth, rima oris
口裂点	口裂點	stomion
口轮匝肌	口輪匝肌	orbicularis oris, orbicular muscle of mouth
口轮匝肌唇部	口輪匝肌唇部	labial part of orbicularis oris
口轮匝肌缘部	口輪匝肌緣部	marginal part of orbicularis oris
口膜	口膜	oral membrane
口盘	口盤	oral disc
口腔	口腔	oral cavity
口腔黏膜	口腔黏膜	oral mucosa, oral mucous membrane, mucous membrane of mouth
口腔前庭	口腔前庭	oral vestibule, vestibule of mouth
口腔腺	口腔腺	oral gland, gland of oral cavity, gland of mouth
口区	口區	oral region, oral area
口咽	口咽，咽口部	oropharynx, oral part of pharynx
口咽膜	口咽膜，頰咽膜	buccopharyngeal membrane
口咽峡	口咽峽	oropharyngeal isthmus
扣带	扣帶	cingule, cingulum
扣带沟	扣帶溝	cingulate sulcus, cingulate groove
扣带回	扣帶回	cingulate gyrus
扣带回峡	扣帶回峽	isthmus of cingulate gyrus
扣带支	扣帶枝	cingular branch

大　陆　名	台　湾　名	英　文　名
苦味酸卡红（＝苦味酸洋红）	苦[味酸]洋紅	picrocarmine
苦味酸洋红，苦味酸卡红	苦[味酸]洋紅	picrocarmine
库伯腺	考氏腺	Cowper's gland
库珀韧带	庫柏氏韌帶，Cooper 氏韌帶	Cooper's ligament
库普弗细胞	庫弗氏細胞	Kupffer's cell
跨细胞液	跨細胞液	transcellular fluid
快收缩肌纤维	快收縮肌纖維	fast twitch fiber
快速冻结（＝快速冷冻）	快速凍結法	quick freezing
快速肌	快速肌	quick muscle
快速冷冻，快速冻结	快速凍結法	quick freezing
快速逆向轴突运输	快速逆向軸突運輸	fast retrograde axonal transport
快速顺向轴突运输	快速順向軸突運輸	fast anterograde axonal transport
快速轴突运输	快速軸突運輸	fast axonal transport
宽位眼	寬位眼，寬眼距	hypertelorism
髋	髖	hip
髋骨	髖骨	hip bone, pelvic bone
髋关节	髖關節	hip joint
髋臼	髖臼	acetabulum
髋臼唇	髖臼唇	acetabular labrum, acetabular lip
髋臼横韧带	髖臼橫韌帶	transverse acetabular ligament, transverse ligament of acetabulum
髋臼切迹	髖臼切跡	acetabular notch, acetabular incisure
髋臼上沟	髖臼上溝	supraacetabular sulcus, supraacetabular groove
髋臼窝	髖臼窩	acetabular fossa
髋臼缘	髖臼緣	acetabular border, acetabular margin, margin of acetabulum,
髋臼支	髖臼枝	acetabular branch
眶	眶	orbit
眶板	眶板	orbital plate
眶部	眶部	orbital compartment, orbital part
眶底	眶底	floor of orbit
眶顶	眶頂	roof of orbit
眶额后静脉	眶額後靜脈	posterior orbitofrontal vein

大　陆　名	台　湾　名	英　文　名
眶额内侧支	眶額内側枝	medial orbitofrontal branch
眶额前静脉	眶額前靜脈	anterior orbitofrontal vein
眶额颧点	眶額顴點	frontomalare orbitale
眶额外侧支	眶額外側枝	lateral orbitofrontal branch
眶隔	眶隔	orbital septum
眶沟	眶溝	orbital sulcus, orbital groove
眶骨膜	眶骨膜	periorbita, periorbit
眶回	眶回	orbital gyrus
眶肌	眶肌	orbital muscle
眶筋膜	眶筋膜	orbital fascia
眶静脉	眶靜脈	orbital vein
眶口	眶口	orbital aperture, orbital opening
眶隆起	眶隆起	orbital eminence
眶面	眶面	orbital surface
眶内侧壁	眶内側壁	medial wall of orbit
眶内侧缘	眶内側緣	medial orbital margin, medial margin of orbit
眶内缘点	眶内緣點	dakryon
眶区	眶區	orbital region
眶上壁	眶上壁	superior orbital wall
眶上动脉	眶上動脈	supraorbital artery
眶上静脉	眶上靜脈	supraorbital vein
眶上孔	眶上孔	supraorbital foramen
眶上裂	眶上裂	superior orbital fissure
眶上切迹	眶上切跡	supraorbital notch, supraorbital incisure
眶上神经	眶上神經	supraorbital nerve
眶上神经外侧支	眶上神經外側枝	lateral branch of supraorbital nerve
眶上缘	眶上緣	supraorbital margin
眶上缘间中点	眶上緣間中點	supraorbitale
眶突	眶突	orbital process
眶外侧壁	眶外側壁	lateral wall of orbit
眶外侧缘	眶外側緣	lateral orbital margin
眶外缘点	眶外緣點	ektokonchion
眶下壁	眶下壁	inferior orbital wall
眶下动脉	眶下動脈	infraorbital artery
眶下缝	眶下縫	infraorbital suture

大　陆　名	台　湾　名	英　文　名
眶下沟	眶下溝	infraorbital sulcus, infraorbital groove
眶下管	眶下管	infraorbital canal
眶下孔	眶下孔	infraorbital foramen
眶下裂	眶下裂	inferior orbital fissure
眶下区	眶下區	infraorbital region
眶下神经	眶下神經	infraorbital nerve
眶下神经鼻内支	眶下神經鼻內枝	internal nasal branch of infraorbital nerve
眶下神经鼻外支	眶下神經鼻外枝	external nasal branch of infraorbital nerve
眶下神经上唇支	眶下神經上唇枝	superior labial branch of infraorbital nerve
眶下神经下睑支	眶下神經下瞼枝	inferior palpebral branch of infraorbital nerve
眶下缘	眶下緣	infraorbital margin
眶下[缘]点	眶下點	orbitale
眶翼软骨	眶翼軟骨	ala orbitalis cartilage
眶缘	眶緣	orbital margin
眶支	眶枝	orbital branch
眶脂体	眶脂體	adipose body of orbit, orbital fat body
括约肌	括約肌	sphincter, sphincter muscle
阔筋膜	闊筋膜	fascia lata, wide fascia
阔筋膜张肌	闊筋膜張肌	tensor fasciae latae

L

大　陆　名	台　湾　名	英　文　名
拉贝静脉	拉貝氏靜脈	Labbé's vein
拉塞尔小体	羅素氏小體	Russell's body
拉伸感受器（＝牵张感受器）	拉伸感受器	stretch receptor
拉特克囊	拉特克氏囊	Rathke's pouch, Rathke's pocket
蜡块	蠟塊	paraffin block
辣根过氧化物酶	辣根過氧化物酶，山葵過氧化酶	horseradish peroxidase, HRP
辣根过氧化物酶法	辣根過氧化物酶法	horseradish peroxidase method, HRP method
莱迪希细胞（＝睾丸间质细胞）	睪丸間質細胞，萊[迪希]氏细胞	interstitial cell of testis, Leydig's cell

大 陆 名	台 湾 名	英 文 名
赖斯纳膜（=前庭膜）	前庭膜，赖斯纳氏膜	vestibular membrane, Reissner's membrane
赖歇特管	赖休德氏管	Reichert's canal
赖歇特膜	赖休德氏膜	Reichert's membrane
赖歇特软骨，舌骨弓软骨	赖休德氏软骨	Reichert's cartilage
阑尾，蚓突	阑尾	vermiform appendix, vermiform process, appendix
阑尾扁桃体	阑尾扁桃体	tonsil of appendix
阑尾动脉	阑尾动脉	appendicular artery
阑尾集合淋巴滤泡	阑尾集合淋巴滤泡	aggregated lymphatic follicle of vermiform appendix
阑尾静脉	阑尾静脉	appendicular vein
阑尾口	阑尾口	orifice of vermiform appendix
阑尾淋巴结	阑尾淋巴结	appendicular lymph node
阑尾系膜	阑尾系膜	mesoappendix
蓝斑	蓝斑	locus coeruleus
蓝斑核	蓝斑核	nucleus coeruleus
蓝斑下核	蓝斑下核	subcoeruleus nucleus
篮[状]细胞	篮状细胞	basket cell
郎飞结	郎飞氏结，兰氏结	Ranvier's node, constriction of Ranvier
朗格汉斯岛	兰格罕氏小岛	Langerhans' island
朗格汉斯细胞	兰格罕氏细胞	Langerhans' cell
牢固胎盘	牢固胎盘	incarcerated placenta
老花眼（=老视）	老花眼	presbyopia
老视，老花眼	老花眼	presbyopia
雷克塞德板层	雷克塞德氏层，Rexed 氏层	Rexed's lamina, layer of Rexed
雷丘斯间隙	雷济厄斯氏间隙	Retzius' space
雷丘斯孔	雷济厄斯氏孔	Retzius' foramen
雷丘斯腔	雷济厄斯氏腔	Retzius' cavity
雷丘斯[生长]线	雷济厄斯氏线	Retzius' line
雷丘斯纹	雷济厄斯氏纹	Retzius' stria
雷丘斯纤维	雷济厄斯氏纤维	Retzius' fiber
雷锁辛品红（=间苯二酚品红）	间苯二酚品红，间苯二酚複红	resorcin fuchsin
肋	肋	rib, costa
肋长提肌	肋长提肌	levator costae longus
肋短提肌	肋短提肌	levator costae brevis, short

大　陆　名	台　湾　名	英　文　名
		levator muscle of rib
肋膈肌	肋膈肌	costal diaphragm
肋膈隐窝	肋膈隱窩	costodiaphragmatic recess
肋弓	肋骨弓	costal arch
肋沟	肋骨溝	costal groove, costal sulcus
肋骨	肋骨	costal bone
肋骨颈	肋骨頸	neck of rib
肋骨颈嵴	肋骨頸嵴	crest of neck of rib
肋骨体	肋骨體	body of rib
肋骨头	肋骨頭	head of rib
肋骨头关节	肋骨頭關節	joint of head of rib
肋骨头关节面	肋骨頭關節面	articular facet of head of rib, articular facet of costal head
肋横突关节	肋橫突關節	costotransverse joint
肋横突孔	肋橫突孔	costotransverse foramen
肋横突韧带	肋橫突韌帶	costotransverse ligament
肋横突上韧带	肋橫突上韌帶	superior costotransverse ligament
肋横突外侧韧带	肋橫突外側韌帶	lateral costotransverse ligament
肋间臂神经	肋間臂神經	intercostobrachial nerve
肋间动脉	肋間動脈	intercostal artery
肋间后动脉	肋間後動脈	posterior intercostal artery
肋间后动脉脊支	肋間後動脈脊枝	spinal branch of posterior intercostal artery
肋间后动脉乳房外侧支	肋間後動脈乳房外側枝	lateral mammary branch of posterior intercostal artery
肋间后静脉	肋間後靜脈	posterior intercostal vein
肋间后淋巴结	肋間後淋巴結	posterior intercostal lymph node
肋间肌	肋間肌	intercostal muscle
肋间静脉	肋間靜脈	intercostal vein
肋间淋巴结	肋間淋巴結	intercostal lymph node
肋间内肌	肋間內肌，內肋間肌	intercostalis internus, internal intercostal muscle
肋间内膜	肋間內膜	internal intercostal membrane
肋间前静脉	肋間前靜脈	anterior intercostal vein
肋间前淋巴结	肋間前淋巴結	anterior intercostal lymph node

大　陆　名	台　湾　名	英　文　名
肋间前支	肋間前枝	anterior intercostal branch
肋间神经	肋間神經	intercostal nerve
肋间神经腹侧支	肋間神經腹側枝	ventral branch of intercostal nerve
肋间神经前皮支	肋間神經前皮枝	anterior cutaneous branch of intercostal nerve
肋间神经外侧皮支	肋間神經外側皮枝	lateral cutaneous branch of intercostal nerve
肋间外肌	肋間外肌，外肋間肌	intercostalis externus, external intercostal muscle
肋间外膜	肋間外膜	external intercostal membrane
肋间隙	肋間隙	intercostal space
肋间中间淋巴结	肋間中間淋巴結	intermediate intercostal lymph node
肋间最内肌	肋間最內肌，最內肋間肌	intercostalis intimus, innermost intercostal muscle
肋间最内膜	肋間最內膜	intimate intercostal membrane
肋间最上动脉	肋間最上動脈	supreme intercostal artery
肋间最上静脉	肋間最上靜脈	supreme intercostal vein
肋剑突韧带	肋劍突韌帶	costoxiphoid ligament
肋角	肋角	costal angle, angle of rib
肋结节	肋結節	costal tubercle, tubercle of rib
肋结节关节面	肋結節關節面	articular facet of tubercle of rib, articular facet of costal tubercle
肋结节韧带	肋結節韌帶	ligament of tubercle of rib
肋颈	肋[骨]頸	costal neck
肋颈干	肋頸幹	costocervical trunk
肋颈嵴	肋頸嵴	crest of costal neck
肋颈韧带	肋頸韌帶	ligament of neck of rib
肋面	肋面	costal surface
肋切迹	肋骨切跡	costal notch, costal incisure
肋软骨	肋軟骨	costal cartilage
肋软骨关节	肋軟骨關節	costochondral articulation, costochondral joint
肋锁韧带	肋鎖韌帶	costoclavicular ligament
肋锁韧带压迹	肋鎖韌帶壓跡	impression for costoclavicular ligament, impression of costoclavicular ligament
肋提肌	肋提肌	levator costae

大　陆　名	台　湾　名	英　文　名
肋体	肋幹	shaft of rib
肋头	肋骨頭	costal head
肋头辐状韧带	肋[骨]頭輻射狀韌帶	radiate ligament of costal head, radiate ligament of head of rib
肋头关节	肋[骨]頭關節	joint of costal head
肋头关节内韧带	肋[骨]頭關節內韌帶	intraarticular ligament of costal head, intraarticular ligament of head of rib
肋头嵴	肋頭嵴	crest of costal head
肋突	肋突	costal process
肋外侧支	肋外側枝	lateral costal branch
肋下动脉	肋下動脈	subcostal artery
肋下动脉背侧支	肋下動脈背側枝	dorsal branch of subcostal artery
肋下动脉脊支	肋下動脈脊枝	spinal branch of subcostal artery
肋下肌	肋下肌	subcostalis, subcostal muscle
肋下静脉	肋下靜脈	subcostal vein
肋下平面	肋下平面	subcostal plane
肋下神经	肋下神經	subcostal nerve
肋胸膜	肋胸膜	costal pleura, costal part
肋缘	肋骨緣	costal margin
肋椎关节	肋椎關節	costovertebral joint
肋纵隔隐窝	肋縱隔隱窩	costomediastinal recess
泪鼻甲缝	淚鼻甲縫	lacrimoconchal suture
泪襞	淚[腺]襞	lacrimal fold
泪部	淚腺部	lacrimal part
泪点	淚[腺]點	lacrimal punctum, lacrimale, lacrimal point
泪阜	淚[腺]阜	lacrimal caruncle
泪沟	淚[腺]溝	lacrimal groove, lacrimal sulcus
泪钩	淚[腺]鈎	lacrimal hamulus
泪骨	淚[腺]骨	lacrimal bone
泪管	淚[腺]管	lacrimal duct
泪河	淚[腺]河	lacrimal river
泪后嵴	淚後嵴	posterior lacrimal crest
泪湖	淚[腺]湖	lacrimal lacus, lacrimal lake, lacus lacrimalis

大　陆　名	台　湾　名	英　文　名
泪囊	淚[腺]囊	lacrimal sac, saccus lacrimalis
泪囊穹窿	淚囊穹窿	fornix of lacrimal sac
泪囊窝	淚囊窩	fossa for lacrimal sac
泪器	淚腺器	lacrimal apparatus
泪前嵴	淚前嵴	anterior lacrimal crest
泪切迹	淚腺切跡	lacrimal notch, lacrimal incisure
泪乳头	淚腺乳頭	lacrimal papilla
泪上颌缝	淚上頜縫	lacrimomaxillary suture
泪腺	淚腺	lacrimal gland, tear gland, glandula lacrimalis
泪腺动脉	淚腺動脈	lacrimal artery
泪腺动脉吻合支	與淚腺動脈吻合枝	anastomotic branch with lacrimal artery
泪腺核	淚腺核	lacrimal nucleus
泪腺睑部	淚腺瞼部	palpebral part of lacrimal gland
泪腺静脉	淚腺靜脈	lacrimal vein
泪腺眶部	淚腺眶部	orbital part of lacrimal gland
泪腺排泄小管	淚腺排泄小管	excretory ductule of lacrimal gland
泪腺神经	淚腺神經	lacrimal nerve
泪腺突	淚腺突	lacrimal process
泪腺窝	淚腺窩	fossa for lacrimal gland
泪小管	淚[腺]小管	lacrimal ductule, lacrimal canaliculus
泪小管壶腹	淚小管壺腹	ampulla of lacrimal ductule, ampulla of lacrimal canaliculus
泪缘	淚[腺]緣	lacrimal margin
类肠嗜铬细胞（=肠嗜铬样细胞）	類腸嗜鉻細胞，ECL 細胞	enterochromaffin-like cell, ECL cell
类蛋白	類蛋白	albuminoid
类骨质	類骨質	osteoid
类骨组织（=骨样组织）	骨樣組織	osteoid tissue
类固醇	類固醇	steroid
类固醇分泌细胞	類固醇分泌細胞	steroid-secretory cell
类固醇生成	類固醇生成	steroidogenesis
类黄体素	類黃體素	luteoid
类肌细胞（=肌样细胞）	類肌細胞	myoid cell

大　陆　名	台　湾　名	英　文　名
类晶体	類晶體	crystalloid
类黏蛋白	類黏蛋白	mucoid
类胚体，拟胚体	類胚體	embryoid body
类皮质激素	類皮質激素	corticoid
类器官	類器官	organoid
类纤维蛋白	類纖維蛋白，類纖維素	fibrinoid
类脂质	類脂質	lipoid
冷藏精液	冷凍精液	cryopreserved semen
冷藏胚胎	冷凍胚胎	cryopreserved embryo
冷冻超薄切片术，冰冻超薄 切片术	冷凍超薄切片術	ultracryotomy
冷冻断裂，冷冻劈裂	冷凍斷裂，冷凍碎裂	freeze fracturing, freeze cracking, freeze cleave
冷冻断裂复型	冷凍斷裂複型	freeze-fracture replica, freeze-etch replica
冷冻断裂蚀刻	冷凍斷裂蝕刻	freeze-fracture etch
冷冻断裂组织	冷凍斷裂組織	freeze-fractured tissue
冷冻干燥	冷凍乾燥	freeze drying
冷冻干燥法	冷凍乾燥法	lyophilization
冷冻干燥技术	冷凍乾燥技術	freezing and drying technique
冷冻干燥切片术	冷凍乾燥切片術	freezing drying microtomy
冷冻劈裂（=冷冻断裂）	冷凍斷裂，冷凍碎裂	freeze fracturing, freeze cracking, freeze cleave
冷冻切片，冰冻切片	冷凍切片	freezing microtome section, frozen section
冷冻切片法	冷凍切片法	freezing method
冷冻切片机，冰冻切片机	冷凍切片機	freezing microtome
冷冻蚀刻标本制备	冷凍蝕刻標本製備	freeze-etched preparation
冷冻蚀刻复型，冰冻蚀刻复 型	冷凍蝕刻複型	freeze-etch replica
冷冻蚀刻技术	冷凍蝕刻法	freeze-etching technique
离体（=体外）	體外	*in vitro*
离子交换泵	離子交換泵	ion exchange pump
离子交换色谱法	離子交換色譜法，離子交換 層析法	ion exchange chromatography
离子通道	離子通道	ion channel
离子显微镜	離子顯微鏡	ion microscope
离子载体	離子載體，離子搬遷體	ionophore
梨状肌	梨狀肌	piriformis, piriform muscle

大　陆　名	台　湾　名	英　文　名
梨状肌囊	梨狀肌囊	bursa of piriformis
梨状肌上孔	梨狀肌上孔	suprapiriform foramen
梨状肌神经	梨狀肌神經	nerve to piriformis, piriform nerve
梨状肌下孔	梨狀肌下孔	infrapiriform foramen
梨状孔	梨狀孔	piriform aperture
梨状神经元层	梨狀神經元層	layer of piriform neuron
梨状细胞	梨狀細胞	piriform cell
梨状隐窝	梨狀隱窩	piriform recess
犁鼻器	犁鼻器	vomeronasal organ
犁鼻软骨	犁鼻軟骨	vomeronasal cartilage
犁骨	犁骨	vomer
犁骨鼻后孔嵴	犁骨鼻後孔嵴	vomerochoanal crest, choanal crest of vomer
犁骨沟	犁骨溝	vomerine groove, sulcus of vomer
犁骨楔状部	犁骨楔部	cuneiform part of vomer
犁骨翼	犁骨翼	ala of vomer
犁鞘沟	犁鞘溝	vomerovaginal groove, vomerovaginal sulcus
犁鞘管	犁鞘管	vomerovaginal canal
犁嘴管	犁嘴管	vomerorostral canal
李骚束	李騷氏束，Lissauer 氏纖維徑	fasciculus of Lissauer
里斯伯格神经节	芮斯堡氏神經節，Wrisberg 氏神經節	Wrisberg's ganglion
锂卡红（=锂洋红）	鋰洋紅，鋰卡紅	lithium carmine
锂洋红，锂卡红	鋰洋紅，鋰卡紅	lithium carmine
立方上皮	立方上皮	cuboidal epithelium
立方细胞	立方細胞	cuboidal cell
立高（=冠-踵长）	立高，頂踵長	crown-heel length, CHL
立毛肌（=竖毛肌）	豎毛肌	arrector pilli, arrector muscle of hair, arrector pilli muscle
立体显微镜，体视显微镜，解剖显微镜	立體顯微鏡，解剖顯微鏡	stereomicroscope, stereoscopic microscope
利伯屈恩隐窝	李柏昆氏腺	Lieberkuhn's crypt, crypt of Lieberkuhn
利特雷腺	利特雷氏腺	Littre's gland
粒细胞，有粒白细胞	粒細胞，顆粒[性白血]球	granulocyte
粒细胞单核细胞集落生成单	顆粒細胞/單核細胞群體生	colony-forming unit-

大　陆　名	台　湾　名	英　文　名
位	成單位	granulocyte/monocyte, CFU-GM
粒细胞单核细胞系造血祖细胞	粒細胞-單核細胞前驅細胞，顆粒球-單核球前驅細胞	granulocyte/monocyte progenitor cell
粒细胞发生	粒細胞生成，顆粒球生成	granulocytopoiesis, granulopoiesis
粒细胞抑素	粒細胞抑素，顆粒性白血球抑素	granulocyte chalone
连合瓣	連合瓣	commissural cusp
连合管	連合管	ductus reuniens
连合核	連合核	commissural nucleus
连合前隔	連合前隔	precommissural septum
连合神经纤维	連合神經纖維	commissural neurofiber
连合下器	連合下器	subcommissural organ, SCO
连合纤维	連合纖維	commissural fiber
连合小管	連合小管，聯合小管	ductulus reuniens
连接蛋白	連接蛋白，連結蛋白	connexin
连接蒂	連接柄，結合柄	connecting stalk
连接段	連接段，連結段	connecting piece
连接复合体	接合複合體	junctional complex
连接小管	連接小管，連結小管	connecting tubule
连接子	連接子，連結子	connexon
连结核	連結核	reuniens nucleus, nucleus reuniens
连体畸形	連體畸胎	double monster
连体双胎	連體雙胎，聯體畸胎	conjoined twins
连续毛细血管	連續型毛細血管，連續型微血管	continuous capillary
连续切片	連續切片	serial section
连续突触	連續突觸	serial synapse
联合	聯合	symphysis
联合传出纤维	聯合傳出纖維	united afferent fiber
联合传入纤维	聯合傳入纖維	united efferent fiber
联合腱	聯合腱	conjoint tendon
联会	聯會	synapsis, syndesis
联会复合体	聯會[絲]複合體	synaptonemal complex
联络神经纤维	聯絡神經纖維	association neurofiber
联络神经元	聯絡神經元	association neuron
联络纤维	聯絡纖維	association fiber

大　陆　名	台　湾　名	英　文　名
镰状突	鐮狀突	falciform process
镰状细胞	鐮狀細胞	sickle cell
镰状缘	鐮狀緣	falciform margin
镰状缘上角	鐮狀緣上角	superior cornu of falciform margin
镰状缘下角	鐮狀緣下角	inferior cornu of falciform margin
链霉抗生物素蛋白	鏈黴抗生物素蛋白	streptavidin
链霉抗生物素蛋白-生物素-过氧化物酶复合物法，SABC法	鏈黴抗生物素蛋白-生物素-過氧化酶複合物法，SABC法	streptavidin-biotin-peroxidase complex method, SABC method
两侧对称	兩側對稱	bilateral symmetry, symmetria bilateralis
两侧对称分裂	兩側對稱分裂	bilateral symmetrical division
两腔心	兩腔心	bilocular heart
两性畸形，两性同体	兩性人，雙性人，陰陽症	hermaphroditism
两性同体（=两性畸形）	兩性人，雙性人，陰陽症	hermaphroditism
亮绿（=乙基绿）	乙基綠	ethyl green
亮区	清亮區	clear zone
亮细胞	明細胞，亮細胞	light cell
裂唇（=唇裂）	唇裂，裂唇	cleft lip
裂缝，裂隙	裂縫	fissure
裂解酶	裂解酶	lyase
裂孔	裂孔	slit pore
裂孔膜	裂孔膜，裂隙濾過膜	slit membrane
裂[口]	裂[口]	cleft, rima
裂舌（=舌裂）	裂舌，舌裂	cleft tongue, split tongue
裂手	裂手	cleft hand, split hand
裂隙（=裂缝）	裂縫	fissure
裂足	裂足	cleft foot, split foot
临床解剖学	臨床解剖學	clinical anatomy
临床牙根	臨床牙根	clinical root of tooth
临床牙冠	臨床牙冠	clinical crown of tooth
临时钙化带（=先期钙化带）	臨時鈣化區	zone of provisional calcification
淋巴	淋巴	lymph
淋巴导管	淋巴導管	lymphatic duct, lymph duct
淋巴窦	淋巴竇	lymphatic sinus, lymph sinus, lymphatic sinusoid

大　陆　名	台　湾　名	英　文　名
淋巴干	淋巴幹	lymphatic trunk
淋巴干细胞	淋巴幹細胞	lymphoid stem cell
淋巴管	淋巴管	lymphatic vessel, vas lymphaticum
淋巴管瓣	淋巴管瓣	lymphatic valve
淋巴管丛	淋巴管叢	lymphatic plexus
淋巴结	淋巴結	lymph node
淋巴结门	淋巴結門	hilum of lymph node, hilus of lymph node
淋巴滤泡	淋巴濾泡	lymphatic follicle, lymphoid follicle
淋巴母细胞（=原淋巴细胞）	淋巴母細胞，成淋巴細胞	lymphoblast
淋巴囊	淋巴囊	saccus lymphaticus
淋巴器官	淋巴器官	lymphatic organ, lymphoid organ
淋巴上皮组织	淋巴上皮組織	lymphoepithelial tissue
淋巴树突状细胞	淋巴樹突狀細胞	lymphoid dendritic cell
淋巴系统	淋巴系統	lymphatic system, lymphoid system
淋巴系祖细胞	淋巴前驅細胞，淋巴先驅細胞	progenitor, lymphoid colony-forming unit-lymphocyte, CFU-L
淋巴细胞	淋巴細胞，淋巴球	lymphocyte, homeocyte
B[淋巴]细胞，骨髓依赖淋巴细胞	B淋巴細胞，骨髓依賴型淋巴細胞	bone marrow-dependent lymphocyte, B lymphocyte
T[淋巴]细胞，胸腺依赖淋巴细胞	T淋巴細胞，胸腺依賴型淋巴細胞	thymus-dependent lymphocyte, T lymphocyte
淋巴细胞发生	淋巴細胞生成	lymphocytopoiesis
淋巴细胞生成	淋巴細胞生成	lymphopoiesis
淋巴细胞再循环	淋巴細胞再循環，淋巴球再循環	lymphocyte recirculation
淋巴细胞再循环库	淋巴細胞再循環池，淋巴球再循環池	lymphocyte recirculating pool
淋巴腺	淋巴腺	lymph gland
淋巴小结	淋巴小結	lymphoid nodule, lymphatic nodule, lymph nodule
淋巴组织	淋巴組織	lymphoid tissue
鳞部	鱗部	squamous part
鳞顶缝	鱗頂縫	squamosoparietal suture
鳞缝	鱗縫	squamous suture, squamosal suture

大 陆 名	台 湾 名	英 文 名
鳞鼓裂	鱗鼓裂	squamotympanic fissure
鳞乳突缝	鱗乳縫	squamosomastoid suture
鳞缘	鱗緣	squamosal margin, squamosal border
鳞状上皮（＝扁平上皮）	扁平上皮，鱗狀上皮	squamous epithelium, flat epithelium
鳞状上皮化生（＝扁平上皮化生）	扁平上皮變生，鱗狀上皮變生	squamous metaplasia
鳞状细胞（＝扁平细胞）	扁平細胞，鱗狀細胞	squamous cell, pinacocyte
菱唇	菱唇	rhombic lip
菱脑	菱腦	rhombencephalon
菱脑沟	菱溝	rhombic groove
菱脑节	菱腦節，神經原節	rhombomere, neuromere
菱脑泡	菱腦泡	rhombencephalon vesicle
菱脑峡	菱腦峽	rhombencephalic isthmus
菱形窦	菱形寶	rhomboidal sinus
菱形核	菱形核	rhomboidal nucleus
菱形肌	菱形肌	rhomboideus
菱形体	菱形體	rhombogen
菱形窝	菱形窩	rhomboid fossa
菱形窝界沟	菱形窩界溝	sulcus limitans of rhomboid fossa
菱形窝上凹	菱形窩上凹	superior fovea of rhomboid fossa
菱形窝正中沟	菱形窩正中溝	median sulcus of rhomboid fossa
流产	流產，早產	abortion, miscarriage
流产胎	流產胎，早產胎	aborted fetus, abortus
流动镶嵌模型，液态镶嵌模型	液態鑲嵌模型	fluid mosaic model
流式细胞术	流式細胞計量術	flow cytometry, FCM
硫酸软骨素	硫酸軟骨素	chondroitin sulfate
六[胞]胎	六胞胎	sextuplets
龙虾爪畸形	蝦螯畸形	lobster-claw deformity
隆起细胞	隆起細胞	bulge cell
隆凸	隆凸	protuberance, prominence
隆凸血管	隆凸血管	prominent vessel
隆椎，第七颈椎	隆椎，第七頸椎	vertebra prominens, prominent vertebra
漏斗	漏斗	infundibulum

大　陆　名	台　湾　名	英　文　名
漏斗柄	漏斗柄	infundibular stalk
漏斗干	漏斗幹	infundibular stem
漏斗核	漏斗核	infundibular nucleus
漏斗腱	漏斗腱	infundibular tendon, tendon of infundibulum
漏斗前静脉弓	漏斗前靜脈弓	preinfundibular venous arch
漏斗突	漏斗突	infundibular process
漏斗隐窝	漏斗隱窩	infundibular recess, recess of infundibulum
漏斗褶	漏斗褶	infundibular fold
露脑[畸形]	露腦畸形	exencephaly
露脏[畸形]	露臟畸形	coelosomy
颅	顱	cranium, skull
颅侧[的]	顱側[的]	cranial
颅侧点	顱側點	euryon
颅底点	顱底點	basion, endobasion
颅底内面	顱底內面	internal surface of base of skull, internal surface of cranial base, internal surface of base of cranium
颅底外面	顱底外面	external surface of base of skull, external surface of cranial base
颅顶点	顱頂點	vertex
颅顶肌	顱頂肌	epicranius
颅顶腱膜	顱頂腱膜	epicranial aponeurosis
颅缝	顱縫	cranial suture
颅缝先天骨化（=颅缝早闭）	顱骨縫早期骨化，顱骨縫過早封閉	craniosynostosis
颅缝早闭，颅缝先天骨化	顱骨縫早期骨化，顱骨縫過早封閉	craniosynostosis
颅盖	顱蓋	calvaria
颅根	顱根	cranial root
颅骨	顱骨	cranial bone
颅骨膜	顱骨膜	pericranium
颅后窝	顱後窩	posterior cranial fossa
颅滑膜关节	顱滑膜關節	synovial joint of cranium, synovial articulation of skull
颅联体（=头连双胎）	頭連雙胞胎，顱聯畸胎，顱部連胎	craniopagus, cephalopagus

大　陆　名	台　湾　名	英　文　名
颅梁软骨	顱梁軟骨	trabecula cranial cartilage
颅裂	顱裂，裂顱畸形	cranioschisis
颅面骨骨性连接（=颅面骨结合）	顱顏骨結合	craniofacial synostosis
颅面骨结合，颅面骨骨性连接	顱顏骨結合	craniofacial synostosis
颅前窝	顱前窩	anterior cranial fossa
颅腔	顱腔	cranial cavity
颅软骨结合	顱軟骨結合	cranial synchondrosis, synchondrosis of cranium
颅狭小畸形	顱狹小畸形	craniostenosis
颅囟	顱囟	cranial fontanelle
颅形成	顱形成	cranialization
颅咽管	顱咽管	craniopharyngeal canal, craniopharyngeal duct, basipharyngeal canal
颅咽管瘤	顱咽管瘤	craniopharyngioma
颅中窝	顱中窩	middle cranial fossa
鲁菲尼梭	魯分尼氏梭	Ruffini's spindle
鲁菲尼小体	魯分尼氏小體，球狀小體	Ruffini's corpuscle
吕伊斯体	路易氏體，Luys 氏體	Luys' body
滤过膜	裂隙濾過膜，濾隙膜	filtration membrane
滤过屏障	濾過屏障	filtration barrier
滤泡	濾泡	follicle
滤泡间细胞	濾泡間細胞	interfollicular cell
滤泡旁细胞	濾泡旁細胞	parafollicular cell
滤泡上皮	濾泡上皮	follicular epithelium
滤泡树突状细胞	濾泡樹突細胞	follicular dendritic cell, FDC
滤隙	濾隙	filtration slit
滤液	濾液	filtrate
孪生（=双胎）	雙胞胎，孿生	twins
卵白	卵白	egg white
卵白蛋白，卵清蛋白	卵白蛋白，卵清蛋白	egg albumin, egg white protein, ovalbumin
卵巢	卵巢	ovary, ovarium, oophoron
卵巢丛	卵巢叢	ovarian plexus
卵巢动脉	卵巢動脈	ovarian artery
卵巢动脉输卵管支	卵巢動脈輸卵管枝	tubal branch of ovarian artery
卵巢动脉输尿管支	卵巢動脈輸尿管枝	ureteric branch of ovarian

大　陆　名	台　湾　名	英　文　名
		artery
卵巢独立缘（=卵巢游离缘）	卵巢游離緣，卵巢獨立緣	free border of ovary
卵巢发育不全	卵巢發育不全，卵巢發育不良	ovarian hypoplasia, ovarian dysgenesis
卵巢固有韧带	卵巢固有韌帶	proper ligament of ovary
卵巢冠，旁卵巢	卵巢冠，副卵巢，附卵巢	epoophoron, parovarium
卵巢冠囊状附件	卵巢冠囊狀附件	vesicular appendix of epoophoron
卵巢基质	卵巢間質	stroma of ovary
卵巢[激]素	卵巢[激]素	ovarian hormone, ovarin
卵巢静脉	卵巢靜脈	ovarian vein
卵巢静止	卵巢休止	ovarian quiescence
卵巢老化	卵巢老化	ovarian senescence
卵巢门	卵巢門	ovarian hilum
卵巢囊	卵巢囊	ovarian sac, ovarian bursa
卵巢内侧面	卵巢内側面	medial surface of ovary
卵巢旁体	卵巢旁體	paroophoron
卵巢皮质	卵巢皮質	ovarian cortex, ovary cortex
卵巢韧带	卵巢韌帶	ligament of ovary
卵巢妊娠	卵巢妊娠	ovarian pregnancy, ovariocyesis
卵巢伞	卵巢繖	ovarian fimbria
卵巢输卵管端	卵巢輸卵管端	tubal extremity of ovary
卵巢髓质	卵巢髓質	ovarian medulla, ovary medulla, medulla of ovary
卵巢外侧面	卵巢外側面	lateral surface of ovary
卵巢网	卵巢網	rete ovarium
卵巢萎缩	卵巢萎縮	ovarian atrophy
卵巢窝	卵巢窩	ovarian fossa
卵巢系膜	卵巢繫膜	mesovarium
卵巢系膜缘	卵巢繫膜緣	mesovarian border, mesovarian margin
卵巢下降	卵巢下降	descensus ovariorum
卵巢悬韧带	卵巢懸韌帶	suspensory ligament of ovary
卵巢游离缘，卵巢独立缘	卵巢游離緣，卵巢獨立緣	free border of ovary
卵巢支	卵巢枝	ovarian branch
卵巢周期	卵巢週期	ovarian cycle
卵巢子宫端	卵巢子宫端	uterine extremity of ovary
卵赤道	卵赤道	equator of egg

大　陆　名	台　湾　名	英　文　名
卵核	卵核	egg nucleus, ovokaryon
卵核分裂	卵核分裂	ookinesis
卵黄	卵黄	yolk, vitellus
卵黄肠管	卵黄腸管	vitellointestinal duct, ductus vitellointestinalis
卵黄蛋白	卵黄球蛋白	livetin
卵黄蒂	卵黄蒂，卵黄柄	yolk stalk
卵黄动脉	卵黄動脈	yolk artery, vitelline artery
卵黄分裂（＝卵黄卵裂）	卵黄卵裂，卵黄分裂	yolk cleavage
卵黄管	卵黄管	vitelline duct
卵黄管囊肿	卵黄管囊腫	vitellointestinal cyst
卵黄合胞体	卵黄合胞體	yolk syncytium, vitelline syncytium
卵黄核	卵黄核	yolk nucleus
卵黄静脉	卵黄靜脈	yolk vein, vitelline vein
卵黄粒	卵黄粒	yolk granule
卵黄磷蛋白	卵黄素，卵[黄]磷蛋白	ovovitellin
卵黄卵裂，卵黄分裂	卵黄卵裂，卵黄分裂	yolk cleavage
卵黄膜	卵黄膜	yolk membrane, vitelline membrane
卵黄囊	卵黄囊	yolk sac, saccus vitellinus
卵黄囊内胚层	卵黄囊內胚層	yolk sac endoderm
卵黄囊血管	卵黄囊血管	vas vitellinum
卵黄内胚层	卵黄內胚層	yolk endoderm
卵黄黏蛋白	卵黄黏蛋白	vitellomucoid
卵黄泡	卵黄泡	yolk vacuole, vitelline vacuole
卵黄胚孔	卵黄胚孔	yolk blastopore
卵黄腔	卵黄腔	vitelline cavity
卵黄球	卵黄球	vitelline globule
卵黄韧带	卵黄韌帶	vitelline ligament
卵黄上皮	卵黄上皮	yolk epithelium
卵黄栓	卵黄栓	yolk plug
卵黄细胞	卵黄細胞	yolk cell
卵黄腺	卵黄腺	yolk gland, vitelline gland
卵黄形成	卵黄形成	vitellogenesis
卵黄形成期	卵黄形成期	period of yolk formation
卵黄循环	卵黄[囊]循環	vitelline circulation
卵类黏蛋白	卵類黏蛋白	ovomucoid

大　陆　名	台　湾　名	英　文　名
卵裂	卵裂	cleavage
卵裂沟	卵裂溝	cleavage furrow
卵裂球	分裂球，胚球，囊胚细胞	blastomere
卵磷脂	卵磷脂	lecithin
卵膜	卵[黄]膜	oolemma, egg envelope
卵母细胞	卵母细胞	ovocyte, oocyte, egg mother cell
卵黏蛋白	卵黏蛋白	ovomucin
卵泡	卵泡	follicle, ovarian follicle
卵泡闭锁	濾泡閉鎖	follicular atresia
卵泡柄	濾泡柄	follicular stem
卵泡刺激素	濾泡刺激素	follicle stimulating hormone, FSH
卵泡刺激素释放因子	促卵濾泡激素釋放因子	follicle stimulating hormone releasing factor
卵泡激素	濾泡激素，卵泡素	follicular hormone, folliculin
卵泡膜	卵泡鞘，卵囊膜	follicular theca, theca folliculus
卵泡内卵子发生	濾泡内卵子發生	follicular oogenesis
卵泡破裂	濾泡破裂	follicular rupture
卵泡期	濾泡期	follicular phase
卵泡腔	濾泡腔，卵泡腔	follicular cavity, follicular antrum
卵泡细胞	濾泡细胞	follicular cell
卵泡[小]斑	濾泡斑	follicular stigma
卵泡液	卵泡液，濾泡液	follicular fluid, follicular liquid, ovarian follicular fluid
卵皮质	卵皮層，卵表層	egg cortex
卵皮质颗粒	卵皮質顆粒	ovum cortical granule
卵清蛋白（=卵白蛋白）	卵白蛋白，卵清蛋白	egg albumin, egg white protein, ovalbumin
卵丘	卵丘	cumulus oophorus, cumulus oviger, ovarium mound
卵球蛋白	卵球蛋白	ovoglobulin
卵细胞	卵细胞	ovotid, ootid, egg cell
卵星体	卵星體	egg aster
卵形	卵形	oviform
卵形孔	卵形孔	oval pore
卵原细胞	卵原细胞	ovogonium, oogonium

大 陆 名	台 湾 名	英 文 名
卵圆窗	卵圆窗，椭圆窗	oval window, fenestra ovalis
卵圆窗小窝	卵圆窗小窝	fossula of oval window
卵圆孔	卵圆孔	foramen ovale, oval foramen
卵圆孔瓣	卵圆孔瓣	valve of foramen ovale, valve of oval foramen
卵圆孔静脉丛	卵圆孔静脉丛	venous plexus of foramen ovale, venous plexus of oval foramen
卵圆孔未闭	開放性卵圆孔，卵圆孔未閉合	patent oval foramen, patent foramen ovale
卵圆窝	卵圆窝	fossa ovalis, oval fossa
卵圆窝缘	卵圆窝缘	limbus fossae ovalis, border of oval fossa
卵圆细胞	卵圆細胞	oval cell
卵质	卵[細胞]質，卵漿	ooplasm, ovoplasm, egg plasm
卵质内单精子注射	卵細胞質內單精子注射	intracytoplasmic sperm injection, ICSI
卵中心体	卵中心體	oocenter
卵周膜	卵周膜	perivitelline membrane
卵周隙	卵周隙，卵膜周圍隙	perivitelline space
卵周液	卵周液	perivitelline fluid
卵轴	卵軸	egg axis
卵状小体	卵形小體	ovulum
卵[子]	卵	ovum, egg
卵子发生	卵子發生	oogenesis, ovogenesis
卵子植入	卵子種植	ovoimplantation
轮廓乳头	輪廓乳頭	circumvallate papilla, vallate papilla
轮匝带	輪匝帶	orbicular zone, zona orbicularis
轮匝肌	輪匝肌	orbicular muscle, orbicularis
罗班序列征	羅賓氏序列症	Robin's sequence
罗丹明 B，玫瑰红 B，碱性玫瑰精	玫瑰红 B，藍光鹼性蕊香紅	rhodamine B
罗兰多静脉（＝中央静脉）	中央靜脈，Rolando 氏靜脈	central vein, vena centralis, Rolando's vein
罗蓝核	羅藍氏核	nucleus of Roller
罗森塔尔基底静脉	羅森塔爾[氏]基底靜脈	basal vein of Rosenthal
螺旋板	螺旋板	spiral lamina
螺旋板钩	螺旋板鉤	hamulus of spiral lamina

大　陆　名	台　湾　名	英　文　名
螺旋瓣，海斯特瓣	螺旋瓣，海斯特氏瓣	spiral valve, Heister's valve
螺旋襞	螺旋襞	spiral fold
螺旋动脉	螺旋動脈	spiral artery, helicine artery
螺旋沟	螺旋溝	spiral sulcus
螺旋节	螺旋節	spiral segment
螺旋孔列	螺旋孔列	foraminous spiral tract
螺旋[隆]凸	螺旋凸，螺旋突	spiral prominence
螺旋毛细血管	螺旋毛細血管，螺旋微血管	coiled capillary
螺旋膜	螺旋膜	spiral membrane
螺旋器	螺旋器	spiral organ
螺旋鞘	螺旋鞘	spiral sheath
螺旋韧带	螺旋韌帶	spiral ligament
螺旋神经节	螺旋神經節	spiral ganglion
螺旋丝	螺旋絲	spiral thread
螺旋腺	螺旋腺	coil gland
螺旋小瓣	螺旋小瓣	spiral valvula
螺旋小管	螺旋小管	spiral tubule
螺旋血管	螺旋血管	spiral vessel
螺旋缘	螺旋緣	spiral limbus, limbus spiralis
螺旋支	螺旋枝	helicine branch
裸区	裸區	bare area

M

大　陆　名	台　湾　名	英　文　名
麻痹	麻痺	paralysis
马丁诺蒂细胞	馬蒂諾蒂氏細胞	Martinotti's cell
马洛里三重染色法	麥洛利氏三重染色法	Mallory's triple staining
马氏层	馬氏層	Malpighian layer
马氏小体	馬氏小體	Malpighian corpuscle
马氏锥体	馬氏錐體	Malpighian pyramid
马松三色染色	馬松氏三色染色	Masson's trichrome staining
马蹄内翻足	馬蹄內翻足	talipes equinovarus
马蹄肾	馬蹄腎	horseshoe kidney
马蹄外翻足	馬蹄外翻足	talipes equinovalgus
马尾	馬尾	cauda equina
马歇尔斜静脉	馬歇爾氏斜靜脈	Marshall's oblique vein

大　陆　名	台　湾　名	英　文　名
迈博姆腺	梅本氏腺	Meibomian gland
迈斯纳神经丛	梅斯納氏神經叢，麥斯納氏神經叢	Meissner's plexus
迈斯纳小体	梅斯納氏小體	Meissner's corpuscle
麦克尔憩室	梅克爾氏憩室	Meckel's diverticulum
麦克尔软骨	梅克爾氏軟骨	Meckel's cartilage
麦克尔综合征	梅克爾氏症候群	Meckel's syndrome
麦粒软骨	麥粒軟骨	triticeal cartilage, triticeous cartilage
[脉]管	[脈]管	vas
脉管壁神经	脈管壁神經	nerve of vessel
脉管壁血管	脈管壁血管	vascular vessel
脉管学	脈管學	angiology
脉络丛	脈絡叢	choroid plexus, plexus chorioideus
脉络丛后内侧支	脈絡叢後內側枝，脈絡膜後內側枝	posterior medial choroidal branch, medial posterior choroid branch
脉络丛后外侧支	脈絡叢後外側枝，脈絡膜後外側枝	posterior lateral choroidal branch, lateral posterior choroid branch
脉络丛前动脉	脈絡叢前動脈	anterior choroidal artery
脉络丛上静脉	脈絡叢上靜脈	superior choroidal vein, superior choroid vein
脉络丛下静脉	脈絡叢下靜脈	inferior choroid vein
脉络带	脈絡帶	tenia choroidea
脉络膜	脈絡膜	choroid
脉络膜固有层	脈絡膜固有層	choroid proper
脉络[膜]裂	脈絡[膜]裂	choroid fissure
脉络膜毛细血管层	脈絡膜毛細血管層，脈絡膜微血管層	choriocapillary layer, lamella choriocapillaris
脉络膜上层	脈絡膜上層	suprachoroid lamina, lamella suprachorioidea
[脉络膜]血管层	血管層	vessel layer
脉络膜周隙	脈絡膜周隙	perichoroid space, perichoroidal space
脉络小球	脈絡小球	choroid glomus
脉络组织	脈絡組織	tela choroidea
蔓状静脉丛	蔓狀[靜脈]叢	pampiniform plexus
慢肌	慢肌	slow muscle
慢收缩肌纤维	慢收縮肌纖維	slow twitch fiber

大　陆　名	台　湾　名	英　文　名
慢速轴突运输	慢速軸突運輸	slow axonal transport
盲肠	盲腸，盲囊	cecum, caecum, intestinum cecum
盲肠襞	盲腸襞，盲腸皺褶	cecal fold
盲肠后动脉	盲腸後動脈	posterior cecal artery
盲肠后淋巴结	盲腸後淋巴結	retrocecal lymph node
盲肠后隐窝	盲腸後隱窩	retrocecal recess
盲肠前动脉	盲腸前動脈	anterior cecal artery, anterior cecum artery
盲肠前淋巴结	盲腸前淋巴結	prececal lymph node
盲肠突	盲腸突	cecal swelling, cecal process
盲肠血管襞	盲腸血管襞	vascular cecal fold
盲点	盲斑，盲點	blind spot
盲孔	盲孔	foramen cecum
猫叫综合征	貓哭症候群	cri du chat syndrome
毛	毛	hair
毛床	毛床	hair bed
毛道	毛道	hair tract
毛发	毛髮	hair
毛发囊肿	毛髮囊腫	pilar cyst, trichilemmal cyst
毛干	毛幹	hair shaft, scapus pili, shaft of hair
毛干角质	毛幹角質	hair shaft cuticula
毛干皮质	毛幹皮質	hair shaft cortex
毛干髓质	毛幹髓質	hair shaft medulla
毛根	毛根	hair root, radix pili
毛管	毛管	hair canal
毛流	毛流	hair stream
毛膜	毛膜	trichilemma
毛母质	毛基質	hair matrix
毛囊	毛囊	hair follicle, hair folliculus, folliculus pili
毛囊干细胞	毛囊幹細胞	hair follicle stem cell
毛盘	毛盤	hair disc
毛胚	毛胚	hair germ
毛皮质	毛皮質	cortex of hair
毛球	毛球	hair bulb, bulb of hair
毛乳头	毛乳頭	hair papilla, papilla pili
毛涡	毛渦	hair whirlpool, vortex of hair

大　陆　名	台　湾　名	英　文　名
毛细胞	毛細胞	hair cell
毛细胆管	毛細膽管，膽毛細管	gall capillary
毛细淋巴管	毛細淋巴管	lymphatic capillary
毛细淋巴管网	毛細淋巴管網	lymphatic capillary net, lymphocapillary rete
毛细血管	毛細[血]管，微血管	capillary, blood capillary
毛细血管层	毛細血管層，微血管層	capillary layer
毛细血管后微静脉	毛細血管後微靜脈，微血管後小靜脈	postcapillary venule
毛细血管扩张	毛細血管擴張，微血管擴張	telangiectasis
毛细血管瘤	毛細血管瘤，微血管瘤	capillary hemangioma
毛细血管内层	毛細血管內層	endocapillary layer
毛细血管前括约肌	毛細血管前括約肌	precapillary sphincter
毛细血管前微动脉	毛細血管前微動脈	precapillary arteriole
毛细血管通透性	毛細血管通透性，微血管通透性	capillary permeability
毛细血管网	毛細血管網，微血管網	capillary network
毛细血管周隙	毛細血管周隙	pericapillary space
毛小皮	毛小皮，毛角皮	hair cuticle, cuticle of hair
毛芽	毛芽	hair bud
毛锥	毛錐	hair cone
锚定纤维，固定纤维	固定纖維	anchoring fiber
锚丝	固定絲	anchoring filament
帽状腱膜	帽狀腱膜	galea aponeurotica
玫瑰红	玫瑰紅，四碘四氯螢光素	rose bengal
玫瑰红 B（=罗丹明 B）	玫瑰紅 B，藍光鹼性蕊香紅	rhodamine B
眉弓	眉弓	superciliary arch
眉间，眉前	眉間	glabella
眉间上点	眉間上點	ophryon
眉毛	眉毛	eyebrow, hair of eyebrow, supercilium
眉前（=眉间）	眉間	glabella
梅克尔触觉盘	默克耳氏觸覺盤	Merkel's tactile disc
梅克尔触觉细胞	默克耳氏觸覺細胞	Merkel's touch cell
梅克尔触觉小体	默克耳氏觸覺小體	Merkel's tactile corpuscle
梅克尔细胞	默克耳氏細胞	Merkel's cell
酶解肌球蛋白	酶解肌球蛋白	meromyosin
美蓝（=亚甲蓝）	美藍，甲烯藍	methylene blue

大　陆　名	台　湾　名	英　文　名
门	門	hilum
门齿缘	門齒緣	incisal margin
门动脉系统	門動脈系統	arterial portal system
门管	門[脈]管	portal canal
门管区	[肝]門管區	portal area
门管小叶	門脈小葉	portal lobule
门静脉	門靜脈	portal vein, vena portae
门静脉系统	門靜脈系統	venous portal system
门脉循环	門脈循環	portal circulation
门细胞	門細胞	hilus cell
蒙格马利腺	蒙格馬利氏腺	Montgomery's gland
蒙古斑，胎斑	蒙古斑	Mongolian spot
蒙古褶，内眦皱襞	蒙古褶，内眦皺襞	mongoloid fold
弥散节细胞	彌散神經節細胞	diffuse ganglion cell
弥散淋巴组织	彌散淋巴組織	diffuse lymphoid tissue
弥散神经内分泌系统	彌散神經内分泌系統	diffuse neuroendocrine system
弥散双极细胞	彌散雙極細胞，分散雙極細胞	diffuse bipolar
弥散无长突细胞	彌散無長突細胞	diffuse amacrine cell
迷路	迷路	labyrinth
迷路壁	迷路壁	labyrinthine wall
迷路动脉	迷路動脈	labyrinthine artery, artery of labyrinth
迷路静脉	迷路靜脈	labyrinthine vein, vein of labyrinth
迷小管	迷小管	aberrant ductule
迷走部	迷走部	vagal part
迷走胆管	迷走膽管	aberrant bile duct
迷走管	迷走管	aberrant ductus
迷走交感神经索	迷走交感神經索	vagosympathetic cord
迷走神经	迷走神經	vagus nerve
迷走神经背核	迷走神經背側核	dorsal nucleus of vagus nerve, dorsal vagal nucleus
迷走神经耳支	迷走神經耳枝	auricular branch of vagus nerve
迷走神经耳支交通支	迷走神經耳枝交通枝	communicating branch with auricular branch of vagus nerve
迷走神经肺丛	迷走神經肺叢	pulmonary plexus of vagus

大　陆　名	台　湾　名	英　文　名
		nerve
迷走神经后干	迷走[神經]後幹	posterior vagal trunk
迷走神经交通支	迷走神經交通枝	communicating branch with vagus nerve
迷走神经颈上心支	迷走神經頸上心枝	superior cervical cardiac branch of vagus nerve
迷走神经颈下心支	迷走神經頸下心枝	inferior cervical cardiac branch of vagus nerve
迷走神经脑膜支	迷走神經腦膜枝	meningeal branch of vagus nerve
迷走神经前干	迷走神經前幹	anterior vagal trunk
迷走神经三角	迷走神經三角	vagal triangle, trigone of vagus nerve
迷走神经上神经节	迷走神經上神經節	superior ganglion of vagus nerve
迷走神经食管丛	迷走神經食道叢	esophageal plexus of vagus nerve
迷走神经食管支	迷走神經食道枝	esophageal branch of vagus nerve
迷走神经下神经节	迷走神經下神經節	inferior ganglion of vagus nerve
迷走神经胸心支	迷走神經胸心枝	thoracic cardiac branch of vagus nerve
迷走神经咽丛	迷走神經咽叢	pharyngeal plexus of vagus nerve
迷走神经咽支	迷走神經咽枝	pharyngeal branch of vagus nerve
迷走神经与舌咽神经交通支	迷走神經與舌咽神經交通枝	communicating branch of vagus nerve with glossopharyngeal nerve
迷走神经支气管支	迷走神經支氣管枝	bronchial branch of vagus nerve
迷走胰[腺]	迷走胰腺	aberrant pancreas
米勒管	穆勒氏管	Müllerian duct
米勒肌	穆勒氏肌	Müller's muscle
米勒结节	穆勒氏結節	Müllerian tubercle
米勒细胞	穆勒氏細胞	Müller's cell
米勒纤维	穆勒氏纖維	Müller's fiber
泌尿器[官]	泌尿器	urinary organ, uropoietic organ
泌尿生殖膈肌	泌尿生殖膈肌	muscle of urogenital diaphragm
泌尿生殖器	泌尿生殖器，尿殖器	urogenital apparatus
泌尿生殖系统	泌尿生殖系統	urogenital system

大　陆　名	台　湾　名	英　文　名
泌尿生殖系统腹膜	泌尿生殖器腹膜	urogenital peritoneum
泌尿系统	泌尿系統	urinary system
泌尿小管，尿细管	細腎管，細尿管	urinary tubule, uriniferous tubule
泌乳	泌乳[作用]	lactation
泌酸细胞	泌酸細胞	oxyntic cell
泌酸腺	泌酸腺	oxyntic gland
密斑	密斑	dense patch
密度梯度离心	密度梯度離心	density gradient centrifugation
密区	密區	dense area
密体	[緻]密體	dense body
密质骨（=骨密质）	密質骨，緻密骨	compact bone, compact substance, substantia compacta
免疫电镜术	免疫電子顯微鏡術	immunoelectron microscopy
免疫活性细胞	免疫活性細胞	immunologically competent cell
免疫金法	免疫金法	immunogold method
免疫酶法	免疫酶法	immunoenzyme method
免疫球蛋白	免疫球蛋白	immunoglobulin
免疫-神经-内分泌网络	免疫-神經-内分泌網絡	immune-neuroendocrine network
免疫系统	免疫系統	immune system
免疫细胞	免疫細胞	immunocyte
免疫细胞化学	免疫細胞化學	immunocytochemistry
免疫细胞化学法	免疫細胞化學法	immunocytochemical method
免疫荧光法	免疫螢光法	immunofluorescence method
免疫荧光显微镜术	免疫螢光顯微鏡術	immunofluorescence microscopy
免疫应答	免疫反應	immune response
免疫组织化学	免疫組織化學	immunohistochemistry
免疫组织化学法	免疫組織化學法	immunohistochemical method
免疫作用	免疫作用	immunization
面	[顏]面	face
面部分区	面部分區	region of face
面侧裂	側顏面裂	lateral facial cleft
面动脉	[顏]面動脈	facial artery
面动脉腺支	面動脈腺枝	glandular branch of facial artery

大　陆　名	台　湾　名	英　文　名
面横动脉	面橫動脈	transverse facial artery, transverse artery of face
面横静脉	面橫靜脈	transverse facial vein, facial transverse vein
面横裂	面橫裂	transverse facial cleft
面肌	[顏]面肌	facial muscle, muscle of face
面静脉	[顏]面靜脈	facial vein
面裂	[顏]面裂	facial cleft
面淋巴结	[顏]面淋巴結	facial lymph node
面颅	面顱	facial cranium
面颅骨	面顱骨	bone of facial cranium
面前静脉	面前靜脈	anterior facial vein
面纱细胞	面紗細胞，不成熟樹狀突細胞	veiled cell
面神经	[顏]面神經	facial nerve
面神经二腹肌支	面神經二腹肌枝	digastric branch of facial nerve
面神经管	[顏]面神經管	canal for facial nerve, facial canal
面神经管凸	面神經管凸	prominence of facial canal
面神经管膝	面神經管膝	geniculum of facial canal
面神经核	[顏]面神經核	nucleus of facial nerve, facial nucleus
面神经交通支	面神經交通枝	communicating branch with facial nerve
面神经节	[顏]面神經節	facial ganglion
面神经丘	[顏]面神經丘	facial colliculus
面神经区	[顏]面神經區	area of facial nerve, facial nerve area
面神经腮腺丛	面神經腮腺叢	parotid plexus of facial nerve
面神经舌支	[顏]面神經舌枝	lingual branch of facial nerve
面神经膝	面神經膝	geniculum of facial nerve, genu of facial nerve
面神经与舌咽神经交通支	面神經與舌咽神經交通枝	communicating branch of facial nerve with glossopharyngeal nerve
面神经运动核	面神經運動核	motor nucleus of facial nerve
面神经中间神经	面神經中間神經	intermedial nerve of facial nerve
面斜裂	面斜裂	oblique facial cleft
面总静脉	總面靜脈	common facial vein

大 陆 名	台 湾 名	英 文 名
描述胚胎学	記述胚胎學	descriptive embryology
明带（=I 带）	I 帶，單折光帶，明帶	isotropic band, I band, light band
明区	明區	light region
模式形成，图式形成	模式形成	pattern formation
Z 膜	Z 膜	Z membrane
膜板	膜板	membranous lamina, membranaceous lamina
膜半规管	膜[質]半規管	membranous semicircular duct
膜半规管固有膜	膜半規管固有膜	proper membrane of semicircular duct, proper membrane of semicircular canal
膜半规管基底膜	膜半規管基底膜	basal membrane of semicircular duct, basal membrane of semicircular canal
膜被颗粒	膜被顆粒	membrane coating granule
膜壁	膜壁	membranous wall
膜部	膜部	membranaceous part, pars membranacea
膜壶腹	膜性壺腹	membranous ampulla
膜黄体细胞	卵泡鞘黄體細胞	theca lutein cell
Z 膜基质	Z 膜基質	Z membrane matrix
膜间部	膜間部	intermembranous part
膜间层	膜間層	intermembrane layer
膜间隙	膜間隙	intermembrane space
膜脚	膜腳	membranous crus
膜结合核糖体（=附着核糖体）	膜結合型核糖體，膜連核糖體	membrane-bound ribosome
膜抗体	膜抗體	membrane antibody
膜抗原	膜抗原	membrane antigen
膜抗原受体	膜抗原受體	membrane antigen receptor
膜颅	膜成顱骨	desmocranium
膜螺旋板	膜[性]螺旋板	menbranous spiral lamina
膜迷路	膜[質]迷路，膜[性]迷路	membranous labyrinth
膜内成骨	膜内骨化，膜内骨生成	intramembranous ossification, intramembranous bone formation
膜内陷	膜内陷	membrane invagination

大　陆　名	台　湾　名	英　文　名
膜盘	膜性盤	membranous disc
膜上皮细胞	膜性上皮細胞	membranous epithelial cell
膜透性	膜透性	membrane permeability
膜细胞	卵泡鞘細胞	theca cell
膜性鼻中隔	膜性鼻中隔	membranous nasal septum
膜性壁	膜性壁	membranaceous wall
膜性肛门闭锁	膜性肛門閉鎖，膜性鎖肛	membranous atresia of anus
膜性骨	膜性骨	membrane bone
膜性壶腹	膜性壺腹	membranaceous ampulla
膜性脑颅，膜性神经颅	膜性腦顱	membranous neurocranium
膜性神经颅（=膜性脑颅）	膜性腦顱	membranous neurocranium
膜性室间隔缺损	膜性室間隔缺損	membranous ventricular septal defect
膜性咽颅（=膜性脏颅）	膜性臟顱	membranous viscerocranium
膜性脏颅，膜性咽颅	膜性臟顱	membranous viscerocranium
膜性中隔	膜性中隔	membranous septum
膜状胎盘	膜狀胎盤	membranaceous placenta
磨片	研磨片	ground section
磨牙，白齿	臼齒	molar, molar tooth
磨牙腺	臼齒腺	molar gland
末脑	末腦	myelencephalon
莫尔腺	莫爾氏腺	Moll's gland
莫里森囊	莫里森氏囊	Morison's capsule
母体绒毛叶	母體絨毛葉	maternal cotyledon
母细胞核	母細胞核	mother nucleus
拇长屈肌	拇指長屈肌，屈拇指長肌	flexor pollicis longus
拇长屈肌腱鞘	拇指長屈肌腱鞘，屈拇指長肌腱鞘	tendinous sheath of flexor pollicis longus
拇长伸肌	拇指長伸肌	extensor pollicis longus
拇长伸肌腱鞘	拇指長伸肌腱鞘	tendinous sheath of extensor pollicis longus
拇长展肌	拇指長外展肌	abductor pollicis longus
拇长展肌和拇短伸肌腱鞘	拇指長[外]展肌和拇指短伸肌腱鞘	tendinous sheath of abductor longus and extensor brevis pollicis
拇长展肌腱鞘	拇指長[外]展肌腱鞘	sheath of tendon of abductor pollicis longus
拇短屈肌	拇指短屈肌，屈拇指短肌	flexor pollicis brevis
拇短屈肌浅头	拇指短屈肌淺頭，屈拇指短	superficial head of flexor

大　陆　名	台　湾　名	英　文　名
	肌淺頭	pollicis brevis
拇短屈肌深头	拇指短屈肌深頭，屈拇指短肌深頭	deep head of flexor pollicis brevis
拇短伸肌	拇指短伸肌	extensor pollicis brevis
拇短伸肌腱鞘	拇指短伸肌腱鞘	sheath of tendon of short extensor muscle of thumb
拇短展肌	拇指短外展肌	abductor pollicis brevis
拇对掌肌	拇指對掌肌	opponens pollicis
拇收肌	拇[内]收肌	adductor muscle of thumb, adductor pollicis
拇收肌横头	拇[内]收肌橫頭	transverse head of adductor pollicis
拇收肌后间隙	拇[内]收肌後間隙	posterior space of adductor pollicis
拇收肌筋膜	拇[内]收肌筋膜	fascia of adductor pollicis
拇收肌斜头	拇[内]收肌斜頭	oblique head of adductor pollicis
拇指	拇指	thumb
拇指腕掌关节	拇指腕掌關節	carpometacarpal joint of thumb
拇主要动脉	拇主要動脈	principal artery of thumb
跨长屈肌	拇指長屈肌，屈拇指長肌	flexor hallucis longus
跨长屈肌腱沟	拇[腳]趾長屈肌腱溝	sulcus for tendon of flexor hallucis longus
跨长屈肌腱鞘	拇[腳]趾長屈肌腱鞘	tendinous sheath of flexor hallucis longus, tendinous sheath of long flexor muscle of thumb
跨长伸肌	拇趾長伸肌	extensor hallucis longus
跨长伸肌腱鞘	拇[腳]趾長伸肌腱鞘	tendinous sheath of extensor hallucis longus, tendinous sheath of long extensor muscle of thumb, tendinous sheath of long extensor muscle of great toe
跨短屈肌	拇趾短屈肌，屈拇趾短肌	flexor hallucis brevis
跨短屈肌内侧头	拇趾短屈肌內側頭，屈拇趾短肌內側頭	medial head of flexor hallucis brevis
跨短伸肌	拇趾短伸肌	extensor hallucis brevis
跨收肌	拇趾內收肌	adductor hallucis
跨展肌	拇趾外展肌	abductor hallucis
跨趾，大趾	跨趾，拇趾，大趾	hallux, hallex, great toe

大　陆　名	台　湾　名	英　文　名
目镜测微尺	目鏡測微器，接目測微尺	eyepiece micrometer

N

大　陆　名	台　湾　名	英　文　名
纳米金（=胶体金）	膠體金，奈米金	colloidal gold
萘酚橙	萘酚橙	naphthol orange
萘酚黄	萘酚黃	naphthol yellow
萘酚蓝黑	萘酚藍黑	naphthol blue black
萘酚绿	萘酚綠	naphthol green
萘红	萘紅	naphthalene red
萘蓝	萘藍	naphthalene blue
男性化	男性化	masculinization
男性假两性畸形	男性假陰陽症，男性假雙性人	male pseudohermaphroditism
男性内生殖器	男性内生殖器	male internal genital organ, internal genital organ of male, internal male reproductive organ
男性尿道	男性尿道	male urethra
男性尿道外口	男性尿道外口	external orifice of male urethra
男性尿道外括约肌	男性尿道外括約肌	male external urethral sphincter
男性乳房	男性乳房	male mamma
男性生殖器	男性生殖器	male genital organ
男性生殖系统	男性生殖系統	male genital system
男性外生殖器	男性外生殖器	external genital organ of male, external genitalia of male, male external genitalia
囊	囊	bursa, sac, capsule
囊部	囊部	diverticular part
囊内韧带	囊内韌帶	intracapsular ligament
囊泡，小泡	囊泡，小泡	vesicle
囊泡化（=囊泡形成）	囊泡形成，囊泡化	vesiculation
囊泡形成，囊泡化	囊泡形成，囊泡化	vesiculation
囊胚	囊胚	blastula
囊胚期（=胚泡期）	囊胚期	blastocyst stage
囊胚腔（=胚泡腔）	囊胚腔	blastocyst cavity, blastocoel, blastocoele

大　陆　名	台　湾　名	英　文　名
囊胚形成	囊胚形成	blastulation
囊鞘间隙	囊鞘间隙	space between capsule and sheath
囊外韧带	囊外韌帶	extracapsular ligament
囊状肠重复畸形	囊狀腸重複畸形	cystic intestinal duplication
囊状附件	囊狀附件	vesicular appendage
囊状脊柱裂	囊狀脊柱裂	spina bifida cystica
囊状卵泡	囊狀卵泡	vesicular follicle
囊状隐窝	囊狀隱窩	sacciform recess
脑	腦	brain, encephalon
脑岛	腦島	insula
脑底静脉环	腦底靜脈環	cerebral basal venous circle
脑动脉	大腦動脈	cerebral artery
脑干	腦幹	brain stem
脑干静脉	腦幹靜脈	vein of brainstem, vein of brain stem
脑干网状结构	腦幹網狀結構	reticular formation of brain stem
脑回	腦回	gyrus, cerebral convolution
脑回压迹	腦回壓跡	impression for cerebral gyrus
脑积水	水腦，腦積水	hydrocephalus
脑[脊]膜	腦[脊髓]膜	meninges
脑[脊]膜膨出（=脊膜膨出）	腦[脊髓]膜膨出	meningocele
脑脊神经节	腦脊神經節	cerebrospinal ganglion, craniospinal ganglion
脑脊液	腦脊[髓]液	cerebrospinal fluid, CSF, cerebrospinal liquor
脑脊液-脑屏障	腦脊[髓]液-腦屏障，腦脊液-腦障壁	cerebrospinal fluid-brain barrier, CBB
脑颅，神经颅	腦顱，神經顱	cerebral cranium, neurocranium
脑颅骨	腦顱骨	bone of cerebral cranium
脑膜返支	腦膜返枝	recurrent meningeal branch
脑膜副支	腦膜副枝	accessory meningeal branch
脑膜后动脉	腦膜後動脈	posterior meningeal artery
脑膜静脉	腦膜靜脈	meningeal vein
脑膜脑膨出	腦[脊髓]膜腦膨出	meningoencephalocele
脑膜前支	腦膜前枝	anterior meningeal branch
脑膜支	腦膜枝	meningeal branch
脑膜支交通支	腦膜枝交通枝	communicating branch with

大　陆　名	台　湾　名	英　文　名
		meningeal branch
脑膜中动脉	腦膜中動脈	middle meningeal artery
脑膜中动脉顶支	腦膜中動脈頂枝	parietal branch of middle meningeal artery
脑膜中动脉额支	腦膜中動脈額枝	frontal branch of middle meningeal artery
脑膜中动脉沟	腦膜中動脈溝	sulcus for middle meningeal artery
脑膜中动脉眶支	腦膜中動脈眶枝	orbital branch of middle meningeal artery
脑膜中动脉吻合支	與腦膜中動脈吻合枝	anastomotic branch with middle meningeal artery
脑膜中静脉	腦膜中靜脈	middle meningeal vein
脑膜中支	腦膜中枝	middle meningeal branch
脑旁体	腦旁體	paraphysis
脑泡	腦泡	brain vesicle, cerebral vesicle
脑皮质功能区	腦皮質功能區	functional area of cortex
脑屏障	腦屏障，腦障壁	brain barrier
脑桥	橋腦，腦橋	pons
脑桥背侧部	橋腦背側部	dorsal part of pons
脑桥被盖[部]	橋腦被蓋[部]	tegmentum of pons
脑桥被盖网状核	橋腦被蓋網狀核	tegmentoreticular nucleus of pons
脑桥臂	橋腦臂	brachium pontis
脑桥动脉	橋腦動脈	pontine artery
脑桥缝	橋腦縫	raphe of pons
脑桥腹侧部	橋腦腹側部	ventral part of pons
脑桥核	橋腦核	pontine nucleus
脑桥横束	橋腦橫徑	transverse tract of pons
脑桥横行纤维	橋腦橫[行]纖維	transverse fiber of pons
脑桥基底部	橋腦基底部	basilar part of pons
脑桥基底沟	橋腦基底溝	basilar sulcus of pons
脑桥静脉	橋腦靜脈	pontine vein, vein of pons
脑桥前外侧静脉	橋腦前外側靜脈	anterolateral pontine vein
脑桥前正中静脉	橋腦前正中靜脈	anteromedian pontine vein
脑桥曲	橋腦曲	pontine flexure
脑桥上横静脉	橋腦上橫靜脈	superior transverse pontine vein
脑桥外侧静脉	橋腦外側靜脈	lateral pontine vein
脑桥网状脊髓束	橋腦網狀脊髓徑	pontoreticulospinal tract

大　陆　名	台　湾　名	英　文　名
脑桥尾侧网状核	橋腦尾側網狀核	caudal pontine reticular nucleus
脑桥下横静脉	橋腦下橫靜脈	inferior transverse pontine vein
脑桥小脑三角	橋腦小腦三角	pontocerebellar trigone, pontocerebellar triangle
脑桥小脑束	橋腦小腦徑	pontocerebellar tract
脑桥小脑纤维	橋腦小腦纖維	pontocerebellar fiber
脑桥中缝核	橋腦中縫核	raphe nucleus of pons
脑桥中脑前静脉	橋腦中腦前靜脈	anterior pontomesencephalic vein
脑桥纵束	橋腦縱徑	longitudinal tract of pons
脑桥纵行纤维	橋腦縱行纖維	longitudinal fiber of pons
脑桥嘴侧网状核	橋腦嘴側網狀核	rostral pontine reticular nucleus
脑曲	腦曲	brain flexure
脑砂	腦砂	brain sand, corpus arenaceum
脑疝	大腦疝	cerebral hernia
脑上腺（=松果体）	松果體，松果腺，腦上腺	pineal body, conarium, pineal gland
脑神经	腦神經，顱神經	cranial nerve, cerebral nerve, encephalic nerve
脑神经感觉性神经节	腦神經感覺性神經節，顱神經感覺性神經節	sensory ganglion of cranial nerve, sensory ganglion of encephalic nerve
脑神经核	腦神經核，顱神經核	nucleus of cranial nerve, nucleus of encephalic nerve
脑神经节	腦神經節，顱神經節	cranial ganglion, cerebral ganglion
脑室	大腦腦室	cerebral ventricle, encephalocoele
脑室周围器	腦室周圍器官	circumventricular organ, CVO
脑原基	腦原基，腦始基	brain rudiment
脑原节	腦原節	encephalic neuromere
脑褶	腦褶	brain fold
脑蛛网膜	[大]腦蛛網膜	cerebral arachnoid mater, arachnoid of brain
内板	內板	inner plate, internal plate
内臂	內臂	inner arm
内侧半月板	內側半月板	medial meniscus
内侧背核	內側背核	mediodorsal nucleus
内侧鼻突	內側鼻突	median nasal prominence,

大　陆　名	台　湾　名	英　文　名
		median nasal process
内侧壁	内侧壁	medial wall
内侧部	内侧部	medial part
内侧苍白球	内侧蒼白球	medial globus pallidus
内侧唇	内侧唇	medial lip
内侧[的]	内侧[的]	medial
内侧底段	内侧底段	medial basal segment
内侧底段支气管	内侧底段支氣管	medial basal segmental bronchus, BⅦ
内侧底支	内侧底枝	medial basal branch
内侧段	内侧段	medial segment
内侧段动脉	内侧段動脈	medial segmental artery, artery of medial segment
内侧段支气管	内侧段支氣管	medial segmental bronchus, BⅤ
内侧副橄榄核	内侧副橄欖核	medial accessory olivary nucleus
内侧隔核	内侧隔核	medial septal nucleus
内侧根	内侧根	medial root
内侧弓状韧带	内侧弓狀韌帶	medial arcuate ligament
内侧嵴	内侧嵴	medial crest
内侧脚	内侧腳	medial crus
内侧结节	内侧結節	medial tubercle
内侧髁	内侧髁	medial condyle
内侧髁上线	内侧髁上線	medial supracondylar line
内侧隆起	内侧隆起	medial eminence
内侧面	内侧面	medial surface
内侧皮支	内侧皮枝	medial cutaneous branch
内侧丘系	内侧蹄系	medial lemniscus
内侧丘系交叉	内侧蹄系交叉	decussation of medial lemniscus
内侧韧带	内侧韌帶	medial ligament
内侧软骨板	内侧軟骨板	medial cartilaginous lamina
内侧束	内侧束，内侧徑，内侧索	medial cord
内侧头	内侧頭	medial head
内侧膝状体	内侧膝狀體	medial geniculate body
内侧膝状体核背侧部	内侧膝狀體核背侧部	dorsal part of nucleus of medial geniculate body
内侧膝状体核腹侧部	内侧膝狀體核腹侧部	ventral part of nucleus of medial geniculate body

大　陆　名	台　湾　名	英　文　名
内侧楔骨	内側楔骨	medial cuneiform, medial cuneiform bone
内侧杏仁核	内側杏仁核	medial amygdaloid nucleus
内侧嗅回	内側嗅回	medial olfactory gyrus
内侧嗅纹	内側嗅紋	medial olfactory stria
内侧缘	内側緣	medial margin, medial border
内侧支	内側枝	medial branch
内侧纵束	内側縱徑	medial longitudinal fasciculus
内侧纵纹	内側縱紋	medial longitudinal stria
内层	内層	inner layer
内唇	内唇	inner lip
内带	内帶	inner zone
内[的]	内[的]	internal
内耳	内耳	internal ear, auris interna
内耳道	内耳道，内聽道	internal acoustic meatus, inner ear foramen
内耳道垂直嵴	内耳道垂直嵴	vertical crest of internal acoustic meatus
内耳道底	内耳道底	fundus of internal acoustic meatus, bottom of internal acoustic meatus
内耳道底前庭上区	内耳道底前庭上區	superior vestibular area of fundus of internal acoustic meatus
内耳道底前庭下区	内耳道底前庭下區	inferior vestibular area of fundus of internal acoustic meatus
内耳道动脉分支	内耳道動脈分枝	artery of branch of internal acoustic meatus
内耳道口	内耳道口	internal acoustic opening
内耳门	内耳門	internal acoustic pore
内耳前庭	内耳前庭	vestibulum auris internae
内耳血管	内耳血管	vessel of internal ear
内分泌	内分泌	endocrine, internal secretion
内分泌细胞	内分泌細胞	endocrine cell
内分泌腺	内分泌腺	endocrine gland, internal secretory gland
内分泌学	内分泌學	endocrinology
内分泌转换器	内分泌轉換器	endocrine transducer
内感受	内感受	interoception
内感受器	内感受器	interoceptor

大　陆　名	台　湾　名	英　文　名
内弓状纤维	内弓狀纖維	internal arcuate fiber
内含物	包含物，包涵物	inclusion
内核层	内核層	inner nuclear layer
内呼吸	内呼吸	internal respiration
内踝	内[側]踝	medial malleolus
内踝点	内踝點	sphyrion
内踝沟	内踝溝	medial malleolar sulcus
内踝关节面	内踝關節面	articular facet of medial malleolus, medial malleolar surface
内踝后区	内踝後區	medial retromalleolar region
内踝皮下囊	内[側]踝皮下囊	subcutaneous bursa of medial malleolus
内踝前动脉	内[側]踝前動脈	medial anterior malleolar artery
内踝网	内踝網	medial malleolar rete
内踝支	内踝枝	medial malleolar branch
内环骨板	内環骨板	inner circumferential lamella
内基板	内基板	internal basic lamella
内节	内節	inner segment
内界膜	内界膜	internal limiting membrane, inner limiting membrane
内颗粒层	内顆粒層	internal granular layer, stratum granulosum internum
内颗粒层纹	内顆粒層紋	stria of internal granular layer
内淋巴	内淋巴	endolymph
内淋巴管	内淋巴管	endolymphatic duct
内淋巴囊	内淋巴囊	endolymphatic sac, saccus endolymphaticus
内淋巴形成	内淋巴形成，内淋巴組成	endolymphatic formation
内螺旋沟	内螺旋溝	inner spiral sulcus, sulcus spiralis interus
内[毛]根鞘	内根鞘	internal root sheath, inner root sheath
内[毛]根鞘小皮	内根鞘小皮	cuticle of internal root sheath
内毛细胞	内毛細胞	inner hair cell
内面	内面	internal surface
内膜	内膜	intima
内膜层	内泡膜，内鞘	theca interna
内膜垫	内膜墊	intimal cushion

大　陆　名	台　湾　名	英　文　名
内膜下层	内膜下層	subintima
内囊	内囊	internal capsule
内囊后脚	内囊後腳	posterior crus of internal capsule
内囊后肢	内囊後肢	posterior limb of internal capsule
内囊前脚	内囊前腳	anterior crus of internal capsule
内囊前肢	内囊前肢	anterior limb of internal capsule
内囊膝	内囊膝	genu of internal capsule
内囊支	内囊枝	branch of internal capsule
内脑脊膜	内腦脊髓膜	endomeninx
内胚层	内胚層	endoderm, entoderm, endoblast
内胚层间质	内胚層間質，内胚層間葉	entomesenchyme
内皮	内皮	endothelium
内皮管	内皮管	endothelial tube
内皮素	内皮素	endothelin, ET
内皮特殊颗粒	特殊内皮顆粒	specific endothelial granule
内皮细胞	内皮細胞	endothelial cell
内皮下层	内皮下層	subendothelial layer
内皮下组织	内皮下組織	subendothelial tissue
内皮组织	内皮組織	endothelial tissue
内融合	内融合	endomixis
内上段静脉	内上段靜脈	internal superior segment
内上髁	内上髁	medial epicondyle
内上髁上嵴	内上髁上嵴	medial supraepicondylar ridge
内生，向内生长	内長，向内生長	ingrowth
内生色素，内源性色素	内生色素	endogenous pigment
内生殖器	内生殖器	internal genital organ
内髓板	内[側]髓板	internal medullary lamina, medial medullary lamina
内隧道	内隧道	inner tunnel
内弹性膜	内彈性膜	internal elastic membrane, tunica elastica interna
内吞[作用]（=胞吞[作用]）	胞内吞噬，内吞作用	endocytosis
内网层	内叢層	internal plexiform layer, inner plexiform layer
内网器	内網狀器	internal reticular apparatus

大　陆　名	台　湾　名	英　文　名
内细胞群，内细胞团	内細胞群	inner cell mass
内细胞团（＝内细胞群）	内細胞群	inner cell mass
内下段静脉	内下段靜脈	internal inferior segment vein
内陷	内陷	invagination, emboly
内嗅区	内嗅區	entorhinal area
内旋转	内旋轉	internal rotation
内移	内移	ingression
内釉上皮	内釉上皮	inner enamel epithelium
内源性色素（＝内生色素）	内生色素	endogenous pigment
内在活性	内在活性	intrinsic activity
内[在]因子	内在因子	intrinsic factor
内脏	内臟	viscera
内脏大神经	内臟大神經	greater splanchnic nerve
内脏反位	内臟逆位，内臟反位	situs inversus viscerum
内脏感觉神经	内臟感覺神經	visceral sensory nerve
内脏神经	内臟神經	visceral nerve, splanchnic nerve
内脏神经丛	内臟神經叢	visceral plexus
内脏神经丛神经节	内臟神經叢神經節	ganglion of visceral plexus
内脏神经节	内臟神經節	visceral ganglion
内脏神经系统	内臟神經系統	visceral nervous system
内脏神经纤维	内臟神經纖維	visceral nerve fiber, visceral neurofiber
内脏小神经	内臟小神經	lesser splanchnic nerve
内脏学	内臟學	splanchnology
内脏运动神经	内臟運動神經	visceral motor nerve
内脏运动神经末梢	内臟運動神經末梢	visceral motor nerve ending
内脏最下神经	内臟最下神經	lowest splanchnic nerve
内脏最小神经	内臟最小神經	least splanchnic nerve
内褶式内陷	内褶式内陷	embolic invagination
内支	内枝	internal branch
内直肌	内直肌	medial rectus
内指细胞	内指細胞	inner phalangeal cell
内质	内質	endoplasm, entoplasm
内质分泌	内質分泌	endoplasmocrine
内质区	内質區	endoplasmic region
内质网	内質網	endoplasmic reticulum, ER
内中胚层	内中胚層	endomesoderm,

大　陆　名	台　湾　名	英　文　名
		entomesoderm
内中胚层细胞	內中胚層細胞	endomesoderm cell
内终丝	內終絲	internal terminal filum, filum terminale internum
内轴突系膜	內軸突繫膜	internal mesaxon
内柱	內柱	inner rod
内柱细胞	內柱細胞	inner pillar cell
内锥体[细胞]层	內錐體[細胞]層	internal pyramidal layer, inner pyramidal layer
内锥体[细胞]层纹	內錐體[細胞]層紋	stria of internal pyramidal layer
内眦，眼内侧角	內眥	medial angle of eye
内眦动脉	內眥動脈	angular artery
内眦静脉	內眥靜脈	angular vein
内眦皱襞（=蒙古褶）	蒙古褶，內眥皺襞	mongoloid fold
尼埃尔间隙	紐艾爾氏間隙	Nuel's space
尼氏变性	尼[司爾]氏變性	Nissl's degeneration
尼氏颗粒	尼[司爾]氏顆粒	Nissl's granule
尼氏染色法	尼氏染色法	Nissl's staining method
尼氏体	尼[司爾]氏小體，尼氏體	Nissl's body
拟胚体（=类胚体）	類胚體	embryoid body
逆流性	逆流性	rheotropism
逆蠕动	逆蠕動	retroperistalsis
逆行变性，退行性变	逆行變性，逆行性變化	retrograde degeneration
逆行发育，退化发育	退化性發育	retrogressive development, anaplasia
逆行轴突运输	逆行軸突運輸	retrograde axonal transport
黏蛋白	黏蛋白	mucoprotein, mucin
黏蛋白原	黏蛋白原	mucinogen, mucigen
黏合线	黏合線	cement line
黏膜	黏膜	mucosa, mucous membrane, tunica mucosa
黏膜表皮	黏膜表皮	mucodermis
黏膜窦	黏膜竇	mucosal sinus
黏膜固有层	黏膜固有層	lamina propria of mucosa, tunica propria mucosa
黏膜肌层	黏膜肌層	muscular layer of mucosa
黏膜皮肤连接	黏膜皮膚連接，黏膜皮膚接合	mucocutaneous junction
黏膜上皮	黏膜上皮	epithelium mucosae

大　陆　名	台　湾　名	英　文　名
黏膜外腺	黏膜外腺	extramucosal gland
黏膜下[肌]层	黏膜下層	submucosa, submucous layer, stratum submucosum
黏膜下神经丛	黏膜下神經叢	submucosal nervous plexus, submucosal plexus
黏膜下组织	黏膜下組織	submucous tissue
黏液	黏液	mucus
黏液层	黏液層	mucous layer, stratum mucosum
黏液分泌	黏液分泌	mucous secretion
黏液分泌细胞	黏液分泌細胞	mucus-secreting cell
黏液浆液腺细胞	黏液漿液腺細胞	mucoserous gland cell
黏液结缔组织	黏液結締組織	mucous connective tissue
黏液囊	黏液囊	mucous bursa
黏液水肿	黏液水腫	myxoedema, myxedema
黏液-碳酸氢盐屏障	黏液-碳酸氫根屏障	mucus-bicarbonate barrier, mucous- HCO_3^- barrier
黏液物质	黏液質	mucoid substance
黏液细胞	黏液細胞	mucous cell
黏液腺	黏液腺	mucous gland, glandula mucosa
黏液性腺泡	黏液性腺泡	mucous alveolus
黏液洋红	黏液洋紅	mucicarmine
黏液样	黏液樣	mucoid
黏液样细胞	黏液樣細胞	mucoid cell
黏液组织	黏液組織	mucous tissue
黏原颗粒	黏原顆粒	mucinogen granule, mucigen granule
黏着斑（=桥粒）	橋粒，黏著斑	desmosome, macula adherens
黏着连接	黏連接合	adherens junction
尿	尿	urine, urina
尿道	尿道	urethra
尿道板	尿道板	urethral plate
尿道逼尿肌	尿道壓肌	compressor muscle of urethra
尿道动脉	尿道動脈	urethral artery
尿道沟	尿道溝	urethral groove, sulcus urethralis
尿道海绵体	尿道海綿體	cavernous body of urethra, corpora spongiosum urethra
尿道海绵体白膜	尿道海綿體白膜	albuginea of urethra

大　陆　名	台　湾　名	英　文　名
		cavernous body, albuginea of cavernous body of urethra, tunica albuginea of corpus cavernosum urethra
尿道海绵体部	尿道海綿體部	cavernous part of urethra
尿道海绵体腔	尿道海綿體腔	caverna of cavernous body of urethra, cavern of urethra cavernous body
尿道海绵体小梁	尿道海綿體小梁	trabecula of cavernous body of urethra
尿道嵴	尿道嵴	urethral ridge, urethral crest
尿道括约肌	尿道括約肌	sphincter of urethra, sphincter muscle of urethra
尿道面	尿道面	urethral surface
尿道膜部	尿道膜部	membranous part of urethra, membranous urethra
尿道内口	尿道内口	internal urethral orifice, internal orifice of urethra
尿道黏膜	尿道黏膜	mucous membrane of urethra
尿道旁管	尿道旁管	paraurethral duct, paraurethral canal
尿道旁腺	尿道旁腺	paraurethral gland, periurethral gland
尿道前列腺部	尿道前列腺部	prostatic urethra
尿道球	尿道球	bulb of urethra
尿道球动脉	尿道球動脈	urethral bulbar artery
尿道球静脉	尿道球靜脈	urethral bulbar vein
尿道球腺	尿道球腺	bulbourethral gland
尿道球腺导管	尿道球腺導管	duct of bulbourethral gland
尿道上裂	尿道上裂	epispadias
尿道外口	尿道外口	external orifice of urethra, external urethral orifice
尿道下裂	尿道下裂	hypospadias
尿道陷窝	尿道陷窩	urethral lacuna, lacuna of urethra, lacuna urethralis
尿道腺	尿道腺	urethral gland
尿道阴道隔	尿道陰道隔	urethrovaginal septum
尿道阴道括约肌	尿道陰道括約肌	urethrovaginal sphincter, urethrovaginal sphincter muscle
尿道阴茎部	尿道陰莖部	penile urethra
尿道褶	尿道褶	urethral fold

大　陆　名	台　湾　名	英　文　名
尿道舟状窝	尿道舟狀窩	navicular fossa of urethra
尿道阻塞	尿道阻塞	urethral obstruction
尿极	尿極	urinary pole
尿钠素（=利尿钠激素）	鈉尿激素	natriuretic hormone
尿囊	尿囊，尿膜	allantois, urinary vesicle
尿囊素	尿囊素，尿膜素	allantoin
尿囊窝	尿囊窩	fossa allantoidis
尿生殖板	尿殖板	urogenital plate
尿生殖窦	尿殖竇	urogenital sinus
尿生殖窦括约肌	尿殖竇括約肌	urogenital sinus sphincter
尿生殖膈	尿生殖膈	urogenital diaphragm
尿生殖膈上筋膜	尿生殖膈上筋膜	superior fascia of urogenital diaphragm
尿生殖膈下筋膜	尿生殖膈下筋膜	inferior fascia of urogenital diaphragm
尿生殖沟	尿殖溝	urogenital groove
尿生殖管	尿殖管	urogenital duct, urogenital canal
尿生殖嵴	尿殖嵴	urogenital ridge
尿生殖[嵴]系膜	尿生殖繫膜	urogenital mesentery
尿生殖孔	尿生殖孔	urogenital opening
尿生殖膜	尿殖膜	urogenital membrane
尿生殖区	尿殖區，泌尿生殖區	urogenital region
尿生殖褶	尿殖褶	urogenital fold
尿石	尿石	urinary calculus
尿细管（=泌尿小管）	細腎管，細尿管	urinary tubule, uriniferous tubule
尿直肠隔	尿直腸隔	urorectal septum
颞点	顳點	krotaphion
颞顶肌	顳頂肌	temporoparietalis, temporoparietal muscle
颞额颧点	顳額顴點	frontomalare temporale
颞骨	顳骨	temporal bone
颞骨大脑面	顳骨大腦面	cerebral surface of temporal bone
颞骨关节面	顳骨關節面	articular surface of temporal bone
颞骨茎突	顳骨莖突	styloid process of temporal bone
颞骨颧突	顳骨顴突	zygomatic process of temporal bone

大　陆　名	台　湾　名	英　文　名
颞骨乳突	顳骨乳突	mastoid process of temporal bone
颞骨岩部	顳骨岩部	petrous part of temporal bone
颞骨岩部尖	顳骨岩部尖	apex of petrous part of temporal bone
颞骨枕缘	顳骨枕緣	occipital margin of temporal bone
颞骨锥部	顳骨錐部	pyramid part of temporal bone
颞横沟	顳橫溝	transverse temporal groove, transverse temporal sulcus
颞横回	顳橫回	transverse temporal gyrus
颞后板障静脉	顳後板障靜脈	posterior temporal diploic vein
颞肌	顳肌	temporalis, temporal muscle
颞肌嵴	顳肌嵴	temporal crest
颞极	顳極	temporal pole
颞极动脉	顳極動脈	polar temporal artery
颞角	顳角	temporal horn
颞筋膜	顳筋膜	temporal fascia
颞筋膜浅层	顳筋膜淺層	superficial layer of temporal fascia
颞筋膜深层	顳筋膜深層	deep layer of temporal fascia
颞面	顳面	temporal surface
颞前板障静脉	顳前板障靜脈	anterior temporal diploic vein
颞浅动脉	顳淺動脈	superficial temporal artery
颞浅动脉顶支	顳淺動脈頂枝	parietal branch of superficial temporal artery
颞浅动脉腮腺支	顳淺動脈腮腺枝	parotid branch of superficial temporal artery
颞浅静脉	顳淺靜脈	superficial temporal vein
颞浅神经	顳淺神經	superficial temporal nerve
颞浅支	顳淺枝	superficial temporal branch
颞桥束	顳橋徑	temporopontine tract
颞桥纤维	顳橋纖維	temporopontine fiber
颞区	顳區	temporal region
颞颧缝	顳顴縫	temporozygomatic suture
颞上沟	顳上溝	superior temporal groove, superior temporal sulcus
颞上回	顳上回	superior temporal gyrus
颞上区	顳上區	superior temporal area
颞深前动脉	顳深前動脈	anterior deep temporal artery

大　陆　名	台　湾　名	英　文　名
颞深后动脉	顳深後動脈	posterior deep temporal artery
颞深静脉	顳深靜脈	deep temporal vein
颞深神经	顳深神經	deep temporal nerve
颞突	顳突	temporal process
颞窝	顳窩	temporal fossa
颞下沟	顳下溝	inferior temporal sulcus, inferior temporal groove
颞下颌关节	顳下頜關節	temporomandibular joint
颞下颌关节盘	顳下頜關節盤	articular disc of temporomandibular joint
颞下颌内侧韧带	顳下頜內側韌帶	medial temporomandibular ligament
颞下颌外侧韧带	顳下頜外側韌帶	lateral temporomandibular ligament
颞下回	顳下回	inferior temporal gyrus
颞下嵴	顳下嵴	infratemporal crest
颞下面	顳下面	infratemporal surface
颞下区	顳下區	inferior temporal area
颞下窝	顳下窩	infratemporal fossa
颞下线	顳下線	inferior temporal line
颞线	顳線	temporal line
颞叶	顳葉	temporal lobe
颞叶岛盖	顳葉島蓋	temporal operculum
颞叶后动脉	顳葉後動脈	posterior temporal artery
颞叶后支	顳葉後枝	posterior temporal branch
颞叶前动脉	顳葉前動脈	anterior temporal artery
颞叶前支	顳葉前枝	anterior temporal branch
颞叶中间支	顳葉中間枝	intermediate temporal branch
颞翼软骨	顳翼軟骨	ala temporalis cartilage
颞支	顳枝	temporal branch
颞中动脉	顳中動脈	middle temporal artery
颞中动脉沟	顳中動脈溝	sulcus for middle temporal artery, groove for middle temporal artery
颞中回	顳中回	middle temporal gyrus
颞中间内侧支	顳中間內側枝	intermediate medial temporal branch
颞中静脉	顳中靜脈	middle temporal vein
颞中区	顳中區	middle temporal area
柠檬酸铅	檸檬酸鉛	lead citrate

大　陆　名	台　湾　名	英　文　名
凝集[作用]	凝集作用	agglutination
凝血，血液凝固	凝血，血凝固	blood coagulation, blood clotting, hematopexis
凝血酶	凝血酶	thrombin, thrombase
凝血酶原	凝血酶原	thrombogen
浓缩泡	濃縮泡	condensing vacuole
努恩腺	努恩氏腺	Nuhn's gland
女性假两性畸形，女性假两性同体	女性假雙性人，女性假陰陽症，女性假兩性畸形	female pseudohermaphroditism
女性假两性同体（=女性假两性畸形）	女性假雙性人，女性假陰陽症，女性假兩性畸形	female pseudohermaphroditism
女性内生殖器	女性內生殖器	internal genital organ of female, internal female reproductive organ, female internal genitalia
女性尿道	女性尿道	female urethra
女性尿道外口	女性尿道外口	external orifice of female urethra
女性尿道外括约肌	女性尿道外括約肌	female external urethral sphincter
女性生殖器	女性生殖器	female genital organ
女性生殖系统	女性生殖系統	female genital system, female reproductive system
女性外生殖器	女性外生殖器	external genital organ of female, female external genitalia, external genitalia of female
女阴	女陰	female pudendum
女阴裂	女陰裂	vulval cleft, pudendal cleft, pudendal fissure
诺依曼细胞	諾依曼氏細胞	Neumann's cell
诺依曼牙本质鞘	諾依曼氏牙[本]質鞘	Neumann's sheath, dentinal sheath of Neumann

O

大　陆　名	台　湾　名	英　文　名
欧氏管（=咽鼓管）	耳咽管，聽咽管，歐氏管	pharyngotympanic tube, auditory tube, Eustachian tube
欧文线	歐文氏線	Owen line's, line of Owen

P

大　陆　名	台　湾　名	英　文　名
帕基奥尼体	帕基奥尼氏體	Pacchionian body
帕内特细胞	班尼斯氏細胞	Paneth's cell
帕佩兹回路，海马环路	巴貝茲氏回路	Papez's circuit
排卵	排卵	ovulation
排卵点	排卵點	ovulation point
排卵后期	排卵後期	postovulatory phase, postovulatory stage
排卵能力	排卵能力	ovulability
排卵期	排卵期	ovulation period, ovulation time
排卵前期	排卵前期	preovulatory phase, preovulatory stage
排卵障碍	排卵障礙	ovulation failure
排尿	排尿	urination
排尿管道	排尿管道	urinary passage
排泄	排泄	excretion
排泄器官	排泄器官	excretory organ
排泄系统	排泄系統	excretory system
排泄小管	排泄小管	excretory ductule
派尔斑	派[亞]氏斑	Peyer's patch
攀缘纤维	攀緣纖維，爬行纖維	climbing fiber
M 盘	M 盤	M disc
Z 盘	Z 盤	Z disc
盘形原肠胚	盤狀原腸胚	discogastrula
盘状囊胚	盤狀囊胚	discoblastula
盘状胚	盤狀胚	discoid embryo
盘状肾	盤狀腎	discoid kidney
旁分泌	旁分泌，副分泌	paracrine
旁睾	旁睾	paradidymis
旁巨细胞网状核	旁巨細胞網狀核	paragigantocellular reticular nucleus
旁卵巢（=卵巢冠）	卵巢冠，副卵巢，附卵巢	epoophoron, parovarium
旁绒球，副绒球	旁絨球	paraflocculus
旁下托	旁下托	parasubiculum
旁嗅沟	嗅旁溝	parolfactory sulcus
旁嗅区	旁嗅[覺]區	paraolfactory area
旁正中沟	旁正中溝	paramedian sulcus

大　陆　名	台　湾　名	英　文　名
旁正中核	旁正中核	paramedian nucleus
旁正中平面	旁正中平面	paramedian plane
旁正中网状核	旁正中網狀核	paramedian reticular nucleus
旁正中小叶	旁正中小葉	paramedian lobule
旁中央动脉	旁中央動脈，中央旁動脈	paracentral artery
旁中央静脉	旁中央靜脈，中央旁靜脈	paracentral vein
旁中央小叶（=中央旁小叶）	中央旁小葉，旁中央小葉	paracentral lobule
膀胱	膀胱	urinary bladder, urocystis, vesica
膀胱逼尿肌	膀胱逼尿肌	detrusor of bladder, detrusor muscle of bladder
膀胱垂	膀胱[懸雍]垂	vesical uvula, uvula of bladder
膀胱丛	膀胱叢	vesical plexus
膀胱底	膀胱底	fundus of bladder, fundus of urinary bladder
膀胱横襞	膀胱横襞	transverse vesical fold
膀胱后淋巴结	膀胱後淋巴結	postvesical lymph node
膀胱肌层	膀胱肌層	muscular layer of urinary bladder
膀胱尖	膀胱尖	apex of bladder
膀胱颈	膀胱頸	neck of bladder, neck of urinary bladder
膀胱静脉	膀胱靜脈	vesical vein
膀胱静脉丛	膀胱靜脈叢	vesical venous plexus
膀胱括约肌	膀胱括約肌	musculus sphincter vesicae
膀胱面	膀胱面	vesical surface
膀胱黏膜	膀胱黏膜	mucous membrane of urinary bladder
膀胱旁淋巴结	膀胱旁淋巴結	paravesical lymph node
膀胱旁窝	膀胱旁窩	paravesical fossa
膀胱前淋巴结	膀胱前淋巴結	prevesical lymph node
膀胱三角	膀胱三角	trigone of bladder
膀胱上动脉	膀胱上動脈	superior vesical artery
膀胱上动脉输尿管支	膀胱上動脈輸尿管枝	ureteric branch of superior vesical artery
膀胱上窝	膀胱上窩	supravesical fossa
膀胱体	膀胱體	body of bladder
膀胱外侧淋巴结	膀胱外側淋巴結	lateral vesical lymph node
膀胱外侧韧带	膀胱外側韌帶	lateral ligament of bladder

大　陆　名	台　湾　名	英　文　名
膀胱外翻	膀胱外翻	ectopia of urinary bladder, extrophy of bladder, exstrophy of bladder
膀胱下动脉	膀胱下動脈	inferior vesical artery
膀胱下动脉输尿管支	膀胱下動脈輸尿管枝	ureteric branch of inferior vesical artery
膀胱阴道瘘	膀胱陰道瘘[管]	vesicovaginal fistula
膀胱直肠瘘	膀胱直腸瘘[管]	vesicorectal fistula
膀胱子宫陷凹	膀胱子宮陷凹	vesicouterine pouch, vesicouterine excavation
泡心细胞	泡心細胞	centroacinar cell, centroacinous cell, centroalveolar cell
泡状腺	泡狀腺	acinar gland, saccular gland
胚斑	胚斑，生長斑，卵核仁	germinal spot, macula germinativa
胚板	胚板	embryonic plate
胚层	胚層	germ layer
胚带	胚帶	germ band, germinal band
胚端滋养层（=[胚]极滋养层）	極滋養層	polar trophoblast
胚后期	胚後期	post embryonic stage
胚后期发育	胚後期發育	post embryonic development
胚极	胚極	embryonic pole
[胚]极滋养层，胚端滋养层	極滋養層	polar trophoblast
胚结	胚結	embryonic knob
胚孔背唇	胚孔背唇	dorsal blastoporal lip
胚膜	胚膜	embryonic membrane
胚内体腔	胚内體腔	intraembryonic coelom, endocoelom
胚内中胚层	胚内中胚層	intraembryonic mesoderm
胚盘	胚盤	germ disc, germinal disc, embryonic disc
胚泡	囊胚，胚囊，胚泡	blastocyst
胚泡期，囊胚期	囊胚期	blastocyst stage
胚泡腔，囊胚腔	囊胚腔	blastocyst cavity, blastocoel, blastocoele
胚泡形成	囊胚形成	blastocyst formation
胚泡营养素（=子宫乳）	子宮乳	uterine milk
胚期	胚期	embryonic period, embryonic phase
胚前发育	胚前發育	preembryonic development

大　陆　名	台　湾　名	英　文　名
胚前期	胚前期	preembryonic period
胚球	胚球	germ ball
胚区	胚區	germinal area, embryonic area
胚区定位	胚區定位	germinal localization
胚上皮	胚上皮	embryonic epithelium
胚[胎]	胚[胎]	embryo
胚胎场	胚胎場	embryonic field
胚胎成纤维细胞	胚胎成纖維細胞	embryo fibroblast
胚胎萃取液	胚胎萃取液	embryo extract
胚胎发生	胚胎發生	embryogenesis, embryogeny
胚胎发育	胚胎發育	embryonic development
胚胎分割	胚胎分割	embryo splitting
胚胎干细胞	胚胎幹細胞	embryonic stem cell, ES cell
胚胎工程	胚胎工程	embryo engineering
胚胎库	胚胎庫	embryo bank
胚[胎]龄	胚胎龄	embryonic age
胚胎瘤	胚組織瘤	embryoma, embryonal tumor
胚胎培养	胚胎培養	embryo culture
胚胎输卵管内移植	輸卵管内胚胎移植	tubal embryo transfer, TET
胚胎系统发育说	胚胎系統發育説	phylembryogenesis theory
胚胎学	胚胎學	embryology
胚胎移植	胚胎移植	embryo transfer, ET
胚胎营养	胚胎營養	embryotrophy
胚胎诱导	胚胎誘導	embryonic induction
胚胎原基	胚胎原基	embryonic primodium
胚胎滞育	胚胎滯育	embryonic diapause
胚外内胚层	胚外内胚層	extraembryonic endoderm
胚外内胚层干细胞	胚外内胚層幹細胞	extraembryonic endoderm stem cell, EXN cell
胚外体壁中胚层	胚外體壁中胚層	extraembryonic somatopleuric mesoderm, extraembryonic somatic mesoderm
胚外体腔	胚外體腔	extraembryonic coelom, exocoelom
胚外外胚层	胚外外胚層	extraembryonic ectoderm
胚外血管	胚外血管	extraembryonic vessel
胚外循环	胚外循環	extraembryonic circulation
胚外脏壁中胚层	胚外臟壁中胚層	extraembryonic splanchnopleuric

大　陆　名	台　湾　名	英　文　名
		mesoderm, extraembryonic splanchnic mesoderm
胚外中胚层	胚外中胚層	extraembryonic mesoderm
胚细胞	胚細胞	blastocyte
胚新月（=生殖新月区）	胚新月	germinal crescent
胚性成红细胞	胚性成紅血細胞	embryonal erythroblast
胚性结缔组织	胚性結締組織	embryonic connective tissue
胚性组织	胚性組織	embryonic tissue
胚芽（=胚原基）	胚芽，胚胎原基	germ
胚原基，胚芽	胚芽，胚胎原基	germ
胚中心	胚中心	embryonic center
胚周区	胚周區	periblast
培养	培養	culture
培养基	培養基	culture medium
培养皿	培養皿	Petri dish
配对	配對	pairing
配原细胞	配子原細胞	gametogonium
配子	配子，生殖細胞	gamete
配子发生	配子發生，配子形成	gametogenesis, gametogeny
配子母细胞	配子母細胞	gametocyte
配子输卵管内移植	輸卵管內配子移植	gamete intrafallopian transfer, GIFT
配子细胞	配子細胞	gametid cell, gametid
喷水状终末（=花枝样终末）	花灑狀終末，噴水狀末梢	flower-spray ending
盆壁筋膜	骨盆壁筋膜	parietal pelvic fascia
盆勃起神经	骨盆勃起神經	pelvic erecting nerve
盆部	骨盆部	pelvic part, pelvis
盆[部]壁淋巴结	骨盆部-壁淋巴結	pelvis-parietal lymph node
盆[部]脏淋巴结	骨盆部-臟淋巴結	pelvis-visceral lymph node
盆丛	骨盆叢	pelvic plexus
盆底（=盆膈）	骨盆膈	pelvic diaphragm
盆膈，盆底	骨盆膈	pelvic diaphragm
盆膈上筋膜	骨盆膈上筋膜	superior fascia of pelvic diaphragm
盆膈下筋膜	骨盆膈下筋膜	inferior fascia of pelvic diaphragm
盆筋膜	骨盆筋膜	pelvic fascia
盆筋膜腱弓	骨盆筋膜腱弓	tendinous arch of pelvic fascia
盆内脏神经	骨盆內臟神經	pelvic splanchnic nerve

大　陆　名	台　湾　名	英　文　名
盆腔淋巴结	盆腔淋巴結	pelvic lymph node
盆神经节	骨盆神經節	pelvic ganglion
盆神经节感觉根	骨盆神經節感覺根	sensory root of pelvic ganglion
盆脏筋膜	骨盆臟筋膜	visceral pelvic fascia
膨体，曲张体	曲張體	varicosity
皮肤	皮膚	skin
皮肤附件	皮膚附件	appendage of skin
皮肤[感]觉	皮膚[感]覺	cutaneous sensation
皮肤松弛症	皮膚鬆弛症	cutis laxa, dermatochalasis
皮沟	皮溝	groove of skin
皮肌	皮肌	cutaneous muscle
皮肌节	皮肌節，肌皮片	dermomyotome
皮肌组织	皮肌組織	myodermis
皮嵴	皮嵴	cutaneous ridge, dermal ridge, ridge of skin
皮静脉	皮靜脈	cutaneous vein
皮神经	皮神經	cutaneous nerve
皮下部	皮下部	subcutaneous part
皮下囊	皮下囊	subcutaneous bursa
皮下三角区	皮下三角區	triangular subcutaneous area
皮下组织	皮下組織	subcutaneous tissue, hypodermis
皮样囊肿	皮樣囊腫	dermoid cyst
皮褶	皮褶	crease
皮支	皮枝	cutaneous branch
皮支持带	皮支持帶	retaining band of skin, retinaculum cutis
皮脂	皮脂	sebum, sebum cutaneum
皮脂囊肿病	皮脂囊腫症	steatomatosis
皮脂腺	皮脂腺	sebaceous gland
皮质	皮質	cortex, cortical substance
皮质部	皮質部	cortical part
皮质层	皮質層	cortical layer
皮质醇，氢化可的松	皮質醇，氫化可體松	hydrocortisone, cortisol
皮质顶盖束	皮質頂蓋徑	corticotectal tract
皮质顶盖纤维	皮質頂蓋纖維	corticotectal fiber
皮质反应	皮質反應，卵表反應	cortical reaction
皮质骨	皮質骨，骨皮質	cortical bone

大　陆　名	台　湾　名	英　文　名
皮质核束	皮質核徑	corticonuclear tract
皮质核纤维	皮質核纖維	corticonuclear fiber
皮质红核束	皮質紅核徑	corticorubral tract
皮质红核纤维	皮質紅核纖維	corticorubral fiber
皮质脊髓侧束	皮質脊髓外側徑	lateral corticospinal tract
皮质脊髓腹侧束	皮質脊髓腹側徑	ventral corticospinal tract
皮质脊髓前束	皮質脊髓前徑	anterior corticospinal tract
皮质脊髓束	皮質脊髓徑	corticospinal tract
皮质脊髓纤维	皮質脊髓纖維	corticospinal fiber
皮质颗粒	皮質顆粒	cortical granule
皮[质淋巴]窦	皮質竇	cortical sinus
皮质迷路	皮質迷路	cortical labyrinth
皮质脑桥束	皮質橋腦徑	corticopontine tract
皮质脑桥纤维	皮質橋腦纖維	corticopontine fiber
皮质内侧部	皮質內側部	corticomedial part
皮质丘脑束	皮質丘腦徑	corticothalamic tract
皮质丘脑纤维	皮質丘腦纖維	corticothalamic fiber
皮质肾单位	皮質腎單位，皮質腎元	cortical nephron
皮质索	皮質索	cortical cord
皮质酮，可的松	皮質酮，可體松	cortisone
皮质网状束	皮質網狀徑	corticoreticular tract
皮质网状纤维	皮質網狀纖維	corticoreticular fiber
皮质小叶	皮質小葉	cortical lobule
皮质嗅部	皮質嗅部	corticoolfactory part
皮质柱	皮質柱	column of cortex
脾	脾	spleen
脾丛	脾叢	splenic plexus, lienal plexus
脾动脉	脾動脈	splenic artery, lienal artery
脾动脉胰支	脾動脈胰枝	pancreatic branch of splenic artery
脾膈面	脾[臟]膈面	diaphragmatic surface of spleen
脾后端	脾[臟]後端	posterior extremity of spleen
脾集落生成单位	脾群體生成單位，脾細胞族生成單位	colony-forming unit-spleen, CFU-S
脾结肠面	脾[臟]結腸面	colic surface of spleen
脾结肠韧带	脾結腸韌帶	splenocolic ligament
脾静脉	脾靜脈	splenic vein, lienal vein

大　陆　名	台　湾　名	英　文　名
脾淋巴结	脾淋巴結	splenic lymph node, lienal lymph node
脾淋巴小结	脾淋巴小結	lymph nodule of spleen
脾门	脾門	hilum of spleen, hilus of spleen
脾前端，脾前极	脾前端	anterior extremity of spleen
脾前极（=脾前端）	脾前端	anterior extremity of spleen
脾曲	脾曲	splenic flexure
脾上缘	脾[臟]上緣	superior border of spleen
脾肾面	脾腎面	renal surface of spleen
脾肾韧带	脾腎韌帶	Splenorenal ligament, lienorenal ligament
脾髓	脾髓	splenic pulp
脾索	脾索	splenic cord
脾胃面	脾[臟]胃面	gastric surface of spleen
脾细胞	脾細胞	splenic cell
脾下缘	脾[臟]下緣	inferior border of spleen
脾小结	脾小結	splenic nodule, splenic follicle
脾小梁	脾小梁	spleen trabecula, trabecula lienis
脾小体	脾小體	splenic corpuscle
脾小叶	脾小葉	spleen lobule
脾[血]窦	脾竇	splenic sinusoid, splenic sinus
脾隐窝	脾隱窩	splenic recess, lienal recess
脾脏面	脾[臟]臟面	visceral surface of spleen
脾支	脾枝	splenic branch, lienal branch
偏光镜（=起偏[振]镜）	起偏振鏡，偏光鏡	polarizer
偏光显微镜	偏光顯微鏡	polarization microscope, polarizing microscope, micropolariscope
偏腔囊胚	偏腔囊胚	unequal coeloblastula
偏心植入	偏心植入	eccentric implantation
偏振光	偏振光	polarization light, polarized light
胼胝体	胼胝體	corpus callosum
胼胝体背侧支	胼胝體背側枝	dorsal branch of corpus callosum
胼胝体背静脉	胼胝體背靜脈	dorsal vein of corpus callosum
胼胝体辐射	胼胝體輻射	radiation of corpus callosum

大 陆 名	台 湾 名	英 文 名
胼胝体干	胼胝體幹	trunk of corpus callosum
胼胝体沟	胼胝體溝	callosal sulcus, groove of corpus callosum, sulcus of corpus callosum
胼胝体后静脉	胼胝體後靜脈	posterior vein of callosum, posterior vein of corpus callosum
胼胝体上池	胼胝體上池	supracallosal cistern
胼胝体上回	胼胝體上回	supracallosal gyrus
胼胝体膝	胼胝體膝	genu of corpus callosum
胼胝体下区	胼胝體下區	subcallosal area
胼胝体压部	胼胝體壓部	splenium of corpus callosum
胼胝体缘动脉	胼胝體緣動脈	callosomarginal artery
胼胝体正中动脉	胼胝體正中靜脈	median callosal artery
胼胝体周围动脉，胼周动脉	胼胝體周圍動脈	pericallosal artery
胼胝体嘴	胼胝體嘴	rostrum of corpus callosum
胼周动脉（=胼胝体周围动脉）	胼胝體周圍動脈	pericallosal artery
漂白剂，脱色剂	脱色劑	decolorant
贫纤维层	貧纖維層	dysfibrous layer
贫血	貧血	anemia
品红，复红	品紅，洋紅，複紅	fuchsin
平缝	平縫	plane suture
平衡感受器	平衡感受器	statoreceptor
平衡觉，静位觉	平衡覺	equilibratory sensation, static sensation
平滑肌	平滑肌	smooth muscle
平滑肌细胞	平滑肌細胞	smooth muscle cell
平滑肌纤维	平滑肌纖維	smooth muscle fiber
平滑肌组织	平滑肌組織	smooth muscular tissue
平面关节	平面關節	plane joint
平皿培养法	平皿培養法	plating method
平凸形	平凸形	planoconvex
平行纤维	平行纖維	parallel fiber
屏状核	屏狀核，帶狀核	claustrum
破骨细胞	破骨細胞，蝕骨細胞	osteoclast, osteoklast
破裂孔	破裂孔	foramen lacerum
破裂卵泡	破裂卵泡	ruptured follicle
破卵器	破卵器	ruptor ovi

大 陆 名	台 湾 名	英 文 名
破软骨细胞	破軟骨細胞	chondroclast
破水	破水	rupture of bag
破牙细胞	破牙質細胞	odontoclast
铺片	鋪片法	stretched preparation
葡萄膜	葡萄膜	tunica uvea, uvea
葡萄膜部	葡萄膜部	uveal part
葡萄胎	水泡狀胎塊	hydatidiform mole
葡萄糖	葡萄胎，水泡狀胎塊，水囊狀胎塊	glucose
葡萄糖受体	葡萄糖受體，葡萄糖感受器	glucoreceptor
浦肯野细胞	浦金耶氏細胞	Purkinje's cell
浦肯野细胞层	浦金耶氏細胞層	Purkinje's cell layer
浦肯野纤维	浦金耶氏纖維	Purkinje's fiber
谱系	譜系	lineage
蹼状趾	蹼狀趾	webbed toe

Q

大 陆 名	台 湾 名	英 文 名
七[胞]胎	七胞胎	septuplets
M 期（=有丝分裂期）	有絲分裂期，M 期	mitotic phase, M phase
S 期，合成期	S 期，合成期	synthesis phase, S phase
奇网	奇網	rete mirabile
脐	臍	umbilicus
脐壁	臍壁	umbilical wall
脐部	臍部	umbilical part
脐部滋养层	臍部滋養層	omphaloidean trophoblast
脐侧韧带	外側臍韌帶	lateral umbilical ligament, ligamentum umbilicale laterale
脐肠瘘	臍腸繫膜瘻[管]	omphalomesenteric fistula
脐肠韧带	臍腸繫膜韌帶	omphalomesenteric ligament
脐肠系膜动脉	臍腸繫膜動脈	omphalomesenteric artery
脐肠系膜静脉	臍腸繫膜靜脈	omphalomesenteric vein
脐肠系膜囊	臍腸繫膜膜囊	omphalomesenteric sac
脐肠系膜囊肿	臍腸繫膜囊腫	omphalomesenteric cyst
脐肠系膜血管	臍腸繫膜血管	omphalomesenteric vessel, vas omphalomesentericum
脐带	臍帶	umbilical cord, umbilical

大　陆　名	台　湾　名	英　文　名
		stalk, chorda umbilicalis
脐带瘢	臍帶瘢	umbilical cicatrix
脐带胶质，沃顿胶质	華頓氏膠	Wharton's jelly, umbilical jelly
脐带索	臍帶索	funiculus umbilicalis
脐点	臍點	omphalion
脐动脉	臍動脈	umbilical artery
脐动脉闭塞部，脐动脉索	臍動脈閉鎖部	occlusive part of umbilical artery
脐动脉开放部	臍動脈通暢部	patent part of umbilical artery
脐动脉索（=脐动脉闭塞部）	臍動脈閉鎖部	occlusive part of umbilical artery
脐管	臍管	umbilical canal
脐环	臍環	umbilical ring, umbilical loop, annulus umbilicalis
脐静脉	臍靜脈	umbilical vein
脐孔	臍孔	umbilical opening
脐瘘	臍瘻[管]	umbilical fistula
脐囊，脐泡	臍囊	umbilical vesicle
脐内侧襞	臍內側襞	medial umbilical fold
脐内侧韧带	臍內側韌帶	medial umbilical ligament
脐尿管	臍尿管，尿囊管	urachus
脐尿管囊肿	臍尿管囊腫	urachal cyst
脐尿管憩室	臍尿管憩室	urachal diverticulum
脐尿瘘	臍尿瘻管	urachal fistula
脐泡（=脐囊）	臍囊	umbilical vesicle
脐膨出	臍膨出，臍膨凸	omphalocele
脐腔	臍體腔	umbilical coelom
脐区	臍區	umbilical region
脐疝	臍疝	umbilical hernia, exomphalos
脐外侧襞	臍外側襞	lateral umbilical fold
脐狭窄	臍狹窄	umbilical constriction
脐形	臍形	umbilivorm
脐血管	臍血管	umbilical vessel, vas umbilicale
脐叶	臍葉	umbilical lobe
脐正中襞	臍正中襞	median umbilical fold
脐正中韧带	臍正中韌帶，正中臍韌帶	median umbilical ligament
鳍状肢芽	鳍狀肢芽	flipper-like limb bud

大　陆　名	台　湾　名	英　文　名
起搏点	節律點	pacemaker
起搏细胞，P 细胞	心搏細胞	pacemaker cell, P cell
起偏[振]镜，偏光镜	起偏振鏡，偏光鏡	polarizer
起始核	起始核	nucleus of origin
气管	氣管	trachea
气管板	氣管板	tracheal plate
气管闭锁	氣管閉鎖	tracheal atresia
气管杈	氣管分叉	bifurcation of trachea
气管环韧带	氣管環韌帶	tracheal annular ligament
气管肌	氣管肌	tracheal muscle
气管颈部	氣管頸部	cervical part of trachea
气管静脉	氣管靜脈	tracheal vein
气管隆嵴	氣管隆嵴	carina of trachea
气管隆嵴下间隙	氣管隆嵴下間隙	subcarinal space of trachea
气管黏膜	氣管黏膜	mucous membrane of trachea
气管旁淋巴结	氣管旁淋巴結	paratracheal lymph node
气管憩室	氣管憩室	tracheal diverticulum
气管前层，气管前筋膜	氣管前層，氣管前筋膜	pretracheal layer, pretracheal fascia
气管前间隙	氣管前間隙	pretracheal space
气管前筋膜（=气管前层）	氣管前層，氣管前筋膜	pretracheal layer, pretracheal fascia
气管前淋巴结	氣管前淋巴結	pretracheal lymph node
气管软骨	氣管軟骨	tracheal cartilage
气管上皮	氣管上皮	tracheal epithelium
气管食管隔	氣管食道隔	tracheoesophageal septum
气管食管嵴	氣管食道嵴	tracheoesophageal ridge
气管食管瘘	氣管食道瘻	tracheoesophageal fistula
气管食管褶	氣管食道褶	tracheoesophageal fold
气管外层	氣管外層	ectotrachea
气管系统	氣管系統	tracheal system
气管狭窄	氣管狹窄	tracheal stenosis
气管腺	氣管腺	tracheal gland
气管胸部	氣管胸部	thoracic part of trachea
气管支	氣管枝	tracheal branch
气管支气管淋巴结	氣管支氣管淋巴結	tracheobronchial lymph node
气管支气管上淋巴结	氣管支氣管上淋巴結	superior tracheobronchial lymph node

大　陆　名	台　湾　名	英　文　名
气管支气管下淋巴结	氣管支氣管下淋巴結	inferior tracheobronchial lymph node
气味腺（＝臭腺）	氣味腺	odoriferous gland
气胸	氣胸	pneumothorax
气-血屏障	血氣屏障，血氣障壁	blood-air barrier
器官	器官	organ
器官发生	器官發生，器官形成	organogenesis
器官发生期	器官形成期	organogenetic period
器官培养	器官培養	organ culture
器官特异性	器官特異性	organ specificity
器官形成区	器官形成區	organ forming area
器官形成物质	器官形成物質	organ forming substance
器官原基	器官原基	organ primordium
髂耻弓	髂恥弓	iliopectineal arch
髂耻隆起	髂恥隆起	iliopubic eminence
髂耻囊	髂恥囊	iliopectineal bursa
髂耻束	髂恥徑，髂恥束	iliopubic tract
髂粗隆	髂粗隆	iliac tuberosity
髂腹股沟神经	髂腹股溝神經	ilioinguinal nerve
髂腹下神经	髂腹下神經	iliohypogastric nerve
髂腹下神经前皮支	髂腹下神經前皮枝	anterior cutaneous branch of iliohypogastric nerve
髂腹下神经外侧皮支	髂腹下神經外側皮枝	lateral cutaneous branch of iliohypogastric nerve
髂股韧带	髂股韌帶	iliofemoral ligament
髂骨	髂骨	ilium
髂骨耳状面	髂骨耳狀面	auricular surface of ilium
髂骨体	髂骨體	body of ilium
髂骨翼	髂骨翼	ala of ilium
髂后上棘	髂後上棘	posterior superior iliac spine
髂后上棘点	髂後上棘點	iliospinale posterius
髂后下棘	髂後下棘	posterior inferior iliac spine
髂肌	髂肌	iliacus, iliac muscle
髂肌腱下囊	髂肌腱下囊	iliac subtendinous bursa, subtendinous bursa of iliacus
髂嵴	髂嵴	iliac crest
髂嵴点	髂嵴點	iliocristale
髂嵴内唇	髂嵴內唇	inner lip of iliac crest

大　陆　名	台　湾　名	英　文　名
髂嵴外唇	髂嵴外唇	outer lip of iliac crest
髂间淋巴结	髂間淋巴結	interiliac lymph node
髂结节	髂結節	tubercle of iliac crest, tubercle of ilium
髂筋膜	髂筋膜	iliac fascia
髂胫束	髂脛徑	iliotibial tract
髂胫束粗隆	髂脛徑粗隆	tuberosity for iliotibial tract
髂肋肌	髂肋肌	iliocostalis, iliocostal muscle
髂淋巴囊	髂淋巴囊	iliac lymph sac
髂内动脉	髂內動脈	internal iliac artery
髂内静脉	髂內靜脈	internal iliac vein
髂内淋巴结	髂內淋巴結	internal iliac lymph node
髂前上棘	髂前上棘	anterior superior iliac spine
髂前上棘点	髂前上棘點	iliospinale anterius
髂前下棘	髂前下棘	anterior inferior iliac spine
髂区	髂區	iliac region
髂神经丛	髂神經叢	iliac nerve plexus
髂外动脉	髂外動脈	external iliac artery
髂外静脉	髂外靜脈	external iliac vein
髂外淋巴结	髂外淋巴結	external iliac lymph node
髂外内侧淋巴结	髂外內側淋巴結	medial external iliac lymph node
髂外外侧淋巴结	髂外外側淋巴結	lateral external iliac lymph node
髂外中间淋巴结	髂外中間淋巴結	intermediate external iliac lymph node
髂尾肌	髂尾肌	iliococcygeus, iliococcygeal muscle
髂窝	髂窩	iliac fossa
髂腰动脉	髂腰動脈	iliolumbar artery
髂腰动脉脊支	髂腰動脈脊枝	spinal branch of iliolumbar artery
髂腰动脉髂支	髂腰動脈髂枝	iliac branch of iliolumbar artery
髂腰动脉腰支	髂腰動脈腰枝	lumbar branch of iliolumbar artery
髂腰肌	髂腰肌	iliopsoas, iliopsoas muscle
髂腰筋膜	髂腰筋膜	iliopsoas fascia
髂腰静脉	髂腰靜脈	iliolumbar vein
髂腰韧带	髂腰韌帶	iliolumbar ligament

大　陆　名	台　湾　名	英　文　名
髂支	髂枝	iliac branch
髂总动脉	髂總動脈	common iliac artery
髂总静脉	髂總靜脈	common iliac vein
髂总淋巴结	髂總淋巴結	common iliac lymph node
髂总内侧淋巴结	髂總內側淋巴結	medial common iliac lymph node
髂总外侧淋巴结	髂總外側淋巴結	lateral common iliac lymph node
髂总中间淋巴结	髂總中間淋巴結	intermediate common iliac lymph node
牵张感受器，拉伸感受器	拉伸感受器	stretch receptor
前	前	anterior
前半月瓣	前半月瓣	anterior semilunar cusp
前壁	前壁	anterior wall
前壁腹膜	前壁腹膜	anterior parietal peritoneum
前臂	前臂	forearm
前臂骨间后神经	前臂骨間後神經	posterior interosseous nerve of forearm
前臂骨间膜	前臂骨間膜	interosseous membrane of forearm
前臂后骨筋膜鞘	前臂後骨筋膜鞘	posterior osseofascial compartment of forearm
前臂后面	前臂後面	posterior surface of forearm
前臂后皮神经	前臂後皮神經	posterior antebrachial cutaneous nerve, posterior cutaneous nerve of forearm
前臂后区	前臂後區	posterior antebrachial region, posterior region of forearm
前臂筋膜	前臂筋膜	antebrachial fascia
前臂内侧肌间隔	前臂內側肌間隔	medial antebrachial intermuscular septum
前臂内侧皮神经	前臂內側皮神經	medial antebrachial cutaneous nerve, medial cutaneous nerve of forearm
前臂内侧皮神经后支	前臂內側皮神經後枝	posterior branch of medial cutaneous nerve of forearm, posterior branch of medial antebrachial cutaneous nerve
前臂内侧皮神经前支	前臂內側皮神經前枝	anterior branch of medial cutaneous nerve of forearm
前臂内侧缘	前臂內側緣	medial border of forearm
前臂前骨筋膜鞘	前臂前骨筋膜鞘	anterior osseofascial

大　陆　名	台　湾　名	英　文　名
		compartment of forearm
前臂前面	前臂前面	anterior surface of forearm
前臂前区	前臂前區	anterior antebrachial region, anterior region of forearm
前臂外侧肌间隔	前臂外側肌間隔	lateral antebrachial intermuscular septum
前臂外侧皮神经	前臂外側皮神經	lateral antebrachial cutaneous nerve, lateral cutaneous nerve of forearm
前臂外侧缘	前臂外側緣	lateral border of forearm
前臂正中静脉	前臂正中靜脈	median antebrachial vein
前部	前部	anterior part, pars anterior
前层	前層	anterior layer
前肠	前腸	foregut, fore intestine, intestinum anterior
前成骨细胞	前成骨細胞	preosteoblast
前成红细胞（=原红细胞）	原成紅血球細胞，原紅血球母細胞	proerythroblast, rubriblast
前穿质	前穿質	anterior perforated substance
前穿质支	前穿質枝	branch of anterior perforated substance, anterior perforated substantial branch
前床突	前床突	anterior clinoid process
前唇	前唇	anterior lip
前底段	前底段	anterior basal segment
前底段支气管	前底段支氣管	anterior basal segmental bronchus, BⅧ
前底支	前底枝	anterior basal branch
前窦	前竇	anterior sinus
前端	前端	anterior extremity
前段	前段	anterior segment
前段动脉	前段動脈	anterior segmental artery, artery of anterior segment
前段支气管	前段支氣管	anterior segmental bronchus, BⅢ
前额皮质	前額皮質	prefontal cortex
前腭裂	前腭裂，前顎裂	anterior cleft palate
前房	前房	anterior chamber
前房角，虹膜角膜角	前房角，虹膜角膜角	angle of anterior chamber, iridocorneal angle

大　陆　名	台　湾　名	英　文　名
前腹	前腹	anterior venter, venter anterior
前腹侧核	前腹側核	anteroventral nucleus
前根	前根	anterior root
前根动脉	前根動脈	anterior radicular artery
前根静脉	前根靜脈	anterior root vein
前跟关节面	跟骨前關節面	anterior calcaneal articular surface
前弓	前弓	anterior arch
前股	前股	anterior division
前骨	前骨	prebone
前骨半规管	前半規管	anterior semicircular canal, anterior semicircular duct
前骨壶腹	前骨[性]壺腹	anterior bony ampulla, anterior osseous ampulla
前骨组织	前骨組織，骨樣組織	preosseous tissue
前固有束	前固有束	anterior proper fasciculus, anterior fasciculus proprius
前关节面	前關節面	anterior articular surface
前黑[色]素体	前黑[色]素體	premelanosome
前壶腹神经	前壺腹神經	anterior ampullar nerve
前极	前極	anterior pole
前尖	前[尖]瓣	anterior cusp
前减数分裂	前減數分裂	prereduction
前浆细胞（=幼浆细胞）	前漿細胞	proplasmacyte
前降支	前降枝	anterior descending branch
前交叉韧带	前交叉韌帶	anterior cruciate ligament
前交通动脉	前交通動脈	anterior communicating artery
前交通静脉	前交通靜脈	anterior communicating vein
前胶原	前膠原	precollagen
前胶原纤维	前膠原纖維	precollagenous fiber
前角	前角	anterior horn
前角质	前角質	prekeratin
前脚	前腳	anterior crus
前结节	前結節	anterior tubercle
前精[子]细胞	前精細胞	prespermatid
前距关节面	距骨前關節面	anterior talar articular surface
前锯肌	前鋸肌	serratus anterior, anterior serratus
前锯肌粗隆	前鋸肌粗隆	tuberosity for serratus anterior

大　陆　名	台　湾　名	英　文　名
前连合	前連合	anterior commissure
前连合后部	前連合後部	posterior part of anterior commissure
前连合前部	前連合前部	anterior part of anterior commissure
前列环素	前列腺[環]素	prostacyclin, prostaglandin I_2, PGI_2
前列腺	前列腺	prostate, prostate gland
前列腺部	前列腺部	prostatic part, pars prostatica
前列腺丛	前列腺叢	prostatic plexus
前列腺底	前列腺底	base of prostate
前列腺窦	前列腺竇	prostatic sinus
前列腺后面	前列腺後面	posterior surface of prostate
前列腺后外侧面	前列腺後外側面	posteriolateral surface of prostate
前列腺后叶	前列腺後葉	posterior lobe of prostate
前列腺尖	前列腺尖	apex of prostate
前列腺筋膜	前列腺筋膜	prostatic fascia, fascia of prostate
前列腺静脉丛	前列腺靜脈叢	prostatic venous plexus
前列腺囊	前列腺囊	prostatic capsule
前列腺凝固体	前列腺凝固體	prostatic concretion
前列腺前面	前列腺前面	anterior surface of prostate
前列腺前叶	前列腺前葉	anterior lobe of prostate
前列腺鞘	前列腺鞘	prostatic sheath
前列腺提肌	提前列腺肌	levator prostatae, levator muscle of prostate
前列腺峡	前列腺峽	isthmus of prostate
前列腺小管	前列腺小管	prostatic ductule
前列腺小囊	前列腺小囊	prostatic utricle
前列腺右叶	前列腺右葉	right lobe of prostate
前列腺支	前列腺枝	prostate branch
前列腺中叶	前列腺中葉	middle lobe of prostate
前列腺左叶	前列腺左葉	left lobe of prostate
前卵	前卵	preovum
前卵黄静脉	前卵黄靜脈	anterior vitelline vein
前毛细血管	前毛細血管，前微血管	precapillary
前毛细血管型	前毛細血管型，前微血管型	precapillary type
前面	前面	anterior surface

大　陆　名	台　湾　名	英　文　名
前面观	前面觀	norma facialis
前膜壶腹	前膜性壺腹	anterior membranaceous ampulla
前磨牙	前臼齒	premolar, premolar tooth
前脑	前腦	forebrain, fore brain
前脑内侧束	前腦內側束	medial forebrain bundle, MFB, medial prosencephalic fasciculus
前脑泡	前腦泡	forebrain vesicle
前内侧核	前內側核	anteromedial nucleus
前内侧面	前內側面	anterior medial surface, anteromedial surface
前内侧丘纹动脉	前內側丘紋動脈	anteromedial thalamostriate artery
前内侧中央动脉	前內側中央動脈	anteromedial central artery
前皮支	前皮枝	anterior cutaneous branch
前丘	前丘	anterior colliculus
前区	前區	anterior region
前乳头肌	前乳頭肌	anterior papillary muscle
前软骨	前軟骨	precartilage
前软骨期	前軟骨期	precartilaginous stage
前软骨椎体	前軟骨椎體	precartilaginous vertebral body
前软骨组织	前軟骨組織	precartilaginous tissue
前筛窦	前篩竇	anterior ethmoidal sinus
前上皮	前上皮	anterior epithelium
前神经孔	前神經孔	anterior neuropore
前肾，原肾	原腎	pronephros, fore kidney
前肾管，原肾管	原腎管	pronephric duct, segmental duct
前肾小管，原肾小管	原腎小管	pronephric tubule
前升支	前升枝	anterior ascending branch
前室间沟	前室間溝	anterior interventricular sulcus, anterior interventricular groove
前室间支	前室間枝	anterior interventricular branch
前室旁核	前室旁核	anterior paraventricular nucleus
前嗜铬组织	前嗜鉻組織	prechromaffin tissue
前髓帆	前髓帆	anterior medullary velum

大　陆　名	台　湾　名	英　文　名
前髓帆系带	前髓帆繫帶	frenulum of anterior medullary velum
前索	前索	anterior funiculus
前弹性纤维	前彈性纖維	preelastic fiber
前体	前驅物，前身	precursor
前体细胞	前驅細胞	precursor cell
前庭	前庭	vestibule
前庭襞，室襞	前庭襞	vestibular fold
前庭部	前庭部	vestibular portion
前庭窗	前庭窗	vestibular fenestra, fenestra vestibuli
前庭窗小窝	前庭窗小窩	fossula fenestrae vestibuli
前庭唇	前庭唇	vestibular lip, vestibular labium
前庭大腺	前庭大腺	greater vestibular gland
前庭根	前庭根	vestibular root
前庭嵴	前庭嵴	vestibular crest
前庭脊髓束	前庭脊髓徑	vestibulospinal tract
前庭阶	前庭階	vestibular scale, scala vestibuli
前庭静脉	前庭靜脈	vestibular vein
前庭裂	前庭裂	vestibular fissure, fissure of vestibule, rima vestibuli
前庭盲端	前庭盲端	vestibular cecum
前庭盲囊	前庭盲囊	vestibular blind sac
前庭迷路	前庭迷路	vestibular labyrinth
前庭面	前庭面	vestibular surface
前庭膜，赖斯纳膜	前庭膜，賴斯納氏膜	vestibular membrane, Reissner's membrane
前庭器	前庭器	vestibular organ, vestibular apparatus
前庭球	前庭球	vestibular bulb, bulb of vestibule
前庭球动脉	前庭球動脈	vestibular bulb artery, vestibular bulbar artery
前庭球静脉	前庭球靜脈	vestibular bulb vein, vestibular bulbar vein
前庭球连合	前庭球連合	commissure of bulb of vestibule
前庭球中间部	前庭球中間部	intermediate part of bulb
前庭区	前庭區	vestibular area

大　陆　名	台　湾　名	英　文　名
前庭韧带	前庭韌帶	vestibular ligament
前庭上核	前庭上核	superior vestibular nucleus
前庭上区	前庭上區	superior vestibular area
前庭神经	前庭神經	vestibular nerve
前庭神经核	前庭神經核	vestibular nucleus
前庭神经节	前庭神經節	vestibular ganglion
前庭神经节上部	前庭神經節上部	superior part of vestibular ganglion
前庭神经节下部	前庭神經節下部	inferior part of vestibular ganglion
前庭神经内侧核	前庭神經內側核	medial vestibular nucleus
前庭神经尾侧核	前庭神經尾側核	caudal vestibular nucleus
前庭神经与蜗神经交通支	前庭神經與蝸神經交通枝	communicating branch of vestibular nerve with cochlear nerve
前庭水管	前庭導水管	vestibular aqueduct, aqueduct of vestibule
前庭水管静脉	前庭導水管靜脈	vein of vestibular aqueduct
前庭水管内口	前庭導水管內口	internal aperture of vestibular aqueduct
前庭水管外口	前庭導水管外口	external aperture of vestibular aqueduct, external aperture of aqueduct of vestibule
前庭外侧核	前庭外側核	lateral vestibular nucleus
前庭蜗器	前庭耳蝸器	vestibulocochlear organ
前庭蜗神经	前庭耳蝸神經	vestibulocochlear nerve
前庭下核	前庭下核	inferior vestibular nucleus
前庭下区	前庭下區	inferior vestibular area
前庭下区单孔	前庭下區單孔	single foramen of inferior vestibular area
前庭腺	前庭腺	vestibular gland
前庭小管内口	前庭小管內口	internal opening of vestibular canaliculus
前庭小脑	前庭小腦	vestibulocerebellum
前庭小脑束	前庭小腦徑	vestibulocerebellar tract
前庭小腺	前庭小腺，小前庭腺	lesser vestibular gland
前庭支	前庭枝	vestibular branch
前庭锥体	前庭錐體	pyramid of vestibule
前突	前突	anterior process
前蜕膜细胞	前蜕膜細胞	predecidual cell
前外侧面	前外側面	anterior lateral surface,

大　陆　名	台　湾　名	英　文　名
		anterolateral surface
前外侧皮质脊髓束	前外側皮質脊髓徑	anterolateral corticospinal tract
前外侧丘纹动脉	前外側丘紋動脈	anterolateral thalamostriate artery
前外侧囟	前外側囟	anterolateral fontanelle
前外侧中央动脉	前外側中央動脈	anterolateral central artery
前外侧椎静脉丛	椎外前靜脈叢	anterior external vertebral venous plexus
前外弓状纤维	前外弓狀纖維	anterior external arcuate fiber
前 B 细胞	前 B[淋巴]細胞	pre-B cell
前 T 细胞	前 T[淋巴]細胞	pre-T cell
前下托	前下托	presubiculum
前小房	前小房	anterior cell
前斜角肌	前斜角肌	scalenus anterior, anterior scalene muscle
前斜角肌结节	前斜角肌結節	anterior scalene tubercle
前囟	前囟	anterior fontanelle
前囟点	前囟點	bregma
前牙本质	前牙本質	uncalcified dentin
前叶	前葉	anterior lobe, anterior part, pars anterior
前胰岛素原	前胰島素原，合成前胰島素之前驅物質	preproinsulin
前釉基质	前釉基質	preenamel matrix
前原甲状旁腺素	前原甲狀旁腺素	prepropaparathyroid hormone
前缘	前緣	anterior border, anterior margin
前缘层	前緣層	anterior border layer
前褶柱	前褶柱	anterior column of ruga
前正中裂	前正中裂	anterior median fissure
前正中线	前正中線	anterior median line
前支	前枝	anterior branch
前肢芽	前肢芽	anterior limb bud, fore limb bud
前脂肪细胞	前脂肪細胞，脂肪前細胞	preadipocyte
前置核	前置核	nucleus prepositus
前置胎盘	前置胎盤	placenta praevia
前终静脉	前終靜脈	anterior terminal vein
前主静脉	前主靜脈	anterior cardinal vein,

大　陆　名	台　湾　名	英　文　名
		precardinal vein
前柱	前柱	anterior column
前锥体束	前錐體徑，前錐體束	anterior pyramidal tract
前纵隔	前縱隔	anterior mediastinum
前纵韧带	前縱韌帶	anterior longitudinal ligament
潜能	潛能	potency
浅白质层（＝上丘视层）	上丘視層	optic layer of superior colliculus
浅表肾单位	淺層腎單位，淺層腎元	superficial nephron
浅部	淺部	superficial part
浅层	淺層	superficial lamella, superficial layer
浅[层]皮质，周围皮质	周圍皮質	peripheral cortex
浅筋膜	淺筋膜	superficial fascia
浅静脉	淺靜脈	superficial vein
浅淋巴管	淺淋巴管	superficial lymphatic vessel
浅淋巴结	淺淋巴結	superficial lymph node
浅支	淺枝	superficial branch
嵌合体	鑲嵌體，嵌合體	chimera, mosaic
嵌入性牙周膜	嵌入性牙周膜	inserted periodontium, periodontium insertionis
腔	腔	cavity, cavum, antrum
腔静脉	腔靜脈	vena cava
腔静脉窦	腔靜脈寶	sinus of vena cava
腔静脉沟	腔靜脈溝	sulcus for vena cava, groove for vena cava
腔静脉后淋巴结	腔靜脈後淋巴結	postcaval lymph node
腔静脉孔	腔靜脈孔	vena caval foramen, foramen of vena cava
腔静脉前淋巴结	腔靜脈前淋巴結	precaval lymph node
腔静脉外侧淋巴结	腔靜脈外側淋巴結	lateral caval lymph node
腔上囊，法氏囊	腔上囊，泄殖腔囊，法氏囊	cloacal bursa, bursa of Fabricius
腔上囊类同器官	腔上囊類同器官	bursa equivalent
腔隙	腔隙	lacuna
腔隙内侧淋巴结	腔隙內側淋巴結	medial lacunar lymph node
腔隙期	腔隙期	lacunar stage
腔隙韧带，陷窝韧带	腔隙韌帶	lacunar ligament
腔隙外侧淋巴结	腔隙外側淋巴結	lateral lacunar lymph node

大　陆　名	台　湾　名	英　文　名
腔隙中间淋巴结	腔隙中間淋巴結	intermediate lacunar lymph node
羟基磷灰石	羥磷灰石	hydroxyapatite
羟基磷灰石结晶	羥磷灰石結晶	hydroxyapatite crystal
5-羟色胺	5-羥色胺	5-hydroxytryptamine, serotonin
5-羟色胺能神经元	5-羥色胺能神經元, 5-羥色胺性神經元	serotoninergic neuron
桥池	橋腦池	pontine cistern
桥粒，黏着斑	橋粒，黏著斑	desmosome, macula adherens
桥连抗生物素蛋白-生物素法，BAB 法	橋連抗生物素蛋白-生物素法，BAB 法	bridged avidin-biotin method, BAB method
桥延沟静脉	橋延溝靜脈	vein of pontomedullary sulcus
桥延体核	橋延體核	nucleus of pontobulbar body
鞘	鞘	sheath
鞘间隙	鞘間隙	intervaginal space
鞘毛细血管	有鞘毛細血管，有鞘微血管	sheathed capillary
鞘膜	鞘膜	tunica vaginalis
鞘韧带	鞘韌帶	vaginal ligament
鞘突	鞘突	vaginal process
鞘突存留	鞘突存留	persistent processus vaginalis
鞘突剩件，鞘突遗迹	鞘突遺跡	vestige of vaginal process
鞘突遗迹（＝鞘突剩件）	鞘突遺跡	vestige of vaginal process
切片	[組織]切片	section, section cutting, sectioning
切片机	切片機	microtome
切线神经纤维	切線神經纖維	tangential nerve fiber, tangential neurofiber
切牙	門齒，門牙	incisor, incisor tooth
切牙点（＝下牙槽点）	下齒槽點	infradentale
切牙缝	門齒縫	incisive suture
切牙骨	門齒骨	incisive bone
切牙管	門齒管	incisive canal, incisive duct
切牙孔	門齒孔	incisive foramen
切牙乳头	門齒乳頭	incisive papilla
切牙窝	門齒窩	incisive fossa
亲和素（＝抗生物素蛋白）	抗生物素蛋白，卵白素	avidin
亲水管	親水管	hydrophilic channel
亲水性	親水性	hydrophilicity

大　陆　名	台　湾　名	英　文　名
亲银细胞	親銀細胞	argentaffin cell
亲银性	親銀性	argentaffin
亲脂性	親脂性	lipophilicity, lipophilia
禽距	禽距	calcar avis
青光眼	青光眼	glaucoma
氢化可的松（=皮质醇）	皮質醇，氫化可體松	hydrocortisone, cortisol
清蛋白（=白蛋白）	白蛋白	albumin
清道夫细胞	清腐細胞	scavenger cell
清亮囊泡	透明囊泡	clear vesicle
穹结膜	穹結膜	fornical conjunctiva
穹窿	穹窿	fornix
穹窿带	穹窿帶	tenia of fornix
穹窿回峡	穹窿回峽	isthmus of fornical gyrus
穹窿脚	穹窿腳	crus of fornix
穹窿连合	穹窿連合	commissure of fornix
穹窿体	穹窿體	body of fornix
穹窿下器	穹窿下器	subfornical organ, SFO
穹窿柱	穹窿柱	column of fornix
丘脑	丘腦	thalamus, thalamencephalon
丘脑板内核	丘腦板內核	intralaminar nucleus of thalamus
丘脑板内核群	丘腦板內核群	intralaminar nuclear group of thalamus
丘脑带	丘腦帶	thalamic tenia, tenia of thalamus
丘脑底核（=底丘脑核）	底丘腦核	subthalamic nucleus
丘脑顶叶束	丘腦頂葉徑	thalamoparietal tract
丘脑顶叶纤维	丘腦頂葉纖維	thalamoparietal fiber
丘脑豆状核部	丘腦豆狀核部	thalamolentiform part
丘脑腹外侧核	丘腦腹外側核	ventrolateral nucleus of thalamus
丘脑后辐射	丘腦後放射	posterior thalamic radiation
丘脑后核	丘腦後核	posterior nucleus of thalamus
丘脑后结节（=丘脑枕）	丘腦枕，丘腦後結節	pulvinar
丘脑后静脉	丘腦後靜脈	posterior thalamic vein
丘脑后外侧核	丘腦外側後核	lateral posterior nucleus of thalamus
丘脑间黏合	丘腦間黏合	interthalamic adhesion
丘脑内侧核	丘腦內側核	medial nucleus of thalamus

大　陆　名	台　湾　名	英　文　名
丘脑内侧核群	丘腦內側核群	medial nuclear group of thalamus
丘脑内髓板	丘腦內髓板	internal medullary lamina of thalamus
丘脑内纤维	丘腦內纖維	intrathalamic fiber
丘脑前辐射	丘腦前放射	anterior thalamic radiation, anterior radiation of thalamus
丘脑前核	丘腦前核	anterior nucleus of thalamus
丘脑前核群	丘腦前核群	anterior nuclear group of thalamus
丘脑前结节	丘腦前結節	anterior thalamic tubercle, anterior tubercle of thalamus
丘脑前静脉	丘腦前靜脈	anterior thalamic vein
丘脑上静脉	丘腦上靜脈	superior thalamic vein
丘脑室旁核	丘腦室旁核	thalamic paraventricular nucleus
丘脑束	丘腦束，丘腦徑	thalamic fasciculus, thalamic tract, fasciculus of thalamus
丘脑髓板	丘腦髓板	medullary lamina of thalamus
丘脑髓纹	丘腦髓紋	thalamic medullary stria, medullary stria of thalamus, stria medullaris of thalamus
丘脑外侧核群	丘腦外側核群	lateral nuclear group of thalamus
丘脑外髓板	丘腦外髓板	external medullary lamina of thalamus
丘脑网状核	丘腦網狀核	thalamic reticular nucleus, reticular nucleus of thalamus
丘脑尾侧脚	丘腦尾側腳	caudal peduncle of thalamus
丘脑纹状体静脉	丘腦紋狀體靜脈	thalamostriate vein
丘脑下脚	丘腦下腳	inferior thalamic peduncle, inferior peduncle of thalamus
丘脑下静脉	丘腦下靜脈	inferior thalamic vein
丘脑枕，丘脑后结节	丘腦枕，丘腦後結節	pulvinar
丘脑正中核	丘腦正中核	median nucleus of thalamus
丘脑支	丘腦枝	thalamic branch
丘脑中线核群	丘腦中線核群	midline nuclear group of thalamus
丘脑中央辐射	丘腦中央放射	central radiation of thalamus, central thalamic radiation

大　陆　名	台　湾　名	英　文　名
丘脑中央旁核	丘腦中央旁核	paracentral nucleus of thalamus
丘纹上静脉	丘紋上靜脈	superior thalamostriate vein
丘纹下静脉	丘紋下靜脈	inferior thalamostriate vein
丘系	蹄系，丘系	lemniscus
丘系三角	蹄系三角	trigone of lemniscus, trigonum lemnisci
球蛋白	球蛋白	globulin, globin
球海绵体肌	球海綿體肌	bulbospongiosus, bulbospongy muscle
球后毛细血管	球後毛細血管，球後微血管	postglomerular capillary
球嵴	動脈球嵴	bulbar ridge
球结膜	球結膜	bulbar conjunctiva
球连合	球連合	commissure of bulb
球囊	球囊	saccule
球囊斑	球囊斑	macula sacculi
球囊神经	球囊神經	saccular nerve
球囊隐窝	球囊隱窩	spherical recess
球内系膜	腎小球內繫膜，腎絲球內繫膜	intraglomerular mesangium
球内系膜细胞	腎小球內繫膜細胞，腎絲球內繫膜細胞，內腎小球膜細胞	intraglomerular mesangial cell
球旁复合体	近腎小球複合體	juxtaglomerular complex
球旁细胞	球旁細胞，近腎小球細胞，近血管球器細胞	juxtaglomerular cell, periglomerular cell
球室沟	球室溝	bulboventricular sulcus
球室嵴	球室嵴	bulboventricular ridge
球室袢	球室環	bulboventricular loop
球外系膜	腎小球外繫膜，腎絲球外繫膜	extraglomerular mesangium
球外系膜细胞	腎小球外繫膜細胞，腎絲球外繫膜細胞，外腎小球膜細胞	extraglomerular mesangial cell
球窝关节，杵臼关节	球窩關節，杵臼關節	ball and socket joint, spheroidal joint, ball-and-socket joint
球状部	球狀部	saccular portion
球状带	球小帶	zona glomerulosa
球状核	球狀核	globose nucleus

大　陆　名	台　湾　名	英　文　名
球状肌动蛋白	球狀肌動蛋白	globular actin
球状毛栓	球狀毛栓	bulbous hair peg
球状小体	球狀小體	bulboid corpuscle
驱动蛋白	驅動蛋白，致動蛋白	kinesin
屈肌	屈肌	flexor muscle, flexor
屈肌支持带	屈肌支持帶	flexor retinaculum
屈肌总腱鞘	屈肌總腱鞘	common flexor sheath, common sheath of flexor muscle
屈氏韧带	屈氏韌帶	ligament of Treitz
屈戌关节，滑车关节	屈戌關節，滑車關節	hinge joint, ginglymus joint, trochoid joint
躯干	軀幹	trunk
躯体传入纤维	軀體傳入纖維	somatic afferent fiber
躯体传出纤维	軀體傳出纖維	somatic efferent fiber
躯体神经纤维	軀體神經纖維	somatic nerve fiber, somatic neurofiber
躯体运动神经末梢	軀體運動神經末梢	somatic motor nerve ending
趋电性	趨電性	electrotaxis
趋光性	趨光性	phototaxis
趋化性	趨化性	chemotaxis
曲部	曲部	convoluted part, pars convoluta
曲管腺	曲管腺	convoluted tubular gland
曲细精管（=生精小管）	生精小管，細精管，曲精小管	seminiferous tubule, contorted seminiferous tubule, convoluted seminiferous tubule
曲小管	曲小管	convoluted tubule
曲张体（=膨体）	曲張體	varicosity
去分化，脱分化	去分化，逆分化	dedifferentiation
去骨化	去骨化	desclerotization
去获能	去獲能作用	decapacitation
去甲肾上腺素	去甲[基]腎上腺素，正腎上腺素	noradrenaline
去甲肾上腺素能神经元	去甲[基]腎上腺素能纖維，正腎上腺素[激導]性纖維	noradrenergic neuron
去甲肾上腺素能纤维	去甲[基]腎上腺素能神經元，正腎上腺素[激導]性神經元	noradrenergic fiber
去神经，神经切除	神經切除，去神經	denervation

大　陆　名	台　湾　名	英　文　名
全腭裂	全腭裂	complete cleft palate
全浆分泌	全分泌	holocrine
全浆分泌腺	全泌腺	holocrine gland
全裂，完全卵裂	全裂，完全卵裂	holoblastic cleavage
全裂卵	全裂卵	holoblastic ovum, holoblastic egg
全酶	完全酶	holoenzyme
全能性	全能性	totipotency
全[潜]能细胞	全能細胞	totipotent cell
全无心畸胎	全無心畸胎	holoacardius
醛复红（=醛品红）	醛品紅，醛複紅	aldehyde fuchsin
醛品红，醛复红	醛品紅，醛複紅	aldehyde fuchsin
醛固酮	醛固酮	aldosterone
颧大肌	顴大肌	zygomaticus major, larger zygomatic muscle
颧弓	顴弓	zygomatic arch
颧[弓]点	顴弓點	zygion
颧骨	顴骨	zygomatic bone
颧骨点	顴骨點	jugale
颧骨额突	顴骨額突	frontal process of zygomatic bone
颧骨眶隆起	顴骨眶隆起	orbital eminence of zygomatic bone
颧骨颞突	顴骨顳突	temporal process of zygomatic bone
颧骨外侧面	顴骨外側面	lateral surface of zygomatic bone
颧骨缘结节	顴骨緣結節	marginal tubercle of zygomatic bone
颧颌点	顴上頜點	zygomaxillare
颧眶动脉	顴眶動脈	zygomaticoorbital artery
颧眶孔	顴眶孔	zygomaticoorbital foramen
颧淋巴结	顴淋巴結	malar lymph node
颧面孔	顴面孔	zygomaticofacial foramen
颧面支	顴面枝	zygomaticofacial branch
颧颞孔	顴顳孔	zygomaticotemporal foramen
颧颞支	顴顳枝	zygomaticotemporal branch
颧区	顴區	zygomatic region
颧上颌缝	顴上頜縫	zygomaticomaxillary suture
颧神经	顴神經	zygomatic nerve

大　陆　名	台　湾　名	英　文　名
颧神经交通支	顴神經交通枝	communicating branch with zygomatic nerve
颧突	顴突	zygomatic process
颧小肌	顴小肌	zygomaticus minor, lesser zygomatic muscle
颧缘	顴緣	zygomatic margin
颧支	顴枝	zygomatic branch
犬牙（=尖牙）	犬齒	canine tooth
犬牙窝（=尖牙窝）	犬齒窩	canine fossa

R

大　陆　名	台　湾　名	英　文　名
染料	染料	dye
HE 染色（=苏木精-伊红染色）	蘇木素-伊紅染色，HE 染色	hematoxylin-eosin staining, HE staining
染色单体	染色單體，染色分體	chromatid
染色[法]	染色[法]	staining
染色体	染色體	chromosome
X 染色体	X 染色體	X chromosome
Y 染色体	Y 染色體	Y chromosome
染色体重排	染色體重排	chromosome rearrangement
染色体断裂	染色體斷裂	chromosome break
染色体排列	染色體排列	chromosome arrangement
染色体数	染色體數	chromosome number
染色体图	染色體圖	chromosome map
染色体显带技术	染色體分帶技術	chromosome banding technique
染色体荧光染色	染色體螢光染色法	fluorescent staining of chromosome
染色体组型	染色體組型	chromosome pattern
染色液	染色液	staining solution
染色质	染色質	chromatin
染色质溶解	染色質溶解	chromatolysis
桡侧	橈側	radial
桡侧返动脉	橈側返動脈	radial recurrent artery
桡侧副动脉	橈側副動脈	radial collateral artery
桡侧副韧带	橈側副韌帶	radial collateral ligament
桡侧腕长伸肌	橈側腕長伸肌	extensor carpi radialis longus

大　陆　名	台　湾　名	英　文　名
桡侧腕短伸肌	橈側腕短伸肌	extensor carpi radialis brevis
桡侧腕短伸肌囊	橈側腕短伸肌囊	bursa of extensor carpi radialis brevis
桡侧腕屈肌	橈側腕屈肌，橈側屈腕肌	flexor carpi radialis
桡侧腕屈肌腱鞘	橈側腕屈肌腱鞘	tendinous sheath of radial carpal flexor muscle，tendinous sheath of flexor carpi radialis
桡侧腕伸肌腱鞘	橈側腕伸肌腱鞘	sheath of tendon of radial carpal extensor muscle, tendinous sheath of extensores carpi radiales
桡侧缘	橈側緣	radial margin
桡尺关节	橈尺關節	radioulnar articulation, radioulnar joint
桡尺近侧关节	橈尺近側關節	proximal radioulnar joint
桡尺[韧带]连结	橈尺韌帶聯合	radioulnar syndesmosis
桡尺远侧关节	橈尺遠側關節	distal radioulnar joint
桡动脉	橈動脈	radial artery
桡骨	橈骨	radius
桡骨背侧结节	橈骨背側結節	dorsal tubercle of radius
桡骨粗隆	橈骨粗隆	radial tuberosity, tuberosity of radius
桡骨点	橈骨點	radiale
桡骨骨间缘	橈骨骨間緣	interosseous border of radius
桡骨关节凹	橈骨關節凹	articular fovea of radius
桡骨后面	橈骨後面	posterior surface of radius
桡骨环状关节面	橈骨環狀關節面	articular circumference of radius
桡骨环状韧带	橈骨環狀韌帶	annular ligament of radius
桡骨茎突	橈骨莖突	radial styloid process, styloid process of radius
桡骨颈	橈骨頸	neck of radius
桡骨前面	橈骨前面	anterior surface of radius
桡骨前缘	橈骨前緣	anterior border of radius
桡骨体	橈骨幹	shaft of radius
桡骨头	橈骨頭	head of radius, radial head
桡骨头关节面	橈骨頭關節面	articular facet of head of radius
桡骨外侧面	橈骨外側面	lateral surface of radius
桡骨窝	橈骨窩	radial fossa

大　陆　名	台　湾　名	英　文　名
桡骨滋养动脉	橈骨滋養動脈，橈骨營養動脈	nutrient artery of radius
桡静脉	橈靜脈	radial vein
桡切迹	橈骨切跡	radial notch, radial incisure
桡神经	橈神經	radial nerve
桡神经沟	橈神經溝	sulcus for radial nerve, groove for radial nerve, radial groove
桡神经管	橈神經管	radial neural tube
桡神经肌支	橈神經肌枝	muscular branch of radial nerve
桡神经浅支	橈神經淺枝	superficial branch of radial nerve
桡神经深支	橈神經深枝	deep branch of radial nerve
桡神经指背神经	橈神經指背神經	dorsal digital nerve of radial nerve
桡腕背侧韧带	橈腕背側韌帶	dorsal radiocarpal ligament
桡腕关节	橈腕關節	radiocarpal joint
桡腕掌侧韧带	橈腕掌側韌帶	palmar radiocarpal ligament
人工绝育	人工絕育	artificial sterilization
人工流产	人工流產	artificial abortion
人工妊娠	人工妊娠	artificial pregnancy
人工授精	人工授精	artificial insemination
人绒毛膜促性腺[激]素	人類絨毛膜促性腺激素	human chorionic gonadotropin, HCG
人绒毛膜生长催乳素	人類絨毛膜促乳腺激素	human chorionic somatomammotropin, HCS
人胎盘雌激素	人類胎盤雌激素	human placental estrogen
人胎盘催乳素	人類胎盤生乳素，人類胎盤泌乳素	human placental lactogen, HPL
人胎盘孕激素	人類胎盤助孕素，人類胎盤黃體素	human placental progesterone
人体分区和分部	人體分區和分部	region and part of body
人体解剖学	人體解剖學	human anatomy
人体胚胎学	人體胚胎學，人體發生學	human embryology
人羊膜细胞培养	人類羊膜細胞培養	human amnion cell culture
人中	人中	philtrum
人字点，后囟点	人字點	lambda
人字缝	人字縫	lambdoid suture
人字缘	人字緣	lambdoid border, lambdoid margin

大 陆 名	台 湾 名	英 文 名
韧带	韌帶	ligament
韧带连结，韧带联合	韌帶聯合	syndesmosis
韧带联合（=韧带连结）	韌帶聯合	syndesmosis
妊娠，受孕	妊娠，懷孕，受孕	pregnancy, gestation, conception
妊娠反应	妊娠反應	gestation reaction
妊娠黄体	妊娠黃體	corpus luteum of pregnancy
妊娠囊，孕囊	妊娠囊	gestation sac
妊娠期	妊娠期	gestation period
妊娠期乳腺	妊娠期乳腺	gestating mammary gland
妊娠蜕膜	妊娠蜕膜	decidua graviditatis
妊娠细胞	妊娠細胞	pregnancy cell
妊娠终止	妊娠中止	interruption of pregnancy
绒毛	絨毛	villus
绒毛襞	絨毛襞	villous fold
绒毛间隙	絨毛間隙	intervillous space
绒毛膜	絨毛膜	chorion, chorionic membrane
绒毛膜癌	絨毛膜癌	choriocarcinoma
绒毛膜板	絨毛膜板	chorionic plate
绒毛膜促性腺[激]素	絨毛膜促性腺激素	chorionic gonadotropin
绒毛膜合体滋养层	絨毛膜融合細胞層	chorionsyncytium
绒毛膜囊	絨毛膜囊，絨毛膜腔	chorionic sac
绒[毛]膜尿囊	絨毛膜尿囊	chorioallantois
绒[毛]膜尿囊膜	絨毛尿囊膜	chorioallantoic membrane
绒[毛]膜尿囊循环	絨毛膜尿囊循環	chorioallantoic circulation
绒毛膜绒毛	絨毛膜絨毛	chorionic villus
绒毛膜上皮	絨毛膜上皮	chorionic epithelium
绒毛膜循环	絨毛膜循環	chorionic circulation
绒[毛]膜羊膜	絨毛膜羊膜	chorioamnion
绒[毛]膜羊膜缝	絨毛膜羊膜縫	chorioamniotic raphe
绒毛膜中胚层	絨毛膜中胚層	chorionic mesoderm
绒毛前期胚	絨毛前期胚	previllous embryo
绒毛前滋养细胞	絨毛前滋養細胞	previllous trophoblast
绒球	絨球	flocculus
绒球脚	絨球腳	peduncle of flocculus
绒球小结叶	絨球小結葉	flocculonodular lobe
溶骨性反应（=骨质溶解）	骨溶解，骨組織崩解	osteolysis

大　陆　名	台　湾　名	英　文　名
溶菌酶	溶菌酶	lysozyme
溶菌素	溶菌素	bacteriolysin
溶酶体	溶酶體	lysosome
溶酶体酶	溶酶體酶，溶酶體酵素	lysosomal enzyme
溶神经素，神经溶素	溶神經素，神經溶素	neurolysin
溶血素，红细胞溶解素	溶血素	hemolysin, erythrocytolysin
溶血[作用]	溶血[作用]，溶血[反應]	hemolysis, hemoclasis, erythrocytolysis
融合核	融合核	syncaryon, synkaryon, fusion nucleus
融合肋	融合肋	fused rib
融合膜，结合膜	結合膜，融合膜	nexus
融合牙	融合牙	fused tooth
肉膜	肉膜	dartos coat, dartos
肉膜肌	肉膜肌	dartos muscle
肉芽组织	肉芽組織	granulation tissue
肉眼检查，大体检查	肉眼檢查，大體檢查	macroscopy
肉柱	肉柱	carneous trabecula, trabecula carnea
蠕动	蠕動	peristalsis
蠕动运动	蠕動運動	peristaltic movement
乳白蛋白，乳清蛋白	乳白蛋白，乳清蛋白	lactoalbumin
乳蛋白	乳蛋白[質]	lactoprotein
乳房	乳房	breast, mamma
乳房发育不良	乳房發育不良	aplasia of breast
乳房肥大	乳腺過多，乳腺肥大	hypermastia
乳房内侧支	乳房内側枝	medial mammary branch
乳房旁淋巴结	乳房旁淋巴結	paramammary lymph node
乳房区	乳房區	mammary region
乳房乳头	乳房乳頭	papilla mammae
乳房体	乳房體	body of breast, body of mamma
乳房外侧支	乳房外側枝	lateral mammary branch
乳房下区	乳房下區	inframammary region
乳房悬韧带	乳房懸韌帶	suspensory ligament of breast, mammary suspensory ligament
乳沟	乳溝	intermammary cleft
乳糜	乳糜	chyle

大　陆　名	台　湾　名	英　文　名
乳糜池	乳糜池	cisterna chyli, alveus ampullescens, receptaculum chyli
乳糜管	乳糜管	chyle vessel, lacteal
乳糜微粒	乳糜微粒	chylomicron
乳清蛋白（＝乳白蛋白）	乳白蛋白，乳清蛋白	lactoalbumin
乳球	乳球	milk globule
乳球蛋白	乳球蛋白	lactoglobulin
乳色斑	乳斑	milk spot
乳酸	乳酸	lactic acid
乳糖	乳糖	lactose
乳糖酶	乳糖酶	lactase
乳头	乳頭	nipple, papilla, mammilla
乳头被盖束	乳頭被蓋徑	mammillotegmental fasciculus, mammillotegmental tract
乳头层	乳頭層	papillary layer
乳头点	乳頭點	thelion
乳头管	乳頭管	papillary duct
乳头黄斑束	乳頭黃斑束	papillomacular bundle
乳头肌	乳頭肌	papillary muscle, musculus papillaris
乳头间上皮突	乳頭間上皮突	interpapillary epithelial process
乳头孔	乳頭孔	papillary foramen, foramen papillare
乳头内陷	乳頭凹陷	inverted nipple
乳头丘脑束	乳頭丘腦徑	mammillothalamic fasciculus, mammillothalamic tract
乳头区	乳頭區	mammillary region
乳头体	乳頭體	mammillary body
乳头体脚	乳頭體腳	mammillary peduncle
乳头体内侧核	乳頭體內側核	medial mammillary nucleus, medial nucleus of mammillary body
乳头体前静脉弓	乳頭體前靜脈弓	premammillary venous arch
乳头体外侧核	乳頭體外側核	lateral mammillary nucleus, lateral nucleus of mamillary body
乳头体中间核	乳頭體中間核	intermediate mammillary nucleus
乳头突	乳頭突	papillary process

大　陆　名	台　湾　名	英　文　名
乳头下丛	乳頭下叢	subpapillary plexus
乳头线	乳頭線	mammillary line
乳突	乳突	mammillary process, mastoid process
乳突壁	乳突壁	mastoid wall
乳突导静脉	乳突導靜脈	mastoid emissary vein
乳突点	乳突點	mastoideale
乳突窦	乳突竇	mastoid antrum
乳突角	乳突角	mastoid angle
乳突孔	乳突孔	mastoid foramen
乳突淋巴结	乳突淋巴結	mastoid lymph node
乳突旁突	乳突旁突	paramastoid process
乳突切迹	乳突切跡	mastoid notch, mastoid incisure
乳突区	乳突區	mastoid region
乳突上嵴	乳突上嵴	supramastoid crest
乳突小房	乳突小房	mastoid cell
乳突小管	乳突小管	mastoid canaliculus
乳突囟	乳突囟	mastoid fontanelle
乳突缘	乳突緣	mastoid border, mastoid margin
乳突支	乳突枝	mastoid branch
乳线	乳線	mammary line
乳腺	乳腺	mammary gland, milk gland, glandula mammaria
乳腺发育激素	激乳腺素	mammogen
乳腺嵴	乳腺嵴	mammary ridge
乳腺外侧突	乳腺外側突	lateral process of mammary gland
乳腺窝	乳腺窩	mammary pit
乳腺小叶	乳腺小葉	lobule of mammary gland
乳腺芽	乳腺芽	mammary bud
乳腺叶	乳腺葉	lobe of mammary gland, mammary lobe
乳腺支	乳腺枝	mammary branch
乳牙	乳牙	deciduous tooth, milk tooth, dens deciduus
乳牙系	乳牙系	milk dentition
乳晕	乳暈	areola of breast, areola of nipple, mammary areola

大　陆　名	台　湾　名	英　文　名
乳晕静脉丛	乳暈靜脈叢	areolar venous plexus
乳晕腺	乳暈腺	areolar gland
入球小动脉	入球小動脈，輸入微動脈	afferent arteriole, afferent glomerular arteriole
软腭	軟腭，軟顎	soft palate, palatum molle
软骨	軟骨	cartilage
软骨部	軟骨部	cartilaginous part
软骨雏形	軟骨雛形	cartilage model
软骨储备区	軟骨儲備區	reserve cartilage zone, zone of reserving cartilage
软骨发生，软骨形成	軟骨形成	chondrogenesis, chondrification
软骨发育不全	軟骨發育不全	achondroplasia, chondrodysplasia
软骨钙化区	軟骨鈣化區	calcified cartilage zone, zone of calcifying cartilage
软骨关节（=软骨连结）	軟骨連結，軟骨關節	cartilaginous joint, cartilaginous articulation
软骨基质	軟骨基質	cartilage matrix
软骨间部	軟骨間部	intercartilaginous part
软骨间关节	軟骨間關節	interchondral articulation, interchondral joint
软骨间韧带	軟骨間韌帶	interchondral ligament
软骨连结，软骨关节	軟骨連結，軟骨關節	cartilaginous joint, cartilaginous articulation
软骨颅	軟骨顱	chondrocranium
软骨膜	軟骨膜	perichondrium
软骨膜骨	軟骨膜骨	perichondrial bone
软骨膜骨化	軟骨膜骨化	perichondrial ossification
软骨膜下生长	軟骨膜下生長	subperichondral growth
软骨囊	軟骨[細胞]囊	cartilage capsule, territorial matrix
软骨内侧板	軟骨內側板	medial lamina of cartilage
软骨内成骨	軟骨內成骨，軟骨內骨生成，軟骨內骨化	endochondral ossification
软骨内生长	軟骨內生長	endochondral growth
软骨素	軟骨素	chondroitin
软骨酸	軟骨酸	chondroitic acid
软骨外侧板	軟骨外側板	lateral lamina of cartilage
软骨外丛	軟骨外叢	extrachondral plexus
软骨外加生长	軟骨外加生長	perichondrial growth

大　陆　名	台　湾　名	英　文　名
软骨细胞	軟骨細胞	chondrocyte, cartilage cell
软骨陷窝	軟骨陷窩	cartilage lacuna
软骨小梁	軟骨小梁	cartilage trabecula
软骨形成（=软骨发生）	軟骨形成	chondrogenesis, chondrification
软骨性脑颅，软骨性神经颅	軟骨腦顱	cartilaginous neurocranium
软骨性神经颅（=软骨性脑颅）	軟骨腦顱	cartilaginous neurocranium
软骨性外耳道（=外耳道软骨部）	軟骨性外耳道	cartilaginous part of external acoustic meatus, cartilaginous external acoustic meatus
软骨性咽颅（=软骨性脏颅）	軟骨臟顱	cartilaginous viscerocranium
软骨性脏颅，软骨性咽颅	軟骨臟顱	cartilaginous viscerocranium
软骨样组织	軟骨樣組織	chondroid tissue
软骨增生区，软骨增殖区	軟骨增殖區	proliferating cartilage zone, zone of proliferating cartilage
软骨增殖区（=软骨增生区）	軟骨增殖區	proliferating cartilage zone, zone of proliferating cartilage
软骨组织	軟骨組織	cartilage tissue, cartilaginous tissue
软脊膜	軟脊膜，脊髓軟[脊]膜	spinal pia mater, pia mater spinalis
软脊膜齿状韧带	軟脊膜齒狀韌帶	denticulate ligament of spinal pia mater
软膜	軟膜	pia mater
软膜胶质膜	軟膜膠質膜	pia glia membrane
软膜漏斗	軟膜漏斗	pial funnel
软膜鞘	軟膜鞘	pial sheath
软膜终丝	軟膜終絲	pial terminal filum
软脑膜	軟腦膜	cerebral pia mater, pia mater of brain, cranial pia mater
软脑膜间隙	軟腦膜間隙	leptomeningeal space
软性角质蛋白	軟性角質蛋白	soft keratin
瑞特染色	瑞特氏染色	Wright's staining
闰管	閏管	intercalated duct
闰盘	閏盤，間板	intercalated disk
闰绍细胞	閏紹氏細胞	Renshaw's cell
闰细胞	閏細胞	intercalated cell

大　陆　名	台　湾　名	英　文　名
腮腺	腮腺	parotid gland, parotis
腮腺管	腮腺管	parotid duct
腮腺管乳头	腮腺管乳頭	papilla of parotid duct
腮腺筋膜	腮腺筋膜	parotid fascia
腮腺静脉	腮腺靜脈	parotid vein
腮腺淋巴结	腮腺淋巴結	parotid lymph node
腮腺内丛	腮腺內叢	intraparotid plexus
腮腺浅部	腮腺淺部	superficial part of parotid gland
腮腺浅淋巴结	腮腺淺淋巴結	superficial parotid lymph node
腮腺区	腮腺區	parotid region
腮腺乳头	腮腺乳頭	parotid papilla
腮腺深部	腮腺深部	deep part of parotid gland
腮腺深淋巴结	腮腺深淋巴結	deep parotid lymph node
腮腺素，唾液腺素	腮腺激素，唾液腺素	parotin
腮腺咬肌区	腮腺咬肌區	parotideomasseteric region
腮腺支	腮腺枝	parotid branch
塞托利细胞（＝支持细胞）	支持細胞，史托利氏細胞	supporting cell, sustentacular cell, Sertoli's cell
塞托利细胞连接复合体（＝支持细胞连接复合体）	史托利氏細胞接合複合體	Sertoli's cell junction complex
鳃动脉，咽动脉	鰓動脈，咽動脈	branchial artery, gill artery
鳃窦	鰓竇，咽竇	branchial sinus
鳃盖膜	鰓蓋膜	branchiostegal membrane
鳃弓，咽弓	鰓弓，咽弓	branchial arch, pharyngeal arch
鳃弓肌	鰓弓肌，咽弓肌	branchial muscle
鳃弓运动	鰓弓運動	branchial motor
鳃沟	鰓溝，咽溝	branchial groove, visceral furrow
鳃后嵴	鰓後嵴	retrobranchial crest
鳃节	鰓節，咽節	branchiomere
鳃节排列	鰓節排列，咽節排列	branchiomerism
鳃裂	鰓裂，咽裂	branchial cleft, pharyngeal cleft, gill cleft
鳃[裂]囊肿	鰓[裂]囊腫，咽[裂]囊腫	branchial cyst
鳃瘘	鰓瘻，咽瘻	branchial fistula

大　陆　名	台　湾　名	英　文　名
鳃膜	鰓膜，咽膜	branchial membrane
鳃器	鰓器，咽器	branchial apparatus
鳃软骨，咽软骨	鰓軟骨，咽軟骨	branchial cartilage
鳃上基板	鰓上基板	suprabranchial placode, epibranchial placode
鳃室，咽室	鰓室，咽室	branchial chamber, gill chamber
鳃下隆起	鰓[弓]下隆起	hypobranchial eminence
三[胞]胎	三胞胎	triplets
三边孔	三邊孔	trilateral foramen
三叉结节	三叉神經結節	trigeminal tubercle
三叉旁核	三叉旁核	peritrigeminal nucleus
三叉丘脑束	三叉丘腦徑	trigeminothalamic tract
三叉丘系	三叉蹄系	trigeminal lemniscus
三叉神经	三叉神經	trigeminal nerve
三叉神经感觉根	三叉神經感覺根	sensory root of trigeminal nerve
三叉神经感觉主核	三叉神經感覺主核	principal sensory nucleus of trigeminal nerve
三叉神经脊束	三叉神經脊[髓]徑	spinal tract of trigeminal nerve
三叉神经脊束核	三叉神經脊[髓]徑核	spinal nucleus of trigeminal nerve
三叉神经脊束核尾部	三叉神經脊[髓]徑核尾部	caudal part of spinal nucleus of trigeminal nerve
三叉神经节	三叉神經節	trigeminal ganglion
三叉神经节支	三叉神經節枝	branch of trigeminal ganglion
三叉神经脑桥核	三叉神經橋腦核	pontine nucleus of trigeminal nerve
三叉神经腔	三叉神經腔	trigeminal cave, trigeminal cavity
三叉神经下核	三叉神經下核	inferior nucleus of trigeminal nerve
三叉神经压迹	三叉神經壓跡	trigeminal impression
三叉神经运动根	三叉神經運動根	motor root of trigeminal nerve
三叉神经运动核	三叉神經運動核	motor nucleus of trigeminal nerve
三叉神经支	三叉神經枝	trigeminal branch
三叉神经中脑核	三叉神經中腦核	trigeminal mesencephalic nucleus, mesencephalic nucleus of trigeminal nerve
三叉神经中脑束	三叉神經中腦徑	trigeminal mesencephalic

大　陆　名	台　湾　名	英　文　名
		tract, mesencephalic tract of trigeminal nerve
三碘甲腺原氨酸	三碘甲腺原氨酸，三碘甲狀腺胺酸	triiodothyronine, T_3
三级胚胎诱导	三級胚胎誘導	tertiary embryonic induction
三级绒毛	三級絨毛	tertiary villus
三级绒毛干	三級幹絨毛	tertiary stem villus
三尖瓣	三尖瓣	tricuspid valve
三尖瓣闭锁	三尖瓣閉鎖	tricuspid atresia
三角凹	三角凹	triangular fovea
三角襞	三角襞	triangular fold
三角部	三角部	triangular part
三角骨	三角骨	triangular bone, triquetral bone
三角肌	三角肌	deltoid, deltoid muscle, triangular muscle
三角肌粗隆	三角肌粗隆	deltoid tuberosity
三角肌筋膜	三角肌筋膜	deltoid fascia
三角肌区	三角肌區	deltoid region
三角肌下囊	三角肌下囊	subdeltoid bursa
三角肌支	三角肌枝	deltoid branch
三角嵴	三角嵴	triangular crest
三角韧带	三角韌帶	deltoid ligament
三角窝	三角窩	triangular fossa
三角胸肌淋巴结	三角胸肌淋巴結	deltopectoral lymph node
三联体	三聯體	triad
三裂舌	三裂舌	trifid tongue
三胚层胚盘	三胚層胚盤	trilamellar germ disc
三腔心	三腔心	trilocular heart
三色染色	三色染色	trichromic staining
伞襞	繖襞	fimbriated fold, fimbriate fold
桑葚胚	桑椹胚	morula
桑葚胚分层	桑椹胚分層，桑椹胚層裂法	morular delamination
桑葚胚期	桑椹胚期	morula stage
桑葚胚形成	桑椹胚形成	morulation
桑葚胚中层	桑椹胚中層	morulamesoblast
扫描电[子显微]镜	掃描式電子顯微鏡	scanning electron microscope, SEM
色素	色素	pigment

大　陆　名	台　湾　名	英　文　名
色素层	色素層	pigment layer
色素沉着	色素沉著	pigmentation
色素结缔组织	色素結締組織	pigment connective tissue
色素颗粒	色素顆粒	pigment granule
色素上皮	色素上皮	pigment epithelium
色素上皮层	色素上皮層	pigment epithelium layer, pigmentary layer, stratum epithelium pigmentosum
色素细胞	色素細胞	pigment cell
色素痣	痣	nevus
僧帽细胞	僧帽細胞	mitral cell
僧帽细胞层	僧帽細胞層	mitral cell layer
杀伤细胞，K 细胞	殺傷細胞，殺手細胞，K 細胞	killer cell, K cell
沙比纤维	夏皮氏纖維	Sharpey's fiber
筛斑	篩斑	macula cribrosa
筛板	篩板	cribriform plate, lamella cribrosa, ethmoid plate
筛窦	篩竇	ethmoidal sinus
筛沟	篩溝	ethmoidal sulcus, ethmoidal groove
筛骨	篩骨	ethmoid, ethmoid bone
筛骨迷路	篩骨迷路	ethmoidal labyrinth
筛后动脉	篩後動脈	posterior ethmoidal artery
筛后孔	篩後孔	posterior ethmoidal foramen
筛后神经	篩後神經	posterior ethmoidal nerve
筛嵴	篩嵴	ethmoidal crest
筛静脉	篩靜脈	ethmoidal vein
筛孔	篩孔	ethmoidal foramen, cribriform foramen
筛泪缝	篩淚縫	ethmoidolacrimal suture
筛漏斗	篩漏斗	ethmoidal infundibulum
筛泡	篩泡	ethmoidal bulla
筛前动脉	篩前動脈	anterior ethmoidal artery
筛前孔	篩前孔	anterior ethmoidal foramen
筛前神经	篩前神經	anterior ethmoidal nerve
筛前神经鼻内支	篩前神經鼻內枝	internal nasal branch of anterior ethmoidal nerve
筛前神经鼻外支	篩前神經鼻外枝	external nasal branch of anterior ethmoidal nerve

大　陆　名	台　湾　名	英　文　名
筛前神经鼻支	篩前神經鼻枝	nasal branch of anterior ethmoidal nerve
筛切迹	篩切跡	ethmoidal notch, ethmoidal incisure
筛区	篩區	area cribrosa, cribriform area
筛上颌缝	篩上頜縫	ethmoidomaxillary suture
筛突	篩突	ethmoidal process
筛小房	篩小房	ethmoidal cell, ethmoidal cellule
筛选	篩選	screening
筛[状]筋膜	篩筋膜	cribriform fascia
山顶	山頂	culmen
山坡	山坡	declive
闪烁计数器	閃爍計數器	scintillation counter
疝	疝，突出	hernia
疝复位	疝[氣]整復	hernia reduction
疝形成	疝形成	herniation
上凹	上凹	superior fovea
上半月小叶	上半月小葉	superior semilunar lobule
上贲门腺	上賁門腺	superior cardiac gland
上鼻道	上鼻道	superior nasal meatus, superior meatus of nose
上鼻甲	上鼻甲	superior nasal concha
上壁	上壁	superior wall
上部	上部	superior part
上池	上池	superior cistern
上齿槽前缘点（＝上牙槽前点）	上齒槽前點	prosthion exoprothion
上唇	上唇	upper lip, superior lip, epilabrum
上唇动脉	上唇動脈	superior labial artery
上唇结节	上唇結節	tubercle of upper lip
上唇静脉	上唇靜脈	superior labial vein, vein of upper lip
上唇系带	上唇繫帶	frenulum of upper lip, frenulum of superior lip
上唇正中裂	上唇正中裂	median cleft of upper lip
上唇支	上唇枝	superior labial branch
上唇[中]点	上唇點	labrale superius
上端	上端	superior extremity

大　陆　名	台　湾　名	英　文　名
上段	上段，上分節	superior segment
上段动脉	上段動脈，上分節動脈	artery of superior segment
上段支气管	上段支氣管，上分節支氣管	superior segmental bronchus, BⅥ
上腹	上腹	venter superior
上腹部	上腹部	epigastrium
上腹下丛	上腹下叢	superior hypogastric plexus
上橄榄核	上橄欖核	superior olivary nucleus
上干	上幹	superior trunk
上根	上根	superior root
上关节面	上關節面	superior articular surface
上关节突	上關節突	superior articular process, superior zygapophysis
上颌动脉	上頜動脈	maxillary artery
上颌动脉咽支	上頜動脈咽枝	pharyngeal branch of maxillary artery
上颌窦	上頜竇	maxillary sinus
上颌窦裂孔	上頜竇裂孔	maxillary hiatus
[上]颌额点	上頜額點	maxillofrontale
上颌骨	上頜骨	maxilla
上颌骨鼻嵴	上頜骨鼻嵴	nasal crest of maxilla
上颌骨额突	上頜骨額突	frontal process of maxilla
上颌骨尖牙窝	上頜骨犬齒窩	canine fossa of maxilla
上颌骨切牙窝	上頜骨門齒窩	incisive fossa of maxilla
上颌骨牙槽轭	上頜骨齒槽軛	alveolar yoke of maxilla, jugum alveolare of maxilla
上颌骨牙槽弓	上頜骨齒槽弓	alveolar arch of maxilla
上颌骨牙槽骨	上頜骨齒槽骨	alveolar bone of maxilla
上颌骨牙槽间隔	上頜骨齒槽間隔	interalveolar septum of maxilla
上颌骨牙槽突	上頜骨齒槽突	alveolar process of maxilla
上颌骨牙根间隔	上頜骨牙根間隔	interradicular septum of maxilla
上颌间缝	上頜間縫	intermaxillary suture
上颌结节	上頜結節	maxillary tuberosity, maxillary tuber
上颌静脉	上頜靜脈	maxillary vein
上颌隆起（＝上颌突）	上頜突，上頜隆凸	maxillary process, maxillary prominence, maxillary protuberance

大　陆　名	台　湾　名	英　文　名
上颌面	上頜面	maxillary surface
上颌神经	上頜神經	maxillary nerve
上颌神经眶支	上頜神經眶枝	orbital branch of maxillary nerve
上颌神经脑膜支	上頜神經腦膜枝	meningeal branch of maxillary nerve
上颌神经神经节支	上頜神經神經節枝	ganglionic branch of maxillary nerve
上颌体	上頜體	body of maxilla, maxillary body
上颌突，上颌隆起	上頜突，上頜隆凸	maxillary process, maxillary prominence, maxillary protuberance
上颌牙槽	上頜齒槽	dental alveolus of maxilla
上颌牙弓	上頜齒弓	maxillary dental arcade
上后锯肌	上後鋸肌，後上鋸肌	serratus posterior superior, superior posterior serratus muscle
上壶腹嵴	上壺腹嵴	superior ampullar crest
上滑膜	上滑膜	superior synovial membrane
上甲状旁腺	上副甲狀腺	superior parathyroid gland
上睑	上[眼]瞼	upper eyelid, superior palpebra
上睑板	上瞼板	superior tarsus, tarsus superior, tarsus of upper eyelid
上睑板肌	上瞼板肌	superior tarsal muscle
上睑弓	上瞼弓	superior palpebral arch
上睑静脉	上瞼靜脈	superior palpebral vein
上睑提肌，提上睑肌	提上瞼肌	levator palpebrae superioris, levator muscle of superior palpebra, levator muscle of upper eyelid
上角	上角	superior angle, superior cornu, superior horn
上髁上突	上髁上突	supraepicondylar process
上肋凹	上肋凹	superior costal fovea
上螺旋静脉	上螺旋靜脈	superior spiral vein
上迷小管	上迷小管	superior aberrant ductule
上泌涎核	上唾[液腺]核	superior salivatory nucleus
上面	上面	superior surface
上内侧缘	上內側緣	superomedial margin

大　陆　名	台　湾　名	英　文　名
上颞线	上顳線	superior temporal line
上胚层	外胚層，上胚層	epiblast
上皮层	上皮層	epithelial layer
上皮根鞘	上皮根鞘	epithelial root sheath
上皮面	上皮面	epithelial surface
上皮内神经末梢	上皮內神經末梢	intraepithelial nerve ending
上皮内腺	上皮內腺	endoepithelial gland, intraepithelial gland
上皮索	上皮索	epithelial cord
上皮外腺	上皮外腺	exoepithelial gland
上皮细胞	上皮細胞	epithelial cell
上皮腺	上皮腺	epithelial gland
上皮性网状细胞	上皮性網狀細胞	epithelial reticular cell
上皮芽	上皮芽	epithelial sprout
上皮样体	上皮樣體	epithelioid body
上皮样细胞	上皮樣細胞	epithelioid cell, epitheloid cell
上皮样腺	上皮樣腺	epithelioid gland
上皮原纤维	上皮原纖維	epitheliofibril
上皮[组织]	上皮[組織]	epithelium, epithelial tissue
上前段	上前段	superior anterior segment
上前段动脉	上前段動脈	artery of superior anterior segment
上腔静脉	上腔靜脈	superior vena cava
上腔静脉口	上腔靜脈口	orifice of superior vena cava
上丘	上丘	superior colliculus
上丘白质层	上丘白質層	white matter layer of superior colliculus
上丘臂	上丘臂	brachium of superior colliculus
上丘带状层	上丘帶狀層	zonal layer of superior colliculus
上丘灰质层	上丘灰質層	gray matter layer of superior colliculus
上丘连合	上丘連合	commissure of superior colliculus
上丘脑	上丘腦	epithalamus
上丘脑静脉	上丘腦靜脈	epithalamic vein
上丘脑连合	上丘腦連合	epithalamic commissure
上丘丘系层	上丘蹄系層	lemniscus layer of superior colliculus

大　陆　名	台　湾　名	英　文　名
上丘视层，浅白质层	上丘視層	optic layer of superior colliculus
上筛斑	上篩斑	superior perforated spot, macula cribrosa superior
上舌段	上舌段	superior lingular segment
上舌段静脉	上舌段靜脈	superior lingular vein
上舌段支气管	上舌段支氣管	superior lingular segmental bronchus, superior lingular bronchus, BIV
上舌支	上舌枝	superior lingular branch
上神经节	上神經節	superior ganglion
上矢状窦	上矢狀竇	superior sagittal sinus
上矢状窦沟	上矢狀竇溝	sulcus for superior sagittal sinus, groove for superior sagittal sinus
上髓帆	上髓帆	superior medullary velum
上髓帆系带	上髓帆繫帶	frenulum of superior medullary velum
上体节，背体节	上體節，背體節	episomite
上吻合静脉	上吻合靜脈	superior anastomotic vein
上项线	上項線	superior nuchal line
上斜肌	上斜肌	superior oblique, superior oblique muscle
上斜肌腱鞘	上斜肌腱鞘	tendinous sheath of superior oblique muscle
上行网状激活系统	上行網狀活化系統	ascending reticular activating system, ARAS
上行轴突细胞	上行軸突細胞	ascending axonic cell
上牙槽点	上齒槽點，上牙槽點	supradentale, hypoprothion
上牙槽后点	上齒槽後點	alveolon
上牙槽后动脉	上齒槽後動脈	posterior superior alveolar artery
上牙槽后支	上齒槽後枝	posterior superior alveolar branch
上牙槽前点，上齿槽前缘点	上齒槽前點	prosthion exoprothion
上牙槽前动脉	上齒槽前動脈	anterior superior alveolar artery
上牙槽前支	上齒槽前枝	anterior superior alveolar branch
上牙槽神经	上齒槽神經	superior alveolar nerve
上牙槽突最侧点	上齒槽突最側點	ectomalare
上牙槽中点（=龈点）	上齒槽中點	prosthion

大　陆　名	台　湾　名	英　文　名
上牙槽中支	上齒槽中枝	middle superior alveolar branch
上牙槽最内点	上齒槽最内點	endomalare
上牙丛	上齒叢	superior dental plexus
上牙弓	上齒弓	upper dental arch, superior dental arch
上牙龈支	上牙齦枝	superior gingival branch
上牙支	上齒枝	superior dental branch
上眼睑	上眼瞼	palpebra superior
上叶	上葉	superior lobe
上叶支	上葉枝	branch of superior lobe
上蚓静脉	蚓上靜脈	superior vein of vermis, superior vermian vein
上缘	上緣	superior margin, superior border
上运动神经元	上運動神經元	upper motor neuron
上支	上枝	superior branch
上肢	上肢	upper limb, upper extremity, superior member
上肢带	上肢帶	girdle of upper extremity, girdle of superior extremity
上肢带骨，肩带骨	肩帶骨	shoulder girdle
上肢带连结	上肢帶連結，上肢帶關節	joint of shoulder girdle, joint of girdle of upper extremity
上肢分区	上肢分區	region of upper extremity
上肢骨	上肢骨[骼]	bone of upper limb, skeleton of upper extremity
上肢肌	上肢肌	muscle of upper limb, muscle of upper extremity
上肢淋巴结	上肢淋巴結	lymph node of upper limb
上肢浅静脉	上肢淺靜脈	superficial vein of upper limb, superficial vein of upper extremity
上肢深静脉	上肢深靜脈	deep vein of upper limb, deep vein of upper extremity
上肢自由部	上肢游離部	free part of upper limb, free part of upper extremity
上直肠尿道肌	上直腸尿道肌	rectourethralis superior
上直肌	上直肌	superior rectus, superior straight muscle
上终支	上終枝	superior terminal branch
上主静脉	上主靜脈	supracardinal vein

大　陆　名	台　湾　名	英　文　名
上孖肌	上孖肌	gemellus superior, superior gemellus muscle
上纵隔	上縱隔	superior mediastinum
上纵肌	上縱肌	superior longitudinal muscle
上纵束	上縱徑，上縱束	superior longitudinal fasciculus
杓关节面	杓關節面	arytenoid articular surface
杓横肌	杓横肌	transverse arytenoid, transverse arytenoid muscle
杓会厌襞	杓會厭襞	aryepiglottic fold
杓会厌部	杓會厭部	aryepiglottic part
杓间襞	杓狀軟骨間襞	interarytenoid fold
杓间切迹	杓間切跡	interarytenoid notch, interarytenoid incisure
杓斜肌	杓斜肌	oblique arytenoid, oblique arytenoid muscle
杓状软骨	杓狀軟骨	arytenoid cartilage
杓状软骨底	杓狀軟骨底	base of arytenoid cartilage
杓状软骨关节面	杓狀軟骨關節面	articular surface of arytenoid cartilage
杓状软骨后面	杓狀軟骨後面	posterior surface of arytenoid cartilage
杓状软骨肌突	杓狀軟骨肌突	muscular process of arytenoid cartilage
杓状软骨尖	杓狀軟骨尖	apex of arytenoid cartilage
杓状软骨内侧面	杓狀軟骨內側面	medial surface of arytenoid cartilage
杓状软骨前外侧面	杓狀軟骨前外側面	anterolateral surface of arytenoid cartilage
杓状软骨椭圆凹	杓狀軟骨椭圓凹	oblong fovea of arytenoid cartilage
少精子症	少精子症	oligospermatism
少突胶质细胞	寡樹突[膠]細胞，少樹突[神經]膠質細胞	oligodendrocyte
少突[神经]胶质	寡樹突[膠]細胞，少樹突[神經]膠質細胞	oligodendroglia
少指畸形	少指畸形	hypodactylism
少趾畸形	少趾畸形	hypodactylism
舌	舌	tongue, lingua
舌背	舌背	dorsum of tongue
舌背静脉	舌背静脉	dorsal lingual vein, dorsal vein of tongue

大　陆　名	台　湾　名	英　文　名
舌背支	舌背枝	dorsal lingual branch
舌扁桃体	舌扁桃腺，舌扁桃體	lingual tonsil
舌垂直肌	舌垂直肌	vertical muscle of tongue
舌动脉	舌動脈	lingual artery
舌动脉舌背支	舌動脈舌背枝	dorsal lingual branch of lingual artery
舌动脉舌骨上支	舌動脈舌骨上枝	suprahyoid branch of lingual artery
舌腭腺	舌腭腺，舌顎腺	glossopalatine gland
舌根	舌根	root of tongue, lingual root
舌骨	舌骨	hyoid bone, os hyoideum
舌骨大角	舌骨大角	greater cornu of hyoid bone
舌骨弓	舌骨弓	hyoid arch
舌骨弓软骨（=赖歇特软骨）	賴休德氏軟骨	Reichert's cartilage
舌骨后囊	舌骨後囊	retrohyoid bursa
舌骨会厌韧带	舌骨會厭韌帶	hyoepiglottic ligament
舌骨上肌	舌骨上肌	suprahyoid muscle
舌骨上支	舌骨上枝	suprahyoid branch
舌骨舌肌	舌骨舌肌	hyoglossus, hyoglossal muscle
舌骨体	舌骨體	body of hyoid bone
舌骨下肌	舌骨下肌	infrahyoid muscle
舌骨下淋巴结	舌骨下淋巴結	infrahyoid lymph node
舌骨下囊	舌骨下囊	infrahyoid bursa, subhyoid bursa
舌骨下支	舌骨下枝	infrahyoid branch
舌骨小角	舌骨小角	lesser cornu of hyoid bone
舌颌囊	舌頜囊	hyomandibular pouch
舌横肌	舌橫肌	transverse muscle of tongue
舌后腺	舌後腺	posterior lingual gland
舌回	舌回	lingual gyrus
舌会厌外侧襞	舌會厭外側襞	lateral glossoepiglottic fold
舌会厌正中襞	舌會厭正中襞	median glossoepiglottic fold
舌肌	舌肌	muscle of tongue
舌尖	舌尖	apex of tongue
舌尖腺（=舌前腺）	舌前腺	anterior lingual gland
舌腱膜	舌腱膜	lingual aponeurosis, aponeurosis of tongue
舌静脉	舌靜脈	lingual vein

大　陆　名	台　湾　名	英　文　名
舌裂，裂舌	裂舌，舌裂	cleft tongue, split tongue
舌裂畸形，双舌畸形	雙舌畸形	diglossia
舌淋巴结	舌淋巴結	lingual lymph node
舌滤泡	舌濾泡	lingual follicle
舌盲孔	舌盲孔	foramen cecum of tongue, cecal foramen of tongue
舌面	舌面	lingual surface
舌面干	舌面幹	linguofacial trunk
舌黏膜	舌黏膜	lingual mucous membrane, mucous membrane of tongue
舌旁沟	舌旁溝	paralingual sulcus
舌前腺，舌尖腺	舌前腺	anterior lingual gland
舌乳头	舌乳頭	lingual papilla, papilla of tongue
舌软骨	舌軟骨	hyoid cartilage
舌深动脉	舌深動脈	deep lingual artery
舌深静脉	舌深靜脈	deep lingual vein
舌神经	舌神經	lingual nerve
舌神经扁桃体支	舌神經扁桃體枝	tonsillar branch of lingual nerve
舌神经神经节支	舌神經神經節枝	ganglionic branch of lingual nerve
舌神经咽峡支	舌神經咽峽枝	branch to isthmus of fauces of lingual nerve
舌神经与鼓索交通支	舌神經與鼓索交通枝	communicating branch of lingual nerve with chorda tympani
舌体	舌體	body of tongue, lingual body
舌体节	舌體節	hyoid somite
舌系带	舌繫帶	frenulum of tongue
舌系带短缩（=舌系带过短）	舌繫帶緊縮	ankyloglossia, tongue tie
舌系带过短，舌系带短缩，舌系带紧缩	舌繫帶緊縮	ankyloglossia, tongue tie
舌系带紧缩（=舌系带过短）	舌繫帶緊縮	ankyloglossia, tongue tie
舌下襞	舌下襞	sublingual fold
舌下动脉	舌下動脈	sublingual artery
舌下阜	舌下阜	sublingual caruncle
舌[下]颌裂	舌頜裂	hyomandibular cleft
舌下间隙	舌下間隙	sublingual space
舌下静脉	舌下靜脈	sublingual vein

大　陆　名	台　湾　名	英　文　名
舌下面	舌下面	inferior surface of tongue
舌下囊肿	舌下囊腫	ranula
舌下前置核	舌下神經前置核	nucleus prepositus hypoglossi
舌下神经	舌下神經	hypoglossal nerve
舌下神经伴行静脉	舌下神經伴行靜脈	accompanying vein of hypoglossal nerve
舌下神经管	舌下神經管	hypoglossal canal
舌下神经管静脉丛	舌下神經管靜脈叢	venous plexus of hypoglossal canal
舌下神经核	舌下神經核	nucleus of hypoglossal nerve, hypoglossal nucleus
舌下神经交通支	舌下神經交通枝	communicating branch with hypoglossal nerve
舌下神经节	舌下神經節	sublingual ganglion
舌下神经节副交感根	舌下神經節副交感[神經]根	parasympathetic root of sublingual ganglion
舌下神经袢	舌下神經襻	hypoglossal ansa
舌下神经三角	舌下神經三角	hypoglossal triangle, trigone of hypoglossal nerve
舌下神经舌支	舌下神經舌枝	lingual branch of hypoglossal nerve
舌下腺	舌下腺	sublingual gland
舌下腺凹	舌下腺窩	sublingual fovea, sublingual fossa
舌下腺大管	舌下腺大管	major sublingual duct
舌下腺小管	舌下腺小管	minor sublingual duct
舌下支	舌下枝	sublingual branch
舌下周核	舌下周核	perihypoglossal nucleus
舌下纵肌	舌下縱肌	inferior longitudinal muscle of tongue
舌腺	舌腺	lingual gland
舌咽部	舌咽部	glossopharyngeal part
舌咽神经	舌咽神經	glossopharyngeal nerve
舌咽神经扁桃体支	舌咽神經扁桃體枝	tonsillar branch of glossopharyngeal nerve
舌咽神经交通支	舌咽神經交通枝	communicating branch with glossopharyngeal nerve
舌咽神经颈动脉窦支	舌咽神經頸動脈竇枝	carotid sinus branch of glossopharyngeal nerve
舌咽神经上神经节	舌咽神經上神經節	superior ganglion of glossopharyngeal nerve
舌咽神经舌支	舌咽神經舌枝	lingual branch of glossopharyngeal nerve

大　陆　名	台　湾　名	英　文　名
舌咽神经下神经节	舌咽神經下神經節	inferior ganglion of glossopharyngeal nerve
舌咽神经咽支	舌咽神經咽枝	pharyngeal branch of glossopharyngeal nerve
舌咽神经与鼓索交通支	舌咽神經與鼓索交通枝	communicating branch of glossopharyngeal nerve with chorda tympani
舌叶（=左肺小舌）	左肺小舌	lingula of left lung
舌缘	舌緣	margin of tongue
舌正中沟	舌正中溝	median sulcus of tongue, median groove of tongue
舌支	舌枝	lingular branch, lingual branch
舌中隔	舌中隔	septum of tongue, lingual septum
射精	射精	ejaculation
射精管	射精管	ejaculatory duct
X 射线解剖学	X 射線解剖學	X-ray anatomy
X 射线显微分析	X 射線微量分析	X-ray microanalysis
X 射线显微镜	X 射線顯微鏡	X-ray microscope
摄取胺前体及脱羧细胞（=胺前体摄取和脱羧细胞）	胺類前驅物攝取及去羧細胞，胺類前趨物攝取及脱羧細胞，APUD 細胞	amine precursor uptake and decarboxylation cell, APUD cell
摄影显微镜	攝影顯微鏡，照相顯微鏡	photomicroscope
伸长细胞	伸長細胞，伸展細胞	tanycyte
伸肌	伸肌	extensor muscle, extensor
伸肌上支持带	伸肌上支持帶	superior extensor retinaculum
伸肌下支持带	伸肌下支持帶	inferior extensor retinaculum
伸肌支持带	伸肌支持帶	extensor retinaculum
深部	深部	deep part
深层	深層	deep lamella, deep layer
深层皮质	深層皮質	deep cortex
深层皮质单位	深層皮質單位	deep cortex unit
深层皮质复合体	深層皮質複合體	deep cortex complex
深会阴筋膜	深會陰筋膜	deep perineal membrane
深筋膜	深筋膜	deep fascia
深静脉	深靜脈	deep vein
深淋巴管	深淋巴管	deep lymphatic vessel
深淋巴结	深淋巴結	deep lymph node
深头	深頭	deep head

大　陆　名	台　湾　名	英　文　名
深支	深枝	deep branch
神经	神經	nerve
神经氨酸	神經氨酸	neuraminic acid
神经氨酸酶	神經氨酸酶	neuriminidase
神经胺	神經胺	nerve amine
神经板	神經板	neural plate
神经胞质	神經胞質，神經漿	neuroplasm
神经杯	神經杯	nerve chalice
神经部	神經部	nervous part, pars nervosa
神经层	神經層，腦層	neural layer, nervous layer
神经肠管	神經腸管	neurenteric canal
神经肠孔	神經腸孔	neurenteric pore
神经冲动	神經衝動	nervous impulse
神经垂体	神經垂體，腦下腺神經部，腦下腺後葉	neurohypophysis
神经垂体[激]素运载蛋白（=后叶激素运载蛋白）	[腦垂腺]後葉激素載運蛋白，神經垂體素	neurophysin
神经垂体芽	神經垂體芽，腦下腺神經部芽	neurophypophyseal bud
神经丛	神經叢	nerve plexus
神经递质	神經遞質，神經傳遞物	neurotransmitter
神经电流	神經電流	neuroelectricity
神经动力学	神經動力學	neurodynamics
神经发生，神经形成	神經發生，神經形成	neurogenesis
神经发生学	神經發生學	neuroembryology
神经分泌	神經分泌	neurosecretion
神经分泌颗粒	神經分泌顆粒	neurosecretory granule
神经分泌路径	神經分泌路徑	neurosecretory pathway
神经分泌物	神經分泌物	neurosecretory material
神经分泌细胞	神經分泌細胞	neurosecretory cell
神经苷脂	神經苷脂，神經糖苷	nervon, nervone
神经感觉细胞	神經感覺細胞	neurosensory cell
神经干	神經幹	nerve trunk
神经干细胞	神經幹細胞	neural stem cell, NSC
神经根	神經根	nerve root
神经工程学	神經工程學	neuroengineering
神经沟	神經溝	neural groove
神经管	神經管	neural tube, neural canal

大　陆　名	台　湾　名	英　文　名
神经管腔	神經管腔，腦脊髓管	neurocoele, neurocoel
神经核	神經核	nucleus
神经黑色素	神經黑色素	neruomelanin
神经环	神經環	nerve ring
神经回路	神經回路	neural circuit
神经肌连接，神经肌肉接头	神經-肌肉[連]接點	neuromuscular junction, myoneural junction
神经肌[肉]传递	神經-肌傳遞	neuromuscular transmission
神经肌[肉]单位	神經肌單位	neuromuscular unit
神经肌肉接头（=神经肌连接）	神經-肌肉[連]接點	neuromuscular junction, myoneural junction
神经肌[肉]突触	神經-肌突觸	neuromuscular synapse
神经肌梭	神經肌梭	neuromuscular spindle
神经激素	神經激素	neurohormone
神经棘	神經棘	neural spine
神经嵴	神經嵴	neural crest, neural ridge
神经降压素	神經調壓素，神經緊張素	neurotensin
神经胶质	神經膠質	neuroglia
神经胶质层	神經膠質層	neuroglia layer
神经胶质结构	神經膠質結構	glia architecture
神经胶质膜	神經膠質膜	neuroglia membrane, glial membrane
神经胶质外界膜	神經膠質外界膜	external glial limiting membrane
神经胶质细胞	神經膠質細胞	neuroglia cell
神经胶质纤维	神經膠質纖維	neuroglia fiber, glia fiber
神经胶质组织	神經膠質組織	neuroglia tissue
神经角蛋白	神經角蛋白	neurokeratin
神经节	神經節	ganglion
神经节层	神經節層	ganglial layer
神经节苷脂	神經節苷脂	ganglioside
神经节基质	神經節間質	stroma of ganglion
神经节嵴	神經節嵴	ganglionic crest
神经节囊	神經節囊	capsule of ganglion
[神经]节细胞	[神經]節細胞	gangliocyte, ganglion cell
神经节支	神經節枝	ganglionic branch, ganglial branch
神经孔	神經孔	neuropore, neural foramen, nervous foramen

大　陆　名	台　湾　名	英　文　名
[神经]溃变	溃變	degeneration
神经链	神經鏈	nerve chain
神经磷脂	神經磷脂	sphingophosphatide
神经颅（＝脑颅）	腦顱，神經顱	cerebral cranium, neurocranium
神经膜	神經膜，神經鞘	neurilemma, neurolemma
神经膜细胞	神經膜細胞	neurilemmal cell, neurolemmal cell, lemmocyte
神经末梢	神經末梢，神經終末	nerve ending, nerve terminal
神经内分泌系统	神經內分泌系統	neuroendocrine system
神经内分泌细胞	神經內分泌細胞	neuroendocrine cell
神经内膜	神經內膜	endoneurium
神经内膜鞘	神經內膜鞘	endoneural sheath
神经胚	神經胚	neurula
神经胚期	神經胚期	neurula stage, neurula period
神经胚形成	神經胚形成	neurulation
神经培养	神經培養	neural culture
神经鞘	神經鞘	nerve sheath
神经切除（＝去神经）	神經切除，去神經	denervation
神经球	神經球	neurosphere
神经溶素（＝溶神经素）	溶神經素，神經溶素	neurolysin
神经乳头	神經乳頭	nerve papilla, neurothele
神经上皮	神經上皮	neuroepithelium, neural epithelium
神经上皮层	神經上皮層	neuroepithelial layer
神经上皮干细胞蛋白	神經上皮幹細胞蛋白，巢蛋白	neuroepithelial stem cell protein, nestin
神经上皮细胞	神經上皮細胞	neuroepithelial cell
神经上皮小体	神經上皮小體	neuroepithelial body
神经生长因子	神經生長因子	nerve growth factor
神经束膜	神經束膜	perineurium
神经束膜上皮	神經束膜上皮	perineural epithelium
神经树突	神經樹狀突	neurodendrite
神经丝	神經微絲	neurofilament
神经体液	神經體液	neurohumor
神经体液调节	神經體液調節	neurohumoral regulation
神经调质	神經調節物質，神經調節素	neuromodulator
神经通路	神經通路	neural pathway

大　陆　名	台　湾　名	英　文　名
神经突[起]	神經突，軸突	neurite
神经外膜	神經外膜	epineurium
神经外胚层	神經外胚層	neural ectoderm, neuroderm
神经网	神經網	nerve net
神经微管	神經微管	neurotubule
神经微管蛋白	神經微管蛋白	neurotubule protein
神经系统	神經系統	nervous system
神经细胞	神經細胞	nerve cell
神经纤维	神經纖維	nerve fiber, neurofiber
神经纤维层	神經纖維層	nerve fiber layer
神经[纤维]束	神經[纖維]束，神經[纖維]徑	nerve tract, nerve fasciculus
神经效应器连接	神經-效應器[連]接點，神經-動器接點	neuroeffector junction
神经形成（=神经发生）	神經發生，神經形成	neurogenesis
神经学	神經學	neurology
神经叶	神經葉	nervous lobe
神经-胰岛复合体	神經胰島細胞複合體	neuro-insular complex, NIC
神经营养物质	神經營養物質	neurotrophic substance
神经营养因子	神經營養因子	neurotrophic factor
神经应激性	神經應激性	nervous irritability
神经元	神經元，神經單位	neuron
神经元变性	神經元變性	neuronal degeneration
神经原纤维	神經原纖維	neurofibril, nerve fibril, neuroprotofibril
神经源说	神經源说	neurogenic theory
神经再生	神經再生	neuranagenesis, nerve regeneration, regeneration of nerve
神经毡	神經毡	neuropil
神经褶	神經褶	neural fold
神经支	神經枝	nervous branch
神经支配	神經支配，神經分佈	innervation
神经中枢	神經中樞	nerve center
神经周隙	神經周隙	perineural space
神经追踪法	神經追踪法	nerve tracing method
神经滋养血管	神經滋養管	vasa nervorum
神经组织	神經組織	nervous tissue,　nerve tissue
神经组织学	神經組織學	neurohistology, histoneurology

大　陆　名	台　湾　名	英　文　名
肾	腎[臟]	kidney, nephros, ren
肾不发生（＝肾缺如）	無腎[畸形]，腎缺失，腎未發育	renal agenesis, agenesis of kidney
肾不发育（＝肾缺如）	無腎[畸形]，腎缺失，腎未發育	renal agenesis, agenesis of kidney
肾丛	腎叢	renal plexus
肾大盏	腎大盞	major renal calyx
肾单位	腎單位，腎元	nephron, renal unit
肾单位袢	腎單位襻，腎元襻，腎元環	nephron loop
肾动脉	腎動脈	renal artery
肾动脉后支	腎動脈後枝	posterior branch of renal artery
肾动脉后支后段动脉	腎動脈後枝後段動脈，腎動脈後枝後分節動脈	posterior segmental artery of posterior branch of renal artery
肾动脉前支	腎動脈前枝	anterior branch of renal artery
肾动脉前支上段动脉	腎動脈前枝上段動脈	superior segmental artery of anterior branch of renal artery
肾动脉前支上前段动脉	腎動脈前枝上前段動脈	superior anterior segmental artery of anterior branch of renal artery
肾动脉前支下段动脉	腎動脈前枝下段動脈	inferior segmental artery of anterior branch of renal artery
肾动脉前支下前段动脉	腎動脈前枝下前段動脈	inferior anterior segmental artery of anterior branch of renal artery
肾窦	腎竇	renal sinus, sinus of kidney
肾段	腎段	renal segment
肾发生	腎發生	nephrogenesis
肾间质	腎間質	renal interstitium
肾间质细胞	腎間質細胞	renal interstitial cell
肾节	腎神經節	renal ganglion
肾节板	腎節板	nephrotomic plate
肾筋膜	腎筋膜	renal fascia
肾静脉	腎靜脈	renal vein, vein of kidney
肾孔	腎孔	nephridiopore, nephrostome
肾漏斗	腎漏斗	renal infundibulum
肾门	腎門	renal hilum, hilum of kidney
肾门脉系	腎門脈系	renal portal system

大　陆　名	台　湾　名	英　文　名
肾面	腎面	renal surface
肾囊动脉	腎囊動脈	capsular artery
肾囊静脉	腎囊靜脈	capsular vein
肾囊韧带	腎囊韌帶	capsular ligament
肾囊支	腎囊枝	capsular branch
肾内动脉	腎內動脈	intrarenal artery
肾内静脉	腎內靜脈	intrarenal vein
肾旁脂体	腎旁脂體	pararenal adipose body of kidney
肾皮质	腎皮質	renal cortex
肾缺如，肾不发生，肾不发育	無腎[畸形]，腎缺失，腎未發育	renal agenesis, agenesis of kidney
肾乳头	腎乳頭	renal papilla, papilla renalis
肾上腺	腎上腺	adrenal gland, suprarenal gland
肾上腺丛	腎上腺叢	suprarenal plexus
肾上腺发育不全	腎上腺發育不全	adrenal hypoplasia
肾上腺合并	腎上腺合併	suprarenal coalescence
肾上腺后面	腎上腺後面	posterior surface of adrenal gland
肾上腺门	腎上腺門	hilum of suprarenal gland
肾上腺内侧缘	腎上腺內側緣	medial border of adrenal gland
肾上腺皮质	腎上腺皮質	adrenal cortex
肾上腺皮质激素	腎上腺皮質素，腎上腺皮質荷爾蒙	adrenocortical hormone
肾上腺前面	腎上腺前面	anterior surface of adrenal gland
肾上腺上动脉	腎上腺上動脈	superior suprarenal artery
肾上腺肾面	腎上腺腎面	renal surface of adrenal gland
肾上腺生殖综合征，肾上腺性征综合征	腎上腺生殖症候群	adrenogenital syndrome
肾上腺素	腎上腺素	adrenaline, epinephrine, suprarenin
肾上腺素能神经	腎上腺素能神經，腎上腺素性神經	adrenergic nerve
肾上腺素能神经元	腎上腺素能神經元，腎上腺素性神經元	adrenergic neuron
肾上腺素能受体	腎上腺素能受體，腎上腺素性受體，腎上腺素性受器	adrenergic receptor, adrenoreceptor
肾上腺素能纤维	腎上腺素能纖維，腎上腺素	adrenergic fiber

大　陆　名	台　湾　名	英　文　名
	性纖維	
肾上腺髓质	腎上腺髓質	adrenal medulla
肾上腺下动脉	腎上腺下動脈	inferior suprarenal artery
肾上腺性征综合征（=肾上腺生殖综合征）	腎上腺生殖症候群	adrenogenital syndrome
肾上腺压迹	腎上腺壓跡	suprarenal impression
肾上腺异位（=异位肾上腺）	異位腎上腺	ectopic adrenal gland, ectopic suprarenal gland
肾上腺中动脉	腎上腺中動脈	middle suprarenal artery
肾上腺中央静脉	腎上腺中央靜脈	central vein of adrenal gland
肾素	腎素，血管緊張肽原酶	renin
肾髓质	腎髓質	renal medulla, medulla of kidney, medulla renalis
肾细胞	腎細胞	nephrocyte
肾纤维膜	腎纖維膜	tunica fibrosa renis
肾小管	腎小管	renal tubule, nephric tubule
肾小管周毛细血管	腎小管周圍毛細血管，腎小管周圍微血管	peritubular capillary
肾小囊，鲍曼囊	腎小囊，腎球囊，鮑氏囊	renal capsule, glomerular capsule, Bowman's capsule
肾小囊腔，鲍曼腔	腎小囊腔，鮑曼氏腔	capsular space, urinary space, Bowman's space
肾小球	腎小球，腎絲球	renal glomerulus, glomerulus
肾小球滤液，原尿	腎小球濾液，原尿	glomerular filtrate
肾小球上皮	腎小球上皮	glomerular epithelium
肾小体	腎小體	renal corpuscle
肾小叶	腎小葉	renal lobule, reniculus
肾小盏	腎小盞	minor renal calyx
肾性红细胞生成因子	腎性紅血球生成因子	renal erythropoietic factor
肾压迹	腎壓跡	renal impression
肾叶	腎葉	renal lobe
肾盂	腎盂	renal pelvis
肾盏	腎盞，輸卵管蕚	renal calyx
肾支	腎枝	renal branch
肾脂肪囊	腎脂肪囊	fatty renal capsule
肾周脂肪囊	腎周脂肪囊	perirenal fat capsule
肾柱	腎柱	renal column, column of kidney
肾锥体	腎錐體	renal pyramid

大　陆　名	台　湾　名	英　文　名
肾组织	腎組織	nephridial tissue
渗透	滲透[作用]	permeation, osmosis
渗透压	滲透壓	osmotic pressure
渗透压感受器	滲透壓感受器	osmoreceptor, osmoceptor
升部	升部	ascending part
升动脉	升動脈	ascending artery
升结肠	升結腸	ascending colon
升结肠系膜	升結腸繫膜	ascending mesocolon
升支	升枝	ascending branch
升主动脉	升主動脈	ascending aorta
生发新月（=生殖新月区）	胚新月	germinal crescent
生发中心	生發中心	germinal center
生骨层	生骨層	sclerotomal sheath, skeletogenous sheath
生骨肌节	生骨肌節	scleromyotome
生骨肌节细胞	生骨肌節細胞	scleromyotomal cell
生骨节，巩节	生骨節，鞏節	sclerotome
生骨素	生骨素	osteogenin
生后肾原基	生後腎基芽	metanephrogenic blastema
生后肾组织	生後腎組織，後腎原組織	metanephrogenic tissue
生活周期	生活週期	life cycle
生肌节	生肌節	myotome
生甲质	生甲質	onychogenic substance
生角质区，成角质区	角質形成區	keratogenous zone
生精泡	生精泡	testicular follicle
生精上皮	生精上皮，精子生成上皮	spermatogenic epithelium, seminiferous epithelium
生精上皮波	生精上皮波	seminiferous wave
生精上皮周期	生精上皮週期	cycle of seminiferous epithelium
生精细胞	生精細胞，精子生成細胞	spermatogenic cell
生精小管，精曲小管，曲细精管	生精小管，細精管，曲精小管	seminiferous tubule, contorted seminiferous tubule, convoluted seminiferous tubule
生精小管索	生精索	seminiferous cord
生精障碍	生精障礙	dyszoospermia
生理平衡溶液	生理平衡溶液	physiological balanced solution
生理梯度	生理梯度	physiological gradient

大 陆 名	台 湾 名	英 文 名
生理性多精受精	生理性多精受精	physiological polyspermy
生理性脐疝	生理性臍疝[氣]	physiological umbilical herniation
生理性再生	生理性再生	physiological regeneration
生毛基，毛母质	毛髮基質	germinal hair matrix
生皮节	生皮節	dermatome
生肾节	生腎節，原腎節	nephromere, nephrotome
生肾索	生腎索，腎原索	nephrogenic cord, nephrogenous cord
生肾组织	生腎組織	nephrogenic tissue, nephrogenous tissue
生物发生律	生物發生律	biogenetic law
生物膜	生物膜	biomembrane
生心板	生心板	cardiogenic plate, heart-forming plate
生心区	生心區	cardiogenic area
生心中胚层	生心中胚層	cardiogenic mesoderm
生血管细胞团	成血管細胞團	angiogenic cell cluster
生育酚	生育酚，維生素 E	tocopherol
生育力	生育力	fertility
生育因子（=致育因子）	生育因子	fertility factor
生长板	生長板	growth plate
生长带	生長區，生長帶	zone of growth
生长激素，促生长素	[促]生長激素	growth hormone, somatotropin, somatotrophic hormone
生长激素释放激素，促生长素释放素	生長激素釋放激素	growth hormone-releasing hormone, somatotropin releasing hormone, somatoliberin
生长激素释放抑制激素，生长抑素	生長激素釋放抑制激素，抑生長素，體制素	growth hormone release-inhibiting hormone, somatostatin
生长激素细胞	生長激素細胞	somatotroph
生长卵泡	生長卵泡，生長濾泡	growing follicle
生长期	生長期	growth period, period of growth
生长线	生長線	growth line
生长抑素	抑生長素，體制素	somatostatin
生殖	生殖，繁殖	reproduction
生殖动脉	生殖動脈	gonadal artery

大　陆　名	台　湾　名	英　文　名
生殖窦	生殖竇	genital sinus
生殖工程	生殖工程	reproductive engineering
生殖沟	生殖溝	genital groove, genital furrow
生殖股神经	生殖股神經	genitofemoral nerve
生殖管	生殖管	genital duct
生殖[管]道	生殖管道	genital tract
生殖节	生殖節	gonotome
生殖结节	生殖結節	genital tubercle, cloacal tubercle, tuberculum genitale
生殖静脉	生殖靜脈	gonadal vein
生殖孔	生殖孔	genital opening, genital orifice, genital pore
生殖隆起	生殖隆起，生殖凸	genital swelling, genital eminence, torus genitalis
生殖母细胞（＝性原细胞）	生殖原細胞，性原細胞，生殖母細胞	gonium, gonocyte
生殖期，繁殖期	生殖期，繁殖期	reproductive period
生殖器	生殖器	genital organ, reproductive organ
生殖器巨大畸形（＝巨生殖器）	巨生殖器，生殖器巨大畸形	macrogenitosomia
生殖腔	生殖腔	genital atrium, genital cavity, gonocoel
生殖上皮	生殖上皮	germinal epithelium
生殖索	生殖索	genital cord
生殖系统	生殖系統	genital system, reproductive system
生殖细胞	生殖細胞	germ cell, reproductive cell, genital cell
生殖细胞决定子	生殖細胞決定體	germ cell determinant
生殖细胞周期	生殖細胞週期	germ cell cycle
生殖腺	生殖腺	genital gland, germinative gland, reproductive gland
生殖[腺]嵴	生殖嵴	genital ridge, genital crest, gonadal ridge
生殖腺周腔，围生殖腺腔	生殖腺周腔，圍生殖腺腔	perigonadial coelom
生殖小体	生殖小體	genital corpuscle
生殖新月区，生发新月，胚新月	胚新月	germinal crescent
生殖原细胞（＝性原细胞）	生殖原細胞，性原細胞，生殖母細胞	gonium, gonocyte

大　陆　名	台　湾　名	英　文　名
生殖褶	生殖褶	genital fold
生殖支	生殖枝	genital branch
生殖质	生殖質，種質，胚漿	germ plasm
生殖终球	生殖終球	genital end bulb
生殖周期	生殖週期	reproductive cycle
生中肾组织	生中腎組織	mesonephrogenic tissue
声襞	聲襞	vocal fold
声带	聲帶	vocal cord
声带肌	聲帶肌	vocalis, vocal muscle
声带突	聲帶突	vocal process
声门	聲門	glottis
声门裂	聲門裂	fissure of glottis, rima glottidis
声门裂膜间部	聲門裂膜間部	intermembranous part of rima glottidis
声门下腔	聲門下腔	infraglottic cavity
声韧带	聲韌帶	vocal ligament
绳状体	繩狀體	restiform body
圣托里尼管（=副胰管）	副胰管，山多利尼氏管	accessory pancreatic duct, ductus pancreaticus accessorius, Santorini's duct
施莱姆管	施萊姆氏管	Schlemm's canal
施-兰切迹	施密特-蘭特曼氏切跡	Schmidt-Lantermann incisure
施雷格线	施雷格氏線	Schreger's line
施奈德膜	施耐德氏膜	Schneiderian membrane
施万鞘	許旺氏鞘	Schwann's sheath
施万细胞	許旺氏細胞	Schwann's cell
施万细胞核	許旺氏細胞核	Schwann's nucleus
十二指肠	十二指腸	duodenum
十二指肠背系膜	背側十二指腸繫膜	dorsal mesoduodenum
十二指肠闭锁	十二指腸閉鎖	duodenal atresia
十二指肠大乳头	十二指腸大乳頭，十二指腸大乳突	major duodenal papilla, greater duodenal papilla
十二指肠腹系膜	腹十二指腸繫膜	ventral mesoduodenum
十二指肠后动脉	十二指腸後動脈	retroduodenal artery
十二指肠后隐窝	十二指腸後隱窩	retroduodenal recess
十二指肠降部	十二指腸降部	descending part of duodenum
十二指肠结肠系膜襞	十二指腸結腸繫膜襞	duodenomesocolic fold

大　陆　名	台　湾　名	英　文　名
十二指肠空肠襞	十二指腸空腸襞	duodenojejunal fold
十二指肠空肠曲	十二指腸空腸曲	duodenojejunal flexure
十二指肠旁襞	十二指腸旁襞	paraduodenal fold
十二指肠旁疝	十二指腸旁疝	paraduodenal hernia
十二指肠旁隐窝	十二指腸旁隱窩	paraduodenal recess
十二指肠球	十二指腸球	duodenal bulb
十二指肠球部	十二指腸球部	duodenal ampulla
十二指肠乳头	十二指腸乳頭	duodenal papilla
十二指肠上襞	十二指腸上襞	superior duodenal fold
十二指肠上部	十二指腸上部	superior part of duodenum
十二指肠上动脉	十二指腸上動脈	supraduodenal artery
十二指肠上曲	十二指腸上曲	superior duodenal flexure, superior flexure of duodenum
十二指肠上隐窝	十二指腸上隱窩	superior duodenal fossa, superior duodenal recess
十二指肠升部	十二指腸升部	ascending part of duodenum
十二指肠水平部	十二指腸水平部	horizontal part of duodenum
十二指肠系膜	十二指腸繫膜	mesoduodenum
十二指肠狭窄	十二指腸狹窄	duodenal stenosis
十二指肠下襞	十二指腸下襞	inferior duodenal fold
十二指肠下曲	十二指腸下曲	inferior duodenal flexure, inferior flexure of duodenum
十二指肠下隐窝	十二指腸下隱窩	inferior duodenal fossa, inferior duodenal recess
十二指肠腺	十二指腸腺	duodenal gland
十二指肠小乳头	十二指腸小乳頭，十二指腸小乳突	minor duodenal papilla, lesser duodenal papilla
十二指肠悬肌	十二指腸懸肌	suspensory muscle of duodenum
十二指肠悬韧带	十二指腸懸韌帶	suspensory ligament of duodenum
十二指肠压迹	十二指腸壓跡	duodenal impression
十二指肠支	十二指腸枝	duodenal branch
十二指肠纵襞	十二指腸縱襞	longitudinal fold of duodenum
十字隆起	十字隆起	cruciform eminence
石蜡	石蠟	paraffin
石蜡包埋	石蠟包埋[法]	paraffin embedding, paraffin imbedding

大　陆　名	台　湾　名	英　文　名
石蜡浸润	石蠟浸潤，石蠟浸置	paraffin infiltration
石蜡切片	石蠟切片	paraffin section
石蜡切片法	石蠟切片法	paraffin method
石蜡油	石蠟油	paraffin oil
石胎	石化胎	lithopedion
实验多精受精	實驗多精受精	experimental polyspermy
实验胚胎学	實驗胚胎學	experimental embryology
实验形态学	實驗形態學	experimental morphology
实质	實質，主質	parenchyma
实质器官	實質器官	parenchymal organ
实质软骨	實質軟骨	parenchymatous cartilage
实质细胞	實質細胞	parenchymal cell
食管	食道	esophagus, oesophagus
食管贲门腺	食道賁門腺	esophageal cardiac gland, oesophagocardiac gland
食管闭锁	食道閉鎖	esophageal atresia, oesophageal atresia
食管丛	食道叢	esophageal plexus, oesophageal plexus
食管腹部	食道腹部	abdominal part of esophagus
食管后间隙	食道後間隙	retroesophageal space
食管颈部	食道頸部	cervical part of esophagus
食管静脉	食道靜脈	esophageal vein, oesophageal vein
食管裂孔	食道裂孔	esophageal opening, esophageal aperture, esophageal hiatus
食管裂孔疝	食道裂孔疝	esophageal hiatal hernia, esophagus hiatus hernia, hiatus hernia
食管旁裂孔疝	食道旁裂孔疝	paraesophageal hiatus hernia
食管旁疝	食道旁疝	paraesophageal hernia
食管气管隔	食道氣管隔，氣管食道隔	esophagotracheal septum, oesophagotracheal septum
食管气管瘘	食道氣管瘻[管]，氣管食道瘻[管]	esophagotracheal fistula, oesophagotracheal fistula
食管系膜	食道繫膜	mesoesophagus
食管狭窄	食道狹窄	esophageal stenosis, esophagostenosis
食管腺	食道腺	esophageal gland, oesophageal gland

大　陆　名	台　湾　名	英　文　名
食管胸部	食道胸部	thoracic part of esophagus
食管压迹	食道壓跡	esophageal impression, oesophageal impression
食管支	食道枝	esophageal branch, oesophageal branch
食糜	食糜	chyme
矢状[的]	矢狀[的]	sagittal
矢状缝	矢狀縫	sagittal suture
矢状面	矢狀面	sagittal plane
矢状切面	矢狀切面	sagittal section
矢状缘	矢狀緣	sagittal border, sagittal margin
矢状轴	矢狀軸	sagittal axis
始层	起始層	stratum oriens
示指	示指，食指	index finger
示指桡侧动脉	示指橈側動脈	radial artery of index finger
示指伸肌	示指伸肌，伸食指肌	extensor indicis
世代	世代	generation
世代间隔	世代間隔	generation interval
世代时间	世代時間，增代時間	generation time
试管婴儿	試管嬰兒	test tube baby
视板	視板	optic plate
视杯	視杯，眼杯	optic cup
视柄	視柄，眼柄，眼泡蒂	optic stalk
视蛋白	視蛋白	opsin
视放射，视辐射	視放射	optic radiation
视辐射（=视放射）	視放射	optic radiation
视杆	視桿	retinal rod
视杆视锥层	桿錐細胞層	layer of rod and cone
视杆椭圆体	視桿橢圓體	rod ellipsoid
视杆细胞	視桿細胞	rod cell
视杆纤维	視桿纖維	rod fiber
视杆小球	視桿小球	rod spherule
视沟	視溝，眼溝	optic groove, optic sulcus
视红质	視紅質，視紫質	porphyropsin, erythropsin
视黄醛	視黃醛	retinene
视基板	視基板	optic placode, ophthalmic placode
视交叉	視交叉	optic chiasma, optic chiasm

大　陆　名	台　湾　名	英　文　名
视交叉后静脉弓	視交叉後靜脈弓	retrochiasmatic venous arch
[视]交叉前沟	視交叉前溝	sulcus prechiasmaticus
视交叉上核	視交叉上核	suprachiasmatic nucleus
视交叉支	視交叉枝	chiasmatic branch
视角	視角	visual angle
视觉器官	視覺器	optic organ
视盘	視[神經]盤	optic disc
视盘陷凹	視盤陷凹	excavation of optic disc
视泡	視泡，眼泡	optic vesicle
视器	視器[官]	visual organ, organ of vision
视前动脉	視前動脈	preoptic artery
视前内侧核	視前內側核	medial preoptic nucleus
视前区	視前區	preoptic region, preoptic area
视前外侧核	視前外側核	lateral preoptic nucleus
视腔	視腔	opticoel
视青质	視紫[藍]質	iodopsin
视丘	視丘	thalamus opticus
视区	視區	visual area, optic zone
视色素	視色素	visual pigment
视上垂体束	視上垂體徑	supraopticohypophyseal tract
视上腹侧连合	視上腹側連合	ventral supraoptic commissure
视上核	視上核	supraoptic nucleus
视上交叉	視上交叉	supraoptic decussation
视上区	視上區	supraoptic region
视上纤维	視上纖維	supraoptic fiber
视神经	視神經	optic nerve
视神经管	視神經管	optic canal
视神经管内部	視神經管內部	intracanalicular part of optic nerve
视神经节	視神經節	optic ganglion
视神经眶部	視神經眶部	orbital part of optic nerve
视神经颅内部	視神經顱內部	intracranial part of optic nerve
视神经内鞘	視神經內鞘	inner sheath of optic nerve
视神经乳头	視神經乳頭	optic papilla, papilla of optic nerve
视神经外鞘	視神經外鞘	outer sheath of optic nerve
视神经血管环	視神經血管環	vascular circle of optic nerve

大　陆　名	台　湾　名	英　文　名
视神经眼内部	視神經眼內部	intraocular part of optic nerve
视束	視束，視徑	optic tract
视束乳头	視束乳頭	papilla fasciculi optici
视束支	視束枝，視徑枝	branch of optic tract
视网膜	視網膜	retina
视网膜鼻侧上小动脉	視網膜鼻側上小動脈	superior nasal arteriole of retina
视网膜鼻侧上小静脉	視網膜鼻側上小靜脈	superior nasal venule of retina
视网膜鼻侧下小动脉	視網膜鼻側下小動脈	inferior nasal arteriole of retina
视网膜鼻侧下小静脉	視網膜鼻側下小靜脈	inferior nasal venule of retina
视网膜虹膜部	視網膜虹膜部	iridial part of retina, pars iridica retinae
视网膜睫状体部	視網膜睫狀體部	ciliary part of retina, pars ciliaris retinae
视网膜睫状体缘	視網膜睫狀體緣	ora ciliaris retinae
视网膜盲部	視網膜盲部	pars caeca retinae
视网膜内侧小动脉	視網膜內側小動脈	medial arteriole of retina
视网膜内侧小静脉	視網膜內側小靜脈	medial venule of retina
视网膜内间隙	視網膜內間隙	intraretinal space
视网膜颞侧上小动脉	視網膜顳側上小動脈	superior temporal arteriole of retina
视网膜颞侧上小静脉	視網膜顳側上小靜脈	superior temporal venule of retina
视网膜颞侧下小动脉	視網膜顳側下小動脈	inferior temporal arteriole of retina
视网膜颞侧下小静脉	視網膜顳側下小靜脈	inferior temporal venule of retina
视网膜胚原细胞(=成视网膜细胞)	視網膜胚原細胞	retinoblast
视网膜色素	視網膜色素	retinal pigment, retinochrome
视网膜色素层	視網膜色素層	pars pigmentosa retinae, stratum pigmenti retinae
视网膜神经部	視網膜神經部	pars nervosa retinae
视网膜神经上皮层	視網膜神經上皮層	stratum neuroepithelial retinae
视网膜视部	視網膜視部	optic part of retina, pars optica retinae
视网膜外层	視網膜外層	ectoretina
视网膜下丘脑纤维	視網膜下丘腦纖維，下丘腦視網膜下視丘纖維	retinohypothalamic fiber
视网膜像	視網膜像	optogram

大　陆　名	台　湾　名	英　文　名
视网膜血管	視網膜血管	blood vessel of retina
视网膜芽	視網膜芽	retinal germ
视网膜中央动脉	視網膜中央動脈	central artery of retina, central retinal artery
视网膜中央静脉	視網膜中央靜脈	central vein of retina, central retinal vein
视细胞	視細胞	visual cell
视野	視野	visual field
视叶	視葉	optic lobe
视隐窝	視隱窩	optic recess
视原基	視原基	optic rudiment
视轴	視軸	optic axis, visual axis
视锥	視錐	retinal cone
视锥双极细胞	視錐雙極細胞	cone bipolar
视锥细胞	視錐細胞，晶錐細胞	cone cell
视紫红质	視紫[紅]質	rhodopsin, visual purple
视紫[蓝]质	視藍質，視紫質	cyanopsin
室	室	ventricle, ventriculus
室襞（=前庭襞）	前庭襞	vestibular fold
室床	室床	alveus
室管膜	室管膜	ependyma
室管膜层	室管膜層	ependymal layer
室管膜成胶质细胞	室管膜成膠質細胞	ependymal spongioblast
室管膜顶盖	室管膜頂蓋	ependymal roof
室管膜胚细胞	室管膜胚細胞	ependymoblast
室管膜上皮	室管膜上皮	ependymal epithelium
室管膜细胞	室管膜細胞	ependymal cell, ependymocyte
室管膜下层	室管膜下層	subependyma
室管膜纤维	室管膜纖維	ependymal fiber, ependymal thread
室间隔	室間隔	interventricular septum
室间隔肌部	室間隔肌[肉]部，肌性室間隔	muscular part of interventricular septum, muscular interventricular septum
室间隔膜部	室間隔膜部	membranous part of interventricular septum
室间隔缺损	室間隔缺損	ventricular septal defect, interventricular septal defect

大　陆　名	台　湾　名	英　文　名
室间隔支	室間隔枝	branch of interventricular septum, septal interventricular branch
室间沟	室間溝	interventricular groove
室间孔	室間孔	interventricular foramen, foramen interventriculare
室旁垂体束	室旁垂體徑	paraventriculohypophyseal tract
室旁核	室旁核	paraventricular nucleus
室旁纤维	室旁纖維	paraventricular fiber
室上嵴	室上嵴	supraventricular crest
室下区	室下區	subventricular zone
室周后核	室周後核	posterior periventricular nucleus
室周纤维	室周纖維	periventricular fiber
释放因子	釋放因子	releasing factor
嗜多染性成红[血]细胞（=中幼红细胞）	中幼紅細胞，多染性正成紅血細胞	polychromatophilic erythroblast, polychromatic normoblast, rubricyte
嗜锇细胞	嗜鋨細胞	osmiophilic cell
嗜锇性	嗜鋨性	osmiophilia
嗜锇血小板	嗜鋨血小板	osmiophilic platelet
嗜铬颗粒	嗜鉻顆粒	chromaffin granule
嗜铬细胞	嗜鉻細胞	chromaffin cell, chromatocyte, pheochromocyte
嗜铬性	嗜鉻性	chromaffinity
嗜黑色素细胞	嗜黑色素細胞	pheomelanin
嗜碱性	嗜鹼性	basophilia
嗜碱性成红[血]细胞（=早幼红细胞）	早幼紅細胞，紅血球母細胞	basophilic erythroblast, early erythroblast
嗜碱性杆状核粒细胞	嗜鹼[性]桿狀核粒細胞，嗜鹼[性]帶狀核顆粒細胞	basophilic granulocyte band form
嗜碱性巨幼红细胞	嗜鹼[性]巨紅細胞，嗜鹼[性]巨母紅血球	basophilic megaloblast
嗜碱性颗粒	嗜鹼[性]顆粒	basophilic granule
嗜碱性粒细胞	嗜鹼[性]粒細胞，嗜鹼性顆粒球	basophilic granulocyte, basophil
嗜碱性晚幼粒细胞	嗜鹼[性]後髓細胞	basophilic metamyelocyte
嗜碱性细胞	嗜鹼[性]細胞	basophilic cell
嗜碱性早幼粒细胞	嗜鹼[性]前髓細胞	basophilic promyelocyte

大　陆　名	台　湾　名	英　文　名
嗜碱性中幼粒细胞	嗜鹼[性]髓细胞	basophilic myelocyte
嗜色颗粒	嗜色[顆]粒	chromatophile granule
嗜色细胞	嗜色細胞	chromophil cell
嗜苏丹染色性	嗜蘇丹染色性	sudanophilia
嗜酸染色质	嗜酸染色質	oxychromation
嗜酸性	嗜酸性	acidophilia
嗜酸性分叶核粒细胞	嗜酸性分葉核粒细胞，嗜酸性分葉核顆粒球	eosinophilic granulocyte segmented form
嗜酸性杆状核粒细胞	嗜酸性桿狀核粒细胞，嗜酸性帶狀核顆粒球	eosinophilic granulocyte band form
嗜酸性颗粒	嗜酸性顆粒	eosinophilic granule, acidophilic granule
嗜酸性粒细胞	嗜酸性粒细胞，嗜酸性顆粒球	eosinophilic granulocyte, eosinophil, acidophilic granulocyte
嗜酸性粒细胞减少症	嗜酸性白血球減少症	eosinopenia
嗜酸性粒细胞趋化因子	嗜酸性白血球趨化因子	eosinophil chemotactic factor
嗜酸性粒细胞增多症	嗜酸性白血球增多症	eosinophilia
嗜酸性晚幼粒细胞	嗜酸性後髓细胞，嗜酸性晚幼粒细胞	eosinophilic metamyelocyte, acidophilic metamyelocyte
嗜酸性细胞	嗜酸[性]细胞	eosinophilic cell, acidophilic cell
嗜酸性早幼粒细胞	嗜酸性前髓细胞，嗜酸性早幼粒细胞	eosinophilic promyelocyte, acidophilic promyelocyte
嗜酸性中幼粒细胞	嗜酸性髓细胞，嗜酸性中幼粒細胞	eosinophilic myelocyte, acidophilic myelocyte
嗜天青颗粒	嗜天青顆粒	azurophilic granule
嗜伊红染色	嗜伊紅染色	eosinophilic staining
嗜异染性	嗜異染性	heterophil
嗜异染性颗粒白细胞	嗜異染性顆粒白血球	heterophil granular leukocyte
嗜银纤维	嗜銀纖維	argyrophil fiber
嗜银性	嗜銀性	argyrophilia
[嗜]中性	嗜中性	neutrophilia
噬红细胞作用	噬紅血球作用	erythrophagocytosis
噬菌性网状细胞	吞噬性網狀细胞	phagocytic reticular cell
噬神经细胞	噬神經细胞	neuronophage, neurophage
噬脂细胞	噬脂細胞	lipophage
噬脂性	噬脂性	lipophagy
收钙素（=[肌]集钙蛋白）	收鈣素，肌集鈣蛋白	calsequestrin

大 陆 名	台 湾 名	英 文 名
收肌	内收肌	adductor muscle
收肌管	内收肌管	adductor canal
收肌腱裂孔	内收肌腱裂孔	adductor tendinous opening, hiatus adductorius
收肌结节	内收肌結節	adductor tubercle
收集淋巴管	收集淋巴管	collecting lymphatic vessel
收缩单位	收縮單位	contractile unit
收缩蛋白[质]	收縮[性]蛋白質	contractile protein
收缩系统	收縮系統	contractile system
收缩性	收縮性	contractility
手	手	hand
手板	手板	hand plate
手背	手背	dorsum of hand, back of hand
手背侧皮下间隙	背側皮下間隙	dorsal subcutaneous space
手背腱膜	手背腱膜	aponeurosis dorsalis manus
手背筋膜	手背筋膜	dorsal fascia of hand
手背静脉网	手背靜脈網	dorsal venous rete of hand, dorsal venous network of hand
手骨	手骨	bone of hand
手骨间背侧肌	手骨間背側肌	dorsal interosseus of hand
手骨筋膜鞘	手骨筋膜鞘	fascia sheath of hand bone
手关节	手關節	joint of hand
[手]内侧鞘，小鱼际鞘	内側鞘	medial compartment
[手]外侧鞘，鱼际鞘	外側鞘	lateral compartment
手掌	手掌	palm of hand
手掌侧静脉网	手掌側靜脈網	palmar venous rete of hand
手指	手指	finger
手指背面	手指背面	dorsal surface of finger
手指骨头	手指骨頭	head of phalanx of hand
手指掌面	手指掌面	palmar surface of finger
[手]中间鞘	中間鞘	intermediate compartment
手舟骨，舟状骨	舟狀骨	scaphoid, scaphoid bone
手舟骨结节	舟狀骨結節	tubercle of scaphoid, tubercle of scaphoid bone
受精	受精	fertilization
受精斑	受精斑	fertilization spot
受精龄	受精齡	fertilization age

大　陆　名	台　湾　名	英　文　名
受精卵	受精卵	fertilized ovum, fertilized egg, pregnant ovum
受精膜	受精膜	fertilization membrane
受精能力	受精能力	fertilization ability
受精素	受精素	fertilizin
受精锥	受精錐	fertilization cone
受纳细胞（＝允许细胞）	容許細胞，受納細胞	permissive cell
受体	受體	receptor
受体蛋白	受體蛋白	receptor protein
受孕（＝妊娠）	妊娠，懷孕，受孕	pregnancy, gestation, conception
授乳（＝哺乳）	哺乳	lactation
授乳期（＝哺乳期）	哺乳期，授乳期	lactation stage
书写区	書寫區	writing area
枢椎	樞椎	axis
枢椎齿突	樞椎齒突	odontoid process of axis
梳状部	梳狀部	pars pectinata
梳状隔	梳狀隔	pectiniform septum
梳状肌	梳狀肌	pectinate muscle
梳状韧带	梳狀韌帶	pectinate ligament
疏水性	疏水性	hydrophobicity
疏松结缔组织	疏鬆結締組織	loose connective tissue
输出淋巴管	輸出淋巴管	efferent lymphatic vessel, efferent lymphatics
输出小管	輸出小管	efferent ductule
输出小管圆锥	輸出小管圓錐	conus vasculosus
输精管	輸精管	vas efferens, ductus deferens
输精管丛	輸精管叢	deferential plexus
输精管动脉	輸精管動脈	deferential artery
输精管壶腹	輸精管壺腹	ampulla of ductus deferens
输精管精索部	輸精管精索部	funicular part of ductus deferens
输精管憩室	輸精管憩室	diverticulus ductus deferens
输精管切断术	輸精管切斷術	vasectomy
输精管遗迹	輸精管遺跡	vestigial deferent duct
输卵管	輸卵管	uterine tube, oviduct, Fallopian tube
输卵管闭锁	輸卵管閉鎖	atresia of uterine tube, atretic oviduct

大　陆　名	台　湾　名	英　文　名
输卵管襞	輸卵管襞	uterine tubal fold, fold of uterine tube
输卵管端	輸卵管端	tubal extremity
输卵管腹腔口	輸卵管腹腔口	abdominal orifice of uterine tube, abdominal ostium of uterine tube
输卵管壶腹	輸卵管壺腹	ampulla of uterine tube
输卵管漏斗	輸卵管漏斗	infundibulum of uterine tube, oviduct funnel, infundibulum tubae uterinae
输卵管妊娠	輸卵管妊娠，管孕	tubal pregnancy
输卵管伞	輸卵管繖	fimbria of uterine tube
输卵管系膜	輸卵管繫膜	mesosalpinx
输卵管峡	輸卵管峽	isthmus of uterine tube
输卵管支	輸卵管枝	tubal branch
输卵管子宫口	輸卵管子宮口	uterine orifice of tube
输尿管	輸尿管	ureter
输尿管壁内部	輸尿管壁內部	intramural part of ureter
输尿管丛	輸尿管叢	ureteric plexus
输尿管腹部	輸尿管腹部	abdominal part of ureter
输尿管肌层	輸尿管肌層	muscular layer of ureter
输尿管间襞	輸尿管間襞	interureteric fold
输尿管间嵴	輸尿管間嵴	interureteric crest
输尿管[开]口异位	輸尿管開口異位	ectopic ureteral orifice
输尿管口	輸尿管口	ureteric orifice, ureteral orifice, orifice of ureter
输尿管黏膜	輸尿管黏膜	mucous membrane of ureter
输尿管盆部	輸尿管盆部	pelvic part of ureter
输尿管憩室	輸尿管憩室	ureteric diverticulum
输尿管芽	輸尿管芽	ureteric bud, metanephric diverticulum
输尿管支	輸尿管枝	ureteric branch
输乳管	輸乳管	lactiferous duct, galactophore
输乳管窦	輸乳管竇	lactiferous sinus
输入管	輸入管	ductus afferens
输入淋巴管	輸入淋巴管	afferent lymphatic vessel
曙红（=伊红）	伊紅	eosin
束	束，徑	tract, fasciculus
束间核	束間核	interfascicular nucleus

大　陆　名	台　湾　名	英　文　名
束间少突胶质细胞	束間寡樹突膠質細胞	interfascicular oligodendrocyte
束间束	束間束	interfascicular fasciculus
束旁核	束旁核	parafascicular nucleus
束细胞	束細胞	bundle cell
束状带	束狀帶	zona fasciculata
束状骨	束狀骨	bundle bone
束状回	束狀回	fasciolar gyrus
树-树突触	樹-樹突觸	dendrodendritic synapse
树突	樹突，樹狀突起	dendrite, dendron
树突棘	樹突棘	dendritic spine
树突状细胞	樹狀細胞	dendritic cell
树脂	樹脂	resin
竖脊肌	豎脊肌	erector spinae
竖脊肌腱膜	豎脊肌腱膜	erector spinae aponeurosis
竖毛反射	豎毛反射	trichographism
竖毛肌，立毛肌	豎毛肌	arrector pilli, arrector muscle of hair, arrector pilli muscle
数字解剖学	數字解剖學	digital anatomy
刷细胞	刷狀細胞	brush cell
刷缘细胞（＝丛状细胞）	刷緣細胞，毛叢狀細胞	tufted cell
刷状末梢	刷狀終末	end-brush
衰老	衰老，老化	senescence, senility
衰退肾小球	衰退腎小球	obsolescent glomerulus
闩	閂	obex
栓状核	栓狀核	emboliform nucleus
双侧唇裂	雙側唇裂	bilateral cleft lip
双胆囊	雙膽囊	double gallbladder
双对称卵裂	雙對稱卵裂	dissymmetrical cleavage
双核体	雙核體	dikaryon
双核细胞	雙核細胞	binucleate cell, binuclear cell, dikaryocyte
双极成神经细胞	雙極神經母細胞	bipolar neuroblast
双极神经元	雙極神經元	bipolar neuron
双极细胞	雙極細胞	bipolar cell
双角单颈子宫	雙角單頸子宮	uterus bicornis unicollis
双角子宫	雙角子宮	bicornuate uterus, uterus bicornis

大 陆 名	台 湾 名	英 文 名
双精入卵，双精受精	雙精入卵	dispermy
双精受精（=双精入卵）	雙精入卵	dispermy
双精受精卵	雙精受精卵	dispermic egg
双髁状关节	雙髁狀關節	bicondylar joint
双口子宫	雙口子宮	uterus biforis
双卵双胎，二卵双生，异卵双生	異卵雙生，二卵雙胎，異卵雙胎	dizygotic twins, binovular twins, fraternal twins
双螺旋	雙螺旋	double helix
双螺旋模型	雙螺旋模型	double helix model
双面畸形	雙面畸形	diprosopus
双腔子宫	雙房子宮，兩房子宮	uterus bilocularis, uterus bipartitus
双染性	雙染性，兩染性，雙嗜性	amphophil
双染性细胞	雙染細胞，兩染細胞，雙嗜色細胞	amphophil cell
双舌畸形（=舌裂畸形）	雙舌畸形	diglossia
双肾（=重[复]肾）	複腎	double kidney
双受精	雙受精	double fertilization
双输尿管	雙輸尿管	double ureter
双刷细胞	雙刷細胞	double bouquet cell
双胎，孪生	雙胞胎，孿生	twins
双胎妊娠	雙胎妊娠	twin pregnancy
双臀畸形	雙臀畸形，雙臀畸胎	dipygus
双星期	雙星期	diaster
双星体	雙星體	diaster
双阴道	雙陰道	double vagina
双阴茎	雙陰莖	double penis
双羽状肌，二羽肌	雙羽肌	bipennate muscle
双主动脉弓	雙主動脈弓	double aortic arch
双子宫	雙子宮，[重]複子宮	double uterus, didelphic uterus, uterus duplex
水解酶	水解酶	hydrolase, hydrolyzing enzyme
水平板	水平板	horizontal plate
水平部	水平部	horizontal part
水平分裂	水平分裂	horizontal cleavage
水平裂	水平裂	horizontal fissure
水平面	水平切面	horizontal plane
水平切片	水平切片	horizontal section

大　陆　名	台　湾　名	英　文　名
水平神经元	水平神經元，水平神經細胞	horizontal neuron
水平细胞	水平細胞	horizontal cell
水平纤维	水平纖維	horizontal fiber
水俣病	水俣病	Minamata disease
顺向运输	顺行運輸，顺向輸送	anterograde transport
顺向轴突运输，顺行轴突运输	顺行軸突運輸	anterograde axonal transport
顺行变性	顺行變性，顺向變性	anterograde degeneration
顺行轴突运输（=顺向轴突运输）	顺行軸突運輸	anterograde axonal transport
Z 丝	Z 絲	Z filament
丝蛋白	絲蛋白	filamin, filarin
丝状乳头	絲狀乳頭	filiform papilla
丝状细胞	絲狀細胞	filiform cell
死后染色	死後染色	postmortal staining, postvital staining
死僵	死僵	rigor mortis
四[胞]胎	四[胞]胎	quadruplets
四边孔	四邊孔	quadrilateral foramen
四碘甲腺原氨酸	四碘甲腺原氨酸，四碘甲狀腺胺酸	tetraiodothyronine, T_4
四叠体	四叠體	corpora quadrigemina, quadrigemina, quadrigeminal body
四叠体池	四叠體池	quadrigeminal cistern
四叠体静脉	四叠體靜脈	quadrigeminal vein
四联体	四聯體	tetrad
四胎妊娠	四胎妊娠	quadruplet pregnancy
四细胞期	四細胞期	four-cell stage
四氧化锇	四氧化鋨	osmium tetroxide
四肢	四肢	limbs
四肢不全畸形（=残肢畸形）	肢體部分缺失，四肢不全畸形	meromelia, peromelia
四指畸形	四指畸形	tetradactyle
四趾畸形	四趾畸形	tetradactyle
松弛部	鬆弛部	flaccid part
松弛素	鬆弛素	relaxin
松果旁体	松果旁體	parapineal organ
松果体，松果腺，脑上腺	松果體，松果腺，腦上腺	pineal body, conarium,

大　陆　名	台　湾　名	英　文　名
		pineal gland
松果体抗促性腺激素	松果體抗促性腺激素	pineal antigonadotropin
松果体上隐窝	松果體上隱窩	suprapineal recess
松果体神经	松果體神經	pineal nerve
松果体细胞	松果體細胞	pinealocyte
松果体隐窝	松果體隱窩	pineal recess
松果腺（=松果体）	松果體，松果腺，腦上腺	pineal body, conarium, pineal gland
松香	透明松香	rosin
松质骨（=骨松质）	疏鬆骨，疏質骨，海綿[質]骨	cancellous bone, spongy bone
苏木红	蘇木紅	hematein
苏木精，苏木素	蘇木素，蘇木精	hematoxylin
苏木精-伊红染色，HE 染色	蘇木素-伊紅染色，HE 染色	hematoxylin-eosin staining, HE staining
苏木素（=苏木精）	蘇木素，蘇木精	hematoxylin
酸性磷酸酶	酸性磷酸酶	acid phosphatase
酸性品红	酸性品紅，酸性洋紅，酸性複紅	acid fuchsin
酸性水解酶	酸性水解酶	acid hydrolase
随体 DNA（=卫星 DNA）	衛星 DNA，隨體 DNA，從屬 DNA	satellite DNA
随体染色体	隨體染色體，衛星染色體，SAT 染色體	satellite chromosome, SAT chromosome
随意肌	隨意肌	voluntary muscle
髓板	髓板	medullary plate
髓放线	髓質線	medullary ray
髓沟	髓溝	medullary groove
髓管	髓管	medullary canal, medullary tube
髓核	髓核	nucleus pulposus, pulpy nucleus, pulpous nucleus
髓磷脂	髓磷脂	myelin
髓磷脂相关糖蛋白（=髓鞘相关糖蛋白）	髓磷脂相關糖蛋白	myelin-associated glycoprotein, MAG
髓袢，亨勒袢	髓襻，髓環，亨利氏環	medullary loop, Henle's loop
髓袢粗段，亨勒袢粗段	亨利氏環粗段	thick portion of Henle's loop
髓袢降支，亨勒袢降支	亨利氏環降枝	descending limb of Henle's loop
髓袢降支粗段	亨利氏環降枝粗段	thick descending limb of

大 陆 名	台 湾 名	英 文 名
		Henle's loop
髓袢降支细段	亨利氏環降枝細段	thin descending limb of Henle's loop
髓袢升支,亨勒袢升支	亨利氏環升枝	ascending limb of Henle's loop
髓袢升支粗段	亨利氏環升枝粗段	thick ascending limb of Henle's loop
髓袢升支细段	亨利氏環升枝細段	thin ascending limb of Henle's loop
髓袢细段,亨勒袢细段	亨利氏環細段	thin portion of Henle's loop
髓旁肾单位,近髓肾单位	近髓腎單位,近髓腎元	juxtamedullary nephron
髓旁肾小体,近髓肾小体	近髓腎小體	juxtamedullary renal corpuscle
髓腔	髓腔	medullary cavity
髓鞘	髓鞘	myelin sheath, medullary sheath
髓鞘切迹	髓鞘切跡	myelin incisure
髓鞘相关糖蛋白,髓磷脂相关糖蛋白	髓磷脂相關糖蛋白	myelin-associated glycoprotein, MAG
髓鞘形成	髓鞘形成	myelinization, myelinogenesis
髓索	髓索	medullary cord
髓体	髓體	medullary body
髓外造血	骨髓外造血	extramedullary hemopoiesis
髓微动脉	髓小動脈	pulp arteriole
髓微静脉	髓小靜脈	pulp venule
髓系多潜能造血干细胞	多潛能骨髓幹細胞	multipotential myeloid stem cell
髓系多向造血祖细胞	多潛能造血前驅細胞	colony-forming unit-granulocyte/erythroid/monocyte and megakaryocyte, CFU-GEMM
髓系祖细胞	髓系前驅細胞	myeloid progenitor cell
髓样细胞	髓樣細胞	myeloid cell
髓样组织	髓樣組織	myeloid tissue
髓源性	髓源性	myeloid origin
髓质	髓質	medulla
髓[质淋巴]窦	髓竇	medullary sinus
隧道纤维	隧道纖維	tunnel fiber
损毁法	破壞法	lesion method
梭内肌纤维	肌梭內纖維	intrafusal muscle fiber, intrafusal fiber

大　陆　名	台　湾　名	英　文　名
梭外肌纤维	肌梭外纖維	extrafusal muscle fiber, extrafusal fiber
梭形肌	梭狀肌	fusiform muscle
梭形细胞	梭形細胞	fusiform cell
缩胆囊素，胆囊收缩素	膽囊收縮素	cholecystokinin
缩宫素（=催产素）	催產素，子宫收縮素	pitocin, oxytocin, OXT
缩肌	縮肌	retractor, constrictor
索	索	funiculus, chorda
索旁带	脊索旁帶	parachordal zone
索旁软骨	脊索旁軟骨	parachordal cartilage
索前板	脊索前板	prochordal plate
索前软骨	脊索前軟骨	prechordal cartilage
索细胞	索細胞	funicular cell
锁骨	鎖骨	clavicle
锁骨上部	鎖骨上部	supraclavicular part
锁骨上大窝	鎖骨上大窩	greater supraclavicular fossa
锁骨上后神经	鎖骨上後神經	posterior supraclavicular nerve
锁骨上间隙	鎖骨上間隙	supraclavicular space
锁骨上淋巴结	鎖骨上淋巴結	supraclavicular lymph node
锁骨上内侧神经	鎖骨上內側神經	medial supraclavicular nerve
锁骨上神经	鎖骨上神經	supraclavicular nerve
锁骨上外侧神经	鎖骨上外側神經	lateral supraclavicular nerve
锁骨上小窝	鎖骨上小窩	lesser supraclavicular fossa
锁骨上中间神经	鎖骨上中間神經	intermediate supraclavicular nerve
锁骨体	鎖骨幹，鎖骨體	shaft of clavicle, body of clavicle
锁骨下部	鎖骨下部	infraclavicular part
锁骨下丛	鎖骨下叢	subclavian plexus
锁骨下动脉	鎖骨下動脈	subclavian artery
锁骨下动脉沟	鎖骨下動脈溝	sulcus for subclavian artery, groove for subclavian artery
锁骨下干	鎖骨下幹	subclavian trunk
锁骨下肌	鎖骨下肌	subclavius, subclavian muscle
锁骨下肌沟	鎖骨下肌溝	subclavian groove, sulcus of subclavian muscle
锁骨下肌神经	鎖骨下肌神經	subclavian nerve
锁骨下静脉	鎖骨下靜脈	subclavian vein

大　陆　名	台　湾　名	英　文　名
锁骨下静脉沟	鎖骨下靜脈溝	sulcus for subclavian vein, groove for subclavian vein
锁骨下淋巴干	鎖骨下淋巴幹	subclavian lymphatic trunk
锁骨下淋巴结	鎖骨下淋巴結	infraclavicular node
锁骨下袢	鎖骨下襻	subclavian loop
锁骨下三角	鎖骨下三角	subclavian triangle
锁骨下窝	鎖骨下窩	infraclavicular fossa
锁骨胸肌三角	鎖骨胸肌三角	clavipectoral triangle
锁骨支	鎖骨枝	clavicular branch
锁骨中线	鎖骨中線	midclavicular line
锁间韧带	鎖骨間韌帶	interclavicular ligament
锁切迹	鎖骨切跡	clavicular notch, clavicular incisure
锁胸筋膜	鎖胸筋膜	clavipectoral fascia

T

大　陆　名	台　湾　名	英　文　名
塔状颅	塔狀顱	tower skull
胎斑（=蒙古斑）	蒙古斑	Mongolian spot
胎柄	胎柄	fetal stalk
胎[儿]	胎[兒]	fetus, foetus
胎儿发育不全	胎兒發育不全	fetal hypoplasia
胎儿酒精综合征	胎兒酒精症候群	fetal alcohol syndrome
胎[儿]期	胎兒期	fetal period
胎儿器官	胎兒器官	fetal organ
胎儿前期	胎兒前期	prefetal period
胎儿胎盘	胎兒胎盤	fetal placenta
胎儿胎盘单位	胎兒胎盤單位	fetoplacental unit
胎儿血红蛋白	胎兒血紅蛋白	fetal hemoglobin
胎儿营养不良	胎兒營養不良	fetal malnutrition
胎粪	胎糞	meconium
胎粪性肠梗阻	胎糞性腸阻塞	meconium ileus
胎毛	胎毛，初生毛	down, lanugo hair, downy hair
胎膜	胎膜	fetal membrane
胎内感染（=先天感染）	胎内感染	innate infection
胎内寄生胎	胎内寄生胎	endadelphos
胎内胎	胎内胎	fetus in fetu, FIF

大　陆　名	台　湾　名	英　文　名
胎盘	胎盤	placenta
胎盘促性腺激素	胎盤促性腺激素	placental gonadotrophin
胎盘催乳素	胎盤催乳[激]素	placental lactogen
胎盘毒素	胎盤毒素	placentotoxin
胎盘反应	胎盤反應	placental reaction
胎盘隔	胎盤隔	placental septum
胎盘呼吸	胎盤呼吸	placental respiration
胎盘激素	胎盤激素	placental hormone
胎盘膜	胎盤膜	placental membrane
胎盘母体部	胎盤子宮部，母體胎盤	maternal placenta
胎盘母体血	胎盤母體血液	maternal placental blood
胎盘屏障	胎盤屏障	placental barrier
胎盘绒毛	胎盤絨毛	placental villus
胎盘溶素	胎盤溶素	placentolysin
胎盘小叶	胎盤葉，絨毛葉	cotyledon, placental lobule
胎盘形成	胎盤形成	placentation
胎盘血	胎盤血	placental blood
胎盘血窦	胎盤血竇	placental sinus
胎盘循环	胎盤循環	placental circulation
胎盘褶	胎盤褶	placental fold
胎盘滞留	胎盤滯留	retained placenta
胎盘周褶	胎盤周褶	periplacental fold
胎球蛋白	胎球蛋白	fetuin
胎绒毛叶	胎絨毛葉	fetal cotyledon
胎生	胎生	viviparity
胎生动物	胎生動物	viviparous animal
胎生现象	胎生現象	vivipary
胎生牙	胎生牙，初生牙	natal tooth
胎[体]循环	胎體循環	fetal circulation
胎头变形	胎頭變形	molding
胎性皮质	胎性皮質	fetal cortex
胎脂	胎脂	vernix caseosa
台盼红（=锥虫红）	台盼紅，錐蟲紅	trypan red
台盼蓝（=锥虫蓝）	台盼藍，錐蟲藍	trypan blue
苔藓细胞	苔狀細胞	mossy cell
苔藓纤维	苔狀纖維	mossy fiber
肽分泌细胞	[胜]肽分泌細胞	peptide-secretory cell

大　陆　名	台　湾　名	英　文　名
肽合成酶	[胜]肽合成酶	peptide synthetase
肽键	[胜]肽鍵	peptide bond, peptide linkage
肽酶	[胜]肽酶	peptidase
肽能神经元	肽能神經元, 肽[激導]性神經元	peptidergic neuron
泰森腺	泰森氏腺, 台松氏腺	Tyson's gland, gland of Tyson
弹性	彈性	elasticity
弹性蛋白	彈性蛋白	elastin
弹性蛋白酶	彈性蛋白酶	elastase
弹性蛋白原	彈性蛋白原	tropoelastin
弹性动脉	彈性動脈	elastic artery
弹性界层	彈性界層	elastic boundary layer
弹性膜	彈性膜	elastic membrane
弹性软骨	彈性軟骨	elastic cartilage
弹性网	彈性網	elastic network
弹性纤维	彈性纖維	elastic fiber
弹性纤维层	彈性纖維層	fibroelastic layer
弹性纤维软骨	彈性纖維軟骨	fibroelastic cartilage
弹性纤维组织	彈性纖維組織	elastic fibrous tissue
弹性圆锥	彈性圓錐	elastic cone, conus elasticus
弹性组织	彈性組織	elastic tissue
毯	毯	tapetum
毯细胞	毯細胞	tapetal cell
唐氏综合征	唐氏症	Down's syndrome
糖胺聚糖	糖胺聚糖, 氨基葡聚糖, 氨基己糖多糖	glycosaminoglycan, GAG
糖蛋白	糖蛋白	glycoprotein
糖蛋白分泌细胞	糖蛋白分泌細胞	glycoprotein-secretory cell
糖萼, 多糖包被, 糖衣	多糖包被	glycocalyx
糖衣（=糖萼）	多糖包被	glycocalyx
糖脂	糖脂	glycolipid
套层	套膜層	mantle layer
套区	套膜區	mantle zone
套装论	預成論, 套裝說, 先成論	encasement theory
特贝西乌斯静脉	史貝西爾斯氏靜脈	Thebesius' vein
特雷彻·柯林斯综合征	下頜顏面成骨不全症候群	Treacher Collins syndrome
特罗兰静脉	特羅蘭氏靜脈, Troland 氏靜脈	Troland's vein

大 陆 名	台 湾 名	英 文 名
特纳综合征，先天性卵巢发育不全	特納氏症候群	Turner's syndrome
特农囊	特農氏囊，眼球筋膜鞘，Tenon 氏囊	Tenon's capsule
特殊杆状粒	特殊桿狀顆粒	peculiar rod-shaped granule
特殊感觉器	特殊感覺器官	organ of special sense
特殊颗粒	特殊顆粒	specific granule
特殊内脏感觉	特殊内臟感覺	special visceral sense
特殊内脏运动	特殊内臟運動	special visceral motor
特殊躯体感觉	特殊軀體感覺	special somatic sense
特异性吞噬作用	特異性吞噬作用	specific phagocytosis
提睾肌	提睾肌	cremaster, cremaster muscle
提睾肌动脉	提睾肌動脈	cremasteric artery
提睾肌筋膜	提睾肌筋膜	cremasteric fascia
提肌圆枕	提肌圆枕	torus of levator, torus levatorius
提口角肌	提口角肌	levator anguli oris
提上唇鼻翼肌	提上唇鼻翼肌	levator labii superioris alaeque nasi, levator muscle of upper lip and of nasal ala
提上唇肌	提上唇肌	levator labii superioris
提上睑肌（=上睑提肌）	提上瞼肌	levator palpebrae superioris, levator muscle of superior palpebra, levator muscle of upper eyelid
体被	體皮	common integument
体壁层	體壁層	somatic layer, somatopleure, somatopleura
体壁中胚层	體壁中胚層	somatic mesoderm, parietal mesoderm
体蒂	體蒂	body stalk
体节	體節	somite, metamere
体节板	體節板	segmental plate
体节期	體節期	somite period
体节期胚	體節期胚	somite embryo
体节前期胚	體節前期胚	presomit embryo
体节腔	體節腔	somitic cavity, segmental cavity
体节球	體節球	somitomere
体内，在体	體内	in vivo

大　陆　名	台　湾　名	英　文　名
[体内]活体染色	活體[內]染色	intravital staining, vital staining
体内受精	體內受精	internal fertilization
体腔孔	體腔孔	visceral foramen
体视显微镜（＝立体显微镜）	立體顯微鏡，解剖顯微鏡	stereomicroscope, stereoscopic microscope
体视学	體視學	stereology
体-树突触	體-樹突突觸	somatodendritic synapse
体外，离体	體外	*in vitro*
体外活体染色，活细胞染色	體外活染	supravital staining
体外受精	體外受精	*in vitro* fertilization, IVF, external fertilization
体外心	異位心，體外心	ectopia cordis
体外组织培养	體外組織培養	tissue culture *in vitro*
体细胞	體細胞	somatic cell
体液免疫	體液免疫	humoral immunity
体液因子	體液因子	humor factor
田原结	田原氏結	Tawara's node
调节基因，控制基因	調節基因，調整基因，控制基因	regulatory gene
调节性 T 细胞	調節性 T 細胞	regulatory T cell
调节因子	調整因子	regulation factor
调理素	調理素	opsonin
调理作用	調理作用	opsonization
调整型发育	調整型發育	regulatory development
跳跃韧带	彈簧韌帶	spring ligament
跳跃式传导	跳躍傳導	saltatory conduction
贴壁依赖性生长	貼壁依賴性生長	anchorage-dependent growth
铁蛋白	鐵蛋白	ferritin
铁蛋白抗体	鐵蛋白抗體	ferritin antibody
铁苏木精染色	鐵蘇木精染色	iron hematoxylin staining
听板	聽板，耳板	otic placode
听齿	聽齒	auditory tooth, auditory tooth of Huschke
听辐射	聽放射	acoustic radiation, auditory radiation
听骨	聽骨	otica
听觉上皮	聽覺上皮	acoustic epithelium
听觉细胞	聽細胞	auditory cell

大　陆　名	台　湾　名	英　文　名
听结节	聽結節	acoustic tubercle
听毛	聽毛	tricobothrium
听泡，听囊	聽泡，聽囊	otic vesicle, otocyst
听神经节	聽神經節	acoustic ganglion
听窝	聽窝，耳窝	otic pit
听弦	聽弦	auditory string
听小骨	聽小骨	auditory ossicle, ossicula auditus
听小骨关节	聽小骨關節	articulation of auditory ossicle
听小骨肌	聽小骨肌	muscle of auditory ossicle
听小骨韧带	聽小骨韌帶	ligament of auditory ossicle
停经期	停經期	menopause
通透性，透过性	通透性，透過性	permeability
通血毛细血管	通血毛細血管，通血微血管	thoroughfare capillary
同步化	同步化	synchronization
同步卵裂	同步卵裂	synchronous cleavage
同步性	同步性	synchronism, synchronia
同卵双生（=单卵双胎）	單卵雙生，一卵雙胎，同卵雙胎	monozygotic twins, uniovular twins, identical twins
同期复孕	同期複孕	superfecundation
同位素	同位素	isotope
同位素示踪剂	同位素示蹤物，同位素追蹤劑	isotope tracer
同源器官	同源器官	homologous organ
同源染色体	同源染色體	homologous chromosome
同源细胞群	同源細胞群	isogenous group
同源诱导者	同源誘導者	homogenetic inductor
同种抗体	同種抗體，自體抗體	isoantibody
同种抗原	同種抗原，自體抗原	isoantigen
同种异体抗原	異體抗原，同種異族抗原	alloantigen
瞳孔	瞳孔	pupil
瞳孔开大肌	瞳孔擴大肌，擴瞳肌	dilator muscle of pupil, dilator pupillae muscle, dilator pupillae
瞳孔括约肌	瞳孔括約肌，縮瞳肌	sphincter muscle of pupil, sphincter pupillae muscle
瞳孔膜	瞳孔膜	pupillary membrane
瞳孔膜存留	瞳孔膜存留	persistent pupillary membrane
瞳孔缘	瞳孔緣	pupillary margin

大　陆　名	台　湾　名	英　文　名
筒状胚，柱状胚	筒狀胚，柱狀胚	tubular embryo
痛觉感受器	痛覺感受器	pain receptor
头	頭	head
头半棘肌	頭半棘肌	semispinalis capitis, semispinal muscle of head
头臂动脉干	頭臂動脈幹	truncus brachiocephalicus
头臂干	頭臂幹	brachiocephalic trunk
头部分区	頭部分區	region of head
头侧中肾	頭側中腎	mesonephros cranialis
头长肌	頭長肌	longus capitis, long muscle of head
头顶点	頭頂點	vertex
头端形成	頭端形成	acrogenesis
头发	頭髮	hair of head
头后大直肌	頭後大直肌	rectus capitis posterior major
头后小直肌	頭後小直肌	rectus capitis posterior minor
头肌	頭肌	muscle of head
头棘肌	頭棘肌	spinalis capitis, spinal muscle of head
头夹肌	頭夾肌	splenius capitis, splenius muscle of head
头颈部	頭頸部	head and neck
头静脉	頭靜脈	cephalic vein
头连双胎，颅联体	頭連雙胞胎，顱聯畸胎，顱部連胎	craniopagus, cephalopagus
头帽	頭帽	galea capitis
头帽期	帽狀期	cap phase, cap stage
头皮	頭皮	scalp
头前直肌	頭前直肌	rectus capitis anterior, anterior straight muscle of head
头腔	頭腔	head cavity
头曲	頭曲	cephalic flexure
头上斜肌	頭上斜肌	obliquus capitis superior, superior oblique muscle of head
头突	頭突	head process
头外[侧]直肌	頭外[側]直肌	rectus capitis lateralis, lateral straight muscle of head
头下斜肌	頭下斜肌	obliquus capitis inferior, inferior oblique muscle of head

大 陆 名	台 湾 名	英 文 名
头芽	頭芽	head germ
头褶	頭褶	cephalic fold, head fold
头正中静脉	頭正中静脈	median cephalic vein
头状骨	頭狀骨	capitate bone
头最长肌	頭最長肌	longissimus capitis, longest muscle of head
投射神经纤维	投射神經纖維	projection neurofiber
投射纤维	投射纖維	projection fiber
骰骨	骰骨	cuboid, cuboid bone
骰骨粗隆	骰骨粗隆	tuberosity of cuboid, tuberosity of cuboid bone
骰关节面	骰關節面	cuboid articular surface
骰舟背侧韧带	骰舟背側韌帶	dorsal cuboideonavicular ligament
骰舟足底韧带	骰舟足底韌帶	plantar cuboideonavicular ligament
透过性（=通透性）	通透性，透過性	permeability
透明	透明	clearing
透明层	透明層	hyaline layer, diaphanotheca, stratum lucidum
透明带	透明帶	zona pellucida
透明带反应	透明帶反應	zona reaction
透明[带]膜	膜狀帶	zona membrane, zona membranosa
透明隔	透明[中]隔	septum pellucidum, pellucid septum
透明隔板	透明隔板	lamina of septum pellucidum, lamina of pellucid septum
透明隔后静脉	透明隔後静脈	posterior vein of pellucid septum
透明隔静脉	透明隔静脈	vein of septum pellucidum
透明隔前静脉	透明隔前静脈	anterior vein of pellucid septum
透明隔腔	透明隔腔	cavity of septum pellucidum, cavity of pellucid septum
透明管	透明管	hyaline tube
透明浆	透明漿	hyalotome
透明角质颗粒	透明角質顆粒	keratohyalin granule
透明毛质颗粒	透明毛質顆粒，毛透明質顆粒	trichohyalin granule
透明膜	透明膜	hyaline membrane
透明膜病	透明膜病	hyaline membrane disease

大　陆　名	台　湾　名	英　文　名
透明区	[透]明區	hyalomere, pellucid area
透明软骨	透明軟骨	hyaline cartilage
[透明]软骨结合	軟骨結合	synchondrosis
透明细胞（=玻璃体细胞）	玻璃體細胞，透明細胞	hyalocyte
透明纤维组织	透明纖維組織	fibrohyaline tissue
透明牙质	透明牙質	vitreodentine
透明质	透明質	hyaloplasm
透明质酸	玻尿酸	hyaluronic acid
透明质酸酶	玻尿酸酶	hyaluronidase
透明组织	透明組織	vitreous tissue
透射电[子显微]镜	透射電子顯微鏡，穿透式電子顯微鏡	transmission electron microscope, TEM
透析	透析	dialysis
突变	突變	mutation
突变基因	突變基因	mutant gene
突触	突觸	synapse
突触板	突觸板	synaptic lamella
突触棒	突觸棒	synaptic bar
突触传递	突觸傳遞	synaptic transmission
突触带	突觸帶	synaptic ribbon
突触电位	突觸電位	synaptic potential
突触发生，突触形成	突觸發生，突觸形成	synaptogenesis
突触后部（=突触后成分）	突觸後成分，突觸後部	postsynaptic element
突触后成分，突触后部	突觸後成分，突觸後部	postsynaptic element
突触后膜	突觸後膜	postsynaptic membrane
突触后末梢	突觸後末梢	postsynaptic ending
突触反馈环	突觸回饋環	synapse feedback loop
突触间隙	突觸間隙	synaptic cleft
突触扣结	突觸扣	synaptic bouton, synaptic knob
突触膜	突觸膜	synaptic membrane, synaptolemma
突触囊泡，突触小泡	突觸小泡	synaptic vesicle
突触前部（=突触前成分）	突觸前成分，突觸前部	presynaptic element
突触前成分，突触前部	突觸前成分，突觸前部	presynaptic element
突触前膜	突觸前膜	presynaptic membrane
突触前末梢，突触前终末	突觸前末梢，突觸前終末	presynaptic ending, presynaptic terminal

大　陆　名	台　湾　名	英　文　名
突触前神经	突觸前神經	presynaptic nerve
突触前致密突起	突觸前緻密突起	presynaptic dense projection
突触前终末（=突触前末梢）	突觸前末梢，突觸前終末	presynaptic ending, presynaptic terminal
突触丘	突觸丘	synaptic hillock
突触受体	突觸受體	synaptic receptor
突触素	突觸素	synapsin
突触体	突觸小體	synaptosome
突触下池	突觸下池	subsynaptic cistern
突触下膜	突觸下膜	subsynaptic membrane
突触小泡（=突触囊泡）	突觸小泡	synaptic vesicle
突触小球	突觸小球	synaptic glomerulus
突触形成（=突触发生）	突觸發生，突觸形成	synaptogenesis
突触周围卫星细胞	突觸周衛星細胞	perisynaptic satellite cell
图式形成（=模式形成）	模式形成	pattern formation
图像分析	影像分析	image analysis
图像分析仪	影像分析儀	image analyzer
涂片	抹片	smear
退化	退化	degeneration, regression
退化发育（=逆行发育）	退化性發育，退行發育	retrogressive development, anaplasia
退化器官，痕迹器官	退化器官，痕跡器官	rudimentary organ, vestigial organ
退化区	退化區	zone of degeneration
退行性变（=逆行变性）	逆行變性，逆行性變化	retrograde degeneration
退行性染色	退行性染色	regressive staining
蜕膜	蜕膜	decidua, membrana decidua
蜕膜反应	蜕膜反應	decidua reaction, decidual response
蜕膜细胞	蜕膜細胞	decidua cell
褪黑激素	褪黑激素	melatonin
吞噬溶酶体	吞噬溶酶體	phagolysosome
吞噬体	吞噬體，吞噬泡	phagosome
吞噬细胞	吞噬細胞	phagocyte
吞噬[作用]	吞噬作用，噬菌作用	phagocytosis
吞饮小泡（=胞饮泡）	胞飲泡	pinocytotic vesicle
吞饮[作用]（=胞饮[作用]）	胞飲作用	pinocytosis
臀斑（=骶斑）	薦骨斑，臀斑	sacral spot
臀部	臀部	rump

大　陆　名	台　湾　名	英　文　名
臀大肌	臀大肌	gluteus maximus
臀大肌转子囊	臀大肌轉子囊	trochanteric bursa of gluteus maximus
臀大肌坐骨囊	臀大肌坐骨囊	sciatic bursa of gluteus maximus, ischiadic bursa of gluteus maximus
臀沟	臀溝	gluteal sulcus, gluteal groove
臀后线	臀後線	posterior gluteal line
臀肌粗隆	臀肌粗隆	gluteal tuberosity
臀肌间囊	臀肌肌間囊	intermuscular bursa of gluteus
臀肌腱膜	臀肌腱膜	gluteal aponeurosis
臀筋膜	臀筋膜	gluteal fascia
臀连双胎	臀部聯胎	pygopagus
臀裂	臀裂	clunial cleft
臀淋巴结	臀淋巴結	gluteal lymph node
臀面	臀面	gluteal surface
臀内侧皮神经	臀內側皮神經	medial clunial nerve
臀前线	臀前線	anterior gluteal line
臀区	臀區	gluteal region
臀上动脉	臀上動脈	superior gluteal artery
臀上动脉浅支	臀上動脈淺枝	superficial branch of superior gluteal artery
臀上动脉深支	臀上動脈深枝	deep branch of superior gluteal artery
臀上动脉深支上支	臀上動脈深枝上枝	superior branch of deep branch of superior gluteal artery
臀上动脉深支下支	臀上動脈深枝下枝	inferior branch of deep branch of superior gluteal artery
臀上静脉	臀上靜脈	superior gluteal vein
臀上淋巴结	臀上淋巴結	superior gluteal lymph node
臀上皮神经	臀上皮神經	superior cluneal nerve
臀上神经	臀上神經	superior gluteal nerve
臀下动脉	臀下動脈	inferior gluteal artery
臀下静脉	臀下靜脈	inferior gluteal vein
臀下淋巴结	臀下淋巴結	inferior gluteal lymph node
臀下皮神经	臀下皮神經	inferior cluneal nerve, inferior clunial nerve
臀下神经	臀下神經	inferior gluteal nerve
臀下线	臀下線	inferior gluteal line

大　陆　名	台　湾　名	英　文　名
臀小肌	臀小肌	gluteus minimus
臀小肌转子囊	臀小肌轉子囊	trochanteric bursa of gluteus minimus
臀中肌	臀中肌	gluteus medius
臀中肌转子囊	臀中肌轉子囊	trochanteric bursa of gluteus medius
臀中皮神经	臀中皮神經	middle clunial nerve, middle cluneal nerve
托达罗腱	托達羅氏腱，Todaro 氏腱	Todaro's tendon
托姆斯颗粒层	托姆斯氏粒狀層	Tomes' granular layer
托姆斯突起	托姆斯氏突起	Tomes' process
托姆斯纤维	托姆斯氏纖維	Tomes' fiber
脱分化（=去分化）	去分化，逆分化	dedifferentiation
脱钙	脱鈣[法]	decalcification
脱颗粒	去顆粒，脱顆粒	degranulation
脱落细胞学	脱落細胞學	exfoliative cytology
脱氢酶	脱氫酶	dehydrogenase
脱色剂（=漂白剂）		
脱水	脱水，去水	dehydration
脱水剂	脱水劑	dehydrant
脱氧核糖	去氧核糖	deoxyribose
脱氧核糖核酸	去氧核糖核酸	deoxyribonucleic acid, DNA
椭球	椭球	ellipsoid
椭圆凹	椭圓凹	oblong fovea
椭圆关节	椭圓關節	ellipsoidal joint
椭圆囊	椭圓囊	utricle, utriculus
椭圆囊斑	椭圓囊斑	macula utriculi
椭圆囊部	椭圓囊部	utricular protion
椭圆囊壶腹神经	椭圓囊壶腹神經	utriculoampullar nerve
椭圆囊球囊管	椭圓囊球囊管	utriculosaccular canal, utriculosaccular duct
椭圆囊神经	椭圓囊神經	utricular nerve
椭圆囊隐窝	椭圓囊隱窩	elliptical recess, elliptic recess
椭圆体	椭圓體	ellipsoid
唾液	唾液	saliva
唾液淀粉酶	唾液澱粉酶	salivary amylase
唾液腺	唾[液]腺	salivary gland
唾液腺素（=腮腺素）	腮腺激素，唾液腺素	parotin

大　陆　名	台　湾　名	英　文　名
瓦氏窦	瓦氏竇，Valsalva 氏竇	Valsalva's sinus
外板	外板	external plate, outer plate, external lamina
外包	外包	epiboly
外包式内陷	外包式内陷	epibolic invagination
外包原肠胚	外包原腸胚	epibolic gastrula
外鼻	外鼻	external nose
外侧半月板	外侧半月板	lateral meniscus
外侧背核	外侧背核	lateral dorsal nucleus
外侧鼻突	外侧鼻突	lateral nasal prominence, lateral nasal process
外侧壁	外侧壁	lateral wall
外侧部	外侧部	lateral part
外侧苍白球	外侧蒼白球	lateral globus pallidus
外侧唇	外侧唇	lateral lip
外侧[的]	外侧[的]	lateral
外侧底段	外侧底段	lateral basal segment
外侧底段支气管	外侧底段支氣管	lateral basal segmental bronchus, BIX
外侧底支	外侧底枝	lateral basal branch
外侧段	外侧段	lateral segment
外侧段动脉	外侧段動脈	lateral segmental artery, artery of lateral segment
外侧段静脉	外侧段静脈	lateral segmental vein
外侧段支气管	外侧段支氣管	lateral segmental bronchus, BIV
外侧腭突	外侧腭突，外侧颚突	lateral palatine process
外侧隔核	外侧隔核	lateral septal nucleus
外侧根	外侧根	lateral root
外侧弓状韧带	外侧弓状韌帶	lateral arcuate ligament
外侧沟	外侧溝	lateral groove, lateral sulcus
外侧沟后支	外侧溝後枝	posterior ramus of lateral sulcus
外侧沟前支	外侧溝前枝	anterior ramus of lateral sulcus
外侧沟升支	外侧溝升枝	ascending ramus of lateral sulcus
外侧骨性壶腹	外侧骨性壶腹	lateral osseous ampulla

大　陆　名	台　湾　名	英　文　名
外侧固有束	外側固有束	lateral fasciculus proprius, lateral proper fasciculus
外侧壶腹神经	外側壺腹神經	lateral ampullar nerve
外侧角	外側角	lateral angle
外侧脚	外側腳	lateral crus
外侧结节	外側結節	lateral tubercle
外侧颈窦	外側頸竇	lateral cervical sinus
外[侧]髁	外[側]髁	lateral condyle
外侧髁间结节	外側髁間結節	lateral intercondylar tubercle
外侧髁上嵴	外側髁上嵴	lateral supracondylar ridge, lateral supracondylar crest
外侧髁上线	外側髁上線	lateral supracondylar line
外侧淋巴结	外側淋巴結	lateral lymph node
外侧面	外側面	lateral surface
外侧膜壶腹	外側膜性壺腹	lateral membranous ampulla, lateral membranaceous ampulla
外侧皮支	外側皮枝	lateral cutaneous branch
外侧丘系	外側蹄系	lateral lemniscus
外侧丘系核	外側蹄系核	nucleus of lateral lemniscus
外侧区	外側區	lateral region
外侧韧带	外側韌帶	lateral ligament
外侧软骨板	外側軟骨板	lateral cartilaginous lamina
外侧束	外側束，外側徑	lateral cord
外侧索	外側索	lateral funiculus
外侧头	外側頭	lateral head
外侧突	外側突	lateral process
外侧网状核	外側網狀核	lateral reticular nucleus
外侧膝状体	外側膝狀體	lateral geniculate body
外侧膝状体核背侧部	外側膝狀體核背側部	dorsal part of nucleus of lateral geniculate body
外侧膝状体核腹侧部	外側膝狀體核腹側部	ventral part of nucleus of lateral geniculate body
外侧膝状体支	外側膝狀體枝	branch of lateral geniculate body
外侧陷窝	外側陷窩	lateral lacuna
外侧腺支	腺外側枝	lateral glandular branch
外侧楔骨	外側楔骨	lateral cuneiform bone
外侧嗅回	外側嗅回	lateral olfactory gyrus
外侧嗅纹	外側嗅紋	lateral olfactory stria

大　陆　名	台　湾　名	英　文　名
外侧隐窝	外側隱窩	lateral recess
外侧缘	外側緣	lateral margin
外侧缘静脉	外側緣靜脈	lateral marginal vein
外侧支	外側枝	lateral branch
外侧直静脉	外側直靜脈	lateral direct vein
外侧中间灰质	外側中間灰質	lateral intermediate gray substance
外侧纵纹	外側縱紋	lateral longitudinal stria
外层	外層	outer layer
外唇	外唇	outer lip
外[的]	外[的]	external
外耳	外耳	external ear, auris externa
外耳道	外耳道，外聽道	external aocustic meatus, external auditory canal, meatus acusticus externus
外耳道闭锁	外耳道閉鎖	atresia of external acoustic meatus
外耳道骨性部	外耳道骨性部	bony part of external acoustic meatus
外耳道软骨	外耳道軟骨	cartilage of external acoustic meatus
外耳道软骨部，软骨性外耳道	軟骨性外耳道	cartilaginous part of external acoustic meatus, cartilaginous external acoustic meatus
外耳道软骨切迹	外耳道軟骨切跡	notch in cartilage of external acoustic meatus, incisure of cartilage of acoustic meatus
外耳道神经	外耳道神經	nerve to external acoustic meatus
外耳道栓	外耳道栓	meatal plug
外耳道峡	外耳道峽	isthmus of external acoustic meatus
外耳毛	外耳毛	hair of external acoustic meatus
外耳门	外耳門	external acoustic pore
外耳门上缘中点，耳门上点	外耳門上緣中點	porion
外分泌	外分泌	external secretion
外分泌部	外分泌部	exocrine portion
外分泌细胞	外分泌細胞	exocrine cell
外分泌腺	外分泌腺	exocrine gland, eccrine gland, external secreting gland

大　陆　名	台　湾　名	英　文　名
外分子层	外分子層	outer molecular layer
外感受器	外感受器	exteroceptor
外巩膜沟	外鞏膜溝	external scleral sulcus
外骨半规管	外半規管	lateral semicircular canal, lateral semicircular duct
外骨半规管凸	外半規管凸	prominence of lateral semicircular canal, prominence of lateral semicircular duct
外骨壶腹	外骨壺腹	lateral bony ampulla
外核层	外核顆粒層	outer nuclear layer
外呼吸	外呼吸	external respiration
外踝	外[側]踝	lateral malleolus
外踝点	外[側]踝點	lateral malleolus point, malleolus fibula point
外踝沟	外[側]踝溝	lateral malleolar sulcus
外踝关节面	外[側]踝關節面	lateral malleolar surface, articular facet of lateral malleolus
外踝后区	外[側]踝後區	lateral retromalleolar region
外踝面	外[側]踝面	lateral malleolar facet
外踝皮下囊	外[側]踝皮下囊	subcutaneous bursa of lateral malleolus
外踝前动脉	外[側]踝前動脈	lateral anterior malleolar artery
外踝网	外[側]踝網	lateral malleolar rete
外踝窝	外[側]踝窩	lateral malleolar fossa
外踝支	外[側]踝枝	lateral malleolar branch
外环层	外環層	outer circular layer
外环骨板	外環骨板	outer circumferential lamella, external circumferential lamella
外加生长	附加生長	appositional growth
外节	外節	outer segment
外界层	外界層	external limiting layer
外界膜	外界膜	outer limiting membrane, external limiting membrane
外科解剖学	外科解剖學	surgical anatomy
外科颈	外科頸	surgical neck
外颗粒层	外顆粒層	external granular layer, outer granular layer, stratum granulosum externum

大 陆 名	台 湾 名	英 文 名
外颗粒层纹	外顆粒層紋	stria of external granular layer
外淋巴	外淋巴	perilymph
外淋巴管	外淋巴管	perilymphatic duct
外淋巴隙	外淋巴隙	perilymphatic space
外淋巴形成	外淋巴形成	perilymphatic formation
外卵黄囊	外卵黄囊	external yolk sac
外螺旋沟	外螺旋溝	external spiral sulcus, sulcus spiralis externus
外[毛]根鞘	外根鞘	external root sheath, outer root sheath
外毛细胞	外毛細胞	outer hair cell
外泌汗腺，小汗腺	滲泌汗腺，小汗腺	eccrine sweat gland
外面	外面	external surface
外膜	外膜	adventitia
外膜层	外泡膜，外鞘	theca externa
外囊	外囊	external capsule
外脑脊膜	外腦脊髓膜	exomeninx
外排[作用]（=胞吐[作用]）	胞吐作用	exocytosis
外胚层	外胚層	ectoderm, ectoblast
外胚层发育不良	外胚層器官發育異常	ectodermal dysplasia
外胚层衍生物	外胚層衍生物	ectodermal derivative
外胚层原腔	外胚層原腔	early ectoblastic cavity
外胚间充质	外胚層間質，外胚層間葉	ectomesenchyme
外球	外球	outer bulb
外上段静脉	外上段静脈	lateral superior segment vein
外上髁	外上髁	lateral epicondyle
外生殖器	外生殖器	external genital organ, external genitalia, external reproductive organ
外隧道	外隧道	outer tunnel
外弹性膜	外彈性膜	external elastic membrane, membrana elastica externa, tunica elastica externa
外体腔膜	外體腔膜	exocoelomic membrane
外体腔囊	外體腔囊	exocoelomic cyst
外体腔泡	外體腔泡	exocoelomic vesicle
外网层	外網織層	outer plexiform layer
外味孔	外味孔	outer taste pore
外细胞滋养层壳	外細胞滋養層殼	outer cytotrophoblastic shell

大　陆　名	台　湾　名	英　文　名
外下段静脉	外下段靜脈	lateral inferior segment vein
外斜肌	外斜肌	external oblique muscle
外性器官	外性器官	external sex organ
外阴	女外陰	vulva
外釉膜	外釉膜	outer ameloblastic membrane
外釉上皮	外釉上皮	outer enamel epithelium, external enamel epithelium
外釉细胞	外釉細胞	outer enamel cell
外缘细胞	外緣細胞	out marginal cell
外支	外枝	external branch
外支持细胞	外支持細胞	outer supporting cell, outer sustentacular cell
外直肌	外直肌	lateral rectus, lateral straight muscle
外直肌腱膜	外直肌腱膜	lacertus of lateral rectus
外植	外植	explantation
外指细胞	外指細胞	outer phalangeal cell
外中胚层	外中胚層	ectomesoderm
外终丝	外終絲	external terminal filum, filum terminale externum
外周感受器	外周感受器	peripheric receptor
外周致密纤维	外周緻密纖維，軸周粗纖維	outer dense fiber, outer coarse fiber
[外周]阻力血管	阻力血管	resistance vessel
外柱	外柱	outer rod, outer pillar
外柱细胞	外柱細胞	outer pillar cell
外锥体[细胞]层	外錐體[細胞]層	outer pyramidal layer, external pyramidal layer
外眦，眼外侧角	外眥	lateral angle of eye
豌豆骨	豆狀骨	pisiform, pisiform bone
豌豆骨关节	豆狀骨關節	joint of pisiform bone
完全卵裂（＝全裂）	全裂，完全卵裂	holoblastic cleavage
完全型大动脉转位，大动脉完全错位，大动脉完全易位	大動脈完全轉位	complete transposition of great artery
晚幼红细胞，正成红[血]细胞	晚幼紅細胞，正紅血球母細胞	normoblast, orthochromatic erythroblast
晚幼粒细胞	晚幼粒細胞，後髓細胞	metamyelocyte, metagranulocyte
腕	腕	wrist

大　陆　名	台　湾　名	英　文　名
腕背网	腕背網	dorsal carpal rete
腕背支	腕背枝	dorsal carpal branch
腕尺侧副韧带	腕尺側副韌帶	ulnar carpal collateral ligament
腕尺侧管	腕尺側管	ulnar carpal canal
腕辐状韧带	腕輻射狀韌帶，腕放射韌帶	radiate carpal ligament
腕骨	腕骨	carpal bone, carpus
腕骨沟	腕骨溝	carpal groove, carpal sulcus, sulcus of wrist
腕骨间背侧韧带	腕骨間背側韌帶	dorsal intercarpal ligament
腕骨间关节	腕骨間關節	intercarpal joint
腕骨间韧带	腕骨間韌帶	intercarpal ligament, interosseous intercarpal ligament
腕骨间掌侧韧带	腕骨間掌側韌帶	palmar intercarpal ligament
腕关节	腕關節	carpal joint, wrist joint
腕关节面	腕關節面	carpal articular surface
腕管	腕管	carpal canal, carpal tunnel
腕后区	腕後區	posterior region of wrist
腕前区	腕前區	anterior region of wrist
腕桡侧副韧带	腕橈側副韌帶	radial carpal collateral ligament
腕桡侧管	腕橈側管	radial carpal canal
腕掌背侧韧带	腕掌背側韌帶	dorsal carpometacarpal ligament
腕掌骨间韧带	腕掌骨間韌帶	interosseous carpometacarpal ligament
腕掌关节	腕掌關節	carpometacarpal joint
腕掌掌侧韧带	腕掌掌側韌帶	palmar carpometacarpal ligament
腕掌支	腕掌枝	palmar carpal branch
腕中关节	腕中關節	mediocarpal joint, midcarpal joint
网板	網狀板	reticular lamina
网格状纤维	格子狀纖維	lattice fiber
网间细胞	叢間細胞	interplexiform cell
网膜	網膜	epiploon, omentum
网膜带	網膜帶	omental band, tenia omentalis
网膜结节	網膜結節	omental tuberosity, omental tuber
网膜孔，温斯洛孔	網膜孔	omental foramen, epiploic

大　陆　名	台　湾　名	英　文　名
		foramen, Winslow's foramen
网膜孔淋巴结	網膜孔淋巴結	lymph node of omental foramen, foraminal lymph node
网膜囊，小腹膜腔	網膜囊	omental bursa, omental sac
网膜囊前庭	網膜囊前庭	vestibule of omental bursa
网膜囊上隐窝	網膜囊上隱窩	superior omental recess, superior recess of omental bursa
网膜囊下隐窝	網膜囊下隱窩	inferior omental recess
网膜支	網膜枝	omental branch, epiploic branch
网织层，网状层	網狀層	reticular layer
网织红细胞	網狀紅細胞，網織紅血球	reticulocyte
网织上皮，网织外层	網織上皮，網織外層	retothelium
网织外层（=网织上皮）	網織上皮，網織外層	retothelium
网状部	網狀部	reticular part
网状层（=网织层）	網狀層	reticular layer
网状带	網狀帶	reticular zone, zona reticularis
网状蛋白	網狀蛋白	reticulin
网状骨	網狀骨	reticulated bone
网状激活系统	網狀活化系統	reticular activating system, RAS
网状脊髓束	網狀脊髓徑	reticulospinal tract
网状结缔组织	網狀結締組織	reticular connective tissue
网状结构	網狀結構	reticular formation
网状膜	網狀膜	reticular membrane
网状内皮系统	網狀內皮系統	reticuloendothelial system
网状内皮细胞	網狀內皮細胞	reticuloendothelial cell
网状器	網狀器	reticular apparatus
网状细胞	網狀細胞	reticular cell
网状纤维	網狀纖維	reticular fiber
网状小脑纤维	網狀小腦纖維	reticulocerebellar fiber
网状组织	網狀組織	reticular tissue
威利斯环	威利斯環，Willis 氏環	Willis' circle
微胞饮作用	微胞飲作用	micropinocytosis
微穿刺	微穿刺	micropuncture
微顶浆分泌	微頂漿分泌	microapocrin secretion
微分干涉相差显微镜	微分干涉相差顯微鏡	differential-interference

大　陆　名	台　湾　名	英　文　名
		contrast microscope
微管	微管	microtubule
微管蛋白	微管蛋白	tubulin, microtubulin
微管泡	微管泡	tubulovesicle
微静脉	微静脈，小静脈	venule
微孔	微孔	micropore
微粒体	微粒體	microsome
微量注射	微量注射	microinjection
微绒毛	微絨毛	microvillus
微丝	微絲	microfilament
微体	微體	microbody
微循环	微循環	microcirculation, microhemocirculation
微原纤维	微原纖維	microfibril
微皱褶细胞，M 细胞	微皺襞細胞，M 細胞	microfold cell, M cell
微注射术	微注射術	microinjection technique
韦尼克区	韋尼克[氏]區，Wernicke 氏區	Wernicke's area
围产期（=围生期）	圍產期	perinatal stage, perinatal period
围生期，围产期	圍產期	perinatal stage, perinatal period
围生殖腺腔（=生殖腺周腔）	生殖腺周腔，圍生殖腺腔	perigonadial coelom
围心腔，心周腔	圍心腔，心周腔	pericardial coelom, cardiocoel
围脏腔	圍臟腔，臟周腔	perivisceral cavity
伪足	偽足	pseudopodium
尾	尾	tail
尾部	尾部	coccygeal part, pars terminalis
尾侧半月小叶	尾側半月小葉	caudal semilunar lobule
尾侧[的]	尾側[的]	caudal
尾侧橄榄核	尾側橄欖核	caudal olivary nucleus
尾侧橄榄核门	尾側橄欖核門	hilum of caudal olivary nucleus
尾侧丘	尾側丘	caudal colliculus
尾侧丘臂	尾側丘臂	brachium of caudal colliculus
尾侧丘核	尾側丘核	nucleus of caudal colliculus
尾侧丘连合	尾側丘連合	commissure of caudal colliculus
尾侧韧带	尾側韌帶	caudal ligament
尾侧髓帆	尾側髓帆	caudal medullary velum

大　陆　名	台　湾　名	英　文　名
尾侧弯曲神经孔	尾側彎曲神經孔	caudal flexure neuropore
尾侧支持带	尾側支持帶	caudal retaining band
尾侧中肾	尾側中腎	mesonephros caudalis
尾丛	尾叢	coccygeal plexus
尾沟	尾溝	tail furrow
尾骨	尾骨	coccygeal bone, coccyx
尾骨肌	尾骨肌	coccygeal muscle, coccygeus
尾骨角	尾骨角	cornu of coccyx, coccygeal horn, coccygeal cornu
尾骨球	尾骨球	coccygeal glomus
尾骨体	尾骨體	coccygeal body
尾骨支持带	尾骨支持帶	coccygeal retinaculum
尾核横静脉	尾核橫靜脈	transverse caudate vein
尾核纵静脉	尾核縱靜脈	longitudinal caudate vein
尾神经	尾神經	coccygeal nerve
尾神经后支	尾骨神經後枝	posterior branch of coccygeal nerve
尾神经节	尾神經節	coccygeal ganglion
尾神经前支	尾骨神經前枝	anterior branch of coccygeal nerve
尾丝	尾絲	tail fiber
尾小凹	尾小凹	coccygeal foveola
尾芽	尾芽	tail bud
尾褶	尾褶	caudal fold, tail fold
尾状核	尾狀核	caudate nucleus
尾状核静脉	尾狀核靜脈	vein of caudate nucleus
尾状核体	尾狀核體	body of caudate nucleus
尾状核头	尾狀核頭	head of caudate nucleus
尾状核尾	尾狀核尾	tail of caudate nucleus
尾状核尾支	尾狀核尾枝	branch of tail of caudate nucleus
尾状突	尾狀突	caudate process
尾状叶	尾狀葉	caudate lobe
尾状叶动脉	尾狀葉動脈	artery of caudate lobe
尾状叶右管	尾狀葉右管	right duct of caudate lobe
尾状叶支	尾狀葉枝	caudate branch
尾状叶支后支	尾狀葉枝後枝	posterior branch of caudate branch
尾状叶支前支	尾狀葉枝前枝	anterior branch of caudate

大　陆　名	台　湾　名	英　文　名
		lobe branch
尾状叶左管	尾狀葉左管	left duct of caudate lobe
尾椎	尾椎	coccygeal vertebra
卫星 DNA，随体 DNA	衛星 DNA，隨體 DNA，從屬 DNA	satellite DNA
卫星细胞	衛星細胞	satellite cell
未成熟 B 细胞，幼 B 细胞	未成熟 B 細胞	immature B cell
未成熟 T 细胞，幼 T 细胞	未成熟 T 細胞	immature T cell
未成熟儿（=早产儿）	早產兒，未[成]熟兒，早熟兒	premature infant, immature infant
未定带	未定帶	zona incerta
未分化间充质细胞	未分化間[充]質細胞，未分化間葉細胞	undifferentiated mesenchymal cell
未分化时期	未分化時期	indifferent stage
未分化细胞	未分化細胞	undifferentiated cell
未减数胚细胞	未減數胚細胞	unreduced germ cell
位觉斑	位覺斑，聽斑	macula acoustica, acoustic macula, acoustic spot
位觉砂（=耳石）	耳石，位覺砂，平衡石	otolith, otoconium, statoconium
位觉砂膜（=耳石膜）	耳石膜，位覺砂膜，平衡石膜	otolithic membrane, statoconic membrane
位[置]觉	位置覺	position sensation, sensation of position
位置信息	位置資訊	positional information
味觉	味覺	taste sense
味觉感受器	味[覺]感受器	gustatory receptor
味觉球	味覺球	taste bulb
味觉乳头	味覺乳頭	papilla gustatosia
味孔	味孔	taste pore, gustatory pore
味蕾	味蕾	taste bud, gustatory bud
味蕾内纤维	味蕾內纖維	intragemmal fiber
味蕾周围纤维	味蕾周圍纖維	perigemmal fiber
味器	味器	gustatory organ
味细胞	味[覺]細胞	gustatory cell, taste cell
味腺	味腺	taste gland
胃	胃	stomach
胃背系膜	胃背繫膜	dorsal mesogastrium
胃壁肌层	胃壁肌層	muscular layer of stomach wall

大　陆　名	台　湾　名	英　文　名
胃襞	胃襞	gastric fold
胃肠激素	胃腸激素	gastrointestinal hormone
胃肠内分泌细胞	胃腸內分泌細胞	gastrointestinal endocrine cell
胃肠胰内分泌系统	胃腸胰內分泌系統	gastro-entero-pancreatic endocrine system
胃丛	胃叢	gastric plexus
胃大弯	胃大彎	greater curvature of stomach
胃蛋白酶	胃蛋白酶	pepsin
胃蛋白酶原	胃蛋白酶原	pepsinogen
胃底	胃底	fundus of stomach, fundus ventriculi
胃底腺	胃底腺	fundic gland
胃短动脉	胃短動脈	short gastric artery
胃短静脉	胃短靜脈	short gastric vein
胃腹系膜	腹胃繫膜	ventral mesogastrium
胃隔膜（=胃蹼）	胃蹼	gastric web, antral web
胃膈韧带	胃膈韌帶	gastrophrenic ligament
胃管	胃管	gastric canal, canal of stomach
胃后壁	胃後壁	posterior wall of stomach
胃后动脉	胃後動脈	posterior gastric artery
胃后静脉	胃後靜脈	posterior gastric vein
胃后支	胃後枝	posterior gastric branch
胃结肠干	胃結腸幹	gastrocolic trunk
胃结肠韧带	胃結腸韌帶	gastrocolic ligament
胃淋巴结	胃淋巴結	gastric lymph node
胃酶细胞	胃酶細胞，酶原細胞，酵素原細胞	zymogenic cell, peptic cell
胃酶腺	胃酶腺，胃液腺	peptic gland
胃泌素（=促胃液素）	胃泌素，促胃酸激素	gastrin
胃面	胃面	gastric surface
胃黏蛋白，胃黏液素	胃黏蛋白，胃黏液素	gastric mucin
胃黏膜	胃黏膜	gastric mucosa, gastric mucous membrane
胃黏液素（=胃黏蛋白）	胃黏蛋白，胃黏液素	gastric mucin
胃脾韧带	胃脾韌帶	gastrosplenic ligament
胃蹼，胃隔膜	胃蹼	gastric web, antral web
胃前壁	胃前壁	anterior wall of stomach
胃前支	胃前枝	anterior gastric branch

大　陆　名	台　湾　名	英　文　名
胃穹窿	胃穹窿	fornix of stomach
胃十二指肠动脉	胃十二指腸動脈	gastroduodenal artery
胃体	胃體	body of stomach
胃网膜右动脉	胃網膜右動脈	right gastroepiploic artery, right gastroomental artery
胃网膜右动脉网膜支	胃網膜右動脈網膜枝，右胃網膜動脈網膜枝	epiploic branch of right gastroepiploic artery, omental branch of right gastroepiploic artery
胃网膜右动脉胃支	胃網膜右動脈胃枝，右胃網膜動脈胃枝	gastric branch of right gastroomental artery, gastric branch of right gastroepiploic artery
胃网膜右静脉	胃網膜右靜脈	right gastroepiploic vein, right gastroomental vein
胃网膜右淋巴结	胃網膜右淋巴結	right gastroomental lymph node
胃网膜左动脉	胃網膜左動脈	left gastroepiploic artery, left gastroomental artery
胃网膜左动脉网膜支	胃網膜左動脈網膜枝，左胃網膜動脈網膜枝	epiploic branch of left gastroepiploic artery, omental branch of left gastroepiploic artery
胃网膜左动脉胃支	胃網膜左動脈胃枝，左胃網膜動脈胃枝	gastric branch of left gastroepiploic artery, gastric branch of left gastroomental artery
胃网膜左静脉	胃網膜左靜脈	left gastroepiploic vein, left gastroomental vein
胃网膜左淋巴结	胃網膜左淋巴結	left gastroomental lymph node
胃系膜	胃繫膜	mesogastrium
胃腺	胃腺	gastric gland
胃小凹	胃小凹	gastric pit
胃[小]区	胃[小]區	gastric area
胃小弯	胃小彎	lesser curvature of stomach
胃压迹	胃壓跡	gastric impression
胃液	胃液	gastric juice, succus gastricus
胃胰襞	胃胰襞	gastropancreatic fold
胃右动脉	胃右動脈	right gastric artery
胃右静脉	胃右靜脈	right gastric vein
胃右淋巴结	胃右淋巴結	right gastric lymph node
胃支	胃枝	gastric branch

大　陆　名	台　湾　名	英　文　名
胃脂酶	胃脂酶	gastric lipase
胃皱襞	胃皺襞	plica gastrica
胃左动脉	胃左動脈	left gastric artery
胃左动脉食管支	胃左動脈食道枝	esophageal branch of left gastric artery
胃左静脉	胃左靜脈	left gastric vein
胃左淋巴结	胃左淋巴結	left gastric lymph node
温斯洛孔（=网膜孔）	網膜孔	omental foramen, epiploic foramen, Winslow's foramen
纹	紋，線	stria
纹旁区	紋旁區	parastriate area
纹周区	紋周區	peristriate area
纹状管	紋狀管，腺紋管	striated duct
纹状区	紋狀區	striate area
纹状体	紋狀體	corpus striatum, striatum, striate body
纹状体静脉	紋狀體靜脈	striate vein
纹状缘	紋狀緣	striated border
吻合血管	吻合血管	anastomotic vessel
涡静脉	渦靜脈	vorticose vein, vena vorticosa
窝	窩，凹	fossa, vacuity, pit
蜗窗	[耳]蜗窗	fenestra cochleae
蜗窗嵴	蜗窗嵴	crista fenestrae cochleae
蜗窗小窝	蜗窗小窩	fossula fenestrae cochleae
蜗顶	蜗頂	cupula of cochlea
蜗管顶盲端	耳蜗管頂盲端	cupular cecum of cochlear duct
蜗管鼓壁	耳蜗管鼓壁	tympanic wall of cochlear duct
蜗管前庭壁	耳蜗管前庭壁	vestibular wall of cochlear duct
蜗管前庭盲端	耳蜗管前庭盲端	vestibular cecum of cochlear duct
蜗管外壁	耳蜗管外壁	external wall of cochlear duct
蜗孔	耳蜗孔	helicotrema
蜗螺旋神经节	耳蜗螺旋神經節	spiral ganglion of cochlea
蜗区	耳蜗區	cochlear area
蜗神经后核	耳蜗神經後核	posterior cochlear nucleus
蜗水管	耳蜗導水管	cochlear aqueduct, aqueduct

大　陆　名	台　湾　名	英　文　名
		of cochlea
蜗水管静脉	耳蜗導水管靜脈	vein of cochlear aqueduct
蜗水管外口	耳蜗導水管外口	external aperture of cochlear aqueduct, external aperture of aqueduct of cochlea
蜗小管内口	[耳]蜗小管内口	internal opening of cochlear canaliculus
蜗小管外口	[耳]蜗小管外口	external aperture of cochlear canaliculus
蜗轴	蜗軸	modiolus, cochlear axis
蜗轴板	蜗軸板	lamina modioli
蜗轴底	蜗軸底	base of modiolus
蜗轴螺旋动脉	蜗軸螺旋動脈	spiral modiolar artery
蜗轴螺旋管	蜗軸螺旋管	spiral canal of modiolus
蜗轴螺旋静脉	蜗軸螺旋靜脈	spiral modiolar vein, spiral vein of modiolus
蜗轴纵管	蜗軸縱管	longitudinal canal of modiolus cochleae
蜗状突（=匙突）	匙突	cochleariform process
沃顿胶质（=脐带胶质）	華頓氏膠	Wharton's jelly, umbilical jelly
沃尔夫管（=中肾管）	中腎管，沃爾夫氏管	mesonephric duct, mesonephric canal, Wolffian duct
沃尔夫体	沃爾夫氏體	Wolffian body
沃勒变性	華氏變性	Waller's degeneration
乌纳染色	烏納氏染色	Unna's staining
无长突细胞	無長突細胞	amacrine cell
无定形基质	無定形基質	amorphous ground substance
无定形结缔组织	無定形結締組織	formless connective tissue
无耳畸形	無耳畸形，無耳異常	anotia
无睾畸形	無睾畸形，無睾異常，無睾症	anorchidism
无管腺	無管腺	ductless gland
无汗性外胚层发育不全综合征	無汗性外胚層發育不全症候群	anhidrotic ectodermal dysplasia syndrome
无核红细胞	無核紅血球	erythroplastid
无核细胞	無核細胞，去核細胞	akaryote, anucleate cell
无虹膜	無虹膜[畸形]	aniridia
无极成神经细胞	無極神經母細胞	apolar neuroblast
无极神经细胞	無極神經細胞	apolar nerve cell

大 陆 名	台 湾 名	英 文 名
无脊髓畸形	無脊髓畸形，無脊髓症	amyelus
无甲畸形，甲缺如	無甲畸形，無甲異常	anonychia
无精液症	無精液症	aspermia
无精子发生	無精子生成	aspermatogenesis
无精子症	無精子症	azoospermatism
无颈子宫	無頸子宮	uterus acollis
无粒白细胞	無顆粒細胞，非顆粒性白血球	agranulocyte, nongranular leucocyte
无颅盖	無顱畸形，無顱症	acrania
无毛症	無毛症	atrichosis, atrichia
无名小管	無名小管	innominate canaliculus
无名质	無名質	substantia innominata
无脑畸形，无头畸胎	無腦畸形，無頭畸胎，無腦症	anencephaly, anencephalus, acephalus
无皮畸形	無皮畸形，無皮症	adermia
无乳房	無乳房	amastia
无乳头	無乳頭	athelia
无舌	無舌	aglossia
无肾小球肾	無腎小球腎，無絲球腎	aglomerular kidney
无树突细胞	無樹突細胞	adendritic cell
无丝分裂	無絲分裂，直接分裂	amitosis
无髓神经纤维	無髓[鞘]神經纖維	unmyelinated nerve fiber
无髓无膜神经纤维	無髓[鞘]無膜神經纖維	unmyelinated nerve fiber without neurilemma
无髓有膜神经纤维	無髓[鞘]有膜神經纖維	unmyelinated nerve fiber with neurilemma
无头畸胎（=无脑畸形）	無腦畸形，無頭畸胎，無腦症	anencephaly, anencephalus, acephalus
无头无心畸胎	無頭無心畸胎	holoacardius acephalus
无下颌	無下頜	agnathus
无心畸形	無心畸形，無心症	acardia
无血管区	無血管區	avascular area
无血清培养基	無血清培養基	serum-free medium
无牙畸形	無齒畸形，無牙異常	anodontia
无眼畸形	無眼畸形，無眼異常，無眼症	anophthalmia
无阴道	無陰道	absence of vagina
无肢畸形	無肢畸形，無肢症	amelia
无子宫	無子宮	absence of uterus

大　陆　名	台　湾　名	英　文　名
五[胞]胎	五胎	quintuplets
五胎妊娠	五胎妊娠	quintuplet pregnancy

X

大　陆　名	台　湾　名	英　文　名
西尔维于斯窝池（＝大脑外侧窝池）	大腦外側窩池，希爾維斯氏窩池	cistern of lateral cerebral fossa, cistern of lateral fossa of cerebrum, cistern of Sylvius
吸收	吸收	absorption
吸收细胞	吸收細胞	absorptive cell
吸收陷窝	吸收陷窩	absorption lacuna
希布森膜	希布森氏膜，Sibson 氏膜	Sibson's membrane
希尔施普龙病	希什斯普隆氏病	Hirschsprung's disease
希夫试剂	希夫氏試劑	Schiff's reagent
希氏束	希氏束	His' bundle
息肉	息肉	polyp
稀毛症	稀毛症	hypotrichosis
膝	膝	knee
膝动脉网	膝動脈網	genicular anastomosis
膝关节	膝關節	knee joint
膝关节肌	膝關節肌	articularis genus, articular muscle of knee
膝关节网	膝關節網	genicular articular rete, articular rete of knee
膝横韧带	膝橫韌帶	transverse ligament of knee
膝后区	膝後區	posterior region of knee
膝降动脉	膝降動脈	descending genicular artery
膝交叉韧带	膝交叉韌帶	cruciate ligament of knee
膝静脉	膝靜脈	genicular vein
膝前囊	膝前囊	genual bursa
膝前区	膝前區	anterior region of knee
膝上内侧动脉	膝上內側動脈	medial superior genicular artery
膝上外侧动脉	膝上外側動脈	lateral superior genicular artery
膝下内侧动脉	膝下內側動脈	medial inferior genicular artery
膝下外侧动脉	膝下外側動脈	lateral inferior genicular artery

大　陆　名	台　湾　名	英　文　名
膝中动脉	膝中動脈	middle genicular artery
膝状神经节	膝狀神經節	geniculate ganglion
膝状体静脉	膝狀體靜脈	vein of geniculate body
系带	繫帶	frenulum
系膜细胞	繫膜細胞	mesangial cell
系统发生（=系统发育）	系統發育，種系發生	phylogeny, phylogenesis
系统发育，种系发生，系统发生	系統發育，種系發生	phylogeny, phylogenesis
系统解剖学	系統解剖學	systematic anatomy
系统胚胎学	系統胚胎學，系統發生學	systematic embryology
细胞	細胞	cell
A 细胞	A 細胞	A cell
APUD 细胞（=胺前体摄取和脱羧细胞）	胺類前驅物攝取及去羧細胞，胺類前趨物攝取及脫羧細胞，APUD 細胞	amine precursor uptake and decarboxylation cell, APUD cell
B 细胞	B 細胞	B cell
C 细胞	C 細胞	C cell
D 细胞	D 細胞	D cell
EC 细胞（=肠嗜铬细胞）	腸嗜鉻細胞，EC 細胞	enterochromaffin cell, EC cell
ECL 细胞（=肠嗜铬样细胞）	類腸嗜鉻細胞，ECL 細胞	enterochromaffin-like cell, ECL cell
G 细胞	G 細胞	G cell
K 细胞（=杀伤细胞）	殺傷細胞，殺手細胞，K 細胞	killer cell, K cell
L 细胞	L 細胞	L cell
M 细胞（=微皱褶细胞）	微皺襞細胞，M 細胞	microfold cell, M cell
Mo 细胞	Mo 細胞	Mo cell
MSH 细胞（=黑素细胞刺激素细胞）	促黑激素細胞	melanotroph, melanotropic cell, MSH cell
N 细胞	N 細胞	N cell
NK 细胞（=自然杀伤细胞）	自然殺手細胞	natural killer cell, NK cell
P 细胞（=起搏细胞）	心搏細胞	pacemaker cell, P cell
PP 细胞（=胰多肽细胞）	胰[臟]多肽細胞，PP 細胞	pancreatic polypeptide cell, PP cell
S 细胞	S 細胞	S cell
α 细胞	α 細胞，甲細胞	alpha cell, α cell
β 细胞	β 細胞，乙型細胞	beta cell, β cell
γ 细胞	γ 細胞，丙細胞	gamma cell, γ cell
δ 细胞	δ 細胞，丁細胞	delta cell, δ cell

大　陆　名	台　湾　名	英　文　名
细胞表面	細胞表面	cell surface
细胞成分	細胞成分	cell component
细胞电泳	細胞電泳	cell eletrophoresis
细胞毒性 T 细胞	細胞毒性 T 細胞，胞毒[型]T 細胞，胞毒[型]T 淋巴球	cytotoxic T cell
细胞分化	細胞分化	cell differentiation
细胞分级分离法	細胞分級分離法	cell fractionation method
细胞分裂	細胞分裂	cell division
细胞分裂素	細胞分裂素	cytomin
细胞分选	細胞分選，細胞分類	cell sorting
细胞骨架	細胞骨架	cytoskeleton
细胞骨架系统	細胞骨架系統	cytoskeleton system
细胞光度术	細胞光度測定術，細胞測光法	cytophotometry
细胞核	細胞核	nucleus, karyon, cell nucleus
细胞化学	細胞化學	cytochemistry
细胞化学计量技术	細胞化學計量	quantitation in cytochemistry
细胞基质	[細]胞基質	cytoplasmic matrix
[细]胞间分泌小管	胞間分泌小管，胞間分泌細管	intercellular secretory canaliculus
[细]胞间桥	[細]胞間橋	intercellular bridge, intercellular cytoplasmic bridge
[细]胞间通道	[細]胞間通道	intercellular channel
[细]胞间隙	[細]胞間隙	intercellular space
[细]胞间液	[細]胞間液	intercellular fluid
[细]胞间质	[細]胞間質	interccllular substance
细胞接合	細胞接合，細胞融合	cell conjugation
细胞聚集	細胞集合	cell aggregation
细胞均质化	細胞均質化	cellular homogenization
细胞抗原	細胞抗原	cell antigen
细胞克隆	細胞殖株，細胞株系	cell clone
细胞连接	細胞連結，細胞接合，細胞聯合	cell junction
细胞免疫	細胞免疫	cellular immunity
细胞膜	細胞膜	cell membrane
细胞内分泌小管	胞內分泌小管	intracellular secretory canaliculus
细胞内含物	細胞內含物	cell inclusion, cell content

大　陆　名	台　湾　名	英　文　名
细胞黏附	細胞黏附	cell adhesion
细胞黏附分子	細胞黏附分子	cell adhesion molecule, CAM
细胞旁途径	細胞旁路途徑，細胞旁小道	paracellular shunt pathway
细胞培养	細胞培養	cell culture
细胞谱系	細胞譜系	cell lineage
细胞器	[細]胞器	organelle, cell organelle
细胞迁移	細胞遷移	cell migration
细胞融合	細胞融合	cell fusion
细胞色素	細胞色素	cytopigment, cytochrome
细胞生理学	細胞生理學	cell physiology, cytophysiology, cellular physiology
细胞生物学	細胞生物學	cell biology
细胞生长	細胞生長	cell growth
细胞识别	細胞辨識	cell recognition
细胞衰老	細胞衰老	cell aging, cell senescence
细胞死亡	細胞死亡	cell death
细胞松弛素	細胞鬆弛素	cytochalasin
细胞毯	細胞毯	tapetum cellulosum
细胞体	細胞體	cell body
细胞通信	細胞通信	cell communication
细胞透明质	細胞透明質	cytohyaloplasm
细胞图像光度术	細胞影像光度測定術	image cytophotometry, ICM
细胞外基质	細胞外基質	extracellular matrix
细胞外基质受体	細胞外基質受體	extracellular matrix receptor
细胞外间隙	胞外間隙	extracellular space
细胞外酶	胞外酶，胞外酵素	extracellular enzyme
细胞外网	胞外網	extracellular network
细胞外消化	胞外消化	extracellular digestion
细胞外液	細胞外液	extracellular fluid
细胞系	細胞系	cell line
细胞行为	細胞行為	cell behavior
细胞形态学	細胞形態學	cell morphology, cellular morphology, cytomorphology
细胞学	細胞學	cytology
细胞学说	細胞學説	cell theory
细胞衣	細胞衣	cell coat

大　陆　名	台　湾　名	英　文　名
细胞遗传学	細胞遺傳學	cytogenetics
细胞运动	細胞運動	cell movement
细胞杂交	細胞雜交	cell hybridization
细胞增殖	細胞增殖	cell multiplication, cell proliferation
[细胞]增殖周期	細胞增殖週期	duplication cycle
[细]胞质	[細]胞質，胞漿	cytoplasm
[细]胞质基因	胞質基因	plasmagene, plasmogene
[细]胞质桥	胞質橋	cytoplasmic bridge
[细]胞质溶胶	胞溶質，細胞液	cytosol
[细]胞质团	胞質團	cytoplasmic mass
细胞周期	細胞週期	cell cycle
[细胞]周期蛋白	[細胞]週期蛋白	cyclin
细胞株	細胞株	cell strain
细胞滋养层	細胞滋養層	cytotrophoblast, cellular trophoblast
细胞滋养层壳	細胞滋養層殼	cytotrophoblast shell, cytotrophoblastic shell
细胞滋养层细胞柱	細胞滋養層細胞柱	cytotrophoblast column, cytotrophoblastic cell column
细胞组合	細胞組合	cellular association
细胞组学	細胞體學，單細胞分析學	cytomics
细胞组织发生	細胞組織發生	cytohistogenesis
细胞最后分化	細胞最後分化	histoteliosis
细段	細段	thin segment
细管小体	細管小體	tubular body
细肌丝	細肌絲	thin myofilament
细丝	細絲	thin filament
细线期	細絲期	leptotene stage
细支气管	細支氣管	bronchiole
峡	峽	isthmus
下凹	下凹	inferior fovea
下半月小叶	下半月小葉	inferior semilunar lobule
下鼻道	下鼻道	inferior nasal meatus, inferior meatus of nose
下鼻甲	下鼻甲	inferior nasal concha
下壁	下壁	inferior wall
下部	下部	inferior part

大　陆　名	台　湾　名	英　文　名
下齿弓	下齒弓	inferior dental arch
下齿神经	下齒神經	inferior dental nerve
下唇	下唇	lower lip, inferior lip, inferior labium
下唇动脉	下唇動脈	inferior labial artery
下唇静脉	下唇靜脈	inferior labial vein, vein of lower lip
下唇系带	下唇繫帶	frenulum of lower lip, frenulum of inferior lip
下唇支	下唇枝	inferior labial branch
下唇[中]点	下唇點	labrale inferius
下底	下底	inferior floor
下底段静脉	下底段靜脈	inferior basal vein
下端	下端	inferior extremity
下段	下段	inferior segment
下段动脉	下段動脈	artery of inferior segment
下腹	下腹	venter inferior
下腹部	下腹部	hypogastrium
下腹下丛	下腹下叢	inferior hypogastric plexus
下橄榄核	下橄欖核	inferior olivary nucleus
下橄榄核门	下橄欖核門	hilum of inferior olivary nucleus
下干	下幹	inferior trunk
下根	下根	inferior root
下关节面	下關節面	inferior articular surface
下关节突	下關節突	inferior articular process, inferior zygapophysis
下颌底	下頜底	base of mandible
下颌动脉弓	下頜動脈弓	mandibular aortic arch
下颌弓	下頜弓	mandibular arch
下颌骨	下頜骨	mandible
下颌骨冠突	下頜骨冠突	coronoid process of mandible
下颌骨头	下頜骨頭	head of mandible
下颌骨斜线	下頜骨斜線	oblique line of mandible
下颌骨牙槽部	下頜骨齒槽部	alveolar part of mandible
下颌骨牙槽轭	下頜骨齒槽軛	alveolar yoke of mandible
下颌骨牙槽弓	下頜骨齒槽弓	alveolar arch of mandible
下颌骨牙槽骨	下頜骨齒槽骨	alveolar bone of mandible
下颌骨牙槽间隔	下頜骨齒槽間隔	interalveolar septum of

大　陆　名	台　湾　名	英　文　名
		mandible
下颌骨牙根间隔	下頜骨牙根間隔	interradicular septum of mandible
下颌管	下頜管	mandibular canal, canal of mandible
下颌后静脉	下頜後靜脈	retromandibular vein
下颌角点	下頜角點	gonion
下颌颈	下頜頸	neck of mandible
下颌孔	下頜孔	mandibular foramen
下颌联合	下頜聯合	mandibular symphysis
下颌淋巴结	下頜淋巴結	mandibular lymph node
下颌隆起（＝下颌突）	下頜突，下頜隆凸	mandibular process, mandibular prominence, mandibular protuberance
下颌前体节	下頜前體節	premandibular somite
下颌前中胚层	下頜前中胚層	premandibular mesoblast
下颌切迹	下頜切跡	mandibular notch, mandibular incisure
下颌舌骨沟	下頜舌骨溝	mylohyoid groove, mylohyoid sulcus
下颌舌骨肌	下頜舌骨肌	mylohyoid, mylohyoid muscle
下颌舌骨肌神经	下頜舌骨肌神經	mylohyoid nerve, nerve to mylohyoid
下颌舌骨肌线	下頜舌骨肌線	mylohyoid line
下颌舌骨肌支	下頜舌骨肌枝	mylohyoid branch
下颌神经	下頜神經	mandibular nerve
下颌神经脑膜支	下頜神經腦膜枝	meningeal branch of mandibular nerve
下颌体	下頜體	body of mandible
下颌突，下颌隆起	下頜突，下頜隆凸	mandibular process, mandibular prominence, mandibular protuberance
下颌窝	下頜窩	mandibular fossa
下颌下间隙	下頜下間隙	submandibular space
下颌下淋巴结	下頜下淋巴結	submandibular lymph node
下颌下三角	下頜下三角	submandibular triangle
下颌下神经节	下頜下神經節	submandibular ganglion
下颌下神经节副交感根	下頜下神經節副交感[神經]根	parasympathetic root of submandibular ganglion
下颌下神经节感觉根	下頜下神經節感覺根	sensory root of submandibular ganglion

大　陆　名	台　湾　名	英　文　名
下颌下神经节交感根	下頜下神經節交感[神經]根	sympathetic root of submandibular ganglion
下颌下神经节交感支	下頜下神經節交感枝	sympathetic branch to submandibular ganglion, sympathic branch to submandibular ganglion
下颌下窝（=下颌下腺凹）	下頜下腺窩	submandibular fovea, submandibular fossa
下颌下腺	下頜下腺	submandibular gland
下颌下腺凹，下颌下窝	下頜下腺窩	submandibular fovea, submandibular fossa
下颌下腺管	下頜下腺管	submandibular duct
下颌小舌	下頜小舌	mandibular lingula, lingula of mandible
下颌牙槽	下頜齒槽	dental alveolus of mandible
下颌咽部	下頜咽部	mylopharyngeal part
下颌颜面发育不全	下頜顏面成骨不全	mandibulofacial dysostosis
下颌圆枕	下頜圓枕	mandibular torus
下颌缘支	下頜緣枝	marginal mandibular branch
下颌支	下頜枝	ramus of mandible
下后锯肌	下後鋸肌，後下鋸肌	serratus posterior inferior
下滑膜	下滑膜	inferior synovial membrane
下甲状旁腺	下副甲狀腺	inferior parathyroid gland
下睑	下瞼	lower eyelid, inferior palpebra
下睑板	下瞼板	inferior tarsus, tarsus inferior, tarsus of lower eyelid
下睑板肌	下瞼板肌	inferior tarsal muscle
下睑弓	下瞼弓	inferior palpebral arch
下睑静脉	下瞼靜脈	inferior palpebral vein, vein of lower eyelid
下睑缩肌	下瞼縮肌	lower eyelid retractor
下睑支	下瞼枝	inferior palpebral branch
下角	下角	inferior angle, inferior cornu, inferior horn
下肋凹	下肋凹	inferior costal facet
下迷小管	下迷小管	inferior aberrant ductule
下泌涎核	下唾[液腺]核	inferior salivatory nucleus
下面	下面	inferior surface
下内侧缘	下內側緣	inferomedial margin
下胚层	下胚層	hypoblast
下胚节	下胚節，下肌節	hypomere

大　陆　名	台　湾　名	英　文　名
下前段	下前段	inferior anterior segment
下前段动脉	下前段動脈	artery of inferior anterior segment
下腔静脉	下腔靜脈	inferior vena cava, vena cava inferior
下腔静脉瓣	下腔靜脈瓣	valve of inferior vena cava
下腔静脉口	下腔靜脈口	orifice of inferior vena cava
下丘	下丘	inferior colliculus
下丘臂	下丘臂	brachium of inferior colliculus
下丘核	下丘核	nucleus of inferior colliculus
下丘连合	下丘連合	commissure of inferior colliculus
下丘脑	下丘腦，下視丘，丘腦下部	hypothalamus
下丘脑背侧核	下丘腦背側核	dorsal hypothalamic nucleus
下丘脑背侧区	下丘腦背側區	dorsal hypothalamic region, dorsal hypothalamic area
下丘脑背内侧核	下丘腦背內側核	dorsomedial hypothalamic nucleus
下丘脑-垂体门脉系统	下丘腦垂體門脈系統，下視丘垂體門脈系統	hypothalamohypophyseal portal system
下丘脑垂体束	下丘腦垂體徑，下視丘垂體束	hypothalamohypophyseal tract
下丘脑腹内侧核	下丘腦腹內側核	ventromedial hypothalamic nucleus
下丘脑弓状核	下丘腦弓狀核	arcuate nucleus of hypothalamus
下丘脑沟	下丘腦溝	hypothalamic sulcus, hypothalamic groove
下丘脑核支	下丘腦核枝	branch of hypothalamic nucleus
下丘脑后核	下丘腦後核	posterior hypothalamic nucleus
下丘脑后区	下丘腦後區	posterior hypothalamic region
下丘脑脊髓束	下丘腦脊髓徑	hypothalamospinal tract
下丘脑脊髓纤维	下丘腦脊髓纖維	hypothalamospinal fiber
下丘脑漏斗系统	下丘腦漏斗系統，下視丘漏斗系統	hypothalamo-infundibular system
下丘脑内侧带	下丘腦內側帶	medial zone of hypothalamus
下丘脑皮质纤维	下丘腦皮質纖維	hypothalamocortical fiber
下丘脑前核	下丘腦前核	anterior hypothalamic nucleus
下丘脑前区	下丘腦前區	anterior hypothalamic region

大　陆　名	台　湾　名	英　文　名
下丘脑束	下丘腦徑	hypothalamic tract
下丘脑外侧区	下丘腦外側區	lateral hypothalamic region, lateral hypothalamic area
下丘脑支	下丘腦枝	hypothalamic branch
下丘脑中间区	下丘腦中間區	intermediate hypothalamic region
下筛斑	下篩斑	macula cribrosa inferior
下舌段	下舌段	inferior lingular segment
下舌段静脉	下舌段靜脈	inferior lingular vein
下舌段支气管	下舌段支氣管	inferior lingular bronchus, inferior lingular segmental bronchus, B V
下舌支	下舌枝	inferior lingular branch
下矢状窦	下矢狀竇	inferior sagittal sinus
下髓帆	下髓帆	inferior medullary velum
下托	下托	subiculum
下托复合体	下托複合體	subicular complex
下外侧面	下外側面	inferolateral surface
下吻合静脉	下吻合靜脈	inferior anastomotic vein
下项线	下項線	inferior nuchal line
下斜肌	下斜肌	inferior oblique, inferior oblique muscle
下斜韧带	下斜韌帶	inferior oblique ligament
下牙槽点，切牙点	下齒槽點	infradentale
下牙槽动脉	下齒槽動脈	inferior alveolar artery
下牙槽动脉颏支	下齒槽動脈頦枝	mental branch of inferior alveolar artery
下牙槽孔	下齒槽孔	inferior alveolar foramen
下牙槽前点	下齒槽前點	infradentale anterius
下牙槽神经	下齒槽神經	inferior alveolar nerve
下牙丛	下齒叢	inferior dental plexus
下牙弓	下齒弓	lower dental arch
下牙龈神经	下牙齦神經	inferior gingival nerve
下牙龈支	下牙齦枝	inferior gingival branch
下眼睑	下眼瞼	palpebra inferior
下叶	下葉	inferior lobe
下叶支	下葉枝	branch of inferior lobe
下蚓静脉	蚓下靜脈	inferior vein of vermis, inferior vermian vein
下缘	下緣	inferior margin, inferior

大　陆　名	台　湾　名	英　文　名
		border
下运动神经元	下運動神經元	lower motor neuron
下支	下枝	inferior branch
下肢	下肢	lower limb, lower extremity, inferior member
下肢带	下肢帶	girdle of lower extremity, girdle of inferior extremity
下肢带连结	下肢帶連結，下肢帶關節	joint of pelvic girdle, joint of girdle of lower extremity
下肢分区	下肢分區	region of lower extremity
下肢骨	下肢骨[骼]	bone of lower limb, skeleton of lower extremity
下肢肌	下肢肌	muscle of lower limb, muscle of lower extremity
下肢淋巴结	下肢淋巴結	lymph node of lower limb
下肢浅静脉	下肢淺靜脈	superficial vein of lower limb, superficial vein of lower extremity
下肢深静脉	下肢深靜脈	deep vein of lower limb, deep vein of lower extremity
下肢芽	下肢芽	leg bud
下肢自由部	下肢游離部	free part of lower limb, free part of lower extremity
下直肠尿道肌	下直腸尿道肌	rectourethralis inferior
下直肌	下直肌	inferior rectus, inferior straight muscle
下终支	下終枝	inferior terminal branch
下主静脉	下主靜脈	subcardinal vein
下孖肌	下孖肌	gemellus inferior, inferior gemellus muscle
下纵隔	下縱隔	inferior mediastinum
下纵肌	下縱肌	inferior longitudinal muscle
下纵束	下縱束	inferior longitudinal fasciculus
先成论，预成论	先成説，先成論	preformation theory
先期钙化带，临时钙化带	臨時鈣化區	zone of provisional calcification
先天感染，胎内感染	胎内感染	innate infection
先天性	先天性	congenital
先天性白内障	先天性白內障	congenital cataract
先天性代谢异常	先天性代謝異常	inborn error of metabolism
先天性胆管闭锁	先天性膽管閉鎖	congenital biliary atresia

大　陆　名	台　湾　名	英　文　名
先天性镫骨固定	先天性鐙骨固定	congenital fixation of stapes
先天性耳凹	先天性耳凹	congenital auricular pit
先天性耳郭囊肿	先天性耳廓囊腫	congenital auricular cyst
先天性耳聋	先天性[耳]聾	congenital deafness
先天性耳前窦[道]	先天性耳前竇[道]	congenital preauricular sinus
先天性耳前瘘	先天性耳前瘻[管]	congenital preauricular fistula
先天性肥大性幽门狭窄	先天性幽門肥大狹窄	congenital hypertrophic pyloric stenosis
先天性肺囊肿	先天性肺囊腫	congenital pulmonary cyst
先天性肺不张	先天性肺膨脹不全	congenital atelectasis
先天性腹股沟疝	先天性腹股溝疝	congenital inguinal hernia
先天性睾丸发育不全	先天性睾丸發育不全	congenital hypoplasia of testis
先天性膈膨升	先天性膈膨出	congenital eventration of diaphragm
先天性膈疝	先天性膈疝	congenital diaphragmatic hernia
先天[性]畸形	先天性畸形	congenital malformation, congenital abnormality
先天性巨结肠	先天性巨結腸	congenital giant colon
先天性髋关节脱臼	先天性髖關節脱臼	congenital dislocation of hip
先天性裂手	先天性裂手，先天性手裂	congenital cleft hand
先天性裂足	先天性裂足，先天性足裂	congenital cleft foot
先天性卵巢发育不全（=特纳综合征）	特納氏症候群	Turner's syndrome
先天性皮肤发育不全	先天性皮膚發育不全	aplasia cutis congenita
先天性脐疝	先天性臍疝	congenital umbilical hernia
先天性青光眼	先天性青光眼	congenital glaucoma
先天性上腹壁疝，白线疝	先天性上腹壁疝	congenital epigastric hernia
先天性肾上腺皮质增生症	先天性腎上腺皮質增生症	congenital adrenal cortical hyperplasia
先天性食管裂孔疝	先天性食道裂孔疝	congenital esophageal hiatal hernia
先天性视网膜剥离	先天性視網膜剝離	congenital detachment of retina
先天性秃发（=先天性无发）	先天性秃頭，先天性秃髮	congenital alopecia
先天性无发，先天性秃发	先天性秃頭，先天性秃髮	congenital alopecia
先天性无神经节性巨结肠	先天性無神經節性巨結腸	congenital aganglionic megacolon
先天性小口畸形	先天性小口畸形	congenital microstomia
先天性心包缺损	先天性心包缺損	congenital pericardial defect

大　陆　名	台　湾　名	英　文　名
先天[性]异常	先天性異常	congenital anomaly
纤毛	纖毛	cilium
纤毛上皮	纖毛上皮	ciliated epithelium
纤毛细胞	纖毛細胞	ciliated cell
纤毛运动	纖毛運動	ciliary movement
纤丝状肌动蛋白（=纤维状肌动蛋白）	纖絲狀肌動蛋白，絲狀纖維激動蛋白	filamentous actin, F-actin
纤维	纖維	fiber
纤维层	纖維層	fibrous layer
纤维蛋白	纖維蛋白，纖維素	fibrin
纤维蛋白酶	纖維蛋白酶	plasmase
纤[维蛋白]溶酶	[血]纖維蛋白溶酶，胞漿素	plasmin
纤[维蛋白]溶酶原	[血]纖維蛋白溶酶原，胞漿素原	plasminogen
纤维蛋白原	纖維蛋白原	fibrinogen
纤维骨	纖維性骨	fibrous bone
纤维-骨环，纤维骨性环	纖維骨性環	fibroosseous ring
纤维骨性环（=纤维-骨环）	纖維骨性環	fibroosseous ring
纤维关节（=纤维连结）	纖維連結，纖維關節	fibrous joint, fibrous articulation
纤维环	纖維環	fibrous ring, annulus fibrosus
纤维篮	纖維籃	fiber basket
纤维连结，纤维关节	纖維連結，纖維關節	fibrous joint, fibrous articulation
纤维膜	纖維膜	fibrosa, fibrous membrane
纤维囊	纖維囊	fibrous capsule
纤维鞘	纖維鞘	fibrous sheath, circumferential fiber
纤维鞘环状部	纖維鞘環狀部	annular part of fibrous sheath
纤维鞘交叉部	纖維鞘交叉部	cruciform part of fibrous sheath
纤维软骨	纖維軟骨	fibrocartilage, fibrous cartilage
纤维软骨环	纖維軟骨環	fibrocartilaginous ring
纤维软骨联合	纖維軟骨聯合	symphysis
纤维毯	纖維毯	tapetum fibrosum
纤维细胞	纖維細胞	fibrocyte
纤维心包	纖維心包	fibrous pericardium, pericardium fibrosum
纤维性肌动蛋白	纖維性肌動蛋白	fibrous actin

大　陆　名	台　湾　名	英　文　名
纤维性星形胶质细胞	纖維性星狀細胞，纖維性星形細胞	fibrous astrocyte, fibrillar astrocyte
纤维粘连蛋白	纖維粘連蛋白	fibronectin
纤维状肌动蛋白，纤丝状肌动蛋白	纖絲狀肌動蛋白，絲狀纖維激動蛋白	filamentous actin, F-actin
纤维组织	纖維組織	fibrous tissue
纤维组织细胞系统	纖維組織細胞系統	fibrohistiocytic system
嫌锇血小板	嫌鋨血小板	osmiophobic platelet
嫌色细胞	嫌色細胞，厭色細胞	chromophobe cell, chromophobic cell
显微操作	顯微操作	micromanipulation
显微操作技术	顯微操作技術	micromanipulative technique
显微操作仪	顯微操作儀	micromanipulator
显微电影术	顯微電影攝影術	microcinematography
显微放射摄影	顯微放射攝影	microradiograph
显微放射自显影术	顯微自動放射顯影術，顯微放射自動顯影術	microautoradiography, microradioautography
显微分光光度计	顯微分光光度計，微量分光光度計	microspectrophotometer
显微光度[测量]术（=显微光度计量术）	顯微光度計量術，顯微光度測量法	microphotometry
显微光度计量术，显微光度[测量]术	顯微光度計量術，顯微光度測量法	microphotometry
显微技术	顯微技術	micrological technique, microtechnique
显微结构	顯微結構	microstructure
显微解剖	顯微解剖	microdissection
显微解剖学	顯微解剖學	microscopic anatomy
显微镜检术	顯微鏡檢術	microscopy
显微摄影术	顯微攝影術，顯微照相術	microphotography, photomicrography
显微图像分析系统	顯微影像分析系統	microscope image analysis system
显微外科技术	顯微外科技術	microsurgical technique
显微外科学	顯微外科學	microsurgery
显微照片	顯微照片	microphotograph
显微紫外线吸收分光术	顯微紫外線吸收分光術	ultraviolet microscopic absorption spectroscopy
显性	顯性	dominance
显性基因	顯性基因	dominant gene

大　陆　名	台　湾　名	英　文　名
M 线	M 線	M line
Z 线	Z 線，間膜	Z line
线粒体	粒線體，線粒體	mitochondrion, plastosome
线粒体包涵物	粒線體包涵物	mitochondrial inclusion
线粒体基质	粒線體基質	mitochondrial matrix
线粒体颗粒	粒線體顆粒	mitochondrial granule
线粒体膜	粒線體膜	mitochondrial membrane
线粒体鞘	粒線體鞘	mitochondrial sheath
线粒体系	粒線體系	plastochondrium
线状小体	線狀小體	nematosome
陷窝	陷窩	lacuna
陷窝韧带（＝腔隙韧带）	腔隙韌帶	lacunar ligament
腺垂体	腺垂體	adenohypophysis
腺管	腺管	glandular tube
腺后支	腺後枝	posterior glandular branch
腺末房	終末分泌單元，腺末房	terminal secretory unit
腺内淋巴结	腺內淋巴結	intraglandular lymph node
腺泡	腺泡	acinus
腺泡间结缔组织	腺泡間結締組織	interacinous connective tissue
腺泡细胞	腺泡細胞	acinar cell
腺前支	腺前枝	anterior glandular branch
腺腔	腺腔	glandular cavity
腺上皮	腺上皮	glandular epithelium
腺细胞	腺細胞	glandular cell
腺样窝	腺樣窩	gland-like pit
腺样组织	腺樣組織	adenoid tissue
腺支	腺枝	glandular branch
腺组织	腺組織	glandular tissue
相关分化	相關分化	correlative differentiation
相互抑制	相互抑制	reciprocal inhibition
相互诱导	相互誘導	reciprocal induction
镶嵌结构	鑲嵌結構	mosaic structure
镶嵌连接	胞膜間交錯嵌合	interdigitation
镶嵌卵	鑲嵌卵	mosaic egg
镶嵌卵裂	鑲嵌卵裂	mosaic cleavage
镶嵌现象	鑲嵌現象	mosaicism
镶嵌型发育	鑲嵌發育	mosaic development

大　陆　名	台　湾　名	英　文　名
向内生长（＝内生）	内長，向内生長	ingrowth
项横肌	項横肌	transverse muscle of nape, transversus nuchae
项筋膜	項筋膜	nuchal fascia
项平面	項平面	nuchal plane
项区	項區	nuchal region
项韧带	項韌帶	ligamentum nuchae, nuchal ligament
相差显微镜	位相差顯微鏡	phase contrast microscope
肖帕尔关节	肖帕爾氏關節，Chopart 氏關節	Chopart's joint
消化	消化	digestion
消化管	消化道，消化管	digestive tract, alimentary canal
消化管重复畸形	消化道重複畸形	duplication of digestive tract
消化酶	消化酶	digestive enzyme
消化器	消化器	digestive apparatus
消化器官	消化器官	digestive organ
消化上皮	消化上皮	digestive epithelium
消化系统	消化系統	digestive system, alimentary system
消化腺	消化腺	digestive gland, alimentary gland
消化液	消化液	digestive juice
小肠	小腸	small intestine
小肠肌层	小腸肌層	muscular layer of small intestine
小肠内泌素	小腸内泌素	secretin
小肠腺	小腸腺	small intestinal gland
小带间隙	小帶間隙	zonular space
小带纤维	小帶纖維	zonular fiber
小动脉	小動脈	arteriole, small artery
小动脉硬化	小動脈硬化	arteriolosclerosis
小多角骨	小多角骨	trapezoid bone
小腹膜腔（＝网膜囊）	網膜囊	omental bursa, omental sac
小隔[膜]	小隔[膜]	septulum
小骨	小骨	ossiculum, ossicle
小骨盆	小骨盆	lesser pelvis
T 小管（＝横小管）	横小管，T 小管	transverse tubule, T-tubule
小管期	細管期	canalicular period

大　陆　名	台　湾　名	英　文　名
小管周牙本质	小管周圍牙本質	peritubular dentin
小汗腺（=外泌汗腺）	滲泌汗腺，小汗腺	eccrine sweat gland
小颌[症]	小頜症，小顎症	micrognathia
小红细胞	小紅血球，小紅血細胞	microcyte, microcytic cell
小胶质细胞	小膠質細胞	microglia, microglia cell
小角	小角	lesser horn
小角结节	小角結節	corniculate tubercle
小角软骨	小角軟骨	corniculate cartilage
小角舌肌	小角舌肌	chondroglossus, chondroglossal muscle
小角咽部	小角咽部	chondropharyngeal part
小结	小結	nodule, nodulus
小结间区	小結間區，小結間帶	internodule zone
小结节	小結節	lesser tubercle
小结节嵴	小結節嵴	crest of lesser tubercle
小结帽	小結帽	nodule cap
小结外区	小結外區	extrafollicular zone
小静脉	小靜脈	small vein, veinlet
小颗粒细胞	小顆粒細胞	small granule cell
小口畸形	小口畸形	microstomia
小梁	小梁	trabecula
小梁动脉	小梁動脈	trabecular artery
小梁间隙	小梁間隙	trabecular space, intertrabecular space
小梁静脉	小梁靜脈	trabecular vein
小梁网	小梁網	trabecular reticulum, trabecular meshwork
小梁质	小梁質	trabecular substance
小梁周窦	小梁周竇	peritrabecular sinus
小淋巴细胞	小淋巴細胞，小淋巴球	small lymphocyte
小菱形肌	小菱形肌	rhomboideus minor, rhomboid minor
小脑	小腦	cerebellum
小脑板	小腦板	cerebellar plate
小脑半球	小腦半球	cerebellar hemisphere, hemisphere of cerebellum
小脑半球上静脉	小腦半球上靜脈	superior vein of cerebellar hemisphere
小脑半球下静脉	小腦半球下靜脈	inferior vein of cerebellar hemisphere

大　陆　名	台　湾　名	英　文　名
小脑扁桃体	小腦扁桃體	tonsil of cerebellum
小脑扁桃体支	小腦扁桃體枝	cerebellar tonsillar branch, branch of tonsil of cerebellum
小脑次裂	小腦次裂	secondary fissure of cerebellum
小脑岛	小腦島	cerebellar island
小脑谷	小腦谿	cerebellar vallecula, vallecula of cerebellum
小脑核	小腦核	cerebellar nucleus, nucleus of cerebellum
小脑后切迹	小腦後切跡	posterior cerebellar notch
小脑后上静脉	小腦後上靜脈	posterior superior cerebellar vein
小脑后叶	小腦後葉	posterior lobe of cerebellum
小脑活树	小腦活樹	arbor vitae, arbor vitae of cerebellum
小脑脚	小腦腳	cerebellar peduncle
小脑静脉	小腦靜脈	cerebellar vein
小脑颗粒层	小腦顆粒層	stratum granulosum cerebelli
小脑镰	小腦鐮	cerebellar falx, falx of cerebellum
小脑裂	小腦裂	cerebellar fissure, fissure of cerebellum
小脑幕	小腦天幕	tentorium cerebellum, tentorium of cerebellum, cerebellar tentorium
小脑幕底支	小腦天幕底枝	tentorial basal branch, basal branch of tentorium
小脑幕切迹	小腦天幕切跡	tentorial incisure, tentorial notch
小脑幕缘支	小腦天幕緣枝	tentorial marginal branch, marginal branch of tentorium
小脑幕支	小腦天幕枝	tentorial branch
小脑脑桥脚	小腦橋腦腳	pontine cerebellar peduncle
小脑皮质	小腦皮質	cerebellar cortex
小脑皮质分子层	小腦皮質分子層	molecular layer of cerebellar cortex
小脑皮质颗粒层	小腦皮質顆粒層	granular layer of cerebellar cortex
小脑皮质梨状细胞层	小腦皮質梨狀細胞層	piriform cell layer of cerebellar cortex
小脑前切迹	小腦前切跡	anterior cerebellar notch

大　陆　名	台　湾　名	英　文　名
小脑前上静脉	小腦前上靜脈	anterior superior cerebellar vein
小脑前叶	小腦前葉	anterior lobe of cerebellum
小脑上动脉	小腦上動脈	superior cerebellar artery, superior artery of cerebellum
小脑上脚	小腦上腳	superior cerebellar peduncle
小脑上脚交叉	小腦上腳交叉	decussation of superior cerebellar peduncle
小脑髓质	小腦髓質	cerebellar medulla
小脑体	小腦體	cerebellar corpus, body of cerebellum
小脑尾侧脚	小腦尾側腳	caudal cerebellar peduncle
小脑尾侧叶	小腦尾側葉	caudal lobe of cerebellum
小脑窝	小腦窝	cerebellar fossa
小脑下半月小叶	小腦下半月小葉	inferior semilunar lobule of cerebellum
小脑下后动脉	小腦下後動脈	posterior inferior cerebellar artery, posterior inferior artery of cerebellum
小脑下后静脉	小腦下後靜脈	posterior inferior cerebellar vein
小脑下脚	小腦下腳	inferior cerebellar peduncle
小脑下静脉	小腦下靜脈	inferior cerebellar vein
小脑下前动脉	小腦下前動脈	anterior inferior cerebellar artery, anterior inferior artery of cerebellum
小脑下前静脉	小腦下前靜脈	anterior inferior cerebellar vein
小脑小球	小腦小球	cercbcllar glomerulus
小脑延髓池	小腦延髓池	cerebellomedullary cistern
小脑叶片	小腦葉片	cerebellar folium, folium of cerebellum
小脑蚓	小腦蚓	cerebellar vermis, vermis of cerebellum
小脑原裂	小腦原裂	primary fissure of cerebellum
小脑中脚	小腦中腳	middle cerebellar peduncle
小脑中央核	小腦中央核	central nucleus of cerebellum
小脑中央前静脉	小腦中央前靜脈	precentral cerebellar vein, precentral vein of cerebellum
小泡（＝囊泡）	囊泡，小泡	vesicle
小皮板	角皮層	cuticular plate

大　陆　名	台　湾　名	英　文　名
小钳	小鉗	minor forceps
小强荧光细胞	小強螢光細胞	small intensely fluorescent cell, SIF cell
小染色体	小染色體	microchromosome
小舌	小舌	lingula
小舌症	小舌症	microglossia
小噬细胞	小噬細胞	microphage
小收肌	小内收肌	adductor minimus
W-P 小体（=怀布尔-帕拉德小体）	懷布爾-帕拉德氏小體	Weibel-Palade body, W-P body
X 小体	X 小體	X-body
Y 小体	Y 小體	Y-body
小头畸形	小頭畸形	microcephaly, microencephaly, microencephalus
小腿	小腿	lower leg
小腿骨间膜	小腿骨間膜	crural interosseous membrane, interosseous membrane of leg
小腿骨间神经	小腿骨間神經	interosseous nerve of leg
小腿后骨筋膜鞘	小腿後骨筋膜鞘	posterior osseofascial compartment of leg
小腿后肌间隔	小腿後肌間隔	posterior crural intermuscular septum
小腿后面	小腿後面	posterior surface of leg
小腿后区	小腿後區	posterior crural region, posterior region of leg
小腿筋膜	小腿筋膜	crural fascia
小腿内侧皮支	小腿内側皮枝	medial crural cutaneous branch
小腿前骨筋膜鞘	小腿前骨筋膜鞘	anterior osseofascial compartment of leg
小腿前肌间隔	小腿前肌間隔	anterior crural intermuscular septum
小腿前面	小腿前面	anterior surface of leg
小腿前区	小腿前區	anterior crural region, anterior region of leg
小腿区	小腿區	region of lower leg
小腿三头肌	小腿三頭肌	triceps surae, triceps muscle of calf
小腿深筋膜	小腿深筋膜	deep fascia of leg
小腿外侧骨筋膜鞘	小腿外側骨筋膜鞘	lateral osseofascial

大　陆　名	台　湾　名	英　文　名
		compartment of lower leg
小腿外侧区	小腿外側區	lateral crural region
小腿外侧群	小腿外側群	lateral compartment of lower leg
小唾液腺	小唾液腺	minor salivary gland
小网膜	小網膜	lesser omentum
小网膜囊	小網膜囊	lesser sac
小细胞部	小細胞部	parvocellular part
小细胞网状核	小細胞網狀核	parvocellular reticular nucleus
小斜角肌	小斜角肌	scalenus minimus, least scalene muscle
小形指	小形指	microdactyly
小形趾	小形趾	microdactyly
小牙症	小牙症	microdontia
小眼畸形	小眼畸形	microphthalmia, microphthalmus
小叶	小葉	lobule
小叶间胆管	小葉間膽管	interlobular bile duct
小叶间动脉	小葉間動脈	interlobular artery
小叶[间]隔	小葉間隔	interlobular septum
小叶间结缔组织	小葉間結締組織	interlobular connective tissue
小叶间静脉	小葉間靜脈	interlobular vein
小叶间小管	小葉間小管	interlobular ductule
小叶内导管	小葉內管	intralobular duct
小叶下静脉	小葉下靜脈	sublobular vein
小叶形成	分成小葉	lobulation
小翼	小翼	lesser wing
小阴唇	小陰唇	lesser lip of pudendum, labium minus
小阴唇系带	小陰唇繫帶	frenulum of labia minora
小阴茎[症]	小陰莖症	micropenis
小隐静脉	小隱靜脈	small saphenous vein
小鱼际	小魚際	hypothenar, hypothenar eminence
小鱼际筋膜	小魚際筋膜	hypothenar fascia
小鱼际鞘（=[手]内侧鞘）	内側鞘	medial compartment
小圆肌	小圓肌	teres minor
小指	小指	little finger
小指短屈肌	小指短屈肌，小指屈短肌	flexor digiti minimi brevis of

大　陆　名	台　湾　名	英　文　名
		hand
小指对掌肌	小指對掌肌	opponens digiti minimi of hand
小指伸肌	小指伸肌	extensor digiti minimi
小指伸肌腱鞘	小指伸肌腱鞘	tendinous sheath of extensor digiti minimi
小指展肌	小指外展肌	abductor digiti minimi
小趾	小趾	little toe
小趾短屈肌	小趾短屈肌，小趾屈短肌	flexor digiti minimi brevis of foot
小趾对掌肌	小趾對掌肌	opponens digiti minimi of foot
小趾展肌	小趾外展肌	abductor digiti minimi
小转子	小轉子	lesser trochanter
笑肌	笑肌	risorius, risorius muscle
效应器	作用器	effector
效应细胞	效應細胞，作用細胞	effector cell
效应 T 细胞	效應 T 細胞	effector T cell
楔骨	楔骨	cuneiform bone
楔骨间关节	楔骨間關節	intercuneiform joint
楔骨间韧带	楔骨間韌帶	intercuneiform ligament
楔间背侧韧带	楔間背側韌帶	dorsal intercuneiform ligament
楔间骨间韧带	楔間骨間韌帶	interosseous intercuneiform ligament
楔间足底韧带	楔骨間足底韌帶	plantar intercuneiform ligament
楔前动脉	楔前動脈	precuneal artery
楔前叶	楔前葉	precuneus
楔束	楔狀束，楔狀徑	fasciculus cuneatus, cuneate fasciculus
楔束副核	楔狀束副核	accessory cuneate nucleus
楔束核	楔狀束核	cuneate nucleus
楔束结节	楔狀束結節	cuneate tubercle
楔骰背侧韧带	楔骰背側韌帶	dorsal cuneocuboid ligament
楔骰骨间韧带	楔骰骨間韌帶	interosseous cuneocuboid ligament
楔骰关节	楔骰關節	cuneocuboid joint
楔骰足底韧带	楔骰足底韌帶	plantar cuneocuboid ligament
楔小脑纤维	楔小腦纖維	cuneocerebellar fiber
楔形核	楔形核	cuneiform nucleus

大　陆　名	台　湾　名	英　文　名
楔形下核	楔形下核	subcuneiform nucleus
楔叶	楔狀葉	cuneus
楔距骨间韧带	楔蹠骨間韌帶	interosseous cuneometatarsal ligament
楔舟背侧韧带	楔舟背側韌帶	dorsal cuneonavicular ligament
楔舟关节	楔舟關節	cuneonavicular joint
楔舟足底韧带	楔舟足底韌帶	plantar cuneonavicular ligament
楔状结节	楔狀結節	cuneiform tubercle
楔状软骨	楔狀軟骨	cuneiform cartilage
斜部	斜部	oblique part
斜方肌	斜方肌	trapezius, trapezius muscle
斜方肌腱下囊	斜方肌腱下囊	subtendinous bursa of trapezius, subtendinous bursa of trapezius muscle
斜方韧带	斜方韌帶	trapezoid ligament
斜方体	斜方體	trapezoid body
斜方体背侧核	斜方體背側核	dorsal nucleus of trapezoid body
斜方体腹侧核	斜方體腹側核	ventral nucleus of trapezoid body
斜方体核	斜方體核	trapezoid nucleus
斜方体内侧核	斜方體內側核	medial nucleus of trapezoid body
斜方线	斜方線	trapezoid line
斜肌	斜肌	oblique muscle, obliquus
斜角带	斜角帶	diagonal band
斜角带核	斜角帶核	nucleus of diagonal band
斜角肌	斜角肌	scalenus
斜角肌间隙	斜角肌間隙	scalenus interspace
斜角肌结节	斜角肌結節	scalene tubercle
斜角肌淋巴结	斜角肌淋巴結	scalene lymph node
斜径	斜徑	oblique diameter
斜裂	斜裂	oblique fissure, oblique segmentation
斜坡	斜坡	clivus
斜坡支	斜坡枝	clival branch
斜切面	斜切面	oblique section
斜索	斜索	oblique cord

大　陆　名	台　湾　名	英　文　名
斜头	斜頭	oblique head
斜纤维	斜纖維	oblique fiber
斜线	斜線	oblique line
斜形头	斜形頭	plagiocephaly
泄殖腔	泄殖腔	cloaca, urogenital cavity
泄殖腔存留	泄殖腔殘留	persistent cloaca
泄殖腔隔	泄殖腔隔	cloacal septum
泄殖腔膜	泄殖腔膜	cloacal membrane
泄殖腔内胚层	泄殖腔内胚層	cloacal endoblast
心瓣膜	心瓣膜	cardiac valve, valve of heart
心包	心包	pericardium
心包壁层	心包壁層	parietal layer of pericardium
心包窦	心包竇	pericardial sinus
心包腹膜管	心包[膜]腹膜管	pericardioperitoneal canal
心包隔	心包隔	pericardial septum
心包膈动脉	心包膈動脈	pericardiacophrenic artery
心包膈静脉	心包膈靜脈	pericardiacophrenic vein
心包横窦	心包横竇	transverse sinus of pericardium
心包静脉	心包靜脈	pericardial vein, pericardiac vein
心包膜	心包膜，圍心膜	pericardial membrane
心包囊肿	心包囊腫	pericardial cyst
心包前板	心包前板	prepericardiac lamella
心包前淋巴结	心包前淋巴結	prepericardial lymph node
心包前膜	心包前膜	prepericardiac membrane
心包腔	心包腔	pericardial cavity, pericardial chamber, pericardiac cavity
心包外侧淋巴结	心包外側淋巴結	lateral pericardial lymph node
心包斜窦	心包斜竇	oblique sinus of pericardium, oblique pericardial sinus
心包脏层	心包臟層	visceral layer of epicardium
心包支	心包枝	pericardial branch, pericardiac branch
心背系膜	背[側]心繫膜	dorsal mesocardium
心传导系	心傳導系統	conducting system of heart, conduction system of heart
心丛	心叢	cardiac plexus
心大静脉	心大靜脈	great cardiac vein

大　陆　名	台　湾　名	英　文　名
心底	心底	cardiac base, base of heart
心底段	心底段	cardiac basal segment
心底段支气管	心底段支氣管	cardiac basal segmental bronchus
心窦	心竇	cardiac sinus
心耳	心耳	atrial auricle, auricle of heart
心房	心房	cardiac atrium, atrium of heart, atrium
心房静脉	心房靜脈	atrial vein
心房利钠尿多肽	心房利鈉尿多肽	atrial natriuretic polypeptide
心房特殊颗粒	特殊心房顆粒	specific atrial granule
心房吻合支	心房吻合枝	anastomotic atrial branch, atrial anastomotic branch
心房中间支	心房中間枝	intermediate branch of atrium, intermediate atrial branch
心肺面	心肺面	pulmonary surface of heart
心膈面	心[臟]膈面	diaphragmatic surface of heart
心骨	心骨	os cordis
心骨骼	心骨骼	cardiac skeleton
心管	心管	cardiac tube, heart tube, cardial tube
心肌	心肌	myocardium, cardiac muscle, heart muscle
心肌间质网络	心肌基質網	myocardial matrix network
心肌膜	心肌膜	myocardium
心肌外膜网	心肌外膜網	myoepicardial reticulum
心肌外套层	心肌外膜套膜	myoepicardial mantle
心肌细胞	心肌細胞	cardiac muscle cell, cardiocyte
心肌纤维	心肌纖維	cardiac muscle fiber
心肌组织	心肌組織	cardiac muscular tissue
心尖	心尖	cardiac apex, apex of heart
心尖切迹	心尖切跡	cardiac apical incisure, incisure of apex of heart, notch of cardiac apex
心胶质	心膠質，心膠涷	cardiac jelly
心静脉	心靜脈	cardiac vein
心隆起，心突	心隆起，心隆凸	heart bulge, cardiac eminence, cardiac prominence
心钠素	心鈉素	cardionatrin
心内膜	心內膜	endocardium

大　陆　名	台　湾　名	英　文　名
心内膜垫	心内膜墊	endocardial cushion
心内膜下层	心内膜下層	subendocardial layer
心内膜下支	心内膜下枝	subendocardial branch
心内皮	心内皮	cardiac endothelium
心袢	心襻	heart loop
心前静脉	心前靜脈	anterior cardiac vein
心球	心球	bulbus cordis
心肉柱	心肉柱	trabecula carnea cordis
心上副神经节	心上副神經節	paraganglion supracardiale
心上嵴	心上嵴	epicardial ridge
心神经节	心神經節	cardiac ganglion
心室	心室，心腔	cardiac ventricle, ventricle of heart, heart chamber
心室静脉	心室靜脈	ventricular vein
心衰细胞	心衰竭細胞	heart failure cell
心缩期	心縮期	systole
心索	心索	heart cord
心突（=心隆起）	心隆起，心隆凸	heart bulge, cardiac eminence, cardiac prominence
心外膜	心外膜	epicardium
心外膜下层	心外膜下層	subepicardial layer
心涡	心渦	vortex of heart
心系膜	心繫膜	mesocardium
心下囊	心下囊	infracardiac bursa
心小静脉	心小靜脈	small cardiac vein
心形子宫	心形子宮	uterus cordiformis
心胸肋面	心[臟]胸肋面	sternocostal surface of heart
心血管系统	心血管系統，心脈管系統	cardiovascular system
心压迹	心壓跡	cardiac impression
心右缘	心右緣	right border of heart
心[脏]	心[臟]	heart
心中静脉	心中靜脈	middle cardiac vein
心周腔（=围心腔）	圍心腔，心周腔	pericardial coelom, cardiocoel
心锥	心圓錐	conus cordis
心最小静脉	心最小靜脈	smallest cardiac vein
辛格液	辛格氏液	Zenker's fluid
新颅	新顱	neocranium
新皮质	新皮質	neocortex, neopallium

大　陆　名	台　湾　名	英　文　名
新皮质多形[细胞]层	新皮質多形[細胞]層	polymorphic layer of neocortex
新皮质分子层	新皮質分子層	molecular layer of neocortex
新皮质节细胞层	新皮質節細胞層	ganglionic layer of neocortex
新皮质内颗粒层	新皮質內顆粒層	internal granular layer of neocortex
新皮质内锥体[细胞]层	新皮質內錐體[細胞]層	internal pyramidal layer of neocortex
新皮质外颗粒层	新皮質外顆粒層	external granular layer of neocortex
新皮质外锥体[细胞]层	新皮質外錐體[細胞]層	external pyramidal layer of neocortex
新皮质小锥体[细胞]层	新皮質小錐體[細胞]層	small pyramidal layer of neocortex
新生儿	新生兒	newborn infant
新生儿硬皮症	新生兒硬皮症	sclerema neonatorum
新生物，赘生物	新生物，腫瘤，赘生物	neoplasm, neoformation
新纹状体	新紋狀體	neostriatum
新小脑	新小腦	neocerebellum
新小脑发育不全	新小腦發育不全	neocerebellar agenesis
囟[门]	囟[門]	fontanel, fontanelle
信号转导	訊息傳遞，訊息傳導，訊號轉導	signal transduction
兴奋收缩耦联	興奮收縮耦合	excitation contraction coupling
兴奋性突触	興奮性突觸	excitatory synapse
星点	星點	asterion
星形胶质细胞	星狀[神經膠]細胞，星形[神經膠]細胞	astrocyte, astroglia
星形静脉（=星状静脉）	星狀靜脈，星形靜脈	stellate vein
星形上皮网状细胞	星形上皮網狀細胞	stellate epithelial reticular cell
星形细胞，星状细胞	星狀細胞，星形細胞	stellate cell
星状静脉，星形静脉	星狀靜脈，星形靜脈	stellate vein
星状神经节	星狀神經節	stellate ganglion
星状细胞（=星形细胞）	星狀細胞，星形細胞	stellate cell
星状小静脉	星狀小靜脈	stellate venule
形成面	生成面	forming face
形成质	形成質	formative plasma
形态发生	形態發生，形態形成	morphogenesis, morphogeny
形态发生场	形態發生場	morphogenetic field

大　陆　名	台　湾　名	英　文　名
形态发生素	形態發生素	morphogen
形态发生素梯度	形態發生素梯度	morphogen gradient
形态分化	形態分化	morphological differentiation
形态计量法（=形态计量术）	形態計量法	morphometry
形态计量术，形态计量法	形態計量法	morphometry
形态形成细胞，成形细胞	形態形成細胞，成形細胞	formative cell
形态学	形態學	morphology
X 形血管吻合	X 形血管吻合	X-shaped vascular anastomosis
Ⅰ型肺泡上皮细胞	Ⅰ型肺泡上皮細胞	type Ⅰ alveolar epithelial cell, type Ⅰ pneumocyte
Ⅱ型肺泡上皮细胞	Ⅱ型肺泡上皮細胞	type Ⅱ alveolar epithelial cell, type Ⅱ pneumocyte
Ⅰ型肺泡细胞	Ⅰ型肺泡細胞	type Ⅰ alveolar cell
Ⅱ型肺泡细胞	Ⅱ型肺泡細胞	type Ⅱ alveolar cell
Ⅳ型胶原蛋白	第Ⅳ型膠原蛋白	type Ⅳ collagen
A 型精原细胞	A 型精原細胞	type A spermatogonium
Ad 型精原细胞，暗 A 型精原细胞	暗 A 型精原細胞	dark type A spermatogonium
Ap 型精原细胞	Ap 型精原細胞	pale type A spermatogonium
B 型精原细胞	B 型精原細胞	type B spermatogonium
杏仁复合体	杏仁複合體	amygdaloid complex
杏仁腹侧通路	杏仁腹側通路	ventral amygdaloid pathway
杏仁核	杏仁核	amygdaloid nucleus
杏仁体	杏仁體	amygdaloid body
杏仁体前区	杏仁體前區	anterior amygdaloidal area
杏仁体支	杏仁體枝	branch of amygdaloid body
性别	性別	sex, sexuality
性别分化	性別分化	sex differentiation
性别决定	性別決定	sex determination
性别嵌合体	性別嵌合體	sex mosaic
性嵌合体	性別嵌合體	sexual mosaic
性染色体	性染色體	sex chromosome, idiochromosome
性染色质	性染色質	sex chromatin
性腺	性腺，生殖腺	gonad
性腺发生	性腺生成	gonadogenesis
性腺发育不全	性腺發育不全	gonadal dysgenesis

大　陆　名	台　湾　名	英　文　名
性腺功能减退[症]	性腺機能減退，性腺低能症， 　低性腺功能症	hypogonadism
性行为	性行為	sexual behavior
性原细胞，生殖原细胞，生 　殖母细胞	生殖原細胞，性原細胞，生 　殖母細胞	gonium, gonocyte
性周期	性週期	sexual cycle
胸	胸	thorax
胸半棘肌	胸半棘肌	semispinalis thoracis, 　semispinal muscle of 　thorax
胸背动脉	胸背動脈	thoracodorsal artery
胸背静脉	胸背靜脈	thoracodorsal vein
胸背区	胸背區	thoracodorsal region
胸背神经	胸背神經	thoracodorsal nerve
胸壁	胸壁	thoracic wall
胸壁筋膜	胸壁筋膜	arietal fascia of thorax
胸壁浅静脉	胸壁淺靜脈	thoracic superficial vein
胸部	胸部	thoracic part
胸部分区	胸部分區	region of breast
胸长神经	胸長神經	long thoracic nerve
胸大肌	胸大肌	pectoralis major
胸大肌腹部	胸大肌腹部	abdominal part of pectoralis 　major
胸大肌锁骨部	胸大肌鎖骨部	clavicular part of pectoralis 　major
胸大肌胸肋部	胸大肌胸肋部	sternocostal part of pectoralis 　major
胸导管	胸管	thoracic duct
胸导管腹部	胸管腹部	abdominal part of thoracic 　duct
胸导管弓	胸管弓	arch of thoracic duct
胸导管颈部	胸管頸部	cervical part of thoracic duct
胸导管胸部	胸管胸部	thoracic part of thoracic duct
胸腹壁静脉	胸腹壁靜脈	thoracoepigastric vein
胸腹隔膜	胸腹膜隔膜	pleuroperitoneal membrane
胸腹隔膜缺失	胸腹隔膜缺失	pleuroperitoneal absence
胸腹连胎	胸腹連體	thoracoventropagus
胸腹裂孔	胸腹膜裂孔	pleuroperitoneal foramen
胸腹裂孔疝	胸腹膜裂孔疝	pleuroperitoneal opening 　hernia

大　陆　名	台　湾　名	英　文　名
胸腹膜管	胸腹膜管	pleuroperitoneal canal
胸腹膜腔	胸腹膜腔	pleuroperitoneal cavity
胸骨	胸[廓]骨	sternum, thoracic bone
胸骨柄	胸骨柄	manubrium of sternum
胸骨部	胸骨部	sternal part
胸骨端	胸骨端	sternal end
胸骨关节面	胸骨關節面	sternal articular facet, sternal articular surface
胸骨后间隙	胸骨後間隙	retrosternal space
胸骨后疝	胸骨後疝	retrosternal hernia
胸骨肌	胸骨肌	sternalis, sternal muscle
胸骨甲状肌	胸骨甲狀肌	sternothyroid, sternothyroid muscle
胸骨角	胸骨角	sternal angle
胸骨裂	胸骨裂	cleft sternum
胸骨旁淋巴结	胸骨旁淋巴結	parasternal lymph node
胸骨旁线	胸骨旁線	parasternal line
胸骨前区	胸骨前區	presternal region
胸骨区	胸骨區	sternal region
胸骨软骨结合	胸骨軟骨結合	sternal synchondrosis
胸骨上骨	胸骨上骨	suprasternal bone
胸骨上间隙	胸骨上間隙	suprasternal space
胸骨舌骨肌	胸骨舌骨肌	sternohyoid, sternohyoid muscle
胸骨体	胸骨體	body of sternum
胸骨下角	胸骨下角	infrasternal angle
胸骨心包韧带	胸骨心包韌帶	sternopericardial ligament
胸骨支	胸骨枝	sternal branch
胸核	胸核	thoracic nucleus
胸横肌	胸橫肌	transversus thoracis, thoracic transverse muscle
胸横突间肌	胸橫突間肌	intertransversarius thoracis, intertransverse muscle of thorax
胸回旋肌	胸轉肌	rotatoris muscle of thorax, rotatoris thoracis
胸肌	胸肌	muscle of thorax
胸肌间淋巴结	胸肌間淋巴結	interpectoral lymph node
胸肌筋膜	胸肌筋膜	pectoral fascia
胸肌静脉	胸肌靜脈	pectoral vein

大　陆　名	台　湾　名	英　文　名
胸肌淋巴结	胸肌淋巴結	pectoral lymph node
胸肌区	胸肌區	pectoral region
胸肌支	胸肌枝	pectoral branch
胸棘肌	胸棘肌	spinal muscle of thorax, spinalis thoracis
胸棘间肌	胸棘間肌	interspinal muscle of thorax
胸肩峰动脉	胸肩峰動脈	thoracoacromial artery
胸肩峰动脉肩峰支	胸肩峰動脈肩峰枝	acromial branch of thoracoacromial artery
胸肩峰静脉	胸肩峰靜脈	thoracoacromial vein
胸廓	胸廓	thoracic cage
胸廓出口	胸廓出口	outlet of thorax
胸廓筋膜	胸廓筋膜	thoracic fascia
胸廓连结	胸廓連結，胸廓關節	thoracic joint
胸廓内动脉	胸廓內動脈	internal thoracic artery
胸廓内动脉穿支	胸廓內動脈穿通枝	perforating branch of internal thoracic artery
胸廓内静脉	胸廓內靜脈	internal thoracic vein
胸廓入口	胸廓入口	inlet of thorax
胸廓上口	胸廓上口	superior thoracic aperture, superior aperture of thorax
胸廓下口	胸廓下口	inferior thoracic aperture, inferior aperture of thorax
胸肋部	胸肋部	sternocostal part
胸肋辐状韧带	胸肋輻射狀韌帶	radiate sternocostal ligament
胸肋关节	胸肋關節	sternocostal joint
胸肋关节内韧带	胸肋關節內韌帶	intraarticular sternocostal ligament
胸肋裂孔	胸肋裂孔	sternocostal hiatus
胸肋面	胸肋面	sternocostal surface
胸肋三角	胸肋三角	sternocostal triangle
胸膜	胸膜	pleura
胸膜顶	胸膜頂	pleural cupula, cupula of pleura
胸膜肺区	胸膜肺區	pleuropulmonary region
胸膜腔	胸膜腔	pleural cavity
胸膜上膜	胸膜上膜	suprapleural membrane
胸膜食管肌	胸膜食道肌	pleuroesophageal muscle
胸膜心包管	胸膜心包管	pleuropericardial canal
胸膜心包腔	胸膜心包腔	pleuropericardial cavity

大　陆　名	台　湾　名	英　文　名
胸膜隐窝	胸膜隱窩	pleural recess
胸内侧神经	胸內側神經	medial pectoral nerve
胸内筋膜	胸內筋膜	endothoracic fascia
胸内脏神经节	胸內臟神經節	splanchnic thoracic ganglion
胸盘	胸盤	thoracic disc
胸胚足带	胸胚足帶	pleuropodium
胸髂肋肌	胸髂肋肌	iliocostalis thoracis, iliocostal muscle of thorax
胸前皮支	胸前皮枝	pectoral anterior cutaneous branch
胸腔	胸腔	thoracic cavity
胸上点	胸骨上點	suprasternale
胸上动脉	胸上動脈	superior thoracic artery
胸神经	胸神經	thoracic nerve
胸神经后支	胸神經後枝	posterior branch of thoracic nerve
胸神经后支内侧支	胸神經後枝內側枝	medial branch of posterior branch of thoracic nerve
胸神经后支外侧支	胸神經後枝外側枝	lateral branch of posterior ramus of thoracic nerve
胸神经节	胸神經節	thoracic ganglion
胸神经前支	胸神經前枝	anterior branch of thoracic nerve
胸锁关节	胸鎖關節	sternoclavicular joint
胸锁关节盘	胸鎖關節盘	sternoclavicular disc
胸锁后韧带	胸鎖後韌帶	posterior sternoclavicular ligament
胸锁前韧带	胸鎖前韌帶	anterior sternoclavicular ligament
胸锁乳突肌	胸鎖乳突肌	sternocleidomastoid, sternocleidomastoid muscle
胸锁乳突肌静脉	胸鎖乳突肌靜脈	sternocleidomastoid vein
胸锁乳突肌区	胸鎖乳突肌區	sternocleidomastoid region
胸锁乳突肌支	胸鎖乳突肌枝	sternocleidomastoid branch
胸外侧动脉	胸外側動脈	lateral thoracic artery
胸外侧静脉	胸外側靜脈	lateral thoracic vein
胸外侧皮支	胸外側皮枝	pectoral lateral cutaneous branch
胸外侧神经	胸外側神經，外側胸神經	lateral thoracic nerve, lateral pectoral nerve
胸下点	胸下點	substernale

大　陆　名	台　湾　名	英　文　名
胸腺	胸腺	thymus, thymus gland
胸腺激素	胸腺激素	thymin
胸腺静脉	胸腺靜脈	thymic vein
胸腺淋巴细胞	胸腺淋巴細胞	thymic lymphocyte
胸腺皮质	胸腺皮質	thymic cortex, cortex of thymus
胸腺上皮细胞	胸腺上皮細胞	thymic epithelial cell
胸腺生成素	胸腺生成素	thymopoietin
胸腺素	胸腺素	thymosin
胸腺髓质	胸腺髓質	thymic medulla, medulla of thymus, medulla thymi
胸腺细胞	胸腺細胞	thymus cell, thymic cell, thymocyte
胸腺小体	胸腺小體	thymus corpuscle, thymic corpuscle
胸腺小叶	胸腺小葉	thymic lobule, lobule of thymus
胸腺依赖淋巴细胞（=T 淋巴细胞）	T 淋巴細胞，胸腺依賴型淋巴細胞	thymus-dependent lymphocyte, T-lymphocyte
胸腺依赖区	胸腺依賴區	thymus-dependent region, thymus-dependent zone
胸腺原基	胸腺原基	primordium of thymus
胸腺支	胸腺枝	thymic branch
胸腺组蛋白	胸腺組蛋白	thymus histone
胸小肌	胸小肌	pectoralis minor
胸心包隔膜	胸膜心包隔膜	pleuropericardial membrane
胸心神经	胸心神經	thoracic cardiac nerve
胸心支	胸心枝	thoracic cardiac branch
胸腰筋膜	胸腰筋膜	thoracolumbar fascia
胸中点	胸中點	mesosternale
胸主动脉	胸主動脈	thoracic aorta
胸主动脉丛	胸主動脈叢	thoracic aortic plexus
胸主动脉神经	胸主動脈神經	thoracic aortic nerve
胸主动脉纵隔支	胸主動脈縱隔枝	mediastinal branch of thoracic aorta
胸柱	胸柱	thoracic column
胸椎	胸椎	thoracic vertebra
胸最长肌	胸最長肌	longissimus thoracis, longest muscle of thorax
雄激素不敏感综合征	雄性素不敏感症候群	androgen insensitivity syndrome

大　陆　名	台　湾　名	英　文　名
雄激素结合蛋白	雄性素結合蛋白	androgen binding protein, ABP
雄配子	雄[性]配子	male gamete
雄酮	雄酮	androsterone
雄[性]激素	雄[性]激素，雄性素	androgen, male sex hormone
雄原核	雄性原核	male pronucleus
嗅[成]鞘细胞	嗅神經髓鞘細胞	olfactory ensheathing cell, OEC
嗅垂体基板	嗅垂體基板	olfactohypophysis placode
嗅岛	嗅島	olfactory islet
嗅沟	嗅溝	olfactory groove, olfactory sulcus
嗅回	嗅回	olfactory gyrus
嗅回静脉	嗅回靜脈	vein of olfactory gyrus
嗅基板	嗅基板	olfactory placode
嗅觉	嗅覺	olfactory sensation
嗅觉感受[器]细胞	嗅覺感受[器]細胞	olfactory receptor cell
嗅结节	嗅結節	olfactory tubercle
嗅静脉	嗅靜脈	olfactory vein
嗅孔	嗅孔	olfactory proe
嗅毛	嗅毛	olfactory hair
嗅囊软骨	嗅囊軟骨	olfactory capsule cartilage
嗅脑	嗅腦	rhinencephalon
嗅脑沟	嗅腦溝	rhinal sulcus, rhinal groove
嗅黏膜	嗅黏膜	olfactory mucosa, olfactory mucous membrane
嗅泡	嗅泡，嗅囊	olfactory vesicle
嗅器	嗅器	olfactory organ
嗅球	嗅球	olfactory bulb
嗅区	嗅[覺]區	olfactory region, olfactory area
嗅三角	嗅三角	olfactory trigone
嗅上皮	嗅上皮	olfactory epithelium
嗅神经	嗅神經	olfactory nerve
嗅神经纤维层	嗅神經纖維層	olfactory nerve fiber layer
嗅束	嗅徑	olfactory tract
嗅丝	嗅絲	olfactory filament
嗅纹	嗅紋	stria olfactoria
嗅窝	嗅窩	olfactory pit

大　陆　名	台　湾　名	英　文　名
嗅细胞	嗅細胞	olfactory cell
嗅[纤]毛	嗅[纖]毛	olfactory cilium
嗅纤维	嗅纖維	olfactory fiber
嗅腺，鲍曼腺	嗅腺，鮑氏腺	olfactory gland, Bowman's gland
嗅小球	嗅小球	olfactory glomerulus
嗅叶	嗅葉	olfactory lobe
嗅圆锥	嗅圓錐	olfactory cone
悬韧带	懸韌帶	suspensory ligament
悬雍垂（=腭垂）	腭垂，懸雍垂	uvula, palatine uvula
悬雍垂肌	懸壅垂肌	muscle of uvula
旋腓骨支，腓旋支	旋腓骨枝	circumflex fibular branch
旋肱后动脉	旋肱後動脈	posterior circumflex humeral artery
旋肱后静脉	旋肱後靜脈	posterior circumflex humeral vein
旋肱前动脉	旋肱前動脈	anterior circumflex humeral artery
旋肱前静脉	旋肱前靜脈	anterior circumflex humeral vein
旋股内侧动脉	旋股內側動脈	medial circumflex femoral artery
旋股内侧动脉横支	旋股內側動脈橫枝	transverse branch of medial circumflex femoral artery
旋股内侧动脉降支	旋股內側動脈降枝	descending branch of medial circumflex femoral artery
旋股内侧动脉髋臼支	旋股內側動脈髖臼枝	acetabular branch of medial circumflex femoral artery
旋股内侧动脉浅支	旋股內側動脈淺枝	superficial branch of medial circumflex femoral artery
旋股内侧动脉深支	旋股內側動脈深枝	deep branch of medial circumflex femoral artery
旋股内侧动脉升支	旋股內側動脈升枝	ascending branch of medial circumflex femoral artery
旋股内侧静脉	旋股內側靜脈	medial circumflex femoral vein
旋股外侧动脉	旋股外側動脈	lateral circumflex femoral artery
旋股外侧动脉横支	旋股外側動脈橫枝	transverse branch of lateral circumflex femoral artery
旋股外侧动脉降支	旋股外側動脈降枝	descending branch of lateral circumflex femoral artery
旋股外侧动脉升支	旋股外側動脈升枝	ascending branch of lateral circumflex femoral artery

大　陆　名	台　湾　名	英　文　名
旋股外侧静脉	旋股外側靜脈	lateral circumflex femoral vein
旋后肌	旋後肌	supinator, supinator muscle
旋后肌嵴	旋後肌嵴	supinator crest
旋肩胛动脉	旋肩胛動脈	circumflex scapular artery, circumflex artery of scapula
旋肩胛静脉	旋肩胛靜脈	circumflex scapular vein
旋髂浅动脉	旋髂淺動脈	superficial circumflex iliac artery
旋髂浅静脉	旋髂淺靜脈	superficial circumflex iliac vein
旋髂深动脉	旋髂深動脈	deep circumflex iliac artery
旋髂深动脉升支	旋髂深動脈升枝	ascending branch of deep circumflex iliac artery
旋髂深静脉	旋髂深靜脈	deep circumflex iliac vein
旋前方肌	旋前方肌	pronator quadratus
旋前肌粗隆	旋前肌粗隆	pronator tuberosity
旋前圆肌	旋前圓肌	pronator teres, round pronator muscle
旋前圆肌尺骨头	旋前圓肌尺骨頭	ulnar head of pronator teres
旋前圆肌肱骨头	旋前圓肌肱骨頭	humeral head of pronator teres
旋纹	旋紋	spiral striation
旋支	旋枝	circumflex branch
旋转式切片机	旋轉式切片機	rotary microtome
选择受精	選擇[性]受精	selective fertilization
血卟啉，血紫质	血紫質	hematoporphyrin
血尘	血塵	hemoconia
血岛	血島	blood island
血窦	血竇	sinusoid
血-房水屏障	血房水屏障，血房水障壁	blood-aqueous barrier
血-睾屏障	血睾屏障	blood-testis barrier
血管	血管	blood vessel, hemal tube, vas sanguineum
血管壁	血管壁	vessel wall
血管层	血管層	vascular layer, vascular lamina
血管丛	血管叢	vascular plexus
血管环	血管環	vascular circle
血管极	血管極	vascular pole

大　陆　名	台　湾　名	英　文　名
血管瘤	血管瘤	hemangioma
血管囊	血管囊	vascular sac
血管内膜	血管內膜	tunica intima, intima of vessel
血管内造血	血管內造血	intravascular hemopoiesis
血管前间隙	血管前間隙	prevascular space
血管腔隙	血管腔隙	lacuna vasorum, vascular lacuna, lacuna of vessel
血管球旁器	近腎小球器，近血管球器	juxtaglomerular apparatus
血管乳头	血管乳頭	vascular papilla
血管上[肌]层	血管上層	supravascular layer
血管生成	血管生成，血管發生，血管新生	angiogenesis
血管收缩	血管收縮	vasoconstriction
血管舒张	血管舒張	vasodilation
血管外膜	血管外膜	tunica adventitia, tunica externa, adventitia of vessel
血管外液道	血管外液道	extravascular fluid pathway
血管外造血	血管外造血	extravascular hemopoiesis
血管纹	血管紋	stria vascularis
血管系膜	腎小球繫膜	mesangium
血管系统	血管系統	hemal system
血管周围纤维囊	血管周圍纖維囊	perivascular fibrous capsule
血管周细胞	血管周細胞	perivascular cell
血管周隙	血管周隙	perivascular space
血管周足	血管周足	perivascular foot
血管滋养管	血管滋養管	vas vasorum
血红蛋白	血紅蛋白	hemoglobin
血浆	血漿	plasma, blood plasma
血结	血結	hemal node, hemonode
血淋巴结	血淋巴結	hemolymph node, hemolymphonodus
血-脑脊液屏障	血腦脊液屏障，血腦脊液障壁	blood-cerebrospinal fluid barrier, BCB
血-脑屏障	血腦屏障，血腦障壁	blood-brain barrier, BBB
血[凝]块	血[凝]塊，凝塊	clot, blood clot
血凝素，血细胞凝集素	血球凝集素，血液凝集素	hemagglutinin
血腔隙	血腔隙	blood lacuna
血清	血清	blood serum, serum
血色蛋白	血色蛋白	hemochromoprotein

大　陆　名	台　湾　名	英　文　名
血色素	血色素	hematochrome, hemochrome
血色原	血色原	hemochromogen
血-生精小管屏障	血細精管屏障	blood-seminiferous tubule barrier
血-视网膜屏障	血視網膜屏障	blood-retina barrier
血体	出血體	corpus hemorrhagicum
血涂片	血塗片，血液抹片	blood smear
血细胞	血細胞，血球	blood cell, hemocyte
血细胞发生，血细胞生成，造血	造血[作用]，血細胞生成作用，血形成	hematopoiesis, hemopoiesis
血细胞计数器	血球計[數器]	hemacytometer
血[细胞]凝集反应	血液凝集反應	hemagglutination reaction
血细胞凝集素（=血凝素）	血球凝集素，血液凝集素	hemagglutinin
血细胞生成（=血细胞发生）	造血[作用]，血細胞生成作用，血形成	hematopoiesis, hemopoiesis
血象	血像，血圖	hemogram
血小板	血小板	blood platelet, platelet, thromboplastid
血小板发生，血小板生成	血小板生成	thrombocytopoiesis, thrombopoiesis
血小板溶解	血小板溶解	thrombocytolysis
血小板溶素	血小板溶素	plakin
血小板生成（=血小板发生）	血小板生成	thrombocytopoiesis, thrombopoiesis
血小板生成素	血小板生成素	thrombopoietin
血小板生成型巨核细胞	血小板生成型巨核細胞	platelet-producing megakaryocyte
血小板[源性]生长因子	血小板[衍生]生長因子	platelet-derived growth factor
血型	血型	blood group, blood type
ABO 血型系统	ABO 血型系統	ABO blood group system
MN 血型系统	MN 血型系統	MN blood group system
Rh 血型系统，恒河猴血型系统	Rh 血型系統，恆河猴血型系統	rhesus blood group system, Rh blood group system
血-胸腺屏障	血胸腺屏障	blood-thymus barrier
血液	血液	blood
血液凝固（=凝血）	凝血，血凝固	blood coagulation, blood clotting, hematopexis
血影	血影	blood ghost, ghost
血影细胞	血影細胞	ghost cell
血紫质（=血卟啉）	血紫質	hematoporphyrin

大　陆　名	台　湾　名	英　文　名
循环	循環	circulation
循环系统	循環系統	circulatory system

Y

大　陆　名	台　湾　名	英　文　名
压力感受器	壓力感受器	pressure receptor
牙	牙，齒	tooth
牙板	牙板	dental lamina, dental plate, dental shelf
牙[本]质	牙[本]質	dentine, dentine of tooth
牙本质发生不全	牙[本]質發生不全	dentinogenesis imperfect
牙本质外廓线	牙[本]質外廓線	dentine contour line
牙本质纤维	牙[本]質纖維	dentinal fiber
牙本质小管	牙[本]質小管	dentinal tubule, dentinal canaliculus
牙本质小球	牙[本]質小球	dentine globule
牙本质形成层	牙[本]質形成層	dentine forming layer
牙本质牙骨质界	牙[本]質-骨質聯合	dentino-cemental junction
牙本质釉质界	牙[本]質-釉質聯合	dentino-enamel junction, dento-enamel junction
牙槽	齒槽，牙槽	dental alveolus, dental socket
牙槽部	齒槽部	alveolar part
牙槽轭	齒槽軛	alveolar jugum, jugum alveolare
牙槽弓	齒槽弓	alveolar arch
牙槽骨	齒槽骨	alveolar bone
牙槽关节嵌合	齒槽關節釘狀聯合	gomphosis of dentoalveolar articulation
牙槽管	齒槽管	alveolar canal
牙槽间隔	齒槽間隔	interalveolar septum
牙槽孔	齒槽孔	alveolar foramen
牙槽突	齒槽突	alveolar process
牙唇面	牙唇面	labial surface of tooth
牙腭面	牙腭面，齒腭面	palatal surface of tooth
牙发生	牙發生	odontogeny
牙根	牙根，齒根	root of tooth
[牙]根管	根管	root canal, pulp canal
牙根尖	牙根尖，齒根尖	apex of root of tooth, root apex of tooth

大　陆　名	台　湾　名	英　文　名
牙根尖孔	牙根尖孔，齒根尖孔	apical foramen of root of tooth
牙根间隔	牙根間隔，齒根間隔	interradicular septum
牙根髓	牙根髓，齒根髓	radicular pulp
牙沟	牙溝，齒溝	dental groove
牙骨质	齒堊質，黏合質	cement, cementum
牙骨质细胞	齒堊質細胞	cementocyte, cement cell
牙冠	牙冠	crown of tooth
牙冠腔	牙冠腔	pulp chamber, coronal cavity
牙冠髓	牙冠髓	coronal pulp
牙横嵴	牙橫嵴，齒橫嵴	transverse ridge of tooth, transverse crest of tooth
牙基嵴	牙基嵴	basal of tooth ridge
牙基质	牙基質	dentine matrix
牙颊面	牙頰面，齒頰面	buccal surface of tooth
牙尖	牙尖	cusp of tooth
牙间乳突	牙間乳突	interdental papilla
牙间隙	牙間隙，齒[槽間]隙	interdental space, diastema
牙接触区	牙接觸區，齒接觸區	contingent area of tooth
牙结节	牙結節，齒結節	tubercle of tooth, dental tubercle
牙近中根	牙近中根，齒近中根	mesial root of tooth
牙近中面	牙近中面，齒近中面	mesial surface of tooth
牙颈	牙頸	neck of tooth
牙蕾	牙胚	tooth bud
牙邻接面	牙鄰接面，齒鄰接面	approximal surface of tooth
牙萌出	牙長出	tooth eruption
牙囊	牙囊，齒囊	dental sac
牙泡	牙泡，齒泡	dental follicle
牙胚	牙胚，牙芽	dental germ, tooth germ
牙前庭面	牙前庭面，齒前庭面	vestibular surface of tooth
牙腔	牙腔，齒腔	dental cavity
牙切缘	牙切緣，齒切緣	incisal margin of tooth
牙球	牙球	dentinal bulb
牙乳头	牙乳頭，齒乳頭	dental papilla, papilla of tooth, papilla dentis
牙乳头细胞	牙乳頭細胞	papillary cell of tooth
牙三角嵴	牙三角嵴，齒三角嵴	triangular ridge of tooth, triangular crest of tooth

大　陆　名	台　湾　名	英　文　名
牙舌面	牙舌面，齒舌面	lingual surface of tooth
牙髓	牙髓	dental pulp
牙髓腔	牙髓腔	pulp cavity of tooth
牙小皮	牙小皮	dental cuticle
牙龈	牙齦，齒齦	gum, gingiva
[牙]釉质	釉質，琺瑯質	enamel, enamelum
牙釉质形成，成釉[作用]	牙釉質形成	amelification
牙缘嵴	牙緣嵴，齒緣嵴	marginal crest of tooth, marginal ridge of tooth
牙远中面	牙遠中面，齒遠中面	distal surface of tooth
牙支	牙枝，齒枝	dental branch
牙质形成	牙質形成	dentinification
牙周膜	牙周膜，齒根膜	periodontal membrane, periodontium, peridentium
牙周韧带	牙周韌帶	periodontal ligament
牙周纤维	牙周纖維	desmodontium
牙周支	牙周枝	peridental branch
亚段支气管	亞段支氣管，亞節支氣管	subsegmental bronchus
亚甲蓝，美蓝	美藍，甲烯藍	methylene blue
亚甲绿，甲烯绿	甲烯綠	methylene green
亚甲天蓝，亚甲天青，甲烯蔚蓝	甲烯蔚藍	methylene azure
亚甲天青（=亚甲天蓝）	甲烯蔚藍	methylene azure
亚微结构	亞微[觀]結構	submicroscopic structure
亚细胞部分	次細胞級部分	subcellular fraction
亚细胞结构	次細胞結構	subccllular structurc
咽	咽	pharynx
咽鼻部	咽鼻部	nasal part of pharynx
咽扁桃体	咽扁桃體	pharyngeal tonsil
咽扁桃体隐窝	咽扁桃體隱窩	crypt of pharyngeal tonsil
咽部淋巴环	咽部淋巴環	pharyngeal lymphoid ring
咽肠	咽腸	pharyngeal gut
咽丛	咽叢	pharyngeal plexus
咽动脉（=鳃动脉）	鰓動脈，咽动脈	branchial artery, gill artery
咽缝	咽縫	raphe of pharynx
咽弓（=鳃弓）	鰓弓，咽弓	branchial arch, pharyngeal arch
咽鼓管，耳咽管	耳咽管，聽咽管	pharyngotympanic tube, auditory tube, Eustachian

大　陆　名	台　湾　名	英　文　名
		tube
咽鼓管半管	耳咽管半管	semicanal for auditory tube
咽鼓管扁桃体	耳咽管扁桃體	tubal tonsil
咽鼓管腭襞	耳咽管腭襞	salpingopalatine fold
咽鼓管沟，耳咽管沟	耳咽管溝，聽咽管溝	sulcus for auditory tube, groove of auditory tube
咽鼓管骨部	耳咽管骨部	bony part of auditory tube
咽鼓管鼓室口	耳咽管鼓室口	tympanic opening of auditory tube, tympanic orifice of auditory tube
咽鼓管鼓室隐窝	咽鼓管鼓室隱窩	tubotympanic recess
咽鼓管软骨	耳咽管軟骨	cartilage of auditory tube
咽鼓管软骨部	耳咽管軟骨部	cartilaginous part of auditory tube
咽鼓管峡	耳咽管峽	isthmus of auditory tube, isthmus of pharyngotympanic tube
咽鼓管咽襞	耳咽管咽襞	salpingopharyngeal fold
咽鼓管咽肌	耳咽管咽肌	salpingopharyngeus, salpingopharyngeal muscle
咽鼓管咽口	耳咽管咽口	pharyngeal opening of pharyngotympanic tube, pharyngeal opening of auditory tube, pharyngeal orifice of auditory tube
咽鼓管圆枕	耳咽管圓枕	tubal torus, torus tubarius
咽后间隙	咽後間隙	retropharyngeal space
咽后淋巴结	咽後淋巴結	retropharyngeal lymph node
咽肌	咽肌	muscle of pharynx
咽肌层	咽肌層	tunica muscularis of pharynx
咽结节	咽結節	pharyngeal tubercle
咽静脉	咽靜脈	pharyngeal vein
咽静脉丛	咽靜脈叢	pharyngeal venous plexus
咽颅（=脏颅）	臟顱，咽顱	viscerocranium, splanchnocranium
咽颅底筋膜	咽顱底筋膜	pharyngobasilar fascia
咽门	咽門	fauces
咽门肌	咽門肌	muscle of fauces
咽膜	咽膜	pharyngeal membrane
咽囊	咽囊	pharyngeal bursa, pharyngeal pouch, bursa pharyngea

大　陆　名	台　湾　名	英　文　名
咽旁间隙	咽旁間隙	parapharyngeal space
咽腔	咽腔	cavity of pharynx, pharyngeal cavity
咽穹窿	咽穹窿	fornix of pharynx
咽软骨（＝鳃软骨）	鳃軟骨，咽軟骨	branchial cartilage
咽上缩肌	咽上縮肌	superior constrictor of pharynx, superior constrictor muscle of pharynx
咽上缩肌颊咽部	咽上縮肌頰咽部	buccopharyngeal part of superior pharyngeal constrictor
咽上缩肌舌咽部	咽上縮肌舌咽部	glossopharyngeal part of superior pharyngeal constrictor, glossopharyngeal part of superior constrictor of pharynx
咽上缩肌下颌咽部	咽上縮肌下頜咽部	mylopharyngeal part of superior pharyngeal constrictor, mylopharyngeal part of superior constrictor of pharynx
咽上缩肌翼咽部	咽上縮肌翼咽部	pterygopharyngeal part of superior constrictor of pharynx
咽神经	咽神經	pharyngeal nerve
咽升动脉	咽升動脈	ascending pharyngeal artery
咽升动脉咽支	咽升動脈咽枝	pharyngeal branch of ascending pharyngeal artery
咽食管括约肌	咽食道括約肌	pharyngoesophageal sphincter
咽室（＝鳃室）	鳃室，咽室	branchial chamber, gill chamber
咽外侧间隙	咽外側間隙	lateropharyngeal space
咽峡	咽峽	isthmus of fauces
咽峡支	咽峽枝	branch to isthmus of fauces
咽下缩肌	咽下縮肌	inferior constrictor of pharynx
咽下缩肌环咽部	咽下縮肌環咽部	cricopharyngeal part of inferior constrictor of pharynx
咽下缩肌甲咽部	咽下縮肌甲咽部	thyropharyngeal part of inferior constrictor of pharynx

大　陆　名	台　湾　名	英　文　名
咽腺	咽腺	pharyngeal gland
咽隐窝	咽隱窩	pharyngeal recess
咽支	咽枝	pharyngeal branch, faucial branch
咽中缩肌	咽中縮肌	middle constrictor of pharynx, middle constrictor muscle of pharynx
咽中缩肌大角咽部	咽中縮肌大角咽部	ceratopharyngeal part of middle constrictor of pharynx, ceratopharyngeal part of middle pharyngeal constrictor
咽中缩肌小角咽部	咽中縮肌小角咽部	chondropharyngeal part of middle constrictor of pharynx, chondropharyngeal part of middle pharyngeal constrictor
咽周间隙	咽周間隙	peripharyngeal space
胭脂红（=洋红）	洋红，胭脂红，卡红	carmine
延髓	延髓	medulla oblongata
延髓缝	延髓縫	raphe of medulla oblongata
延髓弓状核	延髓弓狀核	arcuate nucleus of medulla oblongata
延髓后正中静脉	延髓後正中靜脈	posteromedian medullary vein
延髓灰质	延髓灰質	gray matter of medulla
延髓静脉	延髓靜脈	vein of medulla oblongata
延髓连合核	延髓連合核	commissural nucleus of medulla oblongata
延髓脑桥沟	延髓橋腦溝	bulbopontine sulcus, bulbopontine groove, medullopontine sulcus
延髓内侧支	延髓内側枝	medial oblongatal branch, medial medullary branch
延髓前外侧沟	延髓前外側溝	anterolateral sulcus of medulla oblongata
延髓前外侧静脉	延髓前外側靜脈	anterolateral medullary vein
延髓前正中静脉	延髓前正中靜脈	anteromedian medullary vein
延髓前正中裂	延髓前正中裂	anterior median fissure of medulla oblongata
延髓上横静脉	延髓上横靜脈	superior transverse medullary vein
延髓外侧静脉	延髓外側靜脈	lateral medullary vein
延髓外侧支	延髓外側枝	lateral oblongatal branch, lateral medullary branch

大　陆　名	台　湾　名	英　文　名
延髓网状脊髓束	延髓網狀脊髓徑	bulboreticulospinal tract, medullary reticulospinal tract
延髓下横静脉	延髓下橫靜脈	inferior transverse medullary vein
延髓支	延髓枝	medullary branch, branch of medulla oblongata
延髓中横静脉	延髓中橫靜脈	middle transverse medullary vein
延髓锥体	延髓錐體	pyramid of medulla oblongata
岩部	岩部	petrous part
岩部后面	岩部後面	posterior surface of petrous part
岩部后缘	岩部後緣	posterior margin of petrous part
岩部尖	岩部尖	apex of petrous part, petrosal apex
岩部前面	岩部前面	anterior surface of petrous part
岩部上缘	岩部上緣	superior margin of petrous part
岩部下面	岩部下面	inferior surface of petrous part
岩大神经	岩大神經	greater petrosal nerve
岩大神经沟	岩大神經溝	sulcus for greater petrosal nerve, groove for greater petrosal nerve
岩大神经裂孔	岩大神經裂孔	hiatus for greater petrosal nerve
岩蝶裂	岩蝶裂	petrosphenoidal fissure
岩鼓裂	岩鼓裂	petrotympanic fissure
岩静脉	岩靜脈	petrosal vein
岩孔	岩孔	petrosal foramen, foramen petrosum
岩鳞裂	岩鱗裂	petrosquamous fissure
岩上窦	岩上竇	superior petrosal sinus
岩上窦沟	岩上竇溝	sulcus for superior petrosal sinus, groove for superior petrosal sinus
岩深神经	岩深神經	deep petrosal nerve
岩神经节	岩神經節	petrous ganglion
岩下窦	岩下竇	inferior petrosal sinus
岩下窦沟	岩下竇溝	sulcus for inferior petrosal sinus, groove for inferior petrosal sinus

大　陆　名	台　湾　名	英　文　名
岩小神经	岩小神經	lesser petrosal nerve
岩小神经沟	岩小神經溝	sulcus for lesser petrosal nerve, groove for lesser petrosal nerve
岩小神经裂孔	岩小神經裂孔	hiatus for lesser petrosal nerve
岩小窝	岩小窩	petrosal fossula
岩枕裂	岩枕裂	petrooccipital fissure
岩枕[软骨]结合	岩枕軟骨結合	petrooccipital synchondrosis
岩支	岩枝	petrosal branch
盐皮质激素	鹽皮質激素，礦物皮質酮	mineralocorticoid
眼	眼	eye, oculus
眼板	眼板	ocular plate
眼柄，眼蒂	眼柄，眼蒂	eye stalk
眼蒂（=眼柄）	眼柄，眼蒂	eye stalk
眼动脉	眼動脈	ophthalmic artery
眼耳平面（=法兰克福平面）	法蘭克福水平面，眼耳平面	Frankfurt horizontal plane, Ohr-Augen-Ebene
眼房	眼房	eye chamber, chamber of eye
[眼]房水	眼房水，水狀液	humor aquosus
眼副器	眼副器	accessory organ of eye, accessory visual apparatus
眼肌	眼肌	ocular muscle, musculus bulbi
眼肌静脉	眼肌靜脈	vein of ocular muscle
眼睑	眼瞼	eyelid, palpebra, palpebra eyelid
眼口道沟	眼口道溝	oculostomodeal groove
眼轮匝肌	眼輪匝肌	orbicularis oculi, orbicular muscle of eye
眼轮匝肌睑部	眼輪匝肌瞼部	palpebral part of orbicularis oculi
眼轮匝肌眶部	眼輪匝肌眶部	orbital part of orbicularis oculi
眼轮匝肌泪部	眼輪匝肌淚腺部	lacrimal part of orbicularis oculi
眼脉络膜静脉	眼脈絡膜靜脈	choroid vein of eye
眼囊软骨	眼囊軟骨	optic capsule cartilage
眼内侧角（=内眦）	内眥	medial angle of eye
眼内角点	眼内角點	endocanthion
眼内轴	眼内軸	internal axis of eye
眼球	眼球	eyeball

大　陆　名	台　湾　名	英　文　名
眼球玻璃体房	眼球玻璃體房	vitreous chamber of eyeball
眼球赤道，中纬线	眼球赤道	equator of eyeball
眼球感觉膜	眼球感覺膜	sensory tunic of eyeball
眼[球]后房	眼後房	posterior chamber of eyeball
眼球后极	眼球後極	posterior pole of eyeball
眼球结膜	眼球結膜	tunica conjunctiva bulbi
眼球筋膜	眼球筋膜	fascial sheath of eyeball, fascia bulbi
眼球[筋膜]鞘	眼球鞘	sheath of eyeball
眼球经线	眼球經線	meridian of eyeball
眼球内膜	眼球內膜	internal tunic of eyeball, internal layer of eyeball
眼球前房	眼球前房	anterior chamber of eyeball
眼球色素层	眼球色素層	stratum pigmenti bulbi oculi
眼[球]外肌	眼[球]外肌	extraocular muscle
眼球外轴	眼球外軸	external axis of eyeball
眼球纤维膜	眼球纖維膜	fibrous tunic of eyeball, ocular fibrous layer, tunica fibrosa bulbi
眼球血管膜	眼球血管膜	vascular tunic of eyeball
眼上静脉	眼上靜脈	superior ophthalmic vein
眼神经	眼神經	ophthalmic nerve
眼外侧角（=外眦）	外眥	lateral angle of eye
眼外角点	眼外角點	ectocanthion
眼外轴	眼外軸	external axis of eye
眼下静脉	眼下靜脈	inferior ophthalmic vein
眼芽	眼芽	eye bud
眼轴	眼軸	axis of eyeball
演化论（=进化论）	進化論，演化論	evolutionism
焰色痣	焰色痣	nevus flammeus
焰细胞	焰細胞	flame cell
羊膜	羊膜	amnion, amniotic membrane
羊膜穿刺	羊膜穿刺	amniocentesis
羊膜后褶	羊膜後褶	posterior amniotic fold
羊膜腔	羊膜腔	amnion cavity, amniotic cavity
羊膜形成	羊膜形成	amniogenesis
羊水	羊水	amniotic fluid, liquor amnii
洋红，胭脂红，卡红	洋紅，胭脂紅，卡紅	carmine

大　陆　名	台　湾　名	英　文　名
腰[部]	腰[部]	lumbus, loin
腰丛	腰叢	lumbar plexus
腰大肌	腰大肌	psoas major
腰骶丛	腰薦叢	lumbosacral plexus
腰骶干	腰薦幹	lumbosacral trunk
腰骶关节	腰薦關節	lumbosacral articulation
腰骶连结	腰薦連結	lumbosacral joint
腰骶膨大	腰薦膨大	lumbosacral enlargement, lumbosacral intumescence
腰点	腰點	lumbale
腰动脉	腰動脈	lumbar artery
腰动脉背侧支	腰動脈背側枝	dorsal branch of lumbar artery
腰动脉脊支	腰動脈脊枝	spinal branch of lumbar artery
腰方肌	腰方肌	quadratus lumborum
腰横突间内侧肌	腰橫突間內側肌	intertransversarius medialis lumbi
腰横突间外侧肌	腰橫突間外側肌	intertransversarius lateralis lumbi
腰回旋肌	腰[回]轉肌	rotatoris lumbi, lumbar rotator muscle
腰棘间肌	腰棘間肌	lumbar interspinal muscle
腰静脉	腰靜脈	lumbar vein
腰肋韧带	腰肋韌帶	lumbocostal ligament
腰肋三角	腰肋三角	lumbocostal triangle
腰[淋巴]干	腰[淋巴]幹	lumbar lymphatic trunk
腰内脏神经	腰內臟神經	lumbar splanchnic nerve
腰髂肋肌	腰髂肋肌	iliocostalis lumborum, iliocostal muscle of loin
腰区	腰區	lumbar region
腰三角	腰三角	lumbar triangle
腰上三角	腰上三角	superior lumbar triangle
腰神经	腰神經	lumbar nerve
腰神经后支	腰神經後枝	posterior branch of lumbar nerve
腰神经后支外侧支	腰神經後枝外側枝	lateral branch of posterior ramus of lumbar nerve
腰神经节	腰神經節	lumbar ganglion
腰神经内侧支	腰神經內側枝	medial branch of lumbar nerve
腰神经前支	腰神經前枝	anterior branch of lumbar nerve

大　陆　名	台　湾　名	英　文　名
腰神经外侧支	腰神經外側枝	lateral branch of lumbar nerve
腰升静脉	腰升靜脈	ascending lumbar vein
腰下三角	腰下三角	inferior lumbar triangle
腰小肌	腰小肌	psoas minor
腰支	腰枝	lumbar branch
腰椎	腰椎	lumbar vertebra
腰椎副突	腰椎副突	accessory process of lumbar vertebra
腰椎乳突	腰椎乳突	mammillary process of lumbar vertebra
腰最下动脉	腰最下動脈	lowest lumbar artery
咬合部	咬合部，閉鎖部	occlusal part
咬合面	咬合面	occlusal surface
咬肌	咬肌	masseter, masseter muscle
咬肌粗隆	咬肌粗隆	masseteric tuberosity
咬肌动脉	咬肌動脈	masseteric artery
咬肌间隙	咬肌間隙	masseter space
咬肌筋膜	咬肌筋膜	masseteric fascia
咬肌浅部，咀嚼肌浅部	咬肌淺部	superficial part of masseter
咬肌深部	咬肌深部	deep part of masseter
咬肌神经	咬肌神經	masseteric nerve
叶间动脉	葉間動脈	interlobar artery
叶间静脉	葉間靜脈	interlobar vein
叶间面	葉間面	interlobar surface
叶内部	葉內部	intralobar part
叶下部	葉下部	infralobar part
叶状乳头	葉狀乳頭	foliate papilla
液化	液化	liquefaction
液泡	液泡	vacuole, vacuolus
液泡系	液泡系	vacuolar system
液态镶嵌模型（=流动镶嵌模型）	液態鑲嵌模型	fluid mosaic model
液体培养基	液體培養基	fluid nutrient medium
腋动脉	腋動脈	axillary artery
腋后线	腋後線	postaxillary line, posterior axillary line
腋筋膜	腋筋膜	axillary fascia
腋静脉	腋靜脈	axillary vein

大　陆　名	台　湾　名	英　文　名
腋淋巴丛	腋淋巴叢	axillary lymphatic plexus
腋淋巴结	腋淋巴結	axillary lymph node
腋毛	腋毛	axillary hair, hircus
腋前线	腋前線	anterior axillary line, preaxillary line
腋浅淋巴结	腋淺淋巴結	superficial axillary lymph node
腋鞘	腋鞘	axillary sheath
腋区	腋區	axillary region
腋深淋巴结	腋深淋巴結	deep axillary lymph node
腋神经	腋神經	axillary nerve
腋神经肌支	腋神經肌枝	muscular branch of axillary nerve
腋突	腋突	axillary process
腋窝	腋窩	axillary fossa
腋窝后点	腋窩後點	posterior armpit point
腋窝前点	腋窩前點	anterior armpit point
腋腺	腋腺	axillary gland
腋中线	腋中線	midaxillary line, middle axillary line
一般内脏感觉	一般內臟感覺	general visceral sense
一般内脏运动	一般內臟運動	general visceral motor
一般躯体感觉	一般軀體感覺	general somatic sense
一般躯体运动	一般軀體運動	general somatic motor
伊红，曙红	伊紅	eosin
伊红小体	伊紅小體	eosin body
伊藤细胞	伊藤氏細胞	Ito's cell
衣胞（=胞衣）	胞衣	afterbirth
衣被小泡（=有被小泡）	有衣小泡，有被小泡	coated vesicle
医学胚胎学	醫學胚胎學	medical embryology
依赖性分化	被動分化，依持分化	dependent differentiation
胰	胰	pancreas
胰背动脉	胰背動脈	dorsal pancreatic artery
胰丛	胰叢	pancreatic plexus
胰大动脉	胰大動脈	great pancreatic artery
胰蛋白酶	胰蛋白酶	trypsin, trypsase
胰蛋白酶原	胰蛋白酶原	trypsinogen
胰岛	胰島	pancreatic island, pancreas islet

大　陆　名	台　湾　名	英　文　名
胰岛素	胰島素	insulin
胰岛素原	胰島素原	proinsulin
胰岛细胞	胰島細胞	islet cell
胰岛-腺泡门脉系统	胰島-腺泡門脈系統	islet-acinus portal system
胰淀粉酶	胰澱粉酶	pancreatic amylase, amylopsin
胰多肽细胞，PP 细胞	胰[臟]多肽細胞，PP 細胞	pancreatic polypeptide cell, PP cell
胰钩突	胰[臟]鈎突	uncinate process of pancreas
胰管	胰管	pancreatic duct, ductus pancreaticus
胰管括约肌	胰管括約肌	sphincter of pancreatic duct
胰后面	胰後面	posterior surface of pancreas
胰激酶	胰激酶	pancreatokinase
胰激肽	胰激肽	pancreokinin
胰结肠韧带	胰結腸韌帶	pancreaticocolic ligament
胰颈	胰[臟]頸部	neck of pancreas
胰静脉	胰靜脈	pancreatic vein
胰淋巴结	胰淋巴結	pancreatic lymph node
胰内分泌细胞	胰內分泌細胞	pancreatic endocrine cell
胰脾韧带	胰脾韌帶	pancreaticosplenic ligament
胰前动脉	胰前動脈	prepancreatic artery
胰前面	胰前面	anterior surface of pancreas
胰前缘	胰前緣	anterior border of pancreas
胰切迹	胰[臟]切跡	notch of pancreas, pancreatic notch, pancreatic incisure
胰上淋巴结	胰上淋巴結	superior pancreatic lymph node
胰上缘	胰[臟]上緣	superior border of pancreas
胰十二指肠静脉	胰十二指腸靜脈	pancreaticoduodenal vein
胰十二指肠淋巴结	胰十二指腸淋巴結	pancreaticoduodenal lymph node
胰十二指肠上后动脉	胰十二指腸上後動脈	posterior superior pancreaticoduodenal artery
胰十二指肠上后动脉十二指肠支	胰十二指腸上後動脈十二指腸枝	duodenal branch of posterior superior pancreaticoduodenal artery
胰十二指肠上后动脉胰支	胰十二指腸上後動脈胰枝	pancreatic branch of posterior superior pancreaticoduodenal artery
胰十二指肠上后静脉	胰十二指腸上後靜脈	superior posterior

大　陆　名	台　湾　名	英　文　名
		pancreaticoduodenal vein
胰十二指肠上淋巴结	胰十二指腸上淋巴結	superior pancreaticoduodenal lymph node
胰十二指肠上前动脉	胰十二指腸上前動脈	anterior superior pancreaticoduodenal artery
胰十二指肠上前动脉十二指肠支	胰十二指腸上前動脈十二指腸枝	duodenal branch of anterior superior pancreaticoduodenal artery
胰十二指肠上前动脉胰支	胰十二指腸上前動脈胰枝	pancreatic branch of anterior superior pancreaticoduodenal artery
胰十二指肠上前静脉	胰十二指腸上前靜脈	superior anterior pancreaticoduodenal vein
胰十二指肠下动脉	胰十二指腸下動脈	inferior pancreaticoduodenal artery
胰十二指肠下动脉后支	胰十二指腸下動脈後枝	posterior branch of inferior pancreaticoduodenal artery
胰十二指肠下动脉前支	胰十二指腸下動脈前枝	anterior branch of inferior pancreaticoduodenal artery
胰十二指肠下后静脉	胰十二指腸下後靜脈	inferior posterior pancreaticoduodenal vein
胰十二指肠下淋巴结	胰十二指腸下淋巴結	inferior pancreaticoduodenal lymph node
胰十二指肠下前静脉	胰十二指腸下前靜脈	inferior anterior pancreaticoduodenal vein
胰体	胰[臟]體	body of pancreas, pancreatic body
胰头	胰頭	head of pancreas
胰尾	胰尾	tail of pancreas
胰尾动脉	胰尾動脈	caudal pancreatic artery, artery of tail of pancreas
胰下动脉	胰下動脈	inferior pancreatic artery
胰下淋巴结	胰下淋巴結	inferior pancreatic lymph node
胰下面	胰[臟]下面	inferior surface of pancreas
胰下缘	胰[臟]下緣	inferior border of pancreas
胰腺泡	胰腺泡	pancreas acinus
胰腺泡细胞	胰腺泡細胞	pancreatic acinar cell
胰芽	胰芽	pancreatic bud
胰液	胰液	succus pancreaticus
胰支	胰枝	pancreatic branch
胰脂酶	胰脂酶	pancreatic lipase
移行皮质	移行皮質	transitional cortex

大　陆　名	台　湾　名	英　文　名
移行上皮（=变移上皮）	移行上皮	transitional epithelium
移行细胞	移行細胞	transitional cell
遗传	遺傳	inheritance
遗传度	遺傳力	heritability
遗传性别	遺傳性別	genetic sex
遗传因子	遺傳因子	genetic factor
疑核	疑核	nucleus ambiguus, ambiguous nucleus
乙基绿，亮绿	乙基綠	ethyl green
乙酰胆碱	乙醯膽鹼	acetylcholine
乙酰胆碱酯酶	乙醯膽鹼酯酶	acetylcholinesterase
乙状窦	乙狀竇	sigmoid sinus
乙状窦沟	乙狀竇溝	sulcus for sigmoid sinus, groove for sigmoid sinus, sigmoid sulcus
乙状结肠	乙狀結腸	sigmoid colon
乙状结肠动脉	乙狀結腸動脈	sigmoid artery
乙状结肠间隐窝	乙狀結腸間隱窩	intersigmoid recess, intersigmoidal recess
乙状结肠静脉	乙狀結腸靜脈	sigmoid vein
乙状结肠淋巴结	乙狀結腸淋巴結	sigmoid lymph node
乙状结肠系膜	乙狀結腸繫膜	sigmoid mesocolon
异常	異常	abnormality, deformation
异硫氰酸荧光素	異硫氰酸螢光素	fluorescein isothiocyanate, FITC
异卵双生（=双卵双胎）	異卵雙生，二卵雙胎，異卵雙胎	dizygotic twins, binovular twins, fraternal twins
异期复孕	異期複孕，重複受孕	superfetation
异染颗粒	異染顆粒	metachromatic granule
异染色体	異染色體，性染色體，副染色體	allosome, heterochromosome, heterosome
异染色质	異染色質	heterochromatin, metachromatin
异染性	異染性	metachromasia
异时发生	異時發生	heterochrony, heterochronia
异视紫红质	異視紫紅質	isorhodopsin
异体蛋白，异种蛋白	異體蛋白	foreign protein
异位	異位	ectopia, dystopia, dystopy
异位肺叶	異位肺葉	ectopic lung lobe
异位睾丸	異位睪丸	ectopic testis

大　陆　名	台　湾　名	英　文　名
异位骨化	異位骨化	heterotopic ossification, ectopic ossification
异位骨形成	異位性骨形成	ectopic bone formation
异位甲状旁腺	異位副甲狀腺	ectopic parathyroid gland
异位甲状腺	異位甲狀腺	ectopic thyroid gland
异位盲肠和阑尾	異位性盲腸與闌尾	ectopic cecum and appendix
异位妊娠，宫外孕	子宮外孕	ectopic pregnancy, extrauterine pregnancy
异位肾	異位腎	ectopic kidney
异位肾上腺，肾上腺异位	異位腎上腺	ectopic adrenal gland, ectopic suprarenal gland
异位输尿管	異位輸尿管	ectopic ureter
异位胰[腺]	異位胰腺	heterotopic pancreas
异位胰组织	異位胰組織	heterotopic pancreatic tissue
异位植入	異位植入，異位著床	ectopic implantation
异物巨细胞	異體巨細胞	foreign body giant cell
异形红细胞	異形紅細胞	poikilocyte
异形细胞	異形細胞	heterocyte
异型皮质	異型皮質	heterotypic cortex
异种蛋白（=异体蛋白）	異體蛋白	foreign protein
异种免疫	異種免疫	xenoimmune, heteroimmune
抑素	抑素	chalone
抑制剂	抑制劑	inhibitor
抑制素	抑制素	inhibin
抑制性突触	抑制性突觸	inhibitory synapse
抑制因子	抑制因子	inhibiting factor
抑制作用	抑制[作用]	inhibition
易感细胞（=允许细胞）	容許細胞，受納細胞	permissive cell
缢痕	縊痕，縊縮	constriction
翼板	翼板	alar plate, alar lamina
翼点	翼點	pterion
翼腭神经	翼腭神經	pterygopalatine nerve
翼腭神经节	翼腭神經節	pterygopalatine ganglion
翼腭神经节感觉根	翼腭神經節感覺根	sensory root of pterygopalatine ganglion
翼腭神经节交感根	翼腭神經節交感[神經]根	sympathetic root of pterygopalatine ganglion
翼腭神经节眶支	翼腭神經節眶枝	orbital branch of pterygopalatine ganglion

大　陆　名	台　湾　名	英　文　名
翼腭窝	翼腭窩	pterygopalatine fossa
翼钩	翼鈎	pterygoid hamulus
翼钩沟	翼鈎溝	sulcus of pterygoid hamulus, groove of pterygoid hamulus
翼管	翼管	pterygoid canal
翼管动脉	翼管動脈	artery of pterygoid canal
翼管动脉咽支	翼管動脈咽枝	pharyngeal branch of artery of pterygoid canal
翼管静脉	翼管靜脈	vein of pterygoid canal
翼管神经	翼管神經	nerve of pterygoid canal
翼管支	翼管枝	branch of pterygoid canal
翼肌凹（=翼肌窝）	翼肌凹	pterygoid fovea
翼肌粗隆	翼肌粗隆	pterygoid tuberosity
翼肌窝，翼肌凹	翼肌凹	pterygoid fovea
翼肌支	翼肌枝	pterygoid branch
翼棘韧带	翼棘韌帶	pterygospinous ligament, pterygospinal ligament
翼棘突	翼棘突	pterygospinous process, pterygospinal process
翼静脉丛	翼[靜脈]叢	pterygoid venous plexus, pterygoid plexus
翼脑膜动脉	翼腦膜動脈	pterygomeningeal artery
翼内肌	翼内肌	medial pterygoid, medial pterygoid muscle
翼内肌神经	翼内肌神經	medial pterygoid nerve, nerve to medial pterygoid
翼内肌神经交通支	翼内肌神經交通枝	communicating branch with medial pterygoid nerve
翼切迹	翼切跡	pterygoid notch, pterygoid incisure
翼上骨	翼上骨	epipteric bone
翼上颌裂	翼上頜裂	pterygomaxillary fissure
翼突	翼突	pterygoid process
翼突内侧板	翼突内側板	medial pterygoid plate, medial plate of pterygoid process
翼突外侧板	翼突外側板	lateral pterygoid plate, lateral plate of pterygoid process
翼突下颌缝，颊咽缝	翼下頜縫	pterygomandibular raphe
翼外肌	翼外肌	lateral pterygoid
翼外肌神经	翼外肌神經	lateral pterygoid nerve, nerve to lateral pterygoid

大　陆　名	台　湾　名	英　文　名
翼窝	翼窩	pterygoid fossa
翼下颌间隙	翼下頜間隙	pterygomandibular space
翼咽部	翼咽部	pterygopharyngeal part
翼状襞	翼狀襞	alar fold
翼状韧带	翼狀韌帶	alar ligament
阴部管	陰部管	pudendal canal
阴部内动脉	陰部內動脈	internal pudendal artery
阴部内静脉	陰部內靜脈	internal pudendal vein
阴部神经	陰部神經	pudendal nerve
阴部外动脉	陰部外動脈	external pudendal artery
阴部外动脉阴唇前支	外陰部動脈陰唇前枝	anterior labial branch of external pudendal artery
阴部外动脉阴囊前支	外陰部動脈陰囊前枝	anterior scrotal branch of external pudendal artery
阴部外静脉	陰部外靜脈	external pudendal vein
阴唇后静脉	陰唇後靜脈	posterior labial vein
阴唇后连合	陰唇後連合	posterior labial commissure
阴唇后神经	陰唇後神經	posterior labial nerve
阴唇后支	陰唇後枝	posterior labial branch
阴唇隆起	陰唇隆起	labial swelling
阴唇前静脉	陰唇前靜脈	anterior labial vein
阴唇前连合	陰唇前連合	anterior labial commissure, anterior commissure of labia
阴唇前神经	陰唇前神經	anterior labial nerve
阴唇前支	陰唇前枝	anterior labial branch
阴唇系带	陰唇繫帶	frenulum of pudendal labia
阴唇阴囊隆起	陰唇陰囊隆起	labioscrotal swelling
阴道	陰道	vagina
阴道板	陰道板	vaginal plate
阴道闭锁	陰道閉鎖	vaginal atresia, atresia of vagina
阴道动脉	陰道動脈	vaginal artery
阴道后壁	陰道後壁	posterior wall of vagina
阴道后穹（＝阴道穹后部）	陰道穹窿後部	posterior part of vaginal fornix
阴道肌层	陰道肌層	muscular layer of vagina
阴道奇动脉	陰道奇動脈	azygos artery of vagina
阴道静脉丛	陰道靜脈叢	vaginal venous plexus

大　陆　名	台　湾　名	英　文　名
阴道口	陰道口	vaginal orifice
阴道括约肌	陰道括約肌	vaginal sphincter, musculus sphincter vaginae
阴道内培养	陰道內培養	intravaginal culture, IVC
阴道黏膜	陰道黏膜	mucous membrane of vagina
阴道尿道隆嵴	陰道尿道隆嵴	urethral carina of vagina
阴道旁淋巴结	陰道旁淋巴結	paravaginal lymph node
阴道前壁	陰道前壁	anterior wall of vagina
阴道前庭	陰道前庭	vaginal vestibule, vestibule of vagina
阴道前庭窝	陰道前庭窩	vestibular fossa of vagina, fossa of vestibule of vagina
阴道穹	陰道穹[窿]	vaginal fornix, fornix of vagina
阴道穹侧部	陰道穹窿側部	lateral part of vaginal fornix
阴道穹后部，阴道后穹	陰道穹窿後部	posterior part of vaginal fornix
阴道穹前部	陰道穹隆前部	anterior part of vaginal fornix
阴道神经	陰道神經	vaginal nerve
阴道栓	陰道栓	vaginal plug
阴道涂片法	陰道抹片法	vaginal smear method
阴道褶	陰道褶，陰道皺襞	ruga of vagina, ruga vaginalis
阴道支	陰道枝	vaginal branch
阴蒂	陰蒂	clitoris
阴蒂包皮	陰蒂包皮	prepuce of clitoris
阴蒂背动脉	陰蒂背動脈	dorsal artery of clitoris
阴蒂背浅静脉	陰蒂背淺靜脈	superficial dorsal vein of clitoris
阴蒂背深静脉	陰蒂背深靜脈	deep dorsal vein of clitoris
阴蒂背神经	陰蒂背神經	dorsal nerve of clitoris
阴蒂海绵体	陰蒂海綿體	cavernous body of clitoris, corpus cavernosum of clitoris, corpus cavernosum clitoridis
阴蒂海绵体神经	陰蒂海綿體神經	cavernous nerve of clitoris
阴蒂脚	陰蒂腳	crus of clitoris
阴蒂筋膜	陰蒂筋膜	fascia of clitoris
阴蒂袢状韧带	陰蒂襻狀韌帶	fundiform ligament of clitoris
阴蒂深动脉	陰蒂深動脈	deep artery of clitoris
阴蒂深静脉	陰蒂深靜脈	deep vein of clitoris

大　陆　名	台　湾　名	英　文　名
阴蒂体	陰蒂體	body of clitoris
阴蒂头	陰蒂頭	glans of clitoris, glans clitoridis
阴蒂系带	陰蒂繫帶	frenulum of clitoris
阴蒂悬韧带	陰蒂懸韌帶	suspensory ligament of clitoris
阴蒂右海绵体	陰蒂右海綿體	right cavernous body of clitoris
阴蒂左海绵体	陰蒂左海綿體	left cavernous body of clitoris
阴阜	陰阜	mons pubis
阴茎	陰莖	penis
阴茎包皮	陰莖包皮	prepuce of penis
阴茎背	陰莖背	dorsum of penis
阴茎背动脉	陰莖背動脈	dorsal artery of penis
阴茎背浅静脉	陰莖背淺靜脈	superficial dorsal vein of penis
阴茎背深静脉	陰莖背深靜脈	deep dorsal vein of penis
阴茎背神经	陰莖背神經	dorsal nerve of penis
阴茎发育不全	陰莖未發育	agenesis of penis
阴茎缝	陰莖縫	raphe of penis, raphe penis
阴茎根	陰莖根	root of penis
阴茎海绵体	陰莖海綿體	cavernous body of penis, spongy body of penis, corpus cavernosum penis
阴茎海绵体白膜	陰莖海綿體白膜	albuginea of cavernous body of penis, tunica albuginea of corpus cavernosum penis
阴茎海绵体丛	陰莖海綿體叢	cavernous plexus of penis
阴茎海绵体腔	陰莖海綿體腔	caverna of penis cavernous body, cavern of corpus cavernosum penis
阴茎海绵体神经	陰莖海綿體神經	cavernous nerve of penis
阴茎海绵体小梁	陰莖海綿體小梁	trabecula of cavernous body of penis
阴茎脚	陰莖腳	crus of penis
阴茎颈	陰莖頸	neck of penis, neck of glans
阴茎袢状韧带	陰莖襻狀韌帶	fundiform ligament of penis
阴茎浅筋膜	陰莖淺筋膜	superficial fascia of penis, superficial penis fascia, fascia superficialis
阴茎球	陰莖球	bulb of penis
阴茎球动脉	陰莖球動脈	artery of bulb of penis

大　陆　名	台　湾　名	英　文　名
阴茎球静脉	陰莖球靜脈	vein of bulb of penis
阴茎深动脉	陰莖深動脈	deep artery of penis
阴茎深筋膜	陰莖深筋膜	deep fascia of penis, deep penis fascia, fascia penis profunda
阴茎深静脉	陰莖深靜脈	deep vein of penis
阴茎体	陰莖體	body of penis
阴茎头，龟头	陰莖頭，龜頭	glans, glans penis
阴茎头冠	陰莖頭冠	corona of glans
阴茎头中隔	陰莖頭中隔	septum of glans
阴茎悬韧带	陰莖懸韌帶	suspensory ligament of penis
阴茎阴囊尿道下裂	陰莖陰囊尿道下裂	penoscrotal hypospadias
阴茎中隔	陰莖中隔	septum of penis, septum penis
阴毛	陰毛	pubic hair
阴囊	陰囊	scrotum, scrotal sac
阴囊缝	陰囊縫	raphe of scrotum
阴囊后静脉	陰囊後靜脈	posterior scrotal vein
阴囊后神经	陰囊後神經	posterior scrotal nerve
阴囊后阴茎	陰囊後陰莖	retroscrotal penis
阴囊后支	陰囊後枝	posterior scrotal branch
阴囊隆起	陰囊隆起	scrotal swelling
阴囊膜	陰囊膜	scrotal membrane
阴囊前静脉	陰囊前靜脈	anterior scrotal vein
阴囊前神经	陰囊前神經	anterior scrotal nerve
阴囊前支	陰囊前枝	anterior scrotal branch
阴囊韧带	陰囊韌帶	scrotal ligament
阴囊中隔	陰囊中隔	septum of scrotum
阴阳人（=两性人）	兩性人	hermaphrodite
银染色	銀染色	silver staining
龈点，上牙槽中点	上齒槽中點	prosthion
龈沟	齦溝	Gingival groove, gingival sulcus
龈乳突	齦乳突	gingival papilla
龈缘	齦緣	gingival margin
蚓垂	蚓垂	uvula of vermis, uvula vermis
蚓结节	蚓結節	tuber of vermis, tuber vermis
蚓突（=阑尾）	闌尾	vermiform appendix, vermiform process, appendix

大　陆　名	台　湾　名	英　文　名
蚓叶	蚓葉	folium of vermis, folium vermis
蚓状肌	蚓狀肌	lumbrical muscle, lumbricalis
蚓锥体	蚓錐體	pyramid of vermis
隐睾，睾丸未降	隱睪，未下降睪丸	cryptorchidism, undescended testis, retained testis
隐静脉裂孔	隱靜脈裂孔，隱靜脈口	saphenous opening, saphenous hiatus
隐神经	隱神經	saphenous nerve
隐窝	隱窩	recess, crypt, recessus
隐窝细胞	隱窩細胞	pit cell
隐性基因	隱性基因	recessive gene
隐性脊柱裂	隱性脊柱裂	spina bifida occulta
隐性性状	隱性性狀	recessive character
隐眼	隱眼	cryptophthalmos, cryptophthalmia
隐支	隱枝	saphenous branch
印加骨	印加骨	Inca bone
鹰嘴	鷹嘴	olecranon
鹰嘴点	鷹嘴點	olecranon point
鹰嘴腱内囊	鷹嘴腱内囊	intratendinous bursa of olecranon, intratendinous olecranon bursa
鹰嘴皮下囊	鷹嘴皮下囊	subcutaneous bursa of olecranon, subcutaneous olecranon bursa
鹰嘴窝	鷹嘴窩	olecranon fossa
荧光分光光度计	螢光分光光度計	fluorospectrophotometer
荧光光谱	螢光光譜	fluorescence spectrum
荧光激活细胞分选法	螢光激活細胞分選法，螢光活化細胞分離法	fluorescence-activated cell sorting, FACS
荧光抗体法	螢光抗體法	fluorescent antibody method
荧光染料	螢光染料	fluorescent dye
荧光染料标记	螢光染料標記	fluorochrome label
荧光染色	螢光染色	fluorescence staining
荧光素	螢光素	fluorescein
荧光素标记法	螢光素標記法	fluorescein labeling method
荧光素标记抗体	螢光素標記[的]抗體	fluorescein-labeled antibody
荧光显微镜	螢光顯微鏡	fluorescence microscope
荧光组织化学	螢光組織化學	fluorescence histochemistry

大　陆　名	台　湾　名	英　文　名
荧光组织化学法	螢光組織化學法	fluorescence histochemical method
营养极（=植物极）	植物極，營養極	vegetal pole, polus vegetalis
营养神经	營養神經	tropic nerve
营养细胞	營養細胞	nutrient cell, nutritive cell, vegetal cell
营养血管	血管滋養管	nutrient vessel, vasa vasorum
应用解剖学	應用解剖學	applied anatomy
硬蛋白	硬蛋白	scleroprotein
硬腭	硬腭	hard palate
硬化	硬化	sclerosis
硬脊膜	硬脊膜，脊髓硬膜	spinal dura mater, dura mater of spinal cord
硬膜	硬膜	dura mater
硬膜鞘	硬膜鞘	dural sheath
硬膜外腔（=硬膜外隙）	硬膜外隙，硬膜外腔	extradural space, epidural space, epidural cavity
硬膜外隙，硬膜外腔	硬膜外隙，硬膜外腔	extradural space, epidural space, epidural cavity
硬膜下腔（=硬膜下隙）	硬膜下隙，硬膜下腔	subdural space
硬膜下隙，硬膜下腔	硬膜下隙，硬膜下腔	subdural space
硬膜终丝	硬膜終絲	dural terminal filum
硬脑膜	硬腦膜	cerebral dura mater, cranial dura mater, dura mater of brain
硬脑膜窦	硬腦膜竇	sinus of dura mater
硬脑膜静脉窦	硬腦膜靜脈竇	dural venous sinus
永久皮质	永久皮質	permanent cortex
永久肾	永久腎，恆腎	permancnt kidney
永久细胞	永久細胞	permanent cell
优生学	優生學	eugenics
幽门	幽門	pylorus
幽门部	幽門部	pyloric part, pars pylorica
幽门窦	幽門竇	pyloric antrum
幽门管	幽門管	pyloric canal
幽门后淋巴结	幽門後淋巴結	retropyloric lymph node
幽门口	幽門口	pyloric orifice
幽门括约肌	幽門括約肌	pyloric sphincter, sphincter of pylorus, musculus sphincter pylori

大　陆　名	台　湾　名	英　文　名
幽门淋巴结	幽門淋巴結	pyloric lymph node
幽门平面	幽門平面	transpyloric plane
幽门前静脉	幽門前靜脈	prepyloric vein
幽门上淋巴结	幽門上淋巴結	suprapyloric lymph node
幽门下淋巴结	幽門下淋巴結	subpyloric lymph node
幽门腺	幽門腺	pyloric gland
游动合子	游動合子	planozygote
游动精子	游動精子	zoosperm
游动配子	游動配子	zoogamete
游离感觉神经末梢	游離感覺神經末梢	free sensory nerve ending
游离核糖体	游離核糖體	free ribosome
游离巨噬细胞	游離巨噬細胞，游走巨噬細胞	free macrophage
游离面	游離面	free surface
游离末梢	游離末梢	free ending
游离绒毛	游離絨毛	free villus
游离神经末梢	游離神經末梢	free nerve ending
游离细胞	游離細胞	free cell
游离缘，独立缘	游離緣，獨立緣	free border, free margin
游走细胞	游走細胞	wandering cell
有被囊感觉神经末梢	被膜感覺神經末梢	encapsulated sensory nerve ending
有被囊神经末梢	被膜神經末梢，被囊神經終梢	encapsulated nerve ending
有被小泡，衣被小泡	有衣小泡，有被小泡	coated vesicle
有核细胞	有核細胞	karyote
有孔毛细血管	有孔毛細血管，有孔微血管	fenestrated capillary
有粒白细胞（=粒细胞）	粒細胞，顆粒[性白血]球	granulocyte
有鞘动脉	有鞘動脈	sheathed artery
有丝分裂	有絲分裂，核分裂	mitosis, mitotic division, karyomitosis
有丝分裂后期	有絲分裂後期	mitosis anaphase
有丝分裂末期	有絲分裂末期	mitosis telophase
有丝分裂期，M 期	有絲分裂期，M 期	mitotic phase, M phase
有丝分裂前期	有絲分裂前期	mitosis prophase
有丝分裂中期	有絲分裂中期	mitosis metaphase
有髓神经纤维	有髓[鞘]神經纖維	myelinated nerve fiber, medullary nerve fiber
有髓无膜神经纤维	有髓[鞘]無膜神經纖維	myelinated nerve fiber

大　陆　名	台　湾　名	英　文　名
		without neurilemma
有髓有膜神经纤维	有髓[鞘]有膜神經纖維	myelinated nerve fiber with neurilemma
有性生殖	有性生殖	sexual reproduction
右板	右板	right lamina, right plate
右半月瓣	右半月瓣	right semilunar cusp
右部	右部	right part
右肠系膜窦	右腸繫膜竇	right mesenteric sinus
右段间裂	右段間裂，右節間裂	right intersegmental fissure
右房室瓣	右房室瓣	right atrioventricular valve
右房室瓣后尖	右房室瓣後瓣	posterior cusp of right atrioventricular valve
右房室瓣前尖	右房室瓣前瓣	anterior cusp of right atrioventricular valve
右房室口	右房室口	right atrioventricular orifice
右肺	右肺	right lung
右肺底段上静脉	右肺上底段靜脈	superior basal vein of right lung
右肺动脉	右肺動脈	right pulmonary artery
右肺动脉底部	右肺動脈底部	basal part of right pulmonary artery
右肺动脉后底支	右肺動脈後底枝	posterior basal branch of right pulmonary artery
右肺动脉后降支	右肺動脈後降枝	posterior descending branch of right pulmonary artery
右肺动脉后升支	右肺動脈後升枝	posterior ascending branch of right pulmonary artery
右肺动脉后支	右肺動脈後枝	posterior branch of right pulmonary artery
右肺动脉尖支	右肺動脈尖枝	apical branch of right pulmonary artery
右肺动脉内侧底支	右肺動脈內側底枝	medial basal branch of right pulmonary artery
右肺动脉内侧支	右肺動脈內側枝	medial branch of right pulmonary artery
右肺动脉前底支	右肺動脈前底枝	anterior basal branch of right pulmonary artery
右肺动脉前降支	右肺動脈前降枝	anterior descending branch of right pulmonary artery
右肺动脉前升支	右肺動脈前升枝	anterior ascending branch of right pulmonary artery
右肺动脉前支	右肺動脈前枝	anterior branch of right pulmonary artery

大　陆　名	台　湾　名	英　文　名
右肺动脉上叶支	右肺動脈上葉枝	superior lobar branch of right pulmonary artery
右肺动脉外侧底支	右肺動脈外側底枝	lateral basal branch of right pulmonary artery
右肺动脉外侧支	右肺動脈外側枝	lateral branch of right pulmonary artery
右肺动脉下叶上支	右肺動脈下葉上枝	superior branch of inferior lobe of right pulmonary artery
右肺动脉下叶支	右肺動脈下葉枝	inferior lobar branch of right pulmonary artery
右肺动脉中叶支	右肺動脈中葉枝	middle lobar branch of right pulmonary artery
右肺静脉	右肺靜脈	right pulmonary vein
右肺上静脉	右肺上靜脈	superior right pulmonary vein
右肺上叶	右肺上葉	superior lobe of right lung
右肺上叶支气管	右肺上葉支氣管	right superior lobar bronchus
右肺水平裂	右肺水平裂	horizontal fissure of right lung
右肺下静脉	右肺下靜脈	inferior right pulmonary vein
右肺下叶	右肺下葉	inferior lobe of right lung
右肺下叶支气管	右肺下葉支氣管	right inferior lobar bronchus
右肺中叶	右肺中葉	middle lobe of right lung
右肺中叶支气管	右肺中葉支氣管	right middle lobar bronchus
右腹下神经	右腹下神經	right hypogastric nerve
右肝	右肝	right liver
右肝上间隙	右肝上間隙	right suprahepatic space
右肝下间隙	右肝下間隙	right infrahepatic space
右睾丸静脉	右睾丸靜脈	right testicular vein
右膈脚，膈肌右脚	橫膈右腳	right crus of diaphragm
右冠状动脉	右冠狀動脈	right coronary artery
右冠状动脉窦房结支	右冠狀動脈竇房結枝	sinoatrial nodal branch of right coronary artery
右冠状动脉房室结支	右冠狀動脈房室結枝	atrioventricular nodal branch of right coronary artery
右冠状动脉心房支	右冠狀動脈心房枝	atrial branch of right coronary artery
右冠状动脉圆锥支	右冠狀動脈圓錐枝	conus branch of right coronary artery
右冠状静脉	右冠狀靜脈	right coronary vein
右后外侧支	右後外側枝	right posterolateral branch
右后叶	右後葉	right posterior lobe

大　陆　名	台　湾　名	英　文　名
右后叶上段	右後葉上段，右後葉上分節	superior segment of right posterior lobe
右后叶下段	右後葉下段，右後葉下分節	inferior segment of right posterior lobe
右脚	右腳	right crus
右结肠动脉	右結腸動脈	right colic artery
右结肠静脉	右結腸靜脈	right colic vein
右结肠淋巴结	右結腸淋巴結	right colic lymph node
右结肠旁沟	右結腸旁溝	right paracolic sulcus
右颈干	右頸幹	right jugular trunk
右肋间上静脉	右肋間上靜脈	right superior intercostal vein
右淋巴导管	右淋巴導管	right lymphatic duct
右卵巢静脉	右卵巢靜脈	right ovarian vein
右气管支气管上淋巴结	右氣管支氣管上淋巴結	right superior tracheobronchial lymph node
右前叶	右前葉	right anterior lobe
右前叶上段	右前葉上段，右前葉上分節	superior segment of right anterior lobe
右前叶下段	右前葉下段，右前葉下分節	inferior segment of right anterior lobe
右前主静脉	右前主靜脈	right anterior cardinal vein
右曲动脉	右曲動脈	right flexural artery
右三角韧带	右三角韌帶	right triangular ligament
右上肺静脉	右上肺靜脈	right superior pulmonary vein
右上肺静脉后支	右上肺靜脈後枝	posterior branch of right superior pulmonary vein
右上肺静脉后支叶内部	右上肺靜脈後枝葉內部	intralobar part of posterior branch of right superior pulmonary vein
右上肺静脉尖支	右上肺靜脈尖枝	apical branch of right superior pulmonary vein
右上肺静脉前支	右上肺靜脈前枝	anterior branch of right superior pulmonary vein
右肾	右腎	right kidney
右肾静脉	右腎靜脈	right renal vein
右肾上腺静脉	右腎上腺靜脈	right suprarenal vein
右束支	右束枝	right bundle branch
右锁骨下动脉	右鎖骨下動脈	right subclavian artery
右锁骨下干	右鎖骨下幹	right subclavian trunk
右头臂静脉	右頭臂靜脈	right brachiocephalic vein

大　陆　名	台　湾　名	英　文　名
右位心	右位心	dextrocardia
右下肺静脉	右下肺靜脈	right inferior pulmonary vein
右下肺静脉前底支	右下肺靜脈前底枝	anterior basal branch of right inferior pulmonary vein
右下肺静脉上支	右下肺靜脈上枝	superior branch of right inferior pulmonary vein
右纤维环	右纖維環	right fibrous ring
右纤维三角	右纖維三角	right fibrous trigone, right fibrous triangle
右心耳	右心耳	right auricle
右心房	右心房	right atrium
右心房梳状肌	右心房梳狀肌	pectinate muscle of right atrium
右心室	右心室	right ventricle
右[心]室后静脉	右心室後靜脈	posterior vein of right ventricle
右心室后乳头肌	右心室後乳頭肌	posterior papillary muscle of right ventricle
右心室漏斗	右心室漏斗	infundibulum of right ventricle
右[心]室前静脉	右心室前靜脈	anterior vein of right ventricle
右心室前乳头肌	右心室前乳頭肌	anterior papillary muscle of right ventricle
右胸廓内动脉	右胸廓内動脈	right internal thoracic artery
右旋支	右旋枝	right circumflex branch
右腰干	右腰幹	right lumbar trunk
右腰淋巴结	右腰淋巴結	right lumbar lymph node
右叶	右葉	right lobe
右叶间裂	右葉間裂	right interlobar fissure
右缘	右緣	right margin
右缘静脉	右緣靜脈	right marginal vein
右缘支	右緣枝	right marginal branch
右支	右枝	right branch
右支气管纵隔干	右支氣管縱隔幹	right bronchomediastinal trunk
右主动脉弓	右主動脈弓	right aortic arch
右主支气管	右主支氣管	right principal bronchus, right primary bronchus
右总主静脉	右總主靜脈	right common cardinal vein
幼单核细胞	前單核球	promonocyte
幼红细胞（＝成红细胞）	紅血球母細胞，成紅血球細	erythroblast

大　陆　名	台　湾　名	英　文　名
	胞	
幼红细胞岛	红血球母细胞岛，幼红细胞岛	erythroblastic islet
幼浆细胞，前浆细胞	前浆细胞	proplasmacyte
幼巨核细胞	前巨核胚细胞，前巨核球母细胞，前成巨核细胞	promegakaryoblast
幼淋巴细胞	前淋巴球	prolymphocyte
幼 B 细胞（＝未成熟 B 细胞）	未成熟 B 细胞	immature B cell
幼 T 细胞（＝未成熟 T 细胞）	未成熟 T 细胞	immature T cell
幼稚细胞	幼稚细胞，未成熟白血球	juvenile cell
诱导	诱导[作用]	induction
诱导排卵	诱导排卵	induced ovulation
诱导物（＝诱导者）	诱导体，诱导物，诱发物	inducer, inductor
诱导学说	诱导学说	induction theory
诱导者，诱导物	诱导体，诱导物，诱发物	inducer, inductor
诱导组织	诱导组织	inducer tissue
诱发	诱发，唤起	evocation
诱生骨	诱生骨	induced bone
釉板	釉板	enamel lamella
釉骨质	釉骨质	enamel cement
釉冠	釉冠	enamel cap
釉胚	釉胚	enamel germ
釉索	釉索	enamel cord
釉网	釉网	enamel reticulum
釉细胞	釉细胞	enamel cell
釉小皮，釉质外皮	釉质外皮	enamel cuticle
釉质发生	釉质生成	amelogenesis
釉质发生不全	釉质生成不全	amelogenesis imperfect
釉质发育不全	釉质发育不全，釉质发育不良	enamel hypoplasia
釉质外皮（＝釉小皮）	釉质外皮	enamel cuticle
釉质珠	釉质珠	enamel pearl
釉柱	釉[棱]柱	enamel rod, enamel prism
釉柱间质	釉质柱间质	interrod substance
盂唇	盂唇	glenoid labrum, glenoid lip
盂肱关节	盂肱关节	glenohumeral joint
盂肱韧带	盂肱韧带	glenohumeral ligament
盂后结节	盂后结节	postglenoid tubercle

大　陆　名	台　湾　名	英　文　名
盂后孔	盂後孔	postglenoid foramen
盂上结节	盂上結節	supraglenoid tubercle
盂下结节	盂下結節	infraglenoid tubercle
鱼际	魚際	thenar, thenar eminence
鱼际间隙	魚際間隙	thenar space
鱼际筋膜	魚際筋膜	thenar fascia
鱼际鞘（=[手]外侧鞘）	外側鞘	lateral compartment
羽肌	羽肌	pennate muscle
预成论（=先成论）	先成説，先成論	preformation theory
预定命运	預定命運	prospective fate
预定[胚]区	預定區	prospective area, prospective region
预定潜能	預定潛能	prospective potency
原凹（=原窝）	原窩	primitive pit
原肠	原腸	primitive gut
原肠胚	原腸胚	gastrula
原肠胚内陷	原腸胚內陷	gastrular invagination
原肠胚期	原腸胚期	gastrula stage, gastrula period
原肠胚形成	原腸胚形成	gastrulation
原肠胚中胚层	原腸胚中胚層	gastrular mesoderm
原肠腔	原腸腔	gastrocoel, cavity of primitive gut
原肠形成前期	原腸形成前期	pregastrulation
原代培养	原代培養	primary culture
原单核细胞	單核母細胞	monoblast
原发隔（=第一房间隔）	初級房間隔	septum primum
原发孔（=第一房间孔）	第一房間孔	foramen primum
原发性腹腔妊娠	原發性腹腔妊娠	primary abdominal pregnancy
原发性牙本质	初級牙本質	primary dentin
原肛	原肛	proctodeum, primary anus
原沟	原溝	primitive groove
原核	原核	pronucleus
原核生物	原核生物	prokaryote, procaryote
原核细胞	原核細胞	prokaryotic cell, prokaryocyte
原红细胞，前成红细胞	原成紅血球細胞，原紅血球母細胞	proerythroblast, rubriblast
原肌球蛋白	原肌球蛋白	tropomyosin
原基	原基	rudiment

大　陆　名	台　湾　名	英　文　名
原浆细胞（=成浆细胞）	原漿細胞，漿母細胞	plasmablast
原浆性星形胶质细胞	原漿性星狀細胞，原漿性星形細胞	protoplasmic astrocyte
原胶原[蛋白]	原膠原[蛋白]	tropocollagen
原结，汉森结	原結，亨生氏結	primitive node, Hensen's node
原巨核细胞	巨核胚細胞，成巨核細胞	megakaryoblast
原裂	原裂	primary fissure
原淋巴细胞，淋巴母细胞，成淋巴细胞	淋巴母細胞，成淋巴細胞	lymphoblast
原卵	原卵，小卵	ovulum
原卵泡	原卵泡	primary ovarian folliculus
原脑泡	原腦泡	primary brain vesicle
原尿（=肾小球滤液）	腎小球濾液，原尿	glomerular filtrate
原皮质多形[细胞]层	原皮質多形[細胞]層	polymorphic layer of archicortex
原皮质分子层	原皮質分子層	molecular layer of archicortex
原皮质锥体[细胞]层	原皮質錐體[細胞]層	pyramidal layer of archicortex
原肾（=前肾）	原腎	pronephros, fore kidney
原肾管（=前肾管）	原腎管	pronephric duct, segmental duct
原肾小管（=前肾小管）	原腎小管	pronephric tubule
原始肠袢	原始腸襻，原始腸環	primary intestinal loop
原始肺泡期	原始肺泡期	primitive alveolar period
原始骨组织	原始骨組織	primary bone tissue
原始横隔	原始橫隔	primitive septum transversum
原始后鼻孔	原始鼻後孔	primitive choana
原始甲床，甲野	原始甲床，甲野	primary nail field
原始口腔	原始口腔	primitive oral cavity
原[始]粒细胞（=成髓细胞）	成髓細胞，髓母細胞	myeloblast
原始卵泡	原始卵泡，原始濾泡	primordial follicle
原始脑脊膜	原始腦脊[髓]膜	primitive meninx
原始内胚层	原始內胚層	primitive endoderm, embryonic endoderm
原[始]皮质，古皮质	原[始]皮質	primitive cortex, archicortex, archipallium
原始生殖细胞	原始生殖細胞	primordial germ cell
原始声门	原始聲門	primordial glottis, primitive glottis
原始外胚层	原始外胚層	primitive ectoderm, embryonic ectoderm

大　陆　名	台　湾　名	英　文　名
原始系膜	原始繫膜	primitive mesentery
原始心血管系统	原始心血管系统	primitive cardiovascular system
原始咽	初級咽	primary pharynx
原条	原條	primitive streak
原位	原位，原地	*in situ*
原位杂交组织化学法	原位雜交組織化學法	*in situ* hybridization histochemistry method, ISHH method
原窝，原凹	原窩	primitive pit
原纤维	原纖維	fibril, fibrilla
原纤维生成[作用]	原纖維生成作用	fibrillogenesis
原小脑（＝古小脑）	古小腦	archicerebellum, archeocerebellum
原血细胞（＝成血细胞）	成血[球]細胞，原血細胞，血[球]母細胞	hemocytoblast, hematocytoblast, hematogonium
原牙质	前牙質	predentin
圆窗	圓窗	round window, fenestra rotunda
圆窗嵴	圓窗嵴	crest of round window
圆窗小窝	圓窗小窩	fossula of round window
圆孔	圓孔	foramen rotundum
圆韧带	圓韌帶	round ligament
圆锥乳头	圓錐乳頭	conical papilla
缘部	緣部	marginal part
缘嵴	緣嵴	marginal crest
缘结节	緣結節	marginal tubercle
缘上回	緣上回	supramarginal gyrus
远侧部	遠部	pars distalis
远侧[的]	遠側[的]	distal
远侧舌芽	遠側舌芽	distal tongue bud
远侧小管	遠側小管	distal tubule
远侧中心粒	遠側中心粒，後中心粒	distal centriole, posterior centriole
远节指骨	遠端指骨	distal phalanx of finger
远节指骨粗隆	遠端指骨粗隆	tuberosity of distal phalanx of hand
远节趾骨	遠端趾骨	distal phalanx of toe
远曲小管	遠曲小管	distal convoluted tubule

大　陆　名	台　湾　名	英　文　名
远视	遠視	hypermetropia
远直小管	遠直小管	distal straight tubule
月骨	月狀骨	lunate, lunate bone
月经	月經，行經	menstruation, menses
月经初潮	月經初潮，初經	menophania
月经黄体	月經黃體	corpus luteum of menstruation
月经间期	月經間期	intermenstrum
月经龄	月經齡	menstrual age, menstruation age
月经期	月經期	menstrual phase
月经蜕膜	月經蜕膜	menstrual decidua
月经周期	月經週期	menstrual cycle
月状沟	月狀溝	lunate sulcus, lunate groove
月状面	月狀面	lunate surface
晕	暈	areola
晕细胞	暈細胞	halo cell
允诺性诱导	容許性誘導	permissive induction
允许细胞，受纳细胞，易感细胞	容許細胞，受納細胞	permissive cell
孕二醇	孕二醇	pregnanediol
孕囊（=妊娠囊）	妊娠囊	gestation sac
孕体	胎體，胚體	conceptus
孕烯醇酮	孕烯醇酮	pregnenolone
运动单位	運動單位，運動單元	motor unit
运动根	運動根	motor root
运动末梢	運動末梢	motor ending
运动皮质	運動皮質	motor cortex
运动前区	運動前區	premotor area
运动区	運動區	motor area
运动神经	運動神經	motor nerve
运动神经末梢	運動神經末梢	motor nerve ending
运动神经束	運動神經束	motor tract
运动神经细胞	運動神經細胞	motor nerve cell
运动神经元	運動神經元	motor neuron
α运动神经元	α運動神經元	α motor neuron
β运动神经元	β運動神經元	β motor neuron
γ运动神经元	γ運動神經元	γ motor neuron

大　陆　名	台　湾　名	英　文　名
运动纤维	運動纖維	motor fiber
运动中枢	運動中樞	motor center
运动终板	運動終板	motor end plate

Z

大　陆　名	台　湾　名	英　文　名
再分化	再分化	redifferentiation
再生	再生	regeneration
再生[能]力	再生[能]力	regeneration power
再生芽基	再生胚芽	regeneration blastema
再受精	再受精	refertilization
再吸收，重吸收	再吸收，重吸收	resorption
再循环淋巴细胞	再循環淋巴細胞	recirculation lymphocyte
在体（=体内）	體內	*in vivo*
载玻片	載玻片	glass slide
载黑[色]素细胞	黑[色]素細胞	melanophore
载距突	載距突	sustentaculum talus, sustentaculum tali
载色素细胞	色素細胞，載色體	chromatophore
脏壁中胚层	臟壁中胚層	splanchnic mesoderm, visceral mesoderm
脏层	臟層	visceral layer, splanchnic layer, lamella visceralis
脏腹膜	臟腹膜	visceral peritoneum
脏颅，咽颅	臟顱，咽顱	viscerocranium, splanchnocranium
脏面	臟面	visceral surface
脏胸膜	臟[層]胸膜	visceral pleura, pleura visceralis
藏毛囊肿	藏毛囊腫	piliferous cyst
早产儿，未成熟儿	早產兒，未[成]熟兒，早熟兒	premature infant, immature infant
早期发育	早期發育	early development
早熟	早熟	precocity
早熟发育	早熟發育	precocious development
早幼红细胞,嗜碱性成红[血]细胞	早幼紅細胞，紅血球母細胞	basophilic erythroblast, early erythroblast
早幼粒细胞	前髓細胞，原粒細胞	promyelocyte
造血（=血细胞发生）	造血[作用]，血細胞生成作	hematopoiesis, hemopoiesis

大　陆　名	台　湾　名	英　文　名
	用，血形成	
造血干细胞	造血幹細胞	hematopoietic stem cell, hemopoietic stem cell
造血器官	造血器官，生血器官	hematopoietic organ, hematogenic organ, blood-forming organ
造血索	造血索	hematopoietic cord
造血系统	造血系統	hematopoietic system
造血细胞	造血細胞	hematopoietic cell
造血诱导微环境	造血誘導微環境	hematopoietic inductive microenvironment
造血组织	造血組織	hematopoietic tissue
造血祖细胞	造血前驅細胞，造血先驅細 胞	hematopoietic progenitor cell, HPC
造釉器	造釉器	enamel organ
增大性生长	增大性生長	auxetic growth
增生不全（=发育不全）	發育不全	hypoplasia
增生期	增生期	proliferative phase
增生区	繁殖區	zone of proliferation
增殖	增殖	multiplication
增殖期	增殖期	multiplication period
增殖性生长	增殖生長	multiplicative growth
窄细胞	窄細胞	narrow cell
詹纳斯绿	杰納斯氏綠	Janus green
展旁核	展旁核	paraabducens nucleus
展神经	外展神經	abducent nerve
展神经核	外展神經核	nucleus of abducent nerve, abducens nucleus
张力感受器	張力感受器	tension receptor
张力原纤维	張力原纖維	tonofibril
掌	掌	volar
掌背动脉	掌背動脈	dorsal metacarpal artery
掌背静脉	掌背靜脈	dorsal metacarpal vein
掌侧	掌側	palmar
掌长肌	掌長肌	palmaris longus
掌短肌	掌短肌	palmaris brevis
掌骨	掌骨	metacarpal bone, metacarpus
掌骨背侧韧带	掌骨背側韌帶	dorsal metacarpal ligament
掌骨底	掌骨底	base of metacarpal bone, base

大　陆　名	台　湾　名	英　文　名
		of metacarpus
掌骨骨间韧带	掌骨骨間韌帶	interosseous metacarpal ligament
掌骨间关节	掌骨間關節	intermetacarpal joint
掌骨间韧带	掌骨間韌帶	intermetacarpal ligament
掌骨间隙	掌骨間隙	intermetacarpal space, interosseous space of metacarpus
掌[骨]浅横韧带	掌骨淺橫韌帶	superficial transverse metacarpal ligament
掌骨深横韧带	掌骨深橫韌帶	deep transverse metacarpal ligament
掌骨体	掌骨幹	shaft of metacarpal bone, shaft of metacarpus
掌骨头	掌骨頭	head of metacarpal bone, head of metacarpus
掌骨头间静脉	掌骨頭間靜脈	intercapital vein
掌骨掌侧动脉	掌骨掌側動脈	palmar metacarpal artery
掌骨掌侧静脉	掌骨掌側靜脈	palmar metacarpal vein
掌骨掌侧韧带	掌骨掌側韌帶	palmar metacarpal ligament
掌腱膜	掌腱膜	palmar aponeurosis
掌腱膜横束	掌腱膜橫束	transverse fasciculus of palmar aponeurosis
掌浅弓	掌淺弓	superficial palmar arch
掌浅静脉弓	掌淺靜脈弓	superficial palmar venous arch, superficial venous palmar arch
掌浅支	掌淺枝	superficial palmar branch
掌深弓	掌深弓	deep palmar arch
掌深静脉弓	掌深靜脈弓	deep palmar venous arch, deep venous palmar arch
掌深支	掌深枝	deep palmar branch
掌指关节	掌指關節	metacarpophalangeal joint
掌指关节侧副韧带	掌指關節側副韌帶	collateral ligament of metacarpophalangeal joint
掌指关节掌侧韧带	掌指關節掌側韌帶	palmar ligament of metacarpophalangeal joint
掌中隔	掌中隔	palmar intermediate septum
掌中间隙	掌中間隙	midpalmar space
掌状褶	掌狀褶	palmate fold
爪状细胞	爪狀細胞	clutch cell
折叠	折疊	folding

大　陆　名	台　湾　名	英　文　名
折射率	折射率	refractive index
褶柱	褶柱	column of ruga
真核生物	真核生物	eukaryote, eucaryote
真核细胞	真核細胞	eukaryotic cell, eukaryocyte, karyocyte
真肋	真肋	true rib
真两性畸形	真陰陽症，真雙性人，真性別畸形	true hermaphroditism
真毛细血管	真毛細血管，真微血管	true capillary
真皮	真皮	dermis, corium
真皮结缔组织根鞘	真皮結締組織根鞘	dermal connective tissue root sheath
真皮毛囊，结缔组织性毛囊	真皮毛囊，結締組織性毛囊	dermic hair follicle
真皮鞘	真皮鞘	dermal sheath
真皮乳头	真皮乳頭	dermal papilla, papilla dermidis, corium papilla
真皮乳头层	真皮乳頭層	papillary layer of dermis, stratum papillare corii
真皮色素细胞	真皮色素細胞	dermal chromatophore
真皮网织层	真皮網狀層	stratum reticulare corii
砧锤关节	砧錘關節	incudomalleolar joint, incudomallear articulation
砧镫关节	砧鐙關節	incudostapedial joint, incudostapedial articulation
砧骨	砧骨	incus
砧骨襞	砧骨襞	incudal fold, fold of incus
砧骨长脚	砧骨長腳	long crus of incus
砧骨豆状突	砧骨豆狀突	lenticular process of incus
砧骨短脚	砧骨短腳	short crus of incus
砧骨后韧带	砧骨後韌帶	posterior ligament of incus
砧骨上韧带	砧骨上韌帶	superior ligament of incus
砧骨体	砧骨體	body of incus
砧骨窝	砧骨窩	incudal fossa
枕	枕	occiput
枕板障静脉	枕板障靜脈	occipital diploic vein
枕部生肌节	枕部生肌節	occipital myotome
枕大神经	枕大神經	greater occipital nerve
枕导静脉	枕導靜脈	occipital emissary vein
枕动脉	枕動脈	occipital artery
枕动脉耳支	枕動脈耳枝	auricular branch of occipital

大　陆　名	台　湾　名	英　文　名
		artery
枕动脉沟	枕動脈溝	sulcus for occipital artery, groove for occipital artery, occipital groove
枕动脉降支	枕動脈降枝	descending branch of occipital artery
枕动脉脑膜支	枕動脈腦膜枝	meningeal branch of occipital artery
枕动脉乳突支	枕動脈乳突枝	mastoid branch of occipital artery
枕动脉胸锁乳突肌支	枕動脈胸鎖乳突肌枝	sternocleidomastoid branch of occipital artery
枕动脉枕支	枕動脈枕枝	occipital branch of occipital artery
枕窦	枕竇	occipital sinus
枕窦沟	枕竇溝	sulcus for occipital sinus, groove for occipital sinus
枕额肌	枕額肌	occipitofrontalis, occipitofrontal muscle
枕腹	枕腹	occipital belly, venter occipitalis
枕骨	枕骨	occipital bone
枕骨大孔	枕骨大孔	foramen magnum of occipital bone, foramen magnum
枕骨大孔枕后点	枕骨大孔枕後點	opisthion of foramen magnum
枕骨外侧部	枕骨外側部	lateral part of occipital bone
枕骨斜坡	枕骨斜坡	clivus of occipital bone
枕核	枕核，丘腦後結節核	pulvinar nucleus
枕横沟	枕橫溝	transverse occipital groove, transverse occipital sulcus
枕后点	枕後點	opisthion, opisthocranion
枕基底静脉	枕基底靜脈	occiptobasal vein
枕极	枕極	occipital pole
枕角	枕角	occipital horn
枕角球	枕角球	bulb of occipital horn
枕静脉	枕靜脈	occipital vein
枕髁	枕髁	occipital condyle
枕淋巴结	枕淋巴結	occipital lymph node
枕鳞	枕鳞	occipital squama
枕面观	枕面觀	norma occipitalis
枕内侧动脉	枕内側動脈	medial occipital artery
枕内侧静脉	枕内側靜脈	internal occipital vein

大　陆　名	台　湾　名	英　文　名
枕内后软骨结合	枕內後軟骨結合	posterior intraoccipital synchondrosis
枕内嵴	枕內嵴	internal occipital crest
枕内隆凸	枕內隆凸	internal occipital protuberance
枕内前软骨结合	枕內前軟骨結合	anterior intraoccipital synchondrosis
枕内软骨结合	枕內軟骨結合	intraoccipital synchondrosis
枕颞沟	枕顳溝	occipitotemporal sulcus, occipitotemporal groove
枕颞内侧回	枕顳內側回	medial occipitotemporal gyrus
枕颞外侧回	枕顳外側回	lateral occipitotemporal gyrus
枕颞支	枕顳枝	occipitotemporal branch
枕平面	枕平面	occipital plane
枕前切迹	枕前切跡	preoccipital incisure, preoccipital notch
枕钳	枕鉗	occipital forceps
枕区	枕區	occipital region
枕乳突缝	枕乳突縫	occipitomastoid suture
枕三角	枕三角	occipital triangle
枕外侧动脉	枕外側動脈	lateral occipital artery
枕外嵴	枕外嵴	external occipital crest
枕外隆凸	枕外隆凸	external occipital protuberance
枕外隆凸点	枕外隆凸點	inion
枕下肌	枕下肌	suboccipital muscle
枕下静脉丛	枕下靜脈叢	suboccipital venous plexus
枕下三角	枕下三角	suboccipital triangle
枕下神经	枕下神經	suboccipital nerve
枕小神经	枕小神經	lesser occipital nerve
枕囟	枕囟	occipital fontanelle
枕叶	枕葉	occipital lobe
枕缘	枕緣	occipital margin
枕支	枕枝	occipital branch
振动切片机	振動式切片機	vibratome
整合素	接合蛋白，整合素	integrin
正成红[血]细胞（=晚幼红细胞）	晚幼紅細胞，正紅血球母細胞	normoblast, orthochromatic erythroblast
正电子发射计算机体层扫描术，正电子发射体层成像	正子斷層掃描，正子斷層造影	positron emission tomography, PET

大　陆　名	台　湾　名	英　文　名
正电子发射体层成像（=正电子发射计算机体层扫描术）	正子斷層掃描，正子斷層造影	positron emission tomography, PET
正红细胞	正紅血球	normocyte
正趋化性	正趨化性	positive chemotaxis
正染色	正染色，陽性染色	positive staining
正铁血红素（=高铁血红素）	正鐵血紅素，血質	hematin
正中唇裂	正中唇裂	median cleft lip
正中[的]	正中[的]	median
正中动脉	正中動脈	median artery
正中腭裂	正中腭裂	median cleft palate
正中腭突	正中腭突	median palatine process
正中弓状韧带	正中弓狀韌帶	median arcuate ligament
正中沟	正中溝	median groove, median sulcus
正中裂	正中裂	median fissure
正中隆起	正中隆突	median eminence
正中面	正中面	median plane
正中切面	正中切面	median section
正中舌隆突	正中舌隆突	median tongue swelling, median lingual swelling
正中舌芽	正中舌芽	median tongue bud
正中神经	正中神經	median nerve
正中神经伴行动脉	正中神經伴行動脈	accompanying artery of median nerve
正中神经返支	正中神經返枝	recurrent branch of median nerve
正中神经肌支	正中神經肌枝	muscular branch of median nerve
正中神经内侧根	正中神經內側根	medial root of median nerve
正中神经外侧根	正中神經外側根	lateral root of median nerve
正中神经掌支	正中神經掌枝	palmar branch of median nerve
正中神经指掌侧固有神经	正中神經指掌側固有神經	proper palmar digital nerve of median nerve
正中神经指掌侧总神经	正中神經指掌側總神經	common palmar digital nerve of median nerve
正中矢状面	正中矢狀面	median sagittal plane, midsagittal plane
正中线	正中線	linea mediana
正中小叶	正中小葉	median lobule
支持带	支持帶	retinaculum

大　陆　名	台　湾　名	英　文　名
支持细胞，塞托利细胞	支持細胞，史托利氏細胞	supporting cell, sustentacular cell, Sertoli's cell
支持细胞连接复合体，塞托利细胞连接复合体	史托利氏細胞接合複合體	Sertoli's cell junction complex
支气管	支氣管	bronchus
支气管动脉	支氣管動脈	bronchial artery
支气管肺段	支氣管肺段	bronchopulmonary segment
[支气管]肺门淋巴结	[支氣管]肺門淋巴結	bronchopulmonary hilar lymph node
支气管肺芽	支氣管肺芽	bronchopulmonary bud
支气管静脉	支氣管靜脈	bronchial vein
支气管软骨	支氣管軟骨	bronchial cartilage
支气管食管肌	支氣管食道肌	bronchoesophageal muscle
支气管树	支氣管樹	bronchial tree
支气管腺	支氣管腺	bronchial gland, broncheal gland, glandula bronchialis
支气管芽	支氣管芽	bronchial bud
支气管支	支氣管枝	bronchial branch
支气管纵隔淋巴干	支氣管縱隔[淋巴]幹	bronchomediastinal lymphatic trunk
肢	肢	limb
肢带	肢帶	limb girdle
肢端肥大症	肢端肥大症	acromegalia, acromegaly
肢芽	肢芽	limb bud
脂蛋白	脂蛋白	lipoprotein
脂滴	脂類小滴	lipid droplet
脂肪变性	脂肪變性	fatty degeneration
脂肪层	脂肪層	fat layer
脂肪囊	脂肪囊	adipose capsule
脂肪生成	脂肪生成	fat formation
脂肪酸	脂肪酸	fatty acid
脂肪细胞	脂肪細胞	adipocyte, fat cell, adipose cell
脂肪小叶	脂肪小葉	fat lobule
脂肪质	脂肪質	fatty substance
脂肪组织	脂肪組織	adipose tissue, fat tissue, fatty tissue
脂褐素	脂褐質	lipofuscin
脂解酶	脂解酶，分解脂酵素	lipolytic enzyme
脂粒	脂粒	fatty granule

大　陆　名	台　湾　名	英　文　名
脂酶	脂酶	lipase
脂膜	脂膜	fat membrane
脂泡	脂泡	fat vacuole
脂色素	脂色素，類胡蘿葡素	lipochrome
脂双层	脂雙層，雙層脂質	lipid bilayer
脂腺	脂腺	adipose gland, oil gland
脂性骨髓	脂性骨髓	fatty marrow
脂质体	脂質體	liposome
直部	直部	straight part, pars recta
直肠	直腸	rectum
直肠瓣	直腸瓣	rectal valve
直肠闭锁	直腸閉鎖	rectal atresia
直肠骶曲	直腸薦曲	sacral flexure of rectum
直肠肛管淋巴结	直腸肛管淋巴結	anorectal lymph node
直肠横襞	直腸橫襞	transverse fold of rectum
直肠壶腹	直腸壺腹	ampulla of rectum, rectal ampulla
直肠会阴肌	直腸會陰肌	rectoperinealis
直肠会阴曲	直腸會陰曲	perineal flexure of rectum
直肠静脉丛	直腸靜脈叢	rectal venous plexus
直肠瘘	直腸瘻[管]	rectal fistula
直肠内静脉丛	直腸内靜脈叢	internal rectal venous plexus
直肠尿道肌	直腸尿道肌	rectourethral muscle, rectourethralis
直肠尿道瘘	直腸尿道瘻[管]	rectourethral fistula
直肠旁淋巴结	直腸旁淋巴結	pararectal lymph node
直肠旁窝	直腸旁窝	pararectal fossa
直肠膀胱隔	直腸膀胱隔	rectovesical septum
直肠膀胱肌	直腸膀胱肌	rectovesical muscle
直肠膀胱瘘	直腸膀胱瘻[管]	rectovesical fistula
直肠膀胱陷凹	直腸膀胱陷凹	rectovesical excavation, rectovesical pouch
直肠上丛	直腸上叢	superior rectal plexus
直肠上动脉	直腸上動脈	superior rectal artery
直肠上静脉	直腸上靜脈	superior rectal vein
直肠上淋巴结	直腸上淋巴結	superior rectal lymph node
直肠外静脉丛	直腸外靜脈叢，外直腸靜脈叢	external rectal venous plexus

大　陆　名	台　湾　名	英　文　名
直肠尾骨肌	直腸尾骨肌	rectococcygeal muscle
直肠系膜	直腸繫膜	mesorectum
直肠下丛	直腸下叢	inferior rectal plexus
直肠下动脉	直腸下動脈	inferior rectal artery
直肠下动脉阴道支	直腸下動脈陰道枝	vaginal branch of inferior rectal artery
直肠下静脉	直腸下靜脈	inferior rectal vein
直肠下神经	直腸下神經	inferior rectal nerve
直肠腺	直腸腺	rectal gland
直肠阴道隔	直腸陰道隔	rectovaginal septum
直肠阴道瘘	直腸陰道瘻[管]	rectovaginal fistula
直肠中丛	直腸中叢	middle rectal plexus
直肠中动脉	直腸中動脈	middle rectal artery
直肠中静脉	直腸中靜脈	middle rectal vein
直肠柱	直腸柱	rectal column
直肠子宫襞	直腸子宮襞	rectouterine fold
直肠子宫肌	直腸子宮肌	rectouterine muscle
直肠子宫陷凹	直腸子宮陷凹	rectouterine excavation, rectouterine pouch
直窦	直竇	straight sinus
直回	直回	gyrus rectus, straight gyrus
直集合小管	直集尿管	straight collecting tubule
直捷通路	直捷通路	thoroughfare channel, preferential channel
直精小管，精直小管，直细精管	直精小管，直細精管，精直小管	straight seminiferous tubule, straight tubule, tubulus rectus
直头	直頭	straight head
直细精管（＝直精小管）	直精小管，直細精管，精直小管	straight seminiferous tubule, straight tubule, tubulus rectus
直小动脉	直小動脈	straight arteriole, arteriola recta
直小静脉	直小靜脈	straight venule, vena recta, venula recta
直小血管	直小血管	vas recta
植入	植入，移植，著床	implantation
植入窗	植入窗	window for implantation
植入前遗传学诊断	植入前基因診斷	preimplantation genetic diagnosis, PGD
植入窝	植入窩	implantation fossa

大　陆　名	台　湾　名	英　文　名
植物极，营养极	植物極，營養極	vegetal pole, polus vegetalis
植物凝集素，植物血凝素	植物凝集素，植物血凝素	phytohemagglutinin, PHA, phytagglutinin
植物神经节	植物神經節	vegetative ganglion
植物血凝素（=植物凝集素）	植物凝集素，植物血凝素	phytohemagglutinin, PHA, phytagglutinin
跖背动脉	蹠骨背動脈	dorsal metatarsal artery
跖背静脉	蹠骨背靜脈	dorsal metatarsal vein
跖骨	蹠骨	metatarsal bone, metatarsus
跖骨背侧韧带	蹠骨背側韌帶	dorsal metatarsal ligament
跖骨底	蹠骨底	base of metatarsal bone, base of metatarsus
跖骨骨间韧带	蹠骨骨間韌帶	interosseous metatarsal ligament, metatarsal interosseous ligament
跖骨间关节	蹠骨間關節	intermetatarsal joint
跖骨间隙	蹠骨間隙	intermetatarsal space
跖[骨]浅横韧带	蹠骨淺橫韌帶	superficial transverse metatarsal ligament
跖骨深横韧带	蹠骨深橫韌帶	deep transverse metatarsal ligament
跖骨体	蹠骨幹，蹠骨體	body of metatarsus, shaft of metatarsal bone, shaft of metatarsal
跖骨头	蹠骨頭	head of metatarsal bone, head of metatarsus
跖骨足底韧带	蹠足底韌帶	plantar metatarsal ligament
跖肌	蹠肌	plantaris, plantar muscle
跖趾关节	蹠趾關節	metatarsophalangeal joint
跖趾关节侧副韧带	蹠趾關節側副韌帶	collateral ligament of metatarsophalangeal joint
跖足底动脉（=足心动脉）	蹠足底動脈	plantar metatarsal artery
跖足底静脉（=足心静脉）	蹠足底靜脈	plantar metatarsal vein
指	指	digit, digitus
指背动脉	指背動脈	dorsal digital artery
指背腱膜	指背腱膜	aponeurosis dorsalis digiti
指背静脉	指背靜脈	dorsal digital vein
指背神经	指背神經	dorsal digital nerve
指点	指點	phalangia
指放线	指放線，指輻線	digital ray
指腹侧面	指腹側面	ventral surface of finger

大　陆　名	台　湾　名	英　文　名
指骨	指骨	phalanx
指骨底	指骨底	base of phalanx of finger
指骨滑车	指骨滑車	trochlea of phalanx
指[骨]间关节	指[骨]間關節	interphalangeal joint of hand
指[骨]间关节侧副韧带	指[骨]間關節側副韌帶	collateral ligament of interphalangeal joint of hand
指[骨]间关节掌侧韧带	指[骨]間關節掌側韌帶	palmar ligament of interphalangeal joint of hand
指骨体	指骨幹	shaft of phalanx of hand
指骨头	指骨頭	head of phalanx
指滑膜鞘	指滑膜鞘	synovial sheath of finger
指甲	指甲	nail, finger nail, nail of finger
指甲弧影	指甲弧影	lunula unguis
指甲角质层	甲角質層	stratum corneum unguis
指甲生发层	甲生發層	stratum germinativum unguis
指尖点	指尖點	dactylion
指腱纽	指腱紐	vinculum tendinum of finger
指腱鞘	指腱鞘	tendinous sheath of finger, sheath of tendon of finger
指令性诱导	指令性誘導	instructive induction
指蹼间隙	指蹼間隙	fingerweb space
指浅屈肌	指淺屈肌，屈指淺肌	flexor digitorum superficialis
指浅屈肌肱尺头	指淺屈肌肱尺頭，屈指淺肌肱尺頭	humeroulnar head of flexor digitorum superficialis
指浅屈肌桡骨头	指屈淺肌橈骨頭，屈指淺肌橈骨頭	radial head of flexor digitorum superficialis
指伸肌	指伸肌	extensor digitorum
指伸肌和示指伸肌腱鞘	指伸肌和示指伸肌腱鞘	tendinous sheath of extensor digitorum and extensor indicis
指深屈肌	指屈深肌，屈指深肌	flexor digitorum profundus
指纹	指紋	fingerprint
指细胞	指狀細胞	phalangeal cell
指纤维鞘	指纖維鞘	fibrous sheath of finger
指掌侧固有动脉	指掌側固有動脈	proper palmar digital artery
指掌侧固有神经	指掌側固有神經	proper palmar digital nerve
指掌侧静脉	指掌側靜脈	palmar digital vein
指掌侧总动脉	指掌側總動脈	common palmar digital artery

大　陆　名	台　湾　名	英　文　名
指掌侧总静脉	指掌侧總靜脈	common palmar digital vein
指掌侧总神经	指掌侧總神經	common palmar digital nerve
指状	指狀	digitiform
指状板	指狀板	phalangeal plate
指状突	指狀突	phalangeal process
趾	趾	digit, digitus
趾背动脉	趾背動脈	dorsal digital artery
趾背静脉	趾背靜脈	dorsal digital vein of foot
趾背神经	趾背神經	dorsal digital nerve of foot
趾长屈肌	趾長屈肌，屈趾長肌	flexor digitorum longus
趾长屈肌腱鞘	趾長屈肌腱鞘	tendinous sheath of flexor digitorum longus, sheath of tendon of long flexor muscle of toe
趾长伸肌	趾長伸肌	extensor digitorum longus
趾长伸肌腱鞘	趾長伸肌腱鞘	tendinous sheath of extensor digitorum longus, sheath of tendon of long extensor muscle of toe
趾短屈肌	趾短屈肌，屈趾短肌	flexor digitorum brevis
趾短伸肌	趾短伸肌	extensor digitorum brevis
趾骨	趾骨	phalanx, phalanx of toe, phalanx of foot
趾骨底	趾骨底	base of phalanx of foot
趾骨滑车	趾骨滑車	trochlea of phalanx
趾[骨]间关节	趾[骨]間關節	interphalangeal joint of foot
趾骨体	趾骨幹	shaft phalanx of foot
趾骨头	趾骨頭	head of phalanx of foot
趾滑膜鞘	趾滑膜鞘	synovial sheath of toe
趾甲	趾甲	nail of toe
趾尖点	趾尖點	acropodion, akropodion
趾腱纽	趾腱紐	vinculum tendinum of toe
趾腱鞘	趾腱鞘	tendinous sheath of toe, sheath of tendon of toe
趾纤维鞘	趾纖維鞘	fibrous sheath of toe
趾足底固有动脉	趾足底固有動脈	proper plantar digital artery, plantar digital artery proper
趾足底静脉	趾足底靜脈	plantar digital vein
趾足底总动脉	趾足底總動脈	common plantar digital artery
趾足底总神经	趾足底總神經	common plantar digital nerve

大　陆　名	台　湾　名	英　文　名
质粒	質粒，質體	plasmid
质膜	[原生]質膜	plasmalemma, plasmolemma, plasma membrane
质膜内褶	質膜内褶，細胞膜内褶	plasma membrane infolding
质膜下池，表面下池	質膜下池，表面下池	subsurface cistern
质膜小泡	質膜小泡	plasmalemmal vesicle
治愈再生	治癒再生	refective regeneration
致畸敏感期	畸形誘發因子易感受期	susceptible period to teratogenic agent
致畸易感性	畸形誘發因子易感性	susceptibility to teratogenic agent
致畸因子，致畸原	畸形誘發因子	teratogenic agent, teratogen
致畸原（=致畸因子）	畸形誘發因子	teratogenic agent, teratogen
致密斑	緻密斑	macula densa
致密层	緻密層	compact layer, zona compacta
致密结缔组织	緻密結締組織	dense connective tissue
致密蜕膜	緻密蜕膜	decidua compacta
致密纤维组织	緻密纖維組織	dense fibrous tissue
致育因子，生育因子	生育因子	fertility factor
智齿（=第三磨牙）	第三臼齒，智齒	third molar, wisdom tooth
痣	痣	spilus, spiloma
稚细胞（=处女型细胞）	處女型細胞，初始細胞	virgin cell, naive cell
中鼻道	中鼻道	middle nasal meatus, middle meatus of nose
中鼻道房	中鼻道房	atrium of middle meatus
中鼻甲	中鼻甲	middle nasal concha
中肠	中腸	midgut, midintestine, mesogaster
中肠扭结（=中肠扭转）	中腸扭結	midgut volvulus
中肠扭转，中肠扭结	中腸扭結	midgut volvulus
中肠祥	中腸襻，中腸環	midgut loop
中肠疝复位	中腸疝[氣]整復	reduction of midgut hernia
中床突	中床突	middle clinoid process
中动脉	中動脈	medium-sized artery
中窦	中竇	middle sinus
中耳	中耳	middle ear, auris media
中缝背核	中縫背核	nucleus raphes dorsalis
中缝苍白核	中縫蒼白核	nucleus raphes pallidus
中缝大核	中縫大核	nucleus raphes magnus,

大　陆　名	台　湾　名	英　文　名
		magnus raphe nucleus
中缝核群	中縫核群	raphe nuclear group
中缝核群中间线形核	中縫核群的中間線形核	nucleus linearis intermedius of raphe nuclear group
中缝核群中央上核	中縫核群的中央上核	superior central nucleus of raphe nuclear group
中缝核群中央下核	中縫核群的中央下核	inferior central nucleus of raphe nuclear group
中缝核群嘴侧线形核	中縫核群的嘴側線形核	nucleus linearis rostralis of raphe nuclear group
中缝隐核	中縫隱核	nucleus raphes obscurus
中副动脉	中副動脈	middle collateral artery
中腹部	中腹部	mid-abdomen
中干	中幹	middle trunk
中隔子宫	中隔子宮	uterus septus
中跟关节面	中跟關節面	middle calcaneal articular surface
中黄卵	中黃卵	mesolecithal egg
中间部	中間部	intermediate part, pars intermedia
中间层	中間層	intermediate layer
中间带	中間帶	intermediate zone, zona intermedia
中间带内侧核	中間帶內側核	intermediomedial nucleus
中间带外侧核	中間帶外側核	intermediolateral nucleus
中间带外侧柱	中間帶外側柱	intermediolateral column
中间腱	中間腱	intermediate tendon
中间连接	中間連接	intermediate junction
中间淋巴窦	中間淋巴竇	intermediary lymph sinus
中间卵裂	中間卵裂	intermediate cleavage
中间面神经	中間面神經	intermediofacial nerve
中间皮质	中間皮質	mesocortex
中间神经	中間神經	intermediate nerve
中间神经节	中間神經節	intermediate ganglion
中间神经元	中間神經元	interneuron, internuncial neuron
中间丝	中間絲	intermediate filament, IF
中间胎盘	中間胎盤	intermediate placenta
中间外侧灰质柱	中間外側灰質柱	intermediolateral gray column
中间线	[中]間線	intermediate line

大　陆　名	台　湾　名	英　文　名
中间楔骨	中間楔骨	intermediate cuneiform bone, middle cuneiform
中间型	中間型	intermediate type
中间型肌纤维	中型肌纖維	intermediate muscle fiber
中间型精原细胞	中間型精原細胞	intermediate spermatogonium
中间腰淋巴结	腰中間淋巴結	intermediate lumbar lymph node
中间叶	中間葉	intermediate lobe, lobus intermedius
中间支	中間枝	intermediate branch
中胶层	中膠層	middle lamella
中节指骨	中節指骨	middle phalanx of finger
中节趾骨	中節趾骨	middle phalanx of toe
中结肠动脉，结肠中动脉	中結腸動脈	middle colic artery
中结肠静脉	中結腸靜脈	middle colic vein, intermediate colic vein
中结肠淋巴结	中結腸淋巴結	middle colic lymph node
中介核	中介核	intercalatus nucleus, intercalated nucleus
中静脉	中靜脈	medium-sized vein
中距关节面	中距關節面	middle talar articular surface, middle articular surface of talus
中裂面	正中分裂面	median cleavage plane
中裂球	中裂球	mesomere
中淋巴细胞	中型淋巴細胞，中型淋巴球	medium-sized lymphocyte
中膜	中膜	tunica media
中脑	中腦	midbrain
中脑被盖	中腦被蓋	tegmentum of midbrain
中脑导水管	中腦導水管	mesencephalic aqueduct
中脑导水管周围灰质	中腦導水管周圍灰質	periaqueductal gray matter, PAG
中脑顶盖	中腦頂蓋	mesencephalic tectum, tectum of midbrain
中脑动脉	中腦動脈	mesencephalic artery
中脑静脉	中腦靜脈	mesencephalic vein
中脑泡	中腦泡	midbrain vesicle
中脑曲	中腦曲	midbrain flexure, mesencephalic flexure
中内胚层	中內胚層	mesendoderm, mesentoderm
中胚层	中胚層	mesoderm

大　陆　名	台　湾　名	英　文　名
中胚层侧板	中胚層側板	mesodermal lateral plate
中胚层基质	中胚層基質	mesodermal stroma
中胚层间[充]质	中胚層間[充]質，中胚層間葉	mesodermal mesenchyme, mesomesenchyme
中胚层体节	中胚層體節	mesodermal somite
中期	中期	metaphase
中期板	中期板	metaphase plate
中期分裂	中期分裂	metakinesis
中期弹性纤维	中期彈性纖維	elaunin fiber
中筛斑	中篩斑	macula cribrosa media
中筛窦	中篩竇	middle ethmoidal sinus
中肾	中腎	mesonephros, mesonephridium, midkidney
中肾单位	中腎單位，中腎元	mesonephric unit
中肾管，沃尔夫管	中腎管，沃爾夫氏管	mesonephric duct, mesonephric canal, Wolffian duct
中肾嵴	中腎嵴	mesonephric ridge
中肾旁管，副中肾管	副中腎管	paramesonephric duct
中肾小管	中腎小管	mesonephric tubule
中肾小囊	中腎小囊，中腎小泡	mesonephric vesicle
中肾小球	中腎小球，中腎絲球	mesonephric glomerulus
中肾原基	中腎原基	mesonephric blastema
中肾褶	中腎褶	mesonephric fold
中枢淋巴器官	中樞淋巴器官	central lymphoid organ
中枢神经系统	中樞神經系統	central nervous system
中枢神经系统中枢部	中樞神經系統中樞部	central part of central nervous system
中枢突	中樞突，中樞枝	central process
中隧道	中隧道	middle tunnel
中外胚层	中外胚層	mesectoderm
中外胚细胞	中外胚細胞	mesoectoblast
中纬线（=眼球赤道）	眼球赤道	equator of eyeball
中斜角肌	中斜角肌	middle scalene muscle, scalenus medius
中心粒	中心粒	centriole
中心粒周围随体	中心粒周圍隨體	pericentriolar satellite
中心体	中心體	centrosome, cytocentrum
中性分叶核粒细胞	嗜中性分葉核粒細胞，嗜中	neutrophilic granulocyte

大　陆　名	台　湾　名	英　文　名
	性分葉核顆粒球，嗜中性分葉核白血球	segmented form
中性杆状核粒细胞	嗜中性桿狀核粒細胞，嗜中性桿狀核顆粒球，嗜中性帶狀核白血球	neutrophilic granulocyte band form
中性红	中性紅	neutral red
中性颗粒	嗜中性顆粒	neutrophilic granule
中性粒细胞	嗜中性粒細胞，嗜中性[白血]球	neutrophil, neutrophilic granulocyte
中性粒细胞不动因子	嗜中性粒細胞不動因子，嗜中性白血球不動因子	neutrophil immobilizing factor, NIF
中性粒细胞趋化因子	嗜中性粒細胞趨化因子，嗜中性[白血]球趨化因子	neutrophil chemotactic factor, NCF
中性晚幼粒细胞	嗜中性後髓細胞	neutrophilic metamyelocyte
中性早幼粒细胞	嗜中性原髓細胞，嗜中性前髓細胞	neutrophilic promyelocyte
中性脂肪	中性脂肪	neutral fat
中性中幼粒细胞	嗜中性髓細胞	neutrophilic myelocyte
中央凹	中央凹	central fovea, fovea centralis
中央部	中央部	central part
中央层	中央層	central stratum
中央动脉	中央動脈	central artery
中央沟	中央溝	central sulcus, central groove
中央沟动脉	中央溝動脈	artery of central sulcus, central sulcal artery
中央骨	中央骨	central bone
中央管	中央管	central canal
中央后沟	中央後溝	postcentral sulcus, postcentral groove
中央后沟动脉	中央後溝動脈	artery of postcentral sulcus, postcentral sulcal artery
中央后回	中央後回	postcentral gyrus
中央后静脉	中央後靜脈	postcentral vein
中央灰质	中央灰質	central gray substance
中央胶状质	中央膠狀質	central gelatinous substance
中央静脉，罗兰多静脉	中央靜脈，Rolando 氏靜脈	central vein, vena centralis, Rolando's vein
中央淋巴结	中央淋巴結	central lymph node
中央内侧核	中央內側核	medial central nucleus
中央旁沟	中央旁溝	paracentral sulcus

大　陆　名	台　湾　名	英　文　名
中央旁小叶，旁中央小叶	中央旁小葉，旁中央小葉	paracentral lobule
中央前沟	中央前溝	precentral sulcus, precentral groove
中央前沟动脉	中央前溝動脈	artery of precentral sulcus, precentral sulcal artery
中央前回	中央前回	precentral gyrus
中央前静脉	中央前靜脈	precentral vein
中央乳糜管	中央乳糜管	central lacteal
中央外侧核	中央外側核	central lateral nucleus, lateral central nucleus
中央小叶	中央小葉	central lobule
中央小叶翼	中央小葉翼	ala of central lobule
中央中核	中央中核	centromedian nucleus
中央中间质	中央中間質	central intermediate substance
中叶	中葉	middle lobe
中叶支	中葉枝	branch of middle lobe
中幼红细胞，嗜多染性成红[血]细胞	中幼紅細胞，多染性正成紅血細胞	polychromatophilic erythroblast, rubricyte
中幼巨红细胞，多染性巨成红细胞	中巨紅細胞，多染性巨成紅血細胞	polychromatic megaloblast
中幼粒细胞	[骨]髓細胞	myelocyte
中指	中指	middle finger
中轴骨骼	中軸骨骼	axial skeleton
中纵隔	中縱隔	middle mediastinum
终板	終板	end plate, terminal lamina, lamina terminalis
终板旁回	終板旁回	paraterminal gyrus
终板血管器	終板血管器	organum vasculosum of lamina terminalis, OVLT
终变期	終變期，絲球期	diakinesis
终部	終部	terminal part
终池	終池	terminal cistern
终端棒	終端棒	terminal bar
终端脑化	終端腦化	telencephalization
终核	終核	nucleus of termination
终环	終環	end ring
终静脉	終靜脈	terminal vein
终扣	終扣，終鈕	terminal bouton
终毛	終毛	terminal hair

大　陆　名	台　湾　名	英　文　名
终末动脉毛细血管	終末動脈毛細血管，終末動脈微血管	terminal arteriolar capillary
终末肺泡	終肺泡	terminal alveolus
终末毛细血管	終末毛細血管，終末微血管	terminal capillary
终末囊泡期	終末肺泡期	terminal sac period
终末气囊	終末氣囊	terminal air sac
终末区	終末區	zona terminalis
终末胎盘绒毛（=固有胎盘绒毛）	終末胎盤絨毛，固有胎盤絨毛	definitive placental villus
终末网	終網	terminal web
终末细胞	終末細胞	terminal cell, end cell
终末细支气管	終末細支氣管	terminal bronchiole
终末小动脉	終末小動脈	terminal arteriole
终末小静脉	終末小靜脈	terminal venule
终囊	終囊	end capsule
终球	終球	end bulb
终神经	終神經	terminal nerve
终神经节	終神經節	terminal ganglion
终室	終室	terminal ventricle
终树突	終樹突，刷狀終末	telodendron, end-brush
终丝	終絲	terminal filum, filum terminale
终纹	終紋	terminal stria, stria terminalis
终纹床核	終紋床核	bed nucleus of stria terminalis
终纹纤维	終紋纖維	fiber of stria terminalis
终止核	終止核	terminal nucleus
终足	終足	end foot
种系发生（=系统发育）	系統發育，種系發生	phylogeny, phylogenesis
重力感受器	重力感受器	gravitational receptor
舟骨粗隆	舟狀骨粗隆	tuberosity of navicular bone
舟关节面	舟關節面	navicular articular surface
舟状骨（=手舟骨）	舟狀骨	scaphoid, scaphoid bone
舟状头	舟狀頭	scaphocephaly
舟状窝	舟狀窩	scaphoid fossa, navicular fossa
舟状窝瓣	舟狀窩瓣	valve of navicular fossa
周期内线	期内線	intraperiod line
周期性	週期性	periodicity

大　陆　名	台　湾　名	英　文　名
周围淋巴器官	周圍淋巴器官	peripheral lymphoid organ, secondary lymphoid organ, periphery lymphoid organ
周围皮质（=浅[层]皮质）	周圍皮質	peripheral cortex
周围染色质	周圍染色質	peripheral chromatin
周围神经	周圍神經，周邊神經，末梢神經	peripheral nerve
周围神经胶质细胞	周圍膠質細胞	peripheral glia cell
周围神经节	周圍神經節	peripheral ganglion
周围神经末梢	周圍神經末梢，周圍神經終末	peripheral ending
周围神经系统	周圍神經系統	peripheral nervous system, PNS
周围神经系统周围部	周圍神經系統周圍部	peripheral part of peripheral nervous system
周围突	周圍突，周邊支	peripheral process
周围自主神经丛盆部	周圍自主神經叢骨盆部	pelvic part of peripheral autonomic plexus
周围自主神经节盆部	周圍自主神經節骨盆部	pelvic part of peripheral autonomic ganglion
周细胞	周細胞	pericyte
周小管	周小管	peripheral tubule
周质	周質，胞外質	periplasm
轴[的]	軸[的]	axial
轴-棘突触	軸棘突觸	axo-spinous synapse
轴浆（=轴质）	軸漿	axoplasm
轴浆流（=轴质流）	軸漿流	axoplasmic flow
轴膜	軸索膜	axolemma
轴旁中胚层	軸旁中胚層	paraxial mesoderm
轴丘	軸丘	axon hillock
轴上肌	軸上肌	epiaxial muscle
轴-树突触	軸樹突觸	axo-dendritic synapse
轴丝	軸絲	axoneme
轴索	軸索	axial cord
轴-体突触	軸體突觸	axo-somatic synapse
轴突	軸突	axon
轴突侧支	軸突側枝	axon collateral
轴突反射	軸突反射	axon reflex
轴突起始段	軸突起始段	initial segment of axon
轴突运输	軸突運輸	axonal transport

大　陆　名	台　湾　名	英　文　名
轴突终末	軸突末端	axonal terminal
轴下肌	軸下肌	hypaxial muscle
轴心复合体	核心複合體	core complex
轴质，轴浆	軸漿	axoplasm
轴质流，轴浆流	軸漿流	axoplasmic flow
轴中胚层	軸中胚層	axial mesoderm
轴-轴突触	軸軸突觸	axo-axonic synapse, axo-axonal synapse
肘	肘	elbow
肘骨间囊	肘骨間囊	interosseous cubital bursa, cubital interosseous bursa
肘关节	肘關節	elbow joint, cubital joint
肘关节肌	肘關節肌	articularis cubiti, articular muscle of elbow
肘关节网	肘關節網	cubital articular rete, articular rete of elbow
肘后面	肘後面	posterior surface of elbow
肘后区	肘後區	posterior cubital region, posterior region of elbow
肘后三角	肘後三角	posterior cubital triangle
肘后窝	肘後窩	posterior cubital fossa
肘肌	肘肌	anconeus, elbow muscle, anconeal muscle
肘淋巴结	肘淋巴結	cubital lymph node
肘前面	肘前面	anterior surface of elbow
肘前区	肘前區	anterior cubital region, anterior region of elbow
肘浅淋巴结	肘淺淋巴結	superficial cubital lymph node
肘深淋巴结	肘深淋巴結	deep cubital lymph node
肘外侧三角	肘外側三角	lateral cubital triangle
肘窝	肘窩	cubital fossa
肘正中静脉	肘正中靜脈	median cubital vein
皱襞	皺襞，皺褶，褶襞	plica, ruga
皱眉肌	皺眉肌	superciliary corrugator muscle, corrugator supercilii
皱褶缘	皺褶緣	ruffled border
侏儒节细胞	侏儒神經節細胞	midget ganglion cell
侏儒胚	侏儒胚	dwarf embryo
侏儒双极细胞	侏儒雙極細胞	midget bipolar cell

大 陆 名	台 湾 名	英 文 名
侏儒[症]	侏儒症	dwarfism
蛛网膜	蛛網膜	arachnoid, arachnoid mater
蛛网膜[颗]粒	蛛網膜[顆]粒	arachnoid granulation, arachnoidal granulation
蛛网膜绒毛	蛛網膜絨毛	arachnoid villus
蛛网膜下池	蛛網膜下池	subarachnoid cistern, subarachnoidal cistern
蛛网膜下腔（=蛛网膜下隙）	蛛網膜下[間]隙， 蛛網膜下腔	subarachnoid space, subarachnoid cavity
蛛网膜下隙，蛛网膜下腔	蛛網膜下[間]隙， 蛛網膜下腔	subarachnoid space, subarachnoid cavity
蛛网膜小梁	蛛網膜小梁	arachnoid trabecula
主部	主部	pars principalis
主[导]基因	主基因	master gene
主动发育	主動發育	independent development
主动脉	主動脈	aorta
主动脉半月瓣弧缘	主動脈半月瓣弧緣	lunula of semilunar cusp of aorta
主动脉瓣	主動脈瓣	aortic valve, valve of aorta
主动脉瓣后半月瓣	主動脈瓣後半月瓣	posterior semilunar cusp of aortic valve
主动脉瓣狭窄	主動脈瓣狹窄	aorta valve stenosis
主动脉瓣右半月瓣	主動脈瓣右半月瓣	right semilunar cusp of aortic valve
主动脉瓣左半月瓣	主動脈瓣左半月瓣	left semilunar cusp of aortic valve
主动脉杈	主動脈分叉，主動脈分岔點	aortic bifurcation, bifurcation of aorta
主动脉窦	主動脈竇	aortic sinus, sinus of aorta
主动脉肺动脉隔	主動脈肺動脈隔	aortico-pulmonary septum
主动脉肺动脉隔缺损	主動脈肺動脈隔缺損	aortico-pulmonary septal defect
主动脉腹部	主動脈腹部	abdominal part of aorta
主动脉干	主動脈幹	truncus aorticus
主动脉弓	主動脈弓	aortic arch, arch of aorta
主动脉弓淋巴结	主動脈弓淋巴結	lymph node of aortic arch
主动脉后淋巴结	主動脈後淋巴結	postaortic lymph node
主动脉降部	主動脈降部	descending part of aorta
主动脉孔	主動脈孔	aortic opening, aortic aperture
主动脉口	主動脈口	aortic orifice
主动脉旁体	主動脈旁體	paraaortic body

大　陆　名	台　湾　名	英　文　名
主动脉骑跨	主動脈騎跨	overriding aorta
主动脉前淋巴结	主動脈前淋巴結	preaortic lymph node
主动脉球	主動脈球	aortic bulb, bulb of aorta
主动脉肾神经节	主動脈腎神經節	aorticorenal ganglion
主动脉升部	主動脈升部	ascending part of aorta
主动脉外侧淋巴结	主動脈外側淋巴結	lateral aortic lymph node
主动脉峡	主動脈峽[部]	aortic isthmus, isthmus of aorta
主动脉狭窄	主動脈狹窄	aorta stenosis
主动脉下淋巴结	主動脈下淋巴結	subaortic lymph node
主动脉小球	主動脈小球	aortic glomus
主动脉胸部	主動脈胸部	thoracic part of aorta
主静脉	主靜脈	cardinal vein, vena cardinalis
主神经节细胞	主神經節細胞	principal ganglion cell
主细胞	主細胞	principal cell, chief cell
主胰管	主胰管	main pancreatic duct
主缢痕	主縊痕	primary constriction
主支气管	主支氣管	main bronchus
主致密线	大緻密線	major dense line
贮脂细胞	貯脂細胞	fat-storing cell
注射染色法	注射染色法	injection staining
柱间结节	柱間結節	intercolumnar tubercle
柱细胞	柱細胞	pillar cell
柱状胚（=筒状胚）	筒狀胚，柱狀胚	tubular embryo
柱状上皮	柱狀上皮	columnar epithelium
转导	轉導	transduction
转分化，横向分化	轉分化	transdifferentiation
转基因动物	[基因]轉殖動物	transgenic animal
转位不全	轉位不全	arrested rotation
转子间嵴	轉子間嵴	intertrochanteric crest
转子间线	轉子間線	intertrochanteric line
转子皮下囊	轉子皮下囊	trochanteric subcutaneous bursa
转子窝	轉子窝	trochanteric fossa
椎动脉	椎動脈	vertebral artery
椎动脉丛	椎動脈叢	vertebral artery plexus
椎动脉沟	椎動脈溝	sulcus for vertebral artery, groove for vertebral artery

大　陆　名	台　湾　名	英　文　名
椎动脉横突部	椎動脈橫突部	transverse part of vertebral artery
椎动脉寰椎部	椎動脈寰椎部	atlantic part of vertebral artery
椎动脉肌支	椎動脈肌枝	muscular branch of vertebral artery
椎动脉脊支	椎動脈脊枝	spinal branch of vertebral artery
椎动脉孔	椎動脈孔	vertebroarterial foramen
椎动脉颅内部	椎動脈顱內部	intracranial part of vertebral artery
椎动脉脑膜支	椎動脈腦膜枝	meningeal branch of vertebral artery
椎动脉三角	椎動脈三角	triangle of vertebral artery
椎动脉神经节	椎動脈神經節	ganglion of vertebral artery
椎动脉椎前部	椎動脈椎前部	prevertebral part of vertebral artery
椎弓	椎弓	vertebral arch
椎弓板	椎弓板	lamina of vertebral arch
椎弓根	椎弓根	pedicle of vertebral arch
椎骨	[脊]椎骨	vertebra
椎骨连结	椎骨連結	vertebral joint
椎骨线（=脊柱线）	脊柱線	vertebral line
椎关节	椎關節	vertebral articulation
椎管	椎管	vertebral canal
椎后裂	椎後裂	retropyramidal fissure
椎间关节	椎間關節	intervertebral joint
椎间静脉	椎間靜脈	intervertebral vein
椎间孔	椎間孔	intervertebral foramen
椎间联合	椎間聯合	intervertebral symphysis
椎间面	椎間面	intervertebral surface
椎间盘	椎間盤	intervertebral disc, discus intervertebralis
椎间盘纤维环	椎間盤纖維環	annulus fibrosus of intervertebral disc
椎间软骨	椎間軟骨	intervertebral cartilage
椎孔	椎孔	vertebral foramen
椎内后静脉丛	椎內後靜脈叢	posterior internal vertebral venous plexus
椎内前静脉丛	椎內前靜脈叢	anterior internal vertebral venous plexus
椎旁神经节	椎旁神經節	paravertebral ganglion

大　陆　名	台　湾　名	英　文　名
椎前部	椎前部	prevertebral part
椎前层	椎前層	prevertebral layer
椎前间隙	椎前間隙	prevertebral space
椎前筋膜	椎前筋膜	prevertebral fascia
椎前静脉	椎前靜脈	anterior vertebral vein
椎前淋巴结	椎前淋巴結	prevertebral lymph node
椎前神经节	椎前神經節	prevertebral ganglion
椎上切迹	椎上切跡	superior vertebral notch, superior vertebral incisure
椎神经	椎神經	vertebral nerve
椎神经节	椎神經節	vertebral ganglion
椎体	椎體	vertebral body, centrum
椎体钩	椎體鈎	uncus of vertebral body
椎体环状突	椎體環狀突	annular apophysis of vertebral body
椎体静脉	椎體靜脈，椎底靜脈	basivertebral vein
椎外后静脉丛	椎外後靜脈叢	posterior external vertebral venous plexus
椎下切迹	椎下切跡	inferior vertebral notch, inferior vertebral incisure
锥虫红，台盼红	台盼紅，錐蟲紅	trypan red
锥虫蓝，台盼蓝	台盼藍，錐蟲藍	trypan blue
锥隆起	錐隆起	pyramidal eminence
锥体	錐體	pyramid
锥体底	錐體底	pyramidal base
锥体腹侧束	錐體腹側徑	ventral pyramidal tract
锥体交叉	錐體交叉	pyramidal decussation, decussation of pyramid, decussatio pyramidum
锥体浅层	錐體淺層	superficial layer of pyramid
锥体束	錐體徑，錐體束	pyramidal tract, pyramidal fasciculus
锥体外侧束	錐體外側徑	lateral pyramidal tract
锥体外系	錐體外系	extrapyramidal system
锥体系	錐體系[統]	pyramidal system
锥体细胞	錐體細胞，錐狀細胞	pyramidal cell
锥体[细胞]层	錐體[細胞]層	pyramidal layer, stratum pyramidale
锥突	錐突	pyramidal process
锥小足	錐小足	cone pedicle

大　陆　名	台　湾　名	英　文　名
锥状肌	錐狀肌	pyramidalis, pyramid muscle
锥状结节	錐狀結節	conoid tubercle
锥状韧带	錐狀韌帶	conoid ligament
锥状叶	錐狀葉	pyramidal lobe
赘生物（=新生物）	新生物，腫瘤，贅生物	neoplasm, neoformation
着床	著床	nidation
滋养层	滋養層	trophoblast, trophoblastic layer, trophoderm
滋养层侵入	滋養層侵入	trophoblastic invasion
滋养层绒毛	滋養層絨毛	trophodermal villus
滋养层绒毛膜	滋養層絨毛膜	trophoblastic chorion
滋养层细胞	滋養層細胞	trophoblastic cell, trophoblast cell
滋养层陷窝	滋養層腔隙	trophoblastic lacuna
滋养动脉	滋養動脈，營養動脈	nutrient artery
滋养管	營養管	nutrient canal
滋养静脉	滋養靜脈，營養靜脈	nutrient vein
滋养孔	營養孔	nutrient foramen
滋养外胚层	滋養外胚層	trophoectoderm
滋养细胞	滋養細胞	trophocyte
滋养羊膜	滋養羊膜	trophoamnion
子宫	子宮	uterus, womb
子宫闭锁	子宮閉鎖	atretic uterus
子宫部	子宮部	uterine part
子宫底	子宮底	fundus of uterus, fundus uteri
子宫骶韧带	子宮薦韌帶	uterosacral ligament
子宫动脉	子宮動脈	uterine artery
子宫动脉卵巢支	子宮動脈卵巢枝	ovarian branch of uterine artery
子宫动脉螺旋支	子宮動脈螺旋枝	spiral branch of uterine artery
子宫动脉输卵管支	子宮動脈輸卵管枝	tubal branch of uterine artery
子宫动脉阴道支	子宮動脈陰道枝	vaginal branch of uterine artery
子宫端	子宮端	uterine extremity
子宫发育不全	子宮發育不全	uterine hypoplasia
子宫附件	子宮附件	appendix, uterine adnexa
子宫腹腔妊娠	子宮腹腔妊娠	uteroabdominal pregnancy
子宫肌层	子宮肌層	myometrium
子宫角	子宮角	uterine horn

大　陆　名	台　湾　名	英　文　名
[子]宫颈	子宫頸	cervix, neck of uterus, cervix of uterus
子宫颈闭锁	子宫頸閉鎖	atresia of cervix
子宫颈管	子宫頸管	cervical canal, uterocervical canal, canal of cervix of uterus
子宫颈旁组织	子宫頸旁組織	paracervix
子宫颈神经节	子宫頸神經節	uterine cervical ganglion
子宫颈腺	子宫頸腺	gland of neck of uterus
子宫颈阴道部	子宫頸陰道部	vaginal part of cervix, vaginal portion of cervix neck
子宫颈阴道上部	子宫頸陰道上部	supravaginal part of cervix
子宫静脉	子宫靜脈	uterine vein, vena uterina
子宫静脉丛	子宫靜脈叢	uterine venous plexus
子宫口	子宫口	orifice of uterus
子宫阔韧带	子宫闊韌帶	broad ligament of uterus, uterine broad ligament
子宫内发育期	子宫內發育期	intrauterine developmental period
子宫内膜	子宫內膜	endometrium
子宫内膜基质	子宫內膜基質	endometrial stroma
子宫内生长率	子宫內生長率	intrauterine growth rate
子宫黏膜	子宫黏膜	uterine mucosa, mucous membrane of uterus
子宫旁淋巴结	子宫旁淋巴結	parauterine lymph node
子宫旁组织	子宫旁[結締]組織	parametrium
子宫腔	子宫腔	cavity of uterus, uterine cavity, cavum uteri
子宫绒毛叶	子宫絨毛葉	uterine cotyledon
子宫乳，胚泡营养素	子宫乳	uterine milk
子宫上皮	子宫上皮	uterine epithelium
子宫舒缓因子	子宫舒緩因子	uterine relaxing factor
子宫胎盘动脉	子宫胎盤動脈	uteroplacental artery
子宫胎盘静脉	子宫胎盤靜脈	uteroplacental vein
子宫体	子宫體	uterine body, body of uterus
子宫外口	子宫外口	external os of uterus
子宫外膜	子宫外膜	perimetrium
子宫系膜	子宫繋膜	mesometrium
子宫峡	子宫峡	isthmus of uterus, isthmus uteri
子宫腺	子宫腺	uterine gland

大　陆　名	台　湾　名	英　文　名
子宫阴道部	子宮陰道部	uterovaginal portion
子宫阴道丛	子宮陰道叢	uterovaginal plexus
子宫阴道管	子宮陰道管	uterovaginal canal
子宫阴道原基	子宮陰道原基	uterovaginal primordium
子宫右角	子宮右角	right horn of uterus
子宫右缘	子宮右緣	right margin of uterus
子宫圆韧带	子宮圓韌帶	round ligament of uterus, ligamentum teres uteri
子宫圆韧带动脉	子宮圓韌帶動脈	artery of round ligament of uterus
子宫周期	子宮週期	uterine cycle
子宫左角	子宮左角	left horn of uterus
子宫左缘	子宮左緣	left margin of uterus
子染色体	子染色體	daughter chromosome
子细胞	子細胞	daughter cell
籽骨	種子骨	sesamoid bone
籽软骨	種子軟骨	sesamoid cartilage
紫外光光谱术	紫外光光譜術	ultraviolet spectroscopy
紫外光显微分光光度计	紫外光顯微分光光度計	ultraviolet microspectrophotometer
紫外光显微镜	紫外光顯微鏡	ultraviolet microscope
紫外光显微镜术	紫外光顯微鏡術	ultraviolet microscopy
紫外细胞光度术	紫外細胞光度測定術，紫外細胞光度學	ultraviolet cytophotometry
紫外显微摄影术	紫外顯微攝影術	ultraviolet photomicrography
自净作用	自淨作用	self-purification
自凝血酶原	自體凝血酶原	autoprothrombin
自然杀伤细胞，NK 细胞	自然殺手細胞	natural killer cell, NK cell
自噬	自噬	autophagy
自噬溶酶体	自噬溶酶體	autophagolysosome
自噬体	自噬體	autophagosome
自[体]适应	自體適應	self-adaptation
自体受精	自體受精	self-fertilization
自[体吞]噬泡	自噬泡	autophagic vacuole
自[我]调节	自我調節	self-regulation
自由上肢	游離上肢	free upper limb
自由上肢骨	游離上肢骨	bone of free upper limb
自由上肢连结	游離上肢連結，游離上肢關節	joint of free upper limb, joint of free upper extremity

大　陆　名	台　湾　名	英　文　名
自由下肢	游離下肢	free lower limb
自由下肢骨	游離下肢骨	bone of free lower limb
自由下肢连结	游離下肢連結，游離下肢關節	joint of free lower limb, joint of free lower extremity
自主部	自主部	autonomic part
自主分化（=非依赖性分化）	自主分化	independent differentiation, self-differentiation
自主神经	自主神經	autonomic nerve
自主神经丛神经节	自主神經叢神經節	ganglion of autonomic plexus
自主神经节	自主神經節	autonomic ganglion
自主神经盆部	自主神經骨盆部	pelvic part of autonomic nerve
自主神经系统	自主神經系統	autonomic nervous system
自主神经纤维	自主神經纖維	autonomic nerve fiber
自主神经胸部	自主神經胸部	thoracic part of autonomic nerve
自主柱	自主柱	autonomic column
VACTERAL 综合征	胎兒脊椎肛門心氣管食道腎臟及肢體發育異常相關症，VACTERAL 相關症	vertebral anal cardiac tracheoesophageal renal and limb syndrome, VACTERAL syndrome
SMA 综合征（=肠系膜上动脉综合征）	腸繫膜上動脈症候群，上腸繫膜動脈症候群，SMA 症候群	superior mesenteric artery syndrome, SMA syndrome
棕榈襞	棕櫚皺襞	plica palmata
棕色脂肪组织	褐脂組織	brown adipose tissue, brown fat tissue
总骨脚	總骨腳	common bony crus
总腱环	總腱環	common tendinous ring, common annular tendon
总膜脚	總膜腳	common membranous crus, common membranaceous crus
总主静脉	總主靜脈	common cardinal vein
纵隔	縱隔	mediastinum
纵隔部	縱隔部	mediastinal part
纵隔后淋巴结	縱隔後淋巴結	posterior mediastinal lymph node
纵隔间隙	縱隔間隙	mediastinum space
纵隔静脉	縱隔靜脈	mediastinal vein
纵隔面	縱隔面	mediastinal surface
纵隔前淋巴结	縱隔前淋巴結	anterior mediastinal lymph

大　陆　名	台　湾　名	英　文　名
		node
纵隔前淋巴结上群	縱隔前淋巴結上群	superior group of anterior mediastinal lymph node
纵隔前淋巴结下群	縱隔前淋巴結下群	inferior group of anterior mediastinal lymph node
纵隔胸膜	縱隔胸膜	mediastinal pleura
纵隔支	縱隔枝	mediastinal branch
纵切面	縱切面	longitudinal section
纵束	縱束	longitudinal band, longitudinal fasciculus
纵纹	縱走紋	longitudinal striation
纵小管	縱小管	longitudinal tubule
纵行层	縱層	longitudinal layer
纵行肌	縱[走]肌	longitudinal muscle
纵行纤维	縱行纖維	longitudinal fiber
足	足	foot
足背	足背	dorsum of foot, back of foot
足背动脉	足背動脈	dorsal artery of foot, dorsalis pedis artery
足背筋膜	足背筋膜	dorsal fascia of foot
足背静脉弓	足背靜脈弓	dorsal venous arch of foot
足背静脉网	足背靜脈網	dorsal venous rete of foot, dorsal venous network of foot
足背内侧皮神经	足背內側皮神經	medial dorsal cutaneous nerve of foot
足背区	足背區	dorsal region of foot
足背外侧皮神经	足背外側皮神經	lateral dorsal cutaneous nerve of foot
足背中间皮神经	足背中間皮神經	intermediate dorsal cutaneous nerve of foot
足长	足長	foot length
足底	足底	sole, sole of foot, plantar
足底长韧带	足底長韌帶	long plantar ligament
足底方肌	足底方肌	quadratus plantae, quadrate muscle of sole
足底弓	足底弓	plantar arch
足底弓穿支	足底弓穿枝	perforating branch of plantar arch
足底腱膜	足底腱膜	plantar aponeurosis
足底腱膜横束	足底腱膜橫束	transverse fasciculus of plantar aponeurosis

大　陆　名	台　湾　名	英　文　名
足底静脉弓	足底靜脈弓	plantar venous arch
足底静脉网	足底靜脈網	plantar venous rete, plantar venous network
足底内侧动脉	足底內側動脈	medial plantar artery
足底内侧动脉浅支	足底內側動脈淺枝	superficial branch of medial plantar artery
足底内侧动脉深支	足底內側動脈深枝	deep branch of medial plantar artery
足底内侧神经	足底內側神經	medial plantar nerve
足底内侧神经趾足底总神经	足底內側神經趾足底總神經	common plantar digital nerve of medial plantar nerve
足底浅弓	足底淺弓	superficial plantar arch
足底区	足底區	sole region of foot
足底韧带	足底韌帶	plantar ligament
足底深动脉	足底深動脈	deep plantar artery
足底深弓	足底深弓	deep plantar arch
足底外侧动脉	足底外側動脈	lateral plantar artery
足底外侧神经	足底外側神經	lateral plantar nerve
足底外侧神经浅支	足底外側神經淺枝	superficial branch of lateral plantar nerve
足底外侧神经深支	足底外側神經深枝	deep branch of lateral plantar nerve
足底外侧神经趾足底总神经	足底外側神經趾足底總神經	common plantar digital nerve of lateral plantar nerve
足腓侧缘	足腓側緣	fibular margin of foot
足跟	足跟	heel
足跟点	足跟點	pternion
足骨	足骨	bone of foot
足骨间背侧肌	足骨間背側肌	dorsal interosseus of foot
足关节	足關節	joint of foot
足胫侧缘	足脛側緣	tibial margin of foot
足内侧缘	足內側緣	medial margin of foot, medial border of foot
足内侧缘静脉	足內側緣靜脈	medial marginal vein of foot
足内侧纵弓	足內側縱弓	medial part of longitudinal arch of foot
足突	足突	foot process
足外侧缘	足外側緣	lateral margin of foot, lateral border of foot
足外侧纵弓	足外側縱弓	lateral part of longitudinal arch of foot

大　陆　名	台　湾　名	英　文　名
足心动脉，跖足底动脉	蹠足底動脈	plantar metatarsal artery
足心静脉，跖足底静脉	蹠足底靜脈	plantar metatarsal vein
足趾	足趾	toe
足趾背面	足趾背面	dorsal surface of toe
足趾底面	足趾底面	plantar surface of toe
足舟骨	足舟狀骨	navicular bone
足纵弓	足縱弓	longitudinal arch of foot
组胺	組胺	ergamine
组蛋白	組織蛋白	histone
组织	組織	tissue
组织病理学	組織病理學	histopathology
组织发生	組織發生	histogenesis, histogeny
组织放射自显影[术]	組織放射自顯影術，組織自動放射顯影術，組織放射自顯像術	histoautoradiography, historadioautography
组织分光光度法	組織光譜測量術，組織分光光度術	histospectrophotometry
组织分化	組織分化	histodifferentiation, histological differentiation, tissue differentiation
组织工程	組織工程	tissue engineering
组织工程皮肤	組織工程皮膚	tissue-engineered skin
组织固定	組織固定法	fixation of tissue
组织光谱学	組織光譜學	histospectrography
组织化学	組織化學	histochemistry
组织间液	間質液，組織液	interstitial fluid
组织培养	組織培養	tissue culture
组织切片[法]	組織切片[法]	histotomy
组织生理学	組織生理學	histophysiology
组织相容性 Y 抗原，H-Y 抗原	組織相容性 Y 抗原，H-Y 抗原	histocompatibility Y antigen, H-Y antigen
组织形态学	組織形態學	histomorphology
组织学	組織學	histology
组织液	組織液	tissue fluid
组织荧光	組織螢光	histofluorescence
组织营养	組織營養	histotrophic nutrition
组织者	組織者	organizer
组织[者]中心	組織[者]中心	organization center, organizer center

大　陆　名	台　湾　名	英　文　名
祖细胞	前驅細胞，先驅細胞	progenitor cell
嘴侧丘臂	嘴側丘臂	brachium of rostral colliculus
嘴侧丘连合	嘴側丘連合	commissure of rostral colliculus
嘴侧髓帆系带	嘴側髓帆繫帶	frenulum of rostral medullary velum
最长肌	最長肌	longissimus, longest muscle
最大长度	最大長度	greatest length
最后区	最後區	area postrema
最上鼻甲	最上鼻甲	supreme nasal concha, highest nasal concha
最上项线	最上項線	highest nuchal line
最外囊	最外囊	extreme capsule
最小静脉孔	最小靜脈孔	foramen venae minimae
左板	左板	left lamina, left plate
左半月瓣	左半月瓣	left semilunar cusp
左肠系膜窦	左腸繫膜竇	left mesenteric sinus
左段间裂	左段間裂	left intersegmental fissure
左房后静脉	左心房後靜脈	posterior vein of left atrium
左房前静脉	左心房前靜脈	anterior vein of left atrium
左房室瓣	左房室瓣	left atrioventricular valve
左房室瓣后尖	左房室瓣後瓣	posterior cusp of left atrioventricular valve
左房室瓣连合尖	左房室瓣連合瓣	commissural cusp of left atrioventricular valve
左房室瓣前尖	左房室瓣前瓣	anterior cusp of left atrioventricular valve
左房室口	左房室口	left atrioventricular orifice
左房斜静脉	左心房斜靜脈	oblique vein of left atrium
左肺	左肺	left lung
左肺底段上静脉	左肺上底段靜脈	superior basal vein of left lung
左肺动脉	左肺動脈	left pulmonary artery
左肺动脉底部	左肺動脈底部	basal part of left pulmonary artery
左肺动脉后底支	左肺動脈後底枝	posterior basal branch of left pulmonary artery
左肺动脉后支	左肺動脈後枝	posterior branch of left pulmonary artery
左肺动脉尖支	左肺動脈尖枝	apical branch of left pulmonary artery

大　陆　名	台　湾　名	英　文　名
左肺动脉内侧底支	左肺動脈内側底枝	medial basal branch of left pulmonary artery
左肺动脉前底支	左肺動脈前底枝	anterior basal branch of left pulmonary artery
左肺动脉前降支	左肺動脈前降枝	anterior descending branch of left pulmonary artery
左肺动脉前升支	左肺動脈前升枝	anterior ascending branch of left pulmonary artery
左肺动脉前支	左肺動脈前枝	anterior branch of left pulmonary artery
左肺动脉上舌支	左肺動脈上舌枝	superior lingular branch of left pulmonary artery
左肺动脉上叶支	左肺動脈上葉枝	superior lobar branch of left pulmonary artery
左肺动脉舌支	左肺動脈舌枝	lingular branch of left pulmonary artery
左肺动脉外侧底支	左肺動脈外側底枝	lateral basal branch of left pulmonary artery
左肺动脉下舌支	左肺動脈下舌枝	inferior lingular branch of left pulmonary artery
左肺动脉下叶上支	左肺動脈下葉上枝	superior branch of inferior lobe of left pulmonary artery
左肺动脉下叶支	左肺動脈下葉枝	inferior lobar branch of left pulmonary artery
左肺静脉	左肺靜脈	left pulmonary vein
左肺上静脉	左肺上靜脈	superior left pulmonary vein
左肺上叶	左肺上葉	superior lobe of left lung
左肺上叶支气管	左肺上葉支氣管	left superior lobar bronchus
左肺下静脉	左肺下靜脈	inferior left pulmonary vein
左肺下叶	左肺下葉	inferior lobe of left lung
左肺下叶支气管	左肺下葉支氣管	left inferior lobar bronchus
左肺小舌，舌叶	左肺小舌	lingula of left lung
左肺心切迹	左肺心切跡	cardiac notch of left lung
左腹下神经	左腹下神經	left hypogastric nerve
左肝	左肝	left liver
左肝上后间隙	左肝上後間隙	posterior left suprahepatic space
左肝上间隙	左肝上間隙	left suprahepatic space
左肝上前间隙	左肝上前區	anterior left suprahepatic space
左肝下后间隙	左肝下後間隙	posterior left infrahepatic space
左肝下间隙	左肝下間隙	left infrahepatic space

大　陆　名	台　湾　名	英　文　名
左肝下前间隙	左肝下前區	anterior left infrahepatic space
左睾丸静脉	左睾丸靜脈	left testicular vein
左膈脚（=膈肌左脚）	膈肌左腳，横膈左腳	left crus of diaphragm
左冠状动脉	左冠狀動脈	left coronary artery
左冠状动脉窦房结支	左冠狀動脈竇房結枝	sinoatrial nodal branch of left coronary artery, branch of sinoatrial node of left coronary artery
左冠状动脉房室结支	左冠狀動脈房室結枝	atrioventricular nodal branch of left coronary artery
左冠状动脉前室间支	左冠狀動脈前室間枝	anterior interventricular branch of left coronary artery
左冠状动脉外侧支	左冠狀動脈外側枝	lateral branch of left coronary artery
左冠状动脉心房支	左冠狀動脈心房枝	atrial branch of left coronary artery
左冠状动脉圆锥支	左冠狀動脈圓錐枝	conus branch of left coronary artery
左冠状静脉	左冠狀靜脈	left coronary vein
左后主静脉	左後主靜脈	left posterior cardinal vein
左脚	左腳	left crus
左结肠动脉	左結腸動脈	left colic artery
左结肠静脉	左結腸靜脈	left colic vein
左结肠淋巴结	左結腸淋巴結	left colic lymph node
左结肠旁沟	左結腸旁溝	left paracolic sulcus
左颈干	左頸幹	left jugular trunk
左颈外动脉	左頸外動脈	left external carotid artery
左肋间上静脉	左肋間上靜脈	left superior intercostal vein
左卵巢静脉	左卵巢靜脈	left ovarian vein
左内叶	左內葉	left medial lobe
左脐静脉	左臍靜脈	left umbilical vein
左气管支气管上淋巴结	左氣管支氣管上淋巴結	left superior tracheobronchial lymph node
左前主静脉	左前主靜脈	left anterior cardinal vein
左腔静脉襞	左腔靜脈襞	fold of left vena cava
左腔静脉韧带	左腔靜脈韌帶	ligament of left vena cava
左三角韧带	左三角韌帶	left triangular ligament
左上肺静脉	左上肺靜脈	left superior pulmonary vein
左肾	左腎	left kidney
左肾静脉	左腎靜脈	left renal vein

大 陆 名	台 湾 名	英 文 名
左肾上腺静脉	左腎上腺静脈	left suprarenal vein
左束支	左束支	left bundle branch
左锁骨下动脉	左鎖骨下動脈	left subclavian artery
左锁骨下干	左鎖骨下幹	left subclavian trunk
左头臂静脉	左頭臂静脈	left brachiocephalic vein
左外叶	左外葉	left lateral lobe
左外叶上段	左外葉上段，左外葉上分節	superior segment of left lateral lobe
左外叶下段	左外葉下段，左外葉下分節	inferior segment of left lateral lobe
左下肺静脉	左下肺静脈	left inferior pulmonary vein
左纤维环	左纖維環	left fibrous ring
左纤维三角	左纖維三角	left fibrous trigone, left fibrous triangle
左心耳	左心耳	left auricle
左心房	左心房	left atrium
左心房梳状肌	左心房梳狀肌	pectinate muscle of left atrium
左心室	左心室	left ventricle
左心室后乳头肌	左心室後乳頭肌	posterior papillary muscle of left ventricle
左心室后支	左心室後枝	posterior branch of left ventricle
左心室前乳头肌	左心室前乳頭肌	anterior papillary muscle of left ventricle
左[心]室后静脉	左心室後静脈	posterior vein of left ventricle
左[心]室前静脉	左心室前静脈	anterior vein of left ventricle
左腰干	左腰幹	left lumbar trunk
左腰淋巴结	左腰淋巴結	left lumbar lymph node
左叶	左葉	left lobe
左叶间裂	左葉間裂	left interlobar fissure
左右不对称	左右不對稱	left-right asymmetry
左右对称	左右對稱	left-right symmetry
左缘静脉	左緣静脈	left marginal vein
左缘支	左緣枝	left marginal branch
左支	左枝	left branch
左支气管纵隔干	左支氣管縱隔幹	left bronchomediastinal trunk
左主支气管	左主支氣管	left primary bronchus, left principal bronchus
左总主静脉	左總主静脈	left common cardinal vein
坐高（=冠-臀长）	坐高，頂臀長	crown-rump length, CRL

大　陆　名	台　湾　名	英　文　名
坐股韧带	坐股韌帶	ischiofemoral ligament
坐骨	坐骨	ischium
坐骨耻骨支	坐骨恥骨枝	ischiopubic ramus
坐骨大孔	坐骨大孔	greater sciatic foramen, greater ischiadic foramen
坐骨大切迹	坐骨大切跡	greater ischiadic incisure, greater sciatic notch
坐骨肛门窝	坐骨肛門窩	ischioanal fossa
坐骨肛门窝脂体	坐骨肛門窩脂體	adipose body of ischioanal fossa
坐骨海绵体肌	坐骨海綿體肌	ischiocavernosus, ischiocavernous muscle
坐骨棘	坐骨棘	ischial spine, spine of ischium
坐骨结节	坐骨結節，坐骨粗隆	sciatic tuberosity, ischiadic tuberosity, tuberosity of ischium
坐骨囊	坐骨囊	sciatic bursa, ischiadic bursa
坐骨神经	坐骨神經	sciatic nerve, ischiadic nerve
坐骨神经伴行动脉	坐骨神經伴行動脈	accompanying artery of sciatic nerve
坐骨体	坐骨體	body of ischium
坐骨小孔	坐骨小孔	lesser sciatic foramen, lesser ischiadic foramen
坐骨小切迹	坐骨小切跡	lesser sciatic notch, lesser ischiadic notch, lesser ischiadic incisure
坐骨支	坐骨枝	ramus of ischium
坐骨直肠窝	坐骨直腸窩	ischiorectal fossa

副　篇

A

英　文　名	大　陆　名	台　湾　名
A band (=anisotropic band)	A 带，暗带	A 帶，重折光帶，暗帶
ABC method (=avidin-biotin-peroxidase complex method)	抗生物素蛋白-生物素-过氧化物酶复合物法，ABC 法	抗生物素蛋白-生物素-過氧化酶複合物法，卵白素-生物素-過氧化氫酶複合物技術，ABC 法
abdomen	腹	腹
abdomen-parietal lymph node	腹部-壁淋巴结	腹部-壁淋巴結
abdomen-visceral lymph node	腹部-脏淋巴结	腹部-臟淋巴結
abdominal anterior cutaneous branch	腹前皮支	腹前皮枝
abdominal aorta	腹主动脉	腹主動脈
abdominal aortic plexus	腹主动脉丛	腹主動脈叢
abdominal cavity	腹腔	腹腔
abdominal orifice of uterine tube	输卵管腹腔口	輸卵管腹腔口
abdominal ostium of uterine tube	输卵管腹腔口	輸卵管腹腔口
abdominal part	腹部	腹部
abdominal part of aorta	主动脉腹部	主動脈腹部
abdominal part of esophagus	食管腹部	食道腹部
abdominal part of pectoralis major	胸大肌腹部	胸大肌腹部
abdominal part of thoracic duct	胸导管腹部	胸管腹部
abdominal part of ureter	输尿管腹部	輸尿管腹部
abdominal pregnancy	腹腔妊娠	腹腔妊娠
abdominal subcutaneous vein	腹皮下静脉	腹皮下靜脈
abducens nucleus	展神经核	外展神經核
abducent nerve	展神经	外展神經
abductor digiti minimi	小指展肌；小趾展肌	小指外展肌；小趾外展肌
abductor hallucis	踇展肌	拇趾外展肌
abductor pollicis brevis	拇短展肌	拇指短外展肌

英　文　名	大　陆　名	台　湾　名
abductor pollicis longus	拇长展肌	拇指長外展肌
abembryonic pole	对胚极	對胚極
aberrant bile duct	迷走胆管	迷走膽管
aberrant ductule	迷小管	迷小管
aberrant ductus	迷走管	迷走管
aberrant pancreas	迷走胰[腺]	迷走胰腺
abluminal compartment	近腔室	近腔室
abnormality	畸形；异常	畸形；異常
ABO blood group system	ABO 血型系统	ABO 血型系統
aborted fetus	流产胎	流產胎，早產胎
abortion	流产	流產，早產
abortive egg	发育不全卵	發育不全卵
abortus	流产胎	流產胎，早產胎
ABP (=androgen binding protein)	雄激素结合蛋白	雄性素結合蛋白
absence of uterus	无子宫	無子宮
absence of vagina	无阴道	無陰道
absorption	吸收	吸收
absorption lacuna	吸收陷窝	吸收陷窩
absorptive cell	吸收细胞	吸收細胞
acardia	无心畸形	無心畸形，無心症
accessory adrenal gland	副肾上腺	副腎上腺
accessory auricle	副耳郭	副耳廓
accessory breast	副乳房	副乳房
accessory cephalic vein	副头静脉	副頭靜脈
accessory cuneate nucleus	楔束副核	楔狀束副核
accessory diaphragm	副膈	副膈
accessory flexor muscle	副屈肌	副屈肌
accessory hemiazygos vein	副半奇静脉	副半奇靜脈
accessory hepatic duct	副肝管	副肝管
accessory lacrimal gland	副泪腺	副淚腺
accessory ligament	副韧带	副韌帶
accessory mamma	副乳房	副乳房
accessory meningeal branch	脑膜副支	腦膜副枝
accessory nasal cartilage	鼻副软骨	鼻副軟骨
accessory nerve	副神经	副神經
accessory nerve lymph node	副神经淋巴结	副神經淋巴結

英　文　名	大　陆　名	台　湾　名
accessory nerve trunk	副神经干	副神經幹
accessory nucleus	副神经核	副神經核
accessory nucleus of oculomotor nerve	动眼神经副核	動眼神經副核
accessory obturator artery	副闭孔动脉	副閉孔動脈
accessory obturator nerve	副闭孔神经	副閉孔神經
accessory oculomotor nucleus	动眼神经副核	動眼神經副核
accessory olfactory bulb	副嗅球	副嗅球
accessory olivary nucleus	副橄榄核	副橄欖核
accessory organ of eye	眼副器	眼副器
accessory pancreas	副胰	副胰
accessory pancreatic duct	副胰管，圣托里尼管	副胰管，山多利尼氏管
accessory parotid gland	副腮腺	副腮腺
accessory phrenic nerve	副膈神经	副膈神經
accessory placenta	副胎盘	副胎盤
accessory process	副突	副突
accessory process of lumbar vertebra	腰椎副突	腰椎副突
accessory rib	副肋	副肋
accessory saphenous vein	副隐静脉	副隱靜脈
accessory seminal vesicle	副精囊	副精囊
accessory sex gland	副性腺	副性腺
accessory sex organ	副性器官	副性器官
accessory spleen	副脾	副脾
accessory suprarenal gland	副肾上腺	副腎上腺
accessory thymic nodule	副胸腺小结	副胸腺小結
accessory thymic tissue	副胸腺组织	副胸腺組織
accessory thyroid gland	副甲状腺	副甲狀腺
accessory thyroid tissue	副甲状腺组织	副甲狀腺組織
accessory vertebral vein	副椎静脉	副椎靜脈
accessory visual apparatus	眼副器	眼副器
accompanying artery	伴行动脉	伴行動脈
accompanying artery of median nerve	正中神经伴行动脉	正中神經伴行動脈
accompanying artery of sciatic nerve	坐骨神经伴行动脉	坐骨神經伴行動脈
accompanying vein	伴行静脉	伴行靜脈
accompanying vein of hypoglossal nerve	舌下神经伴行静脉	舌下神經伴行靜脈

英　文　名	大　陆　名	台　湾　名
A cell	A 细胞	A 細胞
acephalus	无脑畸形，无头畸胎	無腦畸形，無頭畸胎，無腦症
acetabular border	髋臼缘	髖臼緣
acetabular branch	髋臼支	髖臼枝
acetabular branch of medial circumflex femoral artery	旋股内侧动脉髋臼支	旋股內側動脈髖臼枝
acetabular fossa	髋臼窝	髖臼窩
acetabular incisure	髋臼切迹	髖臼切跡
acetabular labrum	髋臼唇	髖臼唇
acetabular lip	髋臼唇	髖臼唇
acetabular margin	髋臼缘	髖臼緣
acetabular notch	髋臼切迹	髖臼切跡
acetabulum	髋臼	髖臼
acetylcholine	乙酰胆碱	乙醯膽鹼
acetylcholinesterase	乙酰胆碱酯酶	乙醯膽鹼酯酶
Achilles' tendon	跟腱	跟腱
achondroplasia	软骨发育不全	軟骨發育不全
acid fuchsin	酸性品红	酸性品紅，酸性洋紅，酸性複紅
acid hydrolase	酸性水解酶	酸性水解酶
acidophilia	嗜酸性	嗜酸性
acidophilic cell	嗜酸性细胞	嗜酸[性]細胞
acidophilic granule	嗜酸性颗粒	嗜酸性顆粒
acidophilic granulocyte	嗜酸性粒细胞	嗜酸性粒細胞，嗜酸性顆粒球
acidophilic metamyelocyte	嗜酸性晚幼粒细胞	嗜酸性後髓細胞，嗜酸性晚幼粒細胞
acidophilic myelocyte	嗜酸性中幼粒细胞	嗜酸性髓細胞，嗜酸性中幼粒細胞
acidophilic promyelocyte	嗜酸性早幼粒细胞	嗜酸性前髓細胞，嗜酸性早幼粒細胞
acid phosphatase	酸性磷酸酶	酸性磷酸酶
acinar cell	腺泡细胞	腺泡細胞
acinar gland	泡状腺	泡狀腺
acinus	腺泡	腺泡
acoustic epithelium	听觉上皮	聽覺上皮
acoustic ganglion	听神经节	聽神經節

英　文　名	大　陆　名	台　湾　名
acoustic macula	位觉斑	位覺斑，聽斑
acoustic radiation	听辐射	聽放射
acoustic spot	位觉斑	位覺斑，聽斑
acoustic tubercle	听结节	聽結節
acrania	无颅盖	無顱畸形，無顱症
acrocephalosyndactyly	尖头并指[畸形]；尖头并趾[畸形]	尖頭併指[畸形]，尖頭併指症；尖頭併趾[畸形]，尖頭併趾症
acrocephaly	尖头畸形	尖頭畸形，尖頭症
acrochordal cartilage	顶索软骨	頂索軟骨
acrogenesis	头端形成	頭端形成
acromegalia	肢端肥大症	肢端肥大症
acromegaly	肢端肥大症	肢端肥大症
acromial angle	肩峰角	肩峰角
acromial branch	肩峰支	肩峰枝
acromial branch of suprascapular artery	肩胛上动脉肩峰支	肩胛上動脈肩峰枝
acromial branch of thoracoacromial artery	胸肩峰动脉肩峰支	胸肩峰動脈肩峰枝
acromial end	肩峰端	肩峰端
acromial point	肩峰点	肩峰點
acromial rete	肩峰网	肩峰網
acromial subcutaneous bursa	肩峰皮下囊	肩峰皮下囊
acromioclavicular disc	肩锁关节盘	肩鎖關節盘
acromioclavicular joint	肩锁关节	肩鎖關節
acromioclavicular ligament	肩锁韧带	肩鎖韌帶
acromion	肩峰	肩峰
acropodion	趾尖点	趾尖點
acrosin	顶体素	頂體[粒]蛋白，頂體素
acrosomal cap	顶体帽	頂體帽
acrosomal enzyme	顶体酶	頂體酶
acrosomal granule	顶体粒	頂體[顆]粒
acrosomal phase	顶体期	頂體期
acrosomal vacuole	顶体泡	頂體泡
acrosomal vesicle	顶体泡	頂體泡
acrosome	顶体	頂體
acrosome reaction	顶体反应	頂體反應
ACTH (=adrenocorticotropic	促肾上腺皮质激素	促腎上腺皮質素，促腎上腺

英 文 名	大 陆 名	台 湾 名
hormone)		皮質荷爾蒙
actin	肌动蛋白	肌動蛋白
actin filament	肌动蛋白丝	肌動蛋白絲
actinin	辅肌动蛋白	輔肌動蛋白，肌動蛋白原，肌動素
actin-myosin system	肌动[蛋白]-肌球蛋白系统	肌動肌球蛋白系統
activation	活化，激活	活化作用
activator	活化剂，激活剂	活化劑
actomyosin	肌动球蛋白	肌動肌球蛋白，肌動凝蛋白，肌纖維球蛋白
adamantoblast	成釉[质]细胞	成釉細胞
adductor brevis	短收肌	短內收肌
adductor canal	收肌管	內收肌管
adductor hallucis	蹈收肌	拇趾內收肌
adductor longus	长收肌	長內收肌
adductor magnus	大收肌	大內收肌
adductor minimus	小收肌	小內收肌
adductor muscle	收肌	內收肌
adductor muscle of thumb	拇收肌	拇[內]收肌
adductor pollicis	拇收肌	拇[內]收肌
adductor tendinous opening	收肌腱裂孔	內收肌腱裂孔
adductor tubercle	收肌结节	內收肌結節
adendritic cell	无树突细胞	無樹突細胞
adenohypophysis	腺垂体	腺垂體
adenoid tissue	腺样组织	腺樣組織
adermia	无皮畸形	無皮畸形，無皮症
adherens junction	黏着连接	黏連接合
adipocyte	脂肪细胞	脂肪細胞
adipofibroblast	成脂肪纤维细胞	成脂肪纖維細胞，脂肪前纖維細胞
adipose body of cheek	颊脂体，颊脂垫	頰脂體
adipose body of ischioanal fossa	坐骨肛门窝脂体	坐骨肛門窩脂體
adipose body of orbit	眶脂体	眶脂體
adipose capsule	脂肪囊	脂肪囊
adipose cell	脂肪细胞	脂肪細胞
adipose gland	脂腺	脂腺
adipose tissue	脂肪组织	脂肪組織

英　文　名	大　陆　名	台　湾　名
adminiculum lineae albae	白线支座	白線支座
adminiculum of linea alba	白线支座	白線支座
adnexa	附件	附件，附屬器
adrenal cortex	肾上腺皮质	腎上腺皮質
adrenal gland	肾上腺	腎上腺
adrenal hypoplasia	肾上腺发育不全	腎上腺發育不全
adrenaline	肾上腺素	腎上腺素
adrenal medulla	肾上腺髓质	腎上腺髓質
adrenergic fiber	肾上腺素能纤维	腎上腺素能纖維，腎上腺素性纖維
adrenergic nerve	肾上腺素能神经	腎上腺素能神經，腎上腺素性神經
adrenergic neuron	肾上腺素能神经元	腎上腺素能神經元，腎上腺素性神經元
adrenergic receptor	肾上腺素能受体	腎上腺素能受體，腎上腺素性受體，腎上腺素性受器
adrenocortical hormone	肾上腺皮质激素	腎上腺皮質素，腎上腺皮質荷爾蒙
adrenocorticotropic hormone (ACTH)	促肾上腺皮质激素	促腎上腺皮質素，促腎上腺皮質荷爾蒙
adrenogenital syndrome	肾上腺生殖综合征，肾上腺性征综合征	腎上腺生殖症候群
adrenoglomerulotropin	促醛固酮激素，促肾上腺球状带细胞激素	促腎上腺球狀帶因子
adrenoreceptor	肾上腺素能受体	腎上腺素能受體，腎上腺素性受體，腎上腺素性受器
adventitia	外膜	外膜
adventitia of vessel	血管外膜	血管外膜
afferent arteriole	入球小动脉	入球小動脈，輸入微動脈
afferent fiber	传入纤维	傳入纖維
afferent glomerular arteriole	入球小动脉	入球小動脈，輸入微動脈
afferent lymphatic vessel	输入淋巴管	輸入淋巴管
afferent nerve fiber	传入神经纤维	傳入神經纖維
afferent neurofiber	传入神经纤维	傳入神經纖維
afferent neuron	传入神经元	傳入神經元
affixal lamina	附着板	附著板
afterbirth	胞衣，衣胞	胞衣
agenesis	发育不全，低常增生，增生不全	發育不全，未發育

英　文　名	大　陆　名	台　湾　名
agenesis of kidney	肾缺如，肾不发生，肾不发育	無腎[畸形]，腎缺失，腎未發育
agenesis of penis	阴茎发育不全	陰莖未發育
agger nasi	鼻堤	鼻堤
agglutination	凝集[作用]	凝集作用
aggregated lymphatic follicle	集合淋巴滤泡	集合淋巴濾泡
aggregated lymphatic follicle of vermiform appendix	阑尾集合淋巴滤泡	闌尾集合淋巴濾泡
aggregated lymphiod nodule	集合淋巴小结	集合淋巴小結，聚合淋巴小結
aglomerular kidney	无肾小球肾	無腎小球腎，無絲球腎
aglossia	无舌	無舌
agnathus	无下颌	無下頜
agranulocyte	无粒白细胞	無顆粒細胞，非顆粒性白血球
AID (=artificial insemination by doner)	供精人工授精	捐精人工授精
AIH (=artificial insemination by husband)	夫精人工授精	夫精人工授精
akaryote	无核细胞	無核細胞，去核細胞
akropodion	趾尖点	趾尖點
ala of central lobule	中央小叶翼	中央小葉翼
ala of crista galli	鸡冠翼	雞冠翼
ala of ilium	髂骨翼	髂骨翼
ala of nose	鼻翼	鼻翼
ala of sacrum	骶骨翼	薦骨翼
ala of vomer	犁骨翼	犁骨翼
ala orbitalis cartilage	眶翼软骨	眶翼軟骨
alare	鼻翼点	鼻翼點
alar fold	翼状襞	翼狀襞
alar lamina	翼板	翼板
alar ligament	翼状韧带	翼狀韌帶
alar part of nasalis	鼻肌翼部	鼻肌翼部
alar plate	翼板	翼板
ala temporalis cartilage	颞翼软骨	顳翼軟骨
albinism	白化病	白化症
albino	白化病者	白化症者
albuginea of cavernous body of penis	阴茎海绵体白膜	陰莖海綿體白膜

英 文 名	大 陆 名	台 湾 名
albuginea of cavernous body of urethra	尿道海绵体白膜	尿道海綿體白膜
albuginea of urethra cavernous body	尿道海绵体白膜	尿道海綿體白膜
albumin	白蛋白，清蛋白	白蛋白
albuminoid	类蛋白	類蛋白
aldehyde fuchsin	醛品红，醛复红	醛品紅，醛複紅
aldosterone	醛固酮	醛固酮
alimentary canal	消化管	消化道，消化管
alimentary gland	消化腺	消化腺
alimentary system	消化系统	消化系統
alkaline phosphatase	碱性磷酸酶	鹼性磷酸酶
allantoin	尿囊素	尿囊素，尿膜素
allantois	尿囊	尿囊，尿膜
alloantigen	同种异体抗原	異體抗原，同種異族抗原
allosome	异染色体	異染色體，性染色體，副染色體
alpha cell	α 细胞	α 細胞
alpha granule	α 颗粒	α 顆粒
alveolar arch	牙槽弓	齒槽弓
alveolar arch of mandible	下颌骨牙槽弓	下頜骨齒槽弓
alveolar arch of maxilla	上颌骨牙槽弓	上頜骨齒槽弓
alveolar bone	牙槽骨	齒槽骨
alveolar bone of mandible	下颌骨牙槽骨	下頜骨齒槽骨
alveolar bone of maxilla	上颌骨牙槽骨	上頜骨齒槽骨
alveolar canal	牙槽管	齒槽管
alveolar cell	肺泡细胞	肺泡細胞
alveolar duct	肺泡管	肺泡管
alveolar ductule	肺泡小管	肺泡小管
alveolar epithelium	肺泡上皮	肺泡上皮
alveolar epithelial cell	肺泡上皮细胞	肺泡上皮細胞
alveolar foramen	牙槽孔	齒槽孔
alveolar jugum	牙槽轭	齒槽軛
alveolar lumen	肺泡腔	肺泡腔
alveolar macrophage	肺泡巨噬细胞	肺泡巨噬細胞
alveolar part	牙槽部	齒槽部
alveolar part of mandible	下颌骨牙槽部	下頜骨齒槽部
alveolar period	肺泡期	肺泡期

英 文 名	大 陆 名	台 湾 名
alveolar pore	肺泡孔	肺泡孔
alveolar process	牙槽突	齿槽突
alveolar process of maxilla	上颌骨牙槽突	上頜骨齒槽突
alveolar sac	肺泡囊	肺泡囊
alveolar saccule	肺泡小囊	肺泡小囊
alveolar septum	肺泡隔	肺泡隔
alveolar wall	肺泡壁	肺泡壁
alveolar yoke of mandible	下颌骨牙槽轭	下頜骨齒槽軛, 下頜骨齒槽隆凸
alveolar yoke of maxilla	上颌骨牙槽轭	上頜骨齒槽軛, 上頜骨齒槽隆凸
alveolon	上牙槽后点	上齒槽後點
alveolus	肺泡	肺泡
alveus	室床	室床
alveus ampullescens	乳糜池	乳糜池
alveus of hippocampus	海马槽	海馬槽
amacrine cell	无长突细胞	無長突細胞
amastia	无乳房	無乳房
ambiguous nucleus	疑核	疑核
amelia	无肢畸形	無肢畸形, 無肢症
amelification	牙釉质形成, 成釉[作用]	牙釉質形成
ameloblast	成釉[质]细胞	成釉細胞
amelogenesis	釉质发生	釉質生成
amelogenesis imperfect	釉质发生不全	釉質生成不全
amenorrhea	闭经	停經, 閉經
amiculum of olive	橄榄核套, 橄榄核囊	橄欖核套
amine precursor uptake and decarboxylation cell (APUD cell)	胺前体摄取和脱羧细胞, 摄取胺前体及脱羧细胞, APUD 细胞	胺類前驅物攝取及去羧細胞, 胺類前趨物攝取及脫羧細胞, APUD 細胞
amine pump	胺泵	胺泵
aminergic neuron	胺能神经元	胺能神經元, 胺性神經元
amitosis	无丝分裂	無絲分裂, 直接分裂
Ammon's horn	阿蒙角	阿蒙角
amnioblast	成羊膜细胞	成羊膜細胞
amniocentesis	羊膜穿刺	羊膜穿刺
amniogenesis	羊膜形成	羊膜形成
amnion	羊膜	羊膜
amnion cavity	羊膜腔	羊膜腔

英　文　名	大　陆　名	台　湾　名
amniotic cavity	羊膜腔	羊膜腔
amniotic fluid	羊水	羊水
amniotic membrane	羊膜	羊膜
amoeboid movement	变形运动，阿米巴样运动	變形運動
amorphous ground substance	无定形基质	無定形基質
amphophil	双染性	雙染性，兩染性，雙嗜性
amphophil cell	双染性细胞	雙染細胞，兩染細胞，雙嗜色細胞
ampulla	壶腹	壺腹
ampulla of ductus deferens	输精管壶腹	輸精管壺腹
ampulla of lacrimal canaliculus	泪小管壶腹	淚小管壺腹
ampulla of lacrimal ductule	泪小管壶腹	淚小管壺腹
ampulla of rectum	直肠壶腹	直腸壺腹
ampulla of uterine tube	输卵管壶腹	輸卵管壺腹
ampullar bony crus	壶腹骨脚	壺腹骨腳
ampullar crest	壶腹嵴	壺腹嵴
ampullar cupula	壶腹顶，壶腹帽	壺腹帽
ampullar groove	壶腹沟	壺腹溝
ampullar membranous crus	壶腹膜脚	壺腹膜腳
ampullar sulcus	壶腹沟	壺腹溝
amyelus	无脊髓畸形	無脊髓畸形，無脊髓症
amygdaloid body	杏仁体	杏仁體
amygdaloid complex	杏仁复合体	杏仁複合體
amygdaloid nucleus	杏仁核	杏仁核
amylase	淀粉酶	澱粉酶
amylopsin	胰淀粉酶	胰澱粉酶
amyoplasia	肌发育不良	肌肉發育不全
anal agenesis	肛门不发生	肛門未發育
anal artery	肛动脉	肛動脈
anal canal	肛管	肛管
anal cleft	肛隙	肛隙
anal column	肛柱	肛柱
anal gland	肛腺	肛腺
anal invagination	肛内陷	肛内陷，肛套疊
anal membrane	肛膜	肛膜
anal nerve	肛神经	肛神經

英 文 名	大 陆 名	台 湾 名
anal papilla	肛乳头	肛乳頭，肛乳突
anal pecten	肛梳	肛梳
anal pit	肛凹	肛凹，肛窩
anal region	肛区	肛區
anal sinus	肛窦	肛竇
anal sphincter	肛门括约肌	肛門括約肌
anal stenosis	肛门狭窄	肛門狹窄
anal triangle	肛三角	肛三角
anal valve	肛瓣	肛瓣
anal vein	肛静脉	肛靜脈
anaplasia	逆行发育，退化发育	退化性發育，退行發育
anastomotic atrial branch	心房吻合支	心房吻合枝
anastomotic branch with lacrimal artery	泪腺动脉吻合支	與淚腺動脈吻合枝
anastomotic branch with middle meningeal artery	脑膜中动脉吻合支	與腦膜中動脈吻合枝
anastomotic vessel	吻合血管	吻合血管
anatomical neck	解剖颈	解剖頸
anatomical neck of humerus	肱骨解剖颈	肱骨解剖頸
anatomical position	解剖学姿势	解剖學姿勢
anatomical term	解剖学术语	解剖學術語
anatomy	解剖学	解剖學
anchorage-dependent growth	贴壁依赖性生长	貼壁依賴性生長
anchoring fiber	锚定纤维，固定纤维	固定纖維
anchoring filament	锚丝	固定絲
anchoring villus	固定绒毛	固定絨毛
anconeal muscle	肘肌	肘肌
anconeus	肘肌	肘肌
androgen	雄[性]激素	雄[性]激素，雄性素
androgen binding protein (ABP)	雄激素结合蛋白	雄性素結合蛋白
androgen insensitivity syndrome	雄激素不敏感综合征	雄性素不敏感症候群
androsterone	雄酮	雄酮
anemia	贫血	貧血
anencephalus	无脑畸形，无头畸胎	無腦畸形，無頭畸胎，無腦症
anencephaly	无脑畸形，无头畸胎	無腦畸形，無頭畸胎，無腦症

英　文　名	大　陆　名	台　湾　名
angioblast	成血管细胞	成血管細胞，血管母細胞
angioblastic tissue	成血管组织	成血管組織
angioderm	成血管层	成血管層
angiogenesis	血管生成	血管生成，血管發生，血管新生
angiogenic cell cluster	生血管细胞团	成血管細胞團
angiology	脉管学	脈管學
angle of anterior chamber	前房角，虹膜角膜角	前房角，虹膜角膜角
angle of mouth	口角	口角，嘴角
angle of rib	肋角	肋角
angular artery	内眦动脉	內眥動脈
angular gyrus	角回	角回
angular incisure	角切迹	角切跡
angular notch	角切迹	角切跡
angular part	角部	角部
angular vein	内眦静脉	內眥靜脈
angulus inferior scapula point	肩胛骨下角点	肩胛骨下角點
anhidrotic ectodermal dysplasia syndrome	无汗性外胚层发育不全综合征	無汗性外胚層發育不全症候群
aniridia	无虹膜	無虹膜[畸形]
anisotropic band (A band)	A 带，暗带	A 帶，重折光帶，暗帶
anisotropy	各向异性	各向異性
ankle joint	踝关节	踝關節
ankle region	踝部	踝部
ankyloglossia	舌系带过短，舌系带短缩，舌系带紧缩	舌繫帶緊縮
annular apophysis of vertebral body	椎体环状突	椎體環狀突
annular ligament	环状韧带	環狀韌帶
annular ligament of radius	桡骨环状韧带	橈骨環狀韌帶
annular ligament of stapes	镫骨环状韧带	鐙骨環狀韌帶
annular pancreas	环状胰	環狀胰
annular part of fibrous sheath	纤维鞘环状部	纖維鞘環狀部
annulus fibrosus	纤维环	纖維環
annulus fibrosus of intervertebral disc	椎间盘纤维环	椎間盤纖維環
annulus iridis	虹膜动脉环	虹膜動脈環
annulus umbilicalis	脐环	臍環

英　文　名	大　陆　名	台　湾　名
anococcygeal ligament	肛尾韧带	肛尾韌帶
anococcygeal nerve	肛尾神经	肛尾神經
anocutaneous line	肛皮线	肛皮線
anodontia	无牙畸形	無齒畸形，無牙異常
anonychia	无甲畸形，甲缺如	無甲畸形，無甲異常
anoperinealis	肛门会阴肌	肛門會陰肌
anophthalmia	无眼畸形	無眼畸形，無眼異常，無眼症
anorchidism	无睾畸形	無睪畸形，無睪異常，無睪症
anorectal agenesis	肛门直肠不发生，肛门直肠发育不全	肛門直腸發育不全
anorectal canal	肛直肠管	肛[門]直腸管
anorectal flexure	肛门直肠弯曲	肛門直腸弯曲
anorectal junction	肛直肠交界	肛直腸交界，肛直腸接合
anorectal line	肛直肠线	肛直腸線
anorectal lymph node	直肠肛管淋巴结	直腸肛管淋巴結
anorectoperineal muscle	肛门直肠会阴肌	肛門直腸會陰肌
anotia	无耳畸形	無耳畸形，無耳異常
ansa cervicalis	颈袢	頸襻
anserine bursa	鹅足囊	鵝足囊
antebrachial fascia	前臂筋膜	前臂筋膜
anterior	前	前
anterior partal diploic vein	顶前板障静脉	頂前板障靜脈
anterior ampullar nerve	前壶腹神经	前壺腹神經
anterior amygdaloidal area	杏仁体前区	杏仁體前區
anterior antebrachial region	前臂前区	前臂前區
anterior arch	前弓	前弓
anterior arch of atlas	寰椎前弓	寰椎前弓
anterior armpit point	腋窝前点	腋窩前點
anterior articular facet of dens	齿突前关节面	齒突前關節面
anterior articular surface	前关节面	前關節面
anterior articular surface of talus	距骨前关节面	距骨前關節面
anterior ascending branch	前升支	前升枝
anterior ascending branch of left pulmonary artery	左肺动脉前升支	左肺動脈前升枝
anterior ascending branch of right pulmonary artery	右肺动脉前升支	右肺動脈前升枝

英　文　名	大　陆　名	台　湾　名
anterior atlantodental joint	寰齿前关节	寰齒前關節
anterior atlantooccipital ligament	寰枕前韧带	寰枕前韌帶
anterior atlantooccipital membrane	寰枕前膜	寰枕前膜
anterior auricular branch	耳前支	耳前枝
anterior auricular ligament	耳郭前韧带	耳廓前韌帶
anterior auricular muscle	耳前肌	耳前肌
anterior auricular nerve	耳前神经	耳前神經
anterior auricular vein	耳前静脉	耳前靜脈
anterior axillary line	腋前线	腋前線
anterior basal branch	前底支	前底枝
anterior basal branch of left pulmonary artery	左肺动脉前底支	左肺動脈前底枝
anterior basal branch of right inferior pulmonary vein	右下肺静脉前底支	右下肺靜脈前底枝
anterior basal branch of right pulmonary artery	右肺动脉前底支	右肺動脈前底枝
anterior basal segment	前底段	前底段
anterior basal segmental bronchus	前底段支气管	前底段支氣管
anterior belly of digastric muscle	二腹肌前腹	二腹肌前腹
anterior bony ampulla	前骨壶腹	前骨[性]壺腹
anterior border	前缘	前緣
anterior border layer	前缘层	前緣層
anterior border of fibula	腓骨前缘	腓骨前緣
anterior border of pancreas	胰前缘	胰前緣
anterior border of radius	桡骨前缘	橈骨前緣
anterior border of tibia	胫骨前缘	脛骨前緣
anterior border of ulna	尺骨前缘	尺骨前緣
anterior brachial region	臂前区	臂前區
anterior branch	前支	前枝
anterior branch of renal artery	肾动脉前支	腎動脈前枝
anterior branch of caudate lobe branch	尾状叶支前支	尾狀葉枝前枝
anterior branch of cervical nerve	颈神经前支	頸神經前枝
anterior branch of coccygeal nerve	尾神经前支	尾骨神經前枝
anterior branch of great	耳大神经前支	耳大神經前枝

英 文 名	大 陆 名	台 湾 名
auricular nerve		
anterior branch of inferior pancreaticoduodenal artery	胰十二指肠下动脉前支	胰十二指腸下動脈前枝
anterior branch of left pulmonary artery	左肺动脉前支	左肺動脈前枝
anterior branch of lumbar nerve	腰神经前支	腰神經前枝
anterior branch of medial cutaneous nerve of forearm	前臂内侧皮神经前支	前臂内侧皮神經前枝
anterior branch of obturator artery	闭孔动脉前支	閉孔動脈前枝
anterior branch of obturator nerve	闭孔神经前支	閉孔神經前枝
anterior branch of right pulmonary artery	右肺动脉前支	右肺動脈前枝
anterior branch of right superior pulmonary vein	右上肺静脉前支	右上肺靜脈前枝
anterior branch of sacral nerve	骶神经前支	薦神經前枝
anterior branch of spinal nerve	脊神经前支	脊神經前枝
anterior branch of thoracic nerve	胸神经前支	胸神經前枝
anterior branch of ulnar recurrent artery	尺侧返动脉前支	尺側返動脈前枝
anterior calcaneal articular surface	前跟关节面	跟骨前關節面
anterior calcarine vein	距状前静脉	距狀前靜脈
anterior cardiac vein	心前静脉	心前靜脈
anterior cardinal vein	前主静脉	前主靜脈
anterior cecal artery	盲肠前动脉	盲腸前動脈
anterior cecum artery	盲肠前动脉	盲腸前動脈
anterior cell	前小房	前小房
anterior cerebellar notch	小脑前切迹	小腦前切跡
anterior cerebral artery	大脑前动脉	大腦前動脈
anterior cerebral vein	大脑前静脉	大腦前靜脈
anterior cervical lymph node	颈前淋巴结	頸前淋巴結
anterior cervical triangle	颈前三角	頸前三角
anterior chamber	前房	前房
anterior chamber of eyeball	眼球前房	眼球前房
anterior choroidal artery	脉络丛前动脉	脈絡叢前動脈
anterior ciliary artery	睫前动脉	睫前動脈

英　文　名	大　陆　名	台　湾　名
anterior ciliary vein	睫前静脉	睫前靜脈
anterior circumflex humeral artery	旋肱前动脉	旋肱前動脈
anterior circumflex humeral vein	旋肱前静脉	旋肱前靜脈
anterior cleft palate	前腭裂	前腭裂，前顎裂
anterior clinoid process	前床突	前床突
anterior cochlear nucleus	[耳]蜗神经前核	耳蝸神經前核
anterior colliculus	前丘	前丘
anterior column	前柱	前柱
anterior column of ruga	前褶柱	前褶柱
anterior commissure	前连合	前連合
anterior commissure of labia	阴唇前连合	陰唇前連合
anterior communicating artery	前交通动脉	前交通動脈
anterior communicating vein	前交通静脉	前交通靜脈
anterior conjunctival artery	结膜前动脉	結膜前動脈
anterior corticospinal tract	皮质脊髓前束	皮質脊髓前徑
anterior cranial fossa	颅前窝	顱前窩
anterior cruciate ligament	前交叉韧带	前交叉韌帶
anterior crural intermuscular septum	小腿前肌间隔	小腿前肌間隔
anterior crural region	小腿前区	小腿前區
anterior crus	前脚	前腳
anterior crus of internal capsule	内囊前脚	內囊前腳
anterior crus of stapes	镫骨前脚	鐙骨前腳
anterior cubital region	肘前区	肘前區
anterior cusp	前尖	前[尖]瓣
anterior cusp of left atrioventricular valve	左房室瓣前尖	左房室瓣前瓣
anterior cusp of right atrioventricular valve	右房室瓣前尖	右房室瓣前瓣
anterior cutaneous branch	前皮支	前皮枝
anterior cutaneous branch of femoral nerve	股神经前皮支	股神經前皮枝
anterior cutaneous branch of iliohypogastric nerve	髂腹下神经前皮支	髂腹下神經前皮枝
anterior cutaneous branch of intercostal nerve	肋间神经前皮支	肋間神經前皮枝
anterior deep temporal artery	颞深前动脉	顳深前動脈

英　文　名	大　陆　名	台　湾　名
anterior descending branch	前降支	前降枝
anterior descending branch of left pulmonary artery	左肺动脉前降支	左肺動脈前降枝
anterior descending branch of right pulmonary artery	右肺动脉前降支	右肺動脈前降枝
anterior division	前股	前股
anterior epithelium	前上皮	前上皮
anterior ethmoidal artery	筛前动脉	篩前動脈
anterior ethmoidal foramen	筛前孔	篩前孔
anterior ethmoidal nerve	筛前神经	篩前神經
anterior ethmoidal sinus	前筛窦	前篩竇
anterior external arcuate fiber	前外弓状纤维	前外弓狀纖維
anterior external vertebral venous plexus	前外侧椎静脉丛	椎外前靜脈叢
anterior extremity	前端	前端
anterior extremity of spleen	脾前端，脾前极	脾前端
anterior facial vein	面前静脉	面前靜脈
anterior fasciculus proprius	前固有束	前固有束
anterior femoral cutaneous vein	股前皮静脉	股前皮靜脈
anterior fontanelle	前囟	前囟
anterior frontal vein	额前静脉	額前靜脈
anterior funiculus	前索	前索
anterior funiculus of spinal cord	脊髓前索	脊髓前索
anterior gastric branch	胃前支	胃前枝
anterior genual bursa	膝前囊	膝前囊
anterior glandular branch	腺前支	腺前枝
anterior glandular branch of superior thyroid artery	甲状腺上动脉腺前支	甲狀腺上動脈腺前枝
anterior gluteal line	臀前线	臀前線
anterior gray commissure	灰质前连合	灰質前連合，前灰質連合
anterior group of superior phrenic lymph node	膈上淋巴结前群	膈上淋巴結前群
anterior horn	前角	前角
anterior horn of lateral ventricle	侧脑室前角	側腦室前角
anterior hypothalamic nucleus	下丘脑前核	下丘腦前核
anterior hypothalamic region	下丘脑前区	下丘腦前區
anterior incisure of ear	耳前切迹	耳前切跡

英　文　名	大　陆　名	台　湾　名
anterior inferior artery of cerebellum	小脑下前动脉	小腦下前動脈
anterior inferior cerebellar artery	小脑下前动脉	小腦下前動脈
anterior inferior cerebellar vein	小脑下前静脉	小腦下前靜脈
anterior inferior iliac spine	髂前下棘	髂前下棘
anterior intercondylar area	髁间前区	髁間前區
anterior intercostal branch	肋间前支	肋間前枝
anterior intercostal lymph node	肋间前淋巴结	肋間前淋巴結
anterior intercostal vein	肋间前静脉	肋間前靜脈
anterior internal vertebral venous plexus	椎内前静脉丛	椎內前靜脈叢
anterior interosseous artery	骨间前动脉	骨間前動脈
anterior interosseous nerve	骨间前神经	骨間前神經
anterior interosseous vein	骨间前静脉	骨間前靜脈
anterior intertransverse muscle of neck	颈横突间前肌	頸橫突間前肌
anterior interventricular branch	前室间支	前室間枝
anterior interventricular branch of left coronary artery	左冠状动脉前室间支	左冠狀動脈前室間枝
anterior interventricular groove	前室间沟	前室間溝
anterior interventricular sulcus	前室间沟	前室間溝
anterior intraoccipital synchondrosis	枕内前软骨结合	枕內前軟骨結合
anterior jugular lymph node	颈内静脉前淋巴结	頸內靜脈前淋巴結
anterior jugular vein	颈前静脉	頸前靜脈
anterior labial branch	阴唇前支	陰唇前枝
anterior labial branch of external pudendal artery	阴部外动脉阴唇前支	外陰部動脈陰唇前枝
anterior labial commissure	阴唇前连合	陰唇前連合
anterior labial nerve	阴唇前神经	陰唇前神經
anterior labial vein	阴唇前静脉	陰唇前靜脈
anterior lacrimal crest	泪前嵴	淚前嵴
anterior lateral surface	前外侧面	前外側面
anterior layer	前层	前層
anterior layer of sheath of	腹直肌鞘前层	腹直肌鞘前層

英　文　名	大　陆　名	台　湾　名
rectus abdominis		
anterior left infrahepatic space	左肝下前间隙	左肝下前區
anterior left suprahepatic space	左肝上前间隙	左肝上前區
anterior ligament of fibular head	腓骨头前韧带	腓骨頭前靭帶
anterior ligament of head of fibula	腓骨头前韧带	腓骨頭前靭帶
anterior ligament of malleus	锤骨前韧带	錘骨前靭帶
anterior limb bud	前肢芽	前肢芽
anterior limb of internal capsule	内囊前肢	內囊前肢
anterior limiting lamina	[角膜]前界层	[角膜]前界層
anterior lingual gland	舌前腺，舌尖腺	舌前腺
anterior lip	前唇	前唇
anterior lobe	前叶	前葉
anterior lobe of cerebellum	小脑前叶	小腦前葉
anterior lobe of prostate	前列腺前叶	前列腺前葉
anterior longitudinal ligament	前纵韧带	前縱靭帶
anterior mallear fold	锤骨前襞	錘骨前襞
anterior margin	前缘	前緣
anterior medial surface	前内侧面	前內側面
anterior median fissure	前正中裂	前正中裂
anterior median fissure of medulla oblongata	延髓前正中裂	延髓前正中裂
anterior median fissure of spinal cord	脊髓前正中裂	脊髓前正中裂
anterior median line	前正中线	前正中線
anterior mediastinal lymph node	纵隔前淋巴结	縱隔前淋巴結
anterior mediastinum	前纵隔	前縱隔
anterior medullary velum	前髓帆	前髓帆
anterior membranaceous ampulla	前膜壶腹	前膜性壶腹
anterior meningeal branch	脑膜前支	腦膜前枝
anterior meniscofemoral ligament	板股前韧带	半月板股前靭帶
anterior nasal aperture	鼻前孔	鼻前孔
anterior nasal spine	鼻前棘	鼻前棘
anterior neuropore	前神经孔	前神經孔

英　文　名	大　陆　名	台　湾　名
anterior notch of ear	耳前切迹	耳前切跡
anterior nuclear group of thalamus	丘脑前核群	丘腦前核群
anterior nucleus of thalamus	丘脑前核	丘腦前核
anterior obturator tubercle	闭孔前结节	閉孔前結節
anterior orbitofrontal vein	眶额前静脉	眶額前靜脈
anterior osseofascial compartment of arm	臂前骨筋膜鞘	臂前骨筋膜鞘
anterior osseofascial compartment of forearm	前臂前骨筋膜鞘	前臂前骨筋膜鞘
anterior osseofascial compartment of leg	小腿前骨筋膜鞘	小腿前骨筋膜鞘
anterior osseous ampulla	前骨壶腹	前骨[性]壺腹
anterior palpebral border	睑前缘	瞼前緣
anterior palpebral edge	睑前缘	瞼前緣
anterior palpebral margin	睑前缘	瞼前緣
anterior papillary muscle	前乳头肌	前乳頭肌
anterior papillary muscle of left ventricle	左心室前乳头肌	左心室前乳頭肌
anterior papillary muscle of right ventricle	右心室前乳头肌	右心室前乳頭肌
anterior paraventricular nucleus	前室旁核	前室旁核
anterior parietal artery	顶前动脉	頂前動脈
anterior parietal peritoneum	前壁腹膜	前壁腹膜
anterior parietal vein	顶前静脉	頂前靜脈
anterior part	前部；前叶	前部；前葉
anterior part of anterior commissure	前连合前部	前連合前部
anterior part of liver	肝前部	肝前部
anterior part of vaginal fornix	阴道穹前部	陰道穹隆前部
anterior perforated substance	前穿质	前穿質
anterior perforated substantial branch	前穿质支	前穿質枝
anterior pole	前极	前極
anterior pole of lens	晶状体前极	晶狀體前極
anterior pontomesencephalic vein	脑桥中脑前静脉	橋腦中腦前靜脈
anterior process	前突	前突
anterior process of malleus	锤骨前突	錘骨前突
anterior proper fasciculus	前固有束	前固有束

英　文　名	大　陆　名	台　湾　名
anterior pubic ligament	耻骨前韧带	恥骨前韌帶
anterior pyramidal tract	前锥体束	前錐體徑，前錐體束
anterior quadrangular lobule	方形小叶前部	方形小葉前部
anterior radiation of thalamus	丘脑前辐射	丘腦前放射
anterior radicular artery	前根动脉	前根動脈
anterior ramus of lateral sulcus	外侧沟前支	外側溝前枝
anterior recess of tympanic membrane	鼓膜前隐窝	鼓膜前隱窩
anterior recurrent tibial artery	胫前返动脉	脛[骨]前返動脈
anterior region	前区	前區
anterior region of arm	臂前区	臂前區
anterior region of elbow	肘前区	肘前區
anterior region of forearm	前臂前区	前臂前區
anterior region of knee	膝前区	膝前區
anterior region of leg	小腿前区	小腿前區
anterior region of neck	颈前区	頸前區
anterior region of thigh	股前区	股前區
anterior region of wrist	腕前区	腕前區
anterior root	前根	前根
anterior root of spinal nerve	脊神经前根	脊神經前根
anterior root vein	前根静脉	前根靜脈
anterior sacral foramina	骶前孔	薦前孔
anterior sacrococcygeal ligament	骶尾前韧带	薦尾前韌帶
anterior sacroiliac ligament	骶髂前韧带	薦髂前韌帶
anterior scalene muscle	前斜角肌	前斜角肌
anterior scalene tubercle	前斜角肌结节	前斜角肌結節
anterior scrotal branch	阴囊前支	陰囊前枝
anterior scrotal branch of external pudendal artery	阴部外动脉阴囊前支	外陰部動脈陰囊前枝
anterior scrotal nerve	阴囊前神经	陰囊前神經
anterior scrotal vein	阴囊前静脉	陰囊前靜脈
anterior segment	前段	前段
anterior segmental artery	前段动脉	前段動脈
anterior segmental bronchus	前段支气管	前段支氣管
anterior semicircular canal	前骨半规管	前半規管
anterior semicircular duct	前骨半规管	前半規管

英　文　名	大　陆　名	台　湾　名
anterior semilunar cusp	前半月瓣	前半月瓣
anterior semilunar cusp of pulmonary trunk	肺动脉干前半月瓣	肺動脈幹前半月瓣
anterior septal branch	鼻中隔前支	鼻中隔前枝
anterior serratus	前锯肌	前鋸肌
anterior sinus	前窦	前竇
anterior spinal artery	脊髓前动脉	脊髓前動脈
anterior spinal vein	脊髓前静脉	脊髓前靜脈
anterior spinocerebellar tract	脊髓小脑前束	脊髓小腦前徑
anterior spinothalamic tract	脊髓丘脑前束	脊髓丘腦前徑
anterior sternoclavicular ligament	胸锁前韧带	胸鎖前韌帶
anterior straight muscle of head	头前直肌	頭前直肌
anterior superior alveolar artery	上牙槽前动脉	上齒槽前動脈
anterior superior alveolar branch	上牙槽前支	上齒槽前枝
anterior superior cerebellar vein	小脑前上静脉	小腦前上靜脈
anterior superior iliac spine	髂前上棘	髂前上棘
anterior superior pancreaticoduodenal artery	胰十二指肠上前动脉	胰十二指腸上前動脈
anterior surface	前面	前面
anterior surface of adrenal gland	肾上腺前面	腎上腺前面
anterior surface of arm	臂前面	臂前面
anterior surface of cornea	角膜前面	角膜前面
anterior surface of elbow	肘前面	肘前面
anterior surface of eyelid	睑前面	瞼前面
anterior surface of forearm	前臂前面	前臂前面
anterior surface of iris	虹膜前面	虹膜前面
anterior surface of leg	小腿前面	小腿前面
anterior surface of lens	晶状体前面	晶狀體前面
anterior surface of palpebra	睑前面	瞼前面
anterior surface of pancreas	胰前面	胰前面
anterior surface of patella	髌骨前面	髕骨前面
anterior surface of petrous part	岩部前面	岩部前面
anterior surface of prostate	前列腺前面	前列腺前面

英　文　名	大　陆　名	台　湾　名
anterior surface of radius	桡骨前面	橈骨前面
anterior surface of thigh	股前面	股前面
anterior surface of ulna	尺骨前面	尺骨前面
anterior talar articular surface	前距关节面	距骨前關節面
anterior talocalcaneal ligament	距跟前韧带	距跟前韌帶
anterior talocrural region	距小腿前区	距小腿前區
anterior talofibular ligament	距腓前韧带	距腓前韌帶
anterior temporal artery	颞叶前动脉	顳葉前動脈
anterior temporal branch	颞叶前支	顳葉前枝
anterior temporal diploic vein	颞前板障静脉	顳前板障靜脈
anterior terminal vein	前终静脉	前終靜脈
anterior thalamic tubercle	丘脑前结节	丘腦前結節
anterior thalamic radiation	丘脑前辐射	丘腦前放射
anterior thalamic vein	丘脑前静脉	丘腦前靜脈
anterior tibial artery	胫前动脉	脛前動脈
anterior tibial lymph node	胫前淋巴结	脛前淋巴結
anterior tibial muscle	胫骨前肌	脛骨前肌
anterior tibial recurrent artery	胫前返动脉	脛[骨]前返動脈
anterior tibial vein	胫前静脉	脛前靜脈
anterior tibiofibular ligament	胫腓前韧带	脛腓前韌帶
anterior tibiotalar part	胫距前部	脛距前部
anterior triangle of neck	颈前三角	頸前三角
anterior tubercle	前结节	前結節
anterior tubercle of atlas	寰椎前结节	寰椎前結節
anterior tubercle of calcaneus	跟骨前结节	跟骨前結節
anterior tubercle of thalamus	丘脑前结节	丘腦前結節
anterior tubercle of transverse process	横突前结节	橫突前結節
anterior tympanic artery	鼓室前动脉	鼓室前動脈
anterior vagal trunk	迷走神经前干	迷走神經前幹
anterior vein of right ventricle	右[心]室前静脉	右心室前靜脈
anterior vein of cerebrum	大脑前静脉	大腦前靜脈
anterior vein of left atrium	左房前静脉	左心房前靜脈
anterior vein of left ventricle	左[心]室前静脉	左心室前靜脈
anterior vein of pellucid septum	透明隔前静脉	透明隔前靜脈
anterior venter	前腹	前腹

英　文　名	大　陆　名	台　湾　名
anterior ventral nucleus	腹前核	腹前核
anterior vertebral vein	椎前静脉	椎前靜脈
anterior vitelline vein	前卵黄静脉	前卵黄靜脈
anterior wall	前壁	前壁
anterior wall of stomach	胃前壁	胃前壁
anterior wall of vagina	阴道前壁	陰道前壁
anterior white commissure	白质前连合	白質前連合，前白質連合
anterograde axonal transport	顺向轴突运输，顺行轴突运输	順行軸突運輸
anterograde degeneration	顺行变性	順行變性，順向變性
anterograde transport	顺向运输	順行運輸，順向輸送
anterolateral central artery	前外侧中央动脉	前外側中央動脈
anterolateral corticospinal tract	前外侧皮质脊髓束	前外側皮質脊髓徑
anterolateral fontanelle	前外侧囟	前外側囟
anterolateral medullary vein	延髓前外侧静脉	延髓前外側靜脈
anterolateral nucleus of spinal cord	脊髓前外侧核	脊髓前外側核
anterolateral pontine vein	脑桥前外侧静脉	橋腦前外側靜脈
anterolateral spinal vein	脊髓前外侧静脉	脊髓前外側靜脈
anterolateral sulcus of medulla oblongata	延髓前外侧沟	延髓前外側溝
anterolateral sulcus of spinal cord	脊髓前外侧沟	脊髓前外側溝
anterolateral surface	前外侧面	前外側面
anterolateral surface of arytenoid cartilage	杓状软骨前外侧面	杓狀軟骨前外側面
anterolateral surface of shaft of humerus	肱骨体前外侧面	肱骨幹前外側面
anterolateral thalamostriate artery	前外侧丘纹动脉	前外側丘紋動脈
anteromedial central artery	前内侧中央动脉	前內側中央動脈
anteromedial frontal branch	额叶前内侧支	額葉前內側枝
anteromedial frontal vein	额前内侧静脉	額前內側靜脈
anteromedial nucleus	前内侧核	前內側核
anteromedial nucleus of spinal cord	脊髓前内侧核	脊髓前內側核
anteromedial parietal vein	顶前内侧静脉	頂前內側靜脈
anteromedial surface	前内侧面	前內側面
anteromedial surface of shaft of humerus	肱骨体前内侧面	肱骨幹前內側面

英 文 名	大 陆 名	台 湾 名
anteromedial thalamostriate artery	前内侧丘纹动脉	前内側丘紋動脈
anteromedian medullary vein	延髓前正中静脉	延髓前正中靜脈
anteromedian pontine vein	脑桥前正中静脉	橋腦前正中靜脈
anteroposterior diameter of pelvis	骨盆前后径	骨盆前後徑
anteroventral nucleus	前腹侧核	前腹側核
anteversion angle of femur	股骨前倾角	股骨前傾角
antibody	抗体	抗體
antibody-producing cell	抗体生成细胞	抗體生成細胞
anticoagulant	抗凝剂	抗凝劑
antifertilizin	抗受精素	抗受精素
antigen	抗原	抗原
antigen presenting cell	抗原呈递细胞，抗原提呈细胞	抗原呈遞細胞，抗原呈現細胞
antigen reactive cell	抗原反应细胞	抗原反應細胞
antihelical fossa	对耳轮窝	對耳輪窩
antihelix	对耳轮	對耳輪
antihormone	抗激素	抗激素
anti-insulin factor	抗胰岛素因子	抗胰島素因子
antispermagglutinin	抗精子凝集素	抗精子凝集素
antitragicus	对耳屏肌	對耳屏肌
antitragohelicine fissure	对耳屏耳轮裂	對耳屏耳輪裂
antitragus	对耳屏	對耳屏
antral follicle	窦状卵泡	竇狀卵泡
antral web	胃蹼，胃隔膜	胃蹼
antrum	腔	腔
anucleate cell	无核细胞	無核細胞，去核細胞
anus	肛门	肛門
aorta	主动脉	主動脈
aorta stenosis	主动脉狭窄	主動脈狹窄
aorta valve stenosis	主动脉瓣狭窄	主動脈瓣狹窄
aortic aperture	主动脉孔	主動脈孔
aortic arch	主动脉弓	主動脈弓
aortic bifurcation	主动脉杈	主動脈分叉，主動脈分岔點
aortic bulb	主动脉球	主動脈球
aortic glomus	主动脉小球	主動脈小球
aortic hiatus of diaphragm	膈肌主动脉裂孔	膈肌主動脈裂孔

英　文　名	大　陆　名	台　湾　名
aortic isthmus	主动脉峡	主動脈峽[部]
aortic opening	主动脉孔	主動脈孔
aortico-pulmonary septal defect	主动脉肺动脉隔缺损	主動脈肺動脈隔缺損
aortico-pulmonary septum	主动脉肺动脉隔	主動脈肺動脈隔
aorticorenal ganglion	主动脉肾神经节	主動脈腎神經節
aortic orifice	主动脉口	主動脈口
aortic sac	动脉囊	動脈囊
aortic sinus	主动脉窦	主動脈竇
aortic valve	主动脉瓣	主動脈瓣
Apert's syndrome	阿佩尔综合征	阿佩爾氏症候群
aperture of frontal sinus	额窦口	額竇口
aperture of larynx	喉口	喉[入]口
aperture of sphenoidal sinus	蝶窦口	蝶竇孔
apex of arytenoid cartilage	杓状软骨尖	杓狀軟骨尖
apex of auricle	耳郭尖	耳廓尖
apex of bladder	膀胱尖	膀胱尖
apex of cusp	尖顶	尖瓣頂
apex of dens	齿突尖	齒突尖
apex of dorsal horn	背角尖	背側角尖
apex of fibular head	腓骨头尖	腓骨頭尖
apex of head of fibula	腓骨头尖	腓骨頭尖
apex of heart	心尖	心尖
apex of lung	肺尖	肺尖
apex of nose	鼻尖	鼻尖
apex of odontoid process	齿突尖	齒突尖
apex of patella	髌尖	髕骨尖
apex of petrous part	岩部尖	岩部尖
apex of petrous part of temporal bone	颞骨岩部尖	顳骨岩部尖
apex of posterior horn	后角尖	後角尖
apex of posterior horn of spinal cord	脊髓后角尖	脊髓後角尖
apex of prostate	前列腺尖	前列腺尖
apex of root of tooth	牙根尖	牙根尖，齒根尖
apex of sacrum	骶骨尖	薦骨尖
apex of tongue	舌尖	舌尖
apical branch	尖支	尖枝

英　文　名	大　陆　名	台　湾　名
apical branch of left pulmonary artery	左肺动脉尖支	左肺動脈尖枝
apical branch of right pulmonary artery	右肺动脉尖支	右肺動脈尖枝
apical branch of right superior pulmonary vein	右上肺静脉尖支	右上肺静脈尖枝
apical cell	顶细胞	頂細胞
apical cilium	顶纤毛	頂纖毛
apical foramen of root of tooth	牙根尖孔	牙根尖孔，齒根尖孔
apical ligament of dens	齿突尖韧带	齒突尖韌帶
apical lymph node	尖淋巴结	尖淋巴結
apical segment	尖段	尖段
apical segmental bronchus	尖段支气管	尖段支氣管
apicoposterior branch	尖后支	尖後枝
apicoposterior segment	尖后段	尖後段
apicoposterior segmental bronchus	尖后段支气管	尖後段支氣管
aplasia	发育不全，低常增生，增生不全	發育不全，未發育
aplasia cutis congenita	先天性皮肤发育不全	先天性皮膚發育不全
aplasia of breast	乳房发育不良	乳房發育不良
apocrine	顶浆分泌	頂分泌，泌離分泌
apocrine duct	顶泌管	頂泌道，泌離管
apocrine gland	顶[浆分]泌腺	頂泌腺，泌離腺
apocrine secretion	顶浆分泌	頂分泌，泌離分泌
apocrine sweat gland	顶泌汗腺，大汗腺	頂泌汗腺，大汗腺，泌離汗腺
apolar nerve cell	无极神经细胞	無極神經細胞
apolar neuroblast	无极成神经细胞	無極神經母細胞
aponeurosis	腱膜	腱膜
aponeurosis dorsalis digiti	指背腱膜	指背腱膜
aponeurosis dorsalis manus	手背腱膜	手背腱膜
aponeurosis of biceps muscle	肱二头肌腱膜	肱二頭肌腱膜
aponeurosis of tongue	舌腱膜	舌腱膜
appendage of skin	皮肤附件	皮膚附件
appendicular artery	阑尾动脉	闌尾動脈
appendicular lymph node	阑尾淋巴结	闌尾淋巴結
appendicular skeleton	附肢骨骼	附肢骨骼

英　文　名	大　陆　名	台　湾　名
appendicular vein	阑尾静脉	闌尾靜脈
appendix	附件；阑尾，蚓突；子宫附件	附件；闌尾；子宮附件
appendix of epididymis	附睾附件	附睪附件
appendix of testis	睾丸附件	睪丸附件
applied anatomy	应用解剖学	應用解剖學
appositional growth	外加生长	附加生長
approximal surface of tooth	牙邻接面	牙鄰接面，齒鄰接面
APUD cell (=amine precursor uptake and decarboxylation cell)	胺前体摄取和脱羧细胞，摄取胺前体及脱羧细胞，APUD 细胞	胺類前驅物攝取及去羧細胞，胺類前趨物攝取及脫羧細胞，APUD 細胞
aqueduct of cochlea	蜗水管	耳蝸導水管
aqueduct of vestibule	前庭水管	前庭導水管
aqueous humor	房水	眼[前]房水
arachnoid	蛛网膜	蛛網膜
arachnoidal granulation	蛛网膜[颗]粒	蛛網膜[顆]粒
arachnoid granulation	蛛网膜[颗]粒	蛛網膜[顆]粒
arachnoid mater	蛛网膜	蛛網膜
arachnoid of brain	脑蛛网膜	[大]腦蛛網膜
arachnoid of spinal cord	脊髓蛛网膜	脊髓蛛網膜
arachnoid trabecula	蛛网膜小梁	蛛網膜小梁
arachnoid villus	蛛网膜绒毛	蛛網膜絨毛
ARAS (=ascending reticular activating system)	上行网状激活系统	上行網狀活化系統
arbor vitae	小脑活树	小腦活樹
arbor vitae of cerebellum	小脑活树	小腦活樹
arched collecting tubule	弓形集合小管	弓形集合小管
archeocerebellum	古小脑，原小脑	古小腦
archicerebellum	古小脑，原小脑	古小腦
archicortex	原[始]皮质，古皮质	原[始]皮質
archipallium	原[始]皮质，古皮质	原[始]皮質
arch of aorta	主动脉弓	主動脈弓
arch of azygos vein	奇静脉弓	奇靜脈弓
arch of azygous vein	奇静脉弓	奇靜脈弓
arch of cricoid cartilage	环状软骨弓	環狀軟骨弓
arch of thoracic duct	胸导管弓	胸管弓
arciform artery	弓状动脉	弓狀動脈
arciform vein	弓状静脉	弓狀靜脈

英 文 名	大 陆 名	台 湾 名
arcuate artery	弓状动脉	弓狀動脈
arcuate crest	弓状嵴	弓狀嵴
arcuate eminence	弓状隆起	弓狀隆起
arcuate fiber	弓状纤维	弓狀纖維
arcuate fiber of cerebrum	大脑弓状纤维	大腦弓狀纖維
arcuate ligament of pubis	耻骨弓状韧带	恥骨弓狀韌帶
arcuate line	弓状线	弓狀線
arcuate nucleus	弓状核	弓狀核
arcuate nucleus of hypothalamus	下丘脑弓状核	下丘腦弓狀核
arcuate nucleus of medulla oblongata	延髓弓状核	延髓弓狀核
arcuate popliteal ligament	腘弓状韧带	膕窩弓狀韌帶
arcuate pubic ligament	耻骨弓状韧带	恥骨弓狀韌帶
arcuate vein	弓状静脉	弓狀靜脈
area cribrosa	筛区	篩區
area of facial nerve	面神经区	[顏]面神經區
area postrema	最后区	最後區
areola	晕	暈
areola of breast	乳晕	乳暈
areola of nipple	乳晕	乳暈
areolar gland	乳晕腺	乳暈腺
areolar tissue	蜂窝组织	蜂窩組織
areolar venous plexus	乳晕静脉丛	乳暈靜脈叢
ARG (=autoradiography)	放射自显影术	放射自顯影術，自動放射攝影術，自動放射照相術
argentaffin	亲银性	親銀性
argentaffin cell	亲银细胞	親銀細胞
argyrophil fiber	嗜银纤维	嗜銀纖維
argyrophilia	嗜银性	嗜銀性
arietal fascia of thorax	胸壁筋膜	胸壁筋膜
arm	臂	臂
Arnold-Chiari syndrome	阿诺尔德-基亚里综合征，基底压迹综合征	阿諾爾德-基亞里氏症候群
arrector muscle of hair	竖毛肌，立毛肌	豎毛肌
arrector pilli	竖毛肌，立毛肌	豎毛肌
arrector pilli muscle	竖毛肌，立毛肌	豎毛肌
arrested rotation	转位不全	轉位不全

英　文　名	大　陆　名	台　湾　名
arterial capillary	动脉毛细血管	動脈毛細血管，動脈微血管
arterial circle	动脉环	動脈環
arterial circle of cerebrum	大脑动脉环，基底动脉环	大腦動脈環
arterial cone	动脉圆锥	動脈圓錐
arterial duct	动脉导管	動脈導管
arterial glomerulus of cochlea	[耳]蜗动脉丝球	耳蝸動脈絲球
arterial groove	动脉沟	動脈溝
arterial ligament	动脉韧带，动脉导管索	動脈韌帶
arterial portal system	门动脉系统	門動脈系統
arterial rete	动脉网	動脈網
arteria thyroidea ima	甲状腺最下动脉	甲狀腺最下動脈
arteriola recta	直小动脉	直小動脈
arteriole	小动脉	小動脈
arteriolosclerosis	小动脉硬化	小動脈硬化
arteriolovenular anastomosis	动静脉吻合	動靜脈吻合
arteriosclerosis	动脉硬化	動脈硬化
arteriovenous anastomosis	动静脉吻合	動靜脈吻合
arteriovenous bridge	动静脉桥	動靜脈橋
arteriovenous shunt	动静脉短路	動靜脈分流
artery	动脉	動脈
artery of angular gyrus	角回动脉	角回動脈
artery of anterior segment	前段动脉	前段動脈
artery of branch of internal acoustic meatus	内耳道动脉分支	内耳道動脈分枝
artery of bulb of penis	阴茎球动脉	陰莖球動脈
artery of caudate lobe	尾状叶动脉	尾狀葉動脈
artery of central sulcus	中央沟动脉	中央溝動脈
artery of inferior anterior segment	下前段动脉	下前段動脈
artery of inferior segment	下段动脉	下段動脈
artery of labyrinth	迷路动脉	迷路動脈
artery of lateral segment	外侧段动脉	外側段動脈
artery of medial segment	内侧段动脉	内側段動脈
artery of postcentral sulcus	中央后沟动脉	中央後溝動脈
artery of posterior segment	后段动脉	後段動脈，後分節動脈
artery of precentral sulcus	中央前沟动脉	中央前溝動脈
artery of pterygoid canal	翼管动脉	翼管動脈
artery of round ligament of	子宫圆韧带动脉	子宮圓韌帶動脈

英　文　名	大　陆　名	台　湾　名
uterus		
artery of superior anterior segment	上前段动脉	上前段動脈
artery of superior segment	上段动脉	上段動脈，上分節動脈
artery of tail of pancreas	胰尾动脉	胰尾動脈
arthrology	关节学	關節學
articular branch	关节支	關節枝
articular capsule	关节囊	關節囊
articular cartilage	关节软骨	關節軟骨
articular cavity	关节腔	關節腔
articular circumference	环状关节面	環狀關節面
articular circumference of radius	桡骨环状关节面	橈骨環狀關節面
articular disc	关节盘	關節盤
articular disc of temporomandibular joint	颞下颌关节盘	顳下頜關節盤
articular disc of ulna	尺骨关节盘	尺骨關節盤
articular facet	关节面	關節面
articular facet of acromion	肩峰关节面	肩峰關節面
articular facet of costal head	肋骨头关节面	肋骨頭關節面
articular facet of costal tubercle	肋结节关节面	肋結節關節面
articular facet of head of fibula	腓骨头关节面	腓骨頭關節面
articular facet of head of radius	桡骨头关节面	橈骨頭關節面
articular facet of head of rib	肋骨头关节面	肋骨頭關節面
articular facet of lateral malleolus	外踝关节面	外[側]踝關節面
articular facet of medial malleolus	内踝关节面	內踝關節面
articular facet of tubercle of rib	肋结节关节面	肋結節關節面
articular fossa	关节窝	關節窩
articular fovea	关节凹	關節凹
articular fovea of radius	桡骨关节凹	橈骨關節凹
articular head	关节头	關節頭
articularis cubiti	肘关节肌	肘關節肌
articularis genus	膝关节肌	膝關節肌
articular labrum	关节唇	關節唇

英　文　名	大　陆　名	台　湾　名
articular lip	关节唇	關節唇
articular meniscus	关节半月板	關節半月板
articular muscle	关节肌	關節肌
articular muscle of elbow	肘关节肌	肘關節肌
articular muscle of knee	膝关节肌	膝關節肌
articular nerve	关节神经	關節神經
articular process	关节突	關節突
articular rete of elbow	肘关节网	肘關節網
articular rete of knee	膝关节网	膝關節網
articular surface	关节面	關節面
articular surface of acromion	肩峰关节面	肩峰關節面
articular surface of arytenoid cartilage	杓状软骨关节面	杓狀軟骨關節面
articular surface of fibular head	腓骨头关节面	腓骨頭關節面
articular surface of head of fibula	腓骨头关节面	腓骨頭關節面
articular surface of malleolus	踝关节面	踝關節面
articular surface of patella	髌骨关节面	髕骨關節面
articular surface of temporal bone	颞骨关节面	顳骨關節面
articular tubercle	关节结节	關節結節
articular vascular circle	关节血管环	關節血管環
articular vascular rete	关节血管网	關節血管網
articular vein	关节静脉	關節靜脈
articulation	关节	關節
articulation of auditory ossicle	听小骨关节	聽小骨關節
artificial abortion	人工流产	人工流産
artificial insemination	人工授精	人工授精
artificial insemination by doner (AID)	供精人工授精	捐精人工授精
artificial insemination by husband (AIH)	夫精人工授精	夫精人工授精
artificial pregnancy	人工妊娠	人工妊娠
artificial sterilization	人工绝育	人工絕育
aryepiglottic fold	杓会厌襞	杓會厭襞
aryepiglottic part	杓会厌部	杓會厭部
arytenoid articular surface	杓关节面	杓關節面
arytenoid cartilage	杓状软骨	杓狀軟骨

英　文　名	大　陆　名	台　湾　名
ascending aorta	升主动脉	升主動脈
ascending artery	升动脉	升動脈
ascending axonic cell	上行轴突细胞	上行軸突細胞
ascending branch	升支	升枝
ascending branch of deep circumflex iliac artery	旋髂深动脉升支	旋髂深動脈升枝
ascending branch of lateral circumflex femoral artery	旋股外侧动脉升支	旋股外側動脈升枝
ascending branch of medial circumflex femoral artery	旋股内侧动脉升支	旋股內側動脈升枝
ascending branch of transverse cervical artery	颈横动脉升支	頸橫動脈升枝
ascending cervical artery	颈升动脉	頸升動脈
ascending colon	升结肠	升結腸
ascending limb of Henle's loop	髓袢升支，亨勒袢升支	亨利氏環升枝
ascending lumbar vein	腰升静脉	腰升靜脈
ascending mesocolon	升结肠系膜	升結腸繫膜
ascending palatine artery	腭升动脉	腭升動脈
ascending part	升部	升部
ascending part of aorta	主动脉升部	主動脈升部
ascending part of duodenum	十二指肠升部	十二指腸升部
ascending pharyngeal artery	咽升动脉	咽升動脈
ascending ramus of lateral sulcus	外侧沟升支	外側溝升枝
ascending reticular activating system (ARAS)	上行网状激活系统	上行網狀活化系統
Aschoff's sinus	阿孝夫窦	阿氏竇
aspermatogenesis	无精子发生	無精子生成
aspermia	无精液症	無精液症
assisted reproductive technology	辅助生殖技术	輔助生殖技術
association neuron	联络神经元	聯絡神經元
association fiber	联络纤维	聯絡纖維
association neurofiber	联络神经纤维	聯絡神經纖維
asterion	星点	星點
astroblast	成星形细胞	成星形細胞，星狀膠母細胞
astrocyte	星形胶质细胞	星狀[神經膠]細胞，星形[神經膠]細胞
astroglia	星形胶质细胞	星狀[神經膠]細胞，星形[神

英　文　名	大　陆　名	台　湾　名
		經膠]細胞
asymmetrical synapse	非对称性突触	不對稱突觸
atelectasis	肺不张	肺膨脹不全，肺不張
athelia	无乳头	無乳頭
atherosclerosis	动脉粥样硬化	動脈粥樣硬化
atlantic part	寰椎部	寰椎部
atlantic part of vertebral artery	椎动脉寰椎部	椎動脈寰椎部
atlantoaxial joint	寰枢关节	寰樞關節
atlantooccipital joint	寰枕关节	寰枕關節
atlas	寰椎	寰椎
atresia	闭锁	閉鎖
atresia of anal membrane	肛膜闭锁	肛膜閉鎖
atresia of cervix	子宫颈闭锁	子宮頸閉鎖
atresia of external acoustic meatus	外耳道闭锁	外耳道閉鎖
atresia of uterine tube	输卵管闭锁	輸卵管閉鎖
atresia of vagina	阴道闭锁	陰道閉鎖
atretic corpus luteum	闭锁黄体	閉鎖黃體
atretic follicle	闭锁卵泡	閉鎖卵泡，閉鎖濾泡
atretic oviduct	输卵管闭锁	輸卵管閉鎖
atretic uterus	子宫闭锁	子宮閉鎖
atretorrhinia	鼻孔闭锁	鼻孔閉鎖
atrial anastomotic branch	心房吻合支	心房吻合枝
atrial auricle	心耳	心耳
atrial branch of left coronary artery	左冠状动脉心房支	左冠狀動脈心房枝
atrial branch of right coronary artery	右冠状动脉心房支	右冠狀動脈心房枝
atrial natriuretic polypeptide	心房利钠尿多肽	心房利鈉尿多肽
atrial septal defect	房间隔缺损	房間隔缺損
atrial vein	心房静脉	心房靜脈
atrichia	无毛症	無毛症
atrichosis	无毛症	無毛症
atrioventricular branch	房室支	房室枝
atrioventricular bundle	房室束	房室束，房室徑
atrioventricular canal	房室管	房室管
atrioventricular groove	房室沟	房室溝

英 文 名	大 陆 名	台 湾 名
atrioventricular junction	房室交界	房室交界，房室接合
atrioventricular nodal branch	房室结支	房室結枝
atrioventricular nodal branch of left coronary artery	左冠状动脉房室结支	左冠狀動脈房室結枝
atrioventricular nodal branch of right coronary artery	右冠状动脉房室结支	右冠狀動脈房室結枝
atrioventricular node	房室结	房室結
atrioventricular orifice	房室口，房室孔	房室口
atrioventricular septum	房室隔	房室隔
atrioventricular valve	房室瓣	房室瓣
atrioventricular vein	房室静脉	房室靜脈
atrium	心房	心房
atrium of heart	心房	心房
atrium of middle meatus	中鼻道房	中鼻道房
attachment fiber	附着纤维	附著纖維
attachment plaque	附着斑	附著斑
auditory cell	听觉细胞	聽細胞
auditory ossicle	听小骨	聽小骨
auditory radiation	听辐射	聽放射
auditory string	听弦	聽弦
auditory tooth	听齿	聽齒
auditory tooth of Huschke	听齿	聽齒
auditory tube	咽鼓管，耳咽管，欧氏管	耳咽管，聽咽管，歐氏管
Auerbach's plexus	肌间[神经]丛，奥尔巴赫神经丛	腸肌[神經]叢，歐巴氏腸壁神經叢
auricle	耳郭，耳廓	耳廓
auricle lobule	耳垂	耳垂
auricle of heart	心耳	心耳
auricle tubercle	耳郭结节	耳廓結節
auricular appendage	耳郭附件	耳廓附件
auricular branch	耳支	耳枝
auricular branch of occipital artery	枕动脉耳支	枕動脈耳枝
auricular branch of vagus nerve	迷走神经耳支	迷走神經耳枝
auricular concha	耳甲	耳甲，耳殼
auriculare	耳点	耳點
auricular hillock	耳丘	耳廓隆起
auricularis anterior	耳前肌	耳前肌

英　文　名	大　陆　名	台　湾　名
auricularis posterior	耳后肌	耳後肌
auricularis superior	耳上肌	耳上肌
auricular ligament	耳郭韧带	耳廓韌帶
auricular lobule	耳垂	耳垂
auricular muscle	耳郭肌	耳廓肌
auricular region	耳区	耳區
auricular surface	耳状面	耳狀面
auricular surface of ilium	髂骨耳状面	髂骨耳狀面
auricular surface of sacrum	骶骨耳状面	薦骨耳狀面
auricular tubercle	耳结节	耳結節
auricular tubercle	耳郭结节	耳廓結節
auriculotemporal nerve	耳颞神经	耳顳神經
auris externa	外耳	外耳
auris interna	内耳	內耳
auris media	中耳	中耳
autonomic column	自主柱	自主柱
autonomic ganglion	自主神经节	自主神經節
autonomic nerve	自主神经	自主神經
autonomic nerve fiber	自主神经纤维	自主神經纖維
autonomic nervous system	自主神经系统	自主神經系統
autonomic part	自主部	自主部
autophagic vacuole	自[体吞]噬泡	自噬泡
autophagolysosome	自噬溶酶体	自噬溶酶體
autophagosome	自噬体	自噬體
autophagy	自噬	自噬
autoprothrombin	自凝血酶原	自體凝血酶原
autoradiogram	放射自显影图	放射自顯影圖，自動放射顯影圖
autoradiography (ARG)	放射自显影术	放射自顯影術，自動放射攝影術，自動放射照相術
autosomal chromosome	常染色体	體染色體
autosome	常染色体	體染色體
auxetic growth	增大性生长	增大性生長
avascular area	无血管区	無血管區
avidin	抗生物素蛋白，亲和素	抗生物素蛋白，卵白素
avidin-biotin-peroxidase complex method (ABC method)	抗生物素蛋白-生物素-过氧化物酶复合物法，ABC 法	抗生物素蛋白-生物素-過氧化酶複合物法，卵白素-生物素-過氧化氫酶複合物

英　文　名	大　陆　名	台　湾　名
		技術，ABC 法
axial	轴[的]	軸[的]
axial cord	轴索	軸索
axial mesoderm	轴中胚层	軸中胚層
axial skeleton	中轴骨骼	中軸骨骼
axillary artery	腋动脉	腋動脈
axillary fascia	腋筋膜	腋筋膜
axillary fossa	腋窝	腋窩
axillary gland	腋腺	腋腺
axillary hair	腋毛	腋毛
axillary lymphatic plexus	腋淋巴丛	腋淋巴叢
axillary lymph node	腋淋巴结	腋淋巴結
axillary nerve	腋神经	腋神經
axillary process	腋突	腋突
axillary region	腋区	腋區
axillary sheath	腋鞘	腋鞘
axillary vein	腋静脉	腋靜脈
axis	枢椎	樞椎
axis of eyeball	眼轴	眼軸
axis of lens	晶状体轴	晶狀體軸
axis of pelvis	骨盆轴	骨盆軸
axo-axonal synapse	轴-轴突触	軸軸突觸
axo-axonic synapse	轴-轴突触	軸軸突觸
axo-dendritic synapse	轴-树突触	軸樹突觸
axolemma	轴膜	軸索膜
axon	轴突	軸突
axonal terminal	轴突终末	軸突末端
axonal transport	轴突运输	軸突運輸
axon collateral	轴突侧支	軸突側枝
axoneme	轴丝	軸絲
axon hillock	轴丘	軸丘
axon reflex	轴突反射	軸突反射
axoplasm	轴质，轴浆	軸漿
axoplasmic flow	轴质流，轴浆流	軸漿流
axo-somatic synapse	轴-体突触	軸體突觸
axo-spinous synapse	轴-棘突触	軸棘突觸
azoospermatism	无精子症	無精子症

英　文　名	大　陆　名	台　湾　名
azurophilic granule	嗜天青颗粒	嗜天青顆粒
azygos artery of vagina	阴道奇动脉	陰道奇動脈
azygos vein	奇静脉	奇静脈

B

英　文　名	大　陆　名	台　湾　名
B I	尖段支气管	尖段支氣管
B I +B II	尖后段支气管	尖後段支氣管
B II	后段支气管	後段支氣管，後分節支氣管
BIII	前段支气管	前段支氣管
BIV	上舌段支气管；外侧段支气管	上舌段支氣管；外侧段支氣管
B V	下舌段支气管；内侧段支气管	下舌段支氣管；内侧段支氣管
BVI	上段支气管	上段支氣管，上分節支氣管
BVII	内侧底段支气管	内侧底段支氣管
BVIII	前底段支气管	前底段支氣管
BIX	外侧底段支气管	外侧底段支氣管
B X	后底段支气管	後底段支氣管
BAB method (=bridged avidin-biotin method)	桥连抗生物素蛋白-生物素法，BAB 法	橋連抗生物素蛋白-生物素法，BAB 法
back of foot	足背	足背
back of hand	手背	手背
back of nose	鼻背	鼻背
back part of ankle	踝后区	踝後區
back region	背区	背區
bacteriolysin	溶菌素	溶菌素
Baer's law	贝尔法则	貝爾氏[定]律
ball and socket joint	球窝关节，杵臼关节	球窩關節，杵臼關節
ball-and-socket joint	球窝关节，杵臼关节	球窩關節，杵臼關節
band cell	杆状核细胞	桿狀核細胞，帶狀細胞，帶狀核嗜中性球
banding pattern	带型	帶型
bare area	裸区	裸區
bare area of liver	肝裸区	肝裸區
Barr's body	巴氏小体	巴氏體，巴爾[氏]體，性染色質

英　文　名	大　陆　名	台　湾　名
Bartholin's duct	巴氏管	巴索林氏管
Bartholin's gland	巴氏腺	巴索林氏腺，白托令氏腺
basal body	基体	基體
basal branch of tentorium	小脑幕底支	小腦天幕底枝
basal cell	基底细胞	基底細胞
basal compartment	基底室	基底室
basal decidua	底蜕膜，基蜕膜	基蜕膜，底蜕膜
basal granular cell	基底颗粒细胞	基底顆粒細胞
basal granule	基粒	基粒
basal lamina	基板	基板
basal lamina of ciliary body	睫状体基底层	睫狀體基底層
basal layer	基底层	基[底]層
basal membrane of semicircular canal	膜半规管基底膜	膜半規管基底膜
basal membrane of semicircular duct	膜半规管基底膜	膜半規管基底膜
basal nucleus	基底核	基底核
basal of tooth ridge	牙基嵴	牙基嵴
basal part	底部	底部
basal part of left pulmonary artery	左肺动脉底部	左肺動脈底部
basal part of right pulmonary artery	右肺动脉底部	右肺動脈底部
basal plate	基板	基板
basal ridge	基嵴	基嵴
basal striation	基底纹	基横紋
basal surface	基底面	基底面
basal vein	基底静脉	基底靜脈
basal vein of Rosenthal	罗森塔尔基底静脉	羅森塔爾[氏]基底靜脈
basement membrane	基膜	基[底]膜
base of arytenoid cartilage	杓状软骨底	杓狀軟骨底
base of cerebral peduncle	大脑脚底	大腦腳底
base of cochlea	[耳]蜗底	耳蝸底
base of dorsal horn	背角底	背側角底
base of heart	心底	心底
base of lung	肺底	肺底
base of mandible	下颌底	下頜底
base of metacarpal bone	掌骨底	掌骨底

英　文　名	大　陆　名	台　湾　名
base of metacarpus	掌骨底	掌骨底
base of metatarsal bone	跖骨底	蹠骨底
base of metatarsus	跖骨底	蹠骨底
base of modiolus	蜗轴底	蝸軸底
base of patella	髌底	髕骨底
base of phalanx of finger	指骨底	指骨底
base of phalanx of foot	趾骨底	趾骨底
base of posterior horn	后角底	後角底
base of prostate	前列腺底	前列腺底
base of sacrum	骶骨底	薦骨底
base of stapes	镫骨底	鐙骨底
basic fuchsin	碱性品红	鹼性品紅，鹼性洋紅，鹼性複紅
basilar sinus	基底窦	基底竇
basilar artery	基底动脉	基底動脈
basilar crest	基底嵴	基底嵴
basilar groove	基底沟	基底溝
basilar membrane	基底膜	基底膜
basilar part	基底部	基底部
basilar part of pons	脑桥基底部	橋腦基底部
basilar plexus	基底丛	基底叢
basilar sulcus	基底沟	基底溝
basilar sulcus of pons	脑桥基底沟	橋腦基底溝
basilar venous plexus	基底静脉丛	基底靜脈叢
basilic vein	贵要静脉	貴要靜脈
basion	颅底点	顱底點
basipharyngeal canal	颅咽管	顱咽管
basivertebral vein	椎体静脉	椎體靜脈，椎底靜脈
basket cell	篮[状]细胞	籃狀細胞
basolateral frontal artery	额叶底外侧动脉	額葉底外側動脈
basolateral part	基底外侧部	基底外側部
basomedial frontal artery	额叶底内侧动脉	額葉底內側動脈
basophil	嗜碱性粒细胞	嗜鹼[性]粒細胞，嗜鹼性顆粒球
basophilia	嗜碱性	嗜鹼性
basophilic cell	嗜碱性细胞	嗜鹼[性]細胞
basophilic erythroblast	早幼红细胞,嗜碱性成红[血]	早幼紅細胞，紅血球母細胞

英　文　名	大　陆　名	台　湾　名
	细胞	
basophilic granule	嗜碱性颗粒	嗜鹼[性]顆粒
basophilic granulocyte	嗜碱性粒细胞	嗜鹼[性]粒細胞，嗜鹼性顆粒球
basophilic granulocyte band form	嗜碱性杆状核粒细胞	嗜鹼[性]桿狀核粒細胞，嗜鹼[性]帶狀核顆粒細胞
basophilic megaloblast	嗜碱性巨幼红细胞	嗜鹼[性]巨紅細胞，嗜鹼[性]巨母紅血球
basophilic metamyelocyte	嗜碱性晚幼粒细胞	嗜鹼[性]後髓細胞
basophilic myelocyte	嗜碱性中幼粒细胞	嗜鹼[性]髓細胞
basophilic promyelocyte	嗜碱性早幼粒细胞	嗜鹼[性]前髓細胞
BBB (=blood-brain barrier)	血-脑屏障	血腦屏障，血腦障壁
BCB (=blood-cerebrospinal fluid barrier)	血-脑脊液屏障	血腦脊液屏障，血腦脊液障壁
B cell	B 细胞	B 細胞
beard	胡须	鬚
bed nucleus of stria terminalis	终纹床核	終紋床核
belly	腹	腹
beta cell	β 细胞	β 細胞，乙型細胞
Betz's cell	贝兹细胞	貝滋氏細胞
biceps brachii	肱二头肌	肱二頭肌
biceps femoris	股二头肌	股二頭肌
biceps muscle of arm	肱二头肌	肱二頭肌
biceps muscle of thigh	股二头肌	股二頭肌
bicipital aponeurosis	肱二头肌腱膜	肱二頭肌腱膜
bicipitoradial bursa	肱二头肌桡骨囊	肱二頭肌橈骨囊
bicondylar joint	双髁状关节	雙髁狀關節
bicornuate uterus	双角子宫	雙角子宮
bifid nose	二裂鼻	二裂鼻
bifid penis	二裂阴茎	二裂陰莖
bifid tongue	二裂舌	二裂舌，分歧舌
bifid ureter	二裂输尿管，分叉输尿管	二裂輸尿管，分叉輸尿管
bifurcated ligament	分歧韧带	分歧韌帶
bifurcate ligament	分歧韧带	分歧韌帶
bifurcation of aorta	主动脉杈	主動脈分叉，主動脈分岔點
bifurcation of pulmonary trunk	肺动脉杈	肺動脈幹分叉
bifurcation of trachea	气管杈	氣管分叉

英　文　名	大　陆　名	台　湾　名
bilaminar germ disc	二胚层胚盘	二胚層胚盤
bilateral cleavage	对称卵裂	對稱卵裂，兩側分裂
bilateral cleft lip	双侧唇裂	雙側唇裂
bilateral symmetrical division	两侧对称分裂	兩側對稱分裂
bilateral symmetry	两侧对称	兩側對稱
bile canaliculus	胆小管	膽小管
bile duct	胆管	膽管
bile duct gland	胆管腺	膽管腺
bile ductule	胆小管	膽小管
bile pigment	胆色素	膽色素
biliary ductule	胆小管	膽小管
bilirubin	胆红素	膽紅素
biliverdin	胆绿素	膽綠素
bilocular heart	两腔心	兩腔心
binovular twins	双卵双胎，二卵双生，异卵双生	異卵雙生，二卵雙胎，異卵雙胎
binuclear cell	双核细胞	雙核細胞
binucleate cell	双核细胞	雙核細胞
biogenetic law	生物发生律	生物發生律
biomembrane	生物膜	生物膜
bipennate muscle	双羽状肌，二羽肌	雙羽肌
bipolar cell	双极细胞	雙極細胞
bipolar neuroblast	双极成神经细胞	雙極神經母細胞
bipolar neuron	双极神经元	雙極神經元
Birbeck's granule	伯贝克颗粒	伯貝克氏顆粒
birth defect	出生缺陷	出生缺陷
biventral lobule	二腹小叶	二腹小葉
blastocoel	胚泡腔，囊胚腔	囊胚腔
blastocoele	胚泡腔，囊胚腔	囊胚腔
blastocyst	胚泡	囊胚，胚囊，胚泡
blastocyst cavity	胚泡腔，囊胚腔	囊胚腔
blastocyst formation	胚泡形成	囊胚形成
blastocyst stage	胚泡期，囊胚期	囊胚期
blastocyte	胚细胞	胚細胞
blastomere	卵裂球	分裂球，胚球，囊胚細胞
blastula	囊胚	囊胚
blastulation	囊胚形成	囊胚形成

英 文 名	大 陆 名	台 湾 名
blind spot	盲点	盲斑，盲點
blood	血液	血液
blood-air barrier	气-血屏障	血氣屏障，血氣障壁
blood-aqueous barrier	血-房水屏障	血房水屏障，血房水障壁
blood-brain barrier (BBB)	血-脑屏障	血腦屏障，血腦障壁
blood capillary	毛细血管	毛細[血]管，微血管
blood cell	血细胞	血細胞，血球
blood-cerebrospinal fluid barrier (BCB)	血-脑脊液屏障	血腦脊液屏障，血腦脊液障壁
blood clot	血[凝]块	血[凝]塊，凝塊
blood clotting	凝血，血液凝固	凝血，血凝固
blood coagulation	凝血，血液凝固	凝血，血凝固
blood-forming organ	造血器官	造血器官，生血器官
blood ghost	血影	血影
blood group	血型	血型
blood island	血岛	血島
blood lacuna	血腔隙	血腔隙
blood plasma	血浆	血漿
blood platelet	血小板	血小板
blood-retina barrier	血-视网膜屏障	血視網膜屏障
blood-seminiferous tubule barrier	血-生精小管屏障	血細精管屏障
blood serum	血清	血清
blood smear	血涂片	血塗片，血液抹片
blood-testis barrier	血-睾屏障	血睾屏障
blood-thymus barrier	血-胸腺屏障	血胸腺屏障
blood type	血型	血型
blood vessel	血管	血管
blood vessel of retina	视网膜血管	視網膜血管
B lymphocyte (=bone marrow-dependent lymphocyte)	B[淋巴]细胞，骨髓依赖淋巴细胞	B 淋巴細胞，骨髓依賴型淋巴細胞
Bm cell (=memory B cell)	记忆 B 细胞	記憶 B 細胞，Bm 細胞
BMMSC (=bone marrow mesenchymal stem cell)	骨髓间充质干细胞	骨髓間充質幹細胞，骨髓間葉幹細胞
Bochdalek's foraman	博赫达勒克孔	博赫達勒克氏孔
body of bladder	膀胱体	膀胱體
body of breast	乳房体	乳房體

英 文 名	大 陆 名	台 湾 名
body of caudate nucleus	尾状核体	尾狀核體
body of cerebellum	小脑体	小腦體
body of clavicle	锁骨体	鎖骨幹，鎖骨體
body of clitoris	阴蒂体	陰蒂體
body of epididymis	附睾体	附睪體，副睪體
body of fornix	穹窿体	穹窿體
body of gall bladder	胆囊体	膽囊體
body of gallbladder	胆囊体	膽囊體
body of hyoid bone	舌骨体	舌骨體
body of ilium	髂骨体	髂骨體
body of incus	砧骨体	砧骨體
body of ischium	坐骨体	坐骨體
body of mamma	乳房体	乳房體
body of mandible	下颌体	下頜體
body of maxilla	上颌体	上頜體
body of metatarsus	跖骨体	蹠骨幹，蹠骨體
body of nail	甲体	[指]甲體
body of pancreas	胰体	胰[臟]體
body of penis	阴茎体	陰莖體
body of pubis	耻骨体	恥骨體
body of rib	肋骨体	肋骨體
body of sphenoid bone	蝶骨体	蝶骨體
body of sternum	胸骨体	胸骨體
body of stomach	胃体	胃體
body of talus	距骨体	距骨體
body of tongue	舌体	舌體
body of uterus	子宫体	子宮體
body stalk	体蒂	體蒂
Boettcher's cell	伯特歇尔细胞	伯特歇爾氏細胞
bone	骨	骨
bone atrophy	骨萎缩	骨萎縮
bone canaliculus	骨小管	骨小管
bone collar	骨领	骨領，骨環
bone hypertrophy	骨肥大	骨肥大
bone lacuna	骨陷窝	骨陷窩，骨腔隙
bone lamella	骨板	骨板
bone marrow	骨髓	骨髓

英　文　名	大　陆　名	台　湾　名
bone marrow-dependent lymphocyte (B lymphocyte)	骨髓依赖淋巴细胞	骨髓依賴型淋巴細胞
bone marrow mesenchymal stem cell (BMMSC)	骨髓间充质干细胞	骨髓間充質幹細胞，骨髓間葉幹細胞
bone matrix	骨[基]质	骨基質
bone mineral	骨盐	骨鹽
bone morphogenetic protein	骨形态发生蛋白	骨形態形成蛋白
bone of cerebral cranium	脑颅骨	腦顱骨
bone of facial cranium	面颅骨	面顱骨
bone of foot	足骨	足骨
bone of free lower limb	自由下肢骨	游離下肢骨
bone of free upper limb	自由上肢骨	游離上肢骨
bone of hand	手骨	手骨
bone of lower limb	下肢骨	下肢骨[骼]
bone of upper limb	上肢骨	上肢骨[骼]
bone porosity	骨孔	骨孔
bone salt	骨盐	骨鹽
bone substance	骨质	骨質
bone tissue	骨组织	骨組織
bone trabecula	骨小梁	骨小梁
bony ampulla	骨壶腹	骨壺腹
bony cochlea	骨性耳蜗	骨耳蝸
bony crus	骨脚	骨腳
bony labyrinth	骨迷路	骨[性]迷路
bony nasal cavity	骨性鼻腔	骨性鼻腔
bony palate	骨腭	骨腭
bony part	骨性部	骨性部
bony part of auditory tube	咽鼓管骨部	耳咽管骨部
bony part of external acoustic meatus	外耳道骨性部	外耳道骨性部
bony part of nasal septum	鼻中隔骨部	鼻中隔骨部
bony posterior nasal aperture	骨性鼻后孔	骨性鼻後孔
bony semicircular canal	骨半规管	骨半規管
bony septum of nose	骨性鼻中隔	骨性鼻中隔
bony spiral lamina	骨螺旋板	骨螺旋板
border cell	边缘细胞	邊緣細胞
border of oval fossa	卵圆窝缘	卵圓窩緣

英　文　名	大　陆　名	台　湾　名
bottom of internal acoustic meatus	内耳道底	内耳道底
Bowman's space	肾小囊腔，鲍曼腔	腎小囊腔，鮑曼氏腔
Bowman's capsule	肾小囊，鲍曼囊	腎小囊，腎球囊，鮑氏囊
Bowman's gland	嗅腺，鲍曼腺	嗅腺，鮑氏腺
Bowman's membrane	鲍曼膜	鮑氏膜，角膜
brachial artery	肱动脉	肱動脈
brachial fascia	臂筋膜	臂筋膜
brachialis	肱肌	肱肌
brachial lymph node	肱淋巴结	肱淋巴結
brachial plexus	臂丛	臂叢
brachial vein	肱静脉	肱靜脈
brachiocephalic trunk	头臂干	頭臂幹
brachioradialis	肱桡肌	肱橈肌
brachium pontis	脑桥臂	橋腦臂
brachium conjunctivum	结合臂	結合臂
brachium of caudal colliculus	尾侧丘臂	尾側丘臂
brachium of inferior colliculus	下丘臂	下丘臂
brachium of rostral colliculus	嘴侧丘臂	嘴側丘臂
brachium of superior colliculus	上丘臂	上丘臂
brachydactylia	短指[畸形]；短趾[畸形]	短指畸形；短趾畸形
brachydactyly	短指[畸形]；短趾[畸形]	短指畸形；短趾畸形
bradykinin	缓激肽	緩激肽，舒緩肽
brain	脑	腦
brain barrier	脑屏障	腦屏障，腦障壁
brain flexure	脑曲	腦曲
brain fold	脑褶	腦褶
brain rudiment	脑原基	腦原基，腦始基
brain sand	脑砂	腦砂
brain stem	脑干	腦幹
brain vesicle	脑泡	腦泡
branchial apparatus	鳃器	鰓器，咽器
branchial arch	鳃弓，咽弓	鰓弓，咽弓
branchial artery	鳃动脉，咽动脉	鰓動脈，咽動脈
branchial cartilage	鳃软骨，咽软骨	鰓軟骨，咽軟骨
branchial chamber	鳃室，咽室	鰓室，咽室

英　文　名	大　陆　名	台　湾　名
branchial cleft	鳃裂	鰓裂，咽裂
branchial cyst	鳃[裂]囊肿	鰓[裂]囊腫，咽[裂]囊腫
branchial fistula	鳃瘘	鰓瘻，咽瘻
branchial groove	鳃沟	鰓溝，咽溝
branchial membrane	鳃膜	鰓膜，咽膜
branchial motor	鳃弓运动	鰓弓運動
branchial muscle	鳃弓肌	鰓弓肌，咽弓肌
branchial sinus	鳃窦	鰓竇，咽竇
branchiomere	鳃节	鰓節，咽節
branchiomerism	鳃节排列	鰓節排列，咽節排列
branchiostegal membrane	鳃盖膜	鰓蓋膜
branch of amygdaloid body	杏仁体支	杏仁體枝
branch of anterior perforated substance	前穿质支	前穿質枝
branch of arterial cone	动脉圆锥支	動脈圓錐枝
branch of carotid sinus	颈动脉窦支	頸動脈竇枝
branch of cavernous sinus	海绵窦支	海綿竇枝
branch of cinereous tuber	灰结节支	灰結節枝
branch of globus pallidus	苍白球支	蒼白球枝
branch of hypothalamic nucleus	下丘脑核支	下丘腦核枝
branch of inferior lobe	下叶支	下葉枝
branch of internal capsule	内囊支	內囊枝
branch of interventricular septum	室间隔支	室間隔枝
branch of lateral geniculate body	外侧膝状体支	外側膝狀體枝
branch of medulla oblongata	延髓支	延髓枝
branch of middle lobe	中叶支	中葉枝
branch of oculomotor nerve	动眼神经支	動眼神經枝
branch of optic tract	视束支	視束枝，視徑枝
branch of pterygoid canal	翼管支	翼管枝
branch of red nucleus	红核支	紅核枝
branch of septum of nose	鼻中隔支	鼻中隔枝
branch of sinoatrial node	窦房结支	竇房結枝
branch of sinoatrial node of left coronary artery	左冠状动脉窦房结支	左冠狀動脈竇房結枝
branch of stylopharyngeal muscle	茎突咽肌支	莖突咽肌枝

英　文　名	大　陆　名	台　湾　名
branch of substantia nigra	黑质支	黑質枝
branch of superior lobe	上叶支	上葉枝
branch of tail of caudate nucleus	尾状核尾支	尾狀核尾枝
branch of tonsil of cerebellum	小脑扁桃体支	小腦扁桃體枝
branch of trigeminal ganglion	三叉神经节支	三叉神經節枝
branch of tuber cinereum	灰结节支	灰結節枝
branch of tympanic membrane	鼓膜支	鼓膜枝
branch to isthmus of fauces	咽峡支	咽峽枝
branch to isthmus of fauces of lingual nerve	舌神经咽峡支	舌神經咽峽枝
breast	乳房	乳房
bregma	前囟点	前囟點
brevicollis	短颈畸形	短頸畸形，短頸症
bridged avidin-biotin method (BAB method)	桥连抗生物素蛋白-生物素法，BAB 法	橋連抗生物素蛋白-生物素法，BAB 法
broad ligament of uterus	子宫阔韧带	子宮闊韌帶
Broca's gyrus	布罗卡回	布洛卡[氏]回
Broca's stria	布罗卡纹	布洛卡[氏]紋
broncheal gland	支气管腺	支氣管腺
bronchial artery	支气管动脉	支氣管動脈
bronchial branch	支气管支	支氣管枝
bronchial branch of vagus nerve	迷走神经支气管支	迷走神經支氣管枝
bronchial bud	支气管芽	支氣管芽
bronchial cartilage	支气管软骨	支氣管軟骨
bronchial gland	支气管腺	支氣管腺
bronchial tree	支气管树	支氣管樹
bronchial vein	支气管静脉	支氣管靜脈
bronchiole	细支气管	細支氣管
bronchoesophageal muscle	支气管食管肌	支氣管食道肌
bronchomediastinal lymphatic trunk	支气管纵隔淋巴干	支氣管縱隔[淋巴]幹
bronchopulmonary bud	支气管肺芽	支氣管肺芽
bronchopulmonary hilar lymph node	[支气管]肺门淋巴结	[支氣管]肺門淋巴結
bronchopulmonary segment	支气管肺段	支氣管肺段
bronchus	支气管	支氣管

英　文　名	大　陆　名	台　湾　名
brown adipose tissue	棕色脂肪组织	褐脂組織
brown fat tissue	棕色脂肪组织	褐脂組織
Bruch's membrane	布鲁赫膜	布魯克氏膜
Brunner's gland	布伦纳腺	布伦内氏腺，布鲁納氏腺
brush cell	刷细胞	刷狀細胞
buccal artery	颊动脉	頰動脈
buccal branch	颊支	頰枝
buccal fat pad	颊脂体，颊脂垫	頰脂體
buccal gland	颊腺	頰腺
buccal nerve	颊神经	頰神經
buccal region	颊区	頰區
buccal surface of tooth	牙颊面	牙頰面，齒頰面
buccinator	颊肌	頰肌
buccinatory lymph node	颊肌淋巴结	頰肌淋巴結
bucconasal lamella	口鼻板	口鼻板
bucconasal septum	口鼻隔	口鼻隔
buccopharyngeal fascia	颊咽筋膜	頰咽筋膜
buccopharyngeal membrane	口咽膜	口咽膜，頰咽膜
buccopharyngeal part	颊咽部	頰咽部
buccopharyngeal part of superior pharyngeal constrictor	咽上缩肌颊咽部	咽上縮肌頰咽部
bulbar conjunctiva	球结膜	球結膜
bulbar ridge	球嵴	動脈球嵴
bulb of aorta	主动脉球	主動脈球
bulb of hair	毛球	毛球
bulb of occipital horn	枕角球	枕角球
bulb of penis	阴茎球	陰莖球
bulb of urethra	尿道球	尿道球
bulb of vestibule	前庭球	前庭球
bulboid corpuscle	球状小体	球狀小體
bulbopontine groove	延髓脑桥沟	延髓橋腦溝
bulbopontine sulcus	延髓脑桥沟	延髓橋腦溝
bulboreticulospinal tract	延髓网状脊髓束	延髓網狀脊髓徑
bulbospongiosus	球海绵体肌	球海綿體肌
bulbospongy muscle	球海绵体肌	球海綿體肌
bulbourethral gland	尿道球腺	尿道球腺

英　文　名	大　陆　名	台　湾　名
bulbous hair peg	球状毛栓	球狀毛栓
bulboventricular loop	球室祥	球室環
bulboventricular ridge	球室嵴	球室嵴
bulboventricular sulcus	球室沟	球室溝
bulbus cordis	心球	心球
bulge cell	隆起细胞	隆起細胞
bundle bone	束状骨	束狀骨
bundle cell	束细胞	束細胞
bursa	囊	囊
bursa equivalent	腔上囊类同器官	腔上囊類同器官
bursa musculi subscapularis	肩胛下肌囊	肩胛下肌囊
bursa of biceps femoris	股二头肌囊	股二頭肌囊
bursa of calcaneal tendon	跟腱囊	跟腱囊
bursa of coracobrachial muscle	喙肱肌囊	喙肱肌囊
bursa of extensor carpi radialis brevis	桡侧腕短伸肌囊	橈側腕短伸肌囊
bursa of Fabricius	腔上囊，法氏囊	腔上囊，泄殖腔囊，法氏囊
bursa of piriformis	梨状肌囊	梨狀肌囊
bursa of semimembranosus	半膜肌囊	半膜肌囊
bursa of subscapular muscle	肩胛下肌囊	肩胛下肌囊
bursa of tendo calcaneus	跟腱囊	跟腱囊
bursa of tensor muscle of palatine velum	腭帆张肌囊	腭帆張肌囊
bursa of tensor veli palatini	腭帆张肌囊	腭帆張肌囊
bursa pharyngea	咽囊	咽囊

C

英　文　名	大　陆　名	台　湾　名
caecum	盲肠	盲腸，盲囊
Cajal's cell	卡哈尔细胞	卡加爾氏細胞
calcaneal body	跟骨体	跟骨體
calcaneal branch	跟支	跟枝
calcaneal process	跟突	跟突
calcaneal region	跟区	跟區
calcaneal rete	跟网	跟網
calcaneal subcutaneous bursa	跟皮下囊	跟皮下囊

英　文　名	大　陆　名	台　湾　名
calcaneal sulcus	跟骨沟	跟骨溝
calcaneal tendon	跟腱	跟腱
calcaneal tuber	跟骨结节，跟骨粗隆	跟骨結節，跟骨粗隆
calcaneal tuberosity	跟骨结节，跟骨粗隆	跟骨結節，跟骨粗隆
calcaneocuboid joint	跟骰关节	跟骰關節
calcaneocuboid ligament	跟骰韧带	跟骰韌帶
calcaneofibular ligament	跟腓韧带	跟腓韌帶
calcaneonavicular ligament	跟舟韧带	跟舟韌帶
calcaneus	跟骨	跟骨
calcar avis	禽距	禽距
calcarine branch	距状沟支	距狀溝枝
calcarine groove	距状沟	距狀溝
calcarine sulcus	距状沟	距狀溝
calcification	钙化	鈣化
calcification center	钙化中心	鈣化中心
calcification zone	钙化区	鈣化區
calcified cartilage	钙化软骨	鈣化軟骨
calcified cartilage zone	软骨钙化区	軟骨鈣化區
calcinosis	钙质沉着	鈣[質]沉著，石灰沉著病
calcitonin	降钙素	降鈣素
calcitonin cell	降钙素细胞	降鈣素細胞
calcium channel	钙通道	鈣離子通道
calcium pump	钙泵	鈣離子泵
calf	腓肠	腓腸
callosal sulcus	胼胝体沟	胼胝體溝
callosomarginal artery	胼胝体缘动脉	胼胝體緣動脈
calsequestrin	[肌]集钙蛋白，收钙素	收鈣素，肌集鈣蛋白
calvaria	颅盖	顱蓋
CAM (=cell adhesion molecule)	细胞黏附分子	細胞黏附分子
canal for facial nerve	面神经管	[顏]面神經管
canalicular period	小管期	細管期
canaliculus for chorda tympani	鼓索小管	鼓索小管
canal of cervix of uterus	子宫颈管	子宮頸管
canal of diploë	板障管	板障管
canal of Gartner	加特纳管	加特納氏管
canal of Hering	黑林管	赫林氏管，赫令氏管

英　文　名	大　陆　名	台　湾　名
canal of mandible	下颌管	下頜管
canal of stomach	胃管	胃管
cancellous bone	骨松质，松质骨	疏鬆骨，疏質骨，海綿[質]骨
canine eminence	尖牙隆起	犬齒隆起
canine fossa	尖牙窝，犬牙窝	犬齒窩
caninc fossa of maxilla	上颌骨尖牙窝	上頜骨犬齒窩
canine tooth	尖牙，犬牙	犬齒
capacitation	获能	獲能
Capdepont's syndrome	卡普德庞综合征	卡普德龐氏症候群
capillary	毛细血管	毛細[血]管，微血管
capillary hemangioma	毛细血管瘤	毛細血管瘤，微血管瘤
capillary layer	毛细血管层	毛細血管層，微血管層
capillary network	毛细血管网	毛細血管網，微血管網
capillary permeability	毛细血管通透性	毛細血管通透性，微血管通透性
capitate bone	头状骨	頭狀骨
capitulum	[精子]小头	小頭
capitulum of humerus	肱骨小头	肱骨小頭
cap phase	头帽期	帽狀期
cap stage	头帽期	帽狀期
capsular artery	肾囊动脉	腎囊動脈
capsular branch	肾囊支	腎囊枝
capsular cell	被囊细胞	被囊細胞
capsular decidua	包蜕膜	包蛻膜
capsular ligament	肾囊韧带	腎囊韌帶
capsular space	肾小囊腔，鲍曼腔	腎小囊腔，鮑曼氏腔
capsular vein	肾囊静脉	腎囊靜脈
capsule	被膜；囊	被膜；囊
capsule of cricoarytenoid joint	环杓关节囊	環杓關節囊
capsule of cricothyroid joint	环甲关节囊	環甲關節囊
capsule of ganglion	神经节囊	神經節囊
capsule of lens	晶状体囊	晶狀體囊，晶狀體被膜
caput fibula point	腓骨头点	腓骨頭點
cardia	贲门	賁門
cardiac apex	心尖	心尖
cardiac apical incisure	心尖切迹	心尖切跡

英　文　名	大　陆　名	台　湾　名
cardiac atrium	心房	心房
cardiac basal segment	心底段	心底段
cardiac basal segmental bronchus	心底段支气管	心底段支氣管
cardiac base	心底	心底
cardiac eminence	心隆起，心突	心隆起，心隆凸
cardiac endothelium	心内皮	心內皮
cardiac fibroblast	成心肌纤维细胞	成心肌纖維細胞
cardiac ganglion	心神经节	心神經節
cardiac gland	贲门腺	賁門腺
cardiac impression	心压迹	心壓跡
cardiac incisure	贲门切迹	賁門切跡
cardiac jelly	心胶质	心膠質，心膠凍
cardiac lymph ring	贲门淋巴环	賁門淋巴環
cardiac muscle	心肌	心肌
cardiac muscle cell	心肌细胞	心肌細胞
cardiac muscle fiber	心肌纤维	心肌纖維
cardiac muscular tissue	心肌组织	心肌組織
cardiac notch	贲门切迹	賁門切跡
cardiac notch of left lung	左肺心切迹	左肺心切跡
cardiac plexus	心丛	心叢
cardiac prominence	心隆起，心突	心隆起，心隆凸
cardiac sinus	心窦	心竇
cardiac skeleton	心骨骼	心骨骼
cardiac tube	心管	心管
cardiac valve	心瓣膜	心瓣膜
cardiac vein	心静脉	心靜脈
cardiac ventricle	心室	心室，心腔
cardial orifice	贲门口	賁門口
cardial part	贲门部	賁門部
cardial tube	心管	心管
cardinal vein	主静脉	主靜脈
cardioblast	成心肌细胞	成心肌細胞
cardiocoel	围心腔，心周腔	圍心腔，心周腔
cardiocyte	心肌细胞	心肌細胞
cardiogenic area	生心区	生心區
cardiogenic mesoderm	生心中胚层	生心中胚層

英　文　名	大　陆　名	台　湾　名
cardiogenic plate	生心板	生心板
cardionatrin	心钠素	心鈉素
cardiovascular system	心血管系统	心血管系统，心脈管系统
carina of trachea	气管隆嵴	氣管隆嵴
carmine	洋红，胭脂红，卡红	洋紅，胭脂紅，卡紅
Carnegie's stages	卡内基分期	卡内基氏分期
carneous trabecula	肉柱	肉柱
caroticotympanic artery	颈鼓动脉	頸鼓動脈
caroticotympanic canaliculus	颈鼓小管	頸鼓小管
caroticotympanic nerve	颈鼓神经	頸鼓神經
carotid body	颈动脉体	頸動脈體
carotid bifurcation	颈动脉杈	頸動脈分叉
carotid canal	颈动脉管	頸動脈管
carotid ganglion	颈动脉神经节	頸動脈神經節
carotid glomus	颈动脉小球	頸動脈小球
carotid groove	颈动脉沟	頸動脈溝
carotid sheath	颈动脉鞘	頸動脈鞘
carotid sinus	颈动脉窦	頸動脈竇
carotid sinus branch of glossopharyngeal nerve	舌咽神经颈动脉窦支	舌咽神經頸動脈竇枝
carotid sulcus	颈动脉沟	頸動脈溝
carotid triangle	颈动脉三角	頸動脈三角
carotid tubercle	颈动脉结节	頸動脈結節
carotid wall	颈动脉壁	頸動脈壁
carpal articular surface	腕关节面	腕關節面
carpal bone	腕骨	腕骨
carpal canal	腕管	腕管
carpal groove	腕骨沟	腕骨溝
carpal joint	腕关节	腕關節
carpal sulcus	腕骨沟	腕骨溝
carpal tunnel	腕管	腕管
carpometacarpal joint	腕掌关节	腕掌關節
carpometacarpal joint of thumb	拇指腕掌关节	拇指腕掌關節
carpus	腕骨	腕骨
cartilage	软骨	軟骨
cartilage capsule	软骨囊	軟骨[細胞]囊
cartilage cell	软骨细胞	軟骨細胞

英　文　名	大　陆　名	台　湾　名
cartilage lacuna	软骨陷窝	軟骨陷窩
cartilage matrix	软骨基质	軟骨基質
cartilage model	软骨雏形	軟骨雛形
cartilage of auditory tube	咽鼓管软骨	耳咽管軟骨
cartilage of auricle	耳郭软骨	耳廓軟骨
cartilage of external acoustic meatus	外耳道软骨	外耳道軟骨
cartilage of nasal septum	鼻中隔软骨	鼻中隔軟骨
cartilage tissue	软骨组织	軟骨組織
cartilage trabecula	软骨小梁	軟骨小梁
cartilaginous articulation	软骨连结，软骨关节	軟骨連結，軟骨關節
cartilaginous external acoustic meatus	外耳道软骨部，软骨性外耳道	軟骨性外耳道
cartilaginous isthmus of ear	耳软骨峡	耳軟骨峽
cartilaginous joint	软骨连结，软骨关节	軟骨連結，軟骨關節
cartilaginous neurocranium	软骨性脑颅，软骨性神经颅	軟骨腦顱
cartilaginous part	软骨部	軟骨部
cartilaginous part of auditory tube	咽鼓管软骨部	耳咽管軟骨部
cartilaginous part of external acoustic meatus	外耳道软骨部，软骨性外耳道	軟骨性外耳道
cartilaginous part of nasal septum	鼻中隔软骨部	鼻中隔軟骨部
cartilaginous tissue	软骨组织	軟骨組織
cartilaginous viscerocranium	软骨性脏颅，软骨性咽颅	軟骨臟顱
catalase	过氧化氢酶，触酶	過氧化氫酶，觸酶
cataract	白内障	白內障
catecholamine	儿茶酚胺	兒茶酚胺
catecholaminergic neuron	儿茶酚胺能神经元	兒茶酚胺能神經元，兒茶酚胺性神經元
cauda equina	马尾	馬尾
cauda helicis	耳轮尾	耳輪尾
caudal	尾侧[的]	尾側[的]
caudal cerebellar peduncle	小脑尾侧脚	小腦尾側腳
caudal colliculus	尾侧丘	尾側丘
caudal flexure neuropore	尾侧弯曲神经孔	尾側彎曲神經孔
caudal fold	尾褶	尾褶
caudal ligament	尾侧韧带	尾側韌帶
caudal lobe of cerebellum	小脑尾侧叶	小腦尾側葉

英　文　名	大　陆　名	台　湾　名
caudal medullary velum	尾侧髓帆	尾側髓帆
caudal olivary nucleus	尾侧橄榄核	尾側橄欖核
caudal pancreatic artery	胰尾动脉	胰尾動脈
caudal part of spinal nucleus of trigeminal nerve	三叉神经脊束核尾部	三叉神經脊[髓]徑核尾部
caudal peduncle of thalamus	丘脑尾侧脚	丘腦尾側腳
caudal pontine reticular nucleus	脑桥尾侧网状核	橋腦尾側網狀核
caudal retaining band	尾侧支持带	尾側支持帶
caudal semilunar lobule	尾侧半月小叶	尾側半月小葉
caudal vestibular nucleus	前庭神经尾侧核	前庭神經尾側核
caudate branch	尾状叶支	尾狀葉枝
caudate lobe	尾状叶	尾狀葉
caudate nucleus	尾状核	尾狀核
caudate process	尾状突	尾狀突
cavern of cavernous body of urethra	尿道海绵体腔	尿道海綿體腔
cavern of corpus cavernosum penis	阴茎海绵体腔	陰莖海綿體腔
cavern of penis cavernous body	阴茎海绵体腔	陰莖海綿體腔
cavern of urethra cavernous body	尿道海绵体腔	尿道海綿體腔
cavernous body	海绵体	海綿體
cavernous body of clitoris	阴蒂海绵体	陰蒂海綿體
cavernous body of penis	阴茎海绵体	陰莖海綿體
cavernous body of urethra	尿道海绵体	尿道海綿體
cavernous nerve of clitoris	阴蒂海绵体神经	陰蒂海綿體神經
cavernous nerve of penis	阴茎海绵体神经	陰莖海綿體神經
cavernous part of internal carotid artery	颈内动脉海绵窦部	頸內動脈海綿竇部
cavernous part of urethra	尿道海绵体部	尿道海綿體部
cavernous plexus	海绵丛	海綿叢
cavernous plexus of concha	鼻甲海绵丛	鼻甲海綿叢
cavernous plexus of penis	阴茎海绵体丛	陰莖海綿體叢
cavernous sinus	海绵窦	海綿竇
cavernous vein	海绵体静脉	海綿體靜脈
cavity	腔	腔
cavity of pellucid septum	透明隔腔	透明隔腔
cavity of pharynx	咽腔	咽腔

英　文　名	大　陆　名	台　湾　名
cavity of primitive gut	原肠腔	原腸腔
cavity of pubic symphysis	耻骨联合腔	恥骨聯合腔
cavity of septum pellucidum	透明隔腔	透明隔腔
cavity of uterus	子宫腔	子宮腔
cavum	腔	腔
cavum uteri	子宫腔	子宮腔
CBB (=cerebrospinal fluid-brain barrier)	脑脊液-脑屏障	腦脊[髓]液-腦屏障，腦脊液-腦障壁
C cell	C 细胞	C 細胞
cecal fold	盲肠襞	盲腸襞，盲腸皺褶
cecal foramen of tongue	舌盲孔	舌盲孔
cecal process	盲肠突	盲腸突
cecal swelling	盲肠突	盲腸突
cecum	盲肠	盲腸，盲囊
celiac branch	腹腔支	腹腔枝
celiac ganglion	腹腔神经节	腹腔神經節
celiac lymph node	腹腔淋巴结	腹腔淋巴結
celiac plexus	腹腔丛	腹腔叢
celiac trunk	腹腔干	腹腔幹
cell	细胞	細胞
α cell	α 细胞	α 細胞，甲細胞
β cell	β 细胞	β 細胞，乙型細胞
γ cell	γ 细胞	γ 細胞，丙細胞
δ cell	δ 细胞	δ 細胞，丁細胞
cell adhesion	细胞黏附	細胞黏附
cell adhesion molecule (CAM)	细胞黏附分子	細胞黏附分子
cell aggregation	细胞聚集	細胞集合
cell aging	细胞衰老	細胞衰老
cell antigen	细胞抗原	細胞抗原
cell behavior	细胞行为	細胞行為
cell biology	细胞生物学	細胞生物學
cell body	细胞体	細胞體
cell clone	细胞克隆	細胞殖株，細胞株系
cell coat	细胞衣	細胞衣
cell communication	细胞通信	細胞通信
cell component	细胞成分	細胞成分

英　文　名	大　陆　名	台　湾　名
cell conjugation	细胞接合	細胞接合，細胞融合
cell content	细胞内含物	細胞内含物
cell culture	细胞培养	細胞培養
cell cycle	细胞周期	細胞週期
cell death	细胞死亡	細胞死亡
cell differentiation	细胞分化	細胞分化
cell division	细胞分裂	細胞分裂
cell eletrophoresis	细胞电泳	細胞電泳
cell fractionation method	细胞分级分离法	細胞分級分離法
cell fusion	细胞融合	細胞融合
cell growth	细胞生长	細胞生長
cell hybridization	细胞杂交	細胞雜交
cell inclusion	细胞内含物	細胞内含物
cell junction	细胞连接	細胞連結，細胞接合，細胞 聯合
cell line	细胞系	細胞系
cell lineage	细胞谱系	細胞譜系
cell membrane	细胞膜	細胞膜
cell migration	细胞迁移	細胞遷移
cell morphology	细胞形态学	細胞形態學
cell movement	细胞运动	細胞運動
cell multiplication	细胞增殖	細胞增殖
cell nucleus	细胞核	細胞核
celloidin section	火棉胶切片	火棉膠切片
cell organelle	细胞器	[細]胞器
cell physiology	细胞生理学	細胞生理學
cell proliferation	细胞增殖	細胞增殖
cell recognition	细胞识别	細胞辨識
cell senescence	细胞衰老	細胞衰老
cell sorting	细胞分选	細胞分選，細胞分類
cell strain	细胞株	細胞株
cell surface	细胞表面	細胞表面
cell theory	细胞学说	細胞學説
cellular association	细胞组合	細胞組合
cellular homogenization	细胞均质化	細胞均質化
cellular immunity	细胞免疫	細胞免疫
cellular morphology	细胞形态学	細胞形態學

英 文 名	大 陆 名	台 湾 名
cellular physiology	细胞生理学	細胞生理學
cellular trophoblast	细胞滋养层	細胞滋養層
cement	牙骨质	齒堊質，黏合質
cement cell	牙骨质细胞	齒堊質細胞
cement line	黏合线	黏合線
cementoblast	成牙骨质细胞	成堊質細胞，堊質母細胞
cementocyte	牙骨质细胞	齒堊質細胞
cementum	牙骨质	齒堊質，黏合質
central nucleus of cerebellum	小脑中央核	小腦中央核
central artery	中央动脉	中央動脈
central artery of retina	视网膜中央动脉	視網膜中央動脈
central bone	中央骨	中央骨
central branch of pseudounipolar neuron	假单极神经元中枢支	假單極神經元中樞枝
central canal	中央管	中央管
central canal of spinal cord	脊髓中央管	脊髓中央管
central fovea	中央凹	中央凹
central gelatinous substance	中央胶状质	中央膠狀質
central gray substance	中央灰质	中央灰質
central groove	中央沟	中央溝
central groove of insula	岛中央沟	島中央溝
central intermediate substance	中央中间质	中央中間質
central lacteal	中央乳糜管	中央乳糜管
central lateral nucleus	中央外侧核	中央外側核
central lobule	中央小叶	中央小葉
central lymph node	中央淋巴结	中央淋巴結
central lymphoid organ	中枢淋巴器官	中樞淋巴器官
central mesenteric lymph node	肠系膜中央淋巴结	腸繫膜中央淋巴結
central nervous system	中枢神经系统	中樞神經系統
central nucleus of spinal cord	脊髓中央核	脊髓中央核
central part	中央部	中央部
central part of lateral ventricle	侧脑室中央部	側腦室中央部
central part of central nervous system	中枢神经系统中枢部	中樞神經系統中樞部
central process	中枢突	中樞突，中樞枝
central radiation of thalamus	丘脑中央辐射	丘腦中央放射
central retinal artery	视网膜中央动脉	視網膜中央動脈

英　文　名	大　陆　名	台　湾　名
central retinal vein	视网膜中央静脉	視網膜中央靜脈
central stratum	中央层	中央層
central sulcal artery	中央沟动脉	中央溝動脈
central sulcus	中央沟	中央溝
central tegmental tract	被盖中央束	被蓋中央徑
central tendon of diaphragm	膈肌中心腱	膈肌中心腱
central tendon of perineum	会阴中心腱	會陰中心腱
central thalamic radiation	丘脑中央辐射	丘腦中央放射
central vein	中央静脉，罗兰多静脉	中央靜脈，Rolando 氏靜脈
central vein of adrenal gland	肾上腺中央静脉	腎上腺中央靜脈
central vein of retina	视网膜中央静脉	視網膜中央靜脈
centriole	中心粒	中心粒
centroacinar cell	泡心细胞	泡心細胞
centroacinous cell	泡心细胞	泡心細胞
centroalveolar cell	泡心细胞	泡心細胞
centromedial frontal vein	额中央内侧静脉	額中央內側靜脈
centromedian nucleus	中央中核	中央中核
centrosome	中心体	中心體
centrum	椎体	椎體
cephalic flexure	头曲	頭曲
cephalic fold	头褶	頭褶
cephalic vein	头静脉	頭靜脈
cephalopagus	头连双胎，颅联体	頭連雙胞胎，顱聯畸胎，顱部連胎
ceratocricoid ligament	角环韧带	角環韌帶
ceratocricoid muscle	角环肌	角環肌
ceratopharyngeal part	大角咽部	大角咽部
ceratopharyngeal part of middle constrictor of pharynx	咽中缩肌大角咽部	咽中縮肌大角咽部
ceratopharyngeal part of middle pharyngeal constrictor	咽中缩肌大角咽部	咽中縮肌大角咽部
cerebellar island	小脑岛	小腦島
cerebellar corpus	小脑体	小腦體
cerebellar cortex	小脑皮质	小腦皮質
cerebellar falx	小脑镰	小腦鐮
cerebellar fissure	小脑裂	小腦裂

英　文　名	大　陆　名	台　湾　名
cerebellar folium	小脑叶片	小腦葉片
cerebellar fossa	小脑窝	小腦窩
cerebellar glomerulus	小脑小球	小腦小球
cerebellar hemisphere	小脑半球	小腦半球
cerebellar medulla	小脑髓质	小腦髓質
cerebellar nucleus	小脑核	小腦核
cerebellar peduncle	小脑脚	小腦腳
cerebellar plate	小脑板	小腦板
cerebellar tentorium	小脑幕	小腦天幕
cerebellar tonsillar branch	小脑扁桃体支	小腦扁桃體枝
cerebellar vallecula	小脑谷	小腦谿
cerebellar vein	小脑静脉	小腦靜脈
cerebellar vermis	小脑蚓	小腦蚓
cerebellomedullary cistern	小脑延髓池	小腦延髓池
cerebellum	小脑	小腦
cerebral aqueduct	大脑导水管	大腦導水管
cerebral arachnoid mater	脑蛛网膜	[大]腦蛛網膜
cerebral arterial circle	大脑动脉环，基底动脉环	大腦動脈環
cerebral artery	脑动脉	大腦動脈
cerebral basal venous circle	脑底静脉环	腦底靜脈環
cerebral convolution	脑回	腦回
cerebral cortex	大脑皮质	大腦皮質
cerebral cranium	脑颅，神经颅	腦顱，神經顱
cerebral dura mater	硬脑膜	硬腦膜
cerebral falx	大脑镰	大腦鐮
cerebral fossa	大脑窝	大腦窩
cerebral ganglion	脑神经节	腦神經節，顱神經節
cerebral gyrus	大脑回	大腦回
cerebral hemisphere	大脑半球	大腦半球
cerebral hernia	脑疝	大腦疝
cerebral jugum	大脑轭	大腦軛
cerebral lobe	大脑叶	大腦葉
cerebral medullary substance	大脑髓质	大腦髓質
cerebral nerve	脑神经	腦神經，顱神經
cerebral part	大脑部	大腦部
cerebral part of internal carotid artery	颈内动脉大脑部	頸內動脈大腦部

英　文　名	大　陆　名	台　湾　名
cerebral peduncle	大脑脚	大腦腳
cerebral pia mater	软脑膜	軟腦膜
cerebral sulcus	大脑沟	大腦溝
cerebral surface	大脑面	大腦面
cerebral surface of sphenoid bone	蝶骨大脑面	蝶骨大腦面
cerebral surface of temporal bone	颞骨大脑面	顳骨大腦面
cerebral transverse fissure	大脑横裂	大腦橫裂
cerebral vein	大脑静脉	大腦靜脈
cerebral ventricle	脑室	大腦腦室
cerebral vesicle	脑泡	腦泡
cerebrocerebellum	大脑小脑	大腦小腦
cerebrospinal fluid (CSF)	脑脊液	腦脊[髓]液
cerebrospinal fluid-brain barrier (CBB)	脑脊液-脑屏障	腦脊[髓]液-腦屏障，腦脊液-腦障壁
cerebrospinal fluid-contacting neuron (CSF-contacting neuron)	接触脑脊液神经元，触液神经元	接觸腦脊[髓]液神經元
cerebrospinal ganglion	脑脊神经节	腦脊神經節
cerebrospinal liquor	脑脊液	腦脊[髓]液
cerebrum	大脑	大腦
ceruminous gland	耵聍腺	耵聹腺
cervical ansa	颈袢	頸襻
cervical branch	颈支	頸枝
cervical canal	子宫颈管	子宮頸管
cervical curvature of vertebral column	脊柱颈曲	脊柱頸曲
cervical cyst	颈囊肿	頸囊腫
cervicale	颈点	頸點
cervical enlargement	颈膨大	頸膨大
cervical fascia	颈筋膜	頸筋膜
cervical flexure	颈曲	頸曲
cervical fold	颈褶	頸褶
cervical gland	宫颈腺	子宮頸腺
cervical intumescence	颈膨大	頸膨大
cervical loop	颈袢	頸襻
cervical mucosa	宫颈黏膜	子宮頸黏膜
cervical nerve	颈神经	頸神經

英　文　名	大　陆　名	台　湾　名
cervical part	颈部	頸部
cervical part of esophagus	食管颈部	食道頸部
cervical part of internal carotid artery	颈内动脉颈部	頸内動脈頸部
cervical part of thoracic duct	胸导管颈部	胸管頸部
cervical part of trachea	气管颈部	氣管頸部
cervical plexus	颈丛	頸叢
cervical pregnancy	宫颈妊娠	[子宫]頸管妊娠，頸孕
cervical region	颈区	頸部分區
cervical rib	颈肋	頸肋
cervical sinus	颈窦	頸竇
cervical vertebra	颈椎	頸椎
cervicothoracic ganglion	颈胸神经节	頸胸神經節
cervix	[子]宫颈	子宫頸
cervix of uterus	[子]宫颈	子宫頸
CFU (=colony-forming unit)	集落生成单位	群體生成單位，集群生成單位
CFU-E (=erythrocytic colony-forming unit)	红细胞集落生成单位	紅血球群體生成單位
CFU-GEMM (=colony-forming unit-granulocyte/erythrocyte/monocyte and megakaryocyte)	髓系多向造血祖细胞	多潛能造血前驅細胞
CFU-GM (=colony-forming unit-granulocyte/monocyte)	粒细胞单核细胞集落生成单位	顆粒細胞/單核細胞群體生成單位
CFU-L (=colony-forming unit-lymphocyte)	淋巴系祖细胞	淋巴前驅細胞，淋巴先驅細胞
CFU-Meg (=colony-forming unit-megakaryocyte)	巨核细胞集落生成单位	巨核細胞群體生成單位
CFU-MIX (=mixed colony-forming unit)	混合集落生成单位	混合群體生成單位
CFU-S (=colony-forming unit-spleen)	脾集落生成单位	脾群體生成單位，脾細胞族生成單位
chamber of eye	眼房	眼房
chalone	抑素	抑素
chandelier cell	吊灯样细胞	枝狀吊燈細胞
cheek	颊	頰
cheilion	口角	口角，嘴角
chemical differentiation	化学分化	化學分化
chemical synapse	化学突触	化學突觸

英　文　名	大　陆　名	台　湾　名
chemoceptor	化学感受器	化學感受器，化學受體
chemodifferentiation	化学分化	化學分化
chemogradient	化学梯度	化學梯度
chemotaxis	趋化性	趨化性
chiasma	交叉	交叉
chiasmatic branch	视交叉支	視交叉枝
chiasmatic cistern	交叉池	交叉池
chief cell	主细胞	主細胞
chief piece	[精子尾]主段	主段，主節
chimera	嵌合体	鑲嵌體，嵌合體
chin	颏	頦
CHL (=crown-heel length)	冠-踵长，顶-跟长，立高	立高，頂踵長
choana	鼻后孔	鼻後孔，後鼻孔，內鼻孔
choanal crest of vomer	犁骨鼻后孔嵴	犁骨鼻後孔嵴
cholecystokinin	缩胆囊素，胆囊收缩素	膽囊收縮素
choledochus	胆总管	膽總管，總膽管
cholesterin	胆固醇	膽固醇
cholesterol	胆固醇	膽固醇
choline	胆碱	膽鹼，膽素
choline acetylase	胆碱乙酰化酶	膽鹼乙醯化酶
choline esterase	胆碱酯酶	膽鹼酯酶
cholinergic	胆碱能	膽鹼能，膽鹼[激導]性
cholinergic fiber	胆碱能纤维	膽鹼能纖維，膽鹼[激導]性纖維
cholinergic neuron	胆碱能神经元	膽鹼能神經元，膽鹼[激導]性神經元
cholinergic postganglionic fiber	胆碱能节后纤维	膽鹼能節後纖維，膽鹼[激導]性節後纖維
chondrification	软骨发生，软骨形成	軟骨形成
chondroblast	成软骨细胞	成軟骨細胞
chondroclast	破软骨细胞	破軟骨細胞
chondrocranium	软骨颅	軟骨顱
chondrocyte	软骨细胞	軟骨細胞
chondrodysplasia	软骨发育不全	軟骨發育不全
chondrogenesis	软骨发生，软骨形成	軟骨形成
chondroglossal muscle	小角舌肌	小角舌肌
chondroglossus	小角舌肌	小角舌肌

英 文 名	大 陆 名	台 湾 名
chondroid tissue	软骨样组织	軟骨樣組織
chondroitic acid	软骨酸	軟骨酸
chondroitin	软骨素	軟骨素
chondroitin sulfate	硫酸软骨素	硫酸軟骨素
chondropharyngeal part	小角咽部	小角咽部
chondropharyngeal part of middle constrictor of pharynx	咽中缩肌小角咽部	咽中縮肌小角咽部
chondropharyngeal part of middle pharyngeal constrictor	咽中缩肌小角咽部	咽中縮肌小角咽部
Chopart's joint	肖帕尔关节	肖帕爾氏關節，Chopart 氏關節
chorda	带；索	帶；索
chorda tendinea	腱索	腱索
chorda tympani	鼓索	鼓索
chorda umbilicalis	脐带	臍帶
chorioallantoic circulation	绒[毛]膜尿囊循环	絨毛膜尿囊循環
chorioallantoic membrane	绒[毛]膜尿囊膜	絨毛尿囊膜
chorioallantois	绒[毛]膜尿囊	絨毛膜尿囊
chorioamnion	绒[毛]膜羊膜	絨毛膜羊膜
chorioamniotic raphe	绒[毛]膜羊膜缝	絨毛膜羊膜縫
choriocapillary layer	脉络膜毛细血管层	脈絡膜毛細血管層，脈絡膜微血管層
choriocarcinoma	绒毛膜癌	絨毛膜癌
chorion	绒毛膜	絨毛膜
chorion frondosum	丛密绒毛膜	叢密絨毛膜，葉狀絨毛膜
chorionic circulation	绒毛膜循环	絨毛膜循環
chorionic epithelium	绒毛膜上皮	絨毛膜上皮
chorionic gonadotropin	绒毛膜促性腺[激]素	絨毛膜促性腺激素
chorionic membrane	绒毛膜	絨毛膜
chorionic mesoderm	绒毛膜中胚层	絨毛膜中胚層
chorionic plate	绒毛膜板	絨毛膜板
chorionic sac	绒毛膜囊	絨毛膜囊，絨毛膜腔
chorionic villus	绒毛膜绒毛	絨毛膜絨毛
chorionsyncytium	绒毛膜合体滋养层	絨毛膜融合細胞層
choroid	脉络膜	脈絡膜
choroidal branch of fourth ventricle	第四脑室脉络丛支	第四腦室脈絡叢枝

英　文　名	大　陆　名	台　湾　名
choroidal branch of lateral ventricle	侧脑室脉络丛支	側腦室脈絡叢枝
choroidal branch of third ventricle	第三脑室脉络丛支	第三腦室脈絡叢枝
choroid branch of fourth ventricle	第四脑室脉络丛支	第四腦室脈絡叢枝
choroid fissure	脉络[膜]裂	脈絡[膜]裂
choroid glomus	脉络小球	脈絡小球
choroid plexus	脉络丛	脈絡叢
choroid plexus of fourth ventricle	第四脑室脉络丛	第四腦室脈絡叢
choroid plexus of lateral ventricle	侧脑室脉络丛	側腦室脈絡叢
choroid plexus of third ventricle	第三脑室脉络丛	第三腦室脈絡叢
choroid proper	脉络膜固有层	脈絡膜固有層
choroid vein of eye	眼脉络膜静脉	眼脈絡膜靜脈
chromaffin cell	嗜铬细胞	嗜鉻細胞
chromaffin granule	嗜铬颗粒	嗜鉻顆粒
chromaffinity	嗜铬性	嗜鉻性
chromatid	染色单体	染色單體，染色分體
chromatin	染色质	染色質
chromatocyte	嗜铬细胞	嗜鉻細胞
chromatolysis	染色质溶解	染色質溶解
chromatophile granule	嗜色颗粒	嗜色[顆]粒
chromatophore	载色素细胞	色素細胞，載色體
chromophil cell	嗜色细胞	嗜色細胞
chromophobe cell	嫌色细胞	嫌色細胞，厭色細胞
chromophobic cell	嫌色细胞	嫌色細胞，厭色細胞
chromosome	染色体	染色體
chromosome arrangement	染色体排列	染色體排列
chromosome banding technique	染色体显带技术	染色體分帶技術
chromosome break	染色体断裂	染色體斷裂
chromosome map	染色体图	染色體圖
chromosome number	染色体数	染色體數
chromosome pattern	染色体组型	染色體組型
chromosome rearrangement	染色体重排	染色體重排
chyle	乳糜	乳糜
chyle vessel	乳糜管	乳糜管

英　文　名	大　陆　名	台　湾　名
chylomicron	乳糜微粒	乳糜微粒
chyme	食糜	食糜
ciliary body	睫状体	睫狀體
ciliary crown	睫状冠	睫狀冠
ciliary fold	睫状襞	睫狀襞
ciliary ganglion	睫状神经节	睫狀神經節
ciliary gland	睫毛腺	睫毛腺
ciliary margin	睫状缘	睫狀緣
ciliary movement	纤毛运动	纖毛運動
ciliary muscle	睫状肌	睫狀肌
ciliary part of retina	视网膜睫状体部	視網膜睫狀體部
ciliary process	睫状突	睫狀突
ciliary ring	睫状环	睫狀環
ciliary vein	睫状静脉	睫狀靜脈
ciliary zonule	睫状小带	睫狀小帶
ciliated cell	纤毛细胞	纖毛細胞
ciliated epithelium	纤毛上皮	纖毛上皮
cilium	睫毛；纤毛	睫毛；纖毛
cinereal tuber	灰结节	灰結節
cingular branch	扣带支	扣帶枝
cingulate groove	扣带沟	扣帶溝
cingulate gyrus	扣带回	扣帶回
cingulate sulcus	扣带沟	扣帶溝
cingule	扣带	扣帶
cingulum	扣带	扣帶
circular fiber	环行纤维，环形纤维	環行纖維，環狀纖維
circular fiber of ciliary muscle	睫状肌环行纤维，睫状肌环形纤维	睫狀肌環行纖維
circular fold	环状襞，环行皱襞	環狀褶，環皺襞
circular groove of insula	岛环状沟	島環狀溝
circular plica	环状襞，环行皱襞	環狀褶，環皺襞
circular sulcus of insula	岛环状沟	島環狀溝
circulation	循环	循環
circulatory system	循环系统	循環系統
circumferential fiber	纤维鞘	纖維鞘
circumferential lamella	环骨板	環骨板
circumferential rib	环行肋柱	環行肋

英　文　名	大　陆　名	台　湾　名
circumflex artery of scapula	旋肩胛动脉	旋肩胛動脈
circumflex branch	旋支	旋枝
circumflex fibular branch	旋腓骨支，腓旋支	旋腓骨枝
circumflex scapular artery	旋肩胛动脉	旋肩胛動脈
circumflex scapular vein	旋肩胛静脉	旋肩胛靜脈
circumvallate papilla	轮廓乳头	輪廓乳頭
circumventricular organ (CVO)	脑室周围器	腦室周圍器官
cistern	池	池
cistern of Sylvius	大脑外侧窝池，西尔维于斯窝池	大腦外側窩池，希爾維斯氏窩池
cisterna chyli	乳糜池	乳糜池
cistern ambiens	环池	環池
cistern of great cerebral vein	大脑大静脉池	大腦大靜脈池
cistern of lateral cerebral fossa	大脑外侧窝池，西尔维于斯窝池	大腦外側窩池，希爾維斯氏窩池
cistern of lateral fossa of cerebrum	大脑外侧窝池，西尔维于斯窝池	大腦外側窩池，希爾維斯氏窩池
Clara's cell	克拉拉细胞	克拉瑞氏細胞
Claudius cell	克劳迪乌斯细胞	克勞狄烏斯氏細胞
claustrum	屏状核	屏狀核，帶狀核
clavicle	锁骨	鎖骨
clavicular branch	锁骨支	鎖骨枝
clavicular incisure	锁切迹	鎖骨切跡
clavicular notch	锁切迹	鎖骨切跡
clavicular part of pectoralis major	胸大肌锁骨部	胸大肌鎖骨部
clavipectoral fascia	锁胸筋膜	鎖胸筋膜
clavipectoral triangle	锁骨胸肌三角	鎖骨胸肌三角
clear cell	[附睾管]亮细胞；[汗腺]明细胞	明細胞，亮細胞
clearing	透明	透明
clear vesicle	清亮囊泡	透明囊泡
clear zone	亮区	清亮區
cleavage	卵裂	卵裂
cleavage furrow	卵裂沟	卵裂溝
cleft	裂[口]	裂[口]
cleft foot	裂足	裂足

英 文 名	大 陆 名	台 湾 名
cleft hand	裂手	裂手
cleft lip	唇裂，裂唇	唇裂，裂唇
cleft palate	腭裂	腭裂，裂腭，颚裂
cleft sternum	胸骨裂	胸骨裂
cleft tongue	舌裂，裂舌	裂舌，舌裂
climacterium	更年期	更年期
climbing fiber	攀缘纤维	攀緣纖維，爬行纖維
clinical anatomy	临床解剖学	臨床解剖學
clinical crown of tooth	临床牙冠	臨床牙冠
clinical root of tooth	临床牙根	臨床牙根
clitoris	阴蒂	陰蒂
clival branch	斜坡支	斜坡枝
clival branch of internal carotid artery	颈内动脉斜坡支	頸內動脈斜坡枝
clivus	斜坡	斜坡
clivus of occipital bone	枕骨斜坡	枕骨斜坡
cloaca	泄殖腔	泄殖腔
cloacal bursa	腔上囊，法氏囊	腔上囊，泄殖腔囊，法氏囊
cloacal endoblast	泄殖腔内胚层	泄殖腔內胚層
cloacal membrane	泄殖腔膜	泄殖腔膜
cloacal septum	泄殖腔隔	泄殖腔隔
cloacal tubercle	生殖结节	生殖結節
clone	克隆	克隆，無性繁殖系，殖株
cloned animal	克隆动物	複製動物
closing plug	封闭栓	封閉栓
clot	血[凝]块	血[凝]塊，凝塊
clunial cleft	臀裂	臀裂
clutch cell	爪状细胞	爪狀細胞
coated vesicle	有被小泡，衣被小泡	有衣小泡，有被小泡
coccygeal ganglion	尾神经节	尾神經節
coccygeal body	尾骨体	尾骨體
coccygeal bone	尾骨	尾骨
coccygeal cornu	尾骨角	尾骨角
coccygeal foveola	尾小凹	尾小凹
coccygeal glomus	尾骨球	尾骨球
coccygeal horn	尾骨角	尾骨角
coccygeal muscle	尾骨肌	尾骨肌

英　文　名	大　陆　名	台　湾　名
coccygeal nerve	尾神经	尾神經
coccygeal part	尾部	尾部
coccygeal plexus	尾丛	尾叢
coccygeal retinaculum	尾骨支持带	尾骨支持帶
coccygeal vertebra	尾椎	尾椎
coccygeus	尾骨肌	尾骨肌
coccyx	尾骨	尾骨
cochlea	耳蜗	耳蝸
cochlear aqueduct	蜗水管	耳蝸導水管
cochlear area	蜗区	耳蝸區
cochlear artery	[耳]蜗动脉	耳蝸動脈
cochlear axis	蜗轴	蝸軸
cochlear base	[耳]蜗底	耳蝸底
cochlear branch	[耳]蜗支	耳蝸枝
cochlear canaliculus	[耳]蜗小管	耳蝸小管
cochlear communicating branch	[耳]蜗交通支	耳蝸交通枝
cochlear duct	[耳]蜗管	耳蝸管
cochlear ganglion	[耳]蜗神经节	耳蝸神經節
cochleariform process	匙突，蜗状突	匙突
cochlear labyrinth	[耳]蜗迷路	耳蝸迷路
cochlear nerve	[耳]蜗神经	耳蝸神經
cochlear nucleus	[耳]蜗神经核	耳蝸神經核
cochlear recess	[耳]蜗管隐窝	耳蝸管隱窩
cochlear root	[耳]蜗根	耳蝸根
cochlear spiral canal	[耳]蜗螺旋管	耳蝸螺旋管
coeliac branch	腹腔支	腹腔枝
coeliac ganglion	腹腔神经节	腹腔神經節
coeliac lymph node	腹腔淋巴结	腹腔淋巴結
coeliac plexus	腹腔丛	腹腔叢
coeliac trunk	腹腔干	腹腔幹
coelosomy	露脏[畸形]	露臟畸形
coiled capillary	螺旋毛细血管	螺旋毛細血管，螺旋微血管
coil gland	螺旋腺	螺旋腺
colic band	结肠带	結腸帶
colic branch	结肠支	結腸枝
colic impression	结肠压迹	結腸壓跡

英　文　名	大　陆　名	台　湾　名
colic marginal artery	结肠缘动脉	結腸邊緣動脈
colic surface	结肠面	結腸面
colic surface of spleen	脾结肠面	脾[臟]結腸面
collagen	胶原	膠原
collagen fibril	胶原原纤维	膠原原纖維
collagenous fiber	胶原纤维	膠原纖維
collagenous fibril	胶原原纤维	膠原原纖維
collagenous tissue	胶原纤维组织	膠原纖維組織，白纖維組織
collateral branch	侧副支	側副枝
collateral circulation	侧支循环	側枝循環
collateral eminence	侧副隆起	側副隆起
collateral ganglion	侧神经节	側神經節
collateral groove	侧副沟	側副溝
collateral ligament	侧副韧带	側副韌帶
collateral ligament of interphalangeal joint of hand	指[骨]间关节侧副韧带	指[骨]間關節側副韌帶
collateral ligament of metacarpophalangeal joint	掌指关节侧副韧带	掌指關節側副韌帶
collateral ligament of metatarsophalangeal joint	跖趾关节侧副韧带	蹠趾關節側副韌帶
collateral nerve regeneration	侧支神经再生	側枝神經再生
collateral sulcus	侧副沟	側副溝
collateral triangle	侧副三角	側副三角
collateral trigone	侧副三角	側副三角
collateral vessel	侧副管	側副管
collecting duct	集合管	集合管
collecting lymphatic vessel	收集淋巴管	收集淋巴管
collecting tubule	集合小管	集合小管，聚尿小管
collecting tubule system	集合小管系	集合小管系統
collecting venule	集合微静脉	集合微靜脈
Colles' fascia	科利斯筋膜	科利斯[氏]筋膜，柯爾氏筋膜
collodiaphyseal angle	股骨颈干角	股骨頸幹角
collodin	火棉胶	火棉膠
collodion	火棉胶	火棉膠
collodium	火棉胶	火棉膠
colloid	胶质；胶体；胶态	膠質；膠體；膠態
colloidal gold	胶体金，纳米金	膠體金，奈米金

英　文　名	大　陆　名	台　湾　名
coloboma iridis	虹膜裂，虹膜缺损	虹膜裂，虹膜缺損
coloboma of eyelid	睑裂，睑缺损	瞼裂，瞼缺損，裂眼瞼
coloboma of iris	虹膜裂，虹膜缺损	虹膜裂，虹膜缺損
colon	结肠	結腸
colony-forming unit (CFU)	集落生成单位	群體生成單位，集群生成單位
colony-forming unit-granulocyte/erythroid/monocyte and megakaryocyte (CFU-GEMM)	髓系多向造血祖细胞	多潛能造血前驅細胞
colony-forming unit-granulocyte/monocyte (CFU-GM)	粒细胞单核细胞集落生成单位	顆粒細胞/單核細胞群體生成單位
colony-forming unit-lymphocyte (CFU-L)	淋巴系祖细胞	淋巴前驅細胞，淋巴先驅細胞
colony-forming unit-megakaryocyte (CFU-Meg)	巨核细胞集落生成单位	巨核細胞群體生成單位
colony-forming unit-spleen (CFU-S)	脾集落生成单位	脾群體生成單位，脾細胞族生成單位
colony stimulating factor (CSF)	集落刺激因子	集落刺激因子，菌落刺激因子
colostrum	初乳	初乳
colostrum corpuscle	初乳小体	初乳小體
columnar epithelium	柱状上皮	柱狀上皮
column of cortex	皮质柱	皮質柱
column of fornix	穹窿柱	穹窿柱
column of kidney	肾柱	腎柱
column of ruga	褶柱	褶柱
commissural cusp	连合瓣	連合瓣
commissural cusp of left atrioventricular valve	左房室瓣连合尖	左房室瓣連合瓣
commissural fiber	连合纤维	連合纖維
commissural neurofiber	连合神经纤维	連合神經纖維
commissural nucleus	连合核	連合核
commissural nucleus of medulla oblongata	延髓连合核	延髓連合核
commissure of bulb	球连合	球連合
commissure of bulb of vestibule	前庭球连合	前庭球連合
commissure of caudal colliculus	尾侧丘连合	尾側丘連合

英　文　名	大　陆　名	台　湾　名
commissure of fornix	穹窿连合	穹窿連合
commissure of inferior colliculus	下丘连合	下丘連合
commissure of rostral colliculus	嘴侧丘连合	嘴側丘連合
commissure of superior colliculus	上丘连合	上丘連合
committed stem cell	定向干细胞	定向幹細胞
common annular tendon	总腱环	總腱環
common atrium	单心房，共同心房	單一心房
common basal vein	底段总静脉	總底段靜脈
common bile duct	胆总管	膽總管，總膽管
common bony crus	总骨脚	總骨腳
common cardinal vein	总主静脉	總主靜脈
common carotid artery	颈总动脉	頸總動脈
common carotid plexus	颈总动脉丛	頸總動脈叢
common cochlear artery	[耳]蜗总动脉	[耳]蜗總動脈
common facial vein	面总静脉	總面靜脈
common fibular nerve	腓总神经	腓總神經
common flexor sheath	屈肌总腱鞘	屈肌總腱鞘
common hepatic artery	肝总动脉	肝總動脈
common hepatic duct	肝总管	肝總管
common hepatic lymph node	肝总淋巴结	肝總淋巴結，總肝淋巴結
common iliac artery	髂总动脉	髂總動脈
common iliac lymph node	髂总淋巴结	髂總淋巴結
common iliac vein	髂总静脉	髂總靜脈
common integument	体被	體皮
common interosseous artery	骨间总动脉	骨間總動脈
common membranaceous crus	总膜脚	總膜腳
common membranous crus	总膜脚	總膜腳
common palmar digital artery	指掌侧总动脉	指掌側總動脈
common palmar digital nerve	指掌侧总神经	指掌側總神經
common palmar digital nerve of median nerve	正中神经指掌侧总神经	正中神經指掌側總神經
common palmar digital nerve of ulnar nerve	尺神经指掌侧总神经	尺神經指掌側總神經
common palmar digital vein	指掌侧总静脉	指掌側總靜脈
common peroneal nerve	腓总神经	腓總神經
common plantar digital artery	趾足底总动脉	趾足底總動脈

英 文 名	大 陆 名	台 湾 名
common plantar digital nerve	趾足底总神经	趾足底總神經
common plantar digital nerve of lateral plantar nerve	足底外侧神经趾足底总神经	足底外側神經趾足底總神經
common plantar digital nerve of medial plantar nerve	足底内侧神经趾足底总神经	足底內側神經趾足底總神經
common sheath of fibular muscle	腓骨肌总腱鞘	腓骨肌總腱鞘
common sheath of flexor muscle	屈肌总腱鞘	屈肌總腱鞘
common sheath of peroneal muscle	腓骨肌总腱鞘	腓骨肌總腱鞘
common tendinous ring	总腱环	總腱環
communicating branch	交通支	交通枝
communicating branch of facial nerve with glossopharyngeal nerve	面神经与舌咽神经交通支	面神經與舌咽神經交通枝
communicating branch of fibular nerve	腓神经交通支	腓神經交通枝
communicating branch of glossopharyngeal nerve with chorda tympani	舌咽神经与鼓索交通支	舌咽神經與鼓索交通枝
communicating branch of lingual nerve with chorda tympani	舌神经与鼓索交通支	舌神經與鼓索交通枝
communicating branch of peroneal nerve	腓神经交通支	腓神經交通枝
communicating branch of spinal nerve	脊神经交通支	脊神經交通枝
communicating branch of vagus nerve with glossopharyngeal nerve	迷走神经与舌咽神经交通支	迷走神經與舌咽神經交通枝
communicating branch of vestibular nerve with cochlear nerve	前庭神经与蜗神经交通支	前庭神經與蝸神經交通枝
communicating branch with auricular branch	耳支交通支	耳枝交通枝
communicating branch with auricular branch of vagus nerve	迷走神经耳支交通支	迷走神經耳枝交通枝
communicating branch with auriculotemporal nerve	耳颞神经交通支	耳顳神經交通枝
communicating branch with chorda tympani	鼓索交通支	鼓索交通枝
communicating branch with ciliary ganglion	睫状神经节交通支	睫狀神經節交通枝

英　文　名	大　陆　名	台　湾　名
communicating branch with facial nerve	面神经交通支	面神經交通枝
communicating branch with glossopharyngeal nerve	舌咽神经交通支	舌咽神經交通枝
communicating branch with hypoglossal nerve	舌下神经交通支	舌下神經交通枝
communicating branch with inferior laryngeal nerve	喉下神经交通支	喉下神經交通枝
communicating branch with internal branch of superior laryngeal nerve	喉上神经内支交通支	喉上神經內枝交通枝
communicating branch with medial pterygoid nerve	翼内肌神经交通支	翼內肌神經交通枝
communicating branch with meningeal branch	脑膜支交通支	腦膜枝交通枝
communicating branch with tympanic plexus	鼓室丛交通支	鼓室叢交通枝
communicating branch with ulnar nerve	尺神经交通支	尺神經交通枝
communicating branch with vagus nerve	迷走神经交通支	迷走神經交通枝
communicating branch with zygomatic nerve	颧神经交通支	顴神經交通枝
compact bone	骨密质，密质骨	密質骨，緻密骨
compact layer	致密层	緻密層
compact part of substantia nigra	黑质致密部	黑質緻密部
compact substance	骨密质，密质骨	密質骨，緻密骨
comparative embryology	比较胚胎学	比較胚胎學，比較發生學
comparative histology	比较组织学	比較組織學
comparative morphology	比较形态学	比較形態學
complete cleft palate	全腭裂	全腭裂
complete transposition of great artery	完全型大动脉转位，大动脉完全错位，大动脉完全易位	大動脈完全轉位
complex gland	复合腺	複合腺
composite joint	复[合]关节	複合關節
compound acinar gland	复泡状腺	複泡狀腺，複合囊狀腺體
compound acinous gland	复泡状腺	複泡狀腺，複合囊狀腺體
compound gland	复腺	複腺，複合腺體
compound joint	复[合]关节	複合關節
compound tubular gland	复管状腺	複管狀腺，複合管狀腺體

英 文 名	大 陆 名	台 湾 名
compound tubuloacinar gland	复管泡状腺	複管泡腺
compound tubuloacinous gland	复管泡状腺	複管泡腺
compound tubuloalveolar gland	复管泡状腺	複管泡腺
compressor muscle of urethra	尿道逼尿肌	尿道壓肌
computerized tomography (CT)	计算机体层摄影，计算机断层成像	電腦斷層攝影，電腦化斷層掃描
conarium	松果体，松果腺，脑上腺	松果體，松果腺，腦上腺
conception	妊娠，受孕	妊娠，懷孕，受孕
conceptus	孕体	胎體，胚體
concha auricularis	耳甲	耳甲，耳殼
conchal crest	鼻甲嵴	鼻甲嵴
condensing vacuole	浓缩泡	濃縮泡
conducting portion	导气部	導管部，氣道
conducting system of heart	心传导系	心傳導系統
conduction system of heart	心传导系	心傳導系統
condylar canal	髁管	髁管
condylar emissary vein	髁导静脉	髁導靜脈
condylar fossa	髁窝	髁窩
condylar joint	髁状关节	髁狀關節
condylar process	髁突	髁突
condyle	髁	髁
condyle of humerus	肱骨髁	肱骨髁
condylion laterale	髁突外点	髁突外點
condylion mediale	髁突内点	髁突內點
cone bipolar	视锥双极细胞	視錐雙極細胞
cone cell	视锥细胞	視錐細胞，晶錐細胞
cone of epididymis	附睾圆锥	附睪圓錐
cone pedicle	锥小足	錐小足
confluence of sinus	窦汇	竇匯
congenital	先天性	先天性
congenital preauricular sinus	先天性耳前窦[道]	先天性耳前竇[道]
congenital abnormality	先天[性]畸形	先天性畸形
congenital adrenal cortical hyperplasia	先天性肾上腺皮质增生症	先天性腎上腺皮質增生症
congenital aganglionic megacolon	先天性无神经节性巨结肠	先天性無神經節性巨結腸
congenital alopecia	先天性无发，先天性秃发	先天性秃頭，先天性秃髮

英　文　名	大　陆　名	台　湾　名
congenital anomaly	先天[性]异常	先天性異常
congenital atelectasis	先天性肺不张	先天性肺膨脹不全
congenital auricular cyst	先天性耳郭囊肿	先天性耳廓囊腫
congenital auricular pit	先天性耳凹	先天性耳凹
congenital biliary atresia	先天性胆管闭锁	先天性膽管閉鎖
congenital cataract	先天性白内障	先天性白内障
congenital cleft foot	先天性裂足	先天性裂足，先天性足裂
congenital cleft hand	先天性裂手	先天性裂手，先天性手裂
congenital deafness	先天性耳聋	先天性[耳]聾
congenital detachment of retina	先天性视网膜剥离	先天性視網膜剝離
congenital diaphragmatic hernia	先天性膈疝	先天性膈疝
congenital dislocation of hip	先天性髋关节脱臼	先天性髖關節脱臼
congenital epigastric hernia	先天性上腹壁疝，白线疝	先天性上腹壁疝
congenital esophageal hiatal hernia	先天性食管裂孔疝	先天性食道裂孔疝
congenital eventration of diaphragm	先天性膈膨升	先天性膈膨出
congenital fixation of stapes	先天性镫骨固定	先天性鐙骨固定
congenital giant colon	先天性巨结肠	先天性巨結腸
congenital glaucoma	先天性青光眼	先天性青光眼
congenital hypertrophic pyloric stenosis	先天性肥大性幽门狭窄	先天性幽門肥大狹窄
congenital hypoplasia of testis	先天性睾丸发育不全	先天性睪丸發育不全
congenital inguinal hernia	先天性腹股沟疝	先天性腹股溝疝
congenital malformation	先天[性]畸形	先天性畸形
congenital microstomia	先天性小口畸形	先天性小口畸形
congenital pericardial defect	先天性心包缺损	先天性心包缺損
congenital preauricular fistula	先天性耳前瘘	先天性耳前瘻[管]
congenital pulmonary cyst	先天性肺囊肿	先天性肺囊腫
congenital umbilical hernia	先天性脐疝	先天性臍疝
conical papilla	圆锥乳头	圓錐乳頭
conjoined twins	连体双胎	連體雙胎，聯體畸胎
conjoint tendon	联合腱	聯合腱
conjunctiva	结膜	結膜
conjunctival crypt	结肠隐窝	結膜隱窩
conjunctival epithelium	结膜上皮	結膜上皮
conjunctival gland	结膜腺	結膜腺

英　文　名	大　陆　名	台　湾　名
conjunctival ring	结膜环	結膜環
conjunctival sac	结膜囊	結膜囊
conjunctival semilunar fold	结膜半月[皱]襞	結膜半月[皺]襞
conjunctival vein	结膜静脉	結膜靜脈
conjunctive ring	结膜环	結膜環
connecting piece	连接段	連接段，連結段
connecting stalk	连接蒂	連接柄，結合柄
connecting tubule	连接小管	連接小管，連結小管
connective tissue	结缔组织	結締組織
connective tissue cell	结缔组织细胞	結締組織細胞
connective tissue fiber	结缔组织纤维	結締組織纖維
connective tissue proper	固有结缔组织	固有結締組織
connective tissue sheath	结缔组织鞘	結締組織鞘
connectivum	结缔组织	結締組織
connexin	连接蛋白	連接蛋白，連結蛋白
connexon	连接子	連接子，連結子
conoid ligament	锥状韧带	錐狀韌帶
conoid tubercle	锥状结节	錐狀結節
constriction	缢痕	縊痕，縊縮
constriction of Ranvier	郎飞结	郎飛氏結，蘭氏結
constrictor	缩肌	縮肌
contact guidance	接触引导	接觸導引
contact induction	接触性诱导	接觸性誘導
contact inhibition	接触抑制	接觸抑制
contact surface	接触面	接觸面
contingent area of tooth	牙接触区	牙接觸區，齒接觸區
continuous capillary	连续毛细血管	連續型毛細血管，連續型微血管
contorted seminiferous tubule	生精小管，精曲小管，曲细精管	生精小管，細精管，曲精小管
contractile protein	收缩蛋白[质]	收縮[性]蛋白質
contractile system	收缩系统	收縮系統
contractile unit	收缩单位	收縮單位
contractility	收缩性	收縮性
conus arteriosus	动脉圆锥	動脈圓錐
conus branch of left coronary artery	左冠状动脉圆锥支	左冠狀動脈圓錐枝
conus branch of right	右冠状动脉圆锥支	右冠狀動脈圓錐枝

英　文　名	大　陆　名	台　湾　名
coronary artery		
conus cordis	心锥	心圓錐
conus elasticus	弹性圆锥	彈性圓錐
conus medullaris	脊髓圆锥	脊髓圓錐
conus vasculosus	输出小管圆锥	輸出小管圓錐
convoluted part	曲部	曲部
convoluted seminiferous tubule	生精小管，精曲小管，曲细精管	生精小管，細精管，曲精小管
convoluted tubular gland	曲管腺	曲管腺
convoluted tubule	曲小管	曲小管
Cooper's ligament	库珀韧带	庫柏氏韌帶，Cooper 式韌帶
coracoacromial ligament	喙肩韧带	喙肩韌帶
coracobrachial bursa	喙肱肌囊	喙肱肌囊
coracobrachialis	喙肱肌	喙肱肌
coracobrachial muscle	喙肱肌	喙肱肌
coracoclavicular ligament	喙锁韧带	喙鎖韌帶
coracohumeral ligament	喙肱韧带	喙肱韌帶
coracoid process	喙突	喙突
coracoid process of scapula	肩胛骨喙突	肩胛骨喙突
cord of brachial plexus	臂丛束	臂叢徑
core complex	轴心复合体	核心複合體
corium	真皮	真皮
corium papilla	真皮乳头	真皮乳頭
cornea	角膜	角膜
corneal endothelium	角膜内皮	角膜內皮
corneal epithelium	角膜上皮	角膜上皮
corneal limbus	角膜缘	角膜緣
corneal stroma	角膜基质	角膜基質，角膜固有層
corneoscleral junction	角巩膜缘	角鞏膜緣，鞏膜角膜接合
corneoscleral limbus	角巩膜缘	角鞏膜緣，鞏膜角膜接合
corneoscleral part	巩膜角膜部	鞏膜角膜部
corniculate cartilage	小角软骨	小角軟骨
corniculate tubercle	小角结节	小角結節
cornification	角化	角[質]化，角質變性
cornified cell	角化细胞	角化細胞
cornu Ammonis	阿蒙角	阿蒙角
cornu of coccyx	尾骨角	尾骨角

英　文　名	大　陆　名	台　湾　名
cornu posterius	后角	後角
corona ciliaris	睫状冠	睫狀冠
coronal cavity	牙冠腔	牙冠腔
coronale	冠缝点	冠縫點
coronal ligament	冠状韧带	冠狀韌帶
coronal plane	冠状面，额状面	冠狀面，額面
coronal pulp	牙冠髓	牙冠髓
coronal suture	冠状缝	冠狀縫
corona of glans	阴茎头冠	陰莖頭冠
corona radiata	放射冠，辐射冠	放射冠
coronary artery	冠状动脉	冠狀動脈
coronary groove	冠状沟	冠狀溝
coronary sinus	冠状窦	冠狀寶
coronary sulcus	冠状沟	冠狀溝
coronion	冠突尖点	冠突尖點
coronoid fossa	冠突窝	冠狀窩
coronoid process	冠突	冠突
coronoid process of mandible	下颌骨冠突	下頜骨冠突
coronoid process of ulna	尺骨冠突	尺骨冠突
corpora quadrigemina	四叠体	四疊體
corpus albicans	白体	白體
corpus amylaceum	淀粉样小体	澱粉樣體
corpus arenaceum	脑砂	腦砂
corpus callosum	胼胝体	胼胝體
corpus cavernosum	海绵体	海綿體
corpus cavernosum clitoridis	阴蒂海绵体	陰蒂海綿體
corpus cavernosum of clitoris	阴蒂海绵体	陰蒂海綿體
corpus cavernosum penis	阴茎海绵体	陰莖海綿體
corpus ciliare	睫状体	睫狀體
corpus epididymidis	附睾体	附睾體，副睾體
corpus fibrosum albicans	白体	白體
corpus hemorrhagicum	血体	出血體
corpus luteum	黄体	黃體
corpus luteum atreticum	闭锁黄体	閉鎖黃體
corpus luteum of menstruation	月经黄体	月經黃體
corpus luteum of pregnancy	妊娠黄体	妊娠黃體

英　文　名	大　陆　名	台　湾　名
corpus spongiosum urethrae	尿道海绵体	尿道海綿體
corpus striatum	纹状体	紋狀體
corrected transposition of great artery	矫正型大动脉转位	大動脈矯正轉位
correlative differentiation	相关分化	相關分化
corrugator supercilii	皱眉肌	皺眉肌
cortex	皮质	皮質
cortex lentis	晶状体皮质	晶狀體皮質
cortex of hair	毛皮质	毛皮質
cortex of lens	晶状体皮质	晶狀體皮質
cortex of thymus	胸腺皮质	胸腺皮質
cortical area of Brodmann	布罗德曼皮质区	布羅德曼[氏]皮質區
cortical bone	皮质骨	皮質骨，骨皮質
cortical cord	皮质索	皮質索
cortical granule	皮质颗粒	皮質顆粒
cortical labyrinth	皮质迷路	皮質迷路
cortical layer	皮质层	皮質層
cortical lobule	皮质小叶	皮質小葉
cortical nephron	皮质肾单位	皮質腎單位，皮質腎元
cortical part	皮质部	皮質部
cortical reaction	皮质反应	皮質反應，卵表反應
cortical sinus	皮[质淋巴]窦	皮質竇
cortical substance	皮质	皮質
corticoid	类皮质激素	類皮質激素
corticomedial part	皮质内侧部	皮質內側部
corticonuclear fiber	皮质核纤维	皮質核纖維
corticonuclear tract	皮质核束	皮質核徑
corticoolfactory part	皮质嗅部	皮質嗅部
corticopontine fiber	皮质脑桥纤维	皮質橋腦纖維
corticopontine tract	皮质脑桥束	皮質橋腦徑
corticoreticular fiber	皮质网状纤维	皮質網狀纖維
corticoreticular tract	皮质网状束	皮質網狀徑
corticorubral fiber	皮质红核纤维	皮質紅核纖維
corticorubral tract	皮质红核束	皮質紅核徑
corticospinal fiber	皮质脊髓纤维	皮質脊髓纖維
corticospinal tract	皮质脊髓束	皮質脊髓徑
corticotectal fiber	皮质顶盖纤维	皮質頂蓋纖維

英 文 名	大 陆 名	台 湾 名
corticotectal tract	皮质顶盖束	皮質頂蓋徑
corticothalamic fiber	皮质丘脑纤维	皮質丘腦纖維
corticothalamic tract	皮质丘脑束	皮質丘腦徑
corticotroph	促肾上腺皮质激素细胞	促腎上腺皮質激素細胞
corticotropin	促肾上腺皮质激素	促腎上腺皮質素，促腎上腺皮質荷爾蒙
corticotropin releasing hormone	促肾上腺皮质激素释放激素	促腎上腺皮質激素釋放激素
Corti's ganglion	科蒂神经节	考蒂氏神經節，柯蒂氏神經節
cortisol	皮质醇，氢化可的松	皮質醇，氫化可體松
cortisone	皮质酮，可的松	皮質酮，可體松
Corti's organ	科蒂器	考蒂氏器，柯蒂氏器
Corti's tunnel	科蒂隧道	考蒂氏隧道，柯蒂氏隧道
costa	肋	肋
costal angle	肋角	肋角
costal arch	肋弓	肋骨弓
costal bone	肋骨	肋骨
costal cartilage	肋软骨	肋軟骨
costal diaphragm	肋膈肌	肋膈肌
costal fovea of transverse process	横突肋凹	横突肋[骨]凹
costal groove	肋沟	肋骨溝
costal head	肋头	肋骨頭
costal incisure	肋切迹	肋骨切跡
costal margin	肋缘	肋骨緣
costal neck	肋颈	肋[骨]頸
costal notch	肋切迹	肋骨切跡
costal part	肋胸膜	肋胸膜
costal part of diaphragm	膈肌肋部	膈肌肋部
costal pleura	肋胸膜	肋胸膜
costal process	肋突	肋突
costal sulcus	肋沟	肋骨溝
costal surface	肋面	肋面
costal surface of lung	肺肋面	肺肋面
costal tubercle	肋结节	肋結節
costocervical trunk	肋颈干	肋頸幹
costochondral articulation	肋软骨关节	肋軟骨關節

英　文　名	大　陆　名	台　湾　名
costochondral joint	肋软骨关节	肋軟骨關節
costoclavicular ligament	肋锁韧带	肋鎖韌帶
costodiaphragmatic recess	肋膈隐窝	肋膈隱窩
costomediastinal recess	肋纵隔隐窝	肋縱隔隱窩
costotransverse foramen	肋横突孔	肋橫突孔
costotransverse joint	肋横突关节	肋橫突關節
costotransverse ligament	肋横突韧带	肋橫突韌帶
costovertebral joint	肋椎关节	肋椎關節
costoxiphoid ligament	肋剑突韧带	肋劍突韌帶
cotyledon	胎盘小叶	胎盤葉，絨毛葉
counterstaining	对比染色，复染，对染	對比染色
covering epithelium	被覆上皮	覆蓋上皮
Cowper's gland	库伯腺	考氏腺
cranial	颅侧[的]	顱側[的]
cranial bone	颅骨	顱骨
cranial cavity	颅腔	顱腔
cranial dura mater	硬脑膜	硬腦膜
cranial fontanelle	颅囟	顱囟
cranial ganglion	脑神经节	腦神經節，顱神經節
cranialization	颅形成	顱形成
cranial nerve	脑神经	腦神經，顱神經
cranial pia mater	软脑膜	軟腦膜
cranial root	颅根	顱根
cranial root of accessory nerve	副神经颅根	副神經顱根
cranial suture	颅缝	顱縫
cranial synchondrosis	颅软骨结合	顱軟骨結合
craniofacial synostosis	颅面骨结合，颅面骨骨性连接	顱顏骨結合
craniopagus	头连双胎，颅联体	頭連雙胞胎，顱聯畸胎，顱部連胎
craniopharyngeal canal	颅咽管	顱咽管
craniopharyngeal duct	颅咽管	顱咽管
craniopharyngioma	颅咽管瘤	顱咽管瘤
cranioschisis	颅裂	顱裂，裂顱畸形
craniospinal ganglion	脑脊神经节	腦脊神經節
craniostenosis	颅狭小畸形	顱狭小畸形
craniosynostosis	颅缝早闭，颅缝先天骨化	顱骨縫早期骨化，顱骨縫過

英　文　名	大　陆　名	台　湾　名
		早封闭
cranium	颅	顱
crease	皮褶	皮褶
cremaster	提睾肌	提睪肌
cremasteric artery	提睾肌动脉	提睪肌動脈
cremasteric fascia	提睾肌筋膜	提睪肌筋膜
cremaster muscle	提睾肌	提睪肌
cresol blue	甲酚蓝	焦油藍，甲酚藍
cresol violet	甲酚紫	焦油紫，甲酚紫
crest	嵴	嵴
crest of costal head	肋头嵴	肋頭嵴
crest of costal neck	肋颈嵴	肋頸嵴
crest of greater tubercle	大结节嵴	大結節嵴
crest of lesser tubercle	小结节嵴	小結節嵴
crest of neck of rib	肋骨颈嵴	肋骨頸嵴
crest of round window	圆窗嵴	圓窗嵴
cretinism	克汀病，呆小病	呆小病
cribriform area	筛区	篩區
cribriform fascia	筛[状]筋膜	篩筋膜
cribriform foramen	筛孔	篩孔
cribriform plate	筛板	篩板
cribriform plate of sclera	巩膜筛板	鞏膜篩板
cricoarytenoid articular capsule	环杓关节囊	環杓關節囊
cricoarytenoid joint	环杓关节	環杓關節
cricoesophageal tendon	环状软骨食管腱	環狀軟骨食道腱
cricoid cartilage	环状软骨	環狀軟骨
cricopharyngeal ligament	环状软骨咽韧带	環狀軟骨咽韌帶
cricopharyngeal part	环咽部	環咽部
cricopharyngeal part of inferior constrictor of pharynx	咽下缩肌环咽部	咽下縮肌環咽部
cricopharyngeus	环咽肌	環咽肌
cricothyroid	环甲肌	環甲肌
cricothyroid artery	环甲动脉	環甲動脈
cricothyroid articular capsule	环甲关节囊	環甲關節囊
cricothyroid branch	环甲肌支	環甲肌枝
cricothyroid joint	环甲关节	環甲關節

英　文　名	大　陆　名	台　湾　名
cricothyroid ligament	环甲韧带	環甲韌帶
cricothyroid membrane	环甲膜	環甲膜
cricothyroid muscle	环甲肌	環甲肌
cricotracheal ligament	环[状软骨]气管韧带	環狀軟骨氣管韌帶
cricovocal membrane	环甲膜	環甲膜
cri du chat syndrome	猫叫综合征	貓哭症候群
crista ampullaris	壶腹嵴	壺腹嵴
crista basilaris	基底膜嵴	基底膜嵴
crista basilaris ductus cochlearis	[耳]蜗管基底膜嵴	[耳]蜗管基底膜嵴
crista fenestrae cochleae	蜗窗嵴	蜗窗嵴
crista galli	鸡冠	雞冠
crista terminalis	界嵴	界嵴，終嵴
CRL (=crown-rump length)	冠-臀长，顶-臀长，坐高	坐高，頂臀長
cross bridge	横桥	橫橋
crossed ectopic kidney	交叉异位肾	交叉異位腎
crossed testicular ectopia	睾丸交叉异位	睾丸交叉異位
cross striation	横纹	橫紋
Crouzon's syndrome	克鲁宗综合征	克魯宗氏症候群
crown-heel length (CHL)	冠-踵长，顶-跟长，立高	立高，頂踵長
crown of tooth	牙冠	牙冠
crown-rump length (CRL)	冠-臀长，顶-臀长，坐高	坐高，頂臀長
cruciate ligament of atlas	寰椎十字韧带	寰椎十字韌帶
cruciate ligament of knee	膝交叉韧带	膝交叉韌帶
cruciate muscle	交叉肌	交叉肌
cruciform eminence	十字隆起	十字隆起
cruciform ligament of atlas	寰椎十字韧带	寰椎十字韌帶
cruciform part of fibrous sheath	纤维鞘交叉部	纖維鞘交叉部
crural diaphragm	脚膈肌	腳膈肌
crural fascia	小腿筋膜	小腿筋膜
crural interosseous membrane	小腿骨间膜	小腿骨間膜
crus cerebri	大脑脚底	大腦腳底
crus of antihelix	对耳轮脚	對耳輪腳
crus of clitoris	阴蒂脚	陰蒂腳
crus of fornix	穹窿脚	穹窿腳
crus of helix	耳轮脚	耳輪腳
crus of penis	阴茎脚	陰莖腳

英　文　名	大　陆　名	台　湾　名
cryopreserved embryo	冷藏胚胎	冷凍胚胎
cryopreserved semen	冷藏精液	冷凍精液
cryostat section	恒冷箱切片	冷凍切片
crypt	隐窝	隱窩
crypt of Lieberkuhn	利伯屈恩隐窝	李柏昆氏腺
crypt of palatine tonsil	腭扁桃体隐窝	腭扁桃體隱窩
crypt of pharyngeal tonsil	咽扁桃体隐窝	咽扁桃體隱窩
cryptophthalmia	隐眼	隱眼
cryptophthalmos	隐眼	隱眼
cryptorchidism	隐睾，睾丸未降	隱睪，未下降睪丸
crystalline lens	晶状体	晶狀體
crystalloid	类晶体	類晶體
crystal of interstitial cell	间质细胞晶体	間質細胞晶體
crystal violet	结晶紫	結晶紫
CSF (=cerebrospinal fluid；colony stimulating factor)	脑脊液；集落刺激因子	腦脊[髓]液；集落刺激因子，菌落刺激因子
CSF-contacting neuron (=cerebrospinal fluid-contacting neuron)	接触脑脊液神经元，触液神经元	接觸腦脊[髓]液神經元
CT (=computerized tomography)	计算机体层摄影，计算机断层成像	電腦斷層攝影，電腦化斷層掃描
cubital articular rete	肘关节网	肘關節網
cubital fossa	肘窝	肘窩
cubital interosseous bursa	肘骨间囊	肘骨間囊
cubital joint	肘关节	肘關節
cubital lymph node	肘淋巴结	肘淋巴結
cuboid	骰骨	骰骨
cuboidal cell	立方细胞	立方細胞
cuboidal epithelium	立方上皮	立方上皮
cuboid articular surface	骰关节面	骰關節面
cuboid bone	骰骨	骰骨
culmen	山顶	山頂
culture	培养	培養
culture medium	培养基	培養基
cumulus oophorus	卵丘	卵丘
cumulus oviger	卵丘	卵丘
cuneate fasciculus	楔束	楔狀束，楔狀徑
cuneate nucleus	楔束核	楔狀束核

英　文　名	大　陆　名	台　湾　名
cuneate tubercle	楔束结节	楔狀束結節
cuneiform bone	楔骨	楔骨
cuneiform cartilage	楔状软骨	楔狀軟骨
cuneiform nucleus	楔形核	楔形核
cuneiform part of vomer	犁骨楔状部	犁骨楔部
cuneiform tubercle	楔状结节	楔狀結節
cuneocerebellar fiber	楔小脑纤维	楔小腦纖維
cuneocuboid joint	楔骰关节	楔骰關節
cuneonavicular joint	楔舟关节	楔舟關節
cuneus	楔叶	楔狀葉
cupula	顶	頂
cupula of cochlea	蜗顶	蝸頂
cupula of pleura	胸膜顶	胸膜頂
cupular cecum	顶盲端	頂盲端
cupular cecum of cochlear duct	蜗管顶盲端	耳蝸管頂盲端
cusp	尖	尖
cusp of tooth	牙尖	牙尖
cutaneous nerve of neck	颈皮神经	頸部皮神經
cutaneous branch	皮支	皮枝
cutaneous muscle	皮肌	皮肌
cutaneous nerve	皮神经	皮神經
cutaneous ridge	皮嵴	皮嵴
cutaneous sensation	皮肤[感]觉	皮膚[感]覺
cutaneous vein	皮静脉	皮靜脈
cuticle of hair	毛小皮	毛小皮，毛角皮
cuticle of internal root sheath	内[毛]根鞘小皮	內根鞘小皮
cuticle of root sheath	根鞘小皮	根鞘小皮，根鞘角皮
cuticular plate	小皮板	角皮層
cutis laxa	皮肤松弛症	皮膚鬆弛症
Cuvier's duct	居维叶管	居維爾氏管
CVO (=circumventricular organ)	脑室周围器	腦室周圍器官
cyanopsin	视紫[蓝]质	視藍質，視紫質
cyclencephalus	并脑畸形	併腦畸形
cycle of seminiferous epithelium	生精上皮周期	生精上皮週期
cyclin	[细胞]周期蛋白	[細胞]週期蛋白

英　文　名	大　陆　名	台　湾　名
cyclopia	独眼畸形，单眼畸形，并眼畸形	獨眼畸形，單眼畸形，併眼畸形
cymba conchae	耳甲艇	耳甲艇
cymba of auricular concha	耳甲艇	耳甲艇
cystic artery	胆囊动脉	膽囊動脈
cystic diverticulum	胆囊憩室	膽囊憩室
cystic duct	胆囊管	膽囊管
cystic intestinal duplication	囊状肠重复畸形	囊狀腸重複畸形
cystic lymph node	胆囊淋巴结	膽囊淋巴結
cystic vein	胆囊静脉	膽囊靜脈
cystohepatic triangle	胆囊三角	膽囊三角
cytocentrum	中心体	中心體
cytochalasin	细胞松弛素	細胞鬆弛素
cytochemistry	细胞化学	細胞化學
cytochrome	细胞色素	細胞色素
cytogenetics	细胞遗传学	細胞遺傳學
cytohistogenesis	细胞组织发生	細胞組織發生
cytohyaloplasm	细胞透明质	細胞透明質
cytokinesis	胞质分裂	胞質分裂
cytology	细胞学	細胞學
cytomics	细胞组学	細胞體學，單細胞分析學
cytomin	细胞分裂素	細胞分裂素
cytomorphology	细胞形态学	細胞形態學
cytophotometry	细胞光度术	細胞光度測定術，細胞測光法
cytophysiology	细胞生理学	細胞生理學
cytopigment	细胞色素	細胞色素
cytoplasm	[细]胞质	[細]胞質，胞漿
cytoplasmic bridge	[细]胞质桥	胞質橋
cytoplasmic bubbling	胞质小泡形成	胞質小泡形成
cytoplasmic determinant	胞质决定子	胞質決定因子
cytoplasmic island	胞质岛	胞質島
cytoplasmic mass	[细]胞质团	胞質團
cytoplasmic matrix	细胞基质	[細]胞基質
cytoplasmic movement	胞质运动	胞質運動
cytoplasmic process	胞质突	胞質突
cytoskeleton	细胞骨架	細胞骨架

英　文　名	大　陆　名	台　湾　名
cytoskeleton system	细胞骨架系统	細胞骨架系統
cytosol	[细]胞质溶胶	胞溶質，細胞液
cytotoxic T cell	细胞毒性 T 细胞	細胞毒性 T 細胞，胞毒[型]T 細胞，胞毒[型]T 淋巴球
cytotrophoblast	细胞滋养层	細胞滋養層
cytotrophoblast column	细胞滋养层细胞柱	細胞滋養層細胞柱
cytotrophoblastic cell column	细胞滋养层细胞柱	細胞滋養層細胞柱
cytotrophoblastic shell	细胞滋养层壳	細胞滋養層殼
cytotrophoblast shell	细胞滋养层壳	細胞滋養層殼

D

英　文　名	大　陆　名	台　湾　名
dactylion	指尖点	指尖點
dakryon	眶内缘点	眶内緣點
dark band	A 带，暗带	A 帶，重折光帶，暗帶
dark cell	暗细胞	暗細胞，深染細胞
dark field	暗视野	暗視野
dark-field microscope	暗视野显微镜	暗視野顯微鏡
dark region	暗区	暗區，不透明區
dark type A spermatogonium	Ad 型精原细胞，暗 A 型精原细胞	暗 A 型精原細胞
dark zone	暗区	暗區，不透明區
dartos	肉膜	肉膜
dartos coat	肉膜	肉膜
dartos muscle	肉膜肌	肉膜肌
Darwinian point	达尔文点	達爾文氏點
daughter cell	子细胞	子細胞
daughter chromosome	子染色体	子染色體
D cell	D 细胞	D 細胞
decalcification	脱钙	脱鈣[法]
decapacitation	去获能	去獲能作用
decidua	蜕膜	蜕膜
decidua basalis	底蜕膜，基蜕膜	基蜕膜，底蜕膜
decidua capsularis	包蜕膜	包蜕膜
decidua cell	蜕膜细胞	蜕膜細胞
decidua compacta	致密蜕膜	緻密蜕膜
decidua graviditatis	妊娠蜕膜	妊娠蜕膜

英　文　名	大　陆　名	台　湾　名
decidual response	蜕膜反应	蜕膜反應
decidua parietalis	壁蜕膜	壁蜕膜，真蜕膜
decidua reaction	蜕膜反应	蜕膜反應
decidua vera	壁蜕膜	壁蜕膜，真蜕膜
deciduous tooth	乳牙	乳牙
declive	山坡	山坡
decolorant	漂白剂，脱色剂	脱色劑
decussating fiber	交叉纤维	交叉纖維
decussation of medial lemniscus	内侧丘系交叉	內側蹄系交叉
decussation of pyramid	锥体交叉	錐體交叉
decussation of superior cerebellar peduncle	小脑上脚交叉	小腦上腳交叉
decussation of tegmentum	被盖交叉	被蓋交叉
decussation of trochlear nerve	滑车神经交叉	滑車神經交叉
decussatio pyramidum	锥体交叉	錐體交叉
dedifferentiation	去分化，脱分化	去分化，逆分化
deep anterior cervical lymph node	颈前深淋巴结	頸前深淋巴結
deep artery of arm	肱深动脉	肱深動脈
deep artery of clitoris	阴蒂深动脉	陰蒂深動脈
deep artery of penis	阴茎深动脉	陰莖深動脈
deep artery of thigh	股深动脉	股深動脈
deep auricular artery	耳深动脉	耳深動脈
deep axillary lymph node	腋深淋巴结	腋深淋巴結
deep brachial artery	肱深动脉	肱深動脈
deep branch	深支	深枝
deep branch of dorsal artery of scapula	肩胛背动脉深支	肩胛背動脈深枝
deep branch of lateral plantar nerve	足底外侧神经深支	足底外側神經深枝
deep branch of medial circumflex femoral artery	旋股内侧动脉深支	旋股內側動脈深枝
deep branch of medial plantar artery	足底内侧动脉深支	足底內側動脈深枝
deep branch of radial nerve	桡神经深支	橈神經深枝
deep branch of superior gluteal artery	臀上动脉深支	臀上動脈深枝
deep branch of transverse cervical artery	颈横动脉深支	頸橫動脈深枝

英　文　名	大　陆　名	台　湾　名
deep branch of ulnar nerve	尺神经深支	尺神經深枝
deep cerebral vein	大脑深静脉	大腦深靜脈
deep cervical artery	颈深动脉	頸深動脈
deep cervical vein	颈深静脉	頸深靜脈
deep circumflex iliac artery	旋髂深动脉	旋髂深動脈
deep circumflex iliac vein	旋髂深静脉	旋髂深靜脈
deep cortex	深层皮质	深層皮質
deep cortex complex	深层皮质复合体	深層皮質複合體
deep cortex unit	深层皮质单位	深層皮質單位
deep cubital lymph node	肘深淋巴结	肘深淋巴結
deep dorsal sacrococcygeal ligament	骶尾背侧深韧带	薦尾背側深韌帶
deep dorsal vein of clitoris	阴蒂背深静脉	陰蒂背深靜脈
deep dorsal vein of penis	阴茎背深静脉	陰莖背深靜脈
deep fascia	深筋膜	深筋膜
deep fascia of leg	小腿深筋膜	小腿深筋膜
deep fascia of penis	阴茎深筋膜	陰莖深筋膜
deep femoral artery	股深动脉	股深動脈
deep femoral vein	股深静脉	股深靜脈
deep fibular nerve	腓深神经	腓深神經
deep head	深头	深頭
deep head of flexor pollicis brevis	拇短屈肌深头	拇指短屈肌深頭，屈拇指短肌深頭
deep infrapatellar bursa	髌下深囊	髕下深囊
deep inguinal lymph node	腹股沟深淋巴结	腹股溝深淋巴結
deep inguinal ring	腹股沟管深环，腹股沟管腹环	腹股溝管深環
deep lamella	深层	深層
deep lateral cervical lymph node	颈外侧深淋巴结	頸外側深淋巴結
deep layer	深层	深層
deep layer of temporal fascia	颞筋膜深层	顳筋膜深層
deep lingual artery	舌深动脉	舌深動脈
deep lingual vein	舌深静脉	舌深靜脈
deep lymphatic vessel	深淋巴管	深淋巴管
deep lymph node	深淋巴结	深淋巴結
deep middle cerebral vein	大脑中深静脉	大腦中深靜脈
deep middle vein of cerebrum	大脑中深静脉	大腦中深靜脈

英　文　名	大　陆　名	台　湾　名
deep palmar arch	掌深弓	掌深弓
deep palmar branch	掌深支	掌深枝
deep palmar venous arch	掌深静脉弓	掌深靜脈弓
deep parotid lymph node	腮腺深淋巴结	腮腺深淋巴結
deep part	深部	深部
deep part of external anal sphincter	肛门外括约肌深部	肛門外括約肌深部
deep part of masseter	咬肌深部	咬肌深部
deep part of parotid gland	腮腺深部	腮腺深部
deep penis fascia	阴茎深筋膜	陰莖深筋膜
deep perineal membrane	深会阴筋膜	深會陰筋膜
deep perineal space	会阴深隙	會陰深隙
deep peroneal nerve	腓深神经	腓深神經
deep petrosal nerve	岩深神经	岩深神經
deep plantar arch	足底深弓	足底深弓
deep plantar artery	足底深动脉	足底深動脈
deep popliteal lymph node	腘深淋巴结	膕深淋巴結
deep posterior sacrococcygeal ligament	骶尾后深韧带	薦尾後深韌帶
deep temporal nerve	颞深神经	顳深神經
deep temporal vein	颞深静脉	顳深靜脈
deep transverse metacarpal ligament	掌骨深横韧带	掌骨深橫韌帶
deep transverse metatarsal ligament	跖骨深横韧带	蹠骨深橫韌帶
deep transverse muscle of perineum	会阴深横肌	會陰深橫肌
deep transverse perineal muscle	会阴深横肌	會陰深橫肌
deep vein	深静脉	深靜脈
deep vein of cerebrum	大脑深静脉	大腦深靜脈
deep vein of clitoris	阴蒂深静脉	陰蒂深靜脈
deep vein of lower extremity	下肢深静脉	下肢深靜脈
deep vein of lower limb	下肢深静脉	下肢深靜脈
deep vein of penis	阴茎深静脉	陰莖深靜脈
deep vein of upper extremity	上肢深静脉	上肢深靜脈
deep vein of upper limb	上肢深静脉	上肢深靜脈
deep venous palmar arch	掌深静脉弓	掌深靜脈弓
deferential artery	输精管动脉	輸精管動脈

英 文 名	大 陆 名	台 湾 名
deferential plexus	输精管丛	輸精管叢
definitive placental villus	固有胎盘绒毛，终末胎盘绒毛	終末胎盤絨毛，固有胎盤絨毛
deformability	变形性	形態可變性
deformation	变形；异常	變形；異常
degeneration	退化；[神经]溃变	退化；潰變
degranulation	脱颗粒	去顆粒，脱顆粒
dehydrant	脱水剂	脱水劑
dehydration	脱水	脱水，去水
dehydrogenase	脱氢酶	脱氫酶
Deiters' cell	戴特斯细胞	戴特氏細胞
delamination	分层	分層
Delay-Brion system	德莱-布里翁系统	德莱-布里翁氏系統
delta cell	δ细胞	δ細胞，丁細胞
deltoid	三角肌	三角肌
deltoid branch	三角肌支	三角肌枝
deltoid fascia	三角肌筋膜	三角肌筋膜
deltoid ligament	三角韧带	三角韌帶
deltoid muscle	三角肌	三角肌
deltoid region	三角肌区	三角肌區
deltoid tuberosity	三角肌粗隆	三角肌粗隆
deltopectoral lymph node	三角胸肌淋巴结	三角胸肌淋巴結
dendrite	树突	樹突，樹狀突起
dendritic cell	树突状细胞	樹狀細胞
dendritic spine	树突棘	樹突棘
dendrodendritic synapse	树-树突触	樹-樹突觸
dendron	树突	樹突，樹狀突起
denervation	去神经，神经切除	神經切除，去神經
Denonvillier's fascia	迪氏筋膜	迪氏筋膜
dens	齿突	齒突，齒狀物
dens adutus	恒牙	恆牙，恆齒
dens deciduus	乳牙	乳牙
dense area	密区	密區
dense body	密体	[緻]密體
dense connective tissue	致密结缔组织	緻密結締組織
dense fibrous tissue	致密纤维组织	緻密纖維組織
dense irregular connective	不规则致密结缔组织	不規則緻密結締組織

英　文　名	大　陆　名	台　湾　名
tissue		
dense patch	密斑	密斑
dense regular connective tissue	规则致密结缔组织	規則緻密結締組織
density gradient centrifugation	密度梯度离心	密度梯度離心
dental alveolus	牙槽	齒槽, 牙槽
dental alveolus of mandible	下颌牙槽	下頜齒槽
dental alveolus of maxilla	上颌牙槽	上頜齒槽
dental branch	牙支	牙枝, 齒枝
dental cavity	牙腔	牙腔, 齒腔
dental cuticle	牙小皮	牙小皮
dental follicle	牙泡	牙泡
dental fovea of atlas	寰椎齿突凹	寰椎齒突凹
dental germ	牙胚	牙胚, 牙芽
dental groove	牙沟	牙溝, 齒溝
dental lamina	牙板	牙板
dental papilla	牙乳头	牙乳頭, 齒乳頭
dental plate	牙板	牙板
dental pulp	牙髓	牙髓
dental sac	牙囊	牙囊
dental shelf	牙板	牙板
dental socket	牙槽	齒槽, 牙槽
dental tubercle	牙结节	牙結節, 齒結節
dentate gyrus	齿状回	齒狀回
dentate line	齿状线	齒狀線
dentate nucleus	齿状核	齒狀核
dentatorubral fiber	齿状红核纤维	齒狀紅核纖維
dentatorubral tract	齿状红核束	齒狀紅核徑
dentatothalamic tract	齿状丘脑束	齒狀丘腦徑
denticulate ligament	齿状韧带	齒狀韌帶
denticulate ligament of spinal pia mater	软脊膜齿状韧带	軟脊膜齒狀韌帶
dentigerous cyst	含牙囊肿	含牙囊腫
dentinal bulb	牙球	牙球
dentinal canaliculus	牙本质小管	牙[本]質小管
dentinal fiber	牙本质纤维	牙[本]質纖維
dentinal sheath of Neumann	诺依曼牙本质鞘	諾依曼氏牙[本]質鞘

英　文　名	大　陆　名	台　湾　名
dentinal tubule	牙本质小管	牙[本]質小管
dentine	牙[本]质	牙[本]質
dentine contour line	牙本质外廓线	牙[本]質外廓線
dentine forming layer	牙本质形成层	牙[本]質形成層
dentine globule	牙本质小球	牙[本]質小球
dentine matrix	牙基质	牙基質
dentine of tooth	牙[本]质	牙[本]質
dentinification	牙质形成	牙質形成
dentino-cemental junction	牙本质牙骨质界	牙[本]質-骨質聯合
dentino-enamel junction	牙本质釉质界	牙[本]質-釉質聯合
dentinogenesis imperfect	牙本质发生不全	牙[本]質發生不全
dento-enamel junction	牙本质釉质界	牙[本]質-釉質聯合
deoxyribonucleic acid (DNA)	脱氧核糖核酸	去氧核糖核酸
deoxyribose	脱氧核糖	去氧核糖
dependent development	被动发育	被動發育
dependent differentiation	依赖性分化	被動分化，依持分化
depressor anguli oris	降口角肌	降口角肌
depressor labii inferioris	降下唇肌	降下唇肌
depressor muscle of glabella	降眉间肌	降眉間肌
depressor septi nasi	降鼻中隔肌	降鼻中隔肌
depressor supercilii	降眉肌	降眉肌
dermal chromatophore	真皮色素细胞	真皮色素細胞
dermal connective tissue root sheath	真皮结缔组织根鞘	真皮結締組織根鞘
dermal papilla	真皮乳头	真皮乳頭
dermal ridge	皮嵴	皮嵴
dermal sheath	真皮鞘	真皮鞘
dermatoblast	成皮细胞	成皮細胞
dermatochalasis	皮肤松弛症	皮膚鬆弛症
dermatome	生皮节	生皮節
dermic hair follicle	真皮毛囊，结缔组织性毛囊	真皮毛囊，結締組織性毛囊
dermis	真皮	真皮
dermoid cyst	皮样囊肿	皮樣囊腫
dermomyotome	皮肌节	皮肌節，肌皮片
Descemet's membrane	德塞梅膜	德斯米氏膜
descending aorta	降主动脉	降主動脈
descending branch	降支	降枝

英　文　名	大　陆　名	台　湾　名
descending branch of lateral circumflex femoral artery	旋股外侧动脉降支	旋股外側動脈降枝
descending branch of medial circumflex femoral artery	旋股内侧动脉降支	旋股內側動脈降枝
descending branch of occipital artery	枕动脉降支	枕動脈降枝
descending branch of transverse cervical artery	颈横动脉降支	頸橫動脈降枝
descending colon	降结肠	降結腸
descending genicular artery	膝降动脉	膝降動脈
descending limb of Henle's loop	髓袢降支，亨勒袢降支	亨利氏環降枝
descending mesocolon	降结肠系膜	降結腸繫膜
descending palatine artery	腭降动脉	腭降動脈
descending part	降部	降部
descending part of aorta	主动脉降部	主動脈降部
descending part of duodenum	十二指肠降部	十二指腸降部
descensus ovariorum	卵巢下降	卵巢下降
descensus testiculorum	睾丸下降	睪丸下降
descensus testis	睾丸下降	睪丸下降
descent of testis	睾丸下降	睪丸下降
desclerotization	去骨化	去骨化
descriptive embryology	描述胚胎学	記述胚胎學
desmocranium	膜颅	膜成顱骨
desmodontium	牙周纤维	牙周纖維
desmosome	桥粒，黏着斑	橋粒，黏著斑
determination	决定	決定[作用]
determinative factor	决定因子	決定因子，決定因素
detrusor	逼尿肌	逼尿肌
detrusor muscle of bladder	膀胱逼尿肌	膀胱逼尿肌
detrusor of bladder	膀胱逼尿肌	膀胱逼尿肌
development	发育	發育
developmental biology	发育生物学	發育生物學
developmental field	发生场	發育場
developmental mechanism	发育机制	發育機制
developmental potential gradient	发育潜能梯度	發育潛能梯度
dextrocardia	右位心	右位心
diad	二联体	二聯體

英　文　名	大　陆　名	台　湾　名
diagonal band	斜角带	斜角帶
diakinesis	终变期	終變期，絲球期
dialysis	透析	透析
diaphanotheca	透明层	透明層
diaphragm	膈[肌]，横膈	膈[肌]，横膈
diaphragma sellae	鞍膈	鞍膈
diaphragmatic hernia	膈疝	膈疝[氣]
diaphragmatic part	膈胸膜	膈胸膜
diaphragmatic pleura	膈胸膜	膈胸膜
diaphragmatic surface	膈面	膈面
diaphragmatic surface of heart	心膈面	心[臟]膈面
diaphragmatic surface of liver	肝膈面	肝[臟]膈面
diaphragmatic surface of lung	肺膈面	肺[臟]膈面
diaphragmatic surface of spleen	脾膈面	脾[臟]膈面
diaphragmatocele	膈疝	膈疝[氣]
diaphragm of sella turcica	鞍膈	鞍膈
diaphyseal ossification center	骨干骨化中心	骨幹骨化中心
diaphysis	骨干	骨幹
diarthrosis	可动关节	可動關節
diastema	牙间隙	牙間隙，齒[槽間]隙
diastematomyelia	脊髓纵裂	脊髓縱裂
diaster	双星期；双星体	雙星期；雙星體
diastomyelia	脊髓纵裂	脊髓縱裂
didactylism	二指畸形；二趾畸形	二指畸形；二趾畸形
didelphic uterus	双子宫	雙子宮，[重]複子宮
diencephalon	间脑	間腦
differential-interference contrast microscope	微分干涉相差显微镜	微分干涉相差顯微鏡
differential gene expression	差异基因表达	差異基因表達
differential staining	鉴别染色	鑒別染色
differentiation	分化	分化
differentiation center	分化中心	分化中心
differentiation inhibition	分化抑制	分化抑制
differentiation potency	分化潜能	分化潛能，分化能力
diffuse amacrine cell	弥散无长突细胞	彌散無長突細胞
diffuse bipolar	弥散双极细胞	彌散雙極細胞，分散雙極細胞

英　文　名	大　陆　名	台　湾　名
diffuse ganglion cell	弥散节细胞	彌散神經節細胞
diffuse lymphoid tissue	弥散淋巴组织	彌散淋巴組織
diffuse neuroendocrine system	弥散神经内分泌系统	彌散神經內分泌系統
diffusible inducing factor	可扩散诱导因子	可擴散誘導因子
digastric branch	二腹肌支	二腹肌枝
digastric branch of facial nerve	面神经二腹肌支	面神經二腹肌枝
digastric fossa	二腹肌窝	二腹肌窩
digastric muscle	二腹肌	二腹肌
digastric triangle	二腹肌三角	二腹肌三角
DiGeorge's syndrome	迪格奥尔格综合征	狄喬治氏症候群
digestion	消化	消化
digestive apparatus	消化器	消化器
digestive enzyme	消化酶	消化酶
digestive epithelium	消化上皮	消化上皮
digestive gland	消化腺	消化腺
digestive juice	消化液	消化液
digestive organ	消化器官	消化器官
digestive system	消化系统	消化系統
digestive tract	消化管	消化道，消化管
digital anatomy	数字解剖学	數字解剖學
digital ray	指放线	指放線，指輻線
digitiform	指状	指狀
digit	指；趾	指；趾
digitus	指；趾	指；趾
diglossia	舌裂畸形，双舌畸形	雙舌畸形
diiodothyronine (T$_2$)	二碘甲腺原氨酸，二碘酪氨酸	二碘甲腺原氨酸，二碘甲状腺胺酸
dikaryocyte	双核细胞	雙核細胞
dikaryon	双核体	雙核體
dilatator	开大肌	擴大肌
dilator	开大肌	擴大肌
dilator muscle of pupil	瞳孔开大肌	瞳孔擴大肌，擴瞳肌
dilator pupillae	瞳孔开大肌	瞳孔擴大肌，擴瞳肌
dilator pupillae muscle	瞳孔开大肌	瞳孔擴大肌，擴瞳肌
diploë	板障	板障
diploic branch	板障支	板障枝

英　文　名	大　陆　名	台　湾　名
diploic canal	板障管	板障管
diploic vein	板障静脉	板障靜脈
diploid	二倍体	二倍體
diprosopus	双面畸形	雙面畸形
dipygus	双臀畸形	雙臀畸形，雙臀畸胎
discoblastula	盘状囊胚	盤狀囊胚
discogastrula	盘形原肠胚	盤狀原腸胚
discoid embryo	盘状胚	盤狀胚
discoid kidney	盘状肾	盤狀腎
discontinuous capillary	不连续毛细血管	不連續型毛細血管，不連續型微血管
discus intervertebralis	椎间盘	椎間盤
dispermic egg	双精受精卵	雙精受精卵
dispermy	双精入卵，双精受精	雙精入卵
dispersed chromatin	分散染色质	分散染色質
dissecting needle	解剖针	解剖針
Disse's space	迪塞间隙	狄氏間隙
dissymmetrical cleavage	双对称卵裂	雙對稱卵裂
distal	远侧[的]	遠側[的]
distal centriole	远侧中心粒	遠側中心粒，後中心粒
distal convoluted tubule	远曲小管	遠曲小管
distal phalanx of finger	远节指骨	遠端指骨
distal phalanx of toe	远节趾骨	遠端趾骨
distal radioulnar joint	桡尺远侧关节	橈尺遠側關節
distal straight tubule	远直小管	遠直小管
distal surface of tooth	牙远中面	牙遠中面，齒遠中面
distal tongue bud	远侧舌芽	遠側舌芽
distal tubule	远侧小管	遠側小管
distributing artery	分配动脉	分配動脈，分佈動脈
distribution artery	分配动脉	分配動脈，分佈動脈
diverticula ampullae	壶腹憩室	壺腹憩室
diverticular part	囊部	囊部
diverticulus ductus deferens	输精管憩室	輸精管憩室
division	分裂	分裂
division cycle	分裂周期	分裂週期
division of brachial plexus	臂丛分支	臂叢分枝
dizygotic twins	双卵双胎，二卵双生，异卵	異卵雙生，二卵雙胎，異卵

英 文 名	大 陆 名	台 湾 名
	双生	雙胎
DNA (=deoxyribonucleic acid)	脱氧核糖核酸	去氧核糖核酸
dominance	显性	顯性
dominant gene	显性基因	顯性基因
donor egg	供卵	捐贈卵
dopaminergic neuron	多巴胺能神经元	多巴胺能神經元，多巴胺性神經元
dorsal	背侧[的]	背側[的]
dorsal accessory olivary nucleus	背侧副橄榄核	背側副橄欖核
dorsal acoustic stria	背侧听纹	背側聽紋
dorsal aorta	背主动脉	背主動脈
dorsal artery of clitoris	阴蒂背动脉	陰蒂背動脈
dorsal artery of foot	足背动脉	足背動脈
dorsal artery of nose	鼻背动脉	鼻背動脈
dorsal artery of penis	阴茎背动脉	陰莖背動脈
dorsal artery of scapula	肩胛背动脉	肩胛背動脈
dorsal blastoporal lip	胚孔背唇	胚孔背唇
dorsal branch	背侧支	背側枝
dorsal branch of corpus callosum	胼胝体背侧支	胼胝體背側枝
dorsal branch of lumbar artery	腰动脉背侧支	腰動脈背側枝
dorsal branch of subcostal artery	肋下动脉背侧支	肋下動脈背側枝
dorsal branch of ulnar nerve	尺神经手背支	尺神經手背枝
dorsal calcaneocuboid ligament	跟骰背侧韧带	跟骰背側韌帶
dorsal carpal branch	腕背支	腕背枝
dorsal carpal rete	腕背网	腕背網
dorsal carpometacarpal ligament	腕掌背侧韧带	腕掌背側韌帶
dorsal cell column	背细胞柱	背細胞柱
dorsal cochlear nucleus	[耳]蜗神经背侧核	耳蝸神經背側核
dorsal column	背柱	背側柱
dorsal cuboideonavicular ligament	骰舟背侧韧带	骰舟背側韌帶
dorsal cuneocuboid ligament	楔骰背侧韧带	楔骰背側韌帶
dorsal cuneonavicular ligament	楔舟背侧韧带	楔舟背側韌帶

英 文 名	大 陆 名	台 湾 名
dorsal digital artery	指背动脉；趾背动脉	指背動脈；趾背動脈
dorsal digital nerve	指背神经	指背神經
dorsal digital nerve of foot	趾背神经	趾背神經
dorsal digital nerve of foot of deep peroneal nerve	腓深神经趾背神经	腓深神經趾背神經
dorsal digital nerve of foot of superficial peroneal nerve	腓浅神经趾背神经	腓淺神經趾背神經
dorsal digital nerve of radial nerve	桡神经指背神经	橈神經指背神經
dorsal digital nerve of ulnar nerve	尺神经指背神经	尺神經指背神經
dorsal digital vein	指背静脉	指背靜脈
dorsal digital vein of foot	趾背静脉	趾背靜脈
dorsal division	背侧股	背側股
dorsal endocardial cushion	背侧心内膜垫	背側心內膜墊
dorsal external arcuate fiber	背外弓状纤维	背側外弓狀纖維
dorsal external arcuate tract	背外弓状束	背側外弓狀徑
dorsal fascia of foot	足背筋膜	足背筋膜
dorsal fascia of hand	手背筋膜	手背筋膜
dorsal fissure	背裂	背裂
dorsal flexure	背曲	背曲
dorsal funiculus	背[侧]索	背側索
dorsal gray column	背灰质柱	背灰質柱
dorsal gray commissure	背灰质连合	背灰質連合
dorsal horn	背角	背側角
dorsal hypothalamic area	下丘脑背侧区	下丘腦背側區
dorsal hypothalamic nucleus	下丘脑背侧核	下丘腦背側核
dorsal hypothalamic region	下丘脑背侧区	下丘腦背側區
dorsal intercarpal ligament	腕骨间背侧韧带	腕骨間背側韌帶
dorsal intercuneiform ligament	楔间背侧韧带	楔間背側韌帶
dorsal intermediate groove	背中间沟	背側中間溝
dorsal intermediate sulcus	背中间沟	背側中間溝
dorsal interosseal muscle	骨间背侧肌	骨間背側肌
dorsal interosseous aponeurosis	骨间背侧腱膜	骨間背側腱膜
dorsal interosseus of foot	足骨间背侧肌	足骨間背側肌
dorsal interosseus of hand	手骨间背侧肌	手骨間背側肌
dorsal invagination	背侧内陷	背側內陷

英 文 名	大 陆 名	台 湾 名
dorsalis pedis artery	足背动脉	足背動脈
dorsal lateral cell column	背外侧细胞柱	背外側細胞柱
dorsal lateral nerve of deep peroneal nerve	腓深神经背外侧神经	腓深神經背外側神經
dorsal lateral nucleus	背外侧核	背外側核
dorsal ligament of tarsus	跗骨背侧韧带	跗骨背側韌帶
dorsal lingual branch	舌背支	舌背枝
dorsal lingual branch of lingual artery	舌动脉舌背支	舌動脈舌背枝
dorsal lingual vein	舌背静脉	舌背靜脈
dorsal lip	背唇	背唇
dorsal longitudinal bundle	背侧纵束	背側縱徑，背長束
dorsal longitudinal column	背侧纵柱	背側縱柱
dorsal longitudinal fasciculus	背侧纵束	背側縱徑，背長束
dorsal medial nerve of second toe of deep peroneal nerve	腓深神经第二趾背内侧神经	腓深神經第二趾背內側神經
dorsal medial nucleus	背内侧核	背內側核
dorsal median groove	背正中沟	背側正中溝
dorsal median line	背正中线	背正中線
dorsal median septum	背正中隔	背側正中隔
dorsal median sulcus	背正中沟	背側正中溝
dorsal mesentery	背系膜	背[腸]繫膜
dorsal mesocardium	心背系膜	背[側]心繫膜
dorsal mesoderm	背中胚层	背中胚層
dorsal mesoduodenum	十二指肠背系膜	背側十二指腸繫膜
dorsal mesogastrium	胃背系膜	胃背繫膜
dorsal metacarpal artery	掌背动脉	掌背動脈
dorsal metacarpal ligament	掌骨背侧韧带	掌骨背側韌帶
dorsal metacarpal vein	掌背静脉	掌背靜脈
dorsal metatarsal artery	跖背动脉	蹠骨背動脈
dorsal metatarsal ligament	跖骨背侧韧带	蹠骨背側韌帶
dorsal metatarsal vein	跖背静脉	蹠骨背靜脈
dorsal nasal artery	鼻背动脉	鼻背動脈
dorsal nerve of clitoris	阴蒂背神经	陰蒂背神經
dorsal nerve of penis	阴茎背神经	陰莖背神經
dorsal nerve of scapula	肩胛背神经	肩胛背神經
dorsal nerve root	背神经根	背神經根
dorsal nucleus	背核	背核

英 文 名	大 陆 名	台 湾 名
dorsal nucleus of trapezoid body	斜方体背侧核	斜方體背側核
dorsal nucleus of vagus nerve	迷走神经背核	迷走神經背側核
dorsal pancreas	背胰	背胰臟
dorsal pancreatic artery	胰背动脉	胰背動脈
dorsal pancreatic bud	背胰芽	背胰芽
dorsal pancreatic duct	背胰管	背胰管
dorsal paramedian nucleus	背正中旁核	背側正中旁核
dorsal part	背侧部	背側部
dorsal part of nucleus of lateral geniculate body	外侧膝状体核背侧部	外側膝狀體核背側部
dorsal part of nucleus of medial geniculate body	内侧膝状体核背侧部	內側膝狀體核背側部
dorsal part of pons	脑桥背侧部	橋腦背側部
dorsal proper fasciculus	背固有束	背側固有徑
dorsal radiocarpal ligament	桡腕背侧韧带	橈腕背側韌帶
dorsal region of foot	足背区	足背區
dorsal root	背根	背側根
dorsal root of spinal nerve	脊神经背根	脊神經背根
dorsal sacrococcygeal muscle	骶尾背侧肌	薦尾背側肌
dorsal sacroiliac ligament	骶髂背侧韧带	薦髂背側韌帶
dorsal scapular artery	肩胛背动脉	肩胛背動脈
dorsal scapular nerve	肩胛背神经	肩胛背神經
dorsal scapular vein	肩胛背静脉	肩胛背靜脈
dorsal spinocerebellar tract	脊髓小脑背侧束	脊髓小腦背側徑
dorsal subcutaneous space	手背侧皮下间隙	背側皮下間隙
dorsal supraoptic commissure	背侧视上连合	視上背側連合
dorsal surface of finger	手指背面	手指背面
dorsal surface of sacrum	骶骨背面	薦骨背面
dorsal surface of toe	足趾背面	足趾背面
dorsal tarsal ligament	跗骨背侧韧带	跗骨背側韌帶
dorsal tarsometatarsal ligament	跗跖背侧韧带	跗蹠背側韌帶
dorsal tegmental nucleus	背侧被盖核	背側被蓋核
dorsal tegmental decussation	被盖背侧交叉	被蓋背側交叉
dorsal thalamus	背侧丘脑	背側丘腦
dorsal tubercle	背侧结节	背側結節
dorsal tubercle of radius	桡骨背侧结节	橈骨背側結節

英　文　名	大　陆　名	台　湾　名
dorsal vagal nucleus	迷走神经背核	迷走神經背側核
dorsal vago-accessory nucleus	背迷走副神经核	背迷走副神經核
dorsal vein	背静脉	背靜脈
dorsal vein of corpus callosum	胼胝体背静脉	胼胝體背靜脈
dorsal vein of tongue	舌背静脉	舌背靜脈
dorsal venous arch of foot	足背静脉弓	足背靜脈弓
dorsal venous network of foot	足背静脉网	足背靜脈網
dorsal venous network of hand	手背静脉网	手背靜脈網
dorsal venous rete of foot	足背静脉网	足背靜脈網
dorsal venous rete of hand	手背静脉网	手背靜脈網
dorsolateral fasciculus	背外侧束	背外側徑
dorsolateral fissure	背外侧裂	背外側裂
dorsolateral groove	背外侧沟	背外側溝
dorsolateral nucleus	背外侧核	背外側核
dorsolateral sulcus	背外侧沟	背外側溝
dorsolateral tract	背外侧束	背外側徑
dorsomedial cell column	背内侧细胞柱	背內側細胞柱
dorsomedial hypothalamic nucleus	下丘脑背内侧核	下丘腦背內側核
dorsomedial nucleus	背内侧核	背內側核
dorsoventral gradient	背腹梯度	背腹梯度
dorsum nasi	鼻背	鼻背
dorsum of foot	足背	足背
dorsum of hand	手背	手背
dorsum of penis	阴茎背	陰莖背
dorsum of tongue	舌背	舌背
dorsum sellae	鞍背	鞍背
double aortic arch	双主动脉弓	雙主動脈弓
double bouquet cell	双刷细胞	雙刷細胞
double fertilization	双受精	雙受精
double gallbladder	双胆囊	雙膽囊
double helix	双螺旋	雙螺旋
double helix model	双螺旋模型	雙螺旋模型
double kidney	重[复]肾，双肾	複腎
double monster	连体畸形	連體畸胎
double penis	双阴茎	雙陰莖

英　文　名	大　陆　名	台　湾　名
double ureter	双输尿管	雙輸尿管
double uterus	双子宫	雙子宮，[重]複子宮
double vagina	双阴道	雙陰道
Douglas' pouch	道格拉斯腔	道格拉斯氏陷凹
down	胎毛	胎毛，初生毛
Down's syndrome	唐氏综合征	唐氏症
downy hair	胎毛	胎毛，初生毛
drumstick	鼓槌	鼓槌
drying method	干燥法	乾燥法
duct	导管	[導]管
ductless gland	无管腺	無管腺
duct of bulbourethral gland	尿道球腺导管	尿道球腺導管
duct of seminal vesicle	精囊管	精囊管
ductuli efferentes testis	睾丸输出小管	睪丸輸出小管
ductulus reuniens	连合小管	連合小管，聯合小管
ductus afferens	输入管	輸入管
ductus arantii	静脉导管	靜脈導管
ductus arteriosus	动脉导管	動脈導管
ductus arteriosus triangle	动脉导管三角	動脈導管三角
ductus cysticus	胆囊管	膽囊管
ductus deferens	输精管	輸精管
ductus pancreaticus	胰管	胰管
ductus pancreaticus accessorius	副胰管，圣托里尼管	副胰管，山多利尼氏管
ductus reuniens	连合管	連合管
ductus semicircularis	半规管	半規管
ductus venosus	静脉导管	靜脈導管
ductus vitellointestinalis	卵黄肠管	卵黃腸管
duodenal ampulla	十二指肠球部	十二指腸球部
duodenal atresia	十二指肠闭锁	十二指腸閉鎖
duodenal branch	十二指肠支	十二指腸枝
duodenal branch of anterior superior pancreaticoduodenal artery	胰十二指肠上前动脉十二指肠支	胰十二指腸上前動脈十二指腸枝
duodenal branch of posterior superior pancreaticoduodenal artery	胰十二指肠上后动脉十二指肠支	胰十二指腸上後動脈十二指腸枝
duodenal bulb	十二指肠球	十二指腸球
duodenal gland	十二指肠腺	十二指腸腺

英　文　名	大　陆　名	台　湾　名
duodenal impression	十二指肠压迹	十二指腸壓跡
duodenal papilla	十二指肠乳头	十二指腸乳頭
duodenal stenosis	十二指肠狭窄	十二指腸狹窄
duodenojejunal flexure	十二指肠空肠曲	十二指腸空腸曲
duodenojejunal fold	十二指肠空肠襞	十二指腸空腸襞
duodenomesocolic fold	十二指肠结肠系膜襞	十二指腸結腸繫膜襞
duodenum	十二指肠	十二指腸
duplication cycle	[细胞]增殖周期	細胞增殖週期
duplication of thumb	复拇指	複拇指
duplication of digestive tract	消化管重复畸形	消化道重複畸形
duplicitas cruciata	并头联胎	併頭聯胎，十字駢胚
dural sheath	硬膜鞘	硬膜鞘
dural terminal filum	硬膜终丝	硬膜終絲
dural venous sinus	硬脑膜静脉窦	硬腦膜靜脈竇
dura mater	硬膜	硬膜
dura mater of brain	硬脑膜	硬腦膜
dura mater of spinal cord	硬脊膜	硬脊膜，脊髓硬膜
dust cell	尘细胞	塵細胞
dwarf embryo	侏儒胚	侏儒胚
dwarfism	侏儒[症]	侏儒症
dwarf spermatozoon	短小精子	短精子
dye	染料	染料
dynamic equilibrium	动态平衡	動態平衡
dynein	动力蛋白	動力蛋白
dysfibrous layer	贫纤维层	貧纖維層
dysgenesis	发育不良	發育不良
dyskeratosis	角化不良	角化不良
dysontogenesis	发育不良	發育不良
dystopia	异位	異位
dystopy	异位	異位
dyszoospermia	生精障碍	生精障礙

E

英　文　名	大　陆　名	台　湾　名
ear	耳	耳
early development	早期发育	早期發育

英 文 名	大 陆 名	台 湾 名
early ectoblastic cavity	外胚层原腔	外胚層原腔
early erythroblast	早幼红细胞,嗜碱性成红[血]细胞	早幼紅細胞，紅血球母細胞
ear wax	耵聍	耵聹，耳臘，耳垢
EC cell (=enterochromaffin cell)	肠嗜铬细胞，EC 细胞	腸嗜鉻細胞，EC 細胞
eccentric implantation	偏心植入	偏心植入
eccrine gland	外分泌腺	外分泌腺
eccrine sweat gland	外泌汗腺，小汗腺	滲泌汗腺，小汗腺
ECL cell (=enterochromaffin-like cell)	肠嗜铬样细胞，类肠嗜铬细胞，ECL 细胞	類腸嗜鉻細胞，ECL 細胞
ectoblast	外胚层	外胚層
ectocanthion	眼外角点	眼外角點
ectoderm	外胚层	外胚層
ectodermal derivative	外胚层衍生物	外胚層衍生物
ectodermal dysplasia	外胚层发育不良	外胚層器官發育異常
ectomalare	上牙槽突最侧点	上齒槽突最側點
ectomesenchyme	外胚间充质	外胚層間質，外胚層間葉
ectomesoderm	外中胚层	外中胚層
ectopia	异位	異位
ectopia cordis	体外心	異位心，體外心
ectopia of urinary bladder	膀胱外翻	膀胱外翻
ectopic adrenal gland	异位肾上腺，肾上腺异位	異位腎上腺
ectopic bone formation	异位骨形成	異位性骨形成
ectopic cecum and appendix	异位盲肠和阑尾	異位性盲腸與闌尾
ectopic implantation	异位植入	異位植入，異位著床
ectopic kidney	异位肾	異位腎
ectopic lung lobe	异位肺叶	異位肺葉
ectopic ossification	异位骨化	異位骨化
ectopic parathyroid gland	异位甲状旁腺	異位副甲狀腺
ectopic pregnancy	异位妊娠，宫外孕	子宮外孕
ectopic suprarenal gland	异位肾上腺，肾上腺异位	異位腎上腺
ectopic testis	异位睾丸	異位睪丸
ectopic thyroid gland	异位甲状腺	異位甲狀腺
ectopic ureter	异位输尿管	異位輸尿管
ectopic ureteral orifice	输尿管[开]口异位	輸尿管開口異位
ectoretina	视网膜外层	視網膜外層

英　文　名	大　陆　名	台　湾　名
ectotrachea	气管外层	氣管外層
Edinger-Westphal nucleus	埃丁格-韦斯特法尔核	艾偉二氏核，EW 核
effector	效应器	作用器
effector cell	效应细胞	效應細胞，作用細胞
effector T cell	效应 T 细胞	效應 T 細胞
efferent arteriole	出球小动脉，出球微动脉	出球小動脈，輸出小動脈， 　輸出微動脈
efferent bipolar	传出双极细胞	傳出雙極細胞
efferent ductule	输出小管	輸出小管
efferent ductule of testis	睾丸输出小管	睪丸輸出小管
efferent fiber	传出纤维	傳出纖維
efferent glomerular arteriole	出球小动脉，出球微动脉	出球小動脈，輸出小動脈， 　輸出微動脈
efferent lymphatics	输出淋巴管	輸出淋巴管
efferent lymphatic vessel	输出淋巴管	輸出淋巴管
efferent nerve fiber	传出神经纤维	傳出神經纖維
efferent neurofiber	传出神经纤维	傳出神經纖維
efferent neuron	传出神经元	傳出神經元
efferent process	传出突	傳出突
egg	卵[子]	卵
egg albumin	卵白蛋白，卵清蛋白	卵白蛋白，卵清蛋白
egg aster	卵星体	卵星體
egg axis	卵轴	卵軸
egg cell	卵细胞	卵細胞
egg cortex	卵皮质	卵皮層，卵表層
egg envelope	卵膜	卵[黄]膜
egg mother cell	卵母细胞	卵母細胞
egg nucleus	卵核	卵核
egg penetration test	精子穿卵试验	精子穿卵試驗
egg plasm	卵质	卵[細胞]質，卵漿
egg white	卵白	卵白
egg white protein	卵白蛋白，卵清蛋白	卵白蛋白，卵清蛋白
eighth cranial nerve	第八对脑神经	第八對腦神經
ejaculation	射精	射精
ejaculatory duct	射精管	射精管
ektokonchion	眶外缘点	眶外緣點
elastase	弹性蛋白酶	彈性蛋白酶

英　文　名	大　陆　名	台　湾　名
elastic artery	弹性动脉	彈性動脈
elastic boundary layer	弹性界层	彈性界層
elastic cartilage	弹性软骨	彈性軟骨
elastic cone	弹性圆锥	彈性圓錐
elastic fiber	弹性纤维	彈性纖維
elastic fibrous tissue	弹性纤维组织	彈性纖維組織
elasticity	弹性	彈性
elastic membrane	弹性膜	彈性膜
elastic network	弹性网	彈性網
elastic tissue	弹性组织	彈性組織
elastin	弹性蛋白	彈性蛋白
elaunin fiber	中期弹性纤维	中期彈性纖維
elbow	肘	肘
elbow joint	肘关节	肘關節
elbow muscle	肘肌	肘肌
electrical synapse	电突触	電突觸
electron-dense	电子致密，高电子密度	電子緻密，高電子密度
electron-lucent	电子透明，低电子密度	電子透明，低電子密度
electron microscope	电[子显微]镜	電子顯微鏡
electron microscopy (EM)	电子显微镜术	電子顯微鏡術
electron probe microanalyzer	电子探针显微分析仪	電子探針顯微分析儀
electron staining	电子染色	電子染色法
electrophoresis	电泳	電泳
electrotaxis	趋电性	趨電性
eleidin	角母蛋白	角母蛋白，角母素
elementary tissue	基本组织	基本組織
eleventh cranial nerve	第十一对脑神经	第十一對腦神經
ellipsoid	椭圆体；椭球	橢圓體；橢球
ellipsoidal joint	椭圆关节	橢圓關節
elliptical recess	椭圆囊隐窝	橢圓囊隱窩
elliptic recess	椭圆囊隐窝	橢圓囊隱窩
EM (=electron microscopy)	电子显微镜术	電子顯微鏡術
embedding	包埋	包埋
embedding method	包埋法	包埋法
embolic invagination	内褶式内陷	內褶式內陷
emboliform nucleus	栓状核	栓狀核
emboly	内陷	內陷

英　文　名	大　陆　名	台　湾　名
embryo	胚[胎]	胚[胎]
embryo bank	胚胎库	胚胎庫
embryoblast pole	成胚极	成胚極
embryo culture	胚胎培养	胚胎培養
embryo engineering	胚胎工程	胚胎工程
embryo extract	胚胎萃取液	胚胎萃取液
embryo fibroblast	胚胎成纤维细胞	胚胎成纖維細胞
embryogenesis	胚胎发生	胚胎發生
embryogeny	胚胎发生	胚胎發生
embryoid body	类胚体，拟胚体	類胚體
embryology	胚胎学	胚胎學
embryoma	胚胎瘤	胚組織瘤
embryonal erythroblast	胚性成红细胞	胚性成紅血細胞
embryonal tumor	胚胎瘤	胚組織瘤
embryonic age	胚[胎]龄	胚胎齡
embryonic area	胚区	胚區
embryonic center	胚中心	胚中心
embryonic connective tissue	胚性结缔组织	胚性結締組織
embryonic development	胚胎发育	胚胎發育
embryonic diapause	胚胎滞育	胚胎滯育
embryonic disc	胚盘	胚盤
embryonic ectoderm	原始外胚层	原始外胚層
embryonic endoderm	原始内胚层	原始内胚層
embryonic epithelium	胚上皮	胚上皮
embryonic field	胚胎场	胚胎場
embryonic induction	胚胎诱导	胚胎誘導
embryonic knob	胚结	胚結
embryonic membrane	胚膜	胚膜
embryonic period	胚期	胚期
embryonic phase	胚期	胚期
embryonic plate	胚板	胚板
embryonic pole	胚极	胚極
embryonic primodium	胚胎原基	胚胎原基
embryonic stem cell (ES cell)	胚胎干细胞	胚胎幹細胞
embryonic tissue	胚性组织	胚性組織
embryo splitting	胚胎分割	胚胎分割
embryo transfer (ET)	胚胎移植	胚胎移植

英　文　名	大　陆　名	台　湾　名
embryotrophy	胚胎营养	胚胎營養
eminence of auricular concha	耳甲隆起	耳甲隆起
eminence of concha	耳甲隆起	耳甲隆起
eminence of scapha	耳舟隆起	耳舟隆起
eminence of triangular fossa	耳三角窝隆起	耳三角窩隆起
eminentia concha	耳甲隆起	耳甲隆起
eminentia fossae triangularis	耳三角窝隆起	耳三角窩隆起
eminentia scaphae	耳舟隆起	耳舟隆起
emissary foramen	蝶骨导静脉孔	蝶骨導靜脈孔
emissary sphenoidal foramen	蝶骨导静脉孔	蝶骨導靜脈孔
emissary vein	导静脉	導靜脈
enamel	[牙]釉质	釉質，琺瑯質
enamel cap	釉冠	釉冠
enamel cell	釉细胞	釉細胞
enamel cement	釉骨质	釉骨質
enamel cord	釉索	釉索
enamel cuticle	釉小皮，釉质外皮	釉質外皮
enamel germ	釉胚	釉胚
enamel hypoplasia	釉质发育不全	釉質發育不全，釉質發育不良
enamel lamella	釉板	釉板
enamel organ	造釉器	造釉器
enamel pearl	釉质珠	釉質珠
enamel prism	釉柱	釉[稜]柱
enamel reticulum	釉网	釉網
enamel rod	釉柱	釉[稜]柱
enamelum	[牙]釉质	釉質，琺瑯質
encapsulated nerve ending	有被囊神经末梢	被膜神經末梢，被囊神經終梢
encapsulated sensory nerve ending	有被囊感觉神经末梢	被膜感覺神經末梢
encasement theory	套装论，预成论	預成論，套裝説
encephalic nerve	脑神经	腦神經，顱神經
encephalic neuromere	脑原节	腦原節
encephalocoele	脑室	大腦腦室
encephalon	脑	腦
endadelphos	胎内寄生胎	胎内寄生胎
endbrain	端脑	端腦，終腦，末腦

英　文　名	大　陆　名	台　湾　名
end-brush	终树突	終樹突，刷狀終末
end bulb	终球	終球
end capsule	终囊	終囊
end cell	终末细胞	終末細胞
end foot	终足	終足
endobasion	颅底点	顱底點
endoblast	内胚层	內胚層
endocanthion	眼内角点	眼內角點
endocapillary layer	毛细血管内层	毛細血管內層
endocardial cushion	心内膜垫	心內膜墊
endocardium	心内膜	心內膜
endocervix	宫颈内膜	子宮頸內膜
endochondral growth	软骨内生长	軟骨內生長
endochondral ossification	软骨内成骨	軟骨內成骨，軟骨內骨生成，軟骨內骨化
endocoelom	胚内体腔	胚內體腔
endocrine	内分泌	內分泌
endocrine cell	内分泌细胞	內分泌細胞
endocrine gland	内分泌腺	內分泌腺
endocrine transducer	内分泌转换器	內分泌轉換器
endocrinology	内分泌学	內分泌學
endocytosis	胞吞[作用]，内吞[作用]	胞內吞噬，內吞作用
endoderm	内胚层	內胚層
endoepithelial gland	上皮内腺	上皮內腺
endogenous pigment	内生色素，内源性色素	內生色素
endolymph	内淋巴	內淋巴
endolymphatic sac	内淋巴囊	內淋巴囊
endolymphatic duct	内淋巴管	內淋巴管
endolymphatic formation	内淋巴形成	內淋巴形成，內淋巴組成
endomalare	上牙槽最内点	上齒槽最內點
endomeninx	内脑脊膜	內腦脊髓膜
endomesoderm	内中胚层	內中胚層
endomesoderm cell	内中胚层细胞	內中胚層細胞
endometrial stroma	子宫内膜基质	子宮內膜基質
endometrium	子宫内膜	子宮內膜
endomixis	内融合	內融合
endomysium	肌内膜	肌內膜

英 文 名	大 陆 名	台 湾 名
endoneural sheath	神经内膜鞘	神經內膜鞘
endoneurium	神经内膜	神經內膜
endoplasm	内质	内質
endoplasmic region	内质区	内質區
endoplasmic reticulum (ER)	内质网	内質網
endoplasmocrine	内质分泌	内質分泌
endosteal lamella	骨内板	骨内板
endosteal layer	骨内层	骨内層
endosteum	骨内膜	骨内膜
endothelial cell	内皮细胞	内皮細胞
endothelial tissue	内皮组织	内皮組織
endothelial tube	内皮管	内皮管
endothelin (ET)	内皮素	内皮素
endothelium	内皮	内皮
endothoracic fascia	胸内筋膜	胸内筋膜
end piece	[精子尾]末段	終段
end plate	终板	終板
end ring	终环	終環
enteraden	肠腺	腸腺
enteric canal	肠管	腸管
enteric plexus	肠丛	腸叢
enteroblast	成肠细胞	成腸細胞
enterochromaffin cell (EC cell)	肠嗜铬细胞，EC 细胞	腸嗜鉻細胞，EC 細胞
enterochromaffin-like cell (ECL cell)	肠嗜铬样细胞，类肠嗜铬细胞，ECL 细胞	類腸嗜鉻細胞，ECL 細胞
enteroendocrine cell	肠内分泌细胞	腸内分泌細胞
enterogastrone	肠抑胃素	腸抑胃素
enterokinase	肠激酶	腸激酶
entoderm	内胚层	内胚層
entomesenchyme	内胚层间质	内胚層間質，内胚層間葉
entomesoderm	内中胚层	内中胚層
entopeduncular nucleus	脚内核	腳内核
entoplasm	内质	内質
entorhinal area	内嗅区	内嗅區
environmental teratogen	环境致畸因子，环境致畸原	環境緻畸因子，環境畸形誘發因子
eosin	伊红，曙红	伊红

英　文　名	大　陆　名	台　湾　名
eosin body	伊红小体	伊红小體
eosinopenia	嗜酸性粒细胞减少症	嗜酸性白血球减少症
eosinophil	嗜酸性粒细胞	嗜酸性粒細胞, 嗜酸性顆粒球
eosinophil chemotactic factor	嗜酸性粒细胞趋化因子	嗜酸性白血球趨化因子
eosinophilia	嗜酸性粒细胞增多症	嗜酸性白血球增多症
eosinophilic cell	嗜酸性细胞	嗜酸[性]細胞
eosinophilic granule	嗜酸性颗粒	嗜酸性顆粒
eosinophilic granulocyte	嗜酸性粒细胞	嗜酸性粒細胞, 嗜酸性顆粒球
eosinophilic granulocyte band form	嗜酸性杆状核粒细胞	嗜酸性桿狀核粒細胞, 嗜酸性帶狀核顆粒球
eosinophilic granulocyte segmented form	嗜酸性分叶核粒细胞	嗜酸性分葉核粒細胞, 嗜酸性分葉核顆粒球
eosinophilic metamyelocyte	嗜酸性晚幼粒细胞	嗜酸性後髓細胞, 嗜酸性晚幼粒細胞
eosinophilic myelocyte	嗜酸性中幼粒细胞	嗜酸性髓細胞, 嗜酸性中幼粒細胞
eosinophilic promyelocyte	嗜酸性早幼粒细胞	嗜酸性前髓細胞, 嗜酸性早幼粒細胞
eosinophilic staining	嗜伊红染色	嗜伊红染色
ependyma	室管膜	室管膜
ependymal cell	室管膜细胞	室管膜細胞
ependymal epithelium	室管膜上皮	室管膜上皮
ependymal fiber	室管膜纤维	室管膜纖維
ependymal layer	室管膜层	室管膜層
ependymal roof	室管膜顶盖	室管膜頂蓋
ependymal spongioblast	室管膜成胶质细胞	室管膜成膠質細胞
ependymal thread	室管膜纤维	室管膜纖維
ependymoblast	室管膜胚细胞	室管膜胚細胞
ependymocyte	室管膜细胞	室管膜細胞
ephippium	蝶鞍	蝶鞍
epiaxial muscle	轴上肌	軸上肌
epiblast	上胚层	外胚層, 上胚層
epibolic gastrula	外包原肠胚	外包原腸胚
epibolic gastrulation	外包原肠胚形成	外包原腸[胚]形成
epibolic invagination	外包式内陷	外包式内陷
epiboly	外包	外包

英　文　名	大　陆　名	台　湾　名
epibranchial placode	鳃上基板	鰓上基板
epicardial ridge	心上嵴	心上嵴
epicardium	心外膜	心外膜
epichorion	包蜕膜	包蜕膜
epicranial aponeurosis	颅顶腱膜	顱頂腱膜
epicranius	颅顶肌	顱頂肌
epidermal melanin unit	表皮黑[色]素单位	表皮黑色素單位
epidermal ridge	表皮嵴	表皮嵴
epidermic hair follicle	表皮毛囊	表皮毛囊
epidermis	表皮	表皮
epididymal branch	附睾支	附睾枝
epididymal duct	附睾管	附睾管，副睾管
epididymidis	附睾	附睾，副睾
epididymis	附睾	附睾，副睾
epidural cavity	硬膜外隙，硬膜外腔	硬膜外隙，硬膜外腔
epidural space	硬膜外隙，硬膜外腔	硬膜外隙，硬膜外腔
epigastric fossa	腹上窝	上腹窩
epigastric region	腹上区	上腹區
epigastrium	上腹部	上腹部
epigenesis	后成论，渐成论	後成説，漸成説
epigenesis theory	后成论，渐成论	後成説，漸成説
epiglottic cartilage	会厌软骨	會厭軟骨
epiglottic tubercle	会厌结节	會厭結節
epiglottic vallecula	会厌谷	會厭谿
epiglottis	会厌	會厭
epilabrum	上唇	上唇
epimysium	肌外膜	肌外膜，外肌束膜
epinephrine	肾上腺素	腎上腺素
epineurium	神经外膜	神經外膜
epiphyseal cartilage	骺软骨	[骨]骺軟骨
epiphyseal line	骺线	骺線
epiphyseal ossification center	骨骺骨化中心	骨骺骨化中心
epiphyseal plate	骺板	[骨]骺板
epiphyseal synchondrosis	骨骺软骨结合	骨骺軟骨結合
epiphysial cartilage	骺软骨	[骨]骺軟骨
epiphysial line	骺线	骺線
epiphysial plate	骺板	[骨]骺板

英　文　名	大　陆　名	台　湾　名
epiphysis	[骨]骺	骺
epiploic appendix	肠脂垂	腸脂垂
epiploic branch	网膜支	網膜枝
epiploic branch of left gastroepiploic artery	胃网膜左动脉网膜支	胃網膜左動脈網膜枝，左胃網膜動脈網膜枝
epiploic branch of right gastroepiploic artery	胃网膜右动脉网膜支	胃網膜右動脈網膜枝，右胃網膜動脈網膜枝
epiploic foramen	网膜孔，温斯洛孔	網膜孔
epiploon	网膜	網膜
epipteric bone	翼上骨	翼上骨
episcleral artery	巩膜外动脉	鞏膜外動脈
episcleral layer	巩膜外层	鞏膜外層
episcleral space	巩膜外隙	鞏膜外隙
episcleral tissue	巩膜外组织	鞏膜上組織
episcleral vein	巩膜外静脉	鞏膜外靜脈
episclerotic layer	巩膜外层	鞏膜外層
episomite	上体节，背体节	上體節，背體節
epispadias	尿道上裂	尿道上裂
epitendineum	腱外膜	腱外膜
epithalamic vein	上丘脑静脉	上丘腦靜脈
epithalamic commissure	上丘脑连合	上丘腦連合
epithalamus	上丘脑	上丘腦
epithelial cell	上皮细胞	上皮細胞
epithelial cord	上皮索	上皮索
epithelial gland	上皮腺	上皮腺
epithelial layer	上皮层	上皮層
epithelial reticular cell	上皮性网状细胞	上皮性網狀細胞
epithelial root sheath	上皮根鞘	上皮根鞘
epithelial sprout	上皮芽	上皮芽
epithelial surface	上皮面	上皮面
epithelial tissue	上皮[组织]	上皮[組織]
epitheliofibril	上皮原纤维	上皮原纖維
epithelioid body	上皮样体	上皮樣體
epithelioid cell	上皮样细胞	上皮樣細胞
epithelioid gland	上皮样腺	上皮樣腺
epithelium	上皮[组织]	上皮[組織]
epithelium mucosae	黏膜上皮	黏膜上皮

英　文　名	大　陆　名	台　湾　名
epithelium of lens	晶状体上皮	晶狀體上皮
epitheloid cell	上皮样细胞	上皮樣細胞
epitympanic recess	鼓室上隐窝	鼓室上隱窩
eponychium	甲上皮	甲上皮，指甲外皮
epoophoron	卵巢冠，旁卵巢	卵巢冠，副卵巢，附卵巢
epoxide resin	环氧树脂	環氧樹脂
epoxy resin	环氧树脂	環氧樹脂
equal cleavage	均等卵裂	均等卵裂
equator	赤道	赤道
equatorial segment	赤道段	赤道段
equator lentis	晶状体赤道	晶狀體赤道
equator of egg	卵赤道	卵赤道
equator of eyeball	眼球赤道，中纬线	眼球赤道
equator of lens	晶状体赤道	晶狀體赤道
equator plane	赤道面	赤道面
equator plate	赤道板	赤道板
equator region	赤道区	赤道區
equator zone	赤道带	赤道帶
equilibratory sensation	平衡觉，静位觉	平衡覺
ER (=endoplasmic reticulum)	内质网	內質網
erectile tissue	勃起组织	勃起組織
erection	勃起	勃起
erector spinae	竖脊肌	豎脊肌
erector spinae aponeurosis	竖脊肌腱膜	豎脊肌腱膜
ergamine	组胺	組胺
eruption	出牙	出牙
erythroblast	成红细胞，幼红细胞	紅血球母細胞，成紅血球細胞
erythroblastic islet	幼红细胞岛	紅血球母細胞島，幼紅細胞島
erythrocyte	红细胞	紅細胞，紅血球
erythrocyte aggregation	红细胞叠积，红细胞叠连	紅血球凝集，紅血球串聯形成
erythrocyte chimera	红细胞嵌合体	紅血球嵌合體
erythrocyte progenitor cell	红系造血祖细胞	紅血球前驅細胞，紅血球造血祖細胞
erythrocyte rouleaux formation	红细胞叠积，红细胞叠连	紅血球凝集，紅血球串聯形成

英　文　名	大　陆　名	台　湾　名
erythrocyte umbra	红细胞影	紅血球影
erythrocytic colony-forming unit (CFU-E)	红细胞集落生成单位	紅血球群體生成單位
erythrocytolysin	溶血素，红细胞溶解素	溶血素
erythrocytolysis	溶血[作用]	溶血[作用]，溶血[反應]
erythrocytometer	红细胞计数器	紅血球計數器
erythrogenin	红细胞生成素	[促]紅血球生成素
erythrophagocytosis	噬红细胞作用	噬紅血球作用
erythroplastid	无核红细胞	無核紅血球
erythropoiesis	红细胞发生	紅血球生成
erythropoietin	红细胞生成素	[促]紅血球生成素
erythropsin	视红质	視紅質，視紫質
erythropyknosis	红细胞皱缩	紅血球皺縮
erythrorrhexis	红细胞破裂	紅血球破裂
ES cell (=embryonic stem cell)	胚胎干细胞	胚胎幹細胞
esophageal hiatal hernia	食管裂孔疝	食道裂孔疝
esophageal aperture	食管裂孔	食道裂孔
esophageal atresia	食管闭锁	食道閉鎖
esophageal branch	食管支	食道枝
esophageal branch of left gastric artery	胃左动脉食管支	胃左動脈食道枝
esophageal branch of vagus nerve	迷走神经食管支	迷走神經食道枝
esophageal cardiac gland	食管贲门腺	食道賁門腺
esophageal gland	食管腺	食道腺
esophageal hiatus	食管裂孔	食道裂孔
esophageal hiatus of diaphragm	膈肌食管裂孔	膈肌食道裂孔
esophageal impression	食管压迹	食道壓跡
esophageal opening	食管裂孔	食道裂孔
esophageal plexus	食管丛	食道叢
esophageal plexus of vagus nerve	迷走神经食管丛	迷走神經食道叢
esophageal stenosis	食管狭窄	食道狹窄
esophageal vein	食管静脉	食道靜脈
esophagoblast	成食管细胞	成食道細胞
esophagostenosis	食管狭窄	食道狹窄
esophagotracheal fistula	食管气管瘘	食道氣管瘺[管]，氣管食道瘺

英 文 名	大 陆 名	台 湾 名
		[管]
esophagotracheal septum	食管气管隔	食道氣管隔，氣管食道隔
esophagus	食管	食道
esophagus hiatus hernia	食管裂孔疝	食道裂孔疝
estradiol	雌二醇	雌二醇
estrin	雌激素	雌激素
estriol	雌三醇	雌三醇
estrogen	雌激素	雌激素
estrone	雌酮	雌酮
estrus cycle	动情周期	動情週期
ET (=endothelin; embryo transfer)	内皮素；胚胎移植	内皮素；胚胎移植
ethmoid	筛骨	篩骨
ethmoidal bulla	筛泡	篩泡
ethmoidal cell	筛小房	篩小房
ethmoidal cellule	筛小房	篩小房
ethmoidal crest	筛嵴	篩嵴
ethmoidal crest of palatine bone	腭骨筛嵴	腭骨篩嵴
ethmoidal foramen	筛孔	篩孔
ethmoidal groove	筛沟	篩溝
ethmoidal incisure	筛切迹	篩切跡
ethmoidal infundibulum	筛漏斗	篩漏斗
ethmoidal labyrinth	筛骨迷路	篩骨迷路
ethmoidal notch	筛切迹	篩切跡
ethmoidal process	筛突	篩突
ethmoidal sinus	筛窦	篩竇
ethmoidal sulcus	筛沟	篩溝
ethmoidal vein	筛静脉	篩靜脈
ethmoid bone	筛骨	篩骨
ethmoidolacrimal suture	筛泪缝	篩淚縫
ethmoidomaxillary suture	筛上颌缝	篩上頜縫
ethmoid plate	筛板	篩板
ethyl green	乙基绿，亮绿	乙基綠
eucaryote	真核生物	真核生物
euchromatin	常染色质	真染色質，正染色質
eugenics	优生学	優生學
eukaryocyte	真核细胞	真核細胞

英　文　名	大　陆　名	台　湾　名
eukaryote	真核生物	真核生物
eukaryotic cell	真核细胞	真核細胞
euryon	颅侧点	顱側點
Eustachian tube	咽鼓管，耳咽管，欧氏管	耳咽管，聽咽管，歐氏管
eventration of diaphragm	膈膨升，膈肌膨出	膈膨出，腹臟突出
evocation	诱发	誘發，喚起
evolutionary embryology	进化胚胎学	進化胚胎學
evolutionism	进化论，演化论	進化論，演化論
excavation of optic disc	视盘陷凹	視盤陷凹
excitation contraction coupling	兴奋收缩耦联	興奮收縮耦合
excitatory synapse	兴奋性突触	興奮性突觸
excretion	排泄	排泄
excretory duct of seminal gland	精囊腺排泄管	精囊腺排泄管
excretory ductule	排泄小管	排泄小管
excretory ductule of lacrimal gland	泪腺排泄小管	淚腺排泄小管
excretory organ	排泄器官	排泄器官
excretory system	排泄系统	排泄系統
exencephaly	露脑[畸形]	露腦畸形
exfoliative cytology	脱落细胞学	脱落細胞學
EXN cell (=extraembryonic endoderm stem cell)	胚外内胚层干细胞	胚外內胚層幹細胞
exocoelom	胚外体腔	胚外體腔
exocoelomic cyst	外体腔囊	外體腔囊
exocoelomic membrane	外体腔膜	外體腔膜
exocoelomic vesicle	外体腔泡	外體腔泡
exocrine cell	外分泌细胞	外分泌細胞
exocrine gland	外分泌腺	外分泌腺
exocrine portion	外分泌部	外分泌部
exocytosis	胞吐[作用]，外排[作用]	胞吐作用
exocytosis secretion	胞吐分泌	胞吐分泌
exoepithelial gland	上皮外腺	上皮外腺
exomeninx	外脑脊膜	外腦脊髓膜
exomphalos	脐疝	臍疝
experimental embryology	实验胚胎学	實驗胚胎學
experimental morphology	实验形态学	實驗形態學

英 文 名	大 陆 名	台 湾 名
experimental polyspermy	实验多精受精	實驗多精受精
explantation	外植	外植
exstrophy of bladder	膀胱外翻	膀胱外翻
extensor	伸肌	伸肌
extensor carpi radialis brevis	桡侧腕短伸肌	橈側腕短伸肌
extensor carpi radialis longus	桡侧腕长伸肌	橈側腕長伸肌
extensor carpi ulnaris	尺侧腕伸肌	尺側腕伸肌，尺側伸腕肌
extensor digiti minimi	小指伸肌	小指伸肌
extensor digitorum	指伸肌	指伸肌
extensor digitorum brevis	趾短伸肌	趾短伸肌
extensor digitorum longus	趾长伸肌	趾長伸肌
extensor hallucis brevis	姆短伸肌	拇趾短伸肌
extensor hallucis longus	姆长伸肌	拇趾長伸肌
extensor indicis	示指伸肌	示指伸肌，伸食指肌
extensor muscle	伸肌	伸肌
extensor pollicis brevis	拇短伸肌	拇指短伸肌
extensor pollicis longus	拇长伸肌	拇指長伸肌
extensor retinaculum	伸肌支持带	伸肌支持帶
external	外[的]	外[的]
external band of Baillarger	巴亚热外带	拜勞格氏外帶
external acoustic pore	外耳门	外耳門
external acoustic meatus	外耳道	外耳道，外聽道
external anal sphincter	肛门外括约肌	肛門外括約肌
external aperture of aqueduct of cochlea	蜗水管外口	耳蝸導水管外口
external aperture of aqueduct of vestibule	前庭水管外口	前庭導水管外口
external aperture of cochlear aqueduct	蜗水管外口	耳蝸導水管外口
external aperture of cochlear canaliculus	蜗小管外口	[耳]蝸小管外口
external aperture of vestibular aqueduct	前庭水管外口	前庭導水管外口
external artery of nose	鼻外动脉	鼻外動脈
external auditory canal	外耳道	外耳道，外聽道
external axis of eye	眼外轴	眼外軸
external axis of eyeball	眼球外轴	眼球外軸
external branch	外支	外枝
external branch of superior	喉上神经外支	喉上神經外枝

英　文　名	大　陆　名	台　湾　名
laryngeal nerve		
external capsule	外囊	外囊
external carotid artery	颈外动脉	頸外動脈
external carotid nerve	颈外动脉神经	頸外動脈神經
external carotid nerve plexus	颈外动脉神经丛	頸外動脈神經叢
external carotid plexus	颈外动脉丛	頸外動脈叢
external circumferential lamella	外环骨板	外環骨板
external ear	外耳	外耳
external elastic membrane	外弹性膜	外彈性膜
external enamel epithelium	外釉上皮	外釉上皮
external fertilization	体外受精	體外受精
external genitalia	外生殖器	外生殖器
external genitalia of female	女性外生殖器	女性外生殖器
external genitalia of male	男性外生殖器	男性外生殖器
external genital organ	外生殖器	外生殖器
external genital organ of female	女性外生殖器	女性外生殖器
external genital organ of male	男性外生殖器	男性外生殖器
external glial limiting membrane	神经胶质外界膜	神經膠質外界膜
external granular layer	外颗粒层	外顆粒層
external granular layer of neocortex	新皮质外颗粒层	新皮質外顆粒層
external iliac artery	髂外动脉	髂外動脈
external iliac lymph node	髂外淋巴结	髂外淋巴結
external iliac vein	髂外静脉	髂外靜脈
external intercostal membrane	肋间外膜	肋間外膜
external intercostal muscle	肋间外肌	肋間外肌，外肋間肌
external jugular vein	颈外静脉	頸外靜脈
external lamina	外板	外板
external limiting layer	外界层	外界層
external limiting membrane	外界膜	外界膜
external medullary lamina of thalamus	丘脑外髓板	丘腦外髓板
external nasal artery	鼻外动脉	鼻外動脈
external nasal branch	鼻外支	鼻外枝
external nasal branch of anterior ethmoidal nerve	筛前神经鼻外支	篩前神經鼻外枝

英 文 名	大 陆 名	台 湾 名
external nasal branch of infraorbital nerve	眶下神经鼻外支	眶下神經鼻外枝
external nasal nerve	鼻外神经	鼻外神經
external nasal vein	鼻外静脉	鼻外靜脈
external nose	外鼻	外鼻
external oblique muscle	外斜肌	外斜肌
external oblique muscle of abdomen	腹外斜肌	腹外斜肌
external obturator muscle	闭孔外肌	閉孔外肌
external occipital crest	枕外嵴	枕外嵴
external occipital protuberance	枕外隆凸	枕外隆凸
external opening of carotid canal	颈动脉管外口	頸動脈管外口
external orifice of female urethra	女性尿道外口	女性尿道外口
external orifice of male urethra	男性尿道外口	男性尿道外口
external orifice of urethra	尿道外口	尿道外口
external os of uterus	子宫外口	子宫外口
external palatine vein	腭外静脉	腭外靜脈
external plate	外板	外板
external pudendal artery	阴部外动脉	陰部外動脈
external pudendal vein	阴部外静脉	陰部外靜脈
external pyramidal layer	外锥体[细胞]层	外錐體[細胞]層
external pyramidal layer of neocortex	新皮质外锥体[细胞]层	新皮質外錐體[細胞]層
external rectal venous plexus	直肠外静脉丛	直腸外靜脈叢，外直腸靜脈叢
external reproductive organ	外生殖器	外生殖器
external respiration	外呼吸	外呼吸
external root sheath	外[毛]根鞘	外根鞘
external scleral sulcus	外巩膜沟	外鞏膜溝
external secreting gland	外分泌腺	外分泌腺
external secretion	外分泌	外分泌
external sex organ	外性器官	外性器官
external spermatic fascia	精索外筋膜	精索外筋膜
external sphincter muscle of anus	肛门外括约肌	肛門外括約肌
external spiral sulcus	外螺旋沟	外螺旋溝

英　文　名	大　陆　名	台　湾　名
external surface	外面	外面
external surface of base of skull	颅底外面	顱底外面
external surface of cranial base	颅底外面	顱底外面
external surface of parietal bone	顶骨外[侧]面	頂骨外面
external terminal filum	外终丝	外終絲
external urethral orifice	尿道外口	尿道外口
external wall of cochlear duct	蜗管外壁	耳蝸管外壁
external yolk sac	外卵黄囊	外卵黄囊
exteroceptor	外感受器	外感受器
extracapsular ligament	囊外韧带	囊外韌帶
extracellular digestion	细胞外消化	胞外消化
extracellular enzyme	细胞外酶	胞外酶，胞外酵素
extracellular fluid	细胞外液	細胞外液
extracellular matrix	细胞外基质	細胞外基質
extracellular matrix receptor	细胞外基质受体	細胞外基質受體
extracellular network	细胞外网	胞外網
extracellular space	细胞外间隙	胞外間隙
extrachondral plexus	软骨外丛	軟骨外叢
extradural space	硬膜外隙，硬膜外腔	硬膜外隙，硬膜外腔
extraembryonic circulation	胚外循环	胚外循環
extraembryonic coelom	胚外体腔	胚外體腔
extraembryonic ectoderm	胚外外胚层	胚外外胚層
extraembryonic endoderm	胚外内胚层	胚外內胚層
cxtraembryonic endoderm stem cell (EXN cell)	胚外内胚层干细胞	胚外內胚層幹細胞
extraembryonic mesoderm	胚外中胚层	胚外中胚層
extraembryonic somatic mesoderm	胚外体壁中胚层	胚外體壁中胚層
extraembryonic somatopleuric mesoderm	胚外体壁中胚层	胚外體壁中胚層
extraembryonic splanchnic mesoderm	胚外脏壁中胚层	胚外臟壁中胚層
extraembryonic splanchnopleuric mesoderm	胚外脏壁中胚层	胚外臟壁中胚層
extraembryonic vessel	胚外血管	胚外血管
extrafollicular zone	小结外区	小結外區

英　文　名	大　陆　名	台　湾　名
extrafusal fiber	梭外肌纤维	肌梭外纖維
extrafusal muscle fiber	梭外肌纤维	肌梭外纖維
extraglomerular mesangial cell	球外系膜细胞	腎小球外繫膜細胞，腎絲球外繫膜細胞，外腎小球膜細胞
extraglomerular mesangium	球外系膜	腎小球外繫膜，腎絲球外繫膜
extramedullary hemopoiesis	髓外造血	骨髓外造血
extramucosal gland	黏膜外腺	黏膜外腺
extraocular muscle	眼[球]外肌	眼[球]外肌
extraperitoneal fascia	腹膜外筋膜	腹膜外筋膜
extraperitoneal organ	腹膜外器官	腹膜外器官
extraperitoneal pelvic fascia	腹膜外盆筋膜	腹膜外盆筋膜
extraperitoneal space	腹膜外间隙	腹膜外隙
extrapyramidal system	锥体外系	錐體外系
extrauterine pregnancy	异位妊娠，宫外孕	子宮外孕
extravascular fluid pathway	血管外液道	血管外液道
extravascular hemopoiesis	血管外造血	血管外造血
extreme capsule	最外囊	最外囊
extrophy of bladder	膀胱外翻	膀胱外翻
eye	眼	眼
eyeball	眼球	眼球
eyebrow	眉毛	眉毛
eye bud	眼芽	眼芽
eye chamber	眼房	眼房
eyelash	睫毛	睫毛
eyelid	眼睑	眼瞼
eye motor area of frontal lobe	额叶眼运动区	額葉眼運動區
eyepiece micrometer	目镜测微尺	目鏡測微器，接目測微尺
eye stalk	眼柄，眼蒂	眼柄，眼蒂

F

英　文　名	大　陆　名	台　湾　名
face	面	[顏]面
facial artery	面动脉	[顏]面動脈
facial canal	面神经管	[顏]面神經管
facial cleft	面裂	[顏]面裂

英　文　名	大　陆　名	台　湾　名
facial colliculus	面神经丘	[顏]面神經丘
facial cranium	面颅	面顱
facial ganglion	面神经节	[顏]面神經節
facial lymph node	面淋巴结	[顏]面淋巴結
facial muscle	面肌	[顏]面肌
facial nerve	面神经	[顏]面神經
facial nerve area	面神经区	[顏]面神經區
facial nucleus	面神经核	[顏]面神經核
facial transverse vein	面横静脉	面橫靜脈
facial vein	面静脉	[顏]面靜脈
FACS (=fluorescence-activated cell sorting)	荧光激活细胞分选法	螢光激活細胞分選法，螢光活化細胞分離法
F-actin (=filamentous actin)	纤维状肌动蛋白，纤丝状肌动蛋白	纖絲狀肌動蛋白，絲狀纖維激動蛋白
falciform ligament of liver	肝镰状韧带	肝鐮狀韌帶
falciform margin	镰状缘	鐮狀緣
falciform process	镰状突	鐮狀突
Fallopian tube	输卵管	輸卵管
false hermaphroditism	假两性畸形，假双性人	偽雙性人，假陰陽症，偽兩性畸形
false rib	假肋	假肋
false vocal cord	假声带	偽聲帶，假聲帶
falx of cerebellum	小脑镰	小腦鐮
falx of cerebrum	大脑镰	大腦鐮
falx of septum	隔镰	隔鐮
fascia	筋膜	筋膜
fascia bulbi	眼球筋膜	眼球筋膜
fascia lata	阔筋膜	闊筋膜
fascial sheath of eyeball	眼球筋膜	眼球筋膜
fascia of adductor pollicis	拇收肌筋膜	拇[內]收肌筋膜
fascia of clitoris	阴蒂筋膜	陰蒂筋膜
fascia of prostate	前列腺筋膜	前列腺筋膜
fascia penis profunda	阴茎深筋膜	陰莖深筋膜
fascia sheath of hand bone	手骨筋膜鞘	手骨筋膜鞘
fascia superficialis	阴茎浅筋膜	陰莖淺筋膜
fasciculus	束	束，徑
fasciculus retroflexus	后屈束	後屈束，後屈徑

英 文 名	大 陆 名	台 湾 名
fasciculus atrioventricularis	房室束	房室束，房室徑
fasciculus cuneatus	楔束	楔狀束，楔狀徑
fasciculus gracilis	薄束	薄束
fasciculus of connective tissue	结缔组织束	結締組織束
fasciculus of Lissauer	李骚束	李騷氏束，Lissauer 氏纖維徑
fasciculus of thalamus	丘脑束	丘腦束，丘腦徑
fasciolar gyrus	束状回	束狀回
fast anterograde axonal transport	快速顺向轴突运输	快速順向軸突運輸
fast axonal transport	快速轴突运输	快速軸突運輸
fastigial nucleus	顶核	頂核
fastigiobulbar tract	顶核桥延束	頂核橋延徑
fastigiospinal tract	顶核脊髓束	頂核脊髓徑
fast retrograde axonal transport	快速逆向轴突运输	快速逆向軸突運輸
fast twitch fiber	快收缩肌纤维	快收縮肌纖維
fat cell	脂肪细胞	脂肪細胞
fat formation	脂肪生成	脂肪生成
fat layer	脂肪层	脂肪層
fat lobule	脂肪小叶	脂肪小葉
fat membrane	脂膜	脂膜
fat-storing cell	贮脂细胞	貯脂細胞
fat tissue	脂肪组织	脂肪組織
fatty acid	脂肪酸	脂肪酸
fatty appendix of colon	肠脂垂	腸脂垂
fatty degeneration	脂肪变性	脂肪變性
fatty granule	脂粒	脂粒
fatty marrow	脂性骨髓	脂性骨髓
fatty renal capsule	肾脂肪囊	腎脂肪囊
fatty substance	脂肪质	脂肪質
fatty tissue	脂肪组织	脂肪組織
fat vacuole	脂泡	脂泡
fauces	咽门	咽門
faucial branch	咽支	咽枝
FCM (=flow cytometry)	流式细胞术	流式細胞計量術
FDC (=follicular dendritic cell)	滤泡树突状细胞	濾泡樹突細胞

英　文　名	大　陆　名	台　湾　名
feedback	反馈	回饋
feedback loop	反馈回路，反馈环	回饋環，回饋環路
female external genitalia	女性外生殖器	女性外生殖器
female external urethral sphincter	女性尿道外括约肌	女性尿道外括約肌
female gamete	雌配子	雌配子
female genital organ	女性生殖器	女性生殖器
female genital system	女性生殖系统	女性生殖系統
female internal genitalia	女性内生殖器	女性內生殖器
female pronucleus	雌原核	雌原核
female pseudohermaphroditism	女性假两性畸形，女性假两性同体	女性假雙性人，女性假陰陽症，女性假兩性畸形
female pudendum	女阴	女陰
female reproductive system	女性生殖系统	女性生殖系統
female sex hormone	雌激素	雌激素
female urethra	女性尿道	女性尿道
femoral artery	股动脉	股動脈
femoral branch	股支	股枝
femoral calcar	股骨距	股骨距
femoral canal	股管	股管
femoral head	股骨头	股骨頭
femoral nerve	股神经	股神經
femoral nutrient artery	股骨滋养动脉	股骨滋養動脈，股骨營養動脈
femoral plexus	股丛	股叢
femoral region	股区，大腿区	股區
femoral ring	股环	股环
femoral septum	股环隔	股環隔
femoral sheath	股鞘	股鞘
femoral triangle	股三角	股三角
femoral vein	股静脉	股靜脈
femur	股骨	股骨
fenestra cochleae	蜗窗	[耳]蜗窗
fenestra ovalis	卵圆窗	卵圓窗，橢圓窗
fenestra rotunda	圆窗	圓窗
fenestrated capillary	有孔毛细血管	有孔毛細血管，有孔微血管
fenestrated membrane	窗膜	窗膜
fenestra vestibuli	前庭窗	前庭窗

英　文　名	大　陆　名	台　湾　名
ferritin	铁蛋白	鐵蛋白
ferritin antibody	铁蛋白抗体	鐵蛋白抗體
fertility	生育力	生育力
fertility factor	致育因子，生育因子	生育因子
fertilization	受精	受精
fertilization ability	受精能力	受精能力
fertilization age	受精龄	受精齡
fertilization cone	受精锥	受精錐
fertilization membrane	受精膜	受精膜
fertilization spot	受精斑	受精斑
fertilized egg	受精卵	受精卵
fertilized ovum	受精卵	受精卵
fertilizin	受精素	受精素
fetal alcohol syndrome	胎儿酒精综合征	胎兒酒精症候群
fetal circulation	胎[体]循环	胎體循環
fetal cortex	胎性皮质	胎性皮質
fetal cotyledon	胎绒毛叶	胎絨毛葉
fetal hemoglobin	胎儿血红蛋白	胎兒血紅蛋白
fetal hypoplasia	胎儿发育不全	胎兒發育不全
fetal malnutrition	胎儿营养不良	胎兒營養不良
fetal membrane	胎膜	胎膜
fetal organ	胎儿器官	胎兒器官
fetal period	胎[儿]期	胎兒期
fetal placenta	胎儿胎盘	胎兒胎盤
fetal stalk	胎柄	胎柄
fetoplacental unit	胎儿胎盘单位	胎兒胎盤單位
fetuin	胎球蛋白	胎球蛋白
fetus	胎[儿]	胎[兒]
fetus in fetu (FIF)	胎内胎	胎内胎
Feulgen reaction	福尔根反应	佛爾根氏反應
Feulgen staining	福尔根染色	佛爾根氏染色
fiber	纤维	纖維
fiber basket	纤维篮	纖維籃
fiber of lens	晶状体纤维	晶狀體纖維
fiber of stria terminalis	终纹纤维	終紋纖維
fibril	原纤维	原纖維
fibrilla	原纤维	原纖維

英　文　名	大　陆　名	台　湾　名
fibrillar astrocyte	纤维性星形胶质细胞	纖維性星狀細胞，纖維性星 形細胞
fibrillogenesis	原纤维生成[作用]	原纖維生成作用
fibrin	纤维蛋白	纖維蛋白，纖維素
fibrinogen	纤维蛋白原	纖維蛋白原
fibrinoid	类纤维蛋白	類纖維蛋白，類纖維素
fibroblast	成纤维细胞	成纖維細胞，纖維母細胞
fibrocartilage	纤维软骨	纖維軟骨
fibrocartilaginous ring	纤维软骨环	纖維軟骨環
fibrocartilaginous ring of tympanic membrane	鼓膜纤维软骨环	鼓膜纖維軟骨環
fibrocyte	纤维细胞	纖維細胞
fibroelastic cartilage	弹性纤维软骨	彈性纖維軟骨
fibroelastic layer	弹性纤维层	彈性纖維層
fibroelastic membrane of larynx	喉纤维弹性膜	喉纖維彈性膜
fibrohistiocytic system	纤维组织细胞系统	纖維組織細胞系統
fibrohyaline tissue	透明纤维组织	透明纖維組織
fibronectin	纤维粘连蛋白	纖維粘連蛋白
fibroosseous ring	纤维-骨环，纤维骨性环	纖維骨性環
fibrosa	纤维膜	纖維膜
fibrous actin	纤维性肌动蛋白	纖維性肌動蛋白
fibrous appendix of liver	肝纤维附件	肝纖維附件
fibrous articulation	纤维连结，纤维关节	纖維連結，纖維關節
fibrous astrocyte	纤维性星形胶质细胞	纖維性星狀細胞，纖維性星 形細胞
fibrous bone	纤维骨	纖維性骨
fibrous capsule	纤维囊	纖維囊
fibrous cartilage	纤维软骨	纖維軟骨
fibrous joint	纤维连结，纤维关节	纖維連結，纖維關節
fibrous layer	纤维层	纖維層
fibrous membrane	纤维膜	纖維膜
fibrous membrane of articular capsule	关节囊纤维膜	關節囊纖維膜
fibrous membrane of liver	肝纤维膜	肝纖維膜
fibrous pericardium	纤维心包	纖維心包
fibrous ring	纤维环	纖維環
fibrous sheath	纤维鞘	纖維鞘

英　文　名	大　陆　名	台　湾　名
fibrous sheath of finger	指纤维鞘	指纖維鞘
fibrous sheath of tendon	腱纤维鞘	腱纖維鞘
fibrous sheath of toe	趾纤维鞘	趾纖維鞘
fibrous tissue	纤维组织	纖維組織
fibrous tunic of eyeball	眼球纤维膜	眼球纖維膜
fibula	腓骨	腓骨
fibular	腓侧[的]	腓側[的]
fibular artery	腓动脉	腓動脈
fibular articular facet	腓关节面	腓關節面
fibular articular surface	腓关节面	腓關節面
fibular collateral ligament	腓侧副韧带	腓側副韌帶
fibular head	腓骨头	腓骨頭
fibular incisure	腓切迹	腓切跡
fibularis brevis	腓骨短肌	腓骨短肌
fibularis longus	腓骨长肌	腓骨長肌
fibularis tertius	第三腓骨肌	第三腓骨肌
fibular lymph node	腓淋巴结	腓淋巴結
fibular margin of foot	足腓侧缘	足腓側緣
fibular notch	腓切迹	腓切跡
fibular nutrient artery	腓骨滋养动脉	腓骨滋養動脈，腓骨營養動脈
fibular trochlea	腓骨肌滑车	腓骨肌滑車
fibular vein	腓静脉	腓靜脈
FIF (=fetus in fetu)	胎内胎	胎内胎
fifth cranial nerve	第五对脑神经	第五對腦神經
fifth metatarsal bone	第五跖骨	第五蹠骨
filamentous actin (F-actin)	纤维状肌动蛋白，纤丝状肌动蛋白	纖絲状肌動蛋白，絲状纖維激動蛋白
filamin	丝蛋白	絲蛋白
filarin	丝蛋白	絲蛋白
filiform cell	丝状细胞	絲状細胞
filiform papilla	丝状乳头	絲状乳頭
filtrate	滤液	濾液
filtration barrier	滤过屏障	濾過屏障
filtration membrane	滤过膜	裂隙濾過膜，濾隙膜
filtration slit	滤隙	濾隙
filum terminale	终丝	終絲

英　文　名	大　陆　名	台　湾　名
filum terminale externum	外终丝	外終絲
filum terminale internum	内终丝	内終絲
fimbria of hippocampus	海马伞	海馬繖
fimbria of uterine tube	输卵管伞	輸卵管繖
fimbriated fold	伞襞	繖襞
fimbriate fold	伞襞	繖襞
finger	手指	手指
finger nail	指甲	指甲
fingerprint	指纹	指紋
fingerweb space	指蹼间隙	指蹼間隙
first arch syndrome	第一鳃弓综合征	第一鰓弓症候群
first common plantar metatarsal artery	第一跖足底总动脉	第一蹠足底總動脈，第一足底蹠骨總動脈
first cranial nerve	第一对脑神经	第一對腦神經
first dorsal metatarsal artery	第一跖背动脉	第一蹠骨背動脈，第一足背蹠骨動脈
first metatarsal bone	第一跖骨	第一蹠骨
first perforating artery	第一穿动脉	第一穿動脈
first polar body	第一极体	第一極體
first posterior intercostal artery	第一肋间后动脉	第一肋間後動脈
first rib	第一肋	第一肋
fissure	裂缝，裂隙	裂縫
fissure for ligamentum teres hepatis	肝圆韧带裂	肝圓韌帶裂
fissure for ligamentum venosum	静脉韧带裂	靜脈韌帶裂
fissure for round ligament of liver	肝圆韧带裂	肝圓韌帶裂
fissure of cerebellum	小脑裂	小腦裂
fissure of glottis	声门裂	聲門裂
fissure of vestibule	前庭裂	前庭裂
FITC (=fluorescein isothiocyanate)	异硫氰酸荧光素	異硫氰酸螢光素
fixating reagent	固定剂	固定劑
fixation	固定	固定[法]
fixation of tissue	组织固定	組織固定法
fixation on slide	玻片固定	附貼，玻片上固定法
fixation villus	固着绒毛	固著絨毛

英　文　名	大　陆　名	台　湾　名
fixed cell	固定细胞	固定細胞
fixed connective tissue cell	固定结缔组织细胞	固定結締組織細胞
fixed macrophage	固定巨噬细胞	固定巨噬細胞
fixing agent	固定剂	固定劑
flaccid part	松弛部	鬆弛部
flaccid part of tympanic membrane	鼓膜松弛部	鼓膜鬆弛部
flagellin	鞭毛蛋白	鞭毛蛋白，鞭毛素
flagellous movement	鞭毛运动	鞭毛運動
flagellum	鞭毛	鞭毛
flame cell	焰细胞	焰細胞
flat bipolar cell	扁平双极细胞	扁平雙極細胞
flat bone	扁骨	扁骨
flat epithelium	扁平上皮，鳞状上皮	扁平上皮，鱗狀上皮
flat muscle	扁肌	扁肌
flattened vesicle	扁平囊泡	扁平囊泡
flexor	屈肌	屈肌
flexor carpi radialis	桡侧腕屈肌	橈側腕屈肌，橈側屈腕肌
flexor carpi ulnaris	尺侧腕屈肌	尺側腕屈肌，尺側屈腕肌
flexor digiti minimi brevis of foot	小趾短屈肌	小趾短屈肌，小趾屈短肌
flexor digiti minimi brevis of hand	小指短屈肌	小指短屈肌，小指屈短肌
flexor digitorum brevis	趾短屈肌	趾短屈肌，屈趾短肌
flexor digitorum longus	趾长屈肌	趾長屈肌，屈趾長肌
flexor digitorum profundus	指深屈肌	指深屈肌，屈指深肌
flexor digitorum superficialis	指浅屈肌	指淺屈肌，屈指淺肌
flexor hallucis brevis	踇短屈肌	拇趾短屈肌，屈拇趾短肌
flexor hallucis longus	踇长屈肌	拇指長屈肌，屈拇指長肌
flexor muscle	屈肌	屈肌
flexor pollicis brevis	拇短屈肌	拇指短屈肌，屈拇指短肌
flexor pollicis longus	拇长屈肌	拇指長屈肌，屈拇指長肌
flexor retinaculum	屈肌支持带	屈肌支持帶
flipper-like limb bud	鳍状肢芽	鰭狀肢芽
floatation	浮选法	浮選法
flocculonodular lobe	绒球小结叶	絨球小結葉
flocculus	绒球	絨球
floor of orbit	眶底	眶底

英　文　名	大　陆　名	台　湾　名
floor plate	底板	底板
flow cytometry (FCM)	流式细胞术	流式細胞計量術
flower-spray ending	花枝状末梢	噴水狀末梢，花灑狀終末
annulospiral ending	环旋末梢	環旋末梢，環旋終末
fluid mosaic model	流动镶嵌模型，液态镶嵌模型	液態鑲嵌模型
fluid nutrient medium	液体培养基	液體培養基
fluorescein	荧光素	螢光素
fluorescein isothiocyanate (FITC)	异硫氰酸荧光素	異硫氰酸螢光素
fluorescein-labeled antibody	荧光素标记抗体	螢光素標記[的]抗體
fluorescein labeling method	荧光素标记法	螢光素標記法
fluorescence-activated cell sorting (FACS)	荧光激活细胞分选法	螢光激活細胞分選法，螢光活化細胞分離法
fluorescence histochemical method	荧光组织化学法	螢光組織化學法
fluorescence histochemistry	荧光组织化学	螢光組織化學
fluorescence microscope	荧光显微镜	螢光顯微鏡
fluorescence spectrum	荧光光谱	螢光光譜
fluorescence staining	荧光染色	螢光染色
fluorescent antibody method	荧光抗体法	螢光抗體法
fluorescent dye	荧光染料	螢光染料
fluorescent staining of chromosome	染色体荧光染色	染色體螢光染色法
fluorochrome label	荧光染料标记	螢光染料標記
fluorospectrophotometer	荧光分光光度计	螢光分光光度計
fMRI (=functional magnetic resonance imaging)	功能[性]磁共振成像	功能[性]磁共振造影,功能性核磁共振影像
foetus	胎[儿]	胎[兒]
fold	襞	襞
folding	折叠	折疊
fold of chorda tympani	鼓索襞	鼓索襞
fold of Douglas	道格拉斯襞	道格拉斯氏襞
fold of incus	砧骨襞	砧骨襞
fold of iris	虹膜襞	虹膜襞
fold of laryngeal nerve	喉神经襞	喉神經襞
fold of left vena cava	左腔静脉襞	左腔靜脈襞
fold of mucous membrane of gallbladder	胆囊黏膜襞	膽囊黏膜襞

英 文 名	大 陆 名	台 湾 名
fold of stapedius	镫骨襞	鐙骨襞
fold of stapes	镫骨襞	鐙骨襞
fold of uterine tube	输卵管襞	輸卵管襞
foliate papilla	叶状乳头	葉狀乳頭
folium of cerebellum	小脑叶片	小腦葉片
folium of vermis	蚓叶	蚓葉
folium vermis	蚓叶	蚓葉
follicle	滤泡；卵泡	滤泡；卵泡
follicle stimulating hormone (FSH)	卵泡刺激素	濾泡刺激素
follicle stimulating hormone releasing factor	卵泡刺激素释放因子	促卵濾泡激素釋放因子
follicular antrum	卵泡腔	濾泡腔，卵泡腔
follicular atresia	卵泡闭锁	濾泡閉鎖
follicular cavity	卵泡腔	濾泡腔，卵泡腔
follicular cell	卵泡细胞;[甲状腺]滤泡细胞	濾泡細胞
follicular dendritic cell (FDC)	滤泡树突状细胞	濾泡樹突細胞
follicular epithelial cell	[甲状腺]滤泡上皮细胞	濾泡上皮細胞
follicular epithelium	滤泡上皮	濾泡上皮
follicular fluid	卵泡液	卵泡液，濾泡液
follicular hormone	卵泡激素	濾泡激素，卵泡素
follicular liquid	卵泡液	卵泡液，濾泡液
follicular oogenesis	卵泡内卵子发生	濾泡內卵子發生
follicular phase	卵泡期	濾泡期
follicular rupture	卵泡破裂	濾泡破裂
follicular stem	卵泡柄	濾泡柄
follicular stigma	卵泡[小]斑	濾泡斑
follicular theca	卵泡膜	卵泡鞘，卵囊膜
folliculin	卵泡激素	濾泡激素，卵泡素
folliculus involutus	闭锁卵泡	閉鎖卵泡，閉鎖濾泡
folliculus pili	毛囊	毛囊
fontanel	囟[门]	囟[門]
fontanelle	囟[门]	囟[門]
foot	足	足
foot length	足长	足長
foot plate	[胶质细胞]脚板	腳板
foot process	足突	足突
foramen	孔	孔

英　文　名	大　陆　名	台　湾　名
foramen cecum	盲孔	盲孔
foramen cecum of tongue	舌盲孔	舌盲孔
foramen interventriculare	室间孔	室間孔
foramen lacerum	破裂孔	破裂孔
foramen magnum	枕骨大孔	枕骨大孔
foramen magnum of occipital bone	枕骨大孔	枕骨大孔
foramen of transverse process	横突孔	橫突孔
foramen of vena cava	腔静脉孔	腔靜脈孔
foramen ovale	卵圆孔	卵圓孔
foramen ovale primum	第一卵圆孔	第一卵圓孔
foramen ovale secundum	第二卵圆孔	第二卵圓孔
foramen papillare	乳头孔	乳頭孔
foramen petrosum	岩孔	岩孔
foramen primum	第一房间孔，原发孔	第一房間孔
foramen rotundum	圆孔	圓孔
foramen secundum	第二房间孔，继发孔	第二房間孔
foramen singulare	单孔	單孔
foramen spinosum	棘孔	棘孔
foramen transversarium	横突孔	橫突孔
foramen venae minimae	最小静脉孔	最小靜脈孔
foraminal lymph node	网膜孔淋巴结	網膜孔淋巴結
foraminous spiral tract	螺旋孔列	螺旋孔列
forearm	前臂	前臂
fore brain	前脑	前腦
forebrain	前脑	前腦
forebrain vesicle	前脑泡	前腦泡
foregut	前肠	前腸
foreign body giant cell	异物巨细胞	異體巨細胞
foreign protein	异体蛋白，异种蛋白	異體蛋白
fore intestine	前肠	前腸
fore kidney	前肾，原肾	原腎
fore limb bud	前肢芽	前肢芽
foremilk	初乳	初乳
formaldehyde-induced fluorescence method	甲醛诱发荧光法	甲醛誘發螢光法
formalin	福尔马林	甲醛溶液，福爾馬林
formation center	成胚中心	成胚中心

英 文 名	大 陆 名	台 湾 名
formative cell	形态形成细胞，成形细胞	形態形成細胞，成形細胞
formative plasma	形成质	形成質
formative yolk	成胚卵黄	成胚卵黄，成形卵黄
forming face	形成面	生成面
formless connective tissue	无定形结缔组织	無定形結締組織
fornical conjunctiva	穹结膜	穹結膜
fornix	穹窿	穹窿
fornix of lacrimal sac	泪囊穹窿	淚囊穹窿
fornix of pharynx	咽穹窿	咽穹窿
fornix of stomach	胃穹窿	胃穹窿
fornix of vagina	阴道穹	陰道穹[窿]
fossa	窝	窩，凹
fossa allantoidis	尿囊窝	尿囊窩
fossa for gallbladder	胆囊窝	膽囊窩
fossa for lacrimal gland	泪腺窝	淚腺窩
fossa for lacrimal sac	泪囊窝	淚囊窩
fossa jugularis point	颈窝点	頸窩點
fossa of antihelix	对耳轮窝	對耳輪窩
fossa of vestibule of vagina	阴道前庭窝	陰道前庭窩
fossa ovalis	卵圆窝	卵圓窩
fossula fenestrae cochleae	蜗窗小窝	蜗窗小窩
fossula fenestrae vestibuli	前庭窗小窝	前庭窗小窩
fossula of oval window	卵圆窗小窝	卵圓窗小窩
fossula of round window	圆窗小窝	圓窗小窩
four-cell stage	四细胞期	四細胞期
fourth cranial nerve	第四对脑神经	第四對腦神經
fourth digit of foot	第四趾	第四趾
fourth metatarsal bone	第四跖骨	第四蹠骨
fourth perforating artery	第四穿动脉	第四穿動脈
fourth ventricle	第四脑室	第四腦室
fourth visual area	第四视区	第四視區
fovea centralis	中央凹	中央凹
fovea of femoral head	股骨头凹	股骨頭凹
fovea of head of femur	股骨头凹	股骨頭凹
Frankfurt horizontal plane	法兰克福平面，眼耳平面	法蘭克福水平面，眼耳平面
fraternal twins	双卵双胎，二卵双生，异卵双生	異卵雙生，二卵雙胎，異卵雙胎

英　文　名	大　陆　名	台　湾　名
free band	独立带	獨立帶，游離帶
free border	游离缘，独立缘	游離緣，獨立緣
free border of nail	甲游离缘，甲独立缘	甲游離緣，甲獨立緣
free border of ovary	卵巢游离缘，卵巢独立缘	卵巢游離緣，卵巢獨立緣
free cell	游离细胞	游離細胞
free ending	游离末梢	游離末梢
free lower limb	自由下肢	游離下肢
free macrophage	游离巨噬细胞	游離巨噬細胞，游走巨噬細胞
free margin	游离缘，独立缘	游離緣，獨立緣
free nerve ending	游离神经末梢	游離神經末梢
free part of lower extremity	下肢自由部	下肢游離部
free part of lower limb	下肢自由部	下肢游離部
free part of upper extremity	上肢自由部	上肢游離部
free part of upper limb	上肢自由部	上肢游離部
free ribosome	游离核糖体	游離核糖體
free sensory nerve ending	游离感觉神经末梢	游離感覺神經末梢
free surface	游离面	游離面
free upper limb	自由上肢	游離上肢
free villus	游离绒毛	游離絨毛
freeze cleave	冷冻断裂，冷冻劈裂	冷凍斷裂，冷凍碎裂
freeze cracking	冷冻断裂，冷冻劈裂	冷凍斷裂，冷凍碎裂
freeze drying	冷冻干燥	冷凍乾燥
freeze-etched preparation	冷冻蚀刻标本制备	冷凍蝕刻標本製備
freeze-etching technique	冷冻蚀刻技术	冷凍蝕刻法
freeze-etch replica	冷冻蚀刻复型，冰冻蚀刻复型	冷凍蝕刻複型
freeze-fractured tissue	冷冻断裂组织	冷凍斷裂組織
freeze-fracture etch	冷冻断裂蚀刻	冷凍斷裂蝕刻
freeze-fracture replica	冷冻蚀刻复型，冰冻蚀刻复型	冷凍斷裂複型
freeze fracturing	冷冻断裂，冷冻劈裂	冷凍斷裂，冷凍碎裂
freezing and drying technique	冷冻干燥技术	冷凍乾燥技術
freezing drying microtomy	冷冻干燥切片术	冷凍乾燥切片術
freezing method	冷冻切片法	冷凍切片法
freezing microtome	冷冻切片机，冰冻切片机	冷凍切片機
freezing microtome section	冷冻切片，冰冻切片	冷凍切片

英 文 名	大 陆 名	台 湾 名
frenulum	系带	繫帶
frenulum of anterior medullary velum	前髓帆系带	前髓帆繫帶
frenulum of clitoris	阴蒂系带	陰蒂繫帶
frenulum of ileal orifice	回盲口系带	迴盲口繫帶，迴腸口繫帶
frenulum of ileal valve	回盲瓣系带	迴盲瓣繫帶，迴腸瓣繫帶
frenulum of ileocecal orifice	回盲口系带	迴盲口繫帶，迴腸口繫帶
frenulum of ileocecal valve	回盲瓣系带	迴盲瓣繫帶，迴腸瓣繫帶
frenulum of inferior lip	下唇系带	下唇繫帶
frenulum of labia minora	小阴唇系带	小陰唇繫帶
frenulum of lower lip	下唇系带	下唇繫帶
frenulum of prepuce	包皮系带	包皮繫帶
frenulum of pudendal labia	阴唇系带	陰唇繫帶
frenulum of rostral medullary velum	嘴侧髓帆系带	嘴側髓帆繫帶
frenulum of superior lip	上唇系带	上唇繫帶
frenulum of superior medullary velum	上髓帆系带	上髓帆繫帶
frenulum of tongue	舌系带	舌繫帶
frenulum of upper lip	上唇系带	上唇繫帶
Frommann's line	弗罗曼线	弗朗曼氏線
frons	额	額
frontal fontanelle	额囟	額囟
frontal angle	额角	額角
frontal angle of parietal bone	顶骨额角	頂骨額角
frontal axis	冠状轴	冠狀軸
frontal belly	额腹	額腹
frontal bone	额骨	額骨
frontal border of parietal bone	顶骨额缘	頂骨額緣
frontal branch	额支	額枝
frontal branch of middle meningeal artery	脑膜中动脉额支	腦膜中動脈額枝
frontal bud	额芽	額芽
frontal crest	额嵴	額嵴
frontal diploic vein	额板障静脉	額板障靜脈
frontal eminence	额隆起	額隆起
frontal foramen	额孔	額孔
frontal forceps	额钳	額鉗

英　文　名	大　陆　名	台　湾　名
frontal incisure	额切迹	額切跡
frontalis	额	額
frontal lobe	额叶	額葉
frontal margin	额缘	額緣
frontal margin of sphenoid bone	蝶骨额缘	蝶骨額緣
frontal nerve	额神经	額神經
frontal notch	额切迹	額切跡
frontal operculum	额叶岛盖	額葉島蓋
frontal plane	冠状面，额状面	冠狀面，額面
frontal pole	额极	額極
frontal process	额突	額突
frontal process of maxilla	上颌骨额突	上頜骨額突
frontal process of zygomatic bone	颧骨额突	顴骨額突
frontal protuberance	额突	額突
frontal region	额区	額區
frontal sinus	额窦	額竇
frontal squama	额鳞	額鱗
frontal surface	额面	額面
frontal suture	额缝	額縫
frontal tuber	额结节	額結節
frontal vein	额[叶]静脉	額靜脈
frontoethmoidal suture	额筛缝	額篩縫
frontolacrimal suture	额泪缝	額淚縫
frontomalare orbitale	眶额颧点	眶額顴點
frontomalare temporale	颞额颧点	顳額顴點
frontomaxillary suture	额上颌缝	額上頜縫
frontonasal process	额鼻突，额鼻隆起	額鼻[隆]突
frontonasal prominence	额鼻突，额鼻隆起	額鼻[隆]突
frontonasal suture	额鼻缝	額鼻縫
frontooccipital fasciculus	额枕束	額枕徑
frontoparietal operculum	额顶叶岛盖	額頂島蓋
frontopolar artery	额极动脉	額極動脈
frontopontine fiber	额桥纤维	額橋纖維
frontopontine tract	额桥束	額橋徑
frontotemporale	额颞点	額顳點
frontozygomatic suture	额颧缝	額顴縫

英 文 名	大 陆 名	台 湾 名
front part of ankle	踝前区	踝前區
frozen section	冷冻切片，冰冻切片	冷凍切片
FSH (=follicle stimulating hormone)	卵泡刺激素	濾泡刺激素
fuchsin	品红，复红	品紅，洋紅，複紅
function	功能	機能，官能，功能
functional adaptation	功能适应	機能適應
functional area of cortex	脑皮质功能区	腦皮質功能區
functional correlation	功能相关	機能相關
functional differentiation	功能分化	機能分化
functional layer	功能层	機能層，功能層
functional magnetic resonance imaging (fMRI)	功能[性]磁共振成像	功能[性]磁共振造影，功能性核磁共振影像
functional vessel	功能血管	功能血管
fundic gland	胃底腺	胃底腺
fundiform ligament of clitoris	阴蒂袢状韧带	陰蒂襻狀韌帶
fundiform ligament of penis	阴茎袢状韧带	陰莖襻狀韌帶
fundus of bladder	膀胱底	膀胱底
fundus of gall bladder	胆囊底	膽囊底
fundus of gallbladder	胆囊底	膽囊底
fundus of internal acoustic meatus	内耳道底	內耳道底
fundus of stomach	胃底	胃底
fundus of urinary bladder	膀胱底	膀胱底
fundus of uterus	子宫底	子宫底
fundus uteri	子宫底	子宫底
fundus ventriculi	胃底	胃底
fungiform papilla	菌状乳头	蕈狀乳頭，菌狀乳頭
funicular cell	索细胞	索細胞
funicular part of ductus deferens	输精管精索部	輸精管精索部
funiculus	索	索
funiculus lateralis	侧索	側索
funiculus of spinal cord	脊髓索	脊髓索
funiculus posterior	后索	後索
funiculus separans	分隔索	分隔索
funiculus spermaticus	精索	精索
funiculus umbilicalis	脐带索	臍帶索

英　文　名	大　陆　名	台　湾　名
fused rib	融合肋	融合肋
fused tooth	融合牙	融合牙
fusiform cell	梭形细胞	梭形細胞
fusiform muscle	梭形肌	梭狀肌
fusimotor fiber	肌梭运动纤维	肌梭運動纖維
fusion nucleus	融合核	融合核

G

英　文　名	大　陆　名	台　湾　名
GABA (=gamma aminobutyric acid)	γ-氨基丁酸	γ-氨基丁酸，γ-胺基丁酸
GABAergic neuron	γ-氨基丁酸能神经元	γ-氨基丁酸能神經元，丙胺基丁酸能神經元
GAG (=glycosaminoglycan)	糖胺聚糖	糖胺聚糖，氨基葡聚糖，氨基己糖多糖
galactin	催乳素	催乳[激]素
galactophore	输乳管	輸乳管
galea aponeurotica	帽状腱膜	帽狀腱膜
galea capitis	头帽	頭帽
Galen's vein	盖伦静脉	蓋倫氏靜脈
Galen's vein cistern	盖伦静脉池	蓋倫氏靜脈池
gall bladder	胆囊	膽囊
gallbladder	胆囊	膽囊
gall capillary	毛细胆管	毛細膽管，膽毛細管
gall stone	胆结石	膽結石
gamete	配子	配子，生殖细胞
gamete intrafallopian transfer (GIFT)	配子输卵管内移植	輸卵管内配子移植
gametid	配子细胞	配子細胞
gametid cell	配子细胞	配子細胞
gametocyte	配子母细胞	配子母細胞
gametogamy	配子生殖	配子生殖
gametogenesis	配子发生	配子發生，配子形成
gametogeny	配子发生	配子發生，配子形成
gametogonium	配原细胞	配子原細胞
gamma aminobutyric acid (GABA)	γ-氨基丁酸	γ-氨基丁酸，γ-胺基丁酸
gamma cell	γ细胞	γ細胞，丙細胞

英 文 名	大 陆 名	台 湾 名
ganglial branch	神经节支	神經節枝
ganglial layer	神经节层	神經節層
gangliocyte	[神经]节细胞	[神經]節細胞
ganglion	神经节	神經節
ganglion of sympathetic trunk	交感干神经节	交感幹神經節
ganglion of vertebral artery	椎动脉神经节	椎動脈神經節
ganglion cell	[神经]节细胞	[神經]節細胞
ganglion cell layer	节细胞层	節細胞層
ganglionic layer of neocortex	新皮质节细胞层	新皮質節細胞層
ganglionic branch	神经节支	神經節枝
ganglionic branch of lingual nerve	舌神经神经节支	舌神經神經節枝
ganglionic branch of maxillary nerve	上颌神经神经节支	上頜神經神經節枝
ganglionic crest	神经节嵴	神經節嵴
ganglionic layer	节细胞层	節細胞層
ganglion neuron	节神经元	節神經元
ganglion of autonomic plexus	自主神经丛神经节	自主神經叢神經節
ganglion of visceral plexus	内脏神经丛神经节	內臟神經叢神經節
ganglioside	神经节苷脂	神經節苷脂
ganoblast	成釉[质]细胞	成釉細胞
gap junction	缝隙连接	縫隙連接
gap substance	间隙物质	間隙物質
Gartnerian duct	加特纳管	加特納氏管
gastric area	胃[小]区	胃[小]區
gastric branch	胃支	胃枝
gastric branch of left gastroepiploic artery	胃网膜左动脉胃支	胃網膜左動脈胃枝，左胃網膜動脈胃枝
gastric branch of left gastroomental artery	胃网膜左动脉胃支	胃網膜左動脈胃枝，左胃網膜動脈胃枝
gastric branch of right gastroepiploic artery	胃网膜右动脉胃支	胃網膜右動脈胃枝，右胃網膜動脈胃枝
gastric branch of right gastroomental artery	胃网膜右动脉胃支	胃網膜右動脈胃枝，右胃網膜動脈胃枝
gastric canal	胃管	胃管
gastric fold	胃襞	胃襞
gastric gland	胃腺	胃腺
gastric impression	胃压迹	胃壓跡

英　文　名	大　陆　名	台　湾　名
gastric juice	胃液	胃液
gastric lipase	胃脂酶	胃脂酶
gastric lymph node	胃淋巴结	胃淋巴結
gastric mucin	胃黏蛋白，胃黏液素	胃黏蛋白，胃黏液素
gastric mucosa	胃黏膜	胃黏膜
gastric mucous membrane	胃黏膜	胃黏膜
gastric pit	胃小凹	胃小凹
gastric plexus	胃丛	胃叢
gastric surface	胃面	胃面
gastric surface of spleen	脾胃面	脾[臟]胃面
gastric web	胃蹼，胃隔膜	胃蹼
gastrin	促胃液素，胃泌素	胃泌素，促胃酸激素
gastrocnemius	腓肠肌	腓腸肌
gastrocnemius muscle	腓肠肌	腓腸肌
gastrocoel	原肠腔	原腸腔
gastrocolic ligament	胃结肠韧带	胃結腸韌帶
gastrocolic trunk	胃结肠干	胃結腸幹
gastroduodenal artery	胃十二指肠动脉	胃十二指腸動脈
gastro-entero-pancreatic endocrine system	胃肠胰内分泌系统	胃腸胰内分泌系統
gastrointestinal endocrine cell	胃肠内分泌细胞	胃腸内分泌細胞
gastrointestinal hormone	胃肠激素	胃腸激素
gastropancreatic fold	胃胰襞	胃胰襞
gastrophrenic ligament	胃膈韧带	胃膈韌帶
gastroschisis	腹裂	腹裂[畸形]
gastrosplenic ligament	胃脾韧带	胃脾韌帶
gastrula	原肠胚	原腸胚
gastrula period	原肠胚期	原腸胚期
gastrular invagination	原肠胚内陷	原腸胚内陷
gastrular mesoderm	原肠胚中胚层	原腸胚中胚層
gastrula stage	原肠胚期	原腸胚期
gastrulation	原肠胚形成	原腸胚形成
G cell	G 细胞	G 細胞
gelatinous bone marrow	胶样骨髓	膠樣骨髓
gelatinous connective tissue	胶样结缔组织	黏液結締組織，膠質結締組織
gelatinous marrow	胶样骨髓	膠樣骨髓

英　文　名	大　陆　名	台　湾　名
gelatinous membrane	胶质膜	膠質膜
gelatinous substance	胶状质	膠狀質
gelatinous tissue	胶样组织	黏液組織，膠樣組織
gemellus inferior	下孖肌	下孖肌
gemellus superior	上孖肌	上孖肌
gene	基因	基因
gene expression	基因表达	基因表達
general histology	基本组织学	普通組織學
general somatic motor	一般躯体运动	一般軀體運動
general somatic sense	一般躯体感觉	一般軀體感覺
general visceral motor	一般内脏运动	一般內臟運動
general visceral sense	一般内脏感觉	一般內臟感覺
generation	世代	世代
generation interval	世代间隔	世代間隔
generation time	世代时间	世代時間，增代時間
genetic factor	遗传因子	遺傳因子
genetic sex	遗传性别	遺傳性別
genicular anastomosis	膝动脉网	膝動脈網
genicular articular rete	膝关节网	膝關節網
genicular vein	膝静脉	膝靜脈
geniculate ganglion	膝状神经节	膝狀神經節
geniculum of facial canal	面神经管膝	面神經管膝
geniculum of facial nerve	面神经膝	面神經膝
genioglossal muscle	颏舌肌	頦舌肌
genioglossus	颏舌肌	頦舌肌
geniohyoid	颏舌骨肌	頦舌骨肌
geniohyoid muscle	颏舌骨肌	頦舌骨肌
genion	颏后点，颏棘点	頦後點，頦棘點
genital atrium	生殖腔	生殖腔
genital branch	生殖支	生殖枝
genital cavity	生殖腔	生殖腔
genital cell	生殖细胞	生殖細胞
genital cord	生殖索	生殖索
genital corpuscle	生殖小体	生殖小體
genital crest	生殖嵴	生殖嵴
genital duct	生殖管	生殖管
genital eminence	生殖隆起	生殖隆起，生殖凸

英 文 名	大 陆 名	台 湾 名
genital end bulb	生殖终球	生殖終球
genital fold	生殖褶	生殖褶
genital furrow	生殖沟	生殖溝
genital gland	生殖[腺]嵴	生殖腺
genital groove	生殖沟	生殖溝
genital opening	生殖孔	生殖孔
genital organ	生殖器	生殖器
genital orifice	生殖孔	生殖孔
genital pore	生殖孔	生殖孔
genital ridge	生殖[腺]嵴	生殖嵴
genital sinus	生殖窦	生殖竇
genital swelling	生殖隆起	生殖隆起，生殖凸
genital system	生殖系统	生殖系統
genital tract	生殖[管]道	生殖管道
genital tubercle	生殖结节	生殖結節
genitofemoral nerve	生殖股神经	生殖股神經
genoblast	成熟生殖细胞	成熟生殖細胞
genome	基因组	基因組，基因體
genonema	基因线	基因軸絲
genotype	基因型	基因型
genu of corpus callosum	胼胝体膝	胼胝體膝
genu of facial nerve	面神经膝	面神經膝
genu of internal capsule	内囊膝	內囊膝
germ	胚原基，胚芽	胚芽，胚胎原基
germ ball	胚球	胚球
germ band	胚带	胚帶
germ cell	生殖细胞	生殖細胞
germ cell cycle	生殖细胞周期	生殖細胞週期
germ cell determinant	生殖细胞决定子	生殖細胞決定體
germ disc	胚盘	胚盤
germinal area	胚区	胚區
germinal band	胚带	胚帶
germinal center	生发中心	生發中心
germinal crescent	生殖新月区，生发新月，胚新月	胚新月
germinal disc	胚盘	胚盤
germinal epithelium	生殖上皮	生殖上皮

英　文　名	大　陆　名	台　湾　名
germinal hair matrix	生毛基	毛髮基質
germinal localization	胚区定位	胚區定位
germinal spot	胚斑	胚斑，生長斑，卵核仁
germinative gland	生殖腺	生殖腺
germ layer	胚层	胚層
germ plasm	生殖质	生殖質，種質，胚漿
Gerota's fascia	杰罗塔筋膜	杰罗塔氏筋膜
gestating mammary gland	妊娠期乳腺	妊娠期乳腺
gestation	妊娠，受孕	妊娠，懷孕，受孕
gestation period	妊娠期	妊娠期
gestation reaction	妊娠反应	妊娠反應
gestation sac	妊娠囊，孕囊	妊娠囊
GFAP (=glial fibrillary acidic protein)	胶质[原]纤维酸性蛋白	膠質原纖維酸性蛋白
ghost	血影	血影
ghost cell	血影细胞	血影細胞
giant cell	巨细胞	巨細胞
giantism	巨人症	巨人症
giant pyramidal cell	大锥体细胞	大錐體細胞
Giemsa's staining	吉姆萨染色	吉姆薩氏染色
GIFT (=gamete intrafallopian transfer)	配子输卵管内移植	輸卵管内配子移植
gigantocellular reticular nucleus	巨细胞网状核	巨細胞網狀核
gill artery	鳃动脉，咽动脉	鰓動脈，咽動脈
gill chamber	鳃室，咽室	鰓室，咽室
gill cleft	鳃裂	鰓裂，咽裂
gingiva	牙龈	牙齦
gingival branch of mental nerve	颏神经牙龈支	頦神經牙齦枝
gingival groove	龈沟	齦溝
gingival margin	龈缘	齦緣
gingival papilla	龈乳突	齦乳突
gingival sulcus	龈沟	齦溝
ginglymus joint	屈戌关节，滑车关节	屈戌關節，滑車關節
girdle of inferior extremity	下肢带	下肢帶
girdle of lower extremity	下肢带	下肢帶
girdle of superior extremity	上肢带	上肢帶

英　文　名	大　陆　名	台　湾　名
girdle of upper extremity	上肢带	上肢帶
glabella	眉间，眉前	眉間
gland-like pit	腺样窝	腺樣窩
gland of Harder	哈德腺	哈德氏腺
gland of Krause	克劳泽腺	克[勞斯]氏腺
gland of mouth	口腔腺	口腔腺
gland of neck of uterus	子宫颈腺	子宮頸腺
gland of oral cavity	口腔腺	口腔腺
gland of Tyson	泰森腺	泰森氏腺，台松氏腺
gland of von Ebner	冯·埃布纳腺	冯·艾伯納氏腺
glandula bronchialis	支气管腺	支氣管腺
glandula lacrimalis	泪腺	淚腺
glandula mammaria	乳腺	乳腺
glandula mucosa	黏液腺	黏液腺
glandula parathyroidea	甲状旁腺	副甲狀腺，甲狀旁腺
glandular branch	腺支	腺枝
glandular branch of facial artery	面动脉腺支	面動脈腺枝
glandular cavity	腺腔	腺腔
glandular cell	腺细胞	腺細胞
glandular epithelium	腺上皮	腺上皮
glandular hypospadia	龟头下裂	龜頭下裂
glandular lobe of pituitary	垂体前叶	垂體前葉，垂體腺性部
glandular tissue	腺组织	腺組織
glandular tube	腺管	腺管
glandula seromucosa	混合腺	混合腺
glandula serosa	浆液腺	漿液腺
glans	阴茎头，龟头	陰莖頭，龜頭
glans clitoridis	阴蒂头	陰蒂頭
glans of clitoris	阴蒂头	陰蒂頭
glans penis	阴茎头，龟头	陰莖頭，龜頭
glass slide	载玻片	載玻片
glassy membrane	玻璃膜	玻璃膜，透明層
glaucoma	青光眼	青光眼
glenohumeral joint	盂肱关节	盂肱關節
glenohumeral ligament	盂肱韧带	盂肱韌帶
glenoid cavity	关节盂	關節盂

英　文　名	大　陆　名	台　湾　名
glenoid cavity of scapula	肩胛骨关节盂	肩胛骨關節盂
glenoid labrum	盂唇	盂唇
glenoid lip	盂唇	盂唇
glia architecture	神经胶质结构	神經膠質結構
gliacyte	胶质细胞	膠質細胞
glia fiber	神经胶质纤维	神經膠質纖維
glia fibril	胶质原纤维	膠質原纖維
glia filament	胶质丝	膠質微絲
glial cell	胶质细胞	膠質細胞
glial fibrillary acidic protein (GFAP)	胶质[原]纤维酸性蛋白	膠質原纖維酸性蛋白
glia limitans	胶质界膜	膠質界膜
glial membrane	神经胶质膜	神經膠質膜
glial scar	胶质瘢痕	膠質瘢痕，神經膠質細胞疤痕
glioblast	成[神经]胶质细胞	成[神經]膠質細胞，神經膠母細胞
Glisson's capsule	格利森囊	格利森氏囊
globin	球蛋白	球蛋白
globose nucleus	球状核	球狀核
globular actin	球状肌动蛋白	球狀肌動蛋白
globulin	球蛋白	球蛋白
globuse pallidus	苍白球	蒼白球
glomerular capsule	肾小囊，鲍曼囊	腎小囊，腎球囊，鮑氏囊
glomerular epithelium	肾小球上皮	腎小球上皮
glomerular filtrate	肾小球滤液，原尿	腎小球濾液，原尿
glomerulus	肾小球	腎小球，腎絲球
glossopalatine gland	舌腭腺	舌腭腺，舌顎腺
glossopharyngeal nerve	舌咽神经	舌咽神經
glossopharyngeal part	舌咽部	舌咽部
glossopharyngeal part of superior constrictor of pharynx	咽上缩肌舌咽部	咽上縮肌舌咽部
glossopharyngeal part of superior pharyngeal constrictor	咽上缩肌舌咽部	咽上縮肌舌咽部
glottis	声门	聲門
glucoreceptor	葡萄糖受体	葡萄糖受體，葡萄糖感受器
glucose	葡萄糖	葡萄糖

英 文 名	大 陆 名	台 湾 名
gluteal aponeurosis	臀肌腱膜	臀肌腱膜
gluteal fascia	臀筋膜	臀筋膜
gluteal groove	臀沟	臀溝
gluteal lymph node	臀淋巴结	臀淋巴結
gluteal region	臀区	臀區
gluteal sulcus	臀沟	臀溝
gluteal surface	臀面	臀面
gluteal tuberosity	臀肌粗隆	臀肌粗隆
gluteus maximus	臀大肌	臀大肌
gluteus medius	臀中肌	臀中肌
gluteus minimus	臀小肌	臀小肌
glycocalyx	糖萼，多糖包被，糖衣	多糖包被
glycolipid	糖脂	糖脂
glycoprotein	糖蛋白	糖蛋白
glycoprotein-secretory cell	糖蛋白分泌细胞	糖蛋白分泌細胞
glycosaminoglycan (GAG)	糖胺聚糖	糖胺聚糖，氨基葡聚糖，氨基己糖多糖
gnathion	颏下点	頦下點
goblet cell	杯状细胞	杯狀細胞
goblet epithelium	杯状上皮	杯狀上皮
Goldenhar's syndrome	戈尔登哈尔综合征	戈爾登哈爾氏症候群
gold impregnation method	浸金法	鍍金法
gold staining	金染色法	金染色法
Golgi's apparatus	高尔基[复合]体	高爾基[氏]體，高爾基[氏]複合體
Golgi's body	高尔基[复合]体	高爾基[氏]體，高爾基[氏]複合體
Golgi's cell	高尔基细胞	高爾基[氏]細胞
Golgi's cisterna	高尔基扁平囊	高爾基[氏]扁平囊
Golgi's complex	高尔基[复合]体	高爾基[氏]體，高爾基[氏]複合體
Golgi's lamella	高尔基片层	高爾基[氏]片層
Golgi's phase	高尔基期	高爾基[氏]期
Golgi's type I neuron	高尔基 I 型神经元	高爾基[氏] I 型神經元
Golgi's type II neuron	高尔基 II 型神经元	高爾基[氏] II 型神經元
gomphosis of dentoalveolar articulation	牙槽关节嵌合	齒槽關節釘狀聯合
gonad	性腺	性腺，生殖腺

英 文 名	大 陆 名	台 湾 名
gonadal artery	生殖动脉	生殖動脈
gonadal dysgenesis	性腺发育不全	性腺發育不全
gonadal ridge	生殖[腺]嵴	生殖嵴
gonadal vein	生殖静脉	生殖靜脈
gonadogenesis	性腺发生	性腺生成
gonadotroph	促性腺[激]素细胞	促性腺激素細胞
gonadotropin	促性腺[激]素	促性腺激素
gonadotropin releasing hormone	促性腺[激]素释放激素	促性腺激素釋放激素
gonad-stimulating hormone	促性腺[激]素	促性腺激素
gonion	下颌角点	下頜角點
gonium	性原细胞，生殖原细胞，生殖母细胞	生殖原細胞，性原細胞，生殖母細胞
gonocoel	生殖腔	生殖腔
gonocyte	性原细胞，生殖原细胞，生殖母细胞	生殖原細胞，性原細胞，生殖母細胞
gonotome	生殖节	生殖節
Graafian follicle	赫拉夫卵泡	格拉夫氏濾泡
gracile fasciculus	薄束	薄束
gracile nucleus	薄束核	薄束核
gracile tubercle	薄束结节	薄束結節
gracilis	股薄肌	股薄肌
granular alveolar cell	颗粒肺泡细胞	顆粒肺泡細胞
granular cell	颗粒细胞	顆粒細胞
granular cell layer	颗粒细胞层	顆粒細胞層
granular foveola	颗粒小凹	顆粒小凹
granular layer	颗粒层	顆粒層
granular layer of cerebellar cortex	小脑皮质颗粒层	小腦皮質顆粒層
granular layer of dentate gyrus	齿状回颗粒层	齒狀回顆粒層
granular megakaryocyte	颗粒型巨核细胞	顆粒性巨核細胞
granular vesicle	颗粒囊泡	顆粒囊泡
granulation tissue	肉芽组织	肉芽組織
granule	颗粒	顆粒
granuloblast	成粒细胞	成粒細胞，顆粒性白血球母細胞
granulocyte	粒细胞，有粒白细胞	粒細胞，顆粒[性白血]球
granulocyte/monocyte	粒细胞单核细胞系造血祖细	粒細胞-單核細胞前驅細胞，

英　文　名	大　陆　名	台　湾　名
progenitor cell	胞	顆粒球-單核球前驅細胞
granulocyte chalone	粒细胞抑素	粒細胞抑素，顆粒性白血球抑素
granulocytopoiesis	粒细胞发生	粒細胞生成，顆粒球生成
granulomere	颗粒区	顆粒區
granulopoiesis	粒细胞发生	粒細胞生成，顆粒球生成
granulosa lutein cell	颗粒黄体细胞	顆粒層黃體細胞
gravitational receptor	重力感受器	重力感受器
gray matter layer of superior colliculus	上丘灰质层	上丘灰質層
gray column	灰质柱	灰質柱
gray column of spinal cord	脊髓灰柱	脊髓灰柱
gray commissure	灰质连合	灰質連合
gray communicating branch	灰交通支	灰交通枝
gray layer	灰质层	灰質層
gray matter	灰质	灰質
gray matter of medulla	延髓灰质	延髓灰質
gray matter of spinal cord	脊髓灰质	脊髓灰質
gray substance	灰质	灰質
great adductor muscle	大收肌	大內收肌
great auricular nerve	耳大神经	耳大神經
great cardiac vein	心大静脉	心大靜脈
great cerebral vein	大脑大静脉	大腦大靜脈
greater alar cartilage	鼻翼大软骨	鼻翼大軟骨
greater arterial circle of iris	虹膜动脉大环	虹膜動脈大環
greater cornu	大角	大角
greater cornu of hyoid bone	舌骨大角	舌骨大角
greater curvature of stomach	胃大弯	胃大彎
greater duodenal papilla	十二指肠大乳头	十二指腸大乳頭，十二指腸大乳突
greater horn	大角	大角
greater ischiadic foramen	坐骨大孔	坐骨大孔
greater ischiadic incisure	坐骨大切迹	坐骨大切跡
greater lip of pudendum	大阴唇	大陰唇
greater occipital nerve	枕大神经	枕大神經
greater omentum	大网膜	大網膜
greater palatine artery	腭大动脉	腭大動脈
greater palatine canal	腭大管	腭大管

英 文 名	大 陆 名	台 湾 名
greater palatine foramen	腭大孔	腭大孔
greater palatine groove	腭大沟	腭大溝
greater palatine nerve	腭大神经	腭大神經
greater palatine sulcus	腭大沟	腭大溝
greater pelvis	大骨盆	大骨盆
greater petrosal nerve	岩大神经	岩大神經
greater salivary gland	大唾液腺	大唾液腺
greater sciatic foramen	坐骨大孔	坐骨大孔
greater sciatic notch	坐骨大切迹	坐骨大切跡
greater splanchnic nerve	内脏大神经	內臟大神經
greater supraclavicular fossa	锁骨上大窝	鎖骨上大窩
greater trochanter	大转子	大轉子
greater tubercle	大结节	大結節
greater tympanic spine	鼓大棘	鼓大棘
greater vestibular gland	前庭大腺	前庭大腺
greater wing	大翼	大翼
greater wing of sphenoid	蝶骨大翼	蝶骨大翼
greater wing of sphenoid bone	蝶骨大翼	蝶骨大翼
greatest length	最大长度	最大長度
great pancreatic artery	胰大动脉	胰大動脈
great saphenous vein	大隐静脉	大隱靜脈
great toe	踇趾，大趾	踇趾，拇趾，大趾
great vein of cerebrum	大脑大静脉	大腦大靜脈
groin	腹股沟	腹股溝
groove	沟	溝
groove for artery	动脉沟	動脈溝
groove for greater petrosal nerve	岩大神经沟	岩大神經溝
groove for inferior petrosal sinus	岩下窦沟	岩下竇溝
groove for lesser petrosal nerve	岩小神经沟	岩小神經溝
groove for middle temporal artery	颞中动脉沟	顳中動脈溝
groove for occipital artery	枕动脉沟	枕動脈溝
groove for occipital sinus	枕窦沟	枕竇溝
groove for popliteus	腘肌沟	膕肌溝
groove for radial nerve	桡神经沟	橈神經溝

英　文　名	大　陆　名	台　湾　名
groove for sigmoid sinus	乙状窦沟	乙狀竇溝
groove for spinal nerve	脊神经沟	脊神經溝
groove for subclavian artery	锁骨下动脉沟	鎖骨下動脈溝
groove for subclavian vein	锁骨下静脉沟	鎖骨下靜脈溝
groove for superior petrosal sinus	岩上窦沟	岩上竇溝
groove for superior sagittal sinus	上矢状窦沟	上矢狀竇溝
groove for transverse sinus	横窦沟	橫竇溝
groove for ulnar nerve	尺神经沟	尺神經溝
groove for vein	静脉沟	靜脈溝
groove for vena cava	腔静脉沟	腔靜脈溝
groove for vertebral artery	椎动脉沟	椎動脈溝
groove of auditory tube	咽鼓管沟，耳咽管沟	耳咽管溝，聽咽管溝
groove of calcaneus	跟骨沟	跟骨溝
groove of cerebrum	大脑沟	大腦溝
groove of corpus callosum	胼胝体沟	胼胝體溝
groove of crus of helix	耳轮脚沟	耳輪腳溝
groove of promontory	岬沟	岬溝
groove of pterygoid hamulus	翼钩沟	翼鈎溝
groove of sclera	巩膜沟	鞏膜溝
groove of skin	皮沟	皮溝
groove of talus	距骨沟	距骨溝
ground section	磨片	研磨片
ground substance	基质，间质	基質，間質
growing follicle	生长卵泡	生長卵泡，生長濾泡
growth hormone	生长激素，促生长素	[促]生長激素
growth hormone release-inhibiting hormone	生长激素释放抑制激素，生长抑素	生長激素釋放抑制激素，抑生長素，體制素
growth hormone-releasing hormone	生长激素释放激素，促生长素释放素	生長激素釋放激素
growth line	生长线	生長線
growth period	生长期	生長期
growth plate	生长板	生長板
gubernacular cord	睾丸引带	睾丸引帶
gubernaculum of testis	睾丸引带	睾丸引帶
gum	牙龈	牙齦
gustatory bud	味蕾	味蕾

英　文　名	大　陆　名	台　湾　名
gustatory cell	味细胞	味[覺]細胞
gustatory organ	味器	味器
gustatory pore	味孔	味孔
gustatory receptor	味觉感受器	味[覺]感受器
gut	肠	腸
gut-associated lymphoid tissue	肠相关淋巴组织	腸相關淋巴組織
gyrus	脑回	腦回
gyrus of cerebrum	大脑回	大腦回
gyrus of hippocampus	海马回	海馬回
gyrus of insula	岛回	島回
gyrus rectus	直回	直回

H

英　文　名	大　陆　名	台　湾　名
habenula	缰	韁，繫帶
habenular commissure	缰连合	韁連合
habenular groove	缰沟	韁溝
habenular nucleus	缰核	韁核
habenular sulcus	缰沟	韁溝
habenular triangle	缰三角	韁三角
habenular trigone	缰三角	韁三角
habenulointerpeduncular tract	缰核脚间束	韁核腳間徑
Haeckel's law	黑克尔律	赫凱爾氏法則
hair	毛；毛发	毛；毛髮
hair bed	毛床	毛床
hair bud	毛芽	毛芽
hair bulb	毛球	毛球
hair canal	毛管	毛管
hair cell	毛细胞	毛細胞
hair cone	毛锥	毛錐
hair cuticle	毛小皮	毛小皮，毛角皮
hair disc	毛盘	毛盤
hair follicle	毛囊	毛囊
hair follicle stem cell	毛囊干细胞	毛囊幹細胞
hair folliculus	毛囊	毛囊
hair germ	毛胚	毛胚

英　文　名	大　陆　名	台　湾　名
hair matrix	毛母质	毛基質
hair of external acoustic meatus	外耳毛	外耳毛
hair of eyebrow	眉毛	眉毛
hair of head	头发	頭髮
hair of vestibule of nose	鼻毛	鼻毛
hair papilla	毛乳头	毛乳頭
hair root	毛根	毛根
hair shaft	毛干	毛幹
hair shaft cortex	毛干皮质	毛幹皮質
hair shaft cuticula	毛干角质	毛幹角質
hair shaft medulla	毛干髓质	毛幹髓質
hair stream	毛流	毛流
hair tract	毛道	毛道
hair whirlpool	毛涡	毛涡
hallex	踇趾，大趾	踇趾，拇趾，大趾
hallux	踇趾，大趾	踇趾，拇趾，大趾
halo cell	晕细胞	暈細胞
hamate	钩骨	鈎狀骨
hamate bone	钩骨	鈎狀骨
hamulus of hamate bone	钩骨钩	鈎狀骨鈎
hamulus of spiral lamina	螺旋板钩	螺旋板鈎
hand	手	手
handle of malleus	锤骨柄	錘骨柄
hand plate	手板	手板
haplochromosome	单倍染色体	單倍染色體
haploid	单倍体	單倍體，半數體，單套體
haploidy	单倍性	單倍性
haptoglobin	触珠蛋白，结合珠蛋白	結合珠蛋白，觸珠蛋白
Harder's gland	哈德腺	哈德氏腺
hard palate	硬腭	硬腭
harlequin fetus	花斑胎	斑色胎
Hassall's corpuscle	哈索尔小体	哈索爾氏小體
haustrum of colon	结肠袋	結腸袋
Haversian canal	哈弗斯管	哈維氏管
Haversian lamella	哈弗斯骨板	哈維氏骨板
Haversian system	哈弗斯系统	哈維氏系統

英　文　名	大　陆　名	台　湾　名
H band (=Hensen's band)	H 带	亨生氏带，H 带
HCG (=human chorionic gonadotropin)	人绒毛膜促性腺[激]素	人類絨毛膜促性腺激素
HCS (=human chorionic somatomammotropin)	人绒毛膜生长催乳素	人類絨毛膜促乳腺激素
head	头	頭
head and neck	头颈部	頭頸部
head cap	[精子]头帽	[精子]頭帽
head cavity	头腔	頭腔
head fold	头褶	頭褶
head germ	头芽	頭芽
head of caudate nucleus	尾状核头	尾狀核頭
head of dorsal horn	背角头	背側角頭
head of epididymis	附睾头	附睾頭
head of femur	股骨头	股骨頭
head of fibula	腓骨头	腓骨頭
head of humerus	肱骨头	肱骨頭
head of malleus	锤骨头	錘骨頭
head of mandible	下颌骨头	下頜骨頭
head of metacarpal bone	掌骨头	掌骨頭
head of metacarpus	掌骨头	掌骨頭
head of metatarsal bone	跖骨头	蹠骨頭
head of metatarsus	跖骨头	蹠骨頭
head of pancreas	胰头	胰頭
head of phalanx	指骨头	指骨頭
head of phalanx of foot	趾骨头	趾骨頭
head of phalanx of hand	手指骨头	手指骨頭
head of posterior horn	后角头	後角頭
head of radius	桡骨头	橈骨頭
head of rib	肋骨头	肋骨頭
head of stapes	镫骨头	鐙骨頭
head of talus	距骨头	距骨頭
head of ulna	尺骨头	尺骨頭
head process	头突	頭突
heart	心[脏]	心[臟]
heart bulge	心隆起，心突	心隆起，心隆凸
heart chamber	心室	心室，心腔
heart cord	心索	心索

英　文　名	大　陆　名	台　湾　名
heart failure cell	心衰细胞	心衰竭细胞
heart-forming plate	生心板	生心板
heart loop	心袢	心襻
heart muscle	心肌	心肌
heart tube	心管	心管
heckle cell	棘细胞	棘细胞
heel	足跟	足跟
heel region	跟区	跟區
Heister's valve	螺旋瓣，海斯特瓣	螺旋瓣，海斯特氏瓣
helicine artery	螺旋动脉	螺旋動脈
helicine branch	螺旋支	螺旋枝
helicis major	耳轮大肌	耳輪大肌
helicis minor	耳轮小肌	耳輪小肌
helicotrema	蜗孔	耳蝸孔
helix	耳轮	耳輪
helper T cell (Th cell)	辅助性 T 细胞	輔助 T 細胞
hemacytometer	血细胞计数器	血球計[數器]
hemagglutination reaction	血[细胞]凝集反应	血液凝集反應
hemagglutinin	血凝素，血细胞凝集素	血球凝集素，血液凝集素
hemal node	血结	血結
hemal system	血管系统	血管系統
hemal tube	血管	血管
hemangioma	血管瘤	血管瘤
hematein	苏木红	蘇木紅
hematochrome	血色素	血色素
hematocytoblast	成血细胞，原血细胞	成血[球]細胞，原血細胞，血[球]母細胞
hematogenic organ	造血器官	造血器官，生血器官
hematogonium	成血细胞，原血细胞	成血[球]細胞，原血細胞，血[球]母細胞
hematopexis	凝血，血液凝固	凝血，血凝固
hematopoiesis	血细胞发生，血细胞生成，造血	造血[作用]，血細胞生成作用，血形成
hematopoietic cell	造血细胞	造血細胞
hematopoietic cord	造血索	造血索
hematopoietic inductive microenvironment	造血诱导微环境	造血誘導微環境
hematopoietic organ	造血器官	造血器官，生血器官

英 文 名	大 陆 名	台 湾 名
hematopoietic progenitor cell (HPC)	造血祖细胞	造血前驅細胞，造血先驅細胞
hematopoietic stem cell	造血干细胞	造血幹細胞
hematopoietic system	造血系统	造血系統
hematopoietic tissue	造血组织	造血組織
hematoporphyrin	血卟啉，血紫质	血紫質
hematoxylin	苏木精，苏木素	蘇木素，蘇木精
hematoxylin-eosin staining (HE staining)	苏木精-伊红染色，HE 染色	蘇木素-伊紅染色，HE 染色
hemiazygos vein	半奇静脉	半奇靜脈
hemiblastula	半囊胚	半囊胚
hemicrany	半头畸形	半頭畸形
hemidesmosome	半桥粒	半橋粒
hemigastrula	半原肠胚	半原腸胚
hemikaryon	单倍核	單倍核
hemimelia	半肢畸形	半肢畸形
hemimorula	半桑葚胚	半桑椹胚
hemisphere of cerebellum	小脑半球	小腦半球
hemochrome	血色素	血色素
hemochromogen	血色原	血色原
hemochromoprotein	血色蛋白	血色蛋白
hemoclasis	溶血[作用]	溶血[作用]，溶血[反應]
hemoconia	血尘	血塵
hemocyte	血细胞	血細胞，血球
hemocytoblast	成血细胞，原血细胞	成血[球]細胞，原血細胞，血[球]母細胞
hemoglobin	血红蛋白	血紅蛋白
hemogram	血象	血像，血圖
hemolymph node	血淋巴结	血淋巴結
hemolymphonodus	血淋巴结	血淋巴結
hemolysin	溶血素，红细胞溶解素	溶血素
hemolysis	溶血[作用]	溶血[作用]，溶血[反應]
hemonode	血结	血結
hemopoiesis	血细胞发生，血细胞生成，造血	造血[作用]，血細胞生成作用，血形成
hemopoietic stem cell	造血干细胞	造血幹細胞
Henle's fiber	亨勒纤维	亨利氏纖維
Henle's layer	亨勒层	亨利氏層

英 文 名	大 陆 名	台 湾 名
Henle's loop	髓袢，亨勒袢	髓襻，髓環，亨利氏環
Henle's sheath	亨勒鞘	亨利氏鞘
Henle's tubule	亨勒管	亨利氏管
Henle's trunk	亨勒干	亨利氏幹
henogenesis	个体发生	個體發生，個體發育
Hensen's band (H band)	H带	亨生氏帶，H带
Hensen's body	汉森小体	亨生氏小體
Hensen's canal	汉森管	亨生氏管，亨森氏管
Hensen's cell	汉森细胞	亨生氏細胞
Hensen's duct	汉森管	亨生氏管，亨森氏管
Hensen's node	原结，汉森结	原結，亨生氏結
Hensen's stripe	汉森纹，汉森小带	亨生氏紋
heparin	肝素	肝素
hepatic acinus	肝腺泡	肝腺泡
hepatic artery	肝动脉	肝動脈
hepatic artery proper	肝固有动脉	肝固有動脈
hepatic branch	肝支	肝枝
hepatic cell cord	肝[细胞]索	肝[細胞]索
hepatic cell plate	肝细胞板	肝細胞板
hepatic cord	肝[细胞]索	肝[細胞]索
hepatic diverticulum	肝憩室	肝憩室，肝突
hepatic fissure	肝裂	肝裂
hepatic flexure	肝曲	肝曲
hepatic groove	肝沟	肝溝
hepatic large granular lymphocyte	肝内大颗粒淋巴细胞	肝大顆粒淋巴球
hepatic ligament	肝韧带	肝韌帶
hepatic lobule	肝小叶	肝小葉
hepatic lymph node	肝淋巴结	肝淋巴結
hepatic macrophage	肝巨噬细胞	肝巨噬細胞
hepatic microcirculation	肝微循环	肝微循環
hepatic parenchymal cell	肝实质细胞	肝實質細胞
hepatic pedicle	肝蒂	肝蒂
hepatic plate	肝板	肝板
hepatic plexus	肝丛	肝叢
hepatic portal vein	肝门静脉	肝門靜脈
hepatic sinusoid	肝血窦	肝血竇，肝竇狀隙

英　文　名	大　陆　名	台　湾　名
hepatic tissue	肝组织	肝組織
hepatic trabecula	肝小梁	肝小梁
hepatic vein	肝静脉	肝靜脈
hepatocolic ligament	肝结肠韧带	肝結腸韌帶
hepatocyte	肝细胞	肝細胞
hepatoduodenal ligament	肝十二指肠韧带	肝十二指腸韌帶
hepatogastric ligament	肝胃韧带	肝胃韌帶
hepatopancreatic ampulla	肝胰壶腹	肝胰壺腹
hepatopancreatic annular zone	肝胰环区	肝胰環區
hepatopancreatic fold	肝胰襞	肝胰襞
hepatophrenic ligament	肝膈韧带	肝膈韌帶
hepatorenal ligament	肝肾韧带	肝腎韌帶
hepatorenal recess	肝肾隐窝	肝腎隱窩
Hering's canal	黑林管	赫林氏管，赫令氏管
heritability	遗传度	遺傳力
hermaphroditism	两性畸形，两性同体	兩性人，雙性人，陰陽症
hernia	疝	疝，突出
hernia reduction	疝复位	疝[氣]整復
herniation	疝形成	疝形成
Herring's body	赫林体	赫林氏體，赫令氏體
Hertwig's epithelial root sheath	赫特维希上皮根鞘	赫特維格氏上皮根鞘
Hesselbach's triangle	海氏三角	海氏三角
HE staining (=hematoxylin-eosin staining)	苏木精-伊红染色，HE 染色	蘇木素-伊紅染色，HE 染色
heterochromatin	异染色质	異染色質
heterochromosome	异染色体	異染色體，性染色體，副染色體
heterochronia	异时发生	異時發生
heterochrony	异时发生	異時發生
heterocyte	异形细胞	異形細胞
heterodymus	附头畸形	附頭畸形，附頭畸胎
heteroimmune	异种免疫	異種免疫
heterophil	嗜异染性	嗜異染性
heterophil granular leukocyte	嗜异染性颗粒白细胞	嗜異染性顆粒白血球
heterosome	异染色体	異染色體，性染色體，副染色體

英　文　名	大　陆　名	台　湾　名
heterotopic ossification	异位骨化	異位骨化
heterotopic pancreas	异位胰[腺]	異位胰腺
heterotopic pancreatic tissue	异位胰组织	異位胰組織
heterotypic cortex	异型皮质	異型皮質
Heuser's membrane	霍伊泽膜	霍沙氏膜
hiatus hernia	食管裂孔疝	食道裂孔疝
hiatus adductorius	收肌腱裂孔	內收肌腱裂孔
hiatus for greater petrosal nerve	岩大神经裂孔	岩大神經裂孔
hiatus for lesser petrosal nerve	岩小神经裂孔	岩小神經裂孔
hiatus semilunaris	半月裂孔	半月裂孔
hiatus tendineus	腱裂孔	腱裂孔
hidden margin	甲隐缘	甲隱緣
highest nasal concha	最上鼻甲	最上鼻甲
highest nuchal line	最上项线	最上項線
high voltage electron microscope	高压电子显微镜	高壓電子顯微鏡
hilum	门	門
hilum of caudal olivary nucleus	尾侧橄榄核门	尾側橄欖核門
hilum of dentate nucleus	齿状核门	齒狀核門
hilum of inferior olivary nucleus	下橄榄核门	下橄欖核門
hilum of kidney	肾门	腎門
hilum of lung	肺门	肺門
hilum of lymph node	淋巴结门	淋巴結門
hilum of spleen	脾门	脾門
hilum of suprarenal gland	肾上腺门	腎上腺門
hilus cell	门细胞	門細胞
hilus of lymph node	淋巴结门	淋巴結門
hilus of spleen	脾门	脾門
hindbrain	后脑	後腦
hindbrain vesicle	后脑泡	後腦泡
hindgut	后肠	後腸
hind limb bud	后肢芽	後肢芽
hind root	后根	後根
hinge joint	屈戌关节，滑车关节	屈戌關節，滑車關節
hip	髋	髋

英　文　名	大　陆　名	台　湾　名
hip bone	髋骨	髖骨
hip joint	髋关节	髖關節
hippocampal formation	海马结构	海馬結構
hippocampal groove	海马沟	海馬溝
hippocampal gyrus	海马回	海馬回
hippocampal sulcus	海马沟	海馬溝
hippocampus	海马	海馬
hircus	腋毛	腋毛
Hirschsprung's disease	希尔施普龙病	希什斯普隆氏病
His' bundle	希氏束	希氏束
histoautoradiography	组织放射自显影[术]	組織放射自顯影術，組織自動放射顯影術，組織放射自顯像術
histochemistry	组织化学	組織化學
histocompatibility Y antigen (H-Y antigen)	组织相容性 Y 抗原，H-Y 抗原	組織相容性 Y 抗原，H-Y 抗原
histodifferentiation	组织分化	組織分化
histofluorescence	组织荧光	組織螢光
histogenesis	组织发生	組織發生
histogeny	组织发生	組織發生
histological differentiation	组织分化	組織分化
histology	组织学	組織學
histomorphology	组织形态学	組織形態學
histone	组蛋白	組織蛋白
histoneurology	神经组织学	神經組織學
histopathology	组织病理学	組織病理學
histophysiology	组织生理学	組織生理學
historadioautography	组织放射自显影[术]	組織放射自顯影術，組織自動放射顯影術，組織放射自顯像術
histospectrography	组织光谱学	組織光譜學
histospectrophotometry	组织分光光度法	組織光譜測量術，組織分光光度術
histoteliosis	细胞最后分化	細胞最後分化
histotomy	组织切片[法]	組織切片[法]
histotrophic nutrition	组织营养	組織營養
Hofbauer's cell	霍夫鲍尔细胞	霍夫包爾氏細胞
holoacardius	全无心畸胎	全無心畸胎

英　文　名	大　陆　名	台　湾　名
holoacardius acephalus	无头无心畸胎	無頭無心畸胎
holoblastic cleavage	全裂，完全卵裂	全裂，完全卵裂
holoblastic egg	全裂卵	全裂卵
holoblastic ovum	全裂卵	全裂卵
holocrine	全浆分泌	全分泌
holocrine gland	全浆分泌腺	全泌腺
holoenzyme	全酶	完全酶
hologastroschisis	腹壁全裂	完全腹裂
homeocyte	淋巴细胞	淋巴細胞，淋巴球
homogenetic inductor	同源诱导者	同源誘導者
homolecithal egg	均黄卵	均黃卵
homologous chromosome	同源染色体	同源染色體
homologous organ	同源器官	同源器官
hook of hamate bone	钩骨钩	鉤狀骨鉤
horizontal cell	水平细胞	水平細胞
horizontal cleavage	水平分裂	水平分裂
horizontal fiber	水平纤维	水平纖維
horizontal fissure	水平裂	水平裂
horizontal fissure of right lung	右肺水平裂	右肺水平裂
horizontal neuron	水平神经元	水平神經元，水平神經細胞
horizontal part	水平部	水平部
horizontal part of duodenum	十二指肠水平部	十二指腸水平部
horizontal plane	水平面	水平切面
horizontal plate	水平板	水平板
horizontal plate of palatine bone	腭骨水平板	腭骨水平板
horizontal section	水平切片	水平切片
hormone	激素	激素，荷爾蒙
hormone receptor	激素受体	激素受體
hormonogenesis	激素生成	激素生成
horny cell	角质细胞	角[質]細胞
horny lamina	角质板	角質板
horny layer	角质层，角化层	角質層，角化層
horny tooth	角质牙	角質牙
horseradish peroxidase (HRP)	辣根过氧化物酶	辣根過氧化物酶，山葵過氧化酶
horseradish peroxidase	辣根过氧化物酶法	辣根過氧化物酶法

英 文 名	大 陆 名	台 湾 名
method (HRP method)		
horseshoe kidney	马蹄肾	馬蹄腎
Howell-Jolly body	霍威尔-佐利小体	霍威爾-佐利氏小體
Howship's lacuna	豪希普陷窝	豪希普氏陷窩
HPC (=hematopoietic progenitor cell)	造血祖细胞	造血前驅細胞，造血先驅細胞
HPL (=human placental lactogen)	人胎盘催乳素	人類胎盤生乳素，人類胎盤泌乳素
HRP (=horseradish peroxidase)	辣根过氧化物酶	辣根過氧化物酶，山葵過氧化酶
HRP method (=horseradish peroxidase method)	辣根过氧化物酶法	辣根過氧化物酶法
human amnion cell culture	人羊膜细胞培养	人類羊膜細胞培養
human anatomy	人体解剖学	人體解剖學
human chorionic gonadotropin (HCG)	人绒毛膜促性腺[激]素	人類絨毛膜促性腺激素
human chorionic somatomammotropin (HCS)	人绒毛膜生长催乳素	人類絨毛膜促乳腺激素
human embryology	人体胚胎学	人體胚胎學，人體發生學
human placental estrogen	人胎盘雌激素	人類胎盤雌激素
human placental lactogen (HPL)	人胎盘催乳素	人類胎盤生乳素，人類胎盤泌乳素
human placental progesterone	人胎盘孕激素	人類胎盤助孕素，人類胎盤黃體素
humeral head	肱骨头	肱骨頭
humeral head of extensor carpi ulnaris	尺侧腕伸肌肱骨头	尺側腕伸肌肱骨頭
humeral head of flexor carpi ulnaris	尺侧腕屈肌肱骨头	尺側腕屈肌肱骨頭
humeral head of pronator teres	旋前圆肌肱骨头	旋前圓肌肱骨頭
humeral nutrient artery	肱骨滋养动脉	肱骨滋養動脈，肱骨營養動脈
humeromuscular tunnel	肱骨肌管	肱骨肌管
humeroradial joint	肱桡关节	肱橈關節
humeroulnar head	肱尺头	肱尺頭
humeroulnar head of flexor digitorum superficialis	指浅屈肌肱尺头	指淺屈肌肱尺頭，屈指淺肌肱尺頭
humeroulnar joint	肱尺关节	肱尺關節
humerus	肱骨	肱骨

英　文　名	大　陆　名	台　湾　名
humoral immunity	体液免疫	體液免疫
humor aquosus	[眼]房水	眼房水，水狀液
humor factor	体液因子	體液因子
Huxley's layer	赫胥黎层	赫胥黎氏層
hyaline cartilage	透明软骨	透明軟骨
hyaline layer	透明层	透明層
hyaline membrane	透明膜	透明膜
hyaline membrane disease	透明膜病	透明膜病
hyaline tube	透明管	透明管
hyalocyte	玻璃体细胞，透明细胞	玻璃體細胞，透明細胞
hyaloid artery	玻璃体动脉	玻璃體動脈，透明動脈
hyaloid canal	玻璃体管	玻璃體管，透明管
hyaloid fossa	玻璃体窝	玻璃體窩，透明窩
hyaloid vein	玻璃体静脉	玻璃體靜脈，透明靜脈
hyalomere	透明区	[透]明區
hyaloplasm	透明质	透明質
hyalotome	透明浆	透明漿
hyaluronic acid	透明质酸	玻尿酸
hyaluronidase	透明质酸酶	玻尿酸酶
H-Y antigen (=histocompatibility Y antigen)	组织相容性 Y 抗原，H-Y 抗原	組織相容性 Y 抗原，H-Y 抗原
hydatidiform mole	葡萄胎	葡萄胎，水泡狀胎塊，水囊狀胎塊
hydrocephalus	脑积水	水腦，腦積水
hydrocortisone	皮质醇，氢化可的松	皮質醇，氫化可體松
hydrolase	水解酶	水解酶
hydrolyzing enzyme	水解酶	水解酶
hydrophilic channel	亲水管	親水管
hydrophilicity	亲水性	親水性
hydrophobicity	疏水性	疏水性
hydroxyapatite	羟基磷灰石	羥磷灰石
hydroxyapatite crystal	羟基磷灰石结晶	羥磷灰石結晶
5-hydroxytryptamine	5-羟色胺	5-羥色胺
hymen	处女膜	處女膜
hymenal caruncle	处女膜痕	處女膜痕
hyoepiglottic ligament	舌骨会厌韧带	舌骨會厭韌帶
hyoglossal muscle	舌骨舌肌	舌骨舌肌

英　文　名	大　陆　名	台　湾　名
hyoglossus	舌骨舌肌	舌骨舌肌
hyoid arch	舌骨弓	舌骨弓
hyoid bone	舌骨	舌骨
hyoid cartilage	舌软骨	舌軟骨
hyoid somite	舌体节	舌體節
hyomandibular cleft	舌[下]颌裂	舌頜裂
hyomandibular pouch	舌颌囊	舌頜囊
hypaxial muscle	轴下肌	軸下肌
hyperdactylia	多指畸形；多趾畸形	多指畸形；多趾畸形
hyperkeratosis	过度角化	過度角化
hypermastia	乳房肥大	乳腺過多，乳腺肥大
hypermetropia	远视	遠視
hyperplasia	超常增生，过度增生	過度增生
hypertelorism	宽位眼	寬位眼，寬眼距
hypertensin	血管紧张素	血管緊張素，血管緊縮素，血管收縮素
hypertrichosis	多毛症	多毛症，毛髮過多
hypertrophy	肥大	肥大
hypoblast	下胚层	下胚層
hypobranchial eminence	鳃下隆起	鰓[弓]下隆起
hypochondriac region	季肋区	季肋區
hypochondrium	季肋区	季肋區
hypodactylism	少指畸形；少趾畸形	少指畸形；少趾畸形
hypodermis	皮下组织	皮下組織
hypofunction	功能减退，机能低下	機能減退，功能低下
hypogastric nerve	腹下神经	腹下神經
hypogastric region	腹下区	下腹區，腹下區
hypogastrium	下腹部	下腹部
hypoglossal ansa	舌下神经袢	舌下神經襻
hypoglossal canal	舌下神经管	舌下神經管
hypoglossal nerve	舌下神经	舌下神經
hypoglossal nucleus	舌下神经核	舌下神經核
hypoglossal triangle	舌下神经三角	舌下神經三角
hypoglycemia	低血糖[症]	低血糖
hypogonadism	性腺功能减退[症]	性腺機能減退，性腺低能症，低性腺功能症
hypomere	下胚节	下胚節，下肌節

英　文　名	大　陆　名	台　湾　名
hypometropia	近视	近視
hyponychium	甲下皮	甲下皮
hypophyseal cartilage	垂体软骨	垂體軟骨
hypophyseal portal system	垂体门脉系统	垂體門脈系統
hypophyseal portal vein	垂体门静脉	垂體門靜脈
hypophyseal pouch	垂体囊	垂體囊
hypophyseal stalk	垂体柄	垂體柄
hypophyseal fossa	垂体窝	垂體窩，腦下腺窩
hypophysial fossa	垂体窝	垂體窩，腦下腺窩
hypophysin	垂体后叶[激]素	垂體後葉激素
hypophysis	垂体	[腦下]垂體，腦下腺，腦垂腺
hypophysotrophic area	促腺垂体区	[丘腦下部]促腺垂體區
hypoplasia	发育不全，低常增生，增生不全	發育不全，未發育
hypoplasia of auricle	耳郭发育不全	耳廓發育不全
hypoprothion	上牙槽点	上齒槽點，上牙槽點
hypospadias	尿道下裂	尿道下裂
hypothalamic branch	下丘脑支	下丘腦枝
hypothalamic groove	下丘脑沟	下丘腦溝
hypothalamic sulcus	下丘脑沟	下丘腦溝
hypothalamic tract	下丘脑束	下丘腦徑
hypothalamocortical fiber	下丘脑皮质纤维	下丘腦皮質纖維
hypothalamohypophyseal portal system	下丘脑-垂体门脉系统	下丘腦垂體門脈系統，下視丘垂體門脈系統
hypothalamohypophyseal tract	下丘脑垂体束	下丘腦垂體徑，下視丘垂體束
hypothalamo-infundibular system	下丘脑漏斗系统	下丘腦漏斗系統，下視丘漏斗系統
hypothalamospinal fiber	下丘脑脊髓纤维	下丘腦脊髓纖維
hypothalamospinal tract	下丘脑脊髓束	下丘腦脊髓徑
hypothalamus	下丘脑	下丘腦，下視丘，丘腦下部
hypothenar	小鱼际	小魚際
hypothenar eminence	小鱼际	小魚際
hypothenar fascia	小鱼际筋膜	小魚際筋膜
hypotrichosis	稀毛症	稀毛症

I

英　文　名	大　陆　名	台　湾　名
I band (=isotropic band)	I 带，明带	I 帶，單折光帶，明帶
ICM (=image cytophotometry)	细胞图像光度术	細胞影像光度測定術
ICSI (=intracytoplasmic sperm injection)	卵质内单精子注射	卵細胞質內單精子注射
identical twins	单卵双胎，单卵双生，同卵双生	單卵雙生，一卵雙胎，同卵雙胎
idiochromosome	性染色体	性染色體
idiogram	核型模式图	染色體[模式]圖，染色體組型
IF (=intermediate filament)	中间丝	中間絲
ileal artery	回肠动脉	迴腸動脈
ileal branch	回肠支	迴腸枝
ileal diverticulum	回肠憩室	迴腸憩室
ileal orifice	回盲口	迴盲口，迴腸口
ileal papilla	回盲乳头	迴盲乳頭，迴腸乳頭
ileal valve	回盲瓣	迴盲瓣，迴腸瓣
ileal vein	回肠静脉	迴腸靜脈
ileocecal papilla	回盲乳头	迴盲乳頭，迴腸乳頭
ileocecal fold	回盲襞	迴盲襞
ileocecal lip	回盲瓣	迴盲瓣，迴腸瓣
ileocecal orifice	回盲口	迴盲口，迴腸口
ileocecal valve	回盲瓣	迴盲瓣，迴腸瓣
ileocolic artery	回结肠动脉	迴結腸動脈
ileocolic lip	回结肠瓣	迴結腸瓣
ileocolic lymph node	回结肠淋巴结	迴結腸淋巴結
ileocolic vein	回结肠静脉	迴結腸靜脈
ileum	回肠	迴腸
iliac branch	髂支	髂枝
iliac branch of iliolumbar artery	髂腰动脉髂支	髂腰動脈髂枝
iliac crest	髂嵴	髂嵴
iliac fascia	髂筋膜	髂筋膜
iliac fossa	髂窝	髂窩
iliac lymph sac	髂淋巴囊	髂淋巴囊
iliac muscle	髂肌	髂肌
iliac nerve plexus	髂神经丛	髂神經叢

英　文　名	大　陆　名	台　湾　名
iliac region	髂区	髂區
iliac subtendinous bursa	髂肌腱下囊	髂肌腱下囊
iliac tuberosity	髂粗隆	髂粗隆
iliacus	髂肌	髂肌
iliary epithelium	睫状[体]上皮	睫狀體上皮
iliococcygeal muscle	髂尾肌	髂尾肌
iliococcygeus	髂尾肌	髂尾肌
iliocostalis	髂肋肌	髂肋肌
iliocostalis cervicis	颈髂肋肌	頸髂肋肌
iliocostalis lumborum	腰髂肋肌	腰髂肋肌
iliocostalis thoracis	胸髂肋肌	胸髂肋肌
iliocostal muscle	髂肋肌	髂肋肌
iliocostal muscle of loin	腰髂肋肌	腰髂肋肌
iliocostal muscle of neck	颈髂肋肌	頸髂肋肌
iliocostal muscle of thorax	胸髂肋肌	胸髂肋肌
iliocristale	髂嵴点	髂嵴點
iliofemoral ligament	髂股韧带	髂股韌帶
iliohypogastric nerve	髂腹下神经	髂腹下神經
ilioinguinal nerve	髂腹股沟神经	髂腹股溝神經
iliolumbar artery	髂腰动脉	髂腰動脈
iliolumbar ligament	髂腰韧带	髂腰韌帶
iliolumbar vein	髂腰静脉	髂腰靜脈
iliopectineal arch	髂耻弓	髂恥弓
iliopectineal bursa	髂耻囊	髂恥囊
iliopsoas	髂腰肌	髂腰肌
iliopsoas fascia	髂腰筋膜	髂腰筋膜
iliopsoas muscle	髂腰肌	髂腰肌
iliopubic eminence	髂耻隆起	髂恥隆起
iliopubic tract	髂耻束	髂恥徑，髂恥束
iliospinale anterius	髂前上棘点	髂前上棘點
iliospinale posterius	髂后上棘点	髂後上棘點
iliotibial tract	髂胫束	髂脛徑
ilium	髂骨	髂骨
image analysis	图像分析	影像分析
image analyzer	图像分析仪	影像分析儀
image cytophotometry (ICM)	细胞图像光度术	細胞影像光度測定術
immature B cell	未成熟 B 细胞，幼 B 细胞	未成熟 B 細胞

英　文　名	大　陆　名	台　湾　名
immature infant	早产儿，未成熟儿	早產兒，未[成]熟兒，早熟兒
immature T cell	未成熟 T 细胞，幼 T 细胞	未成熟 T 细胞
immune-neuroendocrine network	免疫-神经-内分泌网络	免疫-神經-內分泌網絡
immune response	免疫应答	免疫反應
immune system	免疫系统	免疫系統
immunization	免疫作用	免疫作用
immunocyte	免疫细胞	免疫細胞
immunocytochemical method	免疫细胞化学法	免疫細胞化學法
immunocytochemistry	免疫细胞化学	免疫細胞化學
immunoelectron microscopy	免疫电镜术	免疫電子顯微鏡術
immunoenzyme method	免疫酶法	免疫酶法
immunofluorescence method	免疫荧光法	免疫螢光法
immunofluorescence microscopy	免疫荧光显微镜术	免疫螢光顯微鏡術
immunoglobulin	免疫球蛋白	免疫球蛋白
immunogold method	免疫金法	免疫金法
immunohistochemical method	免疫组织化学法	免疫組織化學法
immunohistochemistry	免疫组织化学	免疫組織化學
immunologically competent cell	免疫活性细胞	免疫活性細胞
impar ganglion	奇神经节	奇神經節
imperforate anus	肛门闭锁，不通肛	肛門閉鎖，肛門無孔
imperforate hymen	处女膜无孔，处女膜闭锁	閉鎖處女膜
implantation	植入	植入，移植，著床
implantation fossa	植入窝	植入窩
impression for cerebral gyrus	脑回压迹	腦回壓跡
impression for costoclavicular ligament	肋锁韧带压迹	肋鎖韌帶壓跡
impression of costoclavicular ligament	肋锁韧带压迹	肋鎖韌帶壓跡
impulse conducting system	冲动传导系统	脈衝傳導系統
inborn error of metabolism	先天性代谢异常	先天性代謝異常
Inca bone	印加骨	印加骨
incarcerated placenta	牢固胎盘	牢固胎盤
incisal margin	门齿缘	門齒緣
incisal margin of tooth	牙切缘	牙切緣，齒切緣
incisive bone	切牙骨	門齒骨
incisive canal	切牙管	門齒管

英　文　名	大　陆　名	台　湾　名
incisive duct	切牙管	門齒管
incisive foramen	切牙孔	門齒孔
incisive fossa	切牙窝	門齒窩
incisive fossa of maxilla	上颌骨切牙窝	上頜骨門齒窩
incisive papilla	切牙乳头	門齒乳頭
incisive suture	切牙缝	門齒縫
incisor	切牙	門齒，門牙
incisor tooth	切牙	門齒，門牙
incisure of apex of heart	心尖切迹	心尖切跡
incisure of cartilage of acoustic meatus	外耳道软骨切迹	外耳道軟骨切跡
incisure of round ligament of liver	肝圆韧带切迹	肝圓韌帶切跡
inclination of pelvis	骨盆倾斜度	骨盆傾斜度
inclusion	内含物	包含物，包涵物
inclusion body	包涵体	包涵體，內含體
incomplete atresia of anal membrane	不完全肛膜闭锁	不完全肛膜閉鎖
incomplete regeneration	不完全再生	不完全再生
incretin	肠降血糖素，肠促胰岛素	腸降血糖素，腸促胰島素，腸促胰液素
incubation	孵化	孵化，潛伏
incudal fold	砧骨襞	砧骨襞
incudal fossa	砧骨窝	砧骨窩
incudomallear articulation	砧锤关节	砧錘關節
incudomalleolar joint	砧锤关节	砧錘關節
incudostapedial articulation	砧镫关节	砧鐙關節
incudostapedial joint	砧镫关节	砧鐙關節
incus	砧骨	砧骨
independent development	主动发育	主動發育
independent differentiation	非依赖性分化，自主分化	自主分化
indeterminate cleavage	不定[型卵]裂	不定[卵]裂
index finger	示指	示指，食指
indifferent stage	未分化时期	未分化時期
indigo blue	靛蓝	靛藍
indigo carmine	靛洋红	靛洋紅
indirect division	间接分裂	間接分裂
indirect ossification	间接骨化	間接骨化

英 文 名	大 陆 名	台 湾 名
individual development	个体发育	個體發育
individuation	个体化	個體化
indophenol blue	靛酚蓝	靛酚藍
induced bone	诱生骨	誘生骨
induced ovulation	诱导排卵	誘導排卵
inducer	诱导者，诱导物	誘導體，誘導物，誘發物
inducer tissue	诱导组织	誘導組織
induction	诱导	誘導[作用]
induction theory	诱导学说	誘導學説
inductor	诱导者，诱导物	誘導體，誘導物，誘發物
indusium griseum	灰被	灰被蓋
inferior terminal branch	下终支	下終枝
inferior aberrant ductule	下迷小管	下迷小管
inferior aberrant ductule of epididymis	附睾下迷小管	附睾下迷小管
inferior alveolar artery	下牙槽动脉	下齒槽動脈
inferior alveolar foramen	下牙槽孔	下齒槽孔
inferior alveolar nerve	下牙槽神经	下齒槽神經
inferior anal nerve	肛门下神经	肛門下神經
inferior anastomotic vein	下吻合静脉	下吻合靜脈
inferior angle	下角	下角
inferior angle of scapula	肩胛骨下角	肩胛骨下角
inferior anterior pancreaticoduodenal vein	胰十二指肠下前静脉	胰十二指腸下前靜脈
inferior anterior segment	下前段	下前段
inferior anterior segmental artery of anterior branch of renal artery	肾动脉前支下前段动脉	腎動脈前枝下前段動脈
inferior aperture of thorax	胸廓下口	胸廓下口
inferior articular facet of atlas	寰椎下关节面	寰椎下關節面
inferior articular process	下关节突	下關節突
inferior articular surface	下关节面	下關節面
inferior articular surface of atlas	寰椎下关节面	寰椎下關節面
inferior articular surface of tibia	胫骨下关节面	脛骨下關節面
inferior basal vein	下底段静脉	下底段靜脈
inferior belly of omohyoid	肩胛舌骨肌下腹	肩胛舌骨肌下腹
inferior border	下缘	下緣

英　文　名	大　陆　名	台　湾　名
inferior border of liver	肝下缘	肝[臟]下緣
inferior border of lung	肺下缘	肺[臟]下緣
inferior border of pancreas	胰下缘	胰[臟]下緣
inferior border of spleen	脾下缘	脾[臟]下緣
inferior branch	下支	下枝
inferior branch of deep branch of superior gluteal artery	臀上动脉深支下支	臀上動脈深枝下枝
inferior branch of oculomotor nerve	动眼神经下支	動眼神經下枝
inferior branch of transverse cervical nerve	颈横神经下支	頸橫神經下枝
inferior branch of transverse nerve of neck	颈横神经下支	頸橫神經下枝
inferior bulb of internal jugular vein	颈静脉下球	頸靜脈下球
inferior bulb of jugular vein	颈静脉下球	頸靜脈下球
inferior central nucleus of raphe nuclear group	中缝核群的中央下核	中縫核群的中央下核
inferior cerebellar peduncle	小脑下脚	小腦下腳
inferior cerebellar vein	小脑下静脉	小腦下靜脈
inferior cerebral vein	大脑下静脉	大腦下靜脈
inferior cervical cardiac branch	颈下心支	頸下心枝
inferior cervical cardiac branch of vagus nerve	迷走神经颈下心支	迷走神經頸下心枝
inferior cervical cardiac nerve	颈下心神经	頸下心神經
inferior cervical ganglion	颈下神经节	頸下神經節
inferior choroid vein	脉络丛下静脉	脈絡叢下靜脈
inferior cluneal nerve	臀下皮神经	臀下皮神經
inferior clunial nerve	臀下皮神经	臀下皮神經
inferior colliculus	下丘	下丘
inferior conjunctival fornix	结膜下穹	結膜下穹窿
inferior constrictor of pharynx	咽下缩肌	咽下縮肌
inferior cornu	下角	下角
inferior cornu of falciform margin	镰状缘下角	鐮狀緣下角
inferior cornu of thyroid cartilage	甲状软骨下角	甲狀軟骨下角
inferior costal facet	下肋凹	下肋凹
inferior deep lateral cervical lymph node	颈外侧下深淋巴结	頸外側下深淋巴結

英 文 名	大 陆 名	台 湾 名
inferior dental arch	下齿弓	下齒弓
inferior dental nerve	下齿神经	下齒神經
inferior dental plexus	下牙丛	下齒叢
inferior duodenal flexure	十二指肠下曲	十二指腸下曲
inferior duodenal fold	十二指肠下襞	十二指腸下襞
inferior duodenal fossa	十二指肠下隐窝	十二指腸下隱窩
inferior duodenal recess	十二指肠下隐窝	十二指腸下隱窩
inferior epigastric artery	腹壁下动脉	腹壁下動脈
inferior epigastric lymph node	腹壁下淋巴结	腹壁下淋巴結
inferior epigastric vein	腹壁下静脉	腹壁下靜脈
inferior extensor retinaculum	伸肌下支持带	伸肌下支持帶
inferior extremity	下端	下端
inferior fascia of pelvic diaphragm	盆膈下筋膜	骨盆膈下筋膜
inferior fascia of urogenital diaphragm	尿生殖膈下筋膜	尿生殖膈下筋膜
inferior fibular retinaculum	腓骨肌下支持带	腓骨肌下支持帶
inferior flexure of duodenum	十二指肠下曲	十二指腸下曲
inferior floor	下底	下底
inferior fovea	下凹	下凹
inferior frontal groove	额下沟	額下溝
inferior frontal gyrus	额下回	額下回
inferior frontal sulcus	额下沟	額下溝
inferior ganglion of glossopharyngeal nerve	舌咽神经下神经节	舌咽神經下神經節
inferior ganglion of vagus nerve	迷走神经下神经节	迷走神經下神經節
inferior gemellus muscle	下孖肌	下孖肌
inferior gingival branch	下牙龈支	下牙齦枝
inferior gingival nerve	下牙龈神经	下牙齦神經
inferior gluteal artery	臀下动脉	臀下動脈
inferior gluteal line	臀下线	臀下線
inferior gluteal lymph node	臀下淋巴结	臀下淋巴結
inferior gluteal nerve	臀下神经	臀下神經
inferior gluteal vein	臀下静脉	臀下靜脈
inferior group of anterior mediastinal lymph node	纵隔前淋巴结下群	縱隔前淋巴結下群
inferior horn	下角	下角
inferior horn of lateral	侧脑室下角	側腦室下角

英　文　名	大　陆　名	台　湾　名
ventricle		
inferior horn of thyroid cartilage	甲状软骨下角	甲狀軟骨下角
inferior hypogastric plexus	下腹下丛	下腹下叢
inferior hypophysial artery	垂体下动脉	垂體下動脈
inferior ileocecal recess	回盲下隐窝	迴盲下隱窩
inferior labial artery	下唇动脉	下唇動脈
inferior labial branch	下唇支	下唇枝
inferior labial vein	下唇静脉	下唇靜脈
inferior labium	下唇	下唇
inferior laryngeal artery	喉下动脉	喉下動脈
inferior laryngeal nerve	喉下神经	喉下神經
inferior laryngeal vein	喉下静脉	喉下靜脈
inferior lateral brachial cutaneous nerve	臂外侧下皮神经	臂外側下皮神經
inferior lateral cutaneous nerve of arm	臂外侧下皮神经	臂外側下皮神經
inferior left pulmonary vein	左肺下静脉	左肺下靜脈
inferior ligament of epididymis	附睾下韧带	附睪下韌帶
inferior lingular branch	下舌支	下舌枝
inferior lingular branch of left pulmonary artery	左肺动脉下舌支	左肺動脈下舌枝
inferior lingular bronchus	下舌段支气管	下舌段支氣管
inferior lingular segment	下舌段	下舌段
inferior lingular segmental bronchus	下舌段支气管	下舌段支氣管
inferior lingular vein	下舌段静脉	下舌段靜脈
inferior lip	下唇	下唇
inferior lobar branch of left pulmonary artery	左肺动脉下叶支	左肺動脈下葉枝
inferior lobar branch of right pulmonary artery	右肺动脉下叶支	右肺動脈下葉枝
inferior lobe	下叶	下葉
inferior lobe of left lung	左肺下叶	左肺下葉
inferior lobe of right lung	右肺下叶	右肺下葉
inferior longitudinal fasciculus	下纵束	下縱束
inferior longitudinal muscle	下纵肌	下縱肌
inferior longitudinal muscle of tongue	舌下纵肌	舌下縱肌

英　文　名	大　陆　名	台　湾　名
inferior lumbar triangle	腰下三角	腰下三角
inferior macular arteriole	黄斑下小动脉	黄斑下小動脈
inferior macular venule	黄斑下小静脉	黄斑下小靜脈
inferior margin	下缘	下緣
inferior meatus of nose	下鼻道	下鼻道
inferior mediastinum	下纵隔	下縱隔
inferior medullary velum	下髓帆	下髓帆
inferior member	下肢	下肢
inferior mental spine	颏下棘	頦下棘
inferior mesenteric artery	肠系膜下动脉	腸繫膜下動脈
inferior mesenteric ganglion	肠系膜下神经节	腸繫膜下神經節
inferior mesenteric lymph node	肠系膜下淋巴结	腸繫膜下淋巴結
inferior mesenteric plexus	肠系膜下丛	腸繫膜下叢
inferior mesenteric vein	肠系膜下静脉	腸繫膜下靜脈
inferior nasal arteriole of retina	视网膜鼻侧下小动脉	視網膜鼻側下小動脈
inferior nasal concha	下鼻甲	下鼻甲
inferior nasal meatus	下鼻道	下鼻道
inferior nasal venule of retina	视网膜鼻侧下小静脉	視網膜鼻側下小靜脈
inferior nuchal line	下项线	下項線
inferior nucleus of trigeminal nerve	三叉神经下核	三叉神經下核
inferior oblique	下斜肌	下斜肌
inferior oblique ligament	下斜韧带	下斜韌帶
inferior oblique muscle	下斜肌	下斜肌
inferior oblique muscle of head	头下斜肌	頭下斜肌
inferior obturator tubercle	闭孔下结节	閉孔下結節
inferior olivary nucleus	下橄榄核	下橄欖核
inferior omental recess	网膜囊下隐窝	網膜囊下隱窩
inferior ophthalmic vein	眼下静脉	眼下靜脈
inferior orbital fissure	眶下裂	眶下裂
inferior orbital wall	眶下壁	眶下壁
inferior palpebra	下睑	下瞼
inferior palpebral arch	下睑弓	下瞼弓
inferior palpebral branch	下睑支	下瞼枝
inferior palpebral branch of infraorbital nerve	眶下神经下睑支	眶下神經下瞼枝

英　文　名	大　陆　名	台　湾　名
inferior palpebral vein	下睑静脉	下瞼靜脈
inferior pancreatic artery	胰下动脉	胰下動脈
inferior pancreatic lymph node	胰下淋巴结	胰下淋巴結
inferior pancreaticoduodenal artery	胰十二指肠下动脉	胰十二指腸下動脈
inferior pancreaticoduodenal lymph node	胰十二指肠下淋巴结	胰十二指腸下淋巴結
inferior parathyroid gland	下甲状旁腺	下副甲狀腺
inferior parietal area	顶下区	頂下區
inferior parietal lobule	顶下小叶	頂下小葉
inferior part	下部	下部
inferior part of vestibular ganglion	前庭神经节下部	前庭神經節下部
inferior peduncle of thalamus	丘脑下脚	丘腦下腳
inferior pelvic aperture	骨盆下口	骨盆下口
inferior peroneal retinaculum	腓骨肌下支持带	腓骨肌下支持帶
inferior petrosal sinus	岩下窦	岩下竇
inferior phrenic artery	膈下动脉	膈下動脈
inferior phrenic lymph node	膈下淋巴结	膈下淋巴結
inferior phrenic vein	膈下静脉	膈下靜脈
inferior posterior nasal branch	鼻后下支	鼻後下枝
inferior posterior pancreaticoduodenal vein	胰十二指肠下后静脉	胰十二指腸下後靜脈
inferior pubic ramus	耻骨下支	恥骨下枝
inferior ramus of pubis	耻骨下支	恥骨下枝
inferior rectal artery	直肠下动脉	直腸下動脈
inferior rectal nerve	直肠下神经	直腸下神經
inferior rectal plexus	直肠下丛	直腸下叢
inferior rectal vein	直肠下静脉	直腸下靜脈
inferior rectus	下直肌	下直肌
inferior right pulmonary vein	右肺下静脉	右肺下靜脈
inferior root	下根	下根
inferior root of ansa cervicalis	颈袢下根，颈袢后根	頸襻下根
inferior root of cervical ansa	颈袢下根，颈袢后根	頸襻下根
inferior sagittal sinus	下矢状窦	下矢狀竇
inferior salivatory nucleus	下泌涎核	下唾[液腺]核
inferior segment	下段	下段
inferior segmental artery of	肾动脉前支下段动脉	腎動脈前枝下段動脈

英　文　名	大　陆　名	台　湾　名
anterior branch of renal artery		
inferior segment of left lateral lobe	左外叶下段	左外葉下段，左外葉下分節
inferior segment of right anterior lobe	右前叶下段	右前葉下段，右前葉下分節
inferior segment of right posterior lobe	右后叶下段	右後葉下段，右後葉下分節
inferior semilunar lobule	下半月小叶	下半月小葉
inferior semilunar lobule of cerebellum	小脑下半月小叶	小腦下半月小葉
inferior straight muscle	下直肌	下直肌
inferior subtendinous bursa of biceps femoris	股二头肌下腱下囊	股二頭肌下腱下囊
inferior superficial inguinal lymph node	腹股沟下浅淋巴结	腹股溝下淺淋巴結
inferior suprarenal artery	肾上腺下动脉	腎上腺下動脈
inferior surface	下面	下面
inferior surface of hemisphere	[大脑]半球下面	半球下面
inferior surface of pancreas	胰下面	胰臟下面
inferior surface of petrous part	岩部下面	岩部下面
inferior surface of tongue	舌下面	舌下面
inferior synovial membrane	下滑膜	下滑膜
inferior tarsal muscle	下睑板肌	下瞼板肌
inferior tarsus	下睑板	下瞼板
inferior temporal area	颞下区	顳下區
inferior temporal arteriole of retina	视网膜颞侧下小动脉	視網膜顳側下小動脈
inferior temporal groove	颞下沟	顳下溝
inferior temporal gyrus	颞下回	顳下回
inferior temporal line	颞下线	顳下線
inferior temporal sulcus	颞下沟	顳下溝
inferior temporal venule of retina	视网膜颞侧下小静脉	視網膜顳側下小靜脈
inferior thalamic peduncle	丘脑下脚	丘腦下腳
inferior thalamic vein	丘脑下静脉	丘腦下靜脈
inferior thalamostriate vein	丘纹下静脉	丘紋下靜脈
inferior thoracic aperture	胸廓下口	胸廓下口
inferior thyroid artery	甲状腺下动脉	甲狀腺下動脈
inferior thyroid incisure	甲状软骨下切迹	甲狀軟骨下切跡

英　文　名	大　陆　名	台　湾　名
inferior thyroid notch	甲状软骨下切迹	甲狀軟骨下切跡
inferior thyroid tubercle	甲状软骨下结节	甲狀軟骨下結節
inferior thyroid vein	甲状腺下静脉	甲狀腺下靜脈
inferior tracheobronchial lymph node	气管支气管下淋巴结	氣管支氣管下淋巴結
inferior transverse ligament of scapula	肩胛下横韧带	肩胛下橫韌帶
inferior transverse medullary vein	延髓下横静脉	延髓下橫靜脈
inferior transverse pontine vein	脑桥下横静脉	橋腦下橫靜脈
inferior transverse scapular ligament	肩胛下横韧带	肩胛下橫韌帶
inferior trunk	下干	下幹
inferior trunk of brachial plexus	臂丛下干	臂叢下幹
inferior tympanic artery	鼓室下动脉	鼓室下動脈
inferior ulnar collateral artery	尺侧下副动脉	尺側下副動脈
inferior vein of cerebellar hemisphere	小脑半球下静脉	小腦半球下靜脈
inferior vein of cerebrum	大脑下静脉	大腦下靜脈
inferior vein of vermis	下蚓静脉	蚓下靜脈
inferior vena cava	下腔静脉	下腔靜脈
inferior ventricular vein	侧脑室下静脉	側腦室下靜脈
inferior vermian vein	下蚓静脉	蚓下靜脈
inferior vertebral incisure	椎下切迹	椎下切跡
inferior vertebral notch	椎下切迹	椎下切跡
inferior vesical artery	膀胱下动脉	膀胱下動脈
inferior vestibular area	前庭下区	前庭下區
inferior vestibular area of fundus of internal acoustic meatus	内耳道底前庭下区	內耳道底前庭下區
inferior vestibular nucleus	前庭下核	前庭下核
inferior wall	下壁	下壁
inferior zygapophysis	下关节突	下關節突
inferolateral surface	下外侧面	下外側面
inferomedial margin	下内侧缘	下內側緣
infertility	不孕	不孕
infraauricular lymph node	耳下淋巴结	耳下淋巴結
infracardiac bursa	心下囊	心下囊

英　文　名	大　陆　名	台　湾　名
infraclavicular fossa	锁骨下窝	鎖骨下窩
infraclavicular node	锁骨下淋巴结	鎖骨下淋巴結
infraclavicular part	锁骨下部	鎖骨下部
infraclavicular part of brachial plexus	臂丛锁骨下部	臂叢鎖骨下部
infracolic compartment	结肠下区	結腸下區
infradentale	下牙槽点，切牙点	下齒槽點
infradentale anterius	下牙槽前点	下齒槽前點
infraglenoid tubercle	盂下结节	盂下結節
infraglottic cavity	声门下腔	聲門下腔
infrahyoid branch	舌骨下支	舌骨下枝
infrahyoid bursa	舌骨下囊	舌骨下囊
infrahyoid lymph node	舌骨下淋巴结	舌骨下淋巴結
infrahyoid muscle	舌骨下肌	舌骨下肌
infralobar part	叶下部	葉下部
inframammary region	乳房下区	乳房下區
infranasal area	鼻下区	鼻下區，下鼻部
infraorbital artery	眶下动脉	眶下動脈
infraorbital canal	眶下管	眶下管
infraorbital foramen	眶下孔	眶下孔
infraorbital groove	眶下沟	眶下溝
infraorbital margin	眶下缘	眶下緣
infraorbital nerve	眶下神经	眶下神經
infraorbital region	眶下区	眶下區
infraorbital sulcus	眶下沟	眶下溝
infraorbital suture	眶下缝	眶下縫
infrapatellar branch	髌下支	髕下枝
infrapatellar fat pad	髌下脂体，髌下脂肪垫	髕骨下脂肪墊，髕下脂體
infrapatellar subcutaneous bursa	髌下皮下囊	髕[骨]下皮下囊
infrapatellar synovial fold	髌下滑膜襞	髕[骨]下滑膜襞
infrapiriform foramen	梨状肌下孔	梨狀肌下孔
infrascapular region	肩胛下区	肩胛下區
infrasegmental part	段下部	段下部
infraspinatus	冈下肌	棘下肌，岡下肌
infraspinous fossa	冈下窝	棘下窩，岡下窩
infrasternal angle	胸骨下角	胸骨下角
infratemporal crest	颞下嵴	顳下嵴

英 文 名	大 陆 名	台 湾 名
infratemporal crest of sphenoid bone	蝶骨颞下嵴	蝶骨顳下嵴
infratemporal fossa	颞下窝	顳下窩
infratemporal surface	颞下面	顳下面
infratemporal surface of sphenoid bone	蝶骨颞下面	蝶骨顳下面
infratrochlear nerve	滑车下神经	滑車下神經
infundibular fold	漏斗褶	漏斗褶
infundibular nucleus	漏斗核	漏斗核
infundibular process	漏斗突	漏斗突
infundibular recess	漏斗隐窝	漏斗隱窩
infundibular stalk	漏斗柄	漏斗柄
infundibular stem	漏斗干	漏斗幹
infundibular tendon	漏斗腱	漏斗腱
infundibulum	漏斗	漏斗
infundibulum of gallbladder	胆囊漏斗	膽囊漏斗
infundibulum of posterior lobe of pituitary gland	垂体后叶漏斗	垂體後葉漏斗
infundibulum of right ventricle	右心室漏斗	右心室漏斗
infundibulum of uterine tube	输卵管漏斗	輸卵管漏斗
infundibulum tubae uterinae	输卵管漏斗	輸卵管漏斗
ingression	内移	内移
ingrowth	内生，向内生长	内長，向内生長
inguinal arch	腹股沟弓	腹股溝弓
inguinal branch	腹股沟支	腹股溝枝
inguinal canal	腹股沟管	腹股溝管
inguinal falx	腹股沟镰	腹股溝鐮
inguinal hernia	腹股沟疝	腹股溝疝
inguinal ligament	腹股沟韧带	腹股溝韌帶
inguinal lymph node	腹股沟淋巴结	腹股溝淋巴結
inguinal region	腹股沟区	腹股溝區
inguinal triangle	腹股沟三角	腹股溝三角
inheritance	遗传	遺傳
inhibin	抑制素	抑制素
inhibiting factor	抑制因子	抑制因子
inhibition	抑制作用	抑制[作用]
inhibitor	抑制剂	抑制劑

英　文　名	大　陆　名	台　湾　名
inhibitory synapse	抑制性突触	抑制性突觸
inion	枕外隆凸点	枕外隆凸點
initial lymphatic vessel	初始淋巴管	初始淋巴管
initial segment of axon	轴突起始段	軸突起始段
injection staining	注射染色法	注射染色法
inlet of thorax	胸廓入口	胸廓入口
innate infection	先天感染，胎内感染	胎内感染
inner acrosomal membrane	顶体内膜	頂體内膜
inner arm	内臂	内臂
inner cell mass	内细胞群，内细胞团	内細胞群
inner circumferential lamella	内环骨板	内環骨板
inner ear foramen	内耳道	内耳道，内聽道
inner enamel epithelium	内釉上皮	内釉上皮
inner hair cell	内毛细胞	内毛細胞
inner layer	内层	内層
inner limiting membrane	内界膜	内界膜
inner lip	内唇	内唇
inner lip of iliac crest	髂嵴内唇	髂嵴内唇
innermost intercostal muscle	肋间最内肌	肋間最内肌，最内肋間肌
inner nuclear layer	内核层	内核層
inner phalangeal cell	内指细胞	内指細胞
inner pillar cell	内柱细胞	内柱細胞
inner plate	内板	内板
inner plexiform layer	内网层	内叢層
inner pyramidal layer	内锥体[细胞]层	内錐體[細胞]層
inner rod	内柱	内柱
inner root sheath	内[毛]根鞘	内根鞘
inner segment	内节	内節
inner sheath of optic nerve	视神经内鞘	視神經内鞘
inner spiral sulcus	内螺旋沟	内螺旋溝
inner tunnel	内隧道	内隧道
innervation	神经支配	神經支配，神經分佈
inner zone	内带	内帶
innominate canaliculus	无名小管	無名小管
inositol	肌醇	肌醇，環己六醇
inserted periodontium	嵌入性牙周膜	嵌入性牙周膜
in situ	原位	原位，原地

英 文 名	大 陆 名	台 湾 名
in situ hybridization histochemistry method (ISFF method)	原位杂交组织化学法	原位雜交組織化學法
instructive induction	指令性诱导	指令性誘導
insula	脑岛	腦島
insular artery	岛动脉	島動脈
insular lobe	岛叶	島葉
insular part	岛部	島部
insular vein	岛静脉	島靜脈
insulin	胰岛素	胰島素
insulinotropic hormone	促胰岛素	促胰島素
insulinotropin	促胰岛素	促胰島素
integrin	整合素	接合蛋白，整合素
integumentum commune system	被皮系统	被皮系統，個體全部皮膚
interacinous connective tissue	腺泡间结缔组织	腺泡間結締組織
interalveolar septum	牙槽间隔	齒槽間隔
interalveolar septum of mandible	下颌骨牙槽间隔	下頜骨齒槽間隔
interalveolar septum of maxilla	上颌骨牙槽间隔	上頜骨齒槽間隔
interarcuate ligament	弓间韧带	弓間韌帶
interarytenoid fold	杓间襞	杓狀軟骨間襞
interarytenoid incisure	杓间切迹	杓間切跡
interarytenoid notch	杓间切迹	杓間切跡
interatrial septum	房间隔	房間隔
interatrial tract	房间束	房間徑，房間束
intercalated cell	闰细胞	閏細胞
intercalated disk	闰盘	閏盤，間板
intercalated duct	闰管	閏管
intercalated nucleus	中介核	中介核
intercalatus nucleus	中介核	中介核
intercapital vein	掌骨头间静脉	掌骨頭間靜脈
intercarpal joint	腕骨间关节	腕骨間關節
intercarpal ligament	腕骨间韧带	腕骨間韌帶
intercartilaginous part	软骨间部	軟骨間部
intercavernous sinus	海绵间窦，环窦	海綿間竇
intercellular bridge	[细]胞间桥	[細]胞間橋
intercellular channel	[细]胞间通道	[細]胞間通道

英　文　名	大　陆　名	台　湾　名
intercellular cytoplasmic bridge	细胞间桥	細胞間橋
intercellular fluid	[细]胞间液	[細]胞間液
intercellular recess	胞间陷窝	胞間陷窝
intercellular secretory canaliculus	[细]胞间分泌小管	胞間分泌小管，胞間分泌細管
intercellular space	[细]胞间隙	[細]胞間隙
intercellular substance	[细]胞间质	[細]胞間質
interchondral articulation	软骨间关节	軟骨間關節
interchondral joint	软骨间关节	軟骨間關節
interchondral ligament	软骨间韧带	軟骨間韌帶
interclavicular ligament	锁间韧带	鎖骨間韌帶
intercolumnar tubercle	柱间结节	柱間結節
intercondylar eminence	髁间隆起	髁間隆起
intercondylar fossa	髁间窝	髁間窝
intercondylar line	髁间线	髁間線
intercondylar notch	髁间切迹	髁間切跡
intercostal artery	肋间动脉	肋間動脈
intercostalis externus	肋间外肌	肋間外肌，外肋間肌
intercostalis internus	肋间内肌	肋間内肌，内肋間肌
intercostalis intimus	肋间最内肌	肋間最内肌，最内肋間肌
intercostal lymph node	肋间淋巴结	肋間淋巴結
intercostal muscle	肋间肌	肋間肌
intercostal nerve	肋间神经	肋間神經
intercostal space	肋间隙	肋間隙
intercostal vein	肋间静脉	肋間靜脈
intercostobrachial nerve	肋间臂神经	肋間臂神經
intercrural fiber	脚间纤维	腳間纖維
intercuneiform joint	楔骨间关节	楔骨間關節
intercuneiform ligament	楔骨间韧带	楔骨間韌帶
interdental cell	齿间细胞	齒間細胞
interdental papilla	牙间乳突	牙間乳突
interdental space	牙间隙	牙間隙，齒[槽間]隙
interdigitating cell	交错突细胞	交錯嵌合細胞
interdigitating reticular cell	交错突网状细胞	交錯網狀細胞，交錯網織細胞
interdigitation	镶嵌连接	胞膜間交錯嵌合
interfascial space	筋膜间隙	筋膜間隙

英　文　名	大　陆　名	台　湾　名
interfascicular fasciculus	束间束	束間束
interfascicular nucleus	束间核	束間核
interfascicular oligodendrocyte	束间少突胶质细胞	束間寡樹突膠質細胞
interference microscope	干涉显微镜	干涉顯微鏡
interferon	干扰素	干擾素
interfollicular cell	滤泡间细胞	濾泡間細胞
interfoveolar ligament	凹间韧带	凹間韌帶
interganglial branch	节间支	節間枝
interganglionic branch	节间支	節間枝
interiliac lymph node	髂间淋巴结	髂間淋巴結
interkinesis	分裂间期	分裂間期
interleukin	白介素	白血球間質，介白素
interlobar artery	叶间动脉	葉間動脈
interlobar surface	叶间面	葉間面
interlobar vein	叶间静脉	葉間靜脈
interlobular artery	小叶间动脉	小葉間動脈
interlobular bile duct	小叶间胆管	小葉間膽管
interlobular connective tissue	小叶间结缔组织	小葉間結締組織
interlobular ductule	小叶间小管	小葉間小管
interlobular septum	小叶[间]隔	小葉間隔
interlobular vein	小叶间静脉	小葉間靜脈
intermammary cleft	乳沟	乳溝
intermaxillary suture	上颌间缝	上頜間縫
intermedial cavity of larynx	喉中间腔	喉中間腔
intermedial ncrve of facial nerve	面神经中间神经	面神經中間神經
intermediary lymph sinus	中间淋巴窦	中間淋巴竇
intermediate atrial branch	心房中间支	心房中間枝
intermediate branch	中间支	中間枝
intermediate branch of atrium	心房中间支	心房中間枝
intermediate branch of proper hepatic artery	肝固有动脉中间支	肝固有動脈中間枝
intermediate cleavage	中间卵裂	中間卵裂
intermediate colic vein	中结肠静脉	中結腸靜脈
intermediate common iliac lymph node	髂总中间淋巴结	髂總中間淋巴結
intermediate compartment	[手]中间鞘	中間鞘

英　文　名	大　陆　名	台　湾　名
intermediate cuneiform bone	中间楔骨	中間楔骨
intermediate dorsal cutaneous nerve of foot	足背中间皮神经	足背中間皮神經
intermediate external iliac lymph node	髂外中间淋巴结	髂外中間淋巴結
intermediate filament (IF)	中间丝	中間絲
intermediate ganglion	中间神经节	中間神經節
intermediate hepatic vein	肝中静脉	肝中靜脈
intermediate hypothalamic region	下丘脑中间区	下丘腦中間區
intermediate intercostal lymph node	肋间中间淋巴结	肋間中間淋巴結
intermediate junction	中间连接	中間连接
intermediate lacunar lymph node	腔隙中间淋巴结	腔隙中間淋巴結
intermediate lamella	间骨板	間[隙]骨板
intermediate layer	中间层	中間層
intermediate line	中间线	[中]間線
intermediate lobe	中间叶	中間葉
intermediate lumbar lymph node	中间腰淋巴结	腰中間淋巴結
intermediate mammillary nucleus	乳头体中间核	乳頭體中間核
intermediate medial temporal branch	颞中间内侧支	顳中間內側枝
intermediate mesoderm	间介中胚层	中間中胚層，間介中胚層
intermediate muscle fiber	中间型肌纤维	中型肌纖維
intermediate nerve	中间神经	中間神經
intermediate part	中间部	中間部
intermediate part of bulb	前庭球中间部	前庭球中間部
intermediate placenta	中间胎盘	中間胎盤
intermediate sacral crest	骶中间嵴	薦中間嵴
intermediate spermatogonium	中间型精原细胞	中間型精原細胞
intermediate supraclavicular nerve	锁骨上中间神经	鎖骨上中間神經
intermediate temporal branch	颞叶中间支	顳葉中間枝
intermediate tendon	中间腱	中間腱
intermediate type	中间型	中間型
intermediate zone	中间带	中間帶
intermediate zone of spinal cord	脊髓中间带	脊髓中間帶

英　文　名	大　陆　名	台　湾　名
intermediofacial nerve	中间面神经	中間面神經
intermediolateral column	中间带外侧柱	中間帶外側柱
intermediolateral gray column	中间外侧灰质柱	中間外側灰質柱
intermediolateral nucleus	中间带外侧核	中間帶外側核
intermediomedial frontal branch	额叶中内侧支	額葉中内側枝
intermediomedial nucleus	中间带内侧核	中間帶内側核
intermembrane layer	膜间层	膜間層
intermembrane space	膜间隙	膜間隙
intermembranous part	膜间部	膜間部
intermembranous part of rima glottidis	声门裂膜间部	聲門裂膜間部
intermenstrum	月经间期	月經間期
intermesenteric artery	肠系膜间动脉	腸繫膜間動脈
intermesenteric plexus	肠系膜间丛	腸繫膜間叢
intermetacarpal joint	掌骨间关节	掌骨間關節
intermetacarpal ligament	掌骨间韧带	掌骨間韌帶
intermetacarpal space	掌骨间隙	掌骨間隙
intermetatarsal joint	跖骨间关节	蹠骨間關節
intermetatarsal space	跖骨间隙	蹠骨間隙
intermuscular bursa of gluteus	臀肌间囊	臀肌肌間囊
internal	内[的]	内[的]
internal layer of eyeball	眼球内膜	眼球内膜
internal occipital vein	枕内侧静脉	枕内側靜脈
internal acoustic meatus	内耳道	内耳道，内聽道
internal acoustic opening	内耳道口	内耳道口
internal acoustic pore	内耳门	内耳門
internal anal sphincter	肛门内括约肌	肛門内括約肌
internal aperture of vestibular aqueduct	前庭水管内口	前庭導水管内口
internal arcuate fiber	内弓状纤维	内弓狀纖維
internal axis of eye	眼内轴	眼内軸
internal band of Baillarger	巴亚热内带	拜勞格氏内帶
internal basic lamella	内基板	内基板
internal branch	内支	内枝
internal branch of superior laryngeal nerve	喉上神经内支	喉上神經内枝
internal capsule	内囊	内囊

英 文 名	大 陆 名	台 湾 名
internal carotid artery	颈内动脉	頸內動脈
internal carotid nerve	颈内动脉神经	頸內動脈神經
internal carotid plexus	颈内动脉丛	頸內動脈叢
internal carotid venous plexus	颈内动脉静脉丛	頸內動脈靜脈叢
internal cerebral vein	大脑内静脉	大腦內靜脈
internal ear	内耳	內耳
internal elastic membrane	内弹性膜	內彈性膜
internal female reproductive organ	女性内生殖器	女性內生殖器
internal fertilization	体内受精	體內受精
internal genital organ	内生殖器	內生殖器
internal genital organ of female	女性内生殖器	女性內生殖器
internal genital organ of male	男性内生殖器	男性內生殖器
internal granular layer	内颗粒层	內顆粒層
internal granular layer of neocortex	新皮质内颗粒层	新皮質內顆粒層
internal iliac artery	髂内动脉	髂內動脈
internal iliac lymph node	髂内淋巴结	髂內淋巴結
internal iliac vein	髂内静脉	髂內靜脈
internal inferior segment vein	内下段静脉	內下段靜脈
internal intercostal membrane	肋间内膜	肋間內膜
internal intercostal muscle	肋间内肌	肋間內肌，內肋間肌
internal jugular nerve	颈内静脉神经	頸內靜脈神經
internal jugular vein	颈内静脉	頸內靜脈
internal limiting membrane	内界膜	內界膜
internal male reproductive organ	男性内生殖器	男性內生殖器
internal medullary lamina	内髓板	內[側]髓板
internal medullary lamina of thalamus	丘脑内髓板	丘腦內髓板
internal mesaxon	内轴突系膜	內軸突繫膜
internal nasal branch	鼻内支	鼻內枝
internal nasal branch of anterior ethmoidal nerve	筛前神经鼻内支	篩前神經鼻內枝
internal nasal branch of infraorbital nerve	眶下神经鼻内支	眶下神經鼻內枝
internal oblique muscle of abdomen	腹内斜肌	腹內斜肌
internal obturator muscle	闭孔内肌	閉孔內肌

英　文　名	大　陆　名	台　湾　名
internal obturator nerve	闭孔内肌神经	閉孔内肌神經
internal occipital crest	枕内嵴	枕内嵴
internal occipital protuberance	枕内隆凸	枕内隆凸
internal opening of carotid canal	颈动脉管内口	頸動脈管内口
internal opening of cochlear canaliculus	蜗小管内口	[耳]蜗小管内口
internal opening of vestibular canaliculus	前庭小管内口	前庭小管内口
internal orifice of urethra	尿道内口	尿道内口
internal plate	内板	内板
internal plexiform layer	内网层	内叢層
internal pudendal artery	阴部内动脉	陰部内動脈
internal pudendal vein	阴部内静脉	陰部内靜脈
internal pyramidal layer	内锥体[细胞]层	内錐體[細胞]層
internal pyramidal layer of neocortex	新皮质内锥体[细胞]层	新皮質内錐體[細胞]層
internal rectal venous plexus	直肠内静脉丛	直腸内靜脈叢
internal respiration	内呼吸	内呼吸
internal reticular apparatus	内网器	内網狀器
internal root sheath	内[毛]根鞘	内根鞘
internal rotation	内旋转	内旋轉
internal secretion	内分泌	内分泌
internal secretory gland	内分泌腺	内分泌腺
internal spermatic fascia	精索内筋膜	精索内筋膜
internal sphincter muscle of anus	肛门内括约肌	肛門内括約肌
internal superior segment	内上段静脉	内上段靜脈
internal surface	内面	内面
internal surface of base of cranium	颅底内面	顱底内面
internal surface of base of skull	颅底内面	顱底内面
internal surface of cranial base	颅底内面	顱底内面
internal surface of frontal bone	额骨内面	額骨内面
internal terminal filum	内终丝	内終絲
internal thoracic artery	胸廓内动脉	胸廓内動脈
internal thoracic vein	胸廓内静脉	胸廓内靜脈

英　文　名	大　陆　名	台　湾　名
internal tunic of eyeball	眼球内膜	眼球內膜
internal urethral orifice	尿道内口	尿道內口
internal vein of cerebrum	大脑内静脉	大腦內靜脈
internasal suture	鼻骨间缝	鼻骨間縫
interneuron	中间神经元	中間神經元
internodal segment	结间体	結間節
internodal tract	结间束	結間徑，結間束
internode	结间体	結間節
internodule zone	小结间区	小結間區，小結間帶
internuncial neuron	中间神经元	中間神經元
interoception	内感受	內感受
interoceptor	内感受器	內感受器
interosseous border	骨间缘	骨間緣
interosseous border of fibula	腓骨骨间缘	腓骨骨間緣
interosseous border of radius	桡骨骨间缘	橈骨骨間緣
interosseous border of tibia	胫骨骨间缘	脛骨骨間緣
interosseous border of ulna	尺骨骨间缘	尺骨骨間緣
interosseous carpometacarpal ligament	腕掌骨间韧带	腕掌骨間韌帶
interosseous cubital bursa	肘骨间囊	肘骨間囊
interosseous cuneocuboid ligament	楔骰骨间韧带	楔骰骨間韌帶
interosseous cuneometatarsal ligament	楔跖骨间韧带	楔蹠骨間韌帶
interosseous intercarpal ligament	腕骨间韧带	腕骨間韌帶
interosseous intercuneiform ligament	楔间骨间韧带	楔間骨間韌帶
interosseous ligament	骨间韧带	骨間韌帶
interosseous ligament of tarsus	跗骨骨间韧带	跗骨骨間韌帶
interosseous membrane	骨间膜	骨間膜
interosseous membrane of forearm	前臂骨间膜	前臂骨間膜
interosseous membrane of leg	小腿骨间膜	小腿骨間膜
interosseous metacarpal ligament	掌骨骨间韧带	掌骨骨間韌帶
interosseous metatarsal ligament	跖骨骨间韧带	蹠骨骨間韌帶
interosseous nerve of leg	小腿骨间神经	小腿骨間神經

英 文 名	大 陆 名	台 湾 名
interosseous sacroiliac ligament	骶髂骨间韧带	薦髂骨間韌帶
interosseous space of metacarpus	掌骨间隙	掌骨間隙
interosseous talocalcaneal ligament	距跟骨间韧带	距跟骨間韌帶
interosseous tarsal ligament	跗骨骨间韧带	跗骨骨間韌帶
interpapillary epithelial process	乳头间上皮突	乳頭間上皮突
interparietal bone	顶间骨	頂間骨
interpectoral lymph node	胸肌间淋巴结	胸肌間淋巴結
interpeduncular cistern	脚间池	腳間池
interpeduncular fossa	脚间窝	腳間窩
interpeduncular nucleus	脚间核	腳間核
interpeduncular perforated substance	脚间穿质	腳間穿質
interphalangeal joint of foot	趾[骨]间关节	趾[骨]間關節
interphalangeal joint of hand	指[骨]间关节	指[骨]間關節
interphase	间期	[分裂]間期
interplexiform cell	网间细胞	叢間細胞
interpubic disc	耻骨间关节盘	恥骨間關節盤
interradicular septum	牙根间隔	牙根間隔，齒根間隔
interradicular septum of mandible	下颌骨牙根间隔	下頜骨牙根間隔
interradicular septum of maxilla	上颌骨牙根间隔	上頜骨牙根間隔
interrod substance	釉柱间质	釉質柱間質
interruption of pregnancy	妊娠终止	妊娠中止
intersegmental artery	节间动脉	節間動脈
intersegmental part	段间部	段間部
intersex	间性体	間性體，陰阳人
intersigmoidal recess	乙状结肠间隐窝	乙狀結腸間隱窩
intersigmoid recess	乙状结肠间隐窝	乙狀結腸間隱窩
interspace	间隙	間隙
interspinalis	棘间肌	棘間肌
interspinalis cervicis	颈棘间肌	頸棘間肌
interspinalis muscle of neck	颈棘间肌	頸棘間肌
interspinal ligament	棘间韧带	棘間韌帶
interspinal muscle	棘间肌	棘間肌
interspinal muscle of thorax	胸棘间肌	胸棘間肌

英 文 名	大 陆 名	台 湾 名
interspinous ligament	棘间韧带	棘間韌帶
interstitial Cajal's cell	卡哈尔间质细胞	卡加爾氏間質細胞
interstitial cell	间质细胞	間質細胞
interstitial cell of testis	睾丸间质细胞，莱迪希细胞	睾丸間質細胞，萊[迪希]氏細胞
interstitial cell-stimulating hormone	间质细胞刺激素	間質細胞刺激素
interstitial fluid	组织间液	間質液，組織液
interstitial gland	间质腺	間質腺
interstitial growth	间质性生长	間質性生長
interstitial lamella	间骨板	間[隙]骨板
interstitial nucleus	间位核	間質核
interstitial tissue of testis	睾丸间质	睾丸間質
interstructural space	结构间隙	結構間隙
intersuture bone	缝间骨	縫間骨
intertendinous conjunction	腱间结合	腱間結合
intertendinous connection	腱间结合	腱間結合
interthalamic adhesion	丘脑间黏合	丘腦間黏合
intertrabecular space	小梁间隙	小梁間隙
intertragic incisure	耳屏间切迹	耳屏間切跡
intertragic notch	耳屏间切迹	耳屏間切跡
intertransversarius	横突间肌	橫突間肌
intertransversarius anterior cervicis	颈横突间前肌	頸橫突間前肌
intertransversarius lateralis lumbi	腰横突间外侧肌	腰橫突間外側肌
intertransversarius medialis lumbi	腰横突间内侧肌	腰橫突間內側肌
intertransversarius posterior cervicis	颈横突间后肌	頸橫突間後肌
intertransversarius thoracis	胸横突间肌	胸橫突間肌
intertransverse ligament	横突间韧带	橫突間韌帶
intertransverse muscle	横突间肌	橫突間肌
intertransverse muscle of thorax	胸横突间肌	胸橫突間肌
intertrochanteric crest	转子间嵴	轉子間嵴
intertrochanteric line	转子间线	轉子間線
intertubercular groove	结节间沟	結節間溝
intertubercular plane	结节间平面	結節間平面

英　文　名	大　陆　名	台　湾　名
intertubercular sulcus	结节间沟	結節間溝
intertubercular tendinous sheath	结节间腱鞘	結節間腱鞘
intertubercular tendon sheath	结节间腱鞘	結節間腱鞘
interureteric crest	输尿管间嵴	輸尿管間嵴
interureteric fold	输尿管间襞	輸尿管間襞
intervaginal space	鞘间隙	鞘間隙
intervenous tubercle	静脉间结节	靜脈間結節
interventricular foramen	室间孔	室間孔
interventricular groove	室间沟	室間溝
interventricular septal defect	室间隔缺损	室間隔缺損
interventricular septum	室间隔	室間隔
intervertebral cartilage	椎间软骨	椎間軟骨
intervertebral disc	椎间盘	椎間盤
intervertebral foramen	椎间孔	椎間孔
intervertebral joint	椎间关节	椎間關節
intervertebral surface	椎间面	椎間面
intervertebral symphysis	椎间联合	椎間聯合
intervertebral vein	椎间静脉	椎間靜脈
intervillous space	绒毛间隙	絨毛間隙
intestinal atresia	肠闭锁	腸閉鎖
intestinal canal	肠管	腸管
intestinal crypt	肠隐窝	腸隱窩
intestinal diverticulum	肠憩室	腸憩室
intestinal gland	肠腺	腸腺
intestinal juice	肠液	腸液
intestinal loop	肠袢	腸環，腸曲
intestinal stenosis	肠狭窄	腸狹窄
intestinal surface	肠面	腸面
intestinal trunk	肠干	腸幹
intestinal villus	肠绒毛	腸絨毛
intestine	肠	腸
intestinum anterior	前肠	前腸
intestinum cecum	盲肠	盲腸，盲囊
intestinum crassum	大肠	大腸
intestinum ileum	回肠	迴腸
intima	内膜	內膜

英　文　名	大　陆　名	台　湾　名
intimal cushion	内膜垫	内膜墊
intima of vessel	血管内膜	血管内膜
intimate intercostal membrane	肋间最内膜	肋間最内膜
intraarticular ligament of costal head	肋头关节内韧带	肋[骨]頭關節内韌帶
intraarticular ligament of head of rib	肋头关节内韧带	肋[骨]頭關節内韌帶
intraarticular sternocostal ligament	胸肋关节内韧带	胸肋關節内韌帶
intracanalicular part of optic nerve	视神经管内部	視神經管内部
intracapsular ligament	囊内韧带	囊内韌帶
intracellular canaliculus	胞内小管	胞内小管
intracellular fibril	胞内原纤维	胞内原纖維
intracellular network	胞内网	胞内網
intracellular secretory canaliculus	细胞内分泌小管	胞内分泌小管
intracranial part of optic nerve	视神经颅内部	視神經顱内部
intracranial part of vertebral artery	椎动脉颅内部	椎動脈顱内部
intracytoplasmic sperm injection (ICSI)	卵质内单精子注射	卵細胞質内單精子注射
intraembryonic coelom	胚内体腔	胚内體腔
intraembryonic mesoderm	胚内中胚层	胚内中胚層
intraepithelial gland	上皮内腺	上皮内腺
intraepithelial nerve ending	上皮内神经末梢	上皮内神經末梢
intrafusal fiber	梭内肌纤维	肌梭内纖維
intrafusal muscle fiber	梭内肌纤维	肌梭内纖維
intragemmal fiber	味蕾内纤维	味蕾内纖維
intraglandular lymph node	腺内淋巴结	腺内淋巴結
intraglomerular mesangial cell	球内系膜细胞	腎小球内環間膜細胞，腎絲球内繫膜細胞，内腎小球膜細胞
intraglomerular mesangium	球内系膜	腎小球内繫膜，腎絲球内繫膜
intrajugular process	颈静脉孔内突	頸靜脈孔内突
intralaminar nuclear group of thalamus	丘脑板内核群	丘腦板内核群
intralaminar nucleus of thalamus	丘脑板内核	丘腦板内核
intralobar part	叶内部	葉内部

英　文　名	大　陆　名	台　湾　名
intralobar part of posterior branch of right superior pulmonary vein	右上肺静脉后支叶内部	右上肺静脉後枝葉内部
intralobular duct	小叶内导管	小葉内管
intramembranous bone formation	膜内成骨	膜内骨化，膜内骨生成
intramembranous ossification	膜内成骨	膜内骨化，膜内骨生成
intramural ganglion	壁内神经节	壁内神經節
intramural part of ureter	输尿管壁内部	輸尿管壁内部
intraoccipital synchondrosis	枕内软骨结合	枕内軟骨結合
intraocular part of optic nerve	视神经眼内部	視神經眼内部
intraparietal groove	顶内沟	頂内溝
intraparietal sulcus	顶内沟	頂内溝
intraparotid plexus	腮腺内丛	腮腺内叢
intraperiod line	周期内线	期内線
intrapulmonary bronchus	肺内支气管	肺内支氣管
intrarenal artery	肾内动脉	腎内動脈
intrarenal vein	肾内静脉	腎内靜脈
intraretinal space	视网膜内间隙	視網膜内間隙
intrasegmental part	段内部	段内部
intratendinous bursa of olecranon	鹰嘴腱内囊	鷹嘴腱内囊
intratendinous olecranon bursa	鹰嘴腱内囊	鷹嘴腱内囊
intrathalamic fiber	丘脑内纤维	丘腦内纖維
intrauterine developmental period	子宫内发育期	子宫内發育期
intrauterine growth rate	子宫内生长率	子宫内生長率
intrauterine insemination (IUI)	宫内人工授精	子宫内人工授精
intravaginal culture (IVC)	阴道内培养	陰道内培養
intravascular hemopoiesis	血管内造血	血管内造血
intravital staining	[体内]活体染色	活體[内]染色
intrinsic activity	内在活性	内在活性
intrinsic factor	内[在]因子	内在因子
invagination	内陷	内陷
inverted germ layer	反向胚层	反向胚層
inverted microscope	倒置显微镜	倒立顯微鏡
inverted nipple	乳头内陷	乳頭凹陷

英　文　名	大　陆　名	台　湾　名
investing layer of cervical fascia	封套筋膜	封套筋膜
in vitro	体外，离体	體外
in vitro fertilization (IVF)	体外受精	體外受精
in vivo	体内，在体	體內
involuntary muscle	不随意肌	不隨意肌
iodine green	碘绿	碘綠
iodopsin	视青质	視紫[藍]質
ion channel	离子通道	離子通道
ion exchange chromatography	离子交换色谱法	離子交換色譜法，離子交換層析法
ion exchange pump	离子交换泵	離子交換泵
ion microscope	离子显微镜	離子顯微鏡
ionophore	离子载体	離子載體，離子搬遷體
iridial part of retina	视网膜虹膜部	視網膜虹膜部
iridocorneal angle	前房角，虹膜角膜角	前房角，虹膜角膜角
iridopupillary membrane	虹膜瞳孔膜	虹膜瞳孔膜
iris	虹膜	虹膜
iris epithelium	虹膜上皮	虹膜上皮
iris stroma	虹膜基质	虹膜間質
iron hematoxylin staining	铁苏木精染色	鐵蘇木精染色
irregular bone	不规则骨	不規則骨
ischemia	[局部]缺血	[局部]缺血
ischemic phase	局部缺血期	局部缺血期
ischiadic bursa	坐骨囊	坐骨囊
ischiadic bursa of gluteus maximus	臀大肌坐骨囊	臀大肌坐骨囊
ischiadic bursa of internal obturator muscle	闭孔内肌坐骨囊	閉孔內肌坐骨囊
ischiadic nerve	坐骨神经	坐骨神經
ischiadic tuberosity	坐骨结节	坐骨結節，坐骨粗隆
ischial spine	坐骨棘	坐骨棘
ischioanal fossa	坐骨肛门窝	坐骨肛門窩
ischiocavernosus	坐骨海绵体肌	坐骨海綿體肌
ischiocavernous muscle	坐骨海绵体肌	坐骨海綿體肌
ischiofemoral ligament	坐股韧带	坐股韌帶
ischiopubic ramus	坐骨耻骨支	坐骨恥骨枝
ischiorectal fossa	坐骨直肠窝	坐骨直腸窩

英　文　名	大　陆　名	台　湾　名
ischium	坐骨	坐骨
ISHH method (=*in situ* hybridization histochemistry method)	原位杂交组织化学法	原位雜交組織化學法
islet-acinus portal system	胰岛-腺泡门脉系统	胰島-腺泡門脈系統
islet cell	[脊髓]小岛细胞；胰岛细胞	小島細胞；胰島細胞
isoantibody	同种抗体	同種抗體，自體抗體
isoantigen	同种抗原	同種抗原，自體抗原
isoenzyme	同工酶	同功酶
isogenous group	同源细胞群	同源細胞群
isolecithal egg	均黄卵	均黄卵
isorhodopsin	异视紫红质	異視紫紅質
isotope	同位素	同位素
isotope tracer	同位素示踪剂	同位素示蹤物，同位素追蹤劑
isotropic band (I band)	I 带，明带	I 帶，單折光帶，明帶
isotropy	各向同性	同向性，等向性，單向折射
isthmus	峡	峡
isthmus of fornical gyrus	穹窿回峡	穹窿回峡
isthmus of aorta	主动脉峡	主動脈峽[部]
isthmus of auditory tube	咽鼓管峡	耳咽管峽
isthmus of cingulate gyrus	扣带回峡	扣帶回峽
isthmus of external acoustic meatus	外耳道峡	外耳道峽
isthmus of fauces	咽峡	咽峽
isthmus of pharyngotympanic tube	咽鼓管峡	耳咽管峽
isthmus of prostate	前列腺峡	前列腺峽
isthmus of thyroid gland	甲状腺峡	甲狀腺峽
isthmus of uterine tube	输卵管峡	輸卵管峽
isthmus of uterus	子宫峡	子宮峽
isthmus uteri	子宫峡	子宮峽
Ito's cell	伊藤细胞	伊藤氏細胞
IUI (=intrauterine insemination)	宫内人工授精	子宮內人工授精
IVC (=intravaginal culture)	阴道内培养	陰道內培養
IVF (=*in vitro* fertilization)	体外受精	體外受精

J

英　文　名	大　陆　名	台　湾　名
Janus green	詹纳斯绿	杰納斯氏綠
jaundice	黄疸	黃疸
jejunal artery	空肠动脉	空腸動脈
jejunal vein	空肠静脉	空腸靜脈
jejunum	空肠	空腸
joint	关节	關節
joint capsule	关节囊	關節囊
joint cavity	关节腔	關節腔
joint of costal head	肋头关节	肋[骨]頭關節
joint of foot	足关节	足關節
joint of free lower extremity	自由下肢连结	游離下肢連結，游離下肢關節
joint of free lower limb	自由下肢连结	游離下肢連結，游離下肢關節
joint of free upper extremity	自由上肢连结	游離上肢連結，游離上肢關節
joint of free upper limb	自由上肢连结	游離上肢連結，游離上肢關節
joint of girdle of lower extremity	下肢带连结	下肢帶連結，下肢帶關節
joint of girdle of upper extremity	上肢带连结	上肢帶連結，上肢帶關節
joint of hand	手关节	手關節
joint of head of rib	肋骨头关节	肋骨頭關節
joint of pelvic girdle	下肢带连结	下肢帶連結，下肢帶關節
joint of pisiform bone	豌豆骨关节	豆狀骨關節
joint of shoulder girdle	上肢带连结	上肢帶連結，上肢帶關節
jugular body	颈静脉体	頸靜脈體
jugular foramen	颈静脉孔	頸靜脈孔
jugular fossa	颈静脉窝	頸靜脈窩
jugular ganglion	颈静脉神经节	頸靜脈神經節
jugular lymphatic trunk	颈淋巴干	頸淋巴幹
jugular lymph sac	颈淋巴囊	頸淋巴囊
jugular nerve	颈静脉神经	頸靜脈神經
jugular notch	颈静脉切迹	頸靜脈切跡
jugular process	颈静脉突	頸靜脈突
jugular trunk	颈干	頸幹

英　文　名	大　陆　名	台　湾　名
jugular tubercle	颈静脉结节	頸静脈結節
jugular venous arch	颈静脉弓	頸静脈弓
jugular wall	颈静脉壁	頸静脈壁
jugale	颧骨点	顴骨點
jugulodigastric lymph node	颈内静脉二腹肌淋巴结	頸静脈二腹肌淋巴結
juguloomohyoid lymph node	颈内静脉肩胛舌骨肌淋巴结	頸静脈肩胛舌骨肌淋巴結
jugum alveolare	牙槽轭	齒槽軛
jugum alveolare of maxilla	上颌骨牙槽轭	上頜骨齒槽軛
jugum sphenoidale	蝶轭	蝶軛
junction	关节	關節
junctional complex	连接复合体	接合複合體
junctional fold	接头褶	接合褶，接合皺襞
junctional foot	接头足	接合足
juvenile cell	幼稚细胞	幼稚細胞，未成熟白血球
juxtaglomerular apparatus	血管球旁器	近腎小球器，近血管球器
juxtaglomerular cell	球旁细胞	球旁細胞，近腎小球細胞， 　　近血管球器細胞
juxtaglomerular complex	球旁复合体	近腎小球複合體
juxtaintestinal lymph node	肠管旁淋巴结	腸管旁淋巴結
juxtamedullary nephron	髓旁肾单位，近髓肾单位	近髓腎單位，近髓腎元
juxtamedullary renal 　　corpuscle	髓旁肾小体，近髓肾小体	近髓腎小體

K

英　文　名	大　陆　名	台　湾　名
Kaes-Bechterew band	克斯-别奇捷列夫带	卡依斯-貝克特如氏帶
karyoblast	成核细胞，核胚细胞	核胚細胞
karyochrome	核染色细胞	核染色細胞
karyocyte	真核细胞	真核細胞
karyogenisis	核生成	核生成
karyolemma	核膜	核膜
karyolobism	核分叶	核分葉
karyolysis	核溶解	核溶解
karyomitosis	有丝分裂	有絲分裂，核分裂
karyomixis	核融合	核融合
karyon	细胞核	細胞核
karyoplasm	核质	核質

英　文　名	大　陆　名	台　湾　名
karyopyknosis	核固缩	核濃縮
karyorrhexis	核碎裂	核崩解，核碎裂
karyoskeleton	核骨架	核骨架
karyosphere	核球	核球
karyote	有核细胞	有核細胞
karyotheca	核膜	核膜
karyotype	核型	核型
katalase	过氧化氢酶，触酶	過氧化氫酶，觸酶
K cell (=killer cell)	杀伤细胞，K 细胞	殺傷細胞，殺手細胞，K 細胞
keratin	角蛋白	角蛋白，角質素
keratinase	角蛋白酶	角蛋白酶
keratin filament	角蛋白丝	角質絲
keratinization	角化	角[質]化，角質變性
keratinized stratified squamous epithelium	角化复层扁平上皮	角化複層扁平上皮，角化複層鱗狀上皮
keratinocyte	角质形成细胞	角質細胞
keratocricoid ligament	角环韧带	角環韌帶
keratocricoid muscle	角环肌	角環肌
keratocyte	角膜细胞	角膜細胞
keratogenesis	角质形成	角質形成
keratogenous zone	生角质区，成角质区	角質形成區
keratohyalin granule	透明角质颗粒	透明角質顆粒
keratopharyngeal part	大角咽部	大角咽部
kidney	肾	腎[臟]
killer cell (K cell)	杀伤细胞，K 细胞	殺傷細胞，殺手細胞，K 細胞
kinase	激酶	激活酶，催化酶
kinesin	驱动蛋白	驅動蛋白，致動蛋白
Klinefelter's syndrome	克兰费尔特综合征	克萊恩費爾特氏症候群
Klippel-Feil syndrome	克利佩尔-费尔综合征	克立佩爾-法爾氏症候群
klition	鞍背点	鞍背點
knee	膝	膝
knee joint	膝关节	膝關節
Koch's triangle	科赫三角	科赫[氏]三角，柯霍氏三角
Korff's fiber	科尔夫纤维	科爾夫氏纖維
Krause's end bulb	克劳泽终球	克勞斯氏終球

英　文　名	大　陆　名	台　湾　名
Krause's membrane	克劳泽膜	克勞斯氏膜
Krause's bulb	克劳泽终球	克勞斯氏終球
Krause's gland	克劳泽腺	克[勞斯]氏腺
kreatin	肌酸	肌氨酸
kreatinin	肌酸酐	肌氨酸酐
krotaphion	颞点	顳點
Kupffer's cell	库普弗细胞	庫弗氏細胞

L

英　文　名	大　陆　名	台　湾　名
Labbé's vein	拉贝静脉	拉貝氏靜脈
labeled avidin-biotin method (LAB method)	标记抗生物素蛋白-生物素法，LAB 法	標記抗生物素蛋白-生物素法
labeled molecule	标记分子	標記分子
labeling	标记	標記
labial branch of mental nerve	颏神经唇支	頦神經唇枝
labial commissure	唇连合	唇連合
labial gland	唇腺	唇腺
labial part	唇部	唇部
labial part of orbicularis oris	口轮匝肌唇部	口輪匝肌唇部
labial surface of tooth	牙唇面	牙唇面
labial swelling	阴唇隆起	陰唇隆起
labiogingival groove	唇[龈]沟	唇齦溝
labiogingival lamina	唇[龈]板	唇齦板
labioscrotal swelling	阴唇阴囊隆起	陰唇陰囊隆起
labium majus	大阴唇	大陰唇
labium minus	小阴唇	小陰唇
labium oris	口唇	口唇
LAB method (=labeled avidin-biotin method)	标记抗生物素蛋白-生物素法，LAB 法	標記抗生物素蛋白-生物素法
labrale inferius	下唇[中]点	下唇點
labrale superius	上唇[中]点	上唇點
labyrinth	迷路	迷路
labyrinthine artery	迷路动脉	迷路動脈
labyrinthine vein	迷路静脉	迷路靜脈
labyrinthine wall	迷路壁	迷路壁
lacertus of lateral rectus	外直肌腱膜	外直肌腱膜

英 文 名	大 陆 名	台 湾 名
lacrimal apparatus	泪器	淚腺器
lacrimal artery	泪腺动脉	淚腺動脈
lacrimal bone	泪骨	淚[腺]骨
lacrimal canaliculus	泪小管	淚[腺]小管
lacrimal caruncle	泪阜	淚[腺]阜
lacrimal duct	泪管	淚[腺]管
lacrimal ductule	泪小管	淚[腺]小管
lacrimale	泪点	淚[腺]點
lacrimal fold	泪襞	淚[腺]襞
lacrimal gland	泪腺	淚腺
lacrimal groove	泪沟	淚[腺]溝
lacrimal hamulus	泪钩	淚[腺]鉤
lacrimal incisure	泪切迹	淚腺切跡
lacrimal lacus	泪湖	淚[腺]湖
lacrimal lake	泪湖	淚[腺]湖
lacrimal margin	泪缘	淚[腺]緣
lacrimal nerve	泪腺神经	淚腺神經
lacrimal notch	泪切迹	淚腺切跡
lacrimal nucleus	泪腺核	淚腺核
lacrimal papilla	泪乳头	淚腺乳頭
lacrimal part	泪部	淚腺部
lacrimal part of orbicularis oculi	眼轮匝肌泪部	眼輪匝肌淚腺部
lacrimal point	泪点	淚[腺]點
lacrimal process	泪腺突	淚腺突
lacrimal punctum	泪点	淚[腺]點
lacrimal river	泪河	淚[腺]河
lacrimal sac	泪囊	淚[腺]囊
lacrimal sulcus	泪沟	淚[腺]溝
lacrimal vein	泪腺静脉	淚腺靜脈
lacrimoconchal suture	泪鼻甲缝	淚鼻甲縫
lacrimomaxillary suture	泪上颌缝	淚上頜縫
lactase	乳糖酶	乳糖酶
lactation	哺乳，授乳；泌乳	哺乳；泌乳[作用]
lactation stage	哺乳期，授乳期	哺乳期，授乳期
lacteal	乳糜管	乳糜管
lactic acid	乳酸	乳酸

英　文　名	大　陆　名	台　湾　名
lactiferous duct	输乳管	輸乳管
lactiferous sinus	输乳管窦	輸乳管竇
lactoalbumin	乳白蛋白，乳清蛋白	乳白蛋白，乳清蛋白
lactoglobulin	乳球蛋白	乳球蛋白
lactoprotein	乳蛋白	乳蛋白[質]
lactose	乳糖	乳糖
lacuna	腔隙；陷窝	腔隙；陷窩
lacuna musculorum	肌腔隙	肌腔隙
lacuna of muscle	肌腔隙	肌腔隙
lacuna of urethra	尿道陷窝	尿道陷窩
lacuna of vessel	血管腔隙	血管腔隙
lacunar ligament	腔隙韧带，陷窝韧带	腔隙韌帶
lacunar stage	腔隙期	腔隙期
lacuna urethralis	尿道陷窝	尿道陷窩
lacuna vasorum	血管腔隙	血管腔隙
lacus lacrimalis	泪湖	淚[腺]湖
lambda	人字点，后囟点	人字點
lambdoid border	人字缘	人字緣
lambdoid margin	人字缘	人字緣
lambdoid suture	人字缝	人字縫
lamella	板；[薄]层	板；層
lamella choriocapillaris	脉络膜毛细血管层	脈絡膜毛細血管層，脈絡膜微血管層
lamella cribrosa	筛板	篩板
lamella granularis	颗粒层	顆粒層
lamellar body	板层小体	片層小體，板小體
lamellar bone	板层骨	板層骨
lamellar corpuscle	环层小体	環層小體，板層小體
lamellar granule	板层颗粒	板層顆粒
lamella suprachorioidea	脉络膜上层	脈絡膜上層
lamella visceralis	脏层	臟層
lamellous bone tissue	板层骨组织	板層狀骨組織
lamina affixa	附着板	附著板
lamina cribrosa of sclera	巩膜筛板	鞏膜篩板
lamina fusca sclera	巩膜棕黑层	鞏膜棕黑層
lamina modioli	蜗轴板	蝸軸板
lamina of cricoid cartilage	环状软骨板	環狀軟骨板

英　文　名	大　陆　名	台　湾　名
lamina of pellucid septum	透明隔板	透明隔板
lamina of septum pellucidum	透明隔板	透明隔板
lamina of vertebral arch	椎弓板	椎弓板
lamina propria	固有层	固有層
lamina propria of mucosa	黏膜固有层	黏膜固有層
lamina terminalis	终板	終板
lamination	层状结构	層狀結構
lamina tragi	耳屏板	耳屏板
lamina vitrea	玻璃膜	玻璃膜，透明層
laminin	层粘连蛋白	層粘連蛋白，層連結蛋白
Langerhans' cell	朗格汉斯细胞	蘭格罕氏細胞
Langerhans' island	朗格汉斯岛	蘭格罕氏小島
lanugo hair	胎毛	胎毛，初生毛
large artery	大动脉	大動脈
large intestine	大肠	大腸
large intestine gland	大肠腺	大腸腺
large lymphocyte	大淋巴细胞	大淋巴細胞，大淋巴球
large ring of iris	虹膜大环	虹膜大環
larger muscle of helix	耳轮大肌	耳輪大肌
larger zygomatic muscle	颧大肌	顴大肌
laryngeal atresia	喉闭锁	喉閉鎖
laryngeal cartilage	喉软骨	喉[頭]軟骨
laryngeal cavity	喉腔	喉腔
laryngeal fibroelastic membrane	喉纤维弹性膜	喉纖維彈性膜
laryngeal gland	喉腺	喉腺
laryngeal inlet	喉口	喉[入]口
laryngeal joint	喉关节	喉關節
laryngeal orifice	喉口	喉[入]口
laryngeal part of pharynx	喉咽部	喉咽部
laryngeal prominence	喉结	喉結
laryngeal saccule	喉小囊	喉小囊
laryngeal ventricle	喉室	喉室
laryngeal vestibule	喉前庭	喉前庭
laryngopharyngeal branch	喉咽支	喉咽枝
laryngopharynx	喉咽	喉咽
laryngotrachea	喉气管	喉氣管

英　文　名	大　陆　名	台　湾　名
laryngotracheal diverticulum	喉气管憩室	喉氣管憩室
laryngotracheal groove	喉气管沟	喉氣管溝
laryngotracheoesophageal cleft	喉气管食管裂	喉氣管食道裂
larynx	喉	喉
larynx point	喉结节点	喉結節點
laser microscope	激光显微镜	雷射顯微鏡
laser scanning confocal microscope (LSCM)	激光扫描共聚焦显微镜	雷射掃描共軛焦顯微鏡
lateral	外侧[的]	外側[的]
lateral epigastric artery	腹壁外侧动脉	腹壁外側動脈
lateral amniotic fold	侧羊膜褶	側羊膜褶，側羊膜皺襞
lateral ampullar nerve	外侧壶腹神经	外側壺腹神經
lateral angle	外侧角	外側角
lateral angle of eye	外眦，眼外侧角	外眥
lateral angle of scapula	肩胛骨外侧角	肩胛骨外側角
lateral antebrachial cutaneous nerve	前臂外侧皮神经	前臂外側皮神經
lateral antebrachial intermuscular septum	前臂外侧肌间隔	前臂外側肌間隔
lateral anterior malleolar artery	外踝前动脉	外[側]踝前動脈
lateral anterior nasal branch	鼻前外侧支	鼻前外側枝
lateral aortic lymph node	主动脉外侧淋巴结	主動脈外側淋巴結
lateral aperture of fourth ventricle	第四脑室外侧孔	第四腦室外側孔
lateral arcuate ligament	外侧弓状韧带	外側弓狀韌帶
lateral arcuate ligament of diaphragm	膈肌外侧弓状韧带	膈肌外側弓狀韌帶
lateral atlantoaxial joint	寰枢外侧关节	寰樞外側關節
lateral atlantooccipital ligament	寰枕外侧韧带	寰枕外側韌帶
lateral atrioventricular cushion	侧房室垫	側房室墊
lateral basal branch	外侧底支	外側底枝
lateral basal branch of left pulmonary artery	左肺动脉外侧底支	左肺動脈外側底枝
lateral basal branch of right pulmonary artery	右肺动脉外侧底支	右肺動脈外側底枝
lateral basal segment	外侧底段	外側底段
lateral basal segmental bronchus	外侧底段支气管	外側底段支氣管

英　文　名	大　陆　名	台　湾　名
lateral bicipital groove	肱二头肌外侧沟	肱二頭肌外侧溝
lateral bicipital sulcus	肱二头肌外侧沟	肱二頭肌外侧溝
lateral bony ampulla	外骨壶腹	外骨壺腹
lateral border of foot	足外侧缘	足外侧緣
lateral border of forearm	前臂外侧缘	前臂外侧緣
lateral border of humerus	肱骨外侧缘	肱骨外侧緣
lateral brachial intermuscular septum	臂外侧肌间隔	臂外侧肌間隔
lateral branch	外侧支	外侧枝
lateral branch of left coronary artery	左冠状动脉外侧支	左冠狀動脈外侧枝
lateral branch of left hepatic duct	肝左管外侧支	肝左管外侧枝，左肝管外侧枝
lateral branch of lumbar nerve	腰神经外侧支	腰神經外侧枝
lateral branch of nose	鼻外侧支	鼻外侧枝
lateral branch of posterior branch of cervical nerve	颈神经后支外侧支	頸神經後枝外侧枝
lateral branch of posterior ramus of cervical nerve	颈神经后支外侧支	頸神經後枝外侧枝
lateral branch of posterior ramus of lumbar nerve	腰神经后支外侧支	腰神經後枝外侧枝
lateral branch of posterior ramus of thoracic nerve	胸神经后支外侧支	胸神經後枝外侧枝
lateral branch of right pulmonary artery	右肺动脉外侧支	右肺動脈外侧枝
lateral branch of supraorbital nerve	眶上神经外侧支	眶上神經外侧枝
lateral bursa of gastrocnemius muscle	腓肠肌外侧囊	腓腸肌外侧囊
lateral calcaneal branch	跟外侧支	跟外侧枝
lateral cartilaginous lamina	外侧软骨板	外侧軟骨板
lateral caval lymph node	腔静脉外侧淋巴结	腔靜脈外侧淋巴結
lateral central nucleus	中央外侧核	中央外侧核
lateral cerebral fossa	大脑外侧窝	大腦外侧窩
lateral cerebral sulcus	大脑外侧沟	大腦外侧溝
lateral cervical cyst	颈外侧囊肿	頸外侧囊腫
lateral cervical lymph node	颈外侧淋巴结	頸[靜脈]外侧淋巴結
lateral cervical nucleus	颈外侧核	頸外侧核
lateral cervical sinus	外侧颈窦	外侧頸竇
lateral circumflex femoral artery	旋股外侧动脉	旋股外侧動脈

英 文 名	大 陆 名	台 湾 名
lateral circumflex femoral vein	旋股外侧静脉	旋股外側靜脈
lateral column	侧柱	外側柱
lateral common iliac lymph node	髂总外侧淋巴结	髂總外側淋巴結
lateral compartment	[手]外侧鞘，鱼际鞘	外側鞘
lateral compartment of lower leg	小腿外侧群	小腿外側群
lateral condyle	外[侧]髁	外[側]髁
lateral condyle of femur	股骨外侧髁	股骨外[側]髁
lateral condyle of tibia	胫骨外侧髁	脛骨外[側]髁
lateral cord	外侧束	外側束，外側徑
lateral cord of brachial plexus	臂丛外侧束	臂叢外側徑
lateral corticospinal tract	皮质脊髓侧束	皮質脊髓外側徑
lateral costal branch	肋外侧支	肋外側枝
lateral costotransverse ligament	肋横突外侧韧带	肋橫突外側韌帶
lateral cricoarytenoid	环杓侧肌	環杓側肌
lateral cricoarytenoid muscle	环杓侧肌	環杓側肌
lateral crural region	小腿外侧区	小腿外側區
lateral crus	外侧脚	外側腳
lateral crus of superficial inguinal ring	腹股沟管浅环外侧脚	腹股溝管淺環外側腳
lateral cubital triangle	肘外侧三角	肘外側三角
lateral cuneiform bone	外侧楔骨	外側楔骨
lateral cushion	侧房室垫	側房室墊
lateral cutaneous branch	外侧皮支	外側皮枝
lateral cutaneous branch of iliohypogastric nerve	髂腹下神经外侧皮支	髂腹下神經外側皮枝
lateral cutaneous branch of intercostal nerve	肋间神经外侧皮支	肋間神經外側皮枝
lateral cutaneous nerve of calf	腓肠外侧皮神经	腓腸外側皮神經
lateral cutaneous nerve of forearm	前臂外侧皮神经	前臂外側皮神經
lateral cutaneous nerve of thigh	股外侧皮神经	股外側皮神經
lateral direct vein	外侧直静脉	外側直靜脈
lateral dorsal cutaneous nerve of foot	足背外侧皮神经	足背外側皮神經
lateral dorsal nucleus	外侧背核	外側背核
lateral epicondyle	外上髁	外上髁

英　文　名	大　陆　名	台　湾　名
lateral epicondyle of femur	股骨外上髁	股骨外上髁
lateral epicondyle of humerus	肱骨外上髁	肱骨外上髁
lateral epiphyseal vein	骺外侧静脉	骺外側靜脈
lateral external iliac lymph node	髂外外侧淋巴结	髂外外側淋巴結
lateral facial cleft	面侧裂	側顏面裂
lateral fasciculus proprius	外侧固有束	外側固有束
lateral femoral cutaneous nerve	股外侧皮神经	股外側皮神經
lateral femoral intermuscular septum	股外侧肌间隔	股外側肌間隔
lateral femoral vein	股外侧静脉	股外側靜脈
lateral fold	侧褶	側褶
lateral fossa of cerebrum	大脑外侧窝	大腦外側窩
lateral frontobasal artery	额叶底外侧动脉	額葉底外側動脈
lateral funiculus	外侧索	外側索
lateral geniculate body	外侧膝状体	外側膝狀體
lateral glandular branch	外侧腺支	腺外側枝
lateral globus pallidus	外侧苍白球	外側蒼白球
lateral glossoepiglottic fold	舌会厌外侧襞	舌會厭外側襞
lateral groove	外侧沟	外側溝
lateral group of superior phrenic lymph node	膈上淋巴结外侧群	膈上淋巴結外側群
lateral habenular nucleus	缰外侧核	韁外側核
lateral head	外侧头	外側頭
lateral head of gastrocnemius	腓肠肌外侧头	腓腸肌外側頭
lateral head of triceps brachii	肱三头肌外侧头	肱三頭肌外側頭
lateral horn	侧角	側角
lateral horn of spinal cord	脊髓侧角	脊髓側角
lateral hypothalamic area	下丘脑外侧区	下丘腦外側區
lateral hypothalamic region	下丘脑外侧区	下丘腦外側區
lateral inferior genicular artery	膝下外侧动脉	膝下外側動脈
lateral inferior segment vein	外下段静脉	外下段靜脈
lateral inguinal fossa	腹股沟外侧窝	腹股溝外側窩
lateral intercondylar tubercle	外侧髁间结节	外側髁間結節
lateral intermediate gray substance	外侧中间灰质	外側中間灰質
lateral intermuscular septum of arm	臂外侧肌间隔	臂外側肌間隔

英　文　名	大　陆　名	台　湾　名
lateral intermuscular septum of thigh	股外侧肌间隔	股外側肌間隔
lateral jugular lymph node	颈外侧淋巴结	頸[靜脈]外側淋巴結
lateral lacuna	外侧陷窝	外側陷窩
lateral lacunar lymph node	腔隙外侧淋巴结	腔隙外側淋巴結
lateral lamina of cartilage	软骨外侧板	軟骨外側板
lateral lemniscus	外侧丘系	外側蹄系
lateral ligament	外侧韧带	外側韌帶
lateral ligament of ankle joint	踝关节外侧韧带	踝關節外側韌帶
lateral ligament of bladder	膀胱外侧韧带	膀胱外側韌帶
lateral ligament of malleus	锤骨外侧韧带	錘骨外側韌帶
lateral lingual swelling	侧舌膨大，侧舌隆起	側舌腫大
lateral lip	外侧唇	外側唇
lateral lip of linea aspera of femur	股骨粗线外侧唇	股骨粗線外側唇
lateral longitudinal stria	外侧纵纹	外側縱紋
lateral lymph node	外侧淋巴结	外側淋巴結
lateral malleolar branch	外踝支	外[側]踝枝
lateral malleolar branch of fibular artery	腓动脉外踝支	腓動脈外[側]踝枝
lateral malleolar facet	外踝面	外[側]踝面
lateral malleolar facet of talus	距骨外踝面	距骨外[側]踝面
lateral malleolar fossa	外踝窝	外[側]踝窩
lateral malleolar rete	外踝网	外[側]踝網
lateral malleolar sulcus	外踝沟	外[側]踝溝
lateral malleolar surface	外踝关节面	外[側]踝關節面
lateral malleolus	外踝	外[側]踝
lateral malleolus point	外踝点	外[側]踝點
lateral mammary branch	乳房外侧支	乳房外側枝
lateral mammary branch of posterior intercostal artery	肋间后动脉乳房外侧支	肋間後動脈乳房外側枝
lateral mammillary nucleus	乳头体外侧核	乳頭體外側核
lateral margin	外侧缘	外側緣
lateral marginal vein	外侧缘静脉	外側緣靜脈
lateral margin of foot	足外侧缘	足外側緣
lateral mass	侧块	外側塊
lateral mass of atlas	寰椎侧块	寰椎側塊
lateral medullary branch	延髓外侧支	延髓外側枝

英　文　名	大　陆　名	台　湾　名
lateral medullary lamina of lentiform nucleus	豆状核外髓板	豆狀核外[側]髓板
lateral medullary vein	延髓外侧静脉	延髓外側靜脈
lateral membranaceous ampulla	外侧膜壶腹	外側膜性壺腹
lateral membranous ampulla	外侧膜壶腹	外側膜性壺腹
lateral meniscus	外侧半月板	外側半月板
lateral mesoderm	侧中胚层	側中胚層
lateral nasal branch	鼻外侧支	鼻外側枝
lateral nasal cartilage	鼻外侧软骨	鼻外側軟骨
lateral nasal process	外侧鼻突	外側鼻突
lateral nasal prominence	外侧鼻突	外側鼻突
lateral neural fold	侧神经褶	側神經褶，側神經皺襞
lateral nuclear group of thalamus	丘脑外侧核群	丘腦外側核群
lateral nucleus of habenula	缰外侧核	韁外側核
lateral nucleus of mamillary body	乳头体外侧核	乳頭體外側核
lateral oblongatal branch	延髓外侧支	延髓外側枝
lateral occipital artery	枕外侧动脉	枕外側動脈
lateral occipitotemporal gyrus	枕颞外侧回	枕顳外側回
lateral olfactory gyrus	外侧嗅回	外側嗅回
lateral olfactory stria	外侧嗅纹	外側嗅紋
lateral orbital margin	眶外侧缘	眶外側緣
lateral orbitofrontal branch	眶额外侧支	眶額外側枝
lateral osseofascial compartment of lower leg	小腿外侧骨筋膜鞘	小腿外側骨筋膜鞘
lateral osseous ampulla	外侧骨性壶腹	外側骨性壺腹
lateral palatine process	外侧腭突	外側腭突，外側顎突
lateral palpebral artery	睑外侧动脉	瞼外側動脈
lateral palpebral commissure	睑外侧连合	瞼外側連合
lateral palpebral ligament	睑外侧韧带	瞼外側韌帶
lateral palpebral raphe	睑外侧缝	瞼外側縫
lateral parabrachial nucleus	臂旁外侧核	臂旁外側核
lateral part	外侧部	外側部
lateral part of intertransversarius posterior cervicis	颈横突间后肌外侧部	頸橫突間後肌外側部
lateral part of lateral parabrachial nucleus	臂旁外侧核外侧部	臂旁外側核外側部

英 文 名	大 陆 名	台 湾 名
lateral part of longitudinal arch of foot	足外侧纵弓	足外側縱弓
lateral part of medial parabrachial nucleus	臂旁内侧核外侧部	臂旁内側核外側部
lateral part of neck	颈外侧部	頸外側部
lateral part of occipital bone	枕骨外侧部	枕骨外側部
lateral part of vaginal fornix	阴道穹侧部	陰道穹窿側部
lateral patellar retinaculum	髌外侧支持带	髕外側支持帶
lateral pectoral nerve	胸外侧神经	胸外側神經，外側胸神經
lateral peduncular vein	大脑脚外侧静脉	大腦腳外側靜脈
lateral pericardial lymph node	心包外侧淋巴结	心包外側淋巴結
lateral plantar artery	足底外侧动脉	足底外側動脈
lateral plantar nerve	足底外侧神经	足底外側神經
lateral plate mesoderm	侧板中胚层	側板中胚層
lateral plate of pterygoid process	翼突外侧板	翼突外側板
lateral plate of sphenoid	蝶骨外侧板	蝶骨外側板
lateral pontine vein	脑桥外侧静脉	橋腦外側靜脈
lateral posterior choroid branch	脉络丛后外侧支	脈絡叢後外側枝，脈絡膜後外側枝
lateral posterior conjunctival artery	结膜后外侧动脉	結膜後外側動脈
lateral posterior nasal artery	鼻后外侧动脉	鼻後外側動脈
lateral posterior nucleus of thalamus	丘脑后外侧核	丘腦外側後核
lateral posterior superior nasal branch	鼻后上外侧支	鼻後上外側枝
lateral posterior triangle of neck	颈后三角	頸後三角
lateral preoptic nucleus	视前外侧核	視前外側核
lateral process	外侧突	外側突
lateral process of calcaneal tuber	跟骨结节外侧突	跟骨結節外側突
lateral process of calcaneal tuberosity	跟骨结节外侧突	跟骨結節外側突
lateral process of malleus	锤骨外侧突	錘骨外側突
lateral process of mammary gland	乳腺外侧突	乳腺外側突
lateral process of talus	距骨外侧突	距骨外側突
lateral proper fasciculus	外侧固有束	外側固有束
lateral pterygoid	翼外肌	翼外肌

英　文　名	大　陆　名	台　湾　名
lateral pterygoid nerve	翼外肌神经	翼外肌神經
lateral pterygoid plate	翼突外侧板	翼突外側板
lateral pyramidal tract	锥体外侧束	錐體外側徑
lateral recess	外侧隐窝	外側隱窩
lateral recess of fourth ventricle	第四脑室外侧隐窝	第四腦室外側隱窩
lateral rectus	外直肌	外直肌
lateral region	外侧区	外側區
lateral region of abdomen	腹外侧区	腹外側區
lateral region of neck	颈外侧区	頸外側區
lateral reticular nucleus	外侧网状核	外側網狀核
lateral retromalleolar region	外踝后区	外[側]踝後區
lateral root	外侧根	外側根
lateral root of median nerve	正中神经外侧根	正中神經外側根
lateral sacral artery	骶外侧动脉	薦外側動脈
lateral sacral branch	骶外侧支	薦外側枝
lateral sacral crest	骶外侧嵴	薦外側嵴
lateral sacral vein	骶外侧静脉	薦外側靜脈
lateral sacrococcygeal ligament	骶尾外侧韧带	薦尾外側韌帶
lateral segment	外侧段	外側段
lateral segmental artery	外侧段动脉	外側段動脈
lateral segmental bronchus	外侧段支气管	外側段支氣管
lateral segmental vein	外侧段静脉	外側段靜脈
lateral semicircular canal	外骨半规管	外半規管
lateral semicircular duct	外骨半规管	外半規管
lateral septal nucleus	外侧隔核	外側隔核
lateral spinothalamic tract	脊髓丘脑侧束	脊髓丘腦外側徑
lateral straight muscle	外直肌	外直肌
lateral straight muscle of head	头外[侧]直肌	頭外[側]直肌
lateral sulcus	外侧沟	外側溝
lateral sulcus of cerebrum	大脑外侧沟	大腦外側溝
lateral superior genicular artery	膝上外侧动脉	膝上外側動脈
lateral superior segment vein	外上段静脉	外上段靜脈
lateral supraclavicular nerve	锁骨上外侧神经	鎖骨上外側神經
lateral supracondylar crest	外侧髁上嵴	外側髁上嵴
lateral supracondylar line	外侧髁上线	外側髁上線

英　文　名	大　陆　名	台　湾　名
lateral supracondylar ridge	外侧髁上嵴	外側髁上嵴
lateral supracondylar ridge of humerus	肱骨外侧髁上嵴	肱骨外側髁上嵴
lateral sural cutaneous nerve	腓肠外侧皮神经	腓腸外側皮神經
lateral surface	外侧面	外側面
lateral surface of fibula	腓骨外侧面	腓骨外側面
lateral surface of ovary	卵巢外侧面	卵巢外側面
lateral surface of radius	桡骨外侧面	橈骨外側面
lateral surface of testis	睾丸外侧面	睾丸外側面
lateral surface of tibia	胫骨外侧面	脛骨外側面
lateral surface of zygomatic bone	颧骨外侧面	顴骨外側面
lateral talocalcaneal ligament	距跟外侧韧带	距跟外側韌帶
lateral tarsal artery	跗外侧动脉	跗外側動脈
lateral temporomandibular ligament	颞下颌外侧韧带	顳下頜外側韌帶
lateral thoracic artery	胸外侧动脉	胸外側動脈
lateral thoracic nerve	胸外侧神经	胸外側神經，外側胸神經
lateral thoracic vein	胸外侧静脉	胸外側靜脈
lateral thyrohyoid ligament	甲状舌骨外侧韧带	甲狀舌骨外側韌帶
lateral tubercle	外侧结节	外側結節
lateral tubercle of talus	距骨外侧结节	距骨外側結節
lateral umbilical fold	脐外侧襞	臍外側襞
lateral umbilical ligament	脐侧韧带	外側臍韌帶
lateral vein of lateral ventricle	侧脑室外侧静脉	側腦室外側靜脈
lateral ventral nucleus	腹外侧核	腹外側核
lateral ventricle	侧脑室	側腦室
lateral vesical lymph node	膀胱外侧淋巴结	膀胱外側淋巴結
lateral vestibular nucleus	前庭外侧核	前庭外側核
lateral wall	外侧壁	外側壁
lateral wall of orbit	眶外侧壁	眶外側壁
lateropharyngeal space	咽外侧间隙	咽外側間隙
latissimus dorsi	背阔肌	背闊肌，闊背肌
lattice fiber	网格状纤维	格子狀纖維
layer of piriform neuron	梨状神经元层	梨狀神經元層
layer of Rexed	雷克塞德板层	雷克塞德氏層，Rexed 氏層
layer of rod and cone	视杆视锥层	桿錐細胞層
L cell	L 细胞	L 細胞

英 文 名	大 陆 名	台 湾 名
lead acetate	醋酸铅	醋酸鉛
lead citrate	柠檬酸铅	檸檬酸鉛
least scalene muscle	小斜角肌	小斜角肌
least splanchnic nerve	内脏最小神经	內臟最小神經
lecithin	卵磷脂	卵磷脂
left anterior cardinal vein	左前主静脉	左前主靜脈
left atrioventricular orifice	左房室口	左房室口
left atrioventricular valve	左房室瓣	左房室瓣
left atrium	左心房	左心房
left auricle	左心耳	左心耳
left brachiocephalic vein	左头臂静脉	左頭臂靜脈
left branch	左支	左枝
left branch of hepatic portal vein	肝门静脉左支	肝門靜脈左枝
left branch of proper hepatic artery	肝固有动脉左支	肝固有動脈左枝
left bronchomediastinal trunk	左支气管纵隔干	左支氣管縱隔幹
left bundle branch	左束支	左束支
left cavernous body of clitoris	阴蒂左海绵体	陰蒂左海綿體
left colic artery	左结肠动脉	左結腸動脈
left colic flexure	结肠左曲	結腸左曲，左結腸曲
left colic lymph node	左结肠淋巴结	左結腸淋巴結
left colic vein	左结肠静脉	左結腸靜脈
left common cardinal vein	左总主静脉	左總主靜脈
left coronary artery	左冠状动脉	左冠狀動脈
left coronary vein	左冠状静脉	左冠狀靜脈
left crus	左脚	左腳
left crus of diaphragm	膈肌左脚，左膈脚	膈肌左腳，横膈左腳
left duct of caudate lobe	尾状叶左管	尾狀葉左管
left external carotid artery	左颈外动脉	左頸外動脈
left fibrous ring	左纤维环	左纖維環
left fibrous triangle	左纤维三角	左纖維三角
left fibrous trigone	左纤维三角	左纖維三角
left flexure of colon	结肠左曲	結腸左曲，左結腸曲
left gastric artery	胃左动脉	胃左動脈
left gastric lymph node	胃左淋巴结	胃左淋巴結
left gastric vein	胃左静脉	胃左靜脈
left gastroepiploic artery	胃网膜左动脉	胃網膜左動脈

英　文　名	大　陆　名	台　湾　名
left gastroepiploic vein	胃网膜左静脉	胃網膜左靜脈
left gastroomental artery	胃网膜左动脉	胃網膜左動脈
left gastroomental lymph node	胃网膜左淋巴结	胃網膜左淋巴結
left gastroomental vein	胃网膜左静脉	胃網膜左靜脈
left hepatic duct	肝左管	肝左管，左肝管
left hepatic vein	肝左静脉	肝左靜脈
left horn of uterus	子宫左角	子宮左角
left hypogastric nerve	左腹下神经	左腹下神經
left inferior lobar bronchus	左肺下叶支气管	左肺下葉支氣管
left inferior pulmonary vein	左下肺静脉	左下肺靜脈
left infrahepatic space	左肝下间隙	左肝下間隙
left interlobar fissure	左叶间裂	左葉間裂
left intersegmental fissure	左段间裂	左段間裂
left jugular trunk	左颈干	左頸幹
left kidney	左肾	左腎
left lamina	左板	左板
left lateral lobe	左外叶	左外葉
left liver	左肝	左肝
left lobe	左叶	左葉
left lobe of liver	肝左叶	肝左葉
left lobe of prostate	前列腺左叶	前列腺左葉
left lobe of thyroid gland	甲状腺左叶	甲狀腺左葉
left lumbar lymph node	左腰淋巴结	左腰淋巴結
left lumbar trunk	左腰干	左腰幹
left lung	左肺	左肺
left marginal branch	左缘支	左緣枝
left marginal vein	左缘静脉	左緣靜脈
left margin of uterus	子宫左缘	子宮左緣
left medial lobe	左内叶	左內葉
left mesenteric sinus	左肠系膜窦	左腸繫膜竇
left ovarian vein	左卵巢静脉	左卵巢靜脈
left paracolic sulcus	左结肠旁沟	左結腸旁溝
left plate	左板	左板
left posterior cardinal vein	左后主静脉	左後主靜脈
left primary bronchus	左主支气管	左主支氣管
left principal bronchus	左主支气管	左主支氣管

英　文　名	大　陆　名	台　湾　名
left pulmonary artery	左肺动脉	左肺動脈
left pulmonary vein	左肺静脉	左肺靜脈
left renal vein	左肾静脉	左腎靜脈
left-right asymmetry	左右不对称	左右不對稱
left-right symmetry	左右对称	左右對稱
left semilunar cusp	左半月瓣	左半月瓣
left semilunar cusp of aortic valve	主动脉瓣左半月瓣	主動脈瓣左半月瓣
left semilunar cusp of pulmonary valve	肺动脉瓣左半月瓣	肺動脈瓣左半月瓣
left subclavian artery	左锁骨下动脉	左鎖骨下動脈
left subclavian trunk	左锁骨下干	左鎖骨下幹
left superior intercostal vein	左肋间上静脉	左肋間上靜脈
left superior lobar bronchus	左肺上叶支气管	左肺上葉支氣管
left superior pulmonary vein	左上肺静脉	左上肺靜脈
left superior tracheobronchial lymph node	左气管支气管上淋巴结	左氣管支氣管上淋巴結
left suprahepatic space	左肝上间隙	左肝上間隙
left suprarenal vein	左肾上腺静脉	左腎上腺靜脈
left testicular vein	左睾丸静脉	左睾丸靜脈
left triangular ligament	左三角韧带	左三角韌帶
left umbilical vein	左脐静脉	左臍靜脈
left ventricle	左心室	左心室
leg bud	下肢芽	下肢芽
lemmoblast	成神经膜细胞	神經膜胚細胞
lemmoblastoma	成神经膜细胞瘤	神經膜胚細胞瘤
lemmocyte	神经膜细胞	神經膜細胞
lemniscus	丘系	蹄系，丘系
lemniscus layer of superior colliculus	上丘丘系层	上丘蹄系層
lens	晶状体	晶狀體
lens capsule	晶状体囊	晶狀體囊，晶狀體被膜
lens epithelium	晶状体上皮	晶狀體上皮
lens fiber	晶状体纤维	晶狀體纖維
lens nucleus	晶状体核	晶狀體核
lens pit	晶状体凹	晶狀體凹
lens placode	晶状体板	晶狀體基板
lens vesicle	晶状体泡	晶狀體泡

英　文　名	大　陆　名	台　湾　名
lenticular ansa	豆核袢	豆狀襻
lenticular fasciculus	豆核束	豆狀束，豆狀徑
lenticular loop	豆核袢	豆狀襻
lenticular nucleus	豆状核	豆狀核
lenticular process	豆状突	豆狀突
lenticular process of incus	砧骨豆状突	砧骨豆狀突
lenticulostriate artery	豆纹动脉	豆紋動脈
lentiform nucleus	豆状核	豆狀核
lentiform papilla	豆状乳头	豆狀乳頭
leptomeningeal space	软脑膜间隙	軟腦膜間隙
leptotene stage	细线期	細絲期
lesion method	损毁法	破壞法
lesser alar cartilage	鼻翼小软骨	鼻翼小軟骨
lesser arterial circle of iris	虹膜动脉小环	虹膜動脈小環
lesser cornu of hyoid bone	舌骨小角	舌骨小角
lesser curvature of stomach	胃小弯	胃小彎
lesser duodenal papilla	十二指肠小乳头	十二指腸小乳頭，十二指腸小乳突
lesser horn	小角	小角
lesser ischiadic foramen	坐骨小孔	坐骨小孔
lesser ischiadic incisure	坐骨小切迹	坐骨小切跡
lesser ischiadic notch	坐骨小切迹	坐骨小切跡
lesser lip of pudendum	小阴唇	小陰唇
lesser occipital nerve	枕小神经	枕小神經
lesser omentum	小网膜	小網膜
lesser palatine artery	腭小动脉	腭小動脈
lesser palatine canal	腭小管	腭小管
lesser palatine foramen	腭小孔	腭小孔
lesser palatine nerve	腭小神经	腭小神經
lesser pelvis	小骨盆	小骨盆
lesser petrosal nerve	岩小神经	岩小神經
lesser sac	小网膜囊	小網膜囊
lesser sciatic foramen	坐骨小孔	坐骨小孔
lesser sciatic notch	坐骨小切迹	坐骨小切跡
lesser splanchnic nerve	内脏小神经	內臟小神經
lesser supraclavicular fossa	锁骨上小窝	鎖骨上小窩
lesser trochanter	小转子	小轉子

英　文　名	大　陆　名	台　湾　名
lesser tubercle	小结节	小結節
lesser tympanic spine	鼓小棘	鼓小棘
lesser vestibular gland	前庭小腺	前庭小腺，小前庭腺
lesser wing	小翼	小翼
lesser wing of sphenoid	蝶骨小翼	蝶骨小翼
lesser wing of sphenoid bone	蝶骨小翼	蝶骨小翼
lesser zygomatic muscle	颧小肌	顴小肌
leucocyte	白细胞	白細胞，白血球
leukemia	白血病	白血病
leukocyte	白细胞	白細胞，白血球
leukocytogenesis	白细胞生成	白血球形成，白血球生成
leukocytosis	白细胞增多	白血球增多
leukopenia	白细胞减少	白血球減少
levator anguli oris	提口角肌	提口角肌
levator ani	肛提肌	提肛[門]肌
levator costae	肋提肌	提肋肌，肋提肌
levator costae brevis	肋短提肌	提肋短肌
levator costae longus	肋长提肌	提肋長肌
levator glandulae thyroideae	甲状腺提肌	提甲狀腺肌
levator labii superioris	提上唇肌	提上唇肌
levator labii superioris alaeque nasi	提上唇鼻翼肌	提上唇鼻翼肌
levator muscle of prostate	前列腺提肌	提前列腺肌
levator muscle of superior palpebra	上睑提肌，提上睑肌	提上瞼肌
levator muscle of thyroid gland	甲状腺提肌	提甲狀腺肌
levator muscle of upper eyelid	上睑提肌，提上睑肌	提上瞼肌
levator muscle of upper lip and of nasal ala	提上唇鼻翼肌	提上唇鼻翼肌
levator palpebrae superioris	上睑提肌，提上睑肌	提上瞼肌
levator prostatae	前列腺提肌	提前列腺肌
levator scapulae	肩胛提肌	提肩胛肌
levator veli palatini	腭帆提肌	提腭帆肌，腭帆提肌
Leydig's cell	睾丸间质细胞，莱迪希细胞	睪丸間質細胞，萊[迪希]氏細胞
LH (=luteinizing hormone)	促黄体[生成]素，黄体生成素	促黃體激素
lid margin	睑缘	瞼緣
Lieberkuhn's crypt	利伯屈恩隐窝	李柏昆氏腺

英　文　名	大　陆　名	台　湾　名
lienal artery	脾动脉	脾動脈
lienal branch	脾支	脾枝
lienal lymph node	脾淋巴结	脾淋巴結
lienal plexus	脾丛	脾叢
lienal recess	脾隐窝	脾隱窩
lienal vein	脾静脉	脾靜脈
lienorenal ligament	脾肾韧带	脾腎韌帶
life cycle	生活周期	生活週期
ligament	韧带	韌帶
ligament of auditory ossicle	听小骨韧带	聽小骨韌帶
ligament of auricle	耳郭韧带	耳廓韌帶
ligament of head of femur	股骨头韧带	股骨頭韌帶
ligament of liver	肝韧带	肝韌帶
ligament of neck of rib	肋颈韧带	肋頸韌帶
ligament of ovary	卵巢韧带	卵巢韌帶
ligament of left vena cava	左腔静脉韧带	左腔靜脈韌帶
ligament of Treitz	屈氏韧带	屈氏韌帶
ligament of tubercle of rib	肋结节韧带	肋結節韌帶
ligamentum arteriosum	动脉韧带，动脉导管索	動脈韌帶
ligamentum flavum	黄韧带	黃韌帶
ligamentum nuchae	项韧带	項韌帶
ligamentum patellae	髌韧带	髕[骨]韌帶
ligamentum teres hepatis	肝圆韧带	肝圓韌帶
ligamentum teres uteri	子宫圆韧带	子宮圓韌帶
ligamentum umbilicale laterale	脐侧韧带	外側臍韌帶
ligamentum venosum	静脉韧带	靜脈韌帶
light band	I 带，明带	I 帶，單折光帶，明帶
light cell	亮细胞	明細胞，亮細胞
light microscope	光[学显微]镜	光學顯微鏡
light microscopy	光学显微镜术	光學顯微鏡術
light region	明区	明區
limb	肢	肢
limb bud	肢芽	肢芽
limb girdle	肢带	肢帶
limbic lobe	边缘叶	邊緣葉
limbic system	边缘系统	邊緣系統

英 文 名	大 陆 名	台 湾 名
limbs	四肢	四肢
limbus	角膜缘	角膜緣
limbus cornea	角膜缘	角膜緣
limbus fossae ovalis	卵圆窝缘	卵圓窩緣
limbus laminae spiralis osseae	骨螺旋板缘	骨螺旋板緣
limbus of osseous spiral lamina	骨螺旋板缘	骨螺旋板緣
limbus sphenoidalis	蝶缘	蝶緣
limbus spiralis	螺旋缘	螺旋緣
limen insulae	岛阈	島閾
limen nasi	鼻阈	鼻閾
limen of insula	岛阈	島閾
limiting membrane	界膜	界膜
limiting plate	界板	界板
limiting sulcus	界沟	界溝
linea alba	白线	白線
linea aspera	粗线	粗線
linea aspera of femur	股骨粗线	股骨粗線
lineage	谱系	譜系
linea mediana	正中线	正中線
linea semilunaris	半月线	半月線
line of Frommann	弗罗曼线	弗朗曼氏線
line of Owen	欧文线	歐文氏線
lingua	舌	舌
lingual aponeurosis	舌腱膜	舌腱膜
lingual artery	舌动脉	舌動脈
lingual body	舌体	舌體
lingual branch	舌支	舌枝
lingual branch of facial nerve	面神经舌支	[顏]面神經舌枝
lingual branch of glossopharyngeal nerve	舌咽神经舌支	舌咽神經舌枝
lingual branch of hypoglossal nerve	舌下神经舌支	舌下神經舌枝
lingual follicle	舌滤泡	舌濾泡
lingual gland	舌腺	舌腺
lingual gyrus	舌回	舌回
lingual lymph node	舌淋巴结	舌淋巴結
lingual mucous membrane	舌黏膜	舌黏膜

英　文　名	大　陆　名	台　湾　名
lingual nerve	舌神经	舌神經
lingual papilla	舌乳头	舌乳頭
lingual root	舌根	舌根
lingual septum	舌中隔	舌中隔
lingual surface	舌面	舌面
lingual surface of tooth	牙舌面	牙舌面，齒舌面
lingual tonsil	舌扁桃体	舌扁桃腺，舌扁桃體
lingual vein	舌静脉	舌靜脈
lingula	小舌	小舌
lingula of left lung	左肺小舌，舌叶	左肺小舌
lingula of mandible	下颌小舌	下頜小舌
lingula of sphenoid	蝶[骨]小舌	蝶小舌
lingular branch	舌支	舌枝
lingular branch of left pulmonary artery	左肺动脉舌支	左肺動脈舌枝
linguofacial trunk	舌面干	舌面幹
lip	唇	唇
lipase	脂酶	脂酶
lipid bilayer	脂双层	脂雙層，雙層脂質
lipid droplet	脂滴	脂類小滴
lip margin	唇缘	唇緣
lipoblast	成脂肪细胞	成脂細胞，脂胚細胞
lipochrome	脂色素	脂色素，類胡蘿葡素
lipofuscin	脂褐素	脂褐質
lipoid	类脂质	類脂質
lipolytic enzyme	脂解酶	脂解酶，分解脂酵素
lipophage	噬脂细胞	噬脂細胞
lipophagy	噬脂性	噬脂性
lipophilia	亲脂性	親脂性
lipophilicity	亲脂性	親脂性
lipoprotein	脂蛋白	脂蛋白
liposome	脂质体	脂質體
liquefaction	液化	液化
liquor amnii	羊水	羊水
lithium carmine	锂洋红，锂卡红	鋰洋紅，鋰卡紅
lithopedion	石胎	石化胎
little finger	小指	小指

英　文　名	大　陆　名	台　湾　名
little toe	小趾	小趾
Littre's gland	利特雷腺	利特雷氏腺
liver	肝	肝
liver cell	肝细胞	肝細胞
liver cell cord	肝[细胞]索	肝[細胞]索
liver lobule	肝小叶	肝小葉
liver parenchyma	肝实质	肝實質，肝主質
liver portal canal	肝门管	肝門管
liver sinusoid	肝血窦	肝血竇，肝竇狀隙
liver stellate cell	肝星状细胞，肝星形细胞	肝星狀細胞，肝星形細胞
livetin	卵黄蛋白	卵黃球蛋白
lobar bronchus	肺叶支气管	肺葉支氣管
lobe of cerebrum	大脑叶	大腦葉
lobe of liver	肝叶	肝葉
lobe of mammary gland	乳腺叶	乳腺葉
lobster-claw deformity	龙虾爪畸形	蝦螯畸形
lobulated kidney	分叶肾	分葉腎
lobulation	小叶形成	分成小葉
lobule	小叶	小葉
lobule of epididymis	附睾小叶	附睪小葉
lobule of mammary gland	乳腺小叶	乳腺小葉
lobule of thymus	胸腺小叶	胸腺小葉
lobulus auriculae	耳垂	耳垂
lobulus hepatis	肝小叶	肝小葉
lobulus testis	睾丸小叶	睪丸小葉
lobus intermedius	中间叶	中間葉
localized vital staining	局部活体染色	局部活體染色
locus coeruleus	蓝斑	藍斑
loin	腰[部]	腰[部]
long bone	长骨	長骨
long central artery	长中央动脉	中央長動脈
long ciliary nerve	睫状长神经	睫狀長神經
long crus	长脚	長腳
long crus of incus	砧骨长脚	砧骨長腳
longest muscle	最长肌	最長肌
longest muscle of head	头最长肌	頭最長肌
longest muscle of neck	颈最长肌	頸最長肌

英　文　名	大　陆　名	台　湾　名
longest muscle of thorax	胸最长肌	胸最長肌
long gyrus of insula	岛长回	島長回
long head	长头	長頭
long head of biceps brachii	肱二头肌长头	肱二頭肌長頭
long head of biceps femoris	股二头肌长头	股二頭肌長頭
long head of triceps brachii	肱三头肌长头	肱三頭肌長頭
longissimus	最长肌	最長肌
longissimus capitis	头最长肌	頭最長肌
longissimus cervicis	颈最长肌	頸最長肌
longissimus thoracis	胸最长肌	胸最長肌
longitudinal fiber of ciliary muscle	睫状肌纵行纤维	睫狀肌縱行纖維
longitudinal arch of foot	足纵弓	足縱弓
longitudinal band	纵束	縱束
longitudinal canal of modiolus cochleae	蜗轴纵管	蜗軸縱管
longitudinal caudate vein	尾核纵静脉	尾核縱靜脈
longitudinal cerebral fissure	大脑纵裂	大腦縱裂
longitudinal fasciculus	纵束	縱束
longitudinal fiber	纵行纤维	縱行纖維
longitudinal fiber of pons	脑桥纵行纤维	橋腦縱行纖維
longitudinal fissure of cerebrum	大脑纵裂	大腦縱裂
longitudinal fold of duodenum	十二指肠纵襞	十二指腸縱襞
longitudinal layer	纵行层	縱層
longitudinal muscle	纵行肌	縱[走]肌
longitudinal peduncular vein	大脑脚纵静脉	大腦腳縱靜脈
longitudinal section	纵切面	縱切面
longitudinal striation	纵纹	縱走紋
longitudinal tract of pons	脑桥纵束	橋腦縱徑
longitudinal tuberal vein	结节纵静脉	結節縱靜脈
longitudinal tubule	纵小管	縱小管
long muscle	长肌	長肌
long muscle of head	头长肌	頭長肌
long muscle of neck	颈长肌	頸長肌
long plantar ligament	足底长韧带	足底長韌帶
long posterior ciliary artery	睫后长动脉	睫後長動脈

英　文　名	大　陆　名	台　湾　名
long posterior sacroiliac ligament	骶髂后长韧带	薦髂後長韌帶
long thoracic nerve	胸长神经	胸長神經
longus capitis	头长肌	頭長肌
longus colli	颈长肌	頸長肌
loose connective tissue	疏松结缔组织	疏鬆結締組織
low density lipoprotein	低密度脂蛋白	低密度脂蛋白
lower dental arch	下牙弓	下齒弓
lower extremity	下肢	下肢
lower eyelid	下睑	下瞼
lower eyelid retractor	下睑缩肌	下瞼縮肌
lower leg	小腿	小腿
lower limb	下肢	下肢
lower lip	下唇	下唇
lower lip of ileocecal valve	回盲瓣下唇	迴盲瓣下唇
lower lobe of lung	肺下叶	肺下葉
lower motor neuron	下运动神经元	下運動神經元
lower trunk of brachial plexus	臂丛下干	臂叢下幹
lowest lumbar artery	腰最下动脉	腰最下動脈
lowest splanchnic nerve	内脏最下神经	内臟最下神經
lowest thyroid artery	甲状腺最下动脉	甲狀腺最下動脈
LSCM (=laser scanning confocal microscope)	激光扫描共聚焦显微镜	雷射掃描共軛焦顯微鏡
lumbale	腰点	腰點
lumbar artery	腰动脉	腰動脈
lumbar branch	腰支	腰枝
lumbar branch of iliolumbar artery	髂腰动脉腰支	髂腰動脈腰枝
lumbar curvature of vertebral column	脊柱腰曲	脊柱腰曲
lumbar ganglion	腰神经节	腰神經節
lumbar interspinal muscle	腰棘间肌	腰棘間肌
lumbar lymphatic trunk	腰[淋巴]干	腰[淋巴]幹
lumbar nerve	腰神经	腰神經
lumbar part of diaphragm	膈肌腰部	膈肌腰部，横膈腰部
lumbar plexus	腰丛	腰叢
lumbar region	腰区	腰區
lumbar rotator muscle	腰回旋肌	腰[回]轉肌

英　文　名	大　陆　名	台　湾　名
lumbar splanchnic nerve	腰内脏神经	腰內臟神經
lumbar triangle	腰三角	腰三角
lumbar vein	腰静脉	腰靜脈
lumbar vertebra	腰椎	腰椎
lumbocostal ligament	腰肋韧带	腰肋韌帶
lumbocostal triangle	腰肋三角	腰肋三角
lumbosacral articulation	腰骶关节	腰薦關節
lumbosacral enlargement	腰骶膨大	腰薦膨大
lumbosacral intumescence	腰骶膨大	腰薦膨大
lumbosacral joint	腰骶连结	腰薦連結
lumbosacral plexus	腰骶丛	腰薦叢
lumbosacral trunk	腰骶干	腰薦幹
lumbricalis	蚓状肌	蚓狀肌
lumbrical muscle	蚓状肌	蚓狀肌
lumbus	腰[部]	腰[部]
lunate	月骨	月狀骨
lunate bone	月骨	月狀骨
lunate groove	月状沟	月狀溝
lunate sulcus	月状沟	月狀溝
lunate surface	月状面	月狀面
lung	肺	肺
lung alveolus	肺泡	肺泡
lung bud	肺芽	肺芽
lunula	弧影	弧影
lunula of semilunar cusp of aorta	主动脉半月瓣弧缘	主動脈半月瓣弧緣
lunula of semilunar cusp of pulmonary artery	肺动脉半月瓣弧缘	肺動脈半月瓣弧緣
lunula unguis	指甲弧影	指甲弧影
lunule	弧影	弧影
luteal phase	黄体期	黃體期
luteal regression stage	黄体退化期	黃體退化期
lutein	黄体素	黃體素
lutein cell	黄体细胞	黃體細胞
luteinizing hormone (LH)	促黄体[生成]素,黄体生成素	促黃體激素
luteinizing hormone-releasing hormone	促黄体素释放[激]素	促黃體素釋放激素
luteoid	类黄体素	類黃體素

英　文　名	大　陆　名	台　湾　名
luteolysin	黄体溶解素	黃體溶解素，黃體退化素
luteolysis	黄体溶解	黃體溶解，黃體退化
luteotropic hormone	促黄体[生成]素，黄体生成素	促黃體激素
Luys' body	吕伊斯体	路易氏體，Luys 氏體
lyase	裂解酶	裂解酶
lymph	淋巴	淋巴
lymphatic capillary	毛细淋巴管	毛細淋巴管
lymphatic capillary net	毛细淋巴管网	毛細淋巴管網
lymphatic duct	淋巴导管	淋巴導管
lymphatic follicle	淋巴滤泡	淋巴濾泡
lymphatic nodule	淋巴小结	淋巴小結
lymphatic organ	淋巴器官	淋巴器官
lymphatic plexus	淋巴管丛	淋巴管叢
lymphatic ring of cardia	贲门淋巴环	賁門淋巴環
lymphatic sinus	淋巴窦	淋巴竇
lymphatic sinusoid	淋巴窦	淋巴竇
lymphatic system	淋巴系统	淋巴系統
lymphatic trunk	淋巴干	淋巴幹
lymphatic valve	淋巴管瓣	淋巴管瓣
lymphatic vessel	淋巴管	淋巴管
lymph duct	淋巴导管	淋巴導管
lymph gland	淋巴腺	淋巴腺
lymph node	淋巴结	淋巴結
lymph node of aortic arch	主动脉弓淋巴结	主動脈弓淋巴結
lymph node of arch of azygos vein	奇静脉弓淋巴结	奇靜脈弓淋巴結
lymph node of arterial ligament	动脉韧带淋巴结	動脈韌帶淋巴結
lymph node of azygos arch	奇静脉弓淋巴结	奇靜脈弓淋巴結
lymph node of lower limb	下肢淋巴结	下肢淋巴結
lymph node of omental foramen	网膜孔淋巴结	網膜孔淋巴結
lymph node of promontory	骶岬淋巴结	薦岬淋巴結
lymph node of pulmonary ligament	肺韧带淋巴结	肺韌帶淋巴結
lymph node of upper limb	上肢淋巴结	上肢淋巴結
lymph nodule	淋巴小结	淋巴小結
lymph nodule of spleen	脾淋巴小结	脾淋巴小結

英　文　名	大　陆　名	台　湾　名
lymphoblast	原淋巴细胞，淋巴母细胞，成淋巴细胞	淋巴母細胞，成淋巴細胞
lymphocapillary rete	毛细淋巴管网	毛細淋巴管網
lymphocyte	淋巴细胞	淋巴細胞，淋巴球
lymphocyte recirculating pool	淋巴细胞再循环库	淋巴細胞再循環池，淋巴球再循環池
lymphocyte recirculation	淋巴细胞再循环	淋巴細胞再循環，淋巴球再循環
lymphocytopoiesis	淋巴细胞发生	淋巴細胞生成
lymphoepithelial tissue	淋巴上皮组织	淋巴上皮組織
progenitor lymphoid	淋巴系祖细胞	淋巴前驅細胞，淋巴先驅細胞
lymphoid dendritic cell	淋巴树突状细胞	淋巴樹突狀細胞
lymphoid follicle	淋巴滤泡	淋巴濾泡
lymphoid nodule	淋巴小结	淋巴小結
lymphoid organ	淋巴器官	淋巴器官
lymphoid stem cell	淋巴干细胞	淋巴幹細胞
lymphoid system	淋巴系统	淋巴系統
lymphoid tissue	淋巴组织	淋巴組織
lymphonodulus solitarius	孤立淋巴小结	孤立淋巴小結
lymphopoiesis	淋巴细胞生成	淋巴細胞生成
lymph sinus	淋巴窦	淋巴竇
lyophilization	冷冻干燥法	冷凍乾燥法
lysosomal enzyme	溶酶体酶	溶酶體酶，溶酶體酵素
lysosome	溶酶体	溶酶體
lysozyme	溶菌酶	溶菌酶

M

英　文　名	大　陆　名	台　湾　名
macrencephalia	巨脑畸形	巨腦畸形
macrencephaly	巨脑畸形	巨腦畸形
macroblepharia	巨睑畸形	巨瞼畸形
macrobrachia	巨臂畸形，长臂畸形	巨臂畸形，長臂畸形
macrocephalia	巨头畸形	巨頭畸形
macrocephaly	巨头畸形	巨頭畸形
macrochromosome	大染色体	大染色體
macroclitoris	巨阴蒂	巨陰蒂

英 文 名	大 陆 名	台 湾 名
macrocyte	巨红细胞	巨红血球
macrodontia	巨牙[症]	巨牙症
macrogenitosomia	巨生殖器，生殖器巨大畸形	巨生殖器，生殖器巨大畸形
macroglia	大胶质细胞	大神經膠質細胞
macroglial cell	大胶质细胞	大神經膠質細胞
macroglossia	巨舌[畸形]	巨舌畸形
macrolymphocyte	巨淋巴细胞	巨淋巴細胞，巨淋巴球
macromastia	巨乳房	巨乳症
macromonocyte	巨单核细胞	巨單核血球
macronucleus	巨核	大核
macrophage	巨噬细胞	巨噬細胞
macrophallus	巨阴茎	巨陰莖畸形
macroplasia	过度发育	巨大發育
macroscopy	肉眼检查，大体检查	肉眼檢查，大體檢查
macrostomia	巨口[畸形]	巨口畸形
macula	斑	斑
macula acoustica	位觉斑	位覺斑，聽斑
macula adherens	桥粒，黏着斑	橋粒，黏著斑
macula cribrosa	筛斑	篩斑
macula cribrosa inferior	下筛斑	下篩斑
macula cribrosa media	中筛斑	中篩斑
macula cribrosa superior	上筛斑	上篩斑
macula densa	致密斑	緻密斑
macula germinativa	胚斑	胚斑，生長斑，卵核仁
macula lutea	黄斑	黃斑
macula sacculi	球囊斑	球囊斑
macula utriculi	椭圆囊斑	橢圓囊斑
MAG (=myelin-associated glycoprotein)	髓鞘相关糖蛋白，髓磷脂相关糖蛋白	髓磷脂相關糖蛋白
magnocellular part	大细胞部	大細胞部
magnus raphe nucleus	中缝大核	中縫大核
main bronchus	主支气管	主支氣管
main pancreatic duct	主胰管	主胰管
main piece	[精子尾]主段	主段，主節
major alar cartilage	鼻翼大软骨	鼻翼大軟骨
major dense line	主致密线	大緻密線
major duodenal papilla	十二指肠大乳头	十二指腸大乳頭，十二指腸

英　文　名	大　陆　名	台　湾　名
		大乳突
major forceps	大钳	大鉗
major renal calyx	肾大盏	腎大盞
major salivary gland	大唾液腺	大唾液腺
major sublingual duct	舌下腺大管	舌下腺大管
malar lymph node	颧淋巴结	顴淋巴結
male external genitalia	男性外生殖器	男性外生殖器
male external urethral sphincter	男性尿道外括约肌	男性尿道外括約肌
male gamete	雄配子	雄[性]配子
male genital organ	男性生殖器	男性生殖器
male genital system	男性生殖系统	男性生殖系統
male internal genital organ	男性内生殖器	男性內生殖器
male mamma	男性乳房	男性乳房
male pronucleus	雄原核	雄性原核
male pseudohermaphroditism	男性假两性畸形	男性假陰陽症，男性假雙性人
male sex hormone	雄[性]激素	雄[性]激素，雄性素
male urethra	男性尿道	男性尿道
mallear prominence	锤凸	錘凸
mallear stria	锤纹	錘紋
malleolar articular surface	踝关节面	踝關節面
malleolar groove	踝沟	踝溝
malleolar prominence	锤凸	錘凸
malleolar stria	锤纹	錘紋
malleolar sulcus	踝沟	踝溝
malleolus fibula point	外踝点	外[側]踝點
malleus	锤骨	錘骨
Mallory's triple staining	马洛里三重染色法	麥洛利氏三重染色法
Malpighian corpuscle	马氏小体	馬氏小體
Malpighian layer	马氏层	馬氏層
Malpighian pyramid	马氏锥体	馬氏錐體
mamma	乳房	乳房
mammary areola	乳晕	乳暈
mammary branch	乳腺支	乳腺枝
mammary bud	乳腺芽	乳腺芽
mammary gland	乳腺	乳腺

英　文　名	大　陆　名	台　湾　名
mammary line	乳线	乳線
mammary lobe	乳腺叶	乳腺葉
mammary pit	乳腺窝	乳腺窩
mammary region	乳房区	乳房區
mammary ridge	乳腺嵴	乳腺嵴
mammary suspensory ligament	乳房悬韧带	乳房懸韌帶
mammilla	乳头	乳頭
mammillary body	乳头体	乳頭體
mammillary line	乳头线	乳頭線
mammillary peduncle	乳头体脚	乳頭體腳
mammillary process	乳突	乳突
mammillary process of lumbar vertebra	腰椎乳突	腰椎乳突
mammillary region	乳头区	乳頭區
mammillotegmental fasciculus	乳头被盖束	乳頭被蓋徑
mammillotegmental tract	乳头被盖束	乳頭被蓋徑
mammillothalamic fasciculus	乳头丘脑束	乳頭丘腦徑
mammillothalamic tract	乳头丘脑束	乳頭丘腦徑
mammogen	乳腺发育激素	激乳腺素
mammotroph	催乳激素细胞，促乳激素细胞	催乳激素細胞，促乳素細胞
mandible	下颌骨	下頜骨
mandibular aortic arch	下颌动脉弓	下頜動脈弓
mandibular arch	下颌弓	下頜弓
mandibular canal	下颌管	下頜管
mandibular foramen	下颌孔	下頜孔
mandibular fossa	下颌窝	下頜窩
mandibular incisure	下颌切迹	下頜切跡
mandibular lingula	下颌小舌	下頜小舌
mandibular lymph node	下颌淋巴结	下頜淋巴結
mandibular nerve	下颌神经	下頜神經
mandibular notch	下颌切迹	下頜切跡
mandibular process	下颌突，下颌隆起	下頜突，下頜隆凸
mandibular prominence	下颌突，下颌隆起	下頜突，下頜隆凸
mandibular protuberance	下颌突，下颌隆起	下頜突，下頜隆凸
mandibular symphysis	下颌联合	下頜聯合

英 文 名	大 陆 名	台 湾 名
mandibular torus	下颌圆枕	下頜圓枕
mandibulofacial dysostosis	下颌颜面发育不全	下頜顏面成骨不全
mantle layer	套层	套膜層
mantle zone	套区	套膜區
manubriosternal symphysis	柄胸联合	柄胸聯合
manubriosternal synchondrosis	柄胸[软骨]结合	柄胸軟骨結合
manubrium of malleus	锤骨柄	錘骨柄
manubrium of sternum	胸骨柄	胸骨柄
marginal branch of tentorium	小脑幕缘支	小腦天幕緣枝
marginal cell	边缘细胞	邊緣細胞
marginal crest	缘嵴	緣嵴
marginal crest of tooth	牙缘嵴	牙緣嵴，齒緣嵴
marginal layer	边缘层	邊緣層
marginal layer of posterior horn	后角缘层	後角緣層
marginal mandibular branch	下颌缘支	下頜緣枝
marginal part	缘部	緣部
marginal part of orbicularis oris	口轮匝肌缘部	口輪匝肌緣部
marginal ramus	边缘支	邊緣枝
marginal ridge of tooth	牙缘嵴	牙緣嵴，齒緣嵴
marginal sinus	边缘窦	邊緣竇
marginal tubercle	缘结节	緣結節
marginal tubercle of zygomatic bone	颧骨缘结节	顴骨緣結節
marginal zone	边缘区	邊緣區
margin of acetabulum	髋臼缘	髖臼緣
margin of tongue	舌缘	舌緣
margo cillaris	睫状缘	睫狀緣
marrow cavity	骨髓腔	骨髓腔
marrow space	骨髓间隙	骨髓間隙
Marshall's oblique vein	马歇尔斜静脉	馬歇爾氏斜靜脈
Martinotti's cell	马丁诺蒂细胞	馬蒂諾蒂氏細胞
masculinization	男性化	男性化
masseter	咬肌	咬肌
masseteric artery	咬肌动脉	咬肌動脈
masseteric fascia	咬肌筋膜	咬肌筋膜

英 文 名	大 陆 名	台 湾 名
masseteric nerve	咬肌神经	咬肌神經
masseteric tuberosity	咬肌粗隆	咬肌粗隆
masseter muscle	咬肌	咬肌
masseter space	咬肌间隙	咬肌間隙
Masson's trichrome staining	马松三色染色	馬松氏三色染色
mast cell	肥大细胞	肥大細胞
master gene	主[导]基因	主基因
masticatory muscle	咀嚼肌	咀嚼肌
mastocyte	肥大细胞	肥大細胞
mastoid angle	乳突角	乳突角
mastoid antrum	乳突窦	乳突竇
mastoid border	乳突缘	乳突緣
mastoid branch	乳突支	乳突枝
mastoid branch of occipital artery	枕动脉乳突支	枕動脈乳突枝
mastoid canaliculus	乳突小管	乳突小管
mastoid cell	乳突小房	乳突小房
mastoideale	乳突点	乳突點
mastoid emissary vein	乳突导静脉	乳突導靜脈
mastoid fontanelle	乳突囟	乳突囟
mastoid foramen	乳突孔	乳突孔
mastoid incisure	乳突切迹	乳突切跡
mastoid lymph node	乳突淋巴结	乳突淋巴結
mastoid margin	乳突缘	乳突緣
mastoid notch	乳突切迹	乳突切跡
mastoid process	乳突	乳突
mastoid process of temporal bone	颞骨乳突	顳骨乳突
mastoid region	乳突区	乳突區
mastoid wall	乳突壁	乳突壁
maternal cotyledon	母体绒毛叶	母體絨毛葉
maternal placenta	胎盘母体部	胎盤子宮部，母體胎盤
maternal placental blood	胎盘母体血	胎盤母體血液
matrix	基质，间质	基質間質
matrix granule	基质颗粒	基質顆粒
matrix space	基质间隙	基質間隙
matrix vesicle	基质小泡	基質小泡
maturation cell	成熟细胞	成熟細胞

英　文　名	大　陆　名	台　湾　名
maturation division	成熟分裂	成熟分裂
maturation period	成熟期	成熟期
maturation phase	成熟期	成熟期
mature B cell	成熟 B 细胞	成熟 B 細胞
mature germ cell	成熟生殖细胞	成熟生殖細胞
mature T cell	成熟 T 细胞	成熟 T 細胞
maturing face	成熟面	成熟面
maxilla	上颌骨	上頜骨
maxillary artery	上颌动脉	上頜動脈
maxillary body	上颌体	上頜體
maxillary dental arcade	上颌牙弓	上頜齒弓
maxillary hiatus	上颌窦裂孔	上頜竇裂孔
maxillary nerve	上颌神经	上頜神經
maxillary process	上颌突，上颌隆起	上頜突，上頜隆凸
maxillary prominence	上颌突，上颌隆起	上頜突，上頜隆凸
maxillary protuberance	上颌突，上颌隆起	上頜突，上頜隆凸
maxillary sinus	上颌窦	上頜竇
maxillary surface	上颌面	上頜面
maxillary surface of sphenoid bone	蝶骨上颌面	蝶骨上頜面
maxillary tuber	上颌结节	上頜結節
maxillary tuberosity	上颌结节	上頜結節
maxillary vein	上颌静脉	上頜靜脈
maxillofrontale	[上]颌额点	上頜額點
M cell (=microfold cell)	微皱褶细胞，M 细胞	微皺襞細胞，M 細胞
M disc	M 盘	M 盤
meatal plug	外耳道栓	外耳道栓
meatus acusticus externus	外耳道	外耳道，外聽道
mechanoreceptor	机械感受器	機械感受器
Meckel's cartilage	麦克尔软骨	梅克爾氏軟骨
Meckel's diverticulum	麦克尔憩室	梅克爾氏憩室
Meckel's syndrome	麦克尔综合征	梅克爾氏症候群
meconium	胎粪	胎糞
meconium ileus	胎粪性肠梗阻	胎糞性腸阻塞
medial	内侧[的]	内側[的]
medial accessory olivary nucleus	内侧副橄榄核	内側副橄欖核
medial amygdaloid nucleus	内侧杏仁核	内側杏仁核

英　文　名	大　陆　名	台　湾　名
medial angle of eye	内眦，眼内侧角	内眥
medial antebrachial cutaneous nerve	前臂内侧皮神经	前臂内側皮神經
medial antebrachial intermuscular septum	前臂内侧肌间隔	前臂内側肌間隔
medial anterior malleolar artery	内踝前动脉	内[側]踝前動脈
medial arcuate ligament	内侧弓状韧带	内側弓狀韌帶
medial arcuate ligament of diaphragm	膈肌内侧弓状韧带	膈肌内側弓狀韌帶
medial arteriole of retina	视网膜内侧小动脉	視網膜内側小動脈
medial basal branch	内侧底支	内側底枝
medial basal branch of left pulmonary artery	左肺动脉内侧底支	左肺動脈内側底枝
medial basal branch of right pulmonary artery	右肺动脉内侧底支	右肺動脈内側底枝
medial basal segment	内侧底段	内側底段
medial basal segmental bronchus	内侧底段支气管	内側底段支氣管
medial bicipital groove	肱二头肌内侧沟	肱二頭肌内側溝
medial bicipital sulcus	肱二头肌内侧沟	肱二頭肌内側溝
medial border	内侧缘	内側緣
medial border of adrenal gland	肾上腺内侧缘	腎上腺内側緣
medial border of foot	足内侧缘	足内側緣
medial border of forearm	前臂内侧缘	前臂内側緣
medial border of humerus	肱骨内侧缘	肱骨内側緣
medial border of tibia	胫骨内侧缘	脛骨内側緣
medial brachial cutaneous nerve	臂内侧皮神经	臂内側皮神經
medial brachial intermuscular septum	臂内侧肌间隔	臂内側肌間隔
medial branch	内侧支	内側枝
medial branch of left hepatic duct	肝左管内侧支	肝左管内側枝，左肝管内側枝
medial branch of lumbar nerve	腰神经内侧支	腰神經内側枝
medial branch of posterior branch of cervical nerve	颈神经后支内侧支	頸神經後枝内側枝
medial branch of posterior branch of thoracic nerve	胸神经后支内侧支	胸神經後枝内側枝
medial branch of right pulmonary artery	右肺动脉内侧支	右肺動脈内側枝

英　文　名	大　陆　名	台　湾　名
medial calcaneal branch	跟内侧支	跟内侧枝
medial cartilaginous lamina	内侧软骨板	内侧软骨板
medial central nucleus	中央内侧核	中央内侧核
medial circumflex femoral artery	旋股内侧动脉	旋股内侧動脈
medial circumflex femoral vein	旋股内侧静脉	旋股内侧静脈
medial clunial nerve	臀内侧皮神经	臀内侧皮神經
medial common iliac lymph node	髂总内侧淋巴结	髂總内侧淋巴結
medial compartment	[手]内侧鞘，小鱼际鞘	内侧鞘
medial condyle	内侧髁	内侧髁
medial condyle of femur	股骨内侧髁	股骨内侧髁
medial condyle of tibia	胫骨内侧髁	胫骨内侧髁
medial cord	内侧束	内侧束，内侧徑，内侧索
medial cord of brachial plexus	臂丛内侧束	臂叢内侧徑
medial crest	内侧嵴	内侧嵴
medial crest of fibula	腓骨内侧嵴	腓骨内侧嵴
medial crural cutaneous branch	小腿内侧皮支	小腿内侧皮枝
medial crus	内侧脚	内侧脚
medial crus of superficial inguinal ring	腹股沟管浅环内侧脚	腹股溝管淺環内侧脚
medial cuneiform	内侧楔骨	内侧楔骨
medial cuneiform bone	内侧楔骨	内侧楔骨
medial cutaneous branch	内侧皮支	内侧皮枝
medial cutaneous nerve of arm	臂内侧皮神经	臂内侧皮神經
medial cutaneous nerve of calf	腓肠内侧皮神经	腓腸内侧皮神經
medial cutaneous nerve of forearm	前臂内侧皮神经	前臂内侧皮神經
medial dorsal cutaneous nerve of foot	足背内侧皮神经	足背内侧皮神經
medial eminence	内侧隆起	内侧隆起
medial epicondyle	内上髁	内上髁
medial epicondyle of femur	股骨内上髁	股骨内上髁
medial epicondyle of humerus	肱骨内上髁	肱骨内上髁
medial external iliac lymph node	髂外内侧淋巴结	髂外内侧淋巴結
medial femoral intermuscular	股内侧肌间隔	股内侧肌間隔

英　文　名	大　陆　名	台　湾　名
septum		
medial femoral muscle branch	股内侧肌支	股内側肌枝
medial femoral vein	股内侧静脉	股内側靜脈
medial forebrain bundle (MFB)	前脑内侧束	前腦內側束
medial frontal gyrus	额内侧回	額內側回
medial frontobasal artery	额底内侧动脉	額底內側動脈
medial geniculate body	内侧膝状体	內側膝狀體
medial globus pallidus	内侧苍白球	內側蒼白球
medial habenular nucleus	缰内侧核	韁內側核
medial head	内侧头	內側頭
medial head of flexor hallucis brevis	蹞短屈肌内侧头	拇趾短屈肌內側頭，屈拇趾短肌內側頭
medial head of gastrocnemius	腓肠肌内侧头	腓腸肌內側頭
medial head of soleus	比目鱼肌内侧头	比目魚肌內側頭
medial head of triceps brachii	肱三头肌内侧头	肱三頭肌內側頭
medial inferior genicular artery	膝下内侧动脉	膝下內側動脈
medial inguinal fossa	腹股沟内侧窝	腹股溝內側窩
medial intercondylar tubercle	髁间内侧结节	內側髁間結節
medial intermuscular septum of arm	臂内侧肌间隔	臂內側肌間隔
medial intermuscular septum of thigh	股内侧肌间隔	股內側肌間隔
medial lacunar lymph node	腔隙内侧淋巴结	腔隙內側淋巴結
medial lamina of cartilage	软骨内侧板	軟骨內側板
medial lemniscus	内侧丘系	內側蹄系
medial ligament	内侧韧带	內側韌帶
medial ligament of ankle joint	踝关节内侧韧带	踝關節內側韌帶
medial lip	内侧唇	內側唇
medial lip of linea aspera of femur	股骨粗线内侧唇	股骨粗線內側唇
medial longitudinal fasciculus	内侧纵束	內側縱徑
medial longitudinal stria	内侧纵纹	內側縱紋
medial malleolar branch	内踝支	內踝枝
medial malleolar facet of talus	距骨内踝面	距骨內踝面
medial malleolar rete	内踝网	內踝網
medial malleolar sulcus	内踝沟	內踝溝
medial malleolar surface	内踝关节面	內踝關節面

英　文　名	大　陆　名	台　湾　名
medial malleolus	内踝	内[侧]踝
medial mammary branch	乳房内侧支	乳房内侧枝
medial mammillary nucleus	乳头体内侧核	乳頭體内侧核
medial margin	内侧缘	内侧緣
medial marginal vein of foot	足内侧缘静脉	足内侧緣靜脈
medial margin of foot	足内侧缘	足内侧緣
medial margin of orbit	眶内侧缘	眶内侧緣
medial medullary branch	延髓内侧支	延髓内侧枝
medial medullary lamina	内髓板	内[侧]髓板
medial medullary lamina of lentiform nucleus	豆状核内髓板	豆狀核内[侧]髓板
medial meniscus	内侧半月板	内侧半月板
medial nuclear group of thalamus	丘脑内侧核群	丘腦内侧核群
medial nucleus of habenula	缰内侧核	韁内侧核
medial nucleus of mammillary body	乳头体内侧核	乳頭體内侧核
medial nucleus of thalamus	丘脑内侧核	丘腦内侧核
medial nucleus of trapezoid body	斜方体内侧核	斜方體内侧核
medial oblongatal branch	延髓内侧支	延髓内侧枝
medial occipital artery	枕内侧动脉	枕内侧動脈
medial occipitotemporal gyrus	枕颞内侧回	枕顳内侧回
medial olfactory gyrus	内侧嗅回	内侧嗅回
medial olfactory stria	内侧嗅纹	内侧嗅紋
medial orbital margin	眶内侧缘	眶内侧緣
medial orbitofrontal branch	眶额内侧支	眶额内侧枝
medial palpebral artery	睑内侧动脉	瞼内侧動脈
medial palpebral commissure	睑内侧连合	瞼内侧連合
medial palpebral ligament	睑内侧韧带	瞼内侧韌帶
medial parabrachial nucleus	臂旁内侧核	臂旁内侧核
medial part	内侧部	内侧部
medial part of intertransversarius posterior cervicis	颈横突间后肌内侧部	頸橫突間後肌内侧部
medial part of lateral parabrachial nucleus	臂旁外侧核内侧部	臂旁外侧核内侧部
medial part of longitudinal arch of foot	足内侧纵弓	足内侧縱弓

英　文　名	大　陆　名	台　湾　名
medial part of medial parabrachial nucleus	臂旁内侧核内侧部	臂旁内側核内側部
medial patellar retinaculum	髌内侧支持带	髕內側支持帶
medial patellar synovial fold	髌内侧滑膜襞	髕內側滑膜襞
medial pectoral nerve	胸内侧神经	胸內側神經
medial peduncular vein	大脑脚内侧静脉	大腦腳內側靜脈
medial plantar artery	足底内侧动脉	足底內側動脈
medial plantar nerve	足底内侧神经	足底內側神經
medial plate of pterygoid process	翼突内侧板	翼突內側板
medial plate of sphenoid	蝶骨内侧板	蝶骨內側板
medial posterior cervical intertransversarius	颈横突间后内侧肌	頸橫突間後肌內側肌
medial posterior choroid branch	脉络丛后内侧支	脈絡叢後內側枝，脈絡膜後內側枝
medial posterior conjunctival artery	结膜后内侧动脉	結膜後內側動脈
medial posterior superior nasal branch	鼻后上内侧支	鼻後上內側枝
medial preoptic nucleus	视前内侧核	視前內側核
medial process of calcaneal tuber	跟骨结节内侧突	跟骨結節內側突
medial process of calcaneal tuberosity	跟骨结节内侧突	跟骨結節內側突
medial prosencephalic fasciculus	前脑内侧束	前腦內側束
medial pterygoid	翼内肌	翼內肌
medial pterygoid muscle	翼内肌	翼內肌
medial pterygoid nerve	翼内肌神经	翼內肌神經
medial pterygoid plate	翼突内侧板	翼突內側板
medial rectus	内直肌	內直肌
medial region of thigh	股内侧区	股內側區
medial retromalleolar region	内踝后区	內踝後區
medial root	内侧根	內側根
medial root of median nerve	正中神经内侧根	正中神經內側根
medial segment	内侧段	內側段
medial segmental artery	内侧段动脉	內側段動脈
medial segmental bronchus	内侧段支气管	內側段支氣管
medial septal nucleus	内侧隔核	內側隔核
medial superior genicular artery	膝上内侧动脉	膝上內側動脈

英　文　名	大　陆　名	台　湾　名
medial superior posterior nasal branch	鼻后上内侧支	鼻後上內側枝
medial supraclavicular nerve	锁骨上内侧神经	鎖骨上內側神經
medial supracondylar line	内侧髁上线	內側髁上線
medial supracondylar ridge of humerus	肱骨内侧髁上嵴	肱骨內側髁上嵴
medial supraepicondylar ridge	内上髁上嵴	內上髁上嵴
medial sural cutaneous nerve	腓肠内侧皮神经	腓腸內側皮神經
medial surface	内侧面	內側面
medial surface of arytenoid cartilage	杓状软骨内侧面	杓狀軟骨內側面
medial surface of fibula	腓骨内侧面	腓骨內側面
medial surface of hemisphere	[大脑]半球内侧面	半球內側面
medial surface of lung	肺内侧面	肺內側面
medial surface of ovary	卵巢内侧面	卵巢內側面
medial surface of testis	睾丸内侧面	睾丸內側面
medial surface of tibia	胫骨内侧面	脛骨內側面
medial surface of ulna	尺骨内侧面	尺骨內側面
medial talocalcaneal ligament	距跟内侧韧带	距跟內側韌帶
medial tarsal artery	跗内侧动脉	跗內側動脈
medial temporomandibular ligament	颞下颌内侧韧带	顳下頜內側韌帶
medial tubercle	内侧结节	內側結節
medial tubercle of posterior process of talus	距骨后突内侧结节	距骨後突內側結節
medial umbilical fold	脐内侧襞	臍內側襞
medial umbilical ligament	脐内侧韧带	臍內側韌帶
medial vein of lateral ventricle	侧脑室内侧静脉	側腦室內側靜脈
medial ventral nucleus	腹内侧核	腹內側核
medial venule of retina	视网膜内侧小静脉	視網膜內側小靜脈
medial vestibular nucleus	前庭神经内侧核	前庭神經內側核
medial wall	内侧壁	內側壁
medial wall of orbit	眶内侧壁	眶內側壁
medial zone of hypothalamus	下丘脑内侧带	下丘腦內側帶
median	正中[的]	正中[的]
median antebrachial vein	前臂正中静脉	前臂正中靜脈
median aperture of fourth ventricle	第四脑室正中孔	第四腦室正中孔
median arcuate ligament	正中弓状韧带	正中弓狀韌帶

英　文　名	大　陆　名	台　湾　名
median arcuate ligament of diaphragm	膈肌正中弓状韧带	膈肌正中弓狀韌帶
median artery	正中动脉	正中動脈
median atlanto-axial joint	寰枢正中关节	寰樞正中關節
median basilic vein	贵要正中静脉	貴要正中靜脈
median callosal artery	胼胝体正中动脉	胼胝體正中靜脈
median cephalic vein	头正中静脉	頭正中靜脈
median cleavage plane	中裂面	正中分裂面
median cleft lip	正中唇裂	正中唇裂
median cleft of upper lip	上唇正中裂	上唇正中裂
median cleft palate	正中腭裂	正中腭裂
median cricothyroid ligament	环甲正中韧带	環甲正中韌帶
median cubital vein	肘正中静脉	肘正中靜脈
median eminence	正中隆起	正中隆突
median fissure	正中裂	正中裂
median glossoepiglottic fold	舌会厌正中襞	舌會厭正中襞
median groove	正中沟	正中溝
median groove of tongue	舌正中沟	舌正中溝
median lingual swelling	正中舌隆突	正中舌隆突
median lobule	正中小叶	正中小葉
median nasal process	内侧鼻突	内側鼻突
median nasal prominence	内侧鼻突	内側鼻突
median nerve	正中神经	正中神經
median nucleus of thalamus	丘脑正中核	丘腦正中核
median palatine process	正中腭突	正中腭突
median palatine suture	腭正中缝	腭正中縫
median plane	正中面	正中面
median sacral artery	骶正中动脉	薦正中動脈
median sacral crest	骶正中嵴	薦正中嵴
median sacral vein	骶正中静脉	薦正中靜脈
median sagittal plane	正中矢状面	正中矢狀面
median section	正中切面	正中切面
median sulcus	正中沟	正中溝
median sulcus of rhomboid fossa	菱形窝正中沟	菱形窩正中溝
median sulcus of tongue	舌正中沟	舌正中溝
median thyrohyoid ligament	甲状舌骨正中韧带	甲狀舌骨正中韌帶
median tongue bud	正中舌芽	正中舌芽

英 文 名	大 陆 名	台 湾 名
median tongue swelling	正中舌隆突	正中舌隆突
median umbilical fold	脐正中襞	臍正中襞
median umbilical ligament	脐正中韧带	臍正中韌帶，正中臍韌帶
mediastinal branch	纵隔支	縱隔枝
mediastinal branch of thoracic aorta	胸主动脉纵隔支	胸主動脈縱隔枝
mediastinal part	纵隔部	縱隔部
mediastinal pleura	纵隔胸膜	縱隔胸膜
mediastinal surface	纵隔面	縱隔面
mediastinal vein	纵隔静脉	縱隔靜脈
mediastinum	纵隔	縱隔
mediastinum of testis	睾丸纵隔	睾丸縱隔
mediastinum space	纵隔间隙	縱隔間隙
medical embryology	医学胚胎学	醫學胚胎學
mediocarpal joint	腕中关节	腕中關節
mediodorsal nucleus	内侧背核	內側背核
medium-sized artery	中动脉	中動脈
medium-sized lymphocyte	中淋巴细胞	中淋巴細胞，中淋巴球
medium-sized vein	中静脉	中靜脈
medulla	髓质	髓質
medulla oblongata	延髓	延髓
medulla of kidney	肾髓质	腎髓質
medulla of ovary	卵巢髓质	卵巢髓質
medulla of thymus	胸腺髓质	胸腺髓質
medulla ossium flava	黄骨髓	黃骨髓
medulla renalis	肾髓质	腎髓質
medullary body	髓体	髓體
medullary branch	延髓支	延髓枝
medullary canal	髓管	髓管
medullary cavity	髓腔	髓腔
medullary cone	脊髓圆锥	脊髓圓錐
medullary cord	髓索	髓索
medullary groove	髓沟	髓溝
medullary lamina of thalamus	丘脑髓板	丘腦髓板
medullary loop	髓袢，亨勒袢	髓襻，髓環，亨利氏環
medullary nerve fiber	有髓[鞘]神经纤维	有髓[鞘]神經纖維
medullary plate	髓板	髓板

英　文　名	大　陆　名	台　湾　名
medullary ray	髓放线	髓質線
medullary reticulospinal tract	延髓网状脊髓束	延髓網狀脊髓徑
medullary sheath	髓鞘	髓鞘
medullary sinus	髓[质淋巴]窦	髓竇
medullary stria of fourth ventricle	第四脑室髓纹	第四腦室髓紋
medullary stria of thalamus	丘脑髓纹	丘腦髓紋
medullary tube	髓管	髓管
medulla thymi	胸腺髓质	胸腺髓質
medullopontine sulcus	延髓脑桥沟	延髓橋腦溝
megakaryoblast	原巨核细胞	巨核胚細胞，成巨核細胞
megakaryocyte	巨核细胞	巨核細胞
megakaryocyte progenitor cell	巨核细胞系祖细胞	巨核細胞前驅細胞
megalocyte	巨红细胞	巨紅血球
Meibomian gland	迈博姆腺	梅本氏腺
meiosis	减数分裂	減數分裂
meiotic division	减数分裂	減數分裂
Meissner's corpuscle	迈斯纳小体	梅斯納氏小體
Meissner's plexus	迈斯纳神经丛	梅斯納氏神經叢，麥斯納氏神經叢
melanin	黑[色]素	黑[色]素
melanin granule	黑[色]素颗粒	黑[色]素顆粒
melanoblast	成黑[色]素细胞	黑母細胞，黑胚細胞
melanocyte	黑[色]素细胞	黑[色]素細胞
melanocyte stimulating hormone (MSH)	黑素细胞刺激素，促黑[素细胞]激素	促黑素細胞激素
melanogen	黑素原	黑素原
melanophore	载黑[色]素细胞	黑[色]素細胞
melanosome	黑[色]素体	黑[色]素體，黑[色]素粒
melanotroph	黑素细胞刺激素细胞，促黑激素细胞	促黑激素細胞
melanotropic cell	黑素细胞刺激素细胞，促黑激素细胞，MSH 细胞	促黑激素細胞
melanotropin	黑素细胞刺激素，促黑[素细胞]激素	促黑素細胞激素
melatonin	褪黑激素	褪黑激素
melomelus	多肢畸形	多肢畸形
membrana basilaris	基底膜	基底膜

英 文 名	大 陆 名	台 湾 名
membranaceous ampulla	膜性壶腹	膜性壺腹
membranaceous lamina	膜板	膜板
membranaceous part	膜部	膜部
membranaceous placenta	膜状胎盘	膜狀胎盤
membranaceous wall	膜性壁	膜性壁
membrana decidua	蜕膜	蜕膜
membrana elastica externa	外弹性膜	外彈性膜
membrana tectoria	覆膜；盖膜	覆膜；蓋膜
membrane antibody	膜抗体	膜抗體
membrane antigen	膜抗原	膜抗原
membrane antigen receptor	膜抗原受体	膜抗原受體
membrane bone	膜性骨	膜性骨
membrane-bound ribosome	附着核糖体，膜结合核糖体	膜結合型核糖體，膜連核糖體
membrane coating granule	膜被颗粒	膜被顆粒
membrane invagination	膜内陷	膜内陷
membrane of stapes	镫骨膜	鐙骨膜
membrane permeability	膜透性	膜透性
membranous ampulla	膜壶腹	膜性壺腹
membranous atresia of anus	膜性肛门闭锁	膜性肛門閉鎖，膜性鎖肛
membranous crus	膜脚	膜腳
membranous disc	膜盘	膜性盤
membranous epithelial cell	膜上皮细胞	膜性上皮細胞
membranous labyrinth	膜迷路	膜[質]迷路，膜[性]迷路
membranous lamina	膜板	膜板
membranous nasal septum	膜性鼻中隔	膜性鼻中隔
membranous neurocranium	膜性脑颅，膜性神经颅	膜性腦顱
membranous part of interventricular septum	室间隔膜部	室間隔膜部
membranous part of nasal septum	鼻中隔膜部	鼻中隔膜部
membranous part of urethra	尿道膜部	尿道膜部
membranous semicircular duct	膜半规管	膜[質]半規管
membranous septum	膜性中隔	膜性中隔
membranous urethra	尿道膜部	尿道膜部
membranous ventricular septal defect	膜性室间隔缺损	膜性室間隔缺損
membranous viscerocranium	膜性脏颅，膜性咽颅	膜性臟顱

英　文　名	大　陆　名	台　湾　名
membranous wall	膜壁	膜壁
memory B cell (Bm cell)	记忆 B 细胞	記憶 B 細胞，Bm 細胞
memory cell	记忆细胞	記憶細胞
memory T cell (Tm cell)	记忆 T 细胞	記憶 T 細胞，Tm 細胞
menbranous spiral lamina	膜螺旋板	膜[性]螺旋板
meningeal branch	脑膜支	腦膜枝
meningeal branch of internal carotid artery	颈内动脉脑膜支	頸內動脈腦膜枝
meningeal branch of mandibular nerve	下颌神经脑膜支	下頜神經腦膜枝
meningeal branch of maxillary nerve	上颌神经脑膜支	上頜神經腦膜枝
meningeal branch of occipital artery	枕动脉脑膜支	枕動脈腦膜枝
meningeal branch of spinal nerve	脊神经脊膜支	脊神經脊膜枝
meningeal branch of vagus nerve	迷走神经脑膜支	迷走神經腦膜枝
meningeal branch of vertebral artery	椎动脉脑膜支	椎動脈腦膜枝
meningeal vein	脑膜静脉	腦膜靜脈
meninges	脑[脊]膜	腦[脊髓]膜
meningocele	脊膜膨出，脑[脊]膜膨出	腦[脊髓]膜膨出
meningoencephalocele	脑膜脑膨出	腦[脊髓]膜腦膨出
meningohydroencephalocele	积水性脑膜脑膨出	積水性腦[脊髓]膜腦膨出
meningomyelocele	脊髓脊膜膨出，脊膜脊髓膨出	脊髓脊膜膨出，腦[脊髓]膜脊髓膨出
meniscofemoral ligament	板股韧带，半月板股骨韧带	半月板股韌帶
meniscus articularis	关节半月板	關節半月板
meniscus tactus	触觉半月板	觸覺半月板
menopause	停经期	停經期
menophania	月经初潮	月經初潮，初經
menses	月经	月經，行經
menstrual age	月经龄	月經齡
menstrual cycle	月经周期	月經週期
menstrual decidua	月经蜕膜	月經蜕膜
menstrual phase	月经期	月經期
menstruation	月经	月經，行經
menstruation age	月经龄	月經齡
mental artery	颏动脉	頦動脈

英　文　名	大　陆　名	台　湾　名
mental branch	颏支	頦枝
mental branch of inferior alveolar artery	下牙槽动脉颏支	下齒槽動脈頦枝
mental branch of mental nerve	颏神经颏支	頦神經頦枝
mentale	颏孔点	頦孔點
mental foramen	颏孔	頦孔
mentalis	颏肌	頦肌
mental muscle	颏肌	頦肌
mental nerve	颏神经	頦神經
mental protuberance	颏隆凸	頦隆凸
mental region	颏区	頦區
mental spine	颏棘	頦棘
mental symphysis	颏联合	頦聯合
mental tubercle	颏结节	頦結節
mentum	颏	頦
meridian of eyeball	眼球经线	眼球經線
meridional division	经裂纵裂	經裂縱裂
meridional fiber	经线纤维	經線纖維
meridional fiber of ciliary muscle	睫状肌经线纤维	睫狀肌經線纖維
Merkel's cell	梅克尔细胞	默克耳氏細胞
Merkel's tactile corpuscle	梅克尔触觉小体	默克耳氏觸覺小體
Merkel's tactile disc	梅克尔触觉盘	默克耳氏觸覺盤
Merkel's touch cell	梅克尔触觉细胞	默克耳氏觸覺細胞
merocrine	局浆分泌	局部分泌
merocrine gland	局浆分泌腺	局部分泌腺
merocrine sweat gland	局泌汗腺	局部分泌型汗腺，局泌汗腺
merocrine type	局浆分泌型	局部分泌型
meromelia	残肢畸形，四肢不全畸形	肢體部分缺失，四肢不全畸形
meromyosin	酶解肌球蛋白	酶解肌球蛋白
mesangial cell	系膜细胞	繫膜細胞
mesangium	血管系膜	腎小球繫膜
mesectoderm	中外胚层	中外胚層
mesencephalic aqueduct	中脑导水管	中腦導水管
mesencephalic artery	中脑动脉	中腦動脈
mesencephalic flexure	中脑曲	中腦曲

英　文　名	大　陆　名	台　湾　名
mesencephalic nucleus of trigeminal nerve	三叉神经中脑核	三叉神經中腦核
mesencephalic tectum	中脑顶盖	中腦頂蓋
mesencephalic tract of trigeminal nerve	三叉神经中脑束	三叉神經中腦徑
mesencephalic vein	中脑静脉	中腦靜脈
mesenchymal cell	间充质细胞	間[充]質細胞，間葉細胞
mesenchymal tissue	间充质组织	間[充]質組織，間葉組織
mesenchyme	间充质	間[充]質，間葉
mesendoderm	中内胚层	中內胚層
mesenteric border	肠系膜缘	腸繫膜邊緣
mesenteric cyst	肠系膜囊肿	腸繫膜囊腫
mesenteric hiatal hernia	肠系膜裂孔疝	腸繫膜裂孔疝
mesenteric lymph node	肠系膜淋巴结	腸繫膜淋巴結
mesenterium	肠系膜	腸繫膜
mesentery	肠系膜	腸繫膜
mesentoderm	中内胚层	中內胚層
mesial root of tooth	牙近中根	牙近中根，齒近中根
mesial surface	近中面	近中面
mesial surface of tooth	牙近中面	牙近中面，齒近中面
mesoappendix	阑尾系膜	闌尾繫膜
mesocardium	心系膜	心繫膜
mesocolic band	结肠系膜带	結腸繫膜帶
mesocolic lymph node	结肠系膜淋巴结	結腸繫膜淋巴結
mesocolon	结肠系膜	結腸繫膜
mesocortex	中间皮质	中間皮質
mesoderm	中胚层	中胚層
mesodermal lateral plate	中胚层侧板	中胚層側板
mesodermal mesenchyme	中胚层间[充]质	中胚層間[充]質，中胚層間葉
mesodermal somite	中胚层体节	中胚層體節
mesodermal stroma	中胚层基质	中胚層基質
mesoduodenum	十二指肠系膜	十二指腸繫膜
mesoectoblast	中外胚细胞	中外胚細胞
mesoesophagus	食管系膜	食道繫膜
mesogaster	中肠	中腸
mesogastrium	胃系膜	胃繫膜
mesohepar	肝系膜	肝繫膜
mesolecithal egg	中黄卵	中黄卵

英　文　名	大　陆　名	台　湾　名
mesomere	中裂球	中裂球
mesomesenchyme	中胚层间[充]质	中胚層間[充]質,中胚層間葉
mesometrium	子宫系膜	子宮繫膜
mesonephric blastema	中肾原基	中腎原基
mesonephric canal	中肾管，沃尔夫管	中腎管，沃爾夫氏管
mesonephric duct	中肾管，沃尔夫管	中腎管，沃爾夫氏管
mesonephric fold	中肾褶	中腎褶
mesonephric glomerulus	中肾小球	中腎小球，中腎絲球
mesonephric ridge	中肾嵴	中腎嵴
mesonephric tubule	中肾小管	中腎小管
mesonephric unit	中肾单位	中腎單位，中腎元
mesonephric vesicle	中肾小囊	中腎小囊，中腎小泡
mesonephridium	中肾	中腎
mesonephrogenic tissue	生中肾组织	生中腎組織
mesonephros	中肾	中腎
mesonephros caudalis	尾侧中肾	尾側中腎
mesonephros cranialis	头侧中肾	頭側中腎
mesorchium	睾丸系膜	睾丸繫膜
mesorectum	直肠系膜	直腸繫膜
mesosalpinx	输卵管系膜	輸卵管繫膜
mesosternale	胸中点	胸中點
mesotendineum	腱系膜	腱繫膜
mesotendon	腱系膜	腱繫膜
mesotenon	腱系膜	腱繫膜
mesothelial cell	间皮细胞	間皮細胞
mesothelial membrane	间皮膜	間皮膜，漿膜
mesothelial tissue	间皮组织	間皮組織
mesothelium	间皮	間皮
mesovarian border	卵巢系膜缘	卵巢繫膜緣
mesovarian margin	卵巢系膜缘	卵巢繫膜緣
mesovarium	卵巢系膜	卵巢繫膜
metabolic nucleus	静止核	靜止核，休止核
metacarpal bone	掌骨	掌骨
metacarpale ulnare	尺侧掌骨点	尺側掌骨點
metacarpophalangeal joint	掌指关节	掌指關節
metacarpus	掌骨	掌骨
metacerebrum	后脑	後腦

英　文　名	大　陆　名	台　湾　名
metachromasia	异染性	異染性
metachromatic granule	异染颗粒	異染顆粒
metachromatin	异染色质	異染色質
metaerythroblast	后成红细胞	後成紅血球細胞
metagastrula	后原肠胚	後原腸胚
metagranulocyte	晚幼粒细胞	晚幼粒細胞，後髓細胞
metakinesis	中期分裂	中期分裂
metamere	体节	體節
metamyelocyte	晚幼粒细胞	晚幼粒細胞，後髓細胞
metanephric blastema	后肾原基	後腎原基
metanephric canal	后肾管	後腎管
metanephric cavity	后肾腔	後腎腔
metanephric diverticulum	输尿管芽	輸尿管芽
metanephric duct	后肾管	後腎管
metanephric tissue cap	后肾组织帽	後腎組織帽
metanephric tubule	后肾小管	後腎小管
metanephric vesicle	后肾小囊	後腎小球囊
metanephridium	后肾	後腎
metanephrogenic blastema	生后肾原基	生後腎基芽
metanephrogenic tissue	生后肾组织	生後腎組織，後腎原組織
metanephros	后肾	後腎
metaphase	中期	中期
metaphase plate	中期板	中期板
metaphysis	干骺端	幹骺端
metarteriole	后微动脉	後微動脈
metatarsal bone	跖骨	蹠骨
metatarsale fibulare	腓侧跖骨点	腓側蹠骨點
metatarsale tibiale	胫侧跖骨点	脛側蹠骨點
metatarsal interosseous 　ligament	跖骨骨间韧带	蹠骨骨間韌帶
metatarsophalangeal joint	跖趾关节	蹠趾關節
metatarsus	跖骨	蹠骨
metathalamus	后丘脑	後丘腦
metencephalon	后脑	後腦
methyl blue	甲基蓝	甲基藍
methylene azure	亚甲天蓝，亚甲天青，甲烯 　蔚蓝	甲烯蔚藍

英　文　名	大　陆　名	台　湾　名
methylene blue	亚甲蓝，美蓝	美藍，甲烯藍
methylene green	亚甲绿，甲烯绿	甲烯綠
methyl eosin	甲基伊红	甲基伊紅
methyl green	甲基绿	甲基綠
methyl green-pyronin staining	甲基绿-派洛宁染色	甲基綠-派洛寧染色，甲基綠二苯氧芑胺染色
methyl orange	甲基橙	甲基橙
methyl red	甲基红	甲基紅
methyl violet	甲基紫	甲基紫
metopic suture	额缝	額縫
metopion	额缝点，额中点	額中點
MFB (=medial forebrain bundle)	前脑内侧束	前腦內側束
microapocrin secretion	微顶浆分泌	微頂漿分泌
microautoradiography	显微放射自显影术	顯微自動放射顯影術，顯微放射自動顯影術
microbody	微体	微體
microcephaly	小头畸形	小頭畸形
microchromosome	小染色体	小染色體
microcinematography	显微电影术	顯微電影攝影術
microcirculation	微循环	微循環
microcyte	小红细胞	小紅血球，小紅血細胞
microcytic cell	小红细胞	小紅血球，小紅血細胞
microdactyly	小形指；小形趾	小形指；小形趾
microdissection	显微解剖	顯微解剖
microdontia	小牙症	小牙症
microencephalus	小头畸形	小頭畸形
microencephaly	小头畸形	小頭畸形
microfibril	微原纤维	微原纖維
microfilament	微丝	微絲
microfold cell (M cell)	微皱褶细胞，M 细胞	微皺襞細胞，M 細胞
microglia	小胶质细胞	小膠質細胞
microglia cell	小胶质细胞	小膠質細胞
microglossia	小舌症	小舌症
micrognathia	小颌[症]	小頜症，小顎症
microhemocirculation	微循环	微循環
microinjection	微量注射	微量注射
microinjection technique	微注射术	微注射術

英　文　名	大　陆　名	台　湾　名
micrological technique	显微技术	顯微技術
micromanipulation	显微操作	顯微操作
micromanipulative technique	显微操作技术	顯微操作技術
micromanipulator	显微操作仪	顯微操作儀
micromelia	短肢畸形，海豹肢	短肢畸形，海豹肢畸形
micropenis	小阴茎[症]	小陰莖症
microphage	小噬细胞	小噬細胞
microphotograph	显微照片	顯微照片
microphotography	显微摄影术	顯微攝影術，顯微照相術
microphotometry	显微光度计量术，显微光度 [测量]术	顯微光度計量術，顯微光度 測量法
microphthalmia	小眼畸形	小眼畸形
microphthalmus	小眼畸形	小眼畸形
micropinocytosis	微胞饮作用	微胞飲作用
micropolariscope	偏光显微镜	偏光顯微鏡
micropore	微孔	微孔
micropuncture	微穿刺	微穿刺
microradioautography	显微放射自显影术	顯微自動放射顯影術，顯微 放射自動顯影術
microradiograph	显微放射摄影	顯微放射攝影
microscope image analysis system	显微图像分析系统	顯微影像分析系統
microscopic anatomy	显微解剖学	顯微解剖學
microscopy	显微镜检术	顯微鏡檢術
microsome	微粒体	微粒體
microspectrophotometer	显微分光光度计	顯微分光光度計，微量分光 光度計
microstomia	小口畸形	小口畸形
microstructure	显微结构	顯微結構
microsurgery	显微外科学	顯微外科學
microsurgical technique	显微外科技术	顯微外科技術
microtechnique	显微技术	顯微技術
microtome	切片机	切片機
microtubule	微管	微管
microtubulin	微管蛋白	微管蛋白
microvillus	微绒毛	微絨毛
mid-abdomen	中腹部	中腹部
midaxillary line	腋中线	腋中線

英　文　名	大　陆　名	台　湾　名
midbrain	中脑	中腦
midbrain flexure	中脑曲	中腦曲
midbrain vesicle	中脑泡	中腦泡
midcarpal joint	腕中关节	腕中關節
midclavicular line	锁骨中线	鎖骨中線
middle articular surface of talus	中距关节面	中距關節面
middle axillary line	腋中线	腋中線
middle calcaneal articular surface	中跟关节面	中跟關節面
middle cardiac vein	心中静脉	心中靜脈
middle cerebellar peduncle	小脑中脚	小腦中腳
middle cerebral artery	大脑中动脉	大腦中動脈
middle cervical cardiac nerve	颈中心神经	頸中心神經
middle cervical ganglion	颈中神经节	頸中神經節
middle clinoid process	中床突	中床突
middle cluneal nerve	臀中皮神经	臀中皮神經
middle clunial nerve	臀中皮神经	臀中皮神經
middle colic artery	中结肠动脉，结肠中动脉	中結腸動脈
middle colic lymph node	中结肠淋巴结	中結腸淋巴結
middle colic vein	中结肠静脉	中結腸靜脈
middle collateral artery	中副动脉	中副動脈
middle constrictor muscle of pharynx	咽中缩肌	咽中縮肌
middle constrictor of pharynx	咽中缩肌	咽中縮肌
middle cranial fossa	颅中窝	顱中窩
middle cuneiform	中间楔骨	中間楔骨
middle ear	中耳	中耳
middle ethmoidal sinus	中筛窦	中篩竇
middle finger	中指	中指
middle frontal gyrus	额中回	額中回
middle frontal vein	额中静脉	額中靜脈
middle genicular artery	膝中动脉	膝中動脈
middle hepatic vein	肝中静脉	肝中靜脈
middle lamella	中胶层	中膠層
middle lobar branch of right pulmonary artery	右肺动脉中叶支	右肺動脈中葉枝
middle lobe	中叶	中葉

英　文　名	大　陆　名	台　湾　名
middle lobe of prostate	前列腺中叶	前列腺中葉
middle lobe of right lung	右肺中叶	右肺中葉
middle macular arteriole	黄斑中小动脉	黄斑中小動脈
middle macular venule	黄斑中小静脉	黄斑中小靜脈
middle meatus of nose	中鼻道	中鼻道
middle mediastinum	中纵隔	中縱隔
middle meningeal artery	脑膜中动脉	腦膜中動脈
middle meningeal branch	脑膜中支	腦膜中枝
middle meningeal vein	脑膜中静脉	腦膜中靜脈
middle nasal concha	中鼻甲	中鼻甲
middle nasal meatus	中鼻道	中鼻道
middle phalanx of finger	中节指骨	中節指骨
middle phalanx of toe	中节趾骨	中節趾骨
middle piece	[精子尾]中段	中間段
middle rectal artery	直肠中动脉	直腸中動脈
middle rectal plexus	直肠中丛	直腸中叢
middle rectal vein	直肠中静脉	直腸中靜脈
middle scalene muscle	中斜角肌	中斜角肌
middle sinus	中窦	中竇
middle superior alveolar branch	上牙槽中支	上齒槽中枝
middle suprarenal artery	肾上腺中动脉	腎上腺中動脈
middle talar articular surface	中距关节面	中距關節面
middle temporal area	颞中区	顳中區
middle temporal artery	颞中动脉	顳中動脈
middle temporal branch of middle cerebral artery	大脑中动脉颞中支	大腦中動脈顳中枝
middle temporal gyrus	颞中回	顳中回
middle temporal vein	颞中静脉	顳中靜脈
middle thyroid vein	甲状腺中静脉	甲狀腺中靜脈
middle transverse medullary vein	延髓中横静脉	延髓中橫靜脈
middle trunk	中干	中幹
middle trunk of brachial plexus	臂丛中干	臂叢中幹
middle tunnel	中隧道	中隧道
midget bipolar cell	侏儒双极细胞	侏儒雙極細胞
midget ganglion cell	侏儒节细胞	侏儒神經節細胞

英　文　名	大　陆　名	台　湾　名
midgut	中肠	中腸
midgut loop	中肠祥	中腸襻，中腸環
midgut volvulus	中肠扭转，中肠扭结	中腸扭結
midintestine	中肠	中腸
midkidney	中肾	中腎
midline nuclear group of thalamus	丘脑中线核群	丘腦中線核群
midpalmar space	掌中间隙	掌中間隙
midpiece	[精子尾]中段	中間段
midsagittal plane	正中矢状面	正中矢狀面
midventral line	腹中线	腹中線
milk dentition	乳牙系	乳牙系
milk gland	乳腺	乳腺
milk globule	乳球	乳球
milk spot	乳色斑	乳斑
milk tooth	乳牙	乳牙
Minamata disease	水俣病	水俁病
mineralocorticoid	盐皮质激素	鹽皮質激素，礦物皮質酮
minor alar cartilage	鼻翼小软骨	鼻翼小軟骨
minor brachydactyly	短小指畸形；短小趾畸形	小短指畸形；小短趾畸形
minor duodenal papilla	十二指肠小乳头	十二指腸小乳頭，十二指腸小乳突
minor forceps	小钳	小鉗
minor renal calyx	肾小盏	腎小盞
minor salivary gland	小唾液腺	小唾液腺
minor sublingual duct	舌下腺小管	舌下腺小管
miraculous rete	怪网	怪網
miscarriage	流产	流產，早產
mitochondrial granule	线粒体颗粒	粒線體顆粒
mitochondrial inclusion	线粒体包涵物	粒線體包涵物
mitochondrial matrix	线粒体基质	粒線體基質
mitochondrial membrane	线粒体膜	粒線體膜
mitochondrial sheath	线粒体鞘	粒線體鞘
mitochondrion	线粒体	粒線體，線粒體
mitogen	促分裂原	促細胞分裂劑，促分裂原
mitogenic factor	促[细胞]分裂因子	促細胞分裂因子
mitosis	有丝分裂	有絲分裂，核分裂

英 文 名	大 陆 名	台 湾 名
mitosis anaphase	有丝分裂后期	有絲分裂後期
mitosis metaphase	有丝分裂中期	有絲分裂中期
mitosis prophase	有丝分裂前期	有絲分裂前期
mitosis telophase	有丝分裂末期	有絲分裂末期
mitotic division	有丝分裂	有絲分裂，核分裂
mitotic phase (M phase)	有丝分裂期，M 期	有絲分裂期，M 期
mitral atresia	二尖瓣闭锁	二尖瓣閉鎖，僧帽瓣閉鎖
mitral cell	僧帽细胞	僧帽細胞
mitral cell layer	僧帽细胞层	僧帽細胞層
mitral valve	二尖瓣	二尖瓣，僧帽瓣
mixed colony-forming unit (CFU-MIX)	混合集落生成单位	混合群體生成單位
mixed gland	混合腺	混合腺
mixed nerve	混合神经	混合神經
M line	M 线	M 線
MN blood group system	MN 血型系统	MN 血型系統
mobile cecum	活动盲肠	移動盲腸
mobile colon	活动结肠	移動結腸
mobile part of nasal septum	鼻中隔活动部	鼻中隔活動部
Mo cell	Mo 细胞	Mo 細胞
moderator band	节制索	節制帶
modiolus	蜗轴	蜗軸
molar	磨牙，臼齿	臼齒
molar gland	磨牙腺	臼齒腺
molar tooth	磨牙，臼齿	臼齒
molding	胎头变形	胎頭變形
molecular biology	分子生物学	分子生物學
molecular cell biology	分子细胞生物学	分子細胞生物學
molecular embryology	分子胚胎学	分子胚胎學
molecular evolution	分子进化	分子演化
molecular genetics	分子遗传学	分子遺傳學
molecular hybridization	分子杂交	分子雜交
molecular layer	分子层	分子層
molecular layer of archicortex	原皮质分子层	原皮質分子層
molecular layer of cerebellar cortex	小脑皮质分子层	小腦皮質分子層
molecular layer of dentate gyrus	齿状回分子层	齒狀回分子層

英　文　名	大　陆　名	台　湾　名
molecular layer of neocortex	新皮质分子层	新皮質分子層
molecular sieve	分子筛	分子篩
Moll's gland	莫尔腺	莫爾氏腺
Mongolian spot	蒙古斑，胎斑	蒙古斑
mongoloid fold	蒙古褶，内眦皱襞	蒙古褶，内眦皺襞
monoblast	原单核细胞	單核母細胞
monocaryon	单核	單核
monocentric division	单极分裂	單極分裂
monocyte	单核细胞	單核細胞，單核[白血]球
monocytopoiesis	单核细胞发生	單核細胞生成，單核球生成
monokaryon	单核	單核
monolayer culture	单层培养	單層培養
mononuclear phagocyte system (MPS)	单核吞噬细胞系统	單核吞噬細胞系統
monophthalmia	独眼畸形，单眼畸形，并眼畸形	獨眼畸形，單眼畸形，併眼畸形
monoploid	单倍体	單倍體，半數體，單套體
monopoiesis	单核细胞发生	單核細胞生成，單核球生成
monoribosome	单核糖体	單核糖體
monospermic egg	单精入卵，单精受精	單精入卵，單精受精
monozygotic twins	单卵双胎，单卵双生，同卵双生	單卵雙生，一卵雙胎，同卵雙胎
mons pubis	阴阜	陰阜
Montgomery's gland	蒙格马利腺	蒙格馬利氏腺
Morison's capsule	莫里森囊	莫里森氏囊
morphogen	形态发生素	形態發生素
morphogenesis	形态发生	形態發生，形態形成
morphogenetic field	形态发生场	形態發生場
morphogen gradient	形态发生素梯度	形態發生素梯度
morphogeny	形态发生	形態發生，形態形成
morphological differentiation	形态分化	形態分化
morphology	形态学	形態學
morphometry	形态计量术，形态计量法	形態計量法
morphoplasm	成形质	成形質
morula	桑葚胚	桑椹胚
morulamesoblast	桑葚胚中层	桑椹胚中層
morular delamination	桑葚胚分层	桑椹胚分層，桑椹胚層裂法，
morula stage	桑葚胚期	桑椹胚期

英　文　名	大　陆　名	台　湾　名
morulation	桑葚胚形成	桑椹胚形成
mosaic	嵌合体	鑲嵌體，嵌合體
mosaic cleavage	鑲嵌卵裂	鑲嵌卵裂
mosaic development	鑲嵌型发育	鑲嵌發育
mosaic egg	鑲嵌卵	鑲嵌卵
mosaicism	鑲嵌现象	鑲嵌現象
mosaic structure	鑲嵌结构	鑲嵌結構
mossy cell	苔藓细胞	苔狀細胞
mossy fiber	苔藓纤维	苔狀纖維
mother nucleus	母细胞核	母細胞核
motile cilium	可动纤毛	可動纖毛
motility hormone	活动激素	活動激素
motor neuron	运动神经元	運動神經元
motor area	运动区	運動區
motor center	运动中枢	運動中樞
motor cortex	运动皮质	運動皮質
motor ending	运动末梢	運動末梢
motor end plate	运动终板	運動終板
motor fiber	运动纤维	運動纖維
motor nerve	运动神经	運動神經
motor nerve cell	运动神经细胞	運動神經細胞
motor nerve ending	运动神经末梢	運動神經末梢
motor neuron	运动神经元	運動神經元
α motor neuron	α 运动神经元	α 運動神經元
β motor neuron	β 运动神经元	β 運動神經元
γ motor neuron	γ 运动神经元	γ 運動神經元
motor nucleus of facial nerve	面神经运动核	面神經運動核
motor nucleus of trigeminal nerve	三叉神经运动核	三叉神經運動核
motor root	运动根	運動根
motor root of otic ganglion	耳神经节运动根	耳神經節運動根
motor root of spinal nerve	脊神经运动根	脊神經運動根
motor root of trigeminal nerve	三叉神经运动根	三叉神經運動根
motor tract	运动神经束	運動神經束
motor unit	运动单位	運動單位，運動單元
mounting	封固，封片	封固，封片
mouth	口	口

英　文　名	大　陆　名	台　湾　名
M phase (=mitotic phase)	有丝分裂期，M 期	有絲分裂期，M 期
MPS (=mononuclear phagocyte system)	单核吞噬细胞系统	單核吞噬細胞系統
MSH (=melanocyte stimulating hormone)	黑素细胞刺激素，促黑[素细胞]激素	促黑素細胞激素
MSH cell	黑素细胞刺激素细胞，促黑激素细胞，MSH 细胞	促黑激素細胞
mucicarmine	黏液洋红	黏液洋紅
mucigen	黏蛋白原	黏蛋白原
mucigen granule	黏原颗粒	黏原顆粒
mucin	黏蛋白	黏蛋白
mucinogen	黏蛋白原	黏蛋白原
mucinogen granule	黏原颗粒	黏原顆粒
mucocutaneous junction	黏膜皮肤连接	黏膜皮膚連接，黏膜皮膚接合
mucodermis	黏膜表皮	黏膜表皮
mucoid	类黏蛋白；黏液样	類黏蛋白；黏液樣
mucoid cell	黏液样细胞	黏液樣細胞
mucoid substance	黏液物质	黏液質
mucoprotein	黏蛋白	黏蛋白
mucosa	黏膜	黏膜
mucosal sinus	黏膜窦	黏膜寶
mucoserous gland cell	黏液浆液腺细胞	黏液漿液腺細胞
mucous alveolus	黏液性腺泡	黏液性腺泡
mucous bursa	黏液囊	黏液囊
mucous cell	黏液细胞	黏液細胞
mucous connective tissue	黏液结缔组织	黏液結締組織
mucous gland	黏液腺	黏液腺
mucous gland of bile duct	胆管黏液腺	膽管黏液腺
mucous- HCO_3^- barrier	黏液-碳酸氢盐屏障	黏液-碳酸氢根屏障
mucous layer	黏液层	黏液層
mucous membrane	黏膜	黏膜
mucous membrane of gallbladder	胆囊黏膜	膽囊黏膜
mucous membrane of mouth	口腔黏膜	口腔黏膜
mucous membrane of tongue	舌黏膜	舌黏膜
mucous membrane of trachea	气管黏膜	氣管黏膜
mucous membrane of ureter	输尿管黏膜	輸尿管黏膜

英　文　名	大　陆　名	台　湾　名
mucous membrane of urethra	尿道黏膜	尿道黏膜
mucous membrane of urinary bladder	膀胱黏膜	膀胱黏膜
mucous membrane of uterus	子宫黏膜	子宮黏膜
mucous membrane of vagina	阴道黏膜	陰道黏膜
mucous neck cell	颈黏液细胞	頸黏液細胞
mucous secretion	黏液分泌	黏液分泌
mucous sheath of tendon	腱黏液鞘	腱黏液鞘
mucous tissue	黏液组织	黏液組織
mucus	黏液	黏液
mucus-bicarbonate barrier	黏液-碳酸氢盐屏障	黏液-碳酸氢根屏障
mucus-secreting cell	黏液分泌细胞	黏液分泌細胞
Müller's cell	米勒细胞	穆勒氏細胞
Müller's fiber	米勒纤维	穆勒氏纖維
Müllerian duct	米勒管	穆勒氏管
Müllerian tubercle	米勒结节	穆勒氏結節
Müller's muscle	米勒肌	穆勒氏肌
multicellular gland	多细胞腺	多細胞腺
multifid muscle	多裂肌	多裂肌
multifidus	多裂肌	多裂肌
multiform layer	多形[细胞]层	多形[細胞]層
multilamellar body	板层小体	片層小體，板小體
multilobed leukocyte	多叶核白细胞	多葉核白血球
multilocular adipose cell	多泡脂肪细胞	多泡脂肪細胞
multimammas	多乳房[症]	多乳房[症]
multinuclear cell	多核细胞	多核細胞
multipennate muscle	多羽肌	多羽肌
multiple birth	多胎	多胎
multiple pregnancy	多胎妊娠	多胎妊娠
multiple synapse	复合突触	複合突觸
multiplets	多胎	多胎
multiplication	增殖	增殖
multiplication period	增殖期	增殖期
multiplicative growth	增殖性生长	增殖生長
multipolar cell	多极细胞	多極細胞
multipolar nerve cell	多极神经细胞	多極神經細胞
multipolar neuroblast	多极成神经细胞	多極成神經細胞

英　文　名	大　陆　名	台　湾　名
multipolar neuron	多极神经元	多極神經元
multipolar spindle	多极纺锤体	多極紡錘體
multipotential myeloid stem cell	髓系多潜能造血干细胞	多潜能骨髓幹細胞
multipotential stem cell	多能干细胞	多[潜]能幹細胞
multivesicular body	多泡体	多泡體
muscle	肌[肉]	肌[肉]
muscle belly	肌腹	肌腹
muscle bud	肌芽	肌芽
muscle bundle	肌束	肌束
muscle cell	肌细胞	肌細胞
muscle collumn	肌柱	肌柱
muscle of abdomen	腹肌	腹肌
muscle of antitragus	对耳屏肌	對耳屏肌
muscle of auditory ossicle	听小骨肌	聽小骨肌
muscle of back	背肌	背肌
muscle of face	面肌	[顏]面肌
muscle of fauces	咽门肌	咽門肌
muscle of head	头肌	頭肌
muscle of incisure of helix	耳轮切迹肌	耳輪切跡肌
muscle of larynx	喉肌	喉肌
muscle of lower extremity	下肢肌	下肢肌
muscle of lower limb	下肢肌	下肢肌
muscle of mastication	咀嚼肌	咀嚼肌
muscle of neck	颈肌	頸肌
muscle of notch of helix	耳轮切迹肌	耳輪切跡肌
muscle of palate	腭肌	腭肌
muscle of perineum	会阴肌	會陰肌
muscle of pharynx	咽肌	咽肌
muscle of thorax	胸肌	胸肌
muscle of tongue	舌肌	舌肌
muscle of tragus	耳屏肌	耳屏肌
muscle of upper extremity	上肢肌	上肢肌
muscle of upper limb	上肢肌	上肢肌
muscle of urogenital diaphragm	泌尿生殖膈肌	泌尿生殖膈肌
muscle of uvula	悬雍垂肌	懸壅垂肌
muscle satellite cell	肌卫星细胞	肌衛星細胞

英 文 名	大 陆 名	台 湾 名
muscle spindle	肌梭	肌梭
muscle tendon	肌腱	肌腱
muscle-tendon junction	肌肉-肌腱连接，肌腱连接	肌肉-肌腱連接
muscle tissue	肌肉组织	肌肉組織
muscle tonus	肌紧张	肌緊張
muscular artery	肌性动脉	肌性動脈
muscular branch	肌支	肌枝
muscular branch of axillary nerve	腋神经肌支	腋神經肌枝
muscular branch of deep peroneal nerve	腓深神经肌支	腓深神經肌枝
muscular branch of femoral nerve	股神经肌支	股神經肌枝
muscular branch of median nerve	正中神经肌支	正中神經肌枝
muscular branch of musculocutaneous nerve	肌皮神经肌支	肌皮神經肌枝
muscular branch of perineal nerve	会阴神经肌支	會陰神經肌枝
muscular branch of radial nerve	桡神经肌支	橈神經肌枝
muscular branch of superficial peroneal nerve	腓浅神经肌支	腓淺神經肌枝
muscular branch of tibial nerve	胫神经肌支	脛神經肌枝
muscular branch of ulnar nerve	尺神经肌支	尺神經肌枝
muscular branch of vertebral artery	椎动脉肌支	椎動脈肌枝
muscular cell	肌细胞	肌細胞
muscular fascia	肌筋膜	肌筋膜
muscular fibril	肌原纤维	肌原纖維
muscular interventricular septum	室间隔肌部	室間隔肌肉部，肌性室間隔
muscularis	肌层	肌層
muscularis externa	肌层	肌層
muscular lacuna	肌腔隙	肌腔隙
muscular layer	肌层	肌層
muscular layer of mucosa	黏膜肌层	黏膜肌層
muscular layer of small intestine	小肠肌层	小腸肌層
muscular layer of stomach	胃壁肌层	胃壁肌層

英 文 名	大 陆 名	台 湾 名
wall		
muscular layer of ureter	输尿管肌层	輸尿管肌層
muscular layer of urinary bladder	膀胱肌层	膀胱肌層
muscular layer of vagina	阴道肌层	陰道肌層
muscular nerve	肌神经	肌神經
muscular part	肌部	肌部
muscular part of interventricular septum	室间隔肌部	室間隔肌[肉]部,肌性室間隔
muscular process of arytenoid cartilage	杓状软骨肌突	杓狀軟骨肌突
muscular septal defect	肌性室间隔缺损	肌性室間隔缺損
muscular tissue	肌组织	肌肉組織
muscular triangle	肌三角	肌三角
muscular trochlea	肌滑车	肌滑車
musculocutaneous nerve	肌皮神经	肌皮神經
musculoepithelial cell	肌上皮细胞	肌上皮細胞
musculophrenic artery	肌膈动脉	肌膈動脈
musculophrenic vein	肌膈静脉	肌膈靜脈
musculotubal canal	肌咽鼓管	肌咽鼓管
musculus	肌[肉]	肌[肉]
musculus bulbi	眼肌	眼肌
musculus ciliaris	睫状肌	睫狀肌
musculus papillaris	乳头肌	乳頭肌
musculus sphincter pylori	幽门括约肌	幽門括約肌
musculus sphincter vaginae	阴道括约肌	陰道括約肌
musculus sphincter vesicae	膀胱括约肌	膀胱括約肌
musculus tarsalis	睑板肌	瞼板肌
musculus uvulae	腭垂肌	腭垂肌
mutant gene	突变基因	突變基因
mutation	突变	突變
myelencephalon	末脑	末腦
myelin	髓磷脂	髓磷脂
myelin-associated glycoprotein (MAG)	髓鞘相关糖蛋白,髓磷脂相关糖蛋白	髓磷脂相關糖蛋白
myelinated nerve fiber	有髓神经纤维	有髓[鞘]神經纖維
myelinated nerve fiber with neurilemma	有髓有膜神经纤维	有髓[鞘]有膜神經纖維
myelinated nerve fiber	有髓无膜神经纤维	有髓[鞘]無膜神經纖維

英 文 名	大 陆 名	台 湾 名
without neurilemma		
myelin incisure	髓鞘切迹	髓鞘切跡
myelinization	髓鞘形成	髓鞘形成
myelinogenesis	髓鞘形成	髓鞘形成
myelin sheath	髓鞘	髓鞘
myeloblast	成髓细胞，原[始]粒细胞	成髓細胞，髓母細胞
myelocele	脊髓膨出	脊髓膨出
myelocoele	脊髓中央管	脊髓中央管
myelocyte	中幼粒细胞	[骨]髓細胞
myeloid cell	髓样细胞	髓樣細胞
myeloid origin	髓源性	髓源性
myeloid progenitor cell	髓系祖细胞	髓系前驅細胞
myeloid tissue	髓样组织	髓樣組織
myeloschitasis	脊髓裂	脊髓裂
myenteric nervous plexus	肌间[神经]丛，奥尔巴赫神经丛	腸肌[神經]叢，歐巴氏腸壁神經叢
myenteric plexus	肌间[神经]丛，奥尔巴赫神经丛	腸肌[神經]叢，歐巴氏腸壁神經叢
myenteron	肠肌层	腸肌層
mylohyoid	下颌舌骨肌	下頜舌骨肌
mylohyoid branch	下颌舌骨肌支	下頜舌骨肌枝
mylohyoid groove	下颌舌骨沟	下頜舌骨溝
mylohyoid line	下颌舌骨肌线	下頜舌骨肌線
mylohyoid muscle	下颌舌骨肌	下頜舌骨肌
mylohyoid nerve	下颌舌骨肌神经	下頜舌骨肌神經
mylohyoid sulcus	下颌舌骨沟	下頜舌骨溝
mylopharyngeal part	下颌咽部	下頜咽部
mylopharyngeal part of superior constrictor of pharynx	咽上缩肌下颌咽部	咽上縮肌下頜咽部
mylopharyngeal part of superior pharyngeal constrictor	咽上缩肌下颌咽部	咽上縮肌下頜咽部
myoalbumin	肌白蛋白	肌白蛋白
myoarchitecture	肌肉结构	肌肉結構
myoatrophy	肌萎缩	肌萎縮
myoblast	肌原细胞，成肌细胞	成肌細胞，肌母細胞，生肌細胞
myocardial matrix network	心肌间质网络	心肌基質網

英　文　名	大　陆　名	台　湾　名
myocardium	心肌；心肌膜	心肌；心肌膜
myocoele	肌节腔	肌節腔
myocyte	肌细胞	肌細胞
myoendothelial junction	肌内皮连接	肌内皮連接，肌内皮接合
myoepicardial mantle	心肌外套层	心肌外膜套膜
myoepicardial reticulum	心肌外膜网	心肌外膜網
myoepithelial cell	肌上皮细胞	肌上皮細胞
myoepithelium	肌上皮	肌上皮
myofibril	肌原纤维	肌原纖維
myofilament	肌丝	肌絲
myogenic theory	肌源说	肌源说
myogenous cell	肌原细胞，成肌细胞	成肌細胞，肌母細胞，生肌細胞
myoglia	肌胶质细胞	肌膠質細胞
myoglia fiber	肌胶纤维	肌膠纖維
myoglobin	肌红蛋白	肌紅蛋白
myoid cell	肌样细胞，类肌细胞	類肌細胞
myoideum	肌肉组织	肌肉組織
myoid tissue	肌肉组织	肌肉組織
myolemma	肌膜	肌[纖維]膜
myology	肌学	肌學
myomere	肌节	肌節
myometrium	子宫肌层	子宮肌層
myoneme	肌丝	肌絲
myoneural junction	神经肌连接，神经肌肉接头	神經-肌肉[連]接點
myopia	近视眼	近視眼
myoplasm	肌质，肌浆	肌質，肌漿
myoprotein	肌蛋白	肌蛋白
myosin	肌球蛋白	肌球蛋白
myosin filament	肌球蛋白丝	肌球蛋白絲
myosinogen	肌球蛋白原	肌球蛋白原
myostroma	肌基质	肌基質
myostromin	肌基质蛋白	肌基質蛋白
myotome	生肌节	生肌節
myotube	肌管	肌管
myxedema	黏液水肿	黏液水腫
myxoedema	黏液水肿	黏液水腫

N

英　文　名	大　陆　名	台　湾　名
nail	指甲	指甲
nail bed	甲床	甲床
nail body	甲体	[指]甲體
nail cuticle	甲小皮	甲小皮，甲角皮
nail field	甲区	甲區
nail fold	甲襞	甲襞
nail groove	甲沟	甲溝
nail leaf	甲叶	甲葉
nail matrix	甲母质，甲基质	甲基質
nail of finger	指甲	指甲
nail of toe	趾甲	趾甲
nail pad	甲垫	甲墊
nail plate	甲板	甲板
nail root	甲根	甲根
nail wall	甲廓，甲壁	甲廓，甲壁
naive B cell	处女型 B 细胞，初始 B 细胞	處女型 B 細胞，初始 B 細胞
naive cell	处女型细胞，稚细胞	處女型細胞，初始細胞
naive T cell	处女型 T 细胞，初始 T 细胞	處女型 T 細胞，初始 T 細胞
nanomelia	短肢畸形，海豹肢	短肢畸形，海豹肢畸形
naphthalene blue	萘蓝	萘藍
naphthalene red	萘红	萘紅
naphthol blue black	萘酚蓝黑	萘酚藍黑
naphthol green	萘酚绿	萘酚綠
naphthol orange	萘酚橙	萘酚橙
naphthol yellow	萘酚黄	萘酚黃
naris	鼻孔	鼻孔
narrow cell	窄细胞	窄細胞
nasal ala	鼻翼	鼻翼
nasal bone	鼻骨	鼻骨
nasal branch of anterior ethmoidal nerve	筛前神经鼻支	篩前神經鼻枝
nasal bridge	鼻梁	鼻梁
nasal capsule cartilage	鼻囊软骨	鼻囊軟骨
nasal cartilage	鼻软骨	鼻軟骨
nasal cavity	鼻腔	鼻腔

英 文 名	大 陆 名	台 湾 名
nasal cavity proper	固有鼻腔	固有鼻腔
nasal concha	鼻甲	鼻甲
nasal crest	鼻嵴	鼻嵴
nasal crest of maxilla	上颌骨鼻嵴	上頜骨鼻嵴
nasal crest of palatine bone	腭骨鼻嵴	腭骨鼻嵴
nasal dorsum	鼻背	鼻背
nasal edge	鼻缘	鼻緣
nasal foramen	鼻骨孔	鼻骨孔
nasal gland	鼻腺	鼻腺
nasal incisure	鼻切迹	鼻切跡
nasalis	鼻肌	鼻肌
nasal limen	鼻阈	鼻閾
nasal margin	鼻缘	鼻緣
nasal mucosa	鼻黏膜	鼻黏膜
nasal mucous membrane	鼻黏膜	鼻黏膜
nasal muscle	鼻肌	鼻肌
nasal notch	鼻切迹	鼻切跡
nasal part	鼻部	鼻部
nasal part of pharynx	咽鼻部	咽鼻部
nasal pit	鼻窝	鼻窝
nasal placode	鼻板	鼻基板，嗅基板
nasal process	鼻突	鼻突
nasal region	鼻区	鼻區
nasal root	鼻根	鼻根
nasal septal branch	鼻中隔支	鼻中隔枝
nasal septal cartilage	鼻中隔软骨	鼻中隔軟骨
nasal septum	鼻中隔	鼻中隔
nasal spine	鼻棘	鼻棘
nasal surface	鼻面	鼻面
nasal vestibule	鼻前庭	鼻前庭
nasion	鼻根点	鼻根點
nasociliary branch	鼻睫支	鼻睫枝
nasociliary nerve	鼻睫神经	鼻睫神經
nasociliary root	鼻睫根	鼻睫根
nasociliary root of ciliary ganglion	睫状神经节鼻睫根	睫狀神經節鼻睫根
nasofrontal vein	鼻额静脉	鼻額靜脈

英　文　名	大　陆　名	台　湾　名
nasolabial lymph node	鼻唇淋巴结	鼻唇淋巴結
nasolabial sulcus	鼻唇沟	鼻唇溝
nasolacrimal canal	鼻泪管	鼻淚管
nasolacrimal duct	鼻泪管	鼻淚管
nasolacrimal groove	鼻泪沟	鼻淚溝
nasomaxillary suture	鼻上颌缝	鼻上頜縫
nasopalatine canal	鼻腭管	鼻腭管
nasopalatine nerve	鼻腭神经	鼻腭神經
nasopharyngeal duct	鼻咽管	鼻咽管
nasopharyngeal meatus	鼻咽道，后鼻沟	鼻咽道
nasopharynx	鼻咽	鼻咽
nasospinale	鼻棘点	鼻棘點
nasus	鼻	鼻
natal tooth	胎生牙	胎生牙，初生牙
natrium pump	钠泵	鈉泵
natural killer cell (NK cell)	自然杀伤细胞，NK 细胞	自然殺手細胞
navicular articular surface	舟关节面	舟關節面
navicular articular surface of talus	距骨舟关节面	距骨舟關節面
navicular bone	足舟骨	足舟狀骨
navicular fossa	舟状窝	舟狀窩
navicular fossa of urethra	尿道舟状窝	尿道舟狀窩
N cell	N 细胞	N 細胞
NCF (=neutrophil chemotactic factor)	中性粒细胞趋化因子	嗜中性粒細胞趨化因子，嗜中性[白血]球趨化因子
neck	颈	頸
neck mucous cell	颈黏液细胞	頸黏液細胞
neck of bladder	膀胱颈	膀胱頸
neck of femur	股骨颈	股骨頸
neck of fibula	腓骨颈	腓骨頸
neck of gallbladder	胆囊颈	膽囊頸
neck of glans	阴茎颈	陰莖頸
neck of malleus	锤骨颈	錘骨頸
neck of mandible	下颌颈	下頜頸
neck of pancreas	胰颈	胰臟頸部
neck of penis	阴茎颈	陰莖頸
neck of radius	桡骨颈	橈骨頸

英　文　名	大　陆　名	台　湾　名
neck of rib	肋骨颈	肋骨頸
neck of scapula	肩胛[骨]颈	肩胛[骨]頸
neck of talus	距骨颈	距骨頸
neck of tooth	牙颈	牙頸
neck of urinary bladder	膀胱颈	膀胱頸
neck of uterus	[子]宫颈	子宫頸
neck-shaft angle of femur	股骨颈干角	股骨頸幹角
necrosin	坏死素	壞死素
necrosis	坏死	壞死
negative chemotaxis	负趋化性	負趨化性
negative staining	负染色	負染色
nematosome	线状小体	線狀小體
neocerebellar agenesis	新小脑发育不全	新小腦發育不全
neocerebellum	新小脑	新小腦
neocortex	新皮质	新皮質
neocranium	新颅	新顱
neoformation	新生物，赘生物	新生物，腫瘤，赘生物
neopallium	新皮质	新皮質
neoplasm	新生物，赘生物	新生物，腫瘤，赘生物
neoplastic bone formation	骨肿瘤生成	骨腫瘤生成
neostriatum	新纹状体	新紋狀體
nephric tubule	肾小管	腎小管
nephridial tissue	肾组织	腎組織
nephridioblast	成肾细胞	成腎細胞，腎胚細胞，腎原細胞
nephridiopore	肾孔	腎孔
nephroblast	成肾细胞	成腎細胞，腎胚細胞，腎原細胞
nephrocyte	肾细胞	腎細胞
nephrogenesis	肾发生	腎發生
nephrogenic cord	生肾索	生腎索，腎原索
nephrogenic tissue	生肾组织	生腎組織
nephrogenous cord	生肾索	生腎索，腎原索
nephrogenous tissue	生肾组织	生腎組織
nephromere	生肾节	生腎節，原腎節
nephron	肾单位	腎單位，腎元
nephron loop	肾单位袢	腎單位襻，腎元襻，腎元環

英 文 名	大 陆 名	台 湾 名
nephropoietin	促肾组织生成素	促腎組織生成素
nephros	肾	腎[臟]
nephrostome	肾孔	腎孔
nephrotome	生肾节	生腎節，原腎節
nephrotomic plate	肾节板	腎節板
neruomelanin	神经黑色素	神經黑色素
nerve	神经	神經
nerve amine	神经胺	神經胺
nerve cell	神经细胞	神經細胞
nerve center	神经中枢	神經中樞
nerve chain	神经链	神經鏈
nerve chalice	神经杯	神經杯
nerve ending	神经末梢	神經末梢，神經終末
nerve fasciculus	神经[纤维]束	神經[纖維]束，神經[纖維]徑
nerve fiber	神经纤维	神經纖維
nerve fiber layer	神经纤维层	神經纖維層
nerve fibril	神经原纤维	神經原纖維
nerve growth factor	神经生长因子	神經生長因子
nerve net	神经网	神經網
nerve of pterygoid canal	翼管神经	翼管神經
nerve of vessel	脉管壁神经	脈管壁神經
nerve papilla	神经乳头	神經乳頭
nerve plexus	神经丛	神經叢
nerve regeneration	神经再生	神經再生
nerve ring	神经环	神經環
nerve root	神经根	神經根
nerve sheath	神经鞘	神經鞘
nerve terminal	神经末梢	神經末梢，神經終末
nerve tissue	神经组织	神經組織
nerve to external acoustic meatus	外耳道神经	外耳道神經
nerve to internal obturator	闭孔内肌神经	閉孔內肌神經
nerve to lateral pterygoid	翼外肌神经	翼外肌神經
nerve to medial pterygoid	翼内肌神经	翼內肌神經
nerve to mylohyoid	下颌舌骨肌神经	下頜舌骨肌神經
nerve to piriformis	梨状肌神经	梨狀肌神經
nerve to quadratus femoris	股方肌神经	股方肌神經

英　文　名	大　陆　名	台　湾　名
nerve to tensor tympani	鼓膜张肌神经	鼓膜張肌神經
nerve to tensor veli palatini	腭帆张肌神经	腭帆張肌神經
nerve tracing method	神经追踪法	神經追踪法
nerve tract	神经[纤维]束	神經[纖維]束，神經[纖維]徑
nerve trunk	神经干	神經幹
nervon	神经苷脂	神經苷脂，神經糖苷
nervone	神经苷脂	神經苷脂，神經糖苷
nervous branch	神经支	神經枝
nervous foramen	神经孔	神經孔
nervous impulse	神经冲动	神經衝動
nervous irritability	神经应激性	神經應激性
nervous layer	神经层	神經層，腦層
nervous lobe	神经叶	神經葉
nervous part	神经部	神經部
nervous system	神经系统	神經系統
nervous tissue	神经组织	神經組織
nervus oculomotorius	动眼神经	動眼神經
nervus spinosus	棘孔神经	棘孔神經
nestin	神经上皮干细胞蛋白	神經上皮幹細胞蛋白，巢蛋白
Neumann's cell	诺依曼细胞	諾依曼氏細胞
Neumann's sheath	诺依曼牙本质鞘	諾依曼氏牙[本]質鞘
neural canal	神经管	神經管，髓管
neural circuit	神经回路	神經回路
neural crest	神经嵴	神經嵴
neural culture	神经培养	神經培養
neural ectoderm	神经外胚层	神經外胚層
neural epithelium	神经上皮	神經上皮
neural fold	神经褶	神經褶
neural foramen	神经孔	神經孔
neural groove	神经沟	神經溝，髓溝
neural layer	神经层	神經層，腦層
neural pathway	神经通路	神經通路
neural plate	神经板	神經板，髓板
neural ridge	神经嵴	神經嵴
neural spine	神经棘	神經棘
neural stem cell (NSC)	神经干细胞	神經幹細胞

英　文　名	大　陆　名	台　湾　名
neural tube	神经管	神經管，髓管
neuraminic acid	神经氨酸	神經氨酸
neuranagenesis	神经再生	神經再生
neurenteric canal	神经肠管	神經腸管
neurenteric pore	神经肠孔	神經腸孔
neurilemma	神经膜	神經膜，神經鞘
neurilemmal cell	神经膜细胞	神經膜細胞
neuriminidase	神经氨酸酶	神經氨酸酶
neurite	神经突[起]	神經突，軸突
neuroblast	成神经细胞	成神經細胞，神經母細胞，神經胚細胞
neurocoel	神经管腔	神經管腔，腦脊髓管
neurocoele	神经管腔	神經管腔，腦脊髓管
neurocranium	脑颅，神经颅	腦顱，神經顱
neurodendrite	神经树突	神經樹狀突
neuroderm	神经外胚层	神經外胚層
neurodynamics	神经动力学	神經動力學
neuroeffector junction	神经效应器连接	神經-效應器[連]接點，神經-動器接點
neuroelectricity	神经电流	神經電流
neuroembryology	神经发生学	神經發生學
neuroendocrine cell	神经内分泌细胞	神經內分泌細胞
neuroendocrine system	神经内分泌系统	神經內分泌系統
neuroengineering	神经工程学	神經工程學
neuroepithelial body	神经上皮小体	神經上皮小體
neuroepithelial cell	神经上皮细胞	神經上皮細胞
neuroepithelial layer	神经上皮层	神經上皮層
neuroepithelial stem cell protein	神经上皮干细胞蛋白	神經上皮幹細胞蛋白，巢蛋白
neuroepithelium	神经上皮	神經上皮
neurofiber	神经纤维	神經纖維
neurofibril	神经原纤维	神經原纖維
neurofilament	神经丝	神經微絲
neurogenesis	神经发生，神经形成	神經發生，神經形成
neurogenic theory	神经源说	神經源說
neuroglia	神经胶质	神經膠質
neuroglia fiber	神经胶质纤维	神經膠質纖維

英 文 名	大 陆 名	台 湾 名
neuroglia layer	神经胶质层	神經膠質層
neuroglia cell	神经胶质细胞	神經膠質細胞
neuroglia membrane	神经胶质膜	神經膠質膜
neuroglia proper	固有神经胶质	固有神經膠質
neuroglia tissue	神经胶质组织	神經膠質組織
neurohistology	神经组织学	神經組織學
neurohormone	神经激素	神經激素
neurohumor	神经体液	神經體液
neurohumoral regulation	神经体液调节	神經體液調節
neurohypophysis	神经垂体	神經垂體，腦下腺神經部，腦下腺後葉
neuro-insular complex (NIC)	神经-胰岛复合体	神經胰島細胞複合體
neurokeratin	神经角蛋白	神經角蛋白
neurolemma	神经膜	神經膜，神經鞘
neurolemmal cell	神经膜细胞	神經膜細胞
neurology	神经学	神經學
neurolysin	溶神经素，神经溶素	溶神經素，神經溶素
neuromere	菱脑节	菱腦節，神經原節
neuromodulator	神经调质	神經調節物質，神經調節素
neuromuscular junction	神经肌连接，神经肌肉接头	神經-肌肉[連]接點
neuromuscular spindle	神经肌梭	神經肌梭
neuromuscular synapse	神经肌[肉]突触	神經-肌突觸
neuromuscular transmission	神经肌[肉]传递	神經-肌傳遞
neuromuscular unit	神经肌[肉]单位	神經肌單位
neuron	神经元	神經元，神經單位
neuronal degeneration	神经元变性	神經元變性
neuronophage	噬神经细胞	噬神經細胞
neurophage	噬神经细胞	噬神經細胞
neurophypophyseal bud	神经垂体芽	神經垂體芽，腦下腺神經部芽
neurophysin	后叶激素运载蛋白，神经垂体[激]素运载蛋白	[腦垂腺]後葉激素載運蛋白，神經垂體素
neuropil	神经毡	神經毡
neuroplasm	神经胞质	神經胞質，神經漿
neuropore	神经孔	神經孔
neuroprotofibril	神经原纤维	神經原纖維
neurosecretion	神经分泌	神經分泌

英　文　名	大　陆　名	台　湾　名
neurosecretory cell	神经分泌细胞	神經分泌細胞
neurosecretory granule	神经分泌颗粒	神經分泌顆粒
neurosecretory material	神经分泌物	神經分泌物
neurosecretory pathway	神经分泌路径	神經分泌路徑
neurosensory cell	神经感觉细胞	神經感覺細胞
neurosphere	神经球	神經球
neurotensin	神经降压素	神經調壓素，神經緊張素
neurothele	神经乳头	神經乳頭
neurotransmitter	神经递质	神經遞質，神經傳遞物
neurotrophic factor	神经营养因子	神經營養因子
neurotrophic substance	神经营养物质	神經營養物質
neurotubule	神经微管	神經微管
neurotubule protein	神经微管蛋白	神經微管蛋白
neurula	神经胚	神經胚
neurula period	神经胚期	神經胚期
neurula stage	神经胚期	神經胚期
neurulation	神经胚形成	神經胚形成
neutral fat	中性脂肪	中性脂肪
neutral red	中性红	中性紅
neutrophil	中性粒细胞	嗜中性粒細胞，嗜中性[白血]球
neutrophil chemotactic factor (NCF)	中性粒细胞趋化因子	嗜中性粒細胞趨化因子，嗜中性[白血]球趨化因子
neutrophilia	[嗜]中性	嗜中性
neutrophilic granulocyte	中性粒细胞	嗜中性粒細胞，嗜中性[白血]球
neutrophilic granule	中性颗粒	嗜中性顆粒
neutrophilic granulocyte band form	中性杆状核粒细胞	嗜中性桿狀核粒細胞，嗜中性桿狀核顆粒球，嗜中性帶狀核白血球
neutrophilic granulocyte segmented form	中性分叶核粒细胞	嗜中性分葉核粒細胞，嗜中性分葉核顆粒球，嗜中性分葉核白血球
neutrophilic metamyelocyte	中性晚幼粒细胞	嗜中性後髓細胞
neutrophilic myelocyte	中性中幼粒细胞	嗜中性髓細胞
neutrophilic promyelocyte	中性早幼粒细胞	嗜中性原髓細胞，嗜中性前髓細胞
neutrophil immobilizing factor (NIF)	中性粒细胞不动因子	嗜中性粒細胞不動因子，嗜中性白血球不動因子

英 文 名	大 陆 名	台 湾 名
nevus	色素痣	痣
nevus flammeus	焰色痣	焰色痣
newborn infant	新生儿	新生兒
nexus	融合膜，结合膜	結合膜，融合膜
NIC (=neuro-insular complex)	神经-胰岛复合体	神經胰島細胞複合體
nidation	着床	著床
NIF (=neutrophil immobilizing factor)	中性粒细胞不动因子	嗜中性粒細胞不動因子，嗜中性白血球不動因子
ninth cranial nerve	第九对脑神经	第九對腦神經
nipple	乳头	乳頭
Nissl's body	尼氏体	尼[司爾]氏小體，尼氏體
Nissl's degeneration	尼氏变性	尼[司爾]氏變性
Nissl's granule	尼氏颗粒	尼[司爾]氏顆粒
Nissl's staining method	尼氏染色法	尼氏染色法
NK cell (=natural killer cell)	自然杀伤细胞，NK 细胞	自然殺手細胞
nodal cell	结细胞	結細胞
nodosal ganglion	结状神经节	結狀神經節
nodose ganglion	结状神经节	結狀神經節
nodule	小结	小結
nodule cap	小结帽	小結帽
nodule of Arantius	半月瓣小结	半月瓣小結
nodule of semilunar cusp	半月瓣小结	半月瓣小結
nodulus	小结	小結
nonchromaffin paraganglion	非嗜铬性副神经节	非嗜鉻性副神經節
noncontact induction	非接触性诱导	非接觸性誘導
nongranular leucocyte	无粒白细胞	無顆粒細胞，非顆粒性白血球
nonpigmented epithelium	非色素上皮	非色素上皮
nonrotation	不转位	轉動缺失
nonspecific phagocytosis	非特异性吞噬作用	非特異性吞噬作用
NOR (=nucleolus organizing region, nucleolus organizer region)	核仁组织区	核仁組織區
noradrenaline	去甲肾上腺素	去甲[基]腎上腺素，正腎上腺素
noradrenergic fiber	去甲肾上腺素能纤维	去甲[基]腎上腺素能纖維，正腎上腺素[激導]性纖維
noradrenergic neuron	去甲肾上腺素能神经元	去甲[基]腎上腺素能神經元，

英　文　名	大　陆　名	台　湾　名
		正腎上腺素[激導]性神經元
norma basilaris	底面观	底面觀
norma facialis	前面观	前面觀
norma lateralis	侧面观	側面觀
norma occipitalis	枕面观	枕面觀
norma verticalis	垂直面观	垂直面觀
normoblast	晚幼红细胞,正成红[血]细胞	晚幼紅細胞，正紅血球母細胞
normocyte	正红细胞	正紅血球
nose	鼻	鼻
nostril	鼻孔	鼻孔
notch for ligamentum teres hepatis	肝圆韧带切迹	肝圓韌帶切跡
notch in cartilage of external acoustic meatus	外耳道软骨切迹	外耳道軟骨切跡
notch of cardiac apex	心尖切迹	心尖切跡
notch of pancreas	胰切迹	胰[臟]切跡
notochord	脊索	脊索
notochordal canal	脊索管	脊索管
notochordal groove	脊索沟	脊索溝
notochordal plate	脊索板	脊索板
notochordal process	脊索突	脊索突
notochordal sheath	脊索鞘	脊索鞘
notochordal tissue	脊索组织	脊索組織
notochordal tube	脊索管	脊索管
notogenesis	脊索形成	脊索形成
NSC (=neural stem cell)	神经干细胞	神經幹細胞
nuchal fascia	项筋膜	項筋膜
nuchal ligament	项韧带	項韌帶
nuchal plane	项平面	項平面
nuchal region	项区	項區
nuclear bag fiber	核袋纤维	核袋型纖維
nuclear cavity	核腔	核腔
nuclear chain fiber	核链纤维	核鏈型纖維
nuclear cycle	核周期	核週期
nuclear-cytoplasmic ratio	核质比	核質比[率]
nuclear fluid	核液	核液，核漿

英　文　名	大　陆　名	台　湾　名
nuclear fragmentation	核断裂	核斷裂
nuclear fusion	核融合	核融合
nuclear hyaloplasm	核透明质	核透明質
nuclear lamina	核纤层	核蛋白片層，核[纖維]板
nuclear matrix	核基质	核基質
nuclear membrane	核膜	核膜
nuclear membrane pore	核膜孔	核膜孔
nuclear network	核网	核網
nuclear plate	核板	核板
nuclear pore	核孔	核孔
nuclear pore complex	核孔复合体，核孔复合物	核孔複合體
nuclear reticulum	核网	核網
nuclear ring	核环	核環
nuclear sap	核液	核液，核漿
nuclear skeleton	核骨架	核骨架
nuclear sphere	核球	核球
nuclear spindle	核纺锤体	核紡錘體，核梭
nuclear substance	核质	核質
nuclear swelling	核肿胀	核腫脹
nuclear vacuole	核液泡	核液泡
nuclear zone	核区	核區
nucleic acid	核酸	核酸
nucleoalbumin	核白蛋白	核白蛋白
nucleochylema	核液	核液，核漿
nucleocytoplasmic ratio	核质比	核質比[率]
nucleohistone	核组蛋白	核組蛋白
nucleohyaloplasm	核透明质	核透明質
nucleoid	核样体	核樣體
nucleolar chromosome	核仁染色体	核仁染色體
nucleolar gene	核仁基因	核仁基因
nucleolar organizer	核仁组织者	核仁組織者，核仁組成中心
nucleolar satellite	核仁随体	核仁隨體
nucleolus	核仁	核仁
nucleolus organizer	核仁组织者	核仁組織者，核仁組成中心
nucleolus organizer region (NOR)	核仁组织区	核仁組織區
nucleolus organizing region (NOR)	核仁组织区	核仁組織區

英　文　名	大　陆　名	台　湾　名
nucleoplasm	核质	核質
nucleopore	核孔	核孔
nucleoprotamine	核[鱼]精蛋白	核[魚]精蛋白
nucleoprotein	核蛋白	核蛋白
nucleoreticulum	核网	核網
nucleoside	核苷	核苷
nucleosomal structure	核小体结构	核小體結構
nucleosome	核小体	核小體
nucleotide	核苷酸	核苷酸
nucleus	神经核；细胞核	神經核；細胞核
nucleus accumbens	伏隔核	伏隔核
nucleus ambiguus	疑核	疑核
nucleus coeruleus	蓝斑核	藍斑核
nucleus dorsalis	背核	背核
nucleus lentiformis	豆状核	豆狀核
nucleus lentis	晶状体核	晶狀體核
nucleus linearis intermedius of raphe nuclear group	中缝核群中间线形核	中縫核群的中間線形核
nucleus linearis rostralis of raphe nuclear group	中缝核群嘴侧线形核	中縫核群的嘴側線形核
nucleus of abducent nerve	展神经核	外展神經核
nucleus of accessory nerve	副神经核	副神經核
nucleus of caudal colliculus	尾侧丘核	尾側丘核
nucleus of cerebellum	小脑核	小腦核
nucleus of cranial nerve	脑神经核	腦神經核，顱神經核
nucleus of Darkschewitsch	达克谢维奇核	達克謝維奇氏核
nucleus of diagonal band	斜角带核	斜角帶核
nucleus of encephalic nerve	脑神经核	腦神經核，顱神經核
nucleus of facial nerve	面神经核	[顏]面神經核
nucleus of hypoglossal nerve	舌下神经核	舌下神經核
nucleus of inferior colliculus	下丘核	下丘核
nucleus of lateral lemniscus	外侧丘系核	外側蹄系核
nucleus of oculomotor nerve	动眼神经核	動眼神經核
nucleus of origin	起始核	起始核
nucleus of phrenic nerve	膈神经核	膈神經核
nucleus of pontobulbar body	桥延体核	橋延體核
nucleus of posterior commissure	后连合核	後連合核

英　文　名	大　陆　名	台　湾　名
nucleus of raphe	缝核	縫核
nucleus of Roller	罗蓝核	羅藍氏核
nucleus of solitary tract	孤束核	孤立徑核，孤束核
nucleus of tegmentum	被盖核	被蓋核
nucleus of termination	终核	終核
nucleus of trochlear nerve	滑车神经核	滑車神經核
nucleus prepositus	前置核	前置核
nucleus prepositus hypoglossi	舌下前置核	舌下神經前置核
nucleus proprius of posterior horn	后角固有核	後角固有核
nucleus pulposus	髓核	髓核
nucleus raphes dorsalis	中缝背核	中縫背核
nucleus raphes magnus	中缝大核	中縫大核
nucleus raphes obscurus	中缝隐核	中縫隱核
nucleus raphes pallidus	中缝苍白核	中縫蒼白核
nucleus reuniens	连结核	連結核
nucleus ruber	红核	紅核
Nuel's space	尼埃尔间隙	紐艾爾氏間隙
Nuhn's gland	努恩腺	努恩氏腺
nurse cell	哺育细胞	養護細胞
nutrient artery	滋养动脉	滋養動脈，營養動脈
nutrient artery of femur	股骨滋养动脉	股骨滋養動脈，股骨營養動脈
nutrient artery of fibula	腓骨滋养动脉	腓骨滋養動脈，腓骨營養動脈
nutrient artery of humerus	肱骨滋养动脉	肱骨滋養動脈，肱骨營養動脈
nutrient artery of radius	桡骨滋养动脉	橈骨滋養動脈，橈骨營養動脈
nutrient artery of tibia	胫骨滋养动脉	脛骨滋養動脈，脛骨營養動脈
nutrient artery of ulna	尺骨滋养动脉	尺骨滋養動脈，尺骨營養動脈
nutrient canal	滋养管	營養管
nutrient cell	营养细胞	營養細胞
nutrient foramen	滋养孔	營養孔
nutrient vein	滋养静脉	滋養靜脈，營養靜脈
nutrient vessel	营养血管	血管滋養管

英　文　名	大　陆　名	台　湾　名
nutritive cell	营养细胞	營養細胞

O

英　文　名	大　陆　名	台　湾　名
obex	闩	閂
oblique arytenoid	杓斜肌	杓斜肌
oblique arytenoid muscle	杓斜肌	杓斜肌
oblique cord	斜索	斜索
oblique diameter	斜径	斜徑
oblique diameter of pelvis	骨盆斜径	骨盆斜徑
oblique facial cleft	面斜裂	面斜裂
oblique fiber	斜纤维	斜纖維
oblique fissure	斜裂	斜裂
oblique fissure of lung	肺斜裂	肺斜裂
oblique head	斜头	斜頭
oblique head of adductor pollicis	拇收肌斜头	拇[內]收肌斜頭
oblique line	斜线	斜線
oblique line of mandible	下颌骨斜线	下頜骨斜線
oblique line of thyroid cartilage	甲状软骨斜线	甲狀軟骨斜線
oblique muscle	斜肌	斜肌
oblique muscle of auricle	耳郭斜肌	耳廓斜肌
oblique part	斜部	斜部
oblique part of cricothyroid	环甲肌斜部	環甲肌斜部
oblique pericardial sinus	心包斜窦	心包斜竇
oblique popliteal ligament	腘斜韧带	膕斜韌帶
oblique section	斜切面	斜切面
oblique segmentation	斜裂	斜裂
oblique sinus of pericardium	心包斜窦	心包斜竇
oblique vein of left atrium	左房斜静脉	左心房斜靜脈
obliquus	斜肌	斜肌
obliquus auricularis	耳郭斜肌	耳廓斜肌
obliquus capitis inferior	头下斜肌	頭下斜肌
obliquus capitis superior	头上斜肌	頭上斜肌
obliquus externus abdominis	腹外斜肌	腹外斜肌
obliquus internus abdominis	腹内斜肌	腹內斜肌

英　文　名	大　陆　名	台　湾　名
oblong fovea	椭圆凹	橢圓凹
oblong fovea of arytenoid cartilage	杓状软骨椭圆凹	杓狀軟骨橢圓凹
obsolescent glomerulus	衰退肾小球	衰退腎小球
obturator artery	闭孔动脉	閉孔動脈
obturator branch	闭孔支	閉孔枝
obturator canal	闭膜管，闭孔管	閉孔管
obturator crest of pubis	耻骨闭孔嵴	恥骨閉孔嵴
obturator externus	闭孔外肌	閉孔外肌
obturator fascia	闭孔筋膜	閉孔筋膜
obturator foramen	闭孔	閉孔
obturator groove	闭孔沟	閉孔溝
obturator internus	闭孔内肌	閉孔內肌
obturator lymph node	闭孔淋巴结	閉孔淋巴結
obturator membrane	闭孔膜	閉孔膜
obturator nerve	闭孔神经	閉孔神經
obturator sulcus	闭孔沟	閉孔溝
obturator vein	闭孔静脉	閉孔靜脈
occipital angle of parietal bone	顶骨枕角	頂骨枕角
occipital artery	枕动脉	枕動脈
occipital belly	枕腹	枕腹
occipital bone	枕骨	枕骨
occipital border of parietal bone	顶骨枕缘	頂骨枕緣
occipital branch	枕支	枕枝
occipital branch of occipital artery	枕动脉枕支	枕動脈枕枝
occipital condyle	枕髁	枕髁
occipital diploic vein	枕板障静脉	枕板障靜脈
occipital emissary vein	枕导静脉	枕導靜脈
occipital fontanelle	枕囟	枕囟
occipital forceps	枕钳	枕鉗
occipital groove	枕动脉沟	枕動脈溝
occipital horn	枕角	枕角
occipital lobe	枕叶	枕葉
occipital lymph node	枕淋巴结	枕淋巴結
occipital margin	枕缘	枕緣

英　文　名	大　陆　名	台　湾　名
occipital margin of temporal bone	颞骨枕缘	顳骨枕緣
occipital myotome	枕部生肌节	枕部生肌節
occipital plane	枕平面	枕平面
occipital pole	枕极	枕極
occipital region	枕区	枕區
occipital sinus	枕窦	枕竇
occipital squama	枕鳞	枕鱗
occipital triangle	枕三角	枕三角
occipital vein	枕静脉	枕靜脈
occipitofrontalis	枕额肌	枕額肌
occipitofrontal muscle	枕额肌	枕額肌
occipitomastoid suture	枕乳突缝	枕乳突縫
occipitotemporal branch	枕颞支	枕顳枝
occipitotemporal groove	枕颞沟	枕顳溝
occipitotemporal sulcus	枕颞沟	枕顳溝
occiptobasal vein	枕基底静脉	枕基底靜脈
occiput	枕	枕
occlusal part	咬合部	咬合部，閉鎖部
occlusal surface	咬合面	咬合面
occlusive part of umbilical artery	脐动脉闭塞部，脐动脉索	臍動脈閉鎖部
occult margin	甲隐缘	甲隱緣
ocular fibrous layer	眼球纤维膜	眼球纖維膜
ocular muscle	眼肌	眼肌
ocular plate	眼板	眼板
oculomotor nerve	动眼神经	動眼神經
oculomotor nucleus	动眼神经核	動眼神經核
oculomotor parasympathic root	动眼神经副交感根	動眼神經副交感根
oculomotor root	动眼神经根	動眼神經根
oculomotor sulcus	动眼神经沟	動眼神經溝
oculostomodeal groove	眼口道沟	眼口道溝
oculus	眼	眼
Oddi's sphincter	奥迪括约肌	歐蒂氏括約肌
odontoblast	成牙本质细胞	成牙質細胞
odontoblastic layer	成牙本质细胞层	成牙質細胞層
odontoblastic process	成牙本质细胞突	成牙質細胞突

英　文　名	大　陆　名	台　湾　名
odontoblast process	成牙本质细胞突	成牙質細胞突
odontoclast	破牙细胞	破牙質細胞
odontogeny	牙发生	牙發生
odontoid process	齿突	齒突，齒狀物
odontoid process of axis	枢椎齿突	樞椎齒突
odoriferous gland	臭腺，气味腺	氣味腺
OEC (=olfactory ensheathing cell)	嗅[成]鞘细胞	嗅神經髓鞘細胞
oesophageal atresia	食管闭锁	食道閉鎖
oesophageal branch	食管支	食道枝
oesophageal gland	食管腺	食道腺
oesophageal impression	食管压迹	食道壓跡
oesophageal plexus	食管丛	食道叢
oesophageal vein	食管静脉	食道靜脈
oesophagoblast	成食管细胞	成食道細胞
oesophagocardiac gland	食管贲门腺	食道賁門腺
oesophagotracheal fistula	食管气管瘘	食道氣管瘘[管]，氣管食道瘘[管]
oesophagotracheal septum	食管气管隔	食道氣管隔，氣管食道隔
oesophagus	食管	食道
oestradiol	雌二醇	雌二醇
oestriol	雌三醇	雌三醇
oestrone	雌酮	雌酮
oestrus cycle	动情周期	動情週期
Ohr-Augen-Ebene	法兰克福平面，眼耳平面	法蘭克福水平面，眼耳平面
oil gland	脂腺	脂腺
Oken's body	奥肯体	歐肯氏體
olecranon	鹰嘴	鷹嘴
olecranon fossa	鹰嘴窝	鷹嘴窩
olecranon point	鹰嘴点	鷹嘴點
olfactohypophysis placode	嗅垂体基板	嗅垂體基板
olfactory area	嗅区	嗅[覺]區
olfactory bulb	嗅球	嗅球
olfactory capsule cartilage	嗅囊软骨	嗅囊軟骨
olfactory cell	嗅细胞	嗅細胞
olfactory cilium	嗅[纤]毛	嗅[纖]毛
olfactory cone	嗅圆锥	嗅圓錐

英 文 名	大 陆 名	台 湾 名
olfactory ensheathing cell (OEC)	嗅[成]鞘细胞	嗅神經髓鞘細胞
olfactory epithelium	嗅上皮	嗅上皮
olfactory fiber	嗅纤维	嗅纖維
olfactory filament	嗅丝	嗅絲
olfactory gland	嗅腺，鲍曼腺	嗅腺，鮑氏腺
olfactory glomerulus	嗅小球	嗅小球
olfactory groove	嗅沟	嗅溝
olfactory gyrus	嗅回	嗅回
olfactory hair	嗅毛	嗅毛
olfactory islet	嗅岛	嗅島
olfactory lobe	嗅叶	嗅葉
olfactory mucosa	嗅黏膜	嗅黏膜
olfactory mucous membrane	嗅黏膜	嗅黏膜
olfactory nerve	嗅神经	嗅神經
olfactory nerve fiber layer	嗅神经纤维层	嗅神經纖維層
olfactory organ	嗅器	嗅器
olfactory pit	嗅窝	嗅窩
olfactory placode	嗅基板	嗅基板
olfactory proe	嗅孔	嗅孔
olfactory receptor cell	嗅觉感受[器]细胞	嗅覺感受[器]細胞
olfactory region	嗅区	嗅[覺]區
olfactory region of nasal mucous membrane	鼻黏膜嗅区	鼻黏膜嗅區
olfactory sensation	嗅觉	嗅覺
olfactory sulcus	嗅沟	嗅溝
olfactory tract	嗅束	嗅徑
olfactory trigone	嗅三角	嗅三角
olfactory tubercle	嗅结节	嗅結節
olfactory vein	嗅静脉	嗅靜脈
olfactory vesicle	嗅泡	嗅泡，嗅囊
oligodendrocyte	少突胶质细胞	寡樹突[膠]細胞，少樹突[神經]膠質細胞
oligodendroglia	少突[神经]胶质	寡樹突[膠]細胞，少樹突[神經]膠質細胞
oligomucous cell	寡黏液细胞	低黏液細胞，前杯狀細胞
oligospermatism	少精子症	少精子症
olistherozone	淡染区	淡染區

英 文 名	大 陆 名	台 湾 名
olive	橄榄	橄欖
olivocerebellar fiber	橄榄小脑纤维	橄欖小腦纖維
olivocerebellar tract	橄榄小脑束	橄欖小腦徑
olivocochlear tract	橄榄耳蜗束	橄欖耳蝸徑
olivospinal tract	橄榄脊髓束	橄欖脊髓徑
omental appendix	肠脂垂	腸脂垂
omental band	网膜带	網膜帶
omental branch	网膜支	網膜枝
omental branch of left gastroepiploic artery	胃网膜左动脉网膜支	胃網膜左動脈網膜枝，左胃網膜動脈網膜枝
omental branch of right gastroepiploic artery	胃网膜右动脉网膜支	胃網膜右動脈網膜枝，右胃網膜動脈網膜枝
omental bursa	网膜囊，小腹膜腔	網膜囊
omental foramen	网膜孔，温斯洛孔	網膜孔
omental sac	网膜囊，小腹膜腔	網膜囊
omental tuber	网膜结节	網膜結節
omental tuberosity	网膜结节	網膜結節
omentum	网膜	網膜
omoclavicular triangle	肩胛舌骨肌锁骨三角	肩胛舌骨肌鎖骨三角
omohyoid	肩胛舌骨肌	肩胛舌骨肌
omohyoid muscle	肩胛舌骨肌	肩胛舌骨肌
omotracheal triangle	肩胛舌骨肌气管三角	肩胛舌骨肌氣管三角
omphalion	脐点	臍點
omphalocele	脐膨出	臍膨出，臍膨凸
omphaloidean trophoblast	脐部滋养层	臍部滋養層
omphalomesenteric artery	脐肠系膜动脉	臍腸繫膜動脈
omphalomesenteric cyst	脐肠系膜囊肿	臍腸繫膜囊腫
omphalomesenteric fistula	脐肠瘘	臍腸繫膜瘻[管]
omphalomesenteric ligament	脐肠韧带	臍腸繫膜韌帶
omphalomesenteric sac	脐肠系膜囊	臍腸繫膜膜囊
omphalomesenteric vein	脐肠系膜静脉	臍腸繫膜靜脈
omphalomesenteric vessel	脐肠系膜血管	臍腸繫膜血管
one cell stage	单细胞期	單細胞期
ontogenesis	个体发生	個體發生，個體發育
ontogenetic law	个体发生律	個體發生律
ontogeny	个体发生	個體發生，個體發育
Onufrowicz's nucleus	奥奴弗罗维奇核	奧奴佛羅維奇氏核

英　文　名	大　陆　名	台　湾　名
Onuf's nucleus	奥奴弗罗维奇核	奥奴佛羅維奇氏核
onychogenic substance	生甲质	生甲質
oocenter	卵中心体	卵中心體
oocyte	卵母细胞	卵母細胞
oocyte Ⅰ	初级卵母细胞	初級卵母細胞
oocyte Ⅱ	次级卵母细胞	次級卵母細胞
oocytin	促受精膜生成素	促受精膜生成素
oogamete	雌配子	雌配子
oogenesis	卵子发生	卵子發生
oogonium	卵原细胞	卵原細胞
ookinesis	卵核分裂	卵核分裂
oolemma	卵膜	卵[黄]膜
oophoron	卵巢	卵巢
ooplasm	卵质	卵[細胞]質，卵漿
ootid	卵细胞	卵細胞
opaque area	暗区	暗區，不透明區
opercular part	岛盖部	島蓋部
opercular part of inferior frontal gyrus	额下回岛盖部	額下回島蓋部
ophryon	眉间上点	眉間上點
ophthalmic artery	眼动脉	眼動脈
ophthalmic nerve	眼神经	眼神經
ophthalmic placode	视基板	視基板
ophthalmoscope	检眼镜	檢眼鏡，眼底鏡
opisthion	枕后点	枕後點
opisthion of foramen magnum	枕骨大孔枕后点	枕骨大孔枕後點
opisthocranion	枕后点	枕後點
opisthonephros	后肾	後腎
opponens digiti minimi of foot	小趾对掌肌	小趾對掌肌
opponens digiti minimi of hand	小指对掌肌	小指對掌肌
opponens muscle	对掌肌	對掌肌
opponens pollicis	拇对掌肌	拇指對掌肌
opsin	视蛋白	視蛋白
opsonin	调理素	調理素
opsonization	调理作用	調理作用
optic axis	视轴	視軸

英　文　名	大　陆　名	台　湾　名
optic canal	视神经管	視神經管
optic capsule cartilage	眼囊软骨	眼囊軟骨
optic chiasm	视交叉	視交叉
optic chiasma	视交叉	視交叉
optic cup	视杯	視杯，眼杯
optic disc	视盘	視[神經]盤
optic ganglion	视神经节	視神經節
optic groove	视沟	視溝，眼溝
optic layer of superior colliculus	上丘视层，浅白质层	上丘視層
optic lobe	视叶	視葉
optic nerve	视神经	視神經
opticoel	视腔	視腔
optic organ	视觉器官	視覺器
optic papilla	视神经乳头	視神經乳頭
optic part of retina	视网膜视部	視網膜視部
optic placode	视基板	視基板
optic plate	视板	視板
optic radiation	视放射，视辐射	視放射
optic recess	视隐窝	視隱窩
optic rudiment	视原基	視原基
optic stalk	视柄	視柄，眼柄，眼泡蒂
optic sulcus	视沟	視溝，眼溝
optic tract	视束	視束，視徑
optic vesicle	视泡	視泡，眼泡
optic zone	视区	視區
optogram	视网膜像	視網膜像
ora ciliaris retinae	视网膜睫状体缘	視網膜睫狀體緣
oral area	口区	口區
oral cavity	口腔	口腔
oral cavity proper	固有口腔	固有口腔
oral diaphragm	口膈	口腔橫膈
oral disc	口盘	口盤
orale	口点	口點
oral evagination	口部外突	口部外突
oral fissure	口裂	口裂
oral gland	口腔腺	口腔腺

英　文　名	大　陆　名	台　湾　名
oral groove	口沟	口溝
oralia	口板	口板，口膜
oral lip	口唇	口唇
oral membrane	口膜	口膜
oral mucosa	口腔黏膜	口腔黏膜
oral mucous membrane	口腔黏膜	口腔黏膜
oral part of pharynx	口咽	口咽，咽口部
oral plate	口板	口板，口膜
oral region	口区	口區
oral vestibule	口腔前庭	口腔前庭
orange G	橘黄 G，橙黄 G	橙黄 G，毛橙黄
ora serrata	锯齿缘，锯状缘	鋸齒緣，鋸狀緣
orbicularis	轮匝肌	輪匝肌
orbicularis oculi	眼轮匝肌	眼輪匝肌
orbicularis oris	口轮匝肌	口輪匝肌
orbicular muscle	轮匝肌	輪匝肌
orbicular muscle of eye	眼轮匝肌	眼輪匝肌
orbicular muscle of mouth	口轮匝肌	口輪匝肌
orbicular zone	轮匝带	輪匝帶
orbiculus ciliaris	睫状环	睫狀環
orbit	眶	眶
orbital aperture	眶口	眶口
orbital branch	眶支	眶枝
orbital branch of maxillary nerve	上颌神经眶支	上頜神經眶枝
orbital branch of middle meningeal artery	脑膜中动脉眶支	腦膜中動脈眶枝
orbital branch of pterygopalatine ganglion	翼腭神经节眶支	翼腭神經節眶枝
orbital compartment	眶部	眶部
orbitale	眶下[缘]点	眶下點
orbital eminence	眶隆起	眶隆起
orbital eminence of zygomatic bone	颧骨眶隆起	顴骨眶隆起
orbital fascia	眶筋膜	眶筋膜
orbital fat body	眶脂体	眶脂體
orbital groove	眶沟	眶溝
orbital gyrus	眶回	眶回

英 文 名	大 陆 名	台 湾 名
orbital margin	眶缘	眶緣
orbital muscle	眶肌	眶肌
orbital opening	眶口	眶口
orbital part	眶部	眶部
orbital part of frontal bone	额骨眶部	額骨眶部
orbital part of inferior frontal gyrus	额下回眶部	額下回眶部
orbital part of lacrimal gland	泪腺眶部	淚腺眶部
orbital part of optic nerve	视神经眶部	視神經眶部
orbital part of orbicularis oculi	眼轮匝肌眶部	眼輪匝肌眶部
orbital plate	眶板	眶板
orbital process	眶突	眶突
orbital process of palatine bone	腭骨眶突	腭骨眶突
orbital region	眶区	眶區
orbital septum	眶隔	眶隔
orbital sulcus	眶沟	眶溝
orbital surface	眶面	眶面
orbital surface of sphenoid bone	蝶骨眶面	蝶骨眶面
orbital vein	眶静脉	眶靜脈
orcein	地衣红	地衣紅，苔紅素
orchis	睾丸	睾丸
organ	器官	器官
organ culture	器官培养	器官培養
organelle	细胞器	[細]胞器
organ forming area	器官形成区	器官形成區
organ forming substance	器官形成物质	器官形成物質
organization center	组织[者]中心	組織[者]中心
organizer	组织者	組織者
organizer center	组织[者]中心	組織[者]中心
organ of Corti	科蒂器	考蒂氏器，柯蒂氏器
organ of special sense	特殊感觉器	特殊感覺器官
organ of vision	视器	視器[官]
organogenesis	器官发生	器官發生，器官形成
organogenetic period	器官发生期	器官形成期
organoid	类器官	類器官

英　文　名	大　陆　名	台　湾　名
organ primordium	器官原基	器官原基
organ specificity	器官特异性	器官特異性
organum vasculosum of lamina terminalis (OVLT)	终板血管器	終板血管器
orifice of coronary sinus	冠状窦口	冠狀竇口
orifice of ileocecal valve	回盲瓣口	迴盲瓣口，迴腸瓣口
orifice of inferior vena cava	下腔静脉口	下腔靜脈口
orifice of mouth	口裂	口裂
orifice of nasolacrimal duct	鼻泪管口	鼻淚管口
orifice of pulmonary trunk	肺动脉干口	肺動脈幹口
orifice of pulmonary vein	肺静脉口	肺靜脈口
orifice of superior vena cava	上腔静脉口	上腔靜脈口
orifice of ureter	输尿管口	輸尿管口
orifice of uterus	子宫口	子宮口
orifice of vermiform appendix	阑尾口	闌尾口
oronasal membrane	口鼻膜	口鼻膜
oropharyngeal isthmus	口咽峡	口咽峡
oropharynx	口咽	口咽，咽口部
orthochromatic erythroblast	晚幼红细胞,正成红[血]细胞	晚幼紅細胞，正紅血球母細胞
os	骨	骨
os cordis	心骨	心骨
os hyoideum	舌骨	舌骨
osmic acid	锇酸	鋨酸
osmiophilia	嗜锇性	嗜鋨性
osmiophilic cell	嗜锇细胞	嗜鋨細胞
osmiophilic platelet	嗜锇血小板	嗜鋨血小板
osmiophobic platelet	嫌锇血小板	嫌鋨血小板
osmium tetroxide	四氧化锇	四氧化鋨
osmoceptor	渗透压感受器	滲透壓感受器
osmoreceptor	渗透压感受器	滲透壓感受器
osmosis	渗透	滲透[作用]
osmotic pressure	渗透压	滲透壓
ossein	骨胶原	骨膠原，骨質，骨素
osseoalbumoid	骨硬蛋白	骨硬蛋白
osseocolla	骨胶	骨膠
osseomucoid	骨黏蛋白	骨黏蛋白

英　文　名	大　陆　名	台　湾　名
osseous ampulla	骨壶腹	骨壺腹
osseous labyrinth	骨迷路	骨[性]迷路
osseous part	骨部	骨部
osseous semicircular canal	骨半规管	骨半規管
osseous semicircular duct	骨半规管	骨半規管
osseous spiral lamina	骨螺旋板	骨螺旋板
osseous tissue	骨组织	骨組織
ossicle	小骨	小骨
ossicula auditus	听小骨	聽小骨
ossiculum	小骨	小骨
ossification	骨化；成骨	骨化；成骨
ossification center	骨化中心	骨化中心
ossification point	骨化点	骨化點
ossification zone	成骨区	成骨區，骨化區
osteoblast	成骨细胞	成骨細胞，骨母細胞，骨生成細胞
osteocalcin	骨钙蛋白	骨鈣蛋白
osteochondrogenic cell	成骨软骨细胞	成骨軟骨細胞
osteoclast	破骨细胞	破骨細胞，蝕骨細胞
osteocyte	骨细胞	骨細胞
osteocytic osteolysis	骨细胞性溶骨作用	骨細胞性溶骨作用
osteodentine	骨牙质	骨牙質
osteogenesis	骨发生	骨組織發生，骨化
osteogenic bud	成骨芽	成骨芽
osteogenic cell	成骨细胞	成骨細胞，骨母細胞，骨生成細胞
osteogenic fiber	成骨纤维	成骨纖維
osteogenic layer	成骨层	成骨層
osteogenic tissue	成骨组织	成骨組織，生骨組織
osteogenin	生骨素	生骨素
osteoid	类骨质	類骨質
osteoid tissue	骨样组织，类骨组织	骨樣組織
osteoklast	破骨细胞	破骨細胞，蝕骨細胞
osteology	骨学	骨學
osteolysis	骨质溶解，溶骨性反应	骨溶解，骨組織崩解
osteomalacia	骨软化[症]	骨質軟化，軟骨病
osteon	骨单位	骨單位，骨元

英　文　名	大　陆　名	台　湾　名
osteon lamella	骨单位骨板	骨單位骨板，骨元骨板
osteoporosis	骨质疏松	骨質疏鬆
osteoprogenitor cell	骨祖细胞，骨原细胞	骨生成細胞
osteosis	骨质生成	骨質生成，骨[質]形成
ostosis	骨质生成	骨質生成，骨[質]形成
otica	听骨	聽骨
otic capsule	耳囊	耳囊
otic capsule cartilage	耳囊软骨	耳囊軟骨
otic ganglion	耳神经节	耳神經節
otic pit	听窝	聽窩，耳窩
otic placode	听板	聽板，耳板
otic vesicle	听泡，听囊	聽泡，聽囊
otobasion inferius	耳根下点，耳下基点	耳根下點
otobasion superius	耳根上点，耳上基点	耳根上點
otoconium	耳石，耳砂，位觉砂	耳石，位覺砂，平衡石
otocyst	听泡，听囊	聽泡，聽囊
otolith	耳石，耳砂，位觉砂	耳石，位覺砂，平衡石
otolith cell	耳石细胞	耳石細胞
otolithic membrane	耳石膜，位觉砂膜	耳石膜，位覺砂膜，平衡石膜
otosclerosis	耳硬化	耳硬化
outer acrosomal membrane	顶体外膜	頂體外膜
outer ameloblastic membrane	外釉膜	外釉膜
outer bulb	外球	外球
outer circular layer	外环层	外環層
outer circumferential lamella	外环骨板	外環骨板
outer coarse fiber	外周致密纤维	外周緻密纖維，軸周粗纖維
outer cytotrophoblastic shell	外细胞滋养层壳	外細胞滋養層殼
outer dense fiber	外周致密纤维	外周緻密纖維，軸周粗纖維
outer enamel cell	外釉细胞	外釉細胞
outer enamel epithelium	外釉上皮	外釉上皮
outer granular layer	外颗粒层	外顆粒層
outer hair cell	外毛细胞	外毛細胞
outer layer	外层	外層
outer limiting membrane	外界膜	外界膜
outer lip	外唇	外唇
outer lip of iliac crest	髂嵴外唇	髂嵴外唇

英　文　名	大　陆　名	台　湾　名
outer molecular layer	外分子层	外分子層
outer nuclear layer	外核层	外核顆粒層
outer phalangeal cell	外指细胞	外指細胞
outer pillar	外柱	外柱
outer pillar cell	外柱细胞	外柱細胞
outer plate	外板	外板
outer plexiform layer	外网层	外網織層
outer pyramidal layer	外锥体[细胞]层	外錐體[細胞]層
outer rod	外柱	外柱
outer root sheath	外[毛]根鞘	外根鞘
outer segment	外节	外節
outer sheath of optic nerve	视神经外鞘	視神經外鞘
outer supporting cell	外支持细胞	外支持細胞
outer sustentacular cell	外支持细胞	外支持細胞
outer taste pore	外味孔	外味孔
outer tunnel	外隧道	外隧道
outlet of thorax	胸廓出口	胸廓出口
out marginal cell	外缘细胞	外緣細胞
ovalbumin	卵白蛋白，卵清蛋白	卵白蛋白，卵清蛋白
oval cell	卵圆细胞	卵圓細胞
oval foramen	卵圆孔	卵圓孔
oval fossa	卵圆窝	卵圓窩
oval pore	卵形孔	卵形孔
oval window	卵圆窗	卵圓窗，橢圓窗
ovarian artery	卵巢动脉	卵巢動脈
ovarian atrophy	卵巢萎缩	卵巢萎縮
ovarian branch	卵巢支	卵巢枝
ovarian branch of uterine artery	子宫动脉卵巢支	子宮動脈卵巢枝
ovarian bursa	卵巢囊	卵巢囊
ovarian cortex	卵巢皮质	卵巢皮質
ovarian cycle	卵巢周期	卵巢週期
ovarian dysgenesis	卵巢发育不全	卵巢發育不全，卵巢發育不良
ovarian fimbria	卵巢伞	卵巢繖
ovarian follicle	卵泡	卵泡
ovarian follicular fluid	卵泡液	卵泡液，濾泡液

英　文　名	大　陆　名	台　湾　名
ovarian fossa	卵巢窝	卵巢窩
ovarian hilum	卵巢门	卵巢門
ovarian hormone	卵巢[激]素	卵巢[激]素
ovarian hypoplasia	卵巢发育不全	卵巢發育不全，卵巢發育不良
ovarian medulla	卵巢髓质	卵巢髓質
ovarian plexus	卵巢丛	卵巢叢
ovarian pregnancy	卵巢妊娠	卵巢妊娠
ovarian quiescence	卵巢静止	卵巢休止
ovarian sac	卵巢囊	卵巢囊
ovarian senescence	卵巢老化	卵巢老化
ovarian vein	卵巢静脉	卵巢靜脈
ovarin	卵巢[激]素	卵巢[激]素
ovariocyesis	卵巢妊娠	卵巢妊娠
ovarium	卵巢	卵巢
ovarium mound	卵丘	卵丘
ovary	卵巢	卵巢
ovary cortex	卵巢皮质	卵巢皮質
ovary medulla	卵巢髓质	卵巢髓質
overriding aorta	主动脉骑跨	主動脈騎跨
oviduct	输卵管	輸卵管
oviduct funnel	输卵管漏斗	輸卵管漏斗
oviform	卵形	卵形
OVLT (=organum vasculosum of lamina terminalis)	终板血管器	終板血管器
ovocyte	卵母细胞	卵母細胞
ovogenesis	卵子发生	卵子發生
ovoglobulin	卵球蛋白	卵球蛋白
ovogonium	卵原细胞	卵原細胞
ovoimplantation	卵子植入	卵子種植
ovokaryon	卵核	卵核
ovomucin	卵黏蛋白	卵黏蛋白
ovomucoid	卵类黏蛋白	卵類黏蛋白
ovoplasm	卵质	卵[細胞]質，卵漿
ovotid	卵细胞	卵細胞
ovovitellin	卵黄磷蛋白	卵黄素，卵[黄]磷蛋白
ovulability	排卵能力	排卵能力

英　文　名	大　陆　名	台　湾　名
ovulation	排卵	排卵
ovulation failure	排卵障碍	排卵障礙
ovulation period	排卵期	排卵期
ovulation point	排卵点	排卵點
ovulation time	排卵期	排卵期
ovulum	原卵；卵状小体	原卵，小卵；卵形小體
ovum	卵[子]	卵
ovum cortical granule	卵皮质颗粒	卵皮質顆粒
Owen's line	欧文线	歐文氏線
OXT (=oxytocin)	催产素，缩宫素	催產素，子宮收縮素
oxychromation	嗜酸染色质	嗜酸染色質
oxyntic cell	泌酸细胞	泌酸細胞
oxyntic gland	泌酸腺	泌酸腺
oxypressin	催产加压素	催產加壓素
oxytocin (OXT)	催产素，缩宫素	催產素，子宮收縮素
oxytocinase	催产素酶	催產素酶

P

英　文　名	大　陆　名	台　湾　名
Pacchionian body	帕基奥尼体	帕基奥尼氏體
pacemaker	起搏点	節律點
pacemaker cell (P cell)	起搏细胞，P 细胞	心搏細胞
pachynema	粗线期	粗線期
pachytene stage	粗线期	粗線期
paddle-shaped foot plate	桨状足板	槳狀足板
paddle-shaped hand plate	桨状手板	槳狀手板
PAG (=periaqueductal gray matter)	中脑导水管周围灰质	中腦導水管周圍灰質
pain receptor	痛觉感受器	痛覺感受器
pairing	配对	配對
palaeopallium	旧皮质	舊皮質，原腦皮質
palatal surface of palatine	腭骨腭面	腭骨腭面
palatal surface of tooth	牙腭面	牙腭面，齒腭面
palate	腭	腭
palatine aponeurosis	腭腱膜	腭腱膜
palatine bone	腭骨	腭骨
palatine crest	腭嵴	腭嵴

英　文　名	大　陆　名	台　湾　名
palatine gland	腭腺	腭腺
palatine groove	腭沟	腭溝
palatine process	腭突	腭突
palatine protuberance	腭隆凸	腭隆凸
palatine raphe	腭缝	腭縫
palatine shelf	腭板	腭上頜架，顎棚
palatine spine	腭棘	腭棘
palatine sulcus	腭沟	腭溝
palatine surface	腭面	腭面
palatine tonsil	腭扁桃体	腭扁桃體，顎扁桃體
palatine torus	腭圆枕	腭圓枕
palatine uvula	腭垂，悬雍垂	腭垂，懸雍垂
palatine velum	腭帆	腭帆
palatoethmoidal suture	腭筛缝	腭篩縫
palatoglossal arch	腭舌弓	腭舌弓
palatoglossal muscle	腭舌肌	腭舌肌
palatoglossus	腭舌肌	腭舌肌
palatomaxillary suture	腭上颌缝	腭上頜縫
palatopharyngeal arch	腭咽弓	腭咽弓
palatopharyngeal muscle	腭咽肌	腭咽肌
palatopharyngeus	腭咽肌	腭咽肌
palatovaginal canal	腭鞘管	腭鞘管
palatovaginal groove	腭鞘沟	腭鞘溝
palatovaginal sulcus	腭鞘沟	腭鞘溝
palatum molle	软腭	軟腭，軟顎
palatum osseum	骨腭	骨腭
paleocerebellum	旧小脑	舊小腦
paleocortex	旧皮质	舊皮質，原腦皮質
paleopallium	旧皮质	舊皮質，原腦皮質
paleostriatum	旧纹状体	原紋狀體
pale type A spermatogonium	Ap 型精原细胞	Ap 型精原細胞
pallidum	苍白球	蒼白球
pallium	大脑皮质	大腦皮質
palmar	掌侧	掌側
palmar aponeurosis	掌腱膜	掌腱膜
palmar branch of median nerve	正中神经掌支	正中神經掌枝

英　文　名	大　陆　名	台　湾　名
palmar branch of ulnar nerve	尺神经掌支	尺神經掌枝
palmar carpal branch	腕掌支	腕掌枝
palmar carpometacarpal ligament	腕掌掌侧韧带	腕掌掌側韌帶
palmar digital vein	指掌侧静脉	指掌側靜脈
palmar intercarpal ligament	腕骨间掌侧韧带	腕骨間掌側韌帶
palmar intermediate septum	掌中隔	掌中隔
palmar interosseal muscle	骨间掌侧肌	骨間掌側肌
palmar interosseous fascia	骨间掌侧筋膜	骨間掌側筋膜
palmar interosseus	骨间掌侧肌	骨間掌側肌
palmaris brevis	掌短肌	掌短肌
palmaris longus	掌长肌	掌長肌
palmar ligament of interphalangeal joint of hand	指[骨]间关节掌侧韧带	指[骨]間關節掌側韌帶
palmar ligament of metacarpophalangeal joint	掌指关节掌侧韧带	掌指關節掌側韌帶
palmar metacarpal artery	掌骨掌侧动脉	掌骨掌側動脈
palmar metacarpal ligament	掌骨掌侧韧带	掌骨掌側韌帶
palmar metacarpal vein	掌骨掌侧静脉	掌骨掌側靜脈
palmar radiocarpal ligament	桡腕掌侧韧带	橈腕掌側韌帶
palmar surface of finger	手指掌面	手指掌面
palmar ulnocarpal ligament	尺腕掌侧韧带	尺腕掌側韌帶
palmar venous rete of hand	手掌侧静脉网	手掌側靜脈網
palmate fold	掌状褶	掌狀褶
palm of hand	手掌	手掌
palpebra	眼睑	眼瞼
palpebra eyelid	眼睑	眼瞼
palpebra inferior	下眼睑	下眼瞼
palpebral branch	睑支	瞼枝
palpebral coloboma	睑裂，睑缺损	瞼裂，瞼缺損，裂眼瞼
palpebral conjunctiva	睑结膜	瞼結膜
palpebral fissure	睑裂，睑缺损	瞼裂，瞼缺損，裂眼瞼
palpebral part	睑部	瞼部
palpebral part of lacrimal gland	泪腺睑部	淚腺瞼部
palpebral part of orbicularis oculi	眼轮匝肌睑部	眼輪匝肌瞼部
palpebral vein	睑静脉	瞼靜脈

英　文　名	大　陆　名	台　湾　名
palpebra superior	上眼睑	上眼瞼
palpebronasal fold	睑鼻襞	瞼鼻襞
pampiniform plexus	蔓状静脉丛	蔓狀[静脈]叢
pancreas	胰	胰
pancreas accessorium	副胰	副胰
pancreas acinus	胰腺泡	胰腺泡
pancreas islet	胰岛	胰島
pancreas ventrale	腹胰	腹胰
pancreatic acinar cell	胰腺泡细胞	胰腺泡細胞
pancreatic amylase	胰淀粉酶	胰澱粉酶
pancreatic body	胰体	胰[臟]體
pancreatic branch	胰支	胰枝
pancreatic branch of anterior superior pancreaticoduodenal artery	胰十二指肠上前动脉胰支	胰十二指腸上前動脈胰枝
pancreatic branch of posterior superior pancreaticoduodenal artery	胰十二指肠上后动脉胰支	胰十二指腸上後動脈胰枝
pancreatic branch of splenic artery	脾动脉胰支	脾動脈胰枝
pancreatic bud	胰芽	胰芽
pancreatic duct	胰管	胰管
pancreatic endocrine cell	胰内分泌细胞	胰内分泌細胞
pancreatic incisure	胰切迹	胰[臟]切跡
pancreatic island	胰岛	胰島
pancreatic lipase	胰脂酶	胰脂酶
pancreatic lymph node	胰淋巴结	胰淋巴結
pancreatic notch	胰切迹	胰[臟]切跡
pancreaticocolic ligament	胰结肠韧带	胰結腸韌帶
pancreaticoduodenal lymph node	胰十二指肠淋巴结	胰十二指腸淋巴結
pancreaticoduodenal vein	胰十二指肠静脉	胰十二指腸靜脈
pancreaticosplenic ligament	胰脾韧带	胰脾韌帶
pancreatic plexus	胰丛	胰叢
pancreatic polypeptide cell (PP cell)	胰多肽细胞, PP 细胞	胰[臟]多肽細胞, PP 細胞
pancreatic vein	胰静脉	胰靜脈
pancreatokinase	胰激酶	胰激酶
pancreokinin	胰激肽	胰激肽

英　文　名	大　陆　名	台　湾　名
pancreozymin	促胰酶素	催胰酶素，促胰酵素，胰酶泌素
Paneth's cell	帕内特细胞	班尼斯氏細胞
Papez's circuit	帕佩兹回路，海马环路	巴貝茲氏回路
papilla	乳头	乳頭
papilla dentis	牙乳头	牙乳頭，齒乳頭
papilla dermidis	真皮乳头	真皮乳頭
papilla fasciculi optici	视束乳头	視束乳頭
papilla gustatosia	味觉乳头	味覺乳頭
papilla lenticularis	豆状乳头	豆狀乳頭
papilla mammae	乳房乳头	乳房乳頭
papilla of optic nerve	视神经乳头	視神經乳頭
papilla of parotid duct	腮腺管乳头	腮腺管乳頭
papilla of tongue	舌乳头	舌乳頭
papilla of tooth	牙乳头	牙乳頭，齒乳頭
papilla pili	毛乳头	毛乳頭
papilla renalis	肾乳头	腎乳頭
papillary cell of tooth	牙乳头细胞	牙乳頭細胞
papillary duct	乳头管	乳頭管
papillary foramen	乳头孔	乳頭孔
papillary layer	乳头层	乳頭層
papillary layer of dermis	真皮乳头层	真皮乳頭層
papillary muscle	乳头肌	乳頭肌
papillary process	乳头突	乳頭突
papillomacular bundle	乳头黄斑束	乳頭黃斑束
PAP method (=peroxidase-antiperoxidase complex method)	过氧化物酶-抗过氧化物酶复合物法，PAP法	過氧化[物]酶-抗過氧化酶複合物法，PAP法
paraabducens nucleus	展旁核	展旁核
paraaortic body	主动脉旁体	主動脈旁體
parabigeminal nucleus	二叠体旁核	二疊體旁核
parabrachial nucleus	臂旁核	臂旁核
paracarmine	副洋红	副洋紅
paracellular shunt pathway	细胞旁途径	細胞旁路途徑，細胞旁小道
paracentral artery	旁中央动脉	旁中央動脈，中央旁動脈
paracentral lobule	中央旁小叶，旁中央小叶	中央旁小葉，旁中央小葉
paracentral nucleus of thalamus	丘脑中央旁核	丘腦中央旁核

英　文　名	大　陆　名	台　湾　名
paracentral sulcus	中央旁沟	中央旁溝
paracentral vein	旁中央静脉	旁中央靜脈，中央旁靜脈
paracervix	子宫颈旁组织	子宫頸旁組織
parachordal cartilage	索旁软骨	脊索旁軟骨
parachordal zone	索旁带	脊索旁帶
paracolic groove	结肠旁沟	結腸旁溝
paracolic lymph node	结肠旁淋巴结	結腸旁淋巴結
paracolic sulcus	结肠旁沟	結腸旁溝
paracortex	副皮质	副皮質
paracortical zone	副皮质区	副皮質區，胸腺依賴區
paracrine	旁分泌	旁分泌，副分泌
paradidymis	旁睾	旁睾
paraduodenal fold	十二指肠旁襞	十二指腸旁襞
paraduodenal hernia	十二指肠旁疝	十二指腸旁疝
paraduodenal recess	十二指肠旁隐窝	十二指腸旁隱窩
paraesophageal hernia	食管旁疝	食道旁疝
paraesophageal hiatus hernia	食管旁裂孔疝	食道旁裂孔疝
parafascicular nucleus	束旁核	束旁核
paraffin	石蜡	石蠟
paraffin block	蜡块	蠟塊
paraffin embedding	石蜡包埋	石蠟包埋[法]
paraffin imbedding	石蜡包埋	石蠟包埋[法]
paraffin infiltration	石蜡浸润	石蠟浸潤，石蠟浸置
paraffin method	石蜡切片法	石蠟切片法
paraffin oil	石蜡油	石蠟油
paraffin section	石蜡切片	石蠟切片
paraflocculus	旁绒球，副绒球	旁絨球
parafollicular cell	滤泡旁细胞	濾泡旁細胞
parafuchsin	副品红，副复红	副品紅，副洋紅，副複紅
paraganglion	副神经节	副神經節
paraganglion aorticum abdominale	腹主动脉副神经节	腹主動脈副神經節
paraganglion caroticum	颈动脉副神经节	頸動脈副神經節
paraganglionic cell	副神经节细胞	副神經節細胞
paraganglion supracardiale	心上副神经节	心上副神經節
paragigantocellular reticular nucleus	旁巨细胞网状核	旁巨細胞網狀核
parahippocampal gyrus	海马旁回	海馬旁回

英 文 名	大 陆 名	台 湾 名
parahormone	副激素	副激素
parakeratosis	角化不全	不完全角化
paralingual sulcus	舌旁沟	舌旁溝
parallel fiber	平行纤维	平行纖維
paralutein cell	副黄体细胞	副黄體細胞
paralysis	麻痹	麻痺
paramammary lymph node	乳房旁淋巴结	乳房旁淋巴結
paramastoid process	乳突旁突	乳突旁突
paramedian lobule	旁正中小叶	旁正中小葉
paramedian nucleus	旁正中核	旁正中核
paramedian plane	旁正中平面	旁正中平面
paramedian reticular nucleus	旁正中网状核	旁正中網狀核
paramedian sulcus	旁正中沟	旁正中溝
paramesonephric duct	中肾旁管，副中肾管	副中腎管
parametrium	子宫旁组织	子宮旁[結締]組織
paramural ganglion	壁旁神经节	壁旁神經節
paramyosin	副肌球蛋白	副肌球蛋白
paranasal sinus	鼻旁窦，副鼻窦	副鼻竇
paranodal region	结旁区	結旁區
paranucleus	副核	副核
paraolfactory area	旁嗅区	旁嗅[覺]區
parapharyngeal space	咽旁间隙	咽旁間隙
paraphysis	脑旁体	腦旁體
parapineal organ	松果旁体	松果旁體
pararectal fossa	直肠旁窝	直腸旁窩
pararectal lymph node	直肠旁淋巴结	直腸旁淋巴結
pararenal adipose body of kidney	肾旁脂体	腎旁脂體
parasitus	寄生胎	寄生胎
parasolitary nucleus	孤束旁核	孤立徑旁核
parasternal line	胸骨旁线	胸骨旁線
parasternal lymph node	胸骨旁淋巴结	胸骨旁淋巴結
parastriate area	纹旁区	紋旁區
parasubiculum	旁下托	旁下托
parasympathetic ganglion	副交感神经节	副交感神經節
parasympathetic nerve	副交感神经	副交感神經
parasympathetic nervous system	副交感神经系统	副交感神經系統

英　文　名	大　陆　名	台　湾　名
parasympathetic paraganglion	副交感神经副节	副交感神經副節
parasympathetic part	副交感部	副交感部
parasympathetic postganglionic neuron	副交感节后神经元	副交感節後神經元
parasympathetic preganglionic neuron	副交感节前神经元	副交感節前神經元
parasympathetic root of ciliary ganglion	睫状神经节副交感根	睫狀神經節副交感[神經]根
parasympathetic root of otic ganglion	耳神经节副交感根	耳狀神經節副交感[神經]根
parasympathetic root of sublingual ganglion	舌下神经节副交感根	舌下神經節副交感[神經]根
parasympathetic root of submandibular ganglion	下颌下神经节副交感根	下頜下神經節副交感[神經]根
parasympathic part	副交感部	副交感部
parasympathin	副交感神经素	副交感[神經]素
paratenial nucleus	带旁核	帶旁核
paraterminal gyrus	终板旁回	終板旁回
parathormone	甲状旁腺[激]素	副甲狀腺素，甲狀旁腺素
parathyroid gland	甲状旁腺	副甲狀腺，甲狀旁腺
parathyroid hormone (PTH)	甲状旁腺[激]素	副甲狀腺素，甲狀旁腺素
parathyrotropic hormone	促甲状旁腺激素	副甲狀腺刺激素，促甲狀旁腺激素
paratracheal lymph node	气管旁淋巴结	氣管旁淋巴結
paraumbilical vein	附脐静脉	副臍靜脈
paraurethral canal	尿道旁管	尿道旁管
paraurethral duct	尿道旁管	尿道旁管
paraurethral gland	尿道旁腺	尿道旁腺
parauterine lymph node	子宫旁淋巴结	子宮旁淋巴結
paravaginal lymph node	阴道旁淋巴结	陰道旁淋巴結
paraventricular fiber	室旁纤维	室旁纖維
paraventricular nucleus	室旁核	室旁核
paraventriculohypophyseal tract	室旁垂体束	室旁垂體徑
paravertebral ganglion	椎旁神经节	椎旁神經節
paravertebral line	脊柱旁线	脊柱旁線
paravesical fossa	膀胱旁窝	膀胱旁窩
paravesical lymph node	膀胱旁淋巴结	膀胱旁淋巴結
paraxial mesoderm	轴旁中胚层	軸旁中胚層
pareleidin	副角蛋白	副角蛋白

英　文　名	大　陆　名	台　湾　名
parenchyma	实质	實質，主質
parenchymal cell	实质细胞	實質細胞
parenchymal organ	实质器官	實質器官
parenchyma of testis	睾丸实质	睾丸實質，睾丸主質
parenchymatous cartilage	实质软骨	實質軟骨
parietal abdominal lymph node	腹壁淋巴结	腹壁淋巴結
parietal bone	顶骨	頂骨
parietal branch	顶支	頂枝
parietal branch of middle meningeal artery	脑膜中动脉顶支	腦膜中動脈頂枝
parietal branch of superficial temporal artery	颞浅动脉顶支	顳淺動脈頂枝
parietal cell	壁细胞	壁細胞
parietal emissary vein	顶导静脉	頂導靜脈
parietal eye	顶眼	頂眼
parietal fascia	壁筋膜	壁筋膜
parietal foramen	顶孔	頂孔
parietal incisure	顶切迹	頂切跡
parietal layer	壁层	壁層
parietal layer of pericardium	心包壁层	心包壁層
parietal layer of tunica vaginalis testis	睾丸鞘膜壁层	睾丸鞘膜壁層
parietal lobe	顶叶	頂葉
parietal margin	顶缘，额鳞后缘	頂緣
parietal margin of sphenoid bone	蝶骨顶缘	蝶骨頂緣
parietal mesoderm	体壁中胚层	體壁中胚層
parietal notch	顶切迹	頂切跡
parietal operculum	顶叶岛盖	頂葉島蓋
parietal pelvic fascia	盆壁筋膜	骨盆壁筋膜
parietal peritoneum	壁腹膜	壁腹膜
parietal pleura	壁胸膜	壁胸膜
parietal region	顶区	頂區
parietal tuber	顶结节	頂結節
parietal tuberosity	顶结节	頂結節
parietal vein	顶叶静脉	頂葉靜脈
parietomastoid suture	顶乳缝	頂乳縫
parietooccipital artery	顶枕动脉	頂枕動脈

英　文　名	大　陆　名	台　湾　名
parietooccipital branch	顶枕支	頂枕枝
parietooccipital groove	顶枕沟	頂枕溝
parietooccipital sulcus	顶枕沟	頂枕溝
parietooccipitopontine fasciculus	顶枕桥束	頂枕橋徑
parietooccipitopontine tract	顶枕桥束	頂枕橋徑
parietosylvian vein	顶裂静脉	頂裂靜脈
parietotemporopontine fiber	顶枕颞桥纤维	頂顳橋纖維
parolfactory sulcus	旁嗅沟	嗅旁溝
paroophoron	卵巢旁体	卵巢旁體
parotid branch	腮腺支	腮腺枝
parotid branch of auriculotemporal nerve	耳颞神经腮腺支	耳顳神經腮腺枝
parotid branch of posterior auricular artery	耳后动脉腮腺支	耳後動脈腮腺枝
parotid branch of superficial temporal artery	颞浅动脉腮腺支	顳淺動脈腮腺枝
parotid duct	腮腺管	腮腺管
parotideomasseteric region	腮腺咬肌区	腮腺咬肌區
parotid fascia	腮腺筋膜	腮腺筋膜
parotid gland	腮腺	腮腺
parotid lymph node	腮腺淋巴结	腮腺淋巴結
parotid papilla	腮腺乳头	腮腺乳頭
parotid plexus of facial nerve	面神经腮腺丛	面神經腮腺叢
parotid region	腮腺区	腮腺區
parotid vein	腮腺静脉	腮腺靜脈
parotin	腮腺素，唾液腺素	腮腺激素，唾液腺素
parotis	腮腺	腮腺
parovarium	卵巢冠，旁卵巢	卵巢冠，副卵巢，附卵巢
pars anterior	前部；前叶	前部；前葉
pars arcuata	弓状部	弓狀部
pars basilaris	基底部	基底部
pars caeca retinae	视网膜盲部	視網膜盲部
pars cardiaca	贲门部	賁門部
pars ciliaris retinae	视网膜睫状体部	視網膜睫狀體部
pars convoluta	曲部	曲部
pars distalis	远侧部	遠部
pars fibrosa of nucleolus	核仁纤维区	核仁纖維部

英　文　名	大　陆　名	台　湾　名
pars granulosa of nucleolus	核仁颗粒区	核仁顆粒部
pars intermedia	中间部	中間部
pars iridica retinae	视网膜虹膜部	視網膜虹膜部
pars lateralis	侧部	側部
pars membranacea	膜部	膜部
pars nervosa	神经部	神經部
pars nervosa retinae	视网膜神经部	視網膜神經部
pars optica retinae	视网膜视部	視網膜視部
pars pectinata	梳状部	梳狀部
pars pigmentosa retinae	视网膜色素层	視網膜色素層
pars posterior hypophysis	垂体后叶	垂體後葉，垂體後部
pars principalis	主部	主部
pars prostatica	前列腺部	前列腺部
pars pylorica	幽门部	幽門部
pars recta	直部	直部
pars spongiosa	海绵体部	海綿體部
pars terminalis	尾部	尾部
pars tuberalis	结节部	結節部
partitive membrane	分隔膜	分隔膜
parturient canal	产道	產道
parturition	分娩	分娩
parvocellular part	小细胞部	小細胞部
parvocellular reticular nucleus	小细胞网状核	小細胞網狀核
PAS reaction (=periodic acid Schiff's reaction)	过碘酸希夫反应，高碘酸希夫反应，PAS 反应	雪夫氏過碘酸反應，PAS 反應
pasteurizer	巴斯德灭菌器，巴氏灭菌器	巴氏殺菌器，巴斯德氏滅菌器，滅菌機
patella	髌骨	髕骨
patella center	髌骨中点	髕骨中點
patellar anastomosis	髌动脉网	髕骨動脈網
patellar fat pad	髌脂体，髌脂肪垫	髕骨脂肪墊
patellar ligament	髌韧带	髕[骨]韌帶
patellar rete	髌网	髕[骨]網
patellar surface	髌面	髕骨面
patellar synovial fold	髌滑膜襞	髕骨滑膜襞
patent ductus arteriosus	动脉导管未闭	動脈導管開放
patent foramen ovale	卵圆孔未闭	開放性卵圓孔，卵圓孔未閉

英　文　名	大　陆　名	台　湾　名
patent oval foramen	卵圆孔未闭	開放性卵圓孔，卵圓孔未閉合
patent part of umbilical artery	脐动脉开放部	臍動脈通暢部
pathologic polyspermy	病理性多精受精	病態性多精受精
pattern formation	模式形成，图式形成	模式形成
PCD (=programmed cell death)	程序性细胞死亡	程序性細胞死亡，計畫性細胞死亡
P cell (=pacemaker cell)	起搏细胞，P细胞	心搏細胞
pecten of pubis	耻骨梳	恥骨梳
pecten pubis	耻骨梳	恥骨梳
pectinate ligament	梳状韧带	梳狀韌帶
pectinate line of anal canal	肛管齿状线	肛管齒狀線
pectinate muscle	梳状肌	梳狀肌
pectinate muscle of left atrium	左心房梳状肌	左心房梳狀肌
pectinate muscle of right atrium	右心房梳状肌	右心房梳狀肌
pectineal ligament	耻骨梳韧带	恥骨梳韌帶
pectineal line	耻骨肌线	恥骨肌線
pectineal muscle	耻骨肌	恥骨肌
pectineus	耻骨肌	恥骨肌
pectiniform septum	梳状隔	梳狀隔
pectoral anterior cutaneous branch	胸前皮支	胸前皮枝
pectoral branch	胸肌支	胸肌枝
pectoral fascia	胸肌筋膜	胸肌筋膜
pectoralis major	胸大肌	胸大肌
pectoralis minor	胸小肌	胸小肌
pectoral lateral cutaneous branch	胸外侧皮支	胸外側皮枝
pectoral lymph node	胸肌淋巴结	胸肌淋巴結
pectoral region	胸肌区	胸肌區
pectoral vein	胸肌静脉	胸肌靜脈
peculiar rod-shaped granule	特殊杆状粒	特殊桿狀顆粒
pedicle of lung	肺根	肺根
pedicle of vertebral arch	椎弓根	椎弓根
peduncle of flocculus	绒球脚	絨球腳
peduncular branch	大脑脚支	大腦腳枝

英　文　名	大　陆　名	台　湾　名
peduncular fasciculus	[大]脑脚束	腦腳束
peduncular loop	[大]脑脚袢	腦腳襻
peduncular vein	大脑脚静脉	大腦腳靜脈
pedunculopontine reticular tegmental nucleus	脚桥被盖网状核	橋腦腳被蓋網狀核
pellucid area	透明区	[透]明區
pellucid septum	透明隔	透明[中]隔
pelvic plexus	盆丛	骨盆叢
pelvic axis	骨盆轴	骨盆軸
pelvic bone	髋骨	髖骨
pelvic cavity	[骨]盆腔	骨盆腔
pelvic diaphragm	盆膈，盆底	骨盆膈
pelvic erecting nerve	盆勃起神经	骨盆勃起神經
pelvic fascia	盆筋膜	骨盆筋膜
pelvic ganglion	盆神经节	骨盆神經節
pelvic girdle	骨盆带	骨盆帶
pelvic inclination	骨盆斜度	骨盆斜度
pelvic inlet	骨盆入口	骨盆入口
pelvic kidney	骨盆肾	骨盆腎
pelvic lymph node	盆腔淋巴结	盆腔淋巴結
pelvic outlet	骨盆出口	骨盆出口
pelvic part	盆部	骨盆部
pelvic part of autonomic nerve	自主神经盆部	自主神經骨盆部
pelvic part of peripheral autonomic ganglion	周围自主神经节盆部	周圍自主神經節骨盆部
pelvic part of peripheral autonomic plexus	周围自主神经丛盆部	周圍自主神經叢骨盆部
pelvic part of ureter	输尿管盆部	輸尿管骨盆部
pelvic splanchnic nerve	盆内脏神经	骨盆內臟神經
pelvic surface	骨盆面	骨盆面
pelvis	骨盆；盆部	骨盆；骨盆部
pelvis-parietal lymph node	盆[部]壁淋巴结	骨盆部-壁淋巴結
pelvis-visceral lymph node	盆[部]脏淋巴结	骨盆部-臟淋巴結
penicillar artery	笔毛动脉	筆毛動脈
penicillary artery	笔毛动脉	筆毛動脈
penile urethra	尿道阴茎部	尿道陰莖部
penis	阴茎	陰莖

英　文　名	大　陆　名	台　湾　名
pennate muscle	羽肌	羽肌
penoscrotal hypospadias	阴茎阴囊尿道下裂	陰莖陰囊尿道下裂
pepsin	胃蛋白酶	胃蛋白酶
pepsinogen	胃蛋白酶原	胃蛋白酶原
peptic cell	胃酶细胞	胃酶細胞，酶原細胞，酵素原細胞
peptic gland	胃酶腺	胃酶腺，胃液腺
peptidase	肽酶	[胜]肽酶
peptide bond	肽键	[胜]肽鍵
peptide linkage	肽键	[胜]肽鍵
peptidergic neuron	肽能神经元	肽能神經元，肽[激導]性神經元
peptide-secretory cell	肽分泌细胞	[胜]肽分泌細胞
peptide synthetase	肽合成酶	[胜]肽合成酶
perforating artery	穿动脉	穿通動脈
perforating branch	穿支	穿通枝
perforating branch of internal thoracic artery	胸廓内动脉穿支	胸廓内動脈穿通枝
perforating branch of plantar arch	足底弓穿支	足底弓穿枝
perforating canal	穿通管	穿通管
perforating cutaneous nerve	穿皮神经	穿皮神經
perforating fiber	穿通纤维	穿通纖維
perforating vein	穿静脉	穿通靜脈
perforating vessel	穿通血管	穿通血管
perfusion method	灌注法	灌注法
periaqueductal gray matter (PAG)	中脑导水管周围灰质	中腦導水管周圍灰質
periarterial lymphatic sheath	动脉周围淋巴鞘	動脈周圍淋巴鞘
periarterial lymphoid sheath	动脉周围淋巴鞘	動脈周圍淋巴鞘
periarterial nerve plexus	动脉周围神经丛	動脈周圍神經叢
periarterial plexus	动脉周围丛	動脈周圍叢
periblast	胚周区	胚周區
periblastula	表裂囊胚	表裂囊胚
pericallosal artery	胼胝体周围动脉，胼周动脉	胼胝體周圍動脈
pericapillary space	毛细血管周隙	毛細血管周隙
pericardiac branch	心包支	心包枝
pericardiac branch of phrenic nerve	膈神经心包支	膈神經心包枝

英 文 名	大 陆 名	台 湾 名
pericardiac cavity	心包腔	心包腔
pericardiacophrenic artery	心包膈动脉	心包膈動脈
pericardiacophrenic vein	心包膈静脉	心包膈靜脈
pericardiac vein	心包静脉	心包靜脈
pericardial branch	心包支	心包枝
pericardial cavity	心包腔	心包腔
pericardial chamber	心包腔	心包腔
pericardial coelom	围心腔，心周腔	圍心腔，心周腔
pericardial cyst	心包囊肿	心包囊腫
pericardial membrane	心包膜	心包膜，圍心膜
pericardial septum	心包隔	心包隔
pericardial sinus	心包窦	心包竇
pericardial vein	心包静脉	心包靜脈
pericardioperitoneal canal	心包腹膜管	心包[膜]腹膜管
pericardium	心包	心包
pericardium fibrosum	纤维心包	纖維心包
pericardium serosum	浆膜心包	漿膜心包
pericentriolar satellite	中心粒周围随体	中心粒周圍隨體
perichondrial bone	软骨膜骨	軟骨膜骨
perichondrial growth	软骨外加生长	軟骨外加生長
perichondrial ossification	软骨膜骨化	軟骨膜骨化
perichondrium	软骨膜	軟骨膜
perichordal sheath	脊索鞘	脊索鞘
perichordal tube	脊索管	脊索管
perichoroidal space	脉络膜周隙	脈絡膜周隙
perichoroid space	脉络膜周隙	脈絡膜周隙
pericranium	颅骨膜	顱骨膜
pericyte	周细胞	周細胞
peridental branch	牙周支	牙周枝
peridentium	牙周膜	牙周膜
perigemmal fiber	味蕾周围纤维	味蕾周圍纖維
periglomerular cell	球旁细胞	球旁細胞，近腎小球細胞，近血管球器細胞
perigonadial coelom	生殖腺周腔，围生殖腺腔	生殖腺周腔，圍生殖腺腔
perihypoglossal nucleus	舌下周核	舌下周核
perikaryon	核周质	核周質，核周體，圍核質
perilymph	外淋巴	外淋巴

英　文　名	大　陆　名	台　湾　名
perilymphatic duct	外淋巴管	外淋巴管
perilymphatic formation	外淋巴形成	外淋巴形成
perilymphatic space	外淋巴隙	外淋巴隙
perimetrium	子宫外膜	子宫外膜
perimysium	肌束膜	肌束膜
perinatal period	围生期，围产期	圍產期
perinatal stage	围生期，围产期	圍產期
perineal artery	会阴动脉	會陰動脈
perineal body	会阴体	會陰體
perineal branch	会阴支	會陰枝
perineal central tendon	会阴中心腱	會陰中心腱
perineal flexure	会阴曲	會陰曲
perineal flexure of rectum	直肠会阴曲	直腸會陰曲
perineal hypospadia	会阴尿道下裂	會陰尿道下裂
perineal membrane	会阴膜	會陰膜
perineal muscle	会阴肌	會陰肌
perineal nerve	会阴神经	會陰神經
perineal raphe	会阴缝	會陰縫
perineal region	会阴区	會陰分區
perineum	会阴	會陰
perineum point	会阴点	會陰點
perineural epithelium	神经束膜上皮	神經束膜上皮
perineural space	神经周隙	神經周隙
perineurium	神经束膜	神經束膜
perinuclear space	核周隙	核周隙
periodic acid Schiff's reaction (PAS reaction)	过碘酸希夫反应，高碘酸希夫反应，PAS 反应	雪夫氏過碘酸反應，PAS 反應
periodicity	周期性	週期性
period of growth	生长期	生長期
period of yolk formation	卵黄形成期	卵黃形成期
periodontal ligament	牙周韧带	牙周韌帶
periodontal membrane	牙周膜	牙周膜
periodontium	牙周膜	牙周膜
periodontium insertionis	嵌入性牙周膜	嵌入性牙周膜
perionychium	甲周膜	甲周膜
perionyx	甲周膜	甲周膜
periorbit	眶骨膜	眶骨膜

英　文　名	大　陆　名	台　湾　名
periorbita	眶骨膜	眶骨膜
periost	骨膜	骨[外]膜
periosteal bud	骨膜芽	骨膜芽
periosteal lamella	骨膜板	骨膜板
periosteal ossification	骨膜骨化	骨膜骨化
periosteum	骨膜	骨[外]膜
peripharyngeal space	咽周间隙	咽周間隙
peripheral branch of pseudounipolar neuron	假单极神经元周围支	假單極神經元周圍枝
peripheral chromatin	周围染色质	周圍染色質
peripheral cortex	浅[层]皮质，周围皮质	周圍皮質
peripheral ending	周围神经末梢	周圍神經末梢，周圍神經終末
peripheral ganglion	周围神经节	周圍神經節
peripheral glia cell	周围神经胶质细胞	周圍膠質細胞
peripheral lymphoid organ	周围淋巴器官	周圍淋巴器官
peripheral nerve	周围神经	周圍神經，周邊神經，末梢神經
peripheral nervous system (PNS)	周围神经系统	周圍神經系統
peripheral part of peripheral nervous system	周围神经系统周围部	周圍神經系統周圍部
peripheral process	周围突	周圍突，周邊支
peripheral tubule	周小管	周小管
peripheric receptor	外周感受器	外周感受器
periphery lymphoid organ	周围淋巴器官	周圍淋巴器官
periplacental fold	胎盘周褶	胎盤周褶
periplasm	周质	周質，胞外質
perirenal fat capsule	肾周脂肪囊	腎周脂肪囊
perisinusoidal cell	窦周细胞	竇周細胞
perisinusoidal space	窦周隙	[肝]竇周間隙
peristalsis	蠕动	蠕動
peristaltic movement	蠕动运动	蠕動運動
peristriate area	纹周区	紋周區
perisynaptic satellite cell	突触周围卫星细胞	突觸周衛星細胞
peritendineum	腱包膜	腱包膜
peritendon	腱包膜	腱包膜
peritoneal canal	腹膜管	腹膜管

英 文 名	大 陆 名	台 湾 名
peritoneal cavity	腹膜腔	腹膜腔
peritoneal epithelium	腹膜上皮	腹膜上皮
peritoneal fold	腹膜襞	腹膜襞
peritoneal recess	腹膜隐窝	腹膜隱窩
peritoneoperineal fascia	腹膜会阴筋膜	腹膜會陰筋膜
peritoneum	腹膜	腹膜
peritoneum of anterior abdominal wall	腹前壁腹膜	腹前壁腹膜
peritrabecular sinus	小梁周窦	小梁周竇
peritrigeminal nucleus	三叉旁核	三叉旁核
peritubular capillary	肾小管周毛细血管	腎小管周圍毛細血管，腎小管周圍微血管
peritubular contractile cell	管周收缩细胞	小管周圍收縮細胞
peritubular dentin	小管周牙本质	小管周圍牙本質
periurethral gland	尿道旁腺	尿道旁腺
perivascular cell	血管周细胞	血管周細胞
perivascular fibrous capsule	血管周围纤维囊	血管周圍纖維囊
perivascular foot	血管周足	血管周足
perivascular space	血管周隙	血管周隙
periventricular fiber	室周纤维	室周纖維
perivisceral cavity	围脏腔	圍臟腔，臟周腔
perivitelline fluid	卵周液	卵周液
perivitelline membrane	卵周膜	卵周膜
perivitelline space	卵周隙	卵周隙，卵膜周圍隙
permanent cell	永久细胞	永久細胞
permanent cortex	永久皮质	永久皮質
permanent kidney	永久肾	永久腎，恆腎
permanent tooth	恒牙	恆牙，恆齒
permeability	通透性，透过性	通透性，透過性
permeation	渗透	渗透[作用]
permissive cell	允许细胞，受纳细胞，易感细胞	容許細胞，受納細胞
permissive induction	允诺性诱导	容許性誘導
pernicious anemia	恶性贫血	惡性貧血
peromelia	残肢畸形，四肢不全畸形	肢體部分缺失，四肢不全畸形
peroneal artery	腓动脉	腓動脈
peroneal trochlea	腓骨肌滑车	腓骨肌滑車

英　文　名	大　陆　名	台　湾　名
peroneal vein	腓静脉	腓靜脈
peroneus brevis	腓骨短肌	腓骨短肌
peroneus longus	腓骨长肌	腓骨長肌
peroneus muscle	腓骨肌	腓骨肌
peroneus tertius	第三腓骨肌	第三腓骨肌
peroxidase	过氧化物酶	過氧化[物]酶
peroxidase-antiperoxidase complex method (PAP method)	过氧化物酶-抗过氧化物酶复合物法，PAP 法	過氧化[物]酶-抗過氧化酶複合物法，PAP 法
peroxisome	过氧化物酶体	過氧化[酶]體，過氧化物體，過氧化質體
perpendicular plate	垂直板	垂直板
persistent atrioventricular canal	房室管永存	房室管永存
persistent cloaca	泄殖腔存留	泄殖腔殘留
persistent iridopupillary membrane	虹膜瞳孔膜存留	虹膜瞳孔膜存留
persistent processus vaginalis	鞘突存留	鞘突存留
persistent pupillary membrane	瞳孔膜存留	瞳孔膜存留
persistent truncus arteriosus	动脉干永存	動脈幹存留，動脈導管存留
pertendicular plate of palatine bone	腭骨垂直板	腭骨垂直板
pes	脚	足，腳
pes hippocampi	海马脚	海馬足，海馬趾
PET (=positron emission tomography)	正电子发射计算机体层扫描术，正电子发射体层成像	正子斷層掃描，正子斷層造影
petiole of epiglottis	会厌软骨茎	會厭軟骨莖
Petri dish	培养皿	培養皿
petrooccipital fissure	岩枕裂	岩枕裂
petrooccipital synchondrosis	岩枕[软骨]结合	岩枕軟骨結合
petrosal apex	岩部尖	岩部尖
petrosal branch	岩支	岩枝
petrosal foramen	岩孔	岩孔
petrosal fossula	岩小窝	岩小窝
petrosal vein	岩静脉	岩靜脈
petrosphenoidal fissure	岩蝶裂	岩蝶裂
petrosquamous fissure	岩鳞裂	岩鱗裂
petrotympanic fissure	岩鼓裂	岩鼓裂
petrous ganglion	岩神经节	岩神經節

英　文　名	大　陆　名	台　湾　名
petrous part	岩部	岩部
petrous part of internal carotid artery	颈内动脉岩部	頸内動脈岩部
petrous part of temporal bone	颞骨岩部	顳骨岩部
Peyer's patch	派尔斑	派[亞]氏斑
PGD (=preimplantation genetic diagnosis)	植入前遗传学诊断	植入前基因診斷
PGI$_2$ (=prostaglandin I$_2$)	前列环素	前列腺[環]素
PHA (=phytohemagglutinin)	植物凝集素，植物血凝素	植物凝集素，植物血凝素
phagocyte	吞噬细胞	吞噬細胞
phagocytic reticular cell	噬菌性网状细胞	吞噬性網狀細胞
phagocytosis	吞噬[作用]	吞噬作用，噬菌作用
phagolysosome	吞噬溶酶体	吞噬溶酶體
phagosome	吞噬体	吞噬體，吞噬泡
phalangeal cell	指细胞	指狀細胞
phalangeal plate	指状板	指狀板
phalangeal process	指状突	指狀突
phalangia	指点	指點
phalanx	指骨；趾骨	指骨；趾骨
phalanx of foot	趾骨	趾骨
phalanx of toe	趾骨	趾骨
pharyngeal arch	鳃弓，咽弓	鰓弓，咽弓
pharyngeal branch	咽支	咽枝
pharyngeal branch of artery of pterygoid canal	翼管动脉咽支	翼管動脈咽枝
pharyngeal branch of ascending pharyngeal artery	咽升动脉咽支	咽升動脈咽枝
pharyngeal branch of descending palatine artery	腭降动脉咽支	腭降動脈咽枝
pharyngeal branch of glossopharyngeal nerve	舌咽神经咽支	舌咽神經咽枝
pharyngeal branch of inferior thyroid artery	甲状腺下动脉咽支	甲狀腺下動脈咽枝
pharyngeal branch of maxillary artery	上颌动脉咽支	上頜動脈咽枝
pharyngeal branch of recurrent laryngeal nerve	喉返神经咽支	喉返神經咽枝
pharyngeal branch of vagus nerve	迷走神经咽支	迷走神經咽枝
pharyngeal bursa	咽囊	咽囊

英　文　名	大　陆　名	台　湾　名
pharyngeal cavity	咽腔	咽腔
pharyngeal cleft	鳃裂	鳃裂，咽裂
pharyngeal gland	咽腺	咽腺
pharyngeal gut	咽肠	咽腸
pharyngeal lymphoid ring	咽部淋巴环	咽部淋巴環
pharyngeal membrane	咽膜	咽膜
pharyngeal nerve	咽神经	咽神經
pharyngeal opening of auditory tube	咽鼓管咽口	耳咽管咽口
pharyngeal opening of pharyngotympanic tube	咽鼓管咽口	耳咽管咽口
pharyngeal orifice of auditory tube	咽鼓管咽口	耳咽管咽口
pharyngeal plexus	咽丛	咽叢
pharyngeal plexus of vagus nerve	迷走神经咽丛	迷走神經咽叢
pharyngeal pouch	咽囊	咽囊
pharyngeal recess	咽隐窝	咽隱窩
pharyngeal tonsil	咽扁桃体	咽扁桃體
pharyngeal tubercle	咽结节	咽結節
pharyngeal vein	咽静脉	咽靜脈
pharyngeal venous plexus	咽静脉丛	咽靜脈叢
pharyngobasilar fascia	咽颅底筋膜	咽顱底筋膜
pharyngoesophageal sphincter	咽食管括约肌	咽食道括約肌
pharyngotympanic tube	咽鼓管，耳咽管，欧氏管	耳咽管，聽咽管，歐氏管
pharynx	咽	咽
phase contrast microscope	相差显微镜	位相差顯微鏡
phenol red	酚红	酚紅
phenotype	表型	[遺傳]表現型
pheochromocyte	嗜铬细胞	嗜鉻細胞
pheomelanin	嗜黑色素细胞	嗜黑色素細胞
philtrum	人中	人中
phocomelia	短肢畸形，海豹肢	短肢畸形，海豹肢畸形
photic sense	光觉	光覺
photoelectric colorimeter	光电比色计	光電比色計
photoelectric microphotometer	光电显微光度计	光電顯微光度計
photoelectron	光电子	光電子
photomicrography	显微摄影术	顯微攝影術，顯微照相術

英 文 名	大 陆 名	台 湾 名
photomicroscope	摄影显微镜	攝影顯微鏡，照相顯微鏡
photon microscope	光[学显微]镜	光學顯微鏡
photopigment	感光色素	感光色素，視色素
photopsin	光视蛋白	光視蛋白
photoreceptor	感光器	感光器
photoreceptor cell	感光细胞	感光細胞
phototaxis	趋光性	趨光性
phren	膈[肌]，横膈	膈[肌]，横膈
phrenic ganglion	膈神经节	膈神經節
phrenic nerve	膈神经	膈神經
phrenic nucleus	膈神经核	膈神經核
phrenicoabdominal branch	膈腹支	膈腹枝
phrenicocolic ligament	膈结肠韧带	膈結腸韌帶
phrenicomediastinal recess	膈纵隔隐窝	膈縱隔隱窩
phrenicoesophageal ligament	膈食管韧带	膈食道韌帶
phrenicopleural fascia	膈胸膜筋膜	膈胸膜筋膜
phrenicosplenic ligament	膈脾韧带	膈脾韌帶
phrenic plexus	膈丛	膈叢
phrenoesophageal ligament	膈食管韧带	膈食道韌帶
phylembryogenesis theory	胚胎系统发育说	胚胎系統發育説
phylogenesis	系统发育，种系发生，系统发生	系統發育，種系發生
phylogeny	系统发育，种系发生，系统发生	系統發育，種系發生
physiological balanced solution	生理平衡溶液	生理平衡溶液
physiological gradient	生理梯度	生理梯度
physiological polyspermy	生理性多精受精	生理性多精受精
physiological regeneration	生理性再生	生理性再生
physiological umbilical herniation	生理性脐疝	生理性臍疝[氣]
phytagglutinin	植物凝集素，植物血凝素	植物凝集素，植物血凝素
phytohemagglutinin	植物凝集素，植物血凝素	植物凝集素，植物血凝素
pial funnel	软膜漏斗	軟膜漏斗
pial sheath	软膜鞘	軟膜鞘
pial terminal filum	软膜终丝	軟膜終絲
pia mater	软膜	軟膜
pia mater of brain	软脑膜	軟腦膜

英 文 名	大 陆 名	台 湾 名
pia mater proper	固有软膜	固有軟膜
pia mater spinalis	软脊膜	軟脊膜，脊髓軟[脊]膜
picrocarmine	苦味酸洋红，苦味酸卡红	苦[味酸]洋紅
piebaldism	斑驳病	斑駁病
pigment	色素	色素
pigmentary layer	色素上皮层	色素上皮層
pigmentation	色素沉着	色素沉著
pigment cell	色素细胞	色素細胞
pigment connective tissue	色素结缔组织	色素結締組織
pigment epithelium	色素上皮	色素上皮
pigment epithelium layer	色素上皮层	色素上皮層
pigment granule	色素颗粒	色素顆粒
pigment layer	色素层	色素層
pilar cyst	毛发囊肿	毛髮囊腫
piliferous cyst	藏毛囊肿	藏毛囊腫
pillar cell	柱细胞	柱細胞
pilomotor nerve	动毛神经	動毛神經
pinacocyte	扁平细胞，鳞状细胞	扁平細胞，鱗狀細胞
pineal gland	松果体，松果腺，脑上腺	松果體，松果腺，腦上腺
pineal antigonadotropin	松果体抗促性腺激素	松果體抗促性腺激素
pineal body	松果体，松果腺，脑上腺	松果體，松果腺，腦上腺
pineal nerve	松果体神经	松果體神經
pinealocyte	松果体细胞	松果體細胞
pineal recess	松果体隐窝	松果體隱窩
pinocytosis	胞饮[作用]，吞饮[作用]	胞飲作用
pinocytotic vesicle	胞饮泡，吞饮小泡	胞飲泡
pinosome	胞饮小体	胞飲小體
piriform aperture	梨状孔	梨狀孔
piriform cell	梨状细胞	梨狀細胞
piriform cell layer of cerebellar cortex	小脑皮质梨状细胞层	小腦皮質梨狀細胞層
piriformis	梨状肌	梨狀肌
piriform muscle	梨状肌	梨狀肌
piriform nerve	梨状肌神经	梨狀肌神經
piriform recess	梨状隐窝	梨狀隱窩
pisiform	豌豆骨	豆狀骨
pisiform bone	豌豆骨	豆狀骨

英　文　名	大　陆　名	台　湾　名
pisohamate ligament	豆钩韧带	豆鈎韌帶
pisometacarpal ligament	豆掌韧带	豆掌韌帶
pit	窝	窩，凹
pit cell	隐窝细胞	隱窩細胞
pitocin	催产素，缩宫素	催產素，子宮收縮素
pituicyte	垂体细胞	垂體細胞
pituitary dwarfism	垂体性侏儒症	垂體性侏儒症
pituitary gland	垂体	[腦下]垂體，腦下腺，腦垂腺
pituitary gonadotropin	垂体促性腺激素	垂體促性腺激素
pituitary portal vein system	垂体门脉系统	垂體門脈系統
pituitrin	垂体激素	垂體激素
pivot joint	车轴关节	車軸關節
placenta	胎盘	胎盤
placental barrier	胎盘屏障	胎盤屏障
placental blood	胎盘血	胎盤血
placental circulation	胎盘循环	胎盤循環
placental fold	胎盘褶	胎盤褶
placental gonadotrophin	胎盘促性腺激素	胎盤促性腺激素
placental hormone	胎盘激素	胎盤激素
placental lactogen	胎盘催乳素	胎盤催乳[激]素
placental lobule	胎盘小叶	胎盤葉，絨毛葉
placental membrane	胎盘膜	胎盤膜
placental reaction	胎盘反应	胎盤反應
placental respiration	胎盘呼吸	胎盤呼吸
placental septum	胎盘隔	胎盤隔
placental sinus	胎盘血窦	胎盤血竇
placental villus	胎盘绒毛	胎盤絨毛
placenta praevia	前置胎盘	前置胎盤
placentation	胎盘形成	胎盤形成
placentolysin	胎盘溶素	胎盤溶素
placentotoxin	胎盘毒素	胎盤毒素
plagiocephaly	斜形头	斜形頭
plakin	血小板溶素	血小板溶素
plane joint	平面关节	平面關節
plane suture	平缝	平縫
planoconvex	平凸形	平凸形
planozygote	游动合子	游動合子

英　文　名	大　陆　名	台　湾　名
plantar	足底	足底
plantar aponeurosis	足底腱膜	足底腱膜
plantar arch	足底弓	足底弓
plantar calcaneocuboid ligament	跟骰足底韧带	跟骰足底韌帶
plantar calcaneonavicular ligament	跟舟足底韧带	跟舟足底韌帶
plantar cuboideonavicular ligament	骰舟足底韧带	骰舟足底韌帶
plantar cuneocuboid ligament	楔骰足底韧带	楔骰足底韌帶
plantar cuneonavicular ligament	楔舟足底韧带	楔舟足底韌帶
plantar digital artery proper	趾足底固有动脉	趾足底固有動脈
plantar digital vein	趾足底静脉	趾足底靜脈
plantar intercuneiform ligament	楔间足底韧带	楔骨間足底韌帶
plantar interosseal muscle	骨间足底肌	骨間足底肌
plantar interosseus	骨间足底肌	骨間足底肌
plantaris	跖肌	蹠肌
plantar ligament	足底韧带	足底韌帶
plantar ligament of tarsus	跗骨足底韧带	跗足底韌帶
plantar metatarsal artery	足心动脉，跖足底动脉	蹠足底動脈
plantar metatarsal ligament	跖骨足底韧带	蹠足底韌帶
plantar metatarsal vein	足心静脉，跖足底静脉	蹠足底靜脈
plantar muscle	跖肌	蹠肌
plantar surface of toe	足趾底面	足趾底面
plantar tarsometatarsal ligament	跗跖足底韧带	跗蹠足底韌帶
plantar tendinous sheath of fibularis longus	腓骨长肌足底腱鞘	腓骨長肌足底腱鞘
plantar tendinous sheath of peroneus longus	腓骨长肌足底腱鞘	腓骨長肌足底腱鞘
plantar venous arch	足底静脉弓	足底靜脈弓
plantar venous network	足底静脉网	足底靜脈網
plantar venous rete	足底静脉网	足底靜脈網
planum semilunatum	半月平面	半月平面
plaque	斑点	斑點
plasma	血浆	血漿
plasmablast	成浆细胞，原浆细胞	原漿細胞，漿母細胞
plasma cell	浆细胞	漿細胞

英　文　名	大　陆　名	台　湾　名
plasmacyte	浆细胞	漿細胞
plasmagene	[细]胞质基因	胞質基因
plasmalemma	质膜	[原生]質膜
plasmalemmal vesicle	质膜小泡	質膜小泡
plasma membrane	质膜	[原生]質膜
plasma membrane infolding	质膜内褶	質膜内褶，細胞膜内褶
plasma protein	血浆蛋白	血漿蛋白
plasmase	纤维蛋白酶	纖維蛋白酶
plasmid	质粒	質粒，質體
plasmin	纤[维蛋白]溶酶	[血]纖維蛋白溶酶，胞漿素
plasminogen	纤[维蛋白]溶酶原	[血]纖維蛋白溶酶原，胞漿素原
plasmocyte	浆细胞	漿細胞
plasmodieresis	胞质分裂	胞質分裂
plasmogene	[细]胞质基因	胞質基因
plasmolemma	质膜	[原生]質膜
plastochondrium	线粒体系	粒線體系
plastosome	线粒体	粒線體，線粒體
platelet	血小板	血小板
platelet-derived growth factor	血小板[源性]生长因子	血小板[衍生]生長因子
platelet-producing megakaryocyte	血小板生成型巨核细胞	血小板生成型巨核細胞
plating method	平皿培养法	平皿培養法
platysma	颈阔肌	頸闊肌
pleomorphic vesicle	多形小泡	多形小泡
pleura	胸膜	胸膜
pleural cavity	胸膜腔	胸膜腔
pleural cupula	胸膜顶	胸膜頂
pleural recess	胸膜隐窝	胸膜隱窩
pleura parietalis	壁胸膜	壁[層]胸膜
pleura pulmonalis	肺胸膜	肺胸膜
pleura visceralis	脏胸膜	臟[層]胸膜
pleuroesophageal muscle	胸膜食管肌	胸膜食道肌
pleuropericardial canal	胸膜心包管	胸膜心包管
pleuropericardial cavity	胸膜心包腔	胸膜心包腔
pleuropericardial membrane	胸心包隔膜	胸膜心包隔膜
pleuroperitoneal absence	胸腹隔膜缺失	胸腹隔膜缺失

英　文　名	大　陆　名	台　湾　名
pleuroperitoneal canal	胸腹膜管	胸腹膜管
pleuroperitoneal cavity	胸腹膜腔	胸腹膜腔
pleuroperitoneal foramen	胸腹裂孔	胸腹膜裂孔
pleuroperitoneal membrane	胸腹隔膜	胸腹膜隔膜
pleuroperitoneal opening hernia	胸腹裂孔疝	胸腹膜裂孔疝
pleuropodium	胸胚足带	胸胚足帶
pleuropulmonary region	胸膜肺区	胸膜肺區
plexiform layer	丛状层	叢狀層
plexus chorioideus	脉络丛	脈絡叢
plexus of spinal nerve	脊神经丛	脊神經叢
plica	皱襞	皺襞，皺褶，褶襞
plica circularis	环状襞，环行皱襞	環狀褶，環皺襞
plica gastrica	胃皱襞	胃皺襞
plica palmata	棕榈襞	棕櫚皺襞
plurifunicular cell	多束细胞，多索细胞	多束細胞，多索細胞
pluripotent cell	多[潜]能细胞	多[潛]能細胞
pluripotential cell	多[潜]能细胞	多[潛]能細胞
pluripotential hematopoietic stem cell	多[潜]能造血干细胞	多[潛]能造血幹細胞
pneumatic bone	含气骨	含氣骨
pneumatic cell	含气小房	含氣小房
pneumatized bone	含气骨	含氣骨
pneumothorax	气胸	氣胸
PNS (=peripheral nervous system)	周围神经系统	周圍神經系統
pogonion	颏前点	頦前點
poikilocyte	异形红细胞	異形紅細胞
point of entrance	穿入点	穿入點
polar body	极体	極體
polar cushion cell	极垫细胞	極墊細胞
polar frontal artery	额极动脉	額極動脈
polarity	极性	極性
polarization light	偏振光	偏振光
polarization microscope	偏光显微镜	偏光顯微鏡
polarized light	偏振光	偏振光
polarizer	起偏[振]镜，偏光镜	起偏振鏡，偏光鏡
polarizing microscope	偏光显微镜	偏光顯微鏡

英　文　名	大　陆　名	台　湾　名
polar temporal artery	颞极动脉	顳極動脈
polar trophoblast	[胚]极滋养层，胚端滋养层	極滋養層
polar type	极型	極型
pole	极	極
pole nucleus	极核	極核
polocyte	极体	極體
polus anterior lentis	晶状体前极	晶狀體前極
polus vegetalis	植物极，营养极	植物極，營養極
polyamine	多胺	多胺
polyarch spindle	多极纺锤体	多極紡錘體
polyblast	多形细胞	多形細胞
polycaryocyte	多核细胞	多核細胞
polycellular gland	多细胞腺	多細胞腺
polycheiria	多手畸形	多手畸形
polychromasia	多染性	多染性，嗜多色性
polychromatic megaloblast	中幼巨红细胞，多染性巨成红细胞	中巨紅細胞，多染性巨成紅血細胞
polychromatic normoblast	中幼红细胞，嗜多染性成红[血]细胞	中幼紅細胞，多染性正成紅血細胞
polychromatophilic erythroblast	中幼红细胞，嗜多染性成红[血]细胞	中幼紅細胞，多染性正成紅血細胞
polycystic kidney	多囊肾	多囊腎
polydactylia	多指畸形；多趾畸形	多指畸形；多趾畸形
polydactyly	多指畸形；多趾畸形	多指畸形；多趾畸形
polygene	多基因	多基因
polykaryocyte	多核细胞	多核細胞
polykaryon	多核体	多核體，多組核
polymastia	多乳房[症]	多乳房[症]
polymerase	聚合酶	聚合酶
polymorphic cell	多形细胞	多形細胞
polymorphic layer	多形[细胞]层	多形[細胞]層
polymorphic layer of archicortex	原皮质多形[细胞]层	原皮質多形[細胞]層
polymorphic layer of neocortex	新皮质多形[细胞]层	新皮質多形[細胞]層
polymorphism	多形性	多形性
polymorphonuclear cell	多形核细胞	多形核細胞
polymorphonuclear leucocyte	多形核白细胞	多形核白血球

英　文　名	大　陆　名	台　湾　名
polymorphonuclear neutrophil	多形核[嗜]中性粒细胞	多形核中性粒細胞球，多核嗜中性球
polymorphous cell	多形细胞	多形細胞
polymorphous cell layer	多形[细胞]层	多形[細胞]層
polyovulation	多卵排卵	多卵排卵
polyp	息肉	息肉
polypeptide	多肽	多[胜]肽
polyploid	多倍体	多倍體
polyribosome	多[聚]核糖体	聚核糖體
polysaccharide	多糖	多糖
polysome	多[聚]核糖体	聚核糖體
polyspermic egg	多精受精卵	多精受精卵
polyspermism	多精入卵，多精受精	多精受精，多精入卵
polyspermy	多精入卵，多精受精	多精受精，多精入卵
polyspindle	多极纺锤丝	多極紡錘絲
polytene chromosome	多线染色体	多線染色體
polythelia	多乳头	多乳頭
polyvalent chromosome	多价染色体	多價染色體
pons	脑桥	橋腦，腦橋
pontine artery	脑桥动脉	橋腦動脈
pontine cerebellar peduncle	小脑脑桥脚	小腦橋腦腳
pontine cistern	桥池	橋腦池
pontine flexure	脑桥曲	橋腦曲
pontine nucleus	脑桥核	橋腦核
pontine nucleus of trigeminal nerve	三叉神经脑桥核	三叉神經橋腦核
pontine vein	脑桥静脉	橋腦靜脈
pontocerebellar fiber	脑桥小脑纤维	橋腦小腦纖維
pontocerebellar tract	脑桥小脑束	橋腦小腦徑
pontocerebellar triangle	脑桥小脑三角	橋腦小腦三角
pontocerebellar trigone	脑桥小脑三角	橋腦小腦三角
pontoreticulospinal tract	脑桥网状脊髓束	橋腦網狀脊髓徑
popliteal artery	腘动脉	膕動脈
popliteal bursa	腘肌囊	膕肌囊
popliteal fascia	腘筋膜	膕筋膜
popliteal fossa	腘窝	膕窩
popliteal lymph node	腘淋巴结	膕淋巴結

英　文　名	大　陆　名	台　湾　名
popliteal muscle	腘肌	膕肌
popliteal surface	腘面	膕面
popliteal surface of linea aspera of femur	股骨粗线腘面	股骨粗線膕面
popliteal vein	腘静脉	膕靜脈
popliteus	腘肌	膕肌
pore	孔	孔
pore canal	孔道	孔道
pore channel	孔隙通道	孔隙通道
porion	外耳门上缘中点，耳门上点	外耳門上緣中點
porocyte	孔细胞	孔細胞
porphyropsin	视红质	視紅質，視紫質
porta hepatis	肝门	肝門
portal area	门管区	[肝]門管區
portal canal	门管	門[脈]管
portal circulation	门脉循环	門脈循環
portal lobule	门管小叶	門脈小葉
portal triad	肝门三体	肝門三體
portal vein	门静脉	門靜脈
portal vein of hypophysis	垂体门静脉	垂體門靜脈
portal vein of liver	肝门静脉	肝門靜脈
porus	孔	孔
positional information	位置信息	位置資訊
position sensation	位[置]觉	位置覺
positive chemotaxis	正趋化性	正趨化性
positive staining	正染色	正染色，陽性染色
positron emission tomography (PET)	正电子发射计算机体层扫描术，正电子发射体层成像	正子斷層掃描，正子斷層造影
postacrosomal ring	顶体后环	頂體後環
postaortic lymph node	主动脉后淋巴结	主動脈後淋巴結
postauditory placode	耳后基板	耳後基板
postaurale	耳后点	耳後點
postaxillary line	腋后线	腋後線
postcapillary venule	毛细血管后微静脉	毛細血管後微靜脈，微血管後小靜脈
post cardinal vein	后主静脉	後主靜脈
postcaval lymph node	腔静脉后淋巴结	腔靜脈後淋巴結
postcentral groove	中央后沟	中央後溝

英 文 名	大 陆 名	台 湾 名
postcentral gyrus	中央后回	中央後回
postcentral sulcal artery	中央后沟动脉	中央後溝動脈
postcentral sulcus	中央后沟	中央後溝
postcentral vein	中央后静脉	中央後靜脈
postcommunicating part	交通后部	交通後部
postcommunicating part of anterior cerebral artery	大脑前动脉交通后部	大腦前動脈交通後部
postcommunicating part of posterior cerebral artery	大脑后动脉交通后部	大腦後動脈交通後部
postductal type coarctation of aorta	导管后型主动脉缩窄	動脈導管後方狹窄
post embryonic development	胚后期发育	胚後期發育
post embryonic stage	胚后期	胚後期
posteriolateral surface of prostate	前列腺后外侧面	前列腺後外側面
posterior	后	後
posterior accessory olivary nucleus	后副橄榄核	後副橄欖核
posterior altantooccipital membrane	寰枕后膜	寰枕後膜
posterior amniotic fold	羊膜后褶	羊膜後褶
posterior ampullar crest	后壶腹嵴	後壺腹嵴
posterior ampullar nerve	后壶腹神经	後壺腹神經
posterior antebrachial cutaneous nerve	前臂后皮神经	前臂後皮神經
posterior antebrachial region	前臂后区	前臂後區
posterior arch	后弓	後弓
posterior arch of atlas	寰椎后弓	寰椎後弓
posterior armpit point	腋窝后点	腋窩後點
posterior articular facet of dens	齿突后关节面	齒突後關節面
posterior articular surface	后关节面	後關節面
posterior articular surface of talus	后距关节面	後距關節面，距骨後關節面
posterior ascending branch	后升支	後升枝
posterior ascending branch of right pulmonary artery	右肺动脉后升支	右肺動脈後升枝
posterior atlantodental joint	寰齿后关节	寰齒後關節
posterior auricular artery	耳后动脉	耳後動脈
posterior auricular groove	耳后沟	耳後溝
posterior auricular ligament	耳郭后韧带	耳廓後韌帶

英　文　名	大　陆　名	台　湾　名
posterior auricular muscle	耳后肌	耳後肌
posterior auricular nerve	耳后神经	耳後神經
posterior auricular vein	耳后静脉	耳後靜脈
posterior axillary line	腋后线	腋後線
posterior basal branch	后底支	後底枝
posterior basal branch of left pulmonary artery	左肺动脉后底支	左肺動脈後底枝
posterior basal branch of right pulmonary artery	右肺动脉后底支	右肺動脈後底枝
posterior basal segment	后底段	後底段
posterior basal segmental bronchus	后底段支气管	後底段支氣管
posterior belly of digastric	二腹肌后腹	二腹肌後腹
posterior bony ampulla	后骨壶腹	後骨壺腹
posterior border layer	后缘层	後緣層
posterior brachial cutaneous nerve	臂后皮神经	臂後皮神經
posterior brachial region	臂后区	臂後區
posterior branch	后支	後枝
posterior branch of caudate branch	尾状叶支后支	尾狀葉枝後枝
posterior branch of cervical nerve	颈神经后支	頸神經後枝
posterior branch of coccygeal nerve	尾神经后支	尾骨神經後枝
posterior branch of great auricular nerve	耳大神经后支	耳大神經後枝
posterior branch of inferior pancreaticoduodenal artery	胰十二指肠下动脉后支	胰十二指腸下動脈後枝
posterior branch of left pulmonary artery	左肺动脉后支	左肺動脈後枝
posterior branch of left ventricle	左心室后支	左心室後枝
posterior branch of lumbar nerve	腰神经后支	腰神經後枝
posterior branch of medial antebrachial cutaneous nerve	前臂内侧皮神经后支	前臂內側皮神經後枝
posterior branch of medial cutaneous nerve of forearm	前臂内侧皮神经后支	前臂內側皮神經後枝
posterior branch of obturator artery	闭孔动脉后支	閉孔動脈後枝
posterior branch of obturator	闭孔神经后支	閉孔神經後枝

英　文　名	大　陆　名	台　湾　名
nerve		
posterior branch of renal artery	肾动脉后支	腎動脈後枝
posterior branch of right pulmonary artery	右肺动脉后支	右肺動脈後枝
posterior branch of right superior pulmonary vein	右上肺静脉后支	右上肺靜脈後枝
posterior branch of sacral nerve	骶神经后支	薦神經後枝
posterior branch of spinal nerve	脊神经后支	脊神經後枝
posterior branch of thoracic nerve	胸神经后支	胸神經後枝
posterior branch of ulnar recurrent artery	尺侧返动脉后支	尺側返動脈後枝
posterior calcaneal articular surface	后跟关节面，跟骨后关节面	後跟關節面
posterior calcarine vein	距状后静脉	距狀後靜脈
posterior cardinal vein	后主静脉	後主靜脈
posterior cecal artery	盲肠后动脉	盲腸後動脈
posterior cell	后小房	後小房
posterior centriole	远侧中心粒	遠側中心粒，後中心粒
posterior cerebellar notch	小脑后切迹	小腦後切跡
posterior cerebral artery	大脑后动脉	大腦後動脈
posterior chamber of eyeball	眼[球]后房	眼後房
posterior circumflex humeral artery	旋肱后动脉	旋肱後動脈
posterior circumflex humeral vein	旋肱后静脉	旋肱後靜脈
posterior clinoid process	后床突	後床突
posterior cochlear nucleus	蜗神经后核	耳蜗神經後核
posterior coelom	后体腔	後體腔
posterior column	后柱	後柱
posterior column of ruga	后褶柱	後褶柱
posterior commissure	后连合	後連合
posterior commissure of labia	唇后连合	唇後連合
posterior communicating artery	后交通动脉	後交通動脈
posterior communicating vein	后交通静脉	後交通靜脈
posterior conjunctival artery	结膜后动脉	結膜後動脈
posterior cord	后束	後索

英　文　名	大　陆　名	台　湾　名
posterior cord of brachial plexus	臂丛后束	臂叢後索
posterior cranial fossa	颅后窝	顱後窩
posterior cricoarytenoid	环杓后肌	環杓後肌
posterior cricoarytenoid ligament	环杓后韧带	環杓後韌帶
posterior cricoarytenoid muscle	环杓后肌	環杓後肌
posterior cruciate ligament	后交叉韧带	後交叉韌帶
posterior crural intermuscular septum	小腿后肌间隔	小腿後肌間隔
posterior crural region	小腿后区	小腿後區
posterior crus	后脚	後腳
posterior crus of internal capsule	内囊后脚	內囊後腳
posterior crus of stapes	镫骨后脚	鐙骨後腳
posterior cubital fossa	肘后窝	肘後窩
posterior cubital region	肘后区	肘後區
posterior cubital triangle	肘后三角	肘後三角
posterior cusp	后尖	後[尖]瓣
posterior cusp of left atrioventricular valve	左房室瓣后尖	左房室瓣後瓣
posterior cusp of right atrioventricular valve	右房室瓣后尖	右房室瓣後瓣
posterior cutaneous nerve of arm	臂后皮神经	臂後皮神經
posterior cutaneous nerve of forearm	前臂后皮神经	前臂後皮神經
posterior cutaneous nerve of thigh	股后皮神经	股後皮神經
posterior deep temporal artery	颞深后动脉	顳深後動脈
posterior descending branch	后降支	後降枝
posterior descending branch of right pulmonary artery	右肺动脉后降支	右肺動脈後降枝
posterior division	后股	後股
posterior epithelium	后上皮	後上皮
posterior ethmoidal artery	筛后动脉	篩後動脈
posterior ethmoidal foramen	筛后孔	篩後孔
posterior ethmoidal nerve	筛后神经	篩後神經
posterior ethmoidal sinus	后筛窦	篩後竇
posterior external arcuate fiber	后外弓状纤维	後外弓狀纖維

英　文　名	大　陆　名	台　湾　名
posterior external arcuate tract	后外弓状束	後外弓狀徑
posterior external vertebral venous plexus	椎外后静脉丛	椎外後靜脈叢
posterior extremity	后端	後端
posterior extremity of spleen	脾后端	脾[臟]後端
posterior fasciculus proprius	后固有束	後固有束
posterior femoral cutaneous nerve	股后皮神经	股後皮神經
posterior femoral region	股后区	股後區
posterior fontanelle	后囟	後囟
posterior frontal vein	额后静脉	額後靜脈
posterior funiculus	后索	後索
posterior gastric artery	胃后动脉	胃後動脈
posterior gastric branch	胃后支	胃後枝
posterior gastric vein	胃后静脉	胃後靜脈
posterior glandular branch	腺后支	腺後枝
posterior glandular branch of superior thyroid artery	甲状腺上动脉腺后支	甲狀腺上動脈腺後枝
posterior gluteal line	臀后线	臀後線
posterior gray commissure	灰质后连合	灰質後連合
posterior groove of auricle	耳郭后沟	耳廓後溝
posterior group of superior phrenic lymph node	膈上淋巴结后群	膈上淋巴結後群
posterior horn	后角	後角
posterior horn of lateral ventricle	侧脑室后角	側腦室後角
posterior horn of spinal cord	脊髓后角	脊髓後角
posterior hypothalamic nucleus	下丘脑后核	下丘腦後核
posterior hypothalamic region	下丘脑后区	下丘腦後區
posterior inferior artery of cerebellum	小脑下后动脉	小腦下後動脈
posterior inferior cerebellar artery	小脑下后动脉	小腦下後動脈
posterior inferior cerebellar vein	小脑下后静脉	小腦下後靜脈
posterior inferior iliac spine	髂后下棘	髂後下棘
posterior intercondylar area	髁间后区	髁間後區
posterior intercostal artery	肋间后动脉	肋間後動脈
posterior intercostal lymph node	肋间后淋巴结	肋間後淋巴結

英　文　名	大　陆　名	台　湾　名
posterior intercostal vein	肋间后静脉	肋間後靜脈
posterior intermediate groove	后中间沟	後中間溝
posterior intermediate sulcus	后中间沟	後中間溝
posterior internal vertebral venous plexus	椎内后静脉丛	椎內後靜脈叢
posterior interosseous artery	骨间后动脉	骨間後動脈
posterior interosseous nerve	骨间后神经	骨間後神經
posterior interosseous nerve of forearm	前臂骨间后神经	前臂骨間後神經
posterior interosseous vein	骨间后静脉	骨間後靜脈
posterior intertransverse muscle of neck	颈横突间后肌	頸橫突間後肌
posterior interventricular branch	后室间支	後室間枝
posterior interventricular groove	后室间沟	後室間溝
posterior interventricular sulcus	后室间沟	後室間溝
posterior intestinal portal	后肠门脉	後腸門脈
posterior intraoccipital synchondrosis	枕内后软骨结合	枕內後軟骨結合
posterior labial branch	阴唇后支	陰唇後枝
posterior labial branch of perineal artery	会阴动脉阴唇后支	會陰動脈陰唇後枝
posterior labial commissure	阴唇后连合	陰唇後連合
posterior labial nerve	阴唇后神经	陰唇後神經
posterior labial vein	阴唇后静脉	陰唇後靜脈
posterior labium	后唇	後唇
posterior lacrimal crest	泪后嵴	淚後嵴
posterior lateral choroidal branch	脉络丛后外侧支	脈絡叢後外側枝，脈絡膜後外側枝
posterior lateral nasal artery	鼻后外侧动脉	鼻後外側動脈
posterior lateral nucleus	后外侧核	後外側核
posterior layer	后层	後層
posterior layer of sheath of rectus abdominis	腹直肌鞘后层	腹直肌鞘後層
posterior left infrahepatic space	左肝下后间隙	左肝下後間隙
posterior left suprahepatic space	左肝上后间隙	左肝上後間隙
posterior ligament of fibular head	腓骨头后韧带	腓骨頭後韌帶

英　文　名	大　陆　名	台　湾　名
posterior ligament of head of fibula	腓骨头后韧带	腓骨頭後韌帶
posterior ligament of incus	砧骨后韧带	砧骨後韌帶
posterior limb bud	后肢芽	後肢芽
posterior limb of internal capsule	内囊后肢	內囊後肢
posterior limiting lamina	[角膜]后界层	[角膜]後界層
posterior lingual gland	舌后腺	舌後腺
posterior lip	后唇	後唇
posterior lobe	后叶	後葉
posterior lobe hormone	后叶激素	後葉激素
posterior lobe of cerebellum	小脑后叶	小腦後葉
posterior lobe of pituitary	垂体后叶	垂體後葉，垂體後部
posterior lobe of prostate	前列腺后叶	前列腺後葉
posterior longitudinal ligament	后纵韧带	後縱韌帶
posterior mallear fold	锤骨后襞	錘骨後襞
posterior margin	后缘	後緣
posterior margin of petrous part	岩部后缘	岩部後緣
posterior medial choroidal branch	脉络丛后内侧支	脈絡叢後內側枝，脈絡膜後內側枝
posterior median groove	后正中沟	後正中溝
posterior median line	后正中线	後正中線
posterior median septum	后正中隔	後正中隔
posterior median septum of spinal cord	脊髓后正中隔	脊髓後正中隔
posterior median sulcus	后正中沟	後正中溝
posterior median sulcus of spinal cord	脊髓后正中沟	脊髓後正中溝
posterior mediastinal lymph node	纵隔后淋巴结	縱隔後淋巴結
posterior mediastinum	后纵隔	後縱隔
posterior medullary velum	后髓帆	後髓帆
posterior membranaceous ampulla	后膜性壶腹	後膜性壺腹
posterior membranous ampulla	后膜性壶腹	後膜性壺腹
posterior meningeal artery	脑膜后动脉	腦膜後動脈
posterior meniscofemoral ligament	板股后韧带	半月板股後韌帶
posterior naris	鼻后孔	鼻後孔，後鼻孔，內鼻孔

英　文　名	大　陆　名	台　湾　名
posterior nasal spine	鼻后棘	鼻後棘
posterior neuropore	后神经孔	後神經孔
posterior nucleus of thalamus	丘脑后核	丘腦後核
posterior obturator tubercle	闭孔后结节	閉孔後結節
posterior orbitofrontal vein	眶额后静脉	眶額後靜脈
posterior osseofascial compartment of arm	臂后骨筋膜鞘	臂後骨筋膜鞘
posterior osseofascial compartment of forearm	前臂后骨筋膜鞘	前臂後骨筋膜鞘
posterior osseofascial compartment of leg	小腿后骨筋膜鞘	小腿後骨筋膜鞘
posterior osseous ampulla	后骨壶腹	後骨壺腹
posterior palpebral border	睑后缘	瞼後緣
posterior palpebral edge	睑后缘	瞼後緣
posterior papillary muscle	后乳头肌	後乳頭肌
posterior papillary muscle of left ventricle	左心室后乳头肌	左心室後乳頭肌
posterior papillary muscle of right ventricle	右心室后乳头肌	右心室後乳頭肌
posterior paramedian nucleus	后正中旁核	後正中旁核
posterior paraventricular nucleus	后室旁核	後室旁核
posterior parietal artery	顶[叶]后动脉	頂[葉]後動脈
posterior parital diploic vein	顶后板障静脉	頂後板障靜脈
posterior parietal vein	顶[叶]后静脉	頂[葉]後靜脈
posterior part	后部	後部
posterior part of anterior commissure	前连合后部	前連合後部
posterior part of liver	肝后部	肝後部
posterior part of vaginal fornix	阴道穹后部，阴道后穹	陰道穹窿後部
posterior perforated substance	后穿质	後穿質
posterior periventricular nucleus	室周后核	室周後核
posterior pituitary hormone	垂体后叶[激]素	垂體後葉激素
posterior pole	后极	後極
posterior pole of eyeball	眼球后极	眼球後極
posterior pole of lens	晶状体后极	晶狀體後極
posterior process	后突	後突
posterior process of talus	距骨后突	距骨後突

英 文 名	大 陆 名	台 湾 名
posterior proper fasciculus	后固有束	後固有束
posterior quadrangular lobule	方形小叶后部	方形小葉後部
posterior radicular artery	后根动脉	後根動脈
posterior ramus of lateral sulcus	外侧沟后支	外側溝後枝
posterior recess of tympanic membrane	鼓膜后隐窝	鼓膜後隱窩
posterior recurrent tibial artery	胫后返动脉	脛後返動脈
posterior region	后区	後區
posterior region of arm	臂后区	臂後區
posterior region of elbow	肘后区	肘後區
posterior region of forearm	前臂后区	前臂後區
posterior region of knee	膝后区	膝後區
posterior region of leg	小腿后区	小腿後區
posterior region of neck	颈后区	頸後區
posterior region of thigh	股后区	股後區
posterior region of wrist	腕后区	腕後區
posterior root	后根	後根
posterior root of spinal nerve	脊神经后根	脊神經後根
posterior root vein	后根静脉	後根靜脈
posterior sacral foramen	骶后孔	薦後孔
posterior sacroiliac ligament	骶髂后韧带	薦髂後韌帶
posterior scalene muscle	后斜角肌	後斜角肌
posterior scrotal branch	阴囊后支	陰囊後枝
posterior scrotal branch of perineal artery	会阴动脉阴囊后支	會陰動脈陰囊後枝
posterior scrotal nerve	阴囊后神经	陰囊後神經
posterior scrotal vein	阴囊后静脉	陰囊後靜脈
posterior segment	后段	後段，後分節
posterior segmental artery	后段动脉	後段動脈，後分節動脈
posterior segmental artery of posterior branch of renal artery	肾动脉后支后段动脉	腎動脈後枝後段動脈，腎動脈後枝後分節動脈
posterior segmental bronchus	后段支气管	後段支氣管，後分節支氣管
posterior semicircular canal	后骨半规管	後半規管
posterior semicircular duct	后骨半规管	後半規管
posterior semilunar cusp	后半月瓣	後半月瓣
posterior semilunar cusp of	主动脉瓣后半月瓣	主動脈瓣後半月瓣

英　文　名	大　陆　名	台　湾　名
aortic valve		
posterior septal branch	后中隔支	後中隔枝
posterior sinus	后窦	後竇
posterior space of adductor pollicis	拇收肌后间隙	拇[内]收肌後間隙
posterior sphenoidal process	后蝶突	後蝶突
posterior spinal artery	脊髓后动脉	脊髓後動脈
posterior spinal vein	脊髓后静脉	脊髓後靜脈
posterior spinocerebellar tract	脊髓小脑后束	脊髓小腦後徑
posterior sternoclavicular ligament	胸锁后韧带	胸鎖後韌帶
posterior sulcus of auricle	耳郭后沟	耳廓後溝
posterior superior alveolar artery	上牙槽后动脉	上齒槽後動脈
posterior superior alveolar branch	上牙槽后支	上齒槽後枝
posterior superior cerebellar vein	小脑后上静脉	小腦後上靜脈
posterior superior iliac spine	髂后上棘	髂後上棘
posterior superior pancreaticoduodenal artery	胰十二指肠上后动脉	胰十二指腸上後動脈
posterior supraclavicular nerve	锁骨上后神经	鎖骨上後神經
posterior surface	后面	後面
posterior surface of adrenal gland	肾上腺后面	腎上腺後面
posterior surface of arm	臂后面	臂後面
posterior surface of arytenoid cartilage	杓状软骨后面	杓狀軟骨後面
posterior surface of cornea	角膜后面	角膜後面
posterior surface of elbow	肘后面	肘後面
posterior surface of fibula	腓骨后面	腓骨後面
posterior surface of forearm	前臂后面	前臂後面
posterior surface of humerus	肱骨后面	肱骨後面
posterior surface of iris	虹膜后面	虹膜後面
posterior surface of leg	小腿后面	小腿後面
posterior surface of lens	晶状体后面	晶狀體後面
posterior surface of palpebra	睑后面	瞼後面
posterior surface of pancreas	胰后面	胰後面
posterior surface of petrous part	岩部后面	岩部後面

英　文　名	大　陆　名	台　湾　名
posterior surface of prostate	前列腺后面	前列腺後面
posterior surface of radius	桡骨后面	橈骨後面
posterior surface of thigh	股后面	股後面
posterior surface of tibia	胫骨后面	脛骨後面
posterior surface of ulna	尺骨后面	尺骨後面
posterior talar articular surface	后距关节面	後距關節面，距骨後關節面
posterior talocalcaneal ligament	距跟后韧带	距跟後韌帶
posterior talocrural region	距小腿后区	距小腿後區
posterior talofibular ligament	距腓后韧带	距腓後韌帶
posterior temporal artery	颞叶后动脉	顳葉後動脈
posterior temporal branch	颞叶后支	顳葉後枝
posterior temporal diploic vein	颞后板障静脉	顳後板障靜脈
posterior terminal vein	后终静脉	後終靜脈
posterior thalamic radiation	丘脑后辐射	丘腦後放射
posterior thalamic vein	丘脑后静脉	丘腦後靜脈
posterior tibial artery	胫后动脉	脛後動脈
posterior tibial lymph node	胫后淋巴结	脛後淋巴結
posterior tibial muscle	胫骨后肌	脛骨後肌
posterior tibial recurrent artery	胫后返动脉	脛後返動脈
posterior tibial vein	胫后静脉	脛後靜脈
posterior tibiofibular ligament	胫腓后韧带	脛腓後韌帶
posterior tibiotalar part	胫距后部	脛距後部
posterior triangle of neck	颈后三角	頸後三角
posterior tubercle	后结节	後結節
posterior tubercle of atlas	寰椎后结节	寰椎後結節
posterior tubercle of transverse process	横突后结节	橫突後結節
posterior tympanic artery	鼓室后动脉	鼓室後動脈
posterior vagal trunk	迷走神经后干	迷走[神經]後幹
posterior vein of callosum	胼胝体后静脉	胼胝體後靜脈
posterior vein of corpus callosum	胼胝体后静脉	胼胝體後靜脈
posterior vein of left atrium	左房后静脉	左心房後靜脈
posterior vein of left ventricle	左[心]室后静脉	左心室後靜脈
posterior vein of pellucid septum	透明隔后静脉	透明隔後靜脈

英 文 名	大 陆 名	台 湾 名
posterior vein of right ventricle	右[心]室后静脉	右心室後靜脈
posterior ventral nucleus	腹后核	腹後核
posterior vitelline vein	后卵黄静脉	後卵黃靜脈
posterior wall	后壁	後壁
posterior wall of stomach	胃后壁	胃後壁
posterior wall of vagina	阴道后壁	陰道後壁
posterior white commissure	白质后连合	白質後連合，後白質連合
posterointermediate sulcus of spinal cord	脊髓后中间沟	脊髓後中間溝
posterolateral central artery	后外侧中央动脉	後外側中央動脈
posterolateral fissure	后外侧裂	後外側裂
posterolateral fontanelle	后外侧囟	後外側囟
posterolateral groove	后外侧沟	後外側溝
posterolateral nucleus of spinal cord	脊髓后外侧核	脊髓後外側核
posterolateral spinal vein	脊髓后外侧静脉	脊髓後外側靜脈
posterolateral sulcus	后外侧沟	後外側溝
posterolateral sulcus of spinal cord	脊髓后外侧沟	脊髓後外側溝
posterolateral ventral nucleus	腹后外侧核	腹後外側核
posteromarginal nucleus	后角边缘核	後角邊緣核
posteromedial central artery	后内侧中央动脉	後內側中央動脈
posteromedial frontal branch	额后内侧支	額後內側枝
posteromedial frontal vein	额后内侧静脉	額後內側靜脈
posteromedial nucleus of spinal cord	脊髓后内侧核	脊髓後內側核
posteromedial parietal vein	顶后内侧静脉	頂後內側靜脈
posteromedial ventral nucleus	腹后内侧核	腹後內側核
posteromedian medullary vein	延髓后正中静脉	延髓後正中靜脈
posteromedian vein	后正中静脉	後正中靜脈
postformation theory	后成论，渐成论	後成説，漸成説
postganglionic fiber	节后纤维	節後纖維
postganglionic neuron	节后神经元	節後神經元
postglenoid foramen	盂后孔	盂後孔
postglenoid tubercle	盂后结节	盂後結節
postglomerular capillary	球后毛细血管	球後毛細血管，球後微血管
postlaminar part	板后部	板後部
postmature infant	过熟儿	過熟兒

英　文　名	大　陆　名	台　湾　名
postmeiotic division	后减数分裂	後減數分裂
postmenopausal uterus	绝经后子宫	停經後子宮
postmortal staining	死后染色	死後染色
postnatal development	出生后发育	出生後發育
postnuclear ring	核后环	核後環
postotic somite	耳后体节	耳後體節
postovulatory phase	排卵后期	排卵後期
postovulatory stage	排卵后期	排卵後期
postsulcal part	沟后部	溝後部
postsynaptic element	突触后成分，突触后部	突觸後成分，突觸後部
postsynaptic ending	突触后末梢	突觸後末梢
postsynaptic membrane	突触后膜	突觸後膜
postvesical lymph node	膀胱后淋巴结	膀胱後淋巴結
postvital staining	死后染色	死後染色
potency	潜能	潛能
PP cell (=pancreatic 　polypeptide cell)	胰多肽细胞，PP 细胞	胰[臟]多肽細胞，PP 細胞
preadipocyte	前脂肪细胞	前脂肪細胞，脂肪前細胞
preaortic lymph node	主动脉前淋巴结	主動脈前淋巴結
preauditory placode	耳前基板	耳前基板
preaurale	耳前点	耳前點
preauricular lymph node	耳前淋巴结	耳前淋巴結
preaxillary line	腋前线	腋前線
pre-B cell	前 B 细胞	前 B[淋巴]細胞
prebone	前骨	前骨
precapillary	前毛细血管	前毛細血管，前微血管
precapillary arteriole	毛细血管前微动脉	毛細血管前微動脈
precapillary sphincter	毛细血管前括约肌	毛細血管前括約肌
precapillary type	前毛细血管型	前毛細血管型，前微血管型
precardinal vein	前主静脉	前主靜脈
precartilage	前软骨	前軟骨
precartilaginous stage	前软骨期	前軟骨期
precartilaginous tissue	前软骨组织	前軟骨組織
precartilaginous vertebral 　body	前软骨椎体	前軟骨椎體
precaval lymph node	腔静脉前淋巴结	腔靜脈前淋巴結
prececal lymph node	盲肠前淋巴结	盲腸前淋巴結
precentral cerebellar vein	小脑中央前静脉	小腦中央前靜脈

英　文　名	大　陆　名	台　湾　名
precentral groove	中央前沟	中央前溝
precentral gyrus	中央前回	中央前回
precentral sulcal artery	中央前沟动脉	中央前溝動脈
precentral sulcus	中央前沟	中央前溝
precentral vein	中央前静脉	中央前静脈
precentral vein of cerebellum	小脑中央前静脉	小腦中央前静脈
prechiasmatic groove	交叉前沟	交叉前溝
prechiasmatic sulcus	交叉前沟	交叉前溝
prechordal cartilage	索前软骨	脊索前軟骨
prechordal mesoderm	脊索前中胚层	脊索前中胚層
prechordal plate	脊索前板	脊索前板
prechordal zone	脊索前带	脊索前帶
prechromaffin tissue	前嗜铬组织	前嗜鉻組織
precocious development	早熟发育	早熟發育
precocity	早熟	早熟
precollagen	前胶原	前膠原
precollagenous fiber	前胶原纤维	前膠原纖維
precommissural septum	连合前隔	連合前隔
precommunicating part	交通前部	交通前部
precommunicating part of anterior cerebral artery	大脑前动脉交通前部	大腦前動脈交通前部
precommunicating part of posterior cerebral artery	大脑后动脉交通前部	大腦後動脈交通前部
precuneal artery	楔前动脉	楔前動脈
precuneus	楔前叶	楔前葉
precursor	前体	前驅物，前身
precursor cell	前体细胞	前驅細胞
predecidual cell	前蜕膜细胞	前蜕膜細胞
predentin	原牙质	前牙質
predifferentiation stage	分化前期	分化前期
preductal type coarctation of aorta	导管前型主动脉缩窄	動脈導管前方狹窄
preelastic fiber	前弹性纤维	前彈性纖維
preembryonic development	胚前发育	胚前發育
preembryonic period	胚前期	胚前期
preenamel matrix	前釉基质	前釉基質
preepiglottic adipose body	会厌软骨前脂体	會厭軟骨前脂[肪]體
preferential channel	直捷通路	直捷通路

英　文　名	大　陆　名	台　湾　名
prefetal period	胎儿前期	胎兒前期
prefrontal cortex	前额皮质	前額皮質
preformation theory	先成论，预成论	先成说，先成論
prefrontal vein	额前静脉	額前靜脈
preganglionic fiber	节前纤维	節前纖維
preganglionic neuron	节前神经元	節前神經元
pregastrulation	原肠形成前期	原腸形成前期
pregnancy	妊娠，受孕	妊娠，懷孕，受孕
pregnancy cell	妊娠细胞	妊娠細胞
pregnanediol	孕二醇	孕二醇
pregnant ovum	受精卵	受精卵
pregnenolone	孕烯醇酮	孕烯醇酮
preimplantation genetic diagnosis (PGD)	植入前遗传学诊断	植入前基因診斷
preinfundibular venous arch	漏斗前静脉弓	漏斗前靜脈弓
prekeratin	前角质	前角質
prelaminar branch	板前支	板前枝
prelaminar part	板前部	板前部
prelaryngeal lymph node	喉前淋巴结	喉前淋巴結
premammillary venous arch	乳头体前静脉弓	乳頭體前靜脈弓
premandibular mesoblast	下颌前中胚层	下頜前中胚層
premandibular somite	下颌前体节	下頜前體節
premature infant	早产儿，未成熟儿	早產兒，未[成]熟兒，早熟兒
premeiotic interphase	成熟前分裂间期	成熟前分裂間期
premelanosome	前黑[色]素体	前黑[色]素體
premenstrual phase	经前期	經前期
premenstrual stage	经前期	經前期
premolar	前磨牙	前臼齒
premolar tooth	前磨牙	前臼齒
premotor area	运动前区	運動前區
preoccipital incisure	枕前切迹	枕前切跡
preoccipital notch	枕前切迹	枕前切跡
preoptic area	视前区	視前區
preoptic artery	视前动脉	視前動脈
preoptic region	视前区	視前區
preosseous tissue	前骨组织	前骨組織，骨樣組織
preosteoblast	前成骨细胞	前成骨細胞

英　文　名	大　陆　名	台　湾　名
preotic myotome	耳前生肌节	耳前生肌節
preotic somite	耳前体节	耳前體節
preovulatory phase	排卵前期	排卵前期
preovulatory stage	排卵前期	排卵前期
preovum	前卵	前卵
prepancreatic artery	胰前动脉	胰前動脈
prepatellar subcutaneous bursa	髌前皮下囊	髕[骨]前皮下囊
prepatellar subfascial bursa	髌前筋膜下囊	髕[骨]前筋膜下囊
prepatellar subtendinous bursa	髌前腱下囊	髕[骨]前腱下囊
prepericardiac lamella	心包前板	心包前板
prepericardiac membrane	心包前膜	心包前膜
prepericardial lymph node	心包前淋巴结	心包前淋巴結
preproinsulin	前胰岛素原	前胰島素原，合成前胰島素之前驅物質
preproparathyroid hormone	前原甲状旁腺素	前原甲狀旁腺素
prepuce	包皮	包皮
prepuce of clitoris	阴蒂包皮	陰蒂包皮
prepuce of penis	阴茎包皮	陰莖包皮
preputial gland	包皮腺	包皮腺
prepyloric vein	幽门前静脉	幽門前靜脈
prereduction	前减数分裂	前減數分裂
prerubral field	红核前区	紅核前區
presacral fascia	骶前筋膜	薦前筋膜
presacral nerve	骶前神经	薦前神經
presbyopia	老视，老花眼	老花眼
presomit embryo	体节前期胚	體節前期胚
prespermatid	前精[子]细胞	前精細胞
pressure receptor	压力感受器	壓力感受器
presternal region	胸骨前区	胸骨前區
presubiculum	前下托	前下托
presulcal part	沟前部	溝前部
presynaptic dense projection	突触前致密突起	突觸前緻密突起
presynaptic element	突触前成分，突触前部	突觸前成分，突觸前部
presynaptic ending	突触前末梢，突触前终末	突觸前末梢，突觸前終末
presynaptic membrane	突触前膜	突觸前膜
presynaptic nerve	突触前神经	突觸前神經

英　文　名	大　陆　名	台　湾　名
presynaptic terminal	突触前末梢，突触前终末	突觸前末梢，突觸前終末
pre-T cell	前 T 细胞	前 T[淋巴]細胞
pretectal area	顶盖前区	頂蓋前區
pretectal nucleus	顶盖前核	頂蓋前核
pretracheal fascia	气管前层，气管前筋膜	氣管前層，氣管前筋膜
pretracheal layer	气管前层，气管前筋膜	氣管前層，氣管前筋膜
pretracheal layer of cervical fascia	颈筋膜气管前层	頸筋膜氣管前層
pretracheal lymph node	气管前淋巴结	氣管前淋巴結
pretracheal space	气管前间隙	氣管前間隙
prevascular space	血管前间隙	血管前間隙
prevenal lymph node	静脉前淋巴结	靜脈前淋巴結
prevertebral fascia	椎前筋膜	椎前筋膜
prevertebral ganglion	椎前神经节	椎前神經節
prevertebral layer	椎前层	椎前層
prevertebral layer of cervical fascia	颈筋膜椎前层	頸筋膜椎前層
prevertebral lymph node	椎前淋巴结	椎前淋巴結
prevertebral part	椎前部	椎前部
prevertebral part of vertebral artery	椎动脉椎前部	椎動脈椎前部
prevertebral space	椎前间隙	椎前間隙
prevesical lymph node	膀胱前淋巴结	膀胱前淋巴結
previllous embryo	绒毛前期胚	絨毛前期胚
previllous trophoblast	绒毛前滋养细胞	絨毛前滋養細胞
prickle cell	棘细胞	棘細胞
prickle cell layer	棘[细胞]层	棘[細胞]層
primary dentin	原发性牙本质	初級牙本質
primary abdominal pregnancy	原发性腹腔妊娠	原發性腹腔妊娠
primary amniotic cavity	初级羊膜腔	原羊膜腔
primary anus	原肛	原肛
primary auditory area	第一听区	第一聽區
primary bone marrow	初级骨髓	初級骨髓
primary bone tissue	原始骨组织	原始骨組織
primary bone trabecula	初级骨小梁	初級骨小梁
primary brain vesicle	原脑泡	原腦泡
primary bronchus	初级支气管	初級支氣管
primary bundle of muscle	初级肌束	初級肌束

英　文　名	大　陆　名	台　湾　名
primary bundle of tendon	初级腱束	初級腱束
primary collecting duct	初级集合管	初級集合管
primary constriction	主缢痕	主縊痕
primary culture	原代培养	原代培養
primary embryonic induction	初级胚胎诱导	初級胚胎誘導
primary ending	初级末梢	初級末梢，初級[感覺]終末
primary fissure	原裂	原裂
primary fissure of cerebellum	小脑原裂	小腦原裂
primary follicle	初级卵泡	初級卵泡，原卵泡
primary germinal localization	初级胚区定位	初級胚區定位
primary intestinal loop	原始肠袢	原始腸襻，原始腸環
primary lymphoid nodule	初级淋巴小结	初級淋巴小結
primary lysosome	初级溶酶体	初級溶酶體
primary marrow cavity	初级骨髓腔	初級骨髓腔
primary nail field	原始甲床，甲野	原始甲床，甲野
primary oocyte	初级卵母细胞	初級卵母細胞
primary ossification center	初级骨化中心	初級骨化中心，原始骨化中心，原發骨化中心
primary oval foramen	初级卵圆孔	初級卵圓孔
primary ovarian follicle	初级卵泡	初級卵泡，原卵泡
primary palate	初发腭	初級上腭，初級上顎
primary peritoneal coelom	初级腹膜腔	初級腹膜腔
primary pharynx	原始咽	初級咽
primary pleural coelom	初级胸膜腔	初級胸膜腔
primary sex cord	初级性索	初級性索
primary somatomotor area	第一躯体运动区	第一軀體運動區
primary somatosensory area	第一躯体感觉区	第一軀體感覺區
primary spermatocyte	初级精母细胞	初級精母細胞
primary stem villus	初级绒毛干	初級幹絨毛
primary villus	初级绒毛	初級絨毛
primary visual area	第一视区	第一視區
primary yolk sac	初级卵黄囊	初級卵黄囊
primitive alveolar period	原始肺泡期	原始肺泡期
primitive cardiovascular system	原始心血管系统	原始心血管系統
primitive choana	原始后鼻孔	原始鼻後孔
primitive cortex	原[始]皮质，古皮质	原[始]皮質

英　文　名	大　陆　名	台　湾　名
primitive ectoderm	原始外胚层	原始外胚層
primitive endoderm	原始内胚层	原始內胚層
primitive glottis	原始声门	原始聲門
primitive groove	原沟	原溝
primitive gut	原肠	原腸
primitive meninx	原始脑脊膜	原始腦脊[髓]膜
primitive mesentery	原始系膜	原始繫膜
primitive node	原结，汉森结	原結，亨生氏結
primitive oral cavity	原始口腔	原始口腔
primitive pit	原窝，原凹	原窩
primitive septum transversum	原始横隔	原始橫隔
primitive spermatogonium	精原干细胞	精原幹細胞
primitive streak	原条	原條
primordial follicle	原始卵泡	原始卵泡，原始濾泡
primordial germ cell	原始生殖细胞	原始生殖細胞
primordial glottis	原始声门	原始聲門
primordium of palatine tonsil	腭扁桃体原基	腭扁桃體原基
primordium of parathyroid gland	甲状旁腺原基	副甲狀腺原基，甲狀旁腺原基
primordium of thymus	胸腺原基	胸腺原基
primordium of thyroid gland	甲状腺原基	甲狀腺原基
principal artery of thumb	拇主要动脉	拇主要動脈
principal cell	主细胞	主細胞
principal ganglion cell	主神经节细胞	主神經節細胞
principal piece	[精子尾]主段	主段，主節
principal sensory nucleus of trigeminal nerve	三叉神经感觉主核	三叉神經感覺主核
proboscis-like nose	管状鼻	長管狀鼻
procaryote	原核生物	原核生物
procerus	降眉间肌	降眉間肌
procerus muscle	降眉间肌	降眉間肌
prochordal plate	索前板	脊索前板
proctodeum	原肛	原肛
proerythroblast	原红细胞，前成红细胞	原成紅血球細胞，原紅血球母細胞
profunda brachii artery	肱深动脉	肱深動脈
profunda femoris vein	股深静脉	股深靜脈
progenitor cell	祖细胞	前驅細胞，先驅細胞

英 文 名	大 陆 名	台 湾 名
programmed cell death (PCD)	程序性细胞死亡	程序性細胞死亡，計畫性細胞死亡
proinsulin	胰岛素原	胰島素原
projection fiber	投射纤维	投射纖維
projection neurofiber	投射神经纤维	投射神經纖維
prokaryocyte	原核细胞	原核細胞
prokaryote	原核生物	原核生物
prokaryotic cell	原核细胞	原核細胞
proliferating cartilage zone	软骨增生区，软骨增殖区	軟骨增殖區
proliferative phase	增生期	增生期
prolymphocyte	幼淋巴细胞	前淋巴球
promegakaryoblast	幼巨核细胞	前巨核胚細胞，前巨核球母細胞，前成巨核細胞
prominence	隆凸	隆凸
prominence of facial canal	面神经管凸	面神經管凸
prominence of lateral semicircular canal	外骨半规管凸	外半規管凸
prominence of lateral semicircular duct	外骨半规管凸	外半規管凸
prominent vertebra	隆椎，第七颈椎	隆椎，第七頸椎
prominent vessel	隆凸血管	隆凸血管
promonocyte	幼单核细胞	前單核球
promontory	岬	岬
promontory of sacrum	骶骨岬	薦骨岬
promontory of tympanic cavity	鼓室岬	鼓室岬
promyelocyte	早幼粒细胞	前髓細胞，原粒細胞
pronator quadratus	旋前方肌	旋前方肌
pronator teres	旋前圆肌	旋前圓肌
pronator tuberosity	旋前肌粗隆	旋前肌粗隆
pronephric duct	前肾管，原肾管	原腎管
pronephric tubule	前肾小管，原肾小管	原腎小管
pronephros	前肾，原肾	原腎
pronucleus	原核	原核
proper hepatic artery	肝固有动脉	肝固有動脈
proper hepatic lymph node	肝固有淋巴结	肝固有淋巴結
proper ligament of ovary	卵巢固有韧带	卵巢固有韌帶
proper membrane of semicircular canal	膜半规管固有膜	膜半規管固有膜

英　文　名	大　陆　名	台　湾　名
proper membrane of semicircular duct	膜半规管固有膜	膜半規管固有膜
proper oral cavity	固有口腔	固有口腔
proper palmar digital artery	指掌侧固有动脉	指掌側固有動脈
proper palmar digital nerve	指掌侧固有神经	指掌側固有神經
proper palmar digital nerve of median nerve	正中神经指掌侧固有神经	正中神經指掌側固有神經
proper palmar digital nerve of ulnar nerve	尺神经指掌侧固有神经	尺神經指掌側固有神經
proper plantar digital artery	趾足底固有动脉	趾足底固有動脈
proper substance of cornea	角膜固有质	角膜固有質
proper substance of sclera	巩膜固有质	鞏膜固有質
proplasmacyte	幼浆细胞，前浆细胞	前漿細胞
proprioceptive sense	本体感觉	本體感覺
prospective area	预定[胚]区	預定區
prospective fate	预定命运	預定命運
prospective potency	预定潜能	預定潛能
prospective region	预定[胚]区	預定區
prostacyclin	前列环素	前列腺[環]素
prostaglandin I$_2$ (PGI$_2$)	前列环素	前列腺[環]素
prostate	前列腺	前列腺
prostate branch	前列腺支	前列腺枝
prostate gland	前列腺	前列腺
prostatic capsule	前列腺囊	前列腺囊
prostatic concretion	前列腺凝固体	前列腺凝固體
prostatic ductule	前列腺小管	前列腺小管
prostatic fascia	前列腺筋膜	前列腺筋膜
prostatic part	前列腺部	前列腺部
prostatic plexus	前列腺丛	前列腺叢
prostatic sheath	前列腺鞘	前列腺鞘
prostatic sinus	前列腺窦	前列腺竇
prostatic urethra	尿道前列腺部	尿道前列腺部
prostatic utricle	前列腺小囊	前列腺小囊
prostatic venous plexus	前列腺静脉丛	前列腺靜脈叢
prosthion	龈点，上牙槽中点	上齒槽中點
prosthion exoprothion	上牙槽前点，上齿槽前缘点	上齒槽前點
protectoral periodontium	保护性牙周膜	保護性牙周膜
protein	蛋白质	蛋白質

英　文　名	大　陆　名	台　湾　名
protein-secretory cell	蛋白[质]分泌细胞	蛋白分泌細胞
protoplasmic astrocyte	原浆性星形胶质细胞	原漿性星狀細胞，原漿性星形細胞
protuberance	隆凸	隆凸
proximal	近侧；近端[的]	近側；近端[的]
proximal convoluted tubule	近曲小管	近曲小管
proximal phalanx of finger	近节指骨	近節指骨
proximal phalanx of toe	近节趾骨	近節趾骨
proximal radioulnar joint	桡尺近侧关节	橈尺近側關節
proximal straight tubule	近直小管	近直小管
proximal tubule	近端小管	近端小管
pseudoglandular period	假腺期	假腺期
pseudohermaphroditism	假两性畸形，假双性人	偽雙性人，假陰陽症，偽兩性畸形
pseudopodium	伪足	偽足
pseudopregnancy	假妊娠，假孕	假孕，假妊娠
pseudostratified ciliated columnar epithelium	假复层纤毛柱状上皮	偽複層纖毛柱狀上皮
pseudostratified columnar epithelium	假复层柱状上皮	偽複層柱狀上皮
pseudounipolar neuron	假单极神经元	假單極神經元，偽單極神經元，擬單極神經元
psoas major	腰大肌	腰大肌
psoas minor	腰小肌	腰小肌
pterion	翼点	翼點
pternion	足跟点	足跟點
pterygoid branch	翼肌支	翼肌枝
pterygoid canal	翼管	翼管
pterygoid fissure of sphenoid bone	蝶骨翼切迹	蝶骨翼切跡
pterygoid fossa	翼窝	翼窩
pterygoid fossa of sphenoid bone	蝶骨翼窝	蝶骨翼窩
pterygoid fovea	翼肌窝，翼肌凹	翼肌凹
pterygoid hamulus	翼钩	翼鈎
pterygoid incisure	翼切迹	翼切跡
pterygoid notch	翼切迹	翼切跡
pterygoid notch of sphenoid bone	蝶骨翼切迹	蝶骨翼切跡

英　文　名	大　陆　名	台　湾　名
pterygoid plexus	翼静脉丛	翼[静脈]叢
pterygoid process	翼突	翼突
pterygoid process of sphenoid	蝶骨翼突	蝶骨翼突
pterygoid process of sphenoid bone	蝶骨翼突	蝶骨翼突
pterygoid tuberosity	翼肌粗隆	翼肌粗隆
pterygoid venous plexus	翼静脉丛	翼[静脈]叢
pterygomandibular raphe	翼突下颌缝，颊咽缝	翼下頜縫
pterygomandibular space	翼下颌间隙	翼下頜間隙
pterygomaxillary fissure	翼上颌裂	翼上頜裂
pterygomeningeal artery	翼脑膜动脉	翼腦膜動脈
pterygopalatine nerve	翼腭神经	翼腭神經
pterygopalatine fossa	翼腭窝	翼腭窩
pterygopalatine ganglion	翼腭神经节	翼腭神經節
pterygopharyngeal part	翼咽部	翼咽部
pterygopharyngeal part of superior constrictor of pharynx	咽上缩肌翼咽部	咽上縮肌翼咽部
pterygospinal ligament	翼棘韧带	翼棘韌帶
pterygospinal process	翼棘突	翼棘突
pterygospinous ligament	翼棘韧带	翼棘韌帶
pterygospinous process	翼棘突	翼棘突
PTH (=parathyroid hormone)	甲状旁腺[激]素	副甲狀腺素，甲狀旁腺素
pubic arch	耻骨弓	恥骨弓
pubic branch	耻骨支	恥骨枝
pubic branch of inferior epigastric artery	腹壁下动脉耻骨支	腹壁下動脈恥骨枝
pubic branch of obturator artery	闭孔动脉耻骨支	閉孔動脈恥骨枝
pubic crest	耻骨嵴	恥骨嵴
pubic hair	阴毛	陰毛
pubic region	耻区	恥區
pubic symphysis	耻骨联合	恥骨聯合
pubic tubercle	耻骨结节	恥骨結節
pubic vein	耻静脉	恥骨靜脈
pubis	耻骨	恥骨
puboanalis	耻骨肛管肌	恥骨肛管肌
pubococcygeal muscle	耻尾肌	恥尾肌
pubococcygeus	耻尾肌	恥尾肌

英　文　名	大　陆　名	台　湾　名
pubofemoral ligament	耻股韧带	恥股韌帶
puboperineale	耻骨会阴肌	恥骨會陰肌
puboprostatic ligament	耻骨前列腺韧带	恥骨前列腺韌帶
puboprostatic muscle	耻骨前列腺肌	恥骨前列腺肌
puboprostaticus	耻骨前列腺肌	恥骨前列腺肌
puborectalis	耻骨直肠肌	恥骨直腸肌
puborectal muscle	耻骨直肠肌	恥骨直腸肌
pubovaginalis	耻骨阴道肌	恥骨陰道肌
pubovaginal muscle	耻骨阴道肌	恥骨陰道肌
pubovesicalis	耻骨膀胱肌	恥骨膀胱肌
pubovesical ligament	耻骨膀胱韧带	恥骨膀胱韌帶
pubovesical muscle	耻骨膀胱肌	恥骨膀胱肌
pudendal canal	阴部管	陰部管
pudendal cleft	女阴裂	女陰裂
pudendal fissure	女阴裂	女陰裂
pudendal nerve	阴部神经	陰部神經
pulmonary agenesis	肺不发生	肺不發育
pulmonary alveolus	肺泡	肺泡
pulmonary artery atresia	肺动脉闭锁	肺動脈閉鎖
pulmonary artery stenosis	肺动脉狭窄	肺動脈狹窄
pulmonary branch	肺支	肺枝
pulmonary epithelial cell	肺泡上皮细胞	肺泡上皮細胞
pulmonary groove	肺沟	肺溝
pulmonary hilum	肺门	肺門
pulmonary hypoplasia	肺发育不全	肺發育不全
pulmonary juxtaesophageal lymph node	肺食管旁淋巴结	肺食道旁淋巴結
pulmonary ligament	肺韧带	肺韌帶
pulmonary lobule	肺小叶	肺小葉
pulmonary lymph node	肺淋巴结	肺淋巴結
pulmonary macrophage	肺巨噬细胞	肺巨噬細胞
pulmonary epithelial cell	肺泡上皮细胞	肺泡上皮細胞
pulmonary pleura	肺胸膜	肺胸膜
pulmonary plexus	肺丛	肺叢
pulmonary plexus of vagus nerve	迷走神经肺丛	迷走神經肺叢
pulmonary sulcus	肺沟	肺溝
pulmonary surface	肺面	肺面

英 文 名	大 陆 名	台 湾 名
pulmonary surface of heart	心肺面	心肺面
pulmonary trunk	肺动脉干	肺動脈幹
pulmonary valve	肺动脉瓣	肺動脈瓣
pulmonary vein	肺静脉	肺靜脈
pulp arteriole	髓微动脉	髓小動脈
pulp canal	[牙]根管	根管
pulp cavity of tooth	牙髓腔	牙髓腔
pulp chamber	牙冠腔	牙冠腔
pulpous nucleus	髓核	髓核
pulp venule	髓微静脉	髓小靜脈
pulpy nucleus	髓核	髓核
pulvinar	丘脑枕，丘脑后结节	丘腦枕，丘腦後結節
pulvinar nucleus	枕核	枕核，丘腦後結節核
pupil	瞳孔	瞳孔
pupillary margin	瞳孔缘	瞳孔緣
pupillary membrane	瞳孔膜	瞳孔膜
Purkinje's cell	浦肯野细胞	浦金耶氏細胞
Purkinje's cell layer	浦肯野细胞层	浦金耶氏細胞層
Purkinje's fiber	浦肯野纤维	浦金耶氏纖維
putamen	壳	被殼
pygopagus	臀连双胎	臀部聯胎
pyknosis	核固缩	核濃縮
pyloric antrum	幽门窦	幽門竇
pyloric canal	幽门管	幽門管
pyloric gland	幽门腺	幽門腺
pyloric lymph node	幽门淋巴结	幽門淋巴結
pyloric orifice	幽门口	幽門口
pyloric part	幽门部	幽門部
pyloric sphincter	幽门括约肌	幽門括約肌
pylorus	幽门	幽門
pyramid	锥体	錐體
pyramid part of temporal bone	颞骨锥部	顳骨錐部
pyramidal base	锥体底	錐體底
pyramidal cell	锥体细胞	錐體細胞，錐狀細胞
pyramidal decussation	锥体交叉	錐體交叉
pyramidal eminence	锥隆起	錐隆起

英　文　名	大　陆　名	台　湾　名
pyramidal fasciculus	锥体束	錐體徑，錐體束
pyramidalis	锥状肌	錐狀肌
pyramidalis auricularis	耳郭锥状肌	耳廓錐狀肌
pyramidal layer	锥体[细胞]层	錐體[細胞]層
pyramidal layer of archicortex	原皮质锥体[细胞]层	原皮質錐體[細胞]層
pyramidal lobe	锥状叶	錐狀葉
pyramidal muscle of auricle	耳郭锥状肌	耳廓錐狀肌
pyramidal process	锥突	錐突
pyramidal process of palatine bone	腭骨锥突	腭骨錐突
pyramidal system	锥体系	錐體系[統]
pyramidal tract	锥体束	錐體徑，錐體束
pyramid muscle	锥状肌	錐狀肌
pyramid of medulla oblongata	延髓锥体	延髓錐體
pyramid of vermis	蚓锥体	蚓錐體
pyramid of vestibule	前庭锥体	前庭錐體

Q

英　文　名	大　陆　名	台　湾　名
Q band (=quinacrine band)	Q 带	Q 帶
quadrangular lobule	方形小叶	方形小葉
quadrangular membrane	方形膜	方形膜
quadrate ligament	方形韧带	方形韌帶
quadrate lobe	方形叶	方形葉
quadrate muscle	方形肌	方形肌
quadrate muscle of sole	足底方肌	足底方肌
quadrate muscle of thigh	股方肌	股方肌
quadrate part	方形部	方形部
quadrate tubercle	方形结节	方形結節
quadratus femoris	股方肌	股方肌
quadratus lumborum	腰方肌	腰方肌
quadratus plantae	足底方肌	足底方肌
quadriceps femoris	股四头肌	股四頭肌
quadriceps muscle of thigh	股四头肌	股四頭肌
quadrigemina	四叠体	四疊體
quadrigeminal body	四叠体	四疊體
quadrigeminal cistern	四叠体池	四疊體池

英　文　名	大　陆　名	台　湾　名
quadrigeminal vein	四叠体静脉	四疊體静脈
quadrilateral foramen	四边孔	四邊孔
quadruplet pregnancy	四胎妊娠	四胎妊娠
quadruplets	四[胞]胎	四[胞]胎
quantitation in cytochemistry	细胞化学计量技术	細胞化學計量
quantitative cytophotometry	定量细胞光度术	定量細胞光度測定術
quantitative determination	定量测定	定量測定
quantitative examination	定量检查	定量檢查
quantitative histochemistry	定量组织化学	定量組織化學
quantitative imagery	定量显像	定量顯像
quick freezing	快速冷冻，快速冻结	快速凍結法
quick muscle	快速肌	快速肌
quiescence	静止期	静止期，休止期
quiescent ovary	静止卵巢	静止卵巢，休止卵巢
quiescent stage	静止期	静止期，休止期
quinacrine band (Q band)	Q 带	Q 帶
quintuplet pregnancy	五胎妊娠	五胎妊娠
quintuplets	五[胞]胎	五胎

R

英　文　名	大　陆　名	台　湾　名
rachischisis	脊柱裂	脊柱裂
radial	桡侧	橈側
radial arrangement	辐射排列	輻射排列
radial artery	桡动脉	橈動脈
radial artery of index finger	示指桡侧动脉	示指橈側動脈
radial bicipital groove	肱二头肌桡侧沟	肱二頭肌橈側溝
radial bicipital sulcus	肱二头肌桡侧沟	肱二頭肌橈側溝
radial carpal canal	腕桡侧管	腕橈側管
radial carpal collateral ligament	腕桡侧副韧带	腕橈側副韌帶
radial cleavage	辐射[式]卵裂	輻射式卵裂
radial collateral artery	桡侧副动脉	橈側副動脈
radial collateral ligament	桡侧副韧带	橈側副韌帶
radiale	桡骨点；辐板	橈骨點；輻板
radial fiber	放射纤维，辐射纤维	放射纖維，輻射纖維
radial fossa	桡骨窝	橈骨窩

英　文　名	大　陆　名	台　湾　名
radial groove	桡神经沟	橈神經溝
radial head	桡骨头	橈骨頭
radial head of flexor digitorum superficialis	指浅屈肌桡骨头	指屈淺肌橈骨頭，屈指淺肌橈骨頭
radial incisure	桡切迹	橈骨切跡
radial margin	桡侧缘	橈側緣
radial migration	辐射迁移	輻射遷移
radial nerve	桡神经	橈神經
radial neural tube	桡神经管	橈神經管
radial neuroglial cell	放射状[神经]胶质细胞	輻射狀神經膠細胞
radial notch	桡切迹	橈骨切跡
radial plate	辐板	輻板
radial recurrent artery	桡侧返动脉	橈側返動脈
radial styloid process	桡骨茎突	橈骨莖突
radial symmetrical type	辐射对称型	輻射對稱型
radial tuberosity	桡骨粗隆	橈骨粗隆
radial vein	桡静脉	橈靜脈
radiate carpal ligament	腕辐状韧带	腕輻射狀韌帶，腕放射韌帶
radiate fiber of ciliary muscle	睫状肌辐射状纤维	睫狀肌輻射狀纖維
radiate ligament of costal head	肋头辐状韧带	肋[骨]頭輻射狀韌帶
radiate ligament of head of rib	肋头辐状韧带	肋[骨]頭輻射狀韌帶
radiate sternocostal ligament	胸肋辐状韧带	胸肋輻射狀韌帶
radiation of corpus callosum	胼胝体辐射	胼胝體放射，胼胝體輻射
radicular branch	根支	根枝
radicular pulp	牙根髓	牙根髓，齒根髓
radiocarpal joint	桡腕关节	橈腕關節
radiohistography	放射组织自显影术	放射組織自顯影術，輻射組織自顯影術
radioulnar articulation	桡尺关节	橈尺關節
radioulnar joint	桡尺关节	橈尺關節
radioulnar syndesmosis	桡尺[韧带]连结	橈尺韌帶聯合
radius	桡骨	橈骨
radix of lung	肺根	肺根
radix of mesentery	肠系膜根	腸繫膜根
radix pili	毛根	毛根
ramus of ischium	坐骨支	坐骨枝
ramus of mandible	下颌支	下頜枝

英 文 名	大 陆 名	台 湾 名
ranula	舌下囊肿	舌下囊腫
Ranvier node	郎飞结	郎飛氏結，蘭氏結
raphe	缝	縫
raphe nuclear group	中缝核群	中縫核群
raphe nucleus of pons	脑桥中缝核	橋腦中縫核
raphe of medulla oblongata	延髓缝	延髓縫
raphe of penis	阴茎缝	陰莖縫
raphe of perineum	会阴缝	會陰縫
raphe of pharynx	咽缝	咽縫
raphe of pons	脑桥缝	橋腦縫
raphe of scrotum	阴囊缝	陰囊縫
raphe penis	阴茎缝	陰莖縫
RAS (=reticular activating system)	网状激活系统	網狀活化系統
Rathke's pocket	拉特克囊	拉特克氏囊
Rathke's pouch	拉特克囊	拉特克氏囊
recapitulation law	重演律	重演律
receptaculum chyli	乳糜池	乳糜池
receptive neuron	感受神经元	感受神經元
receptor	感受器；受体	感受器；受體
receptor protein	受体蛋白	受體蛋白
recess	隐窝	隱窩
recessive character	隐性性状	隱性性狀
recessive gene	隐性基因	隱性基因
recess of infundibulum	漏斗隐窝	漏斗隱窩
recessus	隐窝	隱窩
reciprocal induction	相互诱导	相互誘導
reciprocal inhibition	相互抑制	相互抑制
reciprocal innervation	交互神经支配	交互神經支配
reciprocal synapse	交互突触	交互突觸
recirculation lymphocyte	再循环淋巴细胞	再循環淋巴細胞
recombination	重组	重組，重結合
rectal ampulla	直肠壶腹	直腸壺腹
rectal atresia	直肠闭锁	直腸閉鎖
rectal column	直肠柱	直腸柱
rectal fistula	直肠瘘	直腸瘻[管]
rectal gland	直肠腺	直腸腺

英　文　名	大　陆　名	台　湾　名
rectal pit	肛门窝	肛窝，直腸窝
rectal valve	直肠瓣	直腸瓣
rectal venous plexus	直肠静脉丛	直腸靜脈叢
rectococcygeal muscle	直肠尾骨肌	直腸尾骨肌
rectoperinealis	直肠会阴肌	直腸會陰肌
rectourethral fistula	直肠尿道瘘	直腸尿道瘘[管]
rectourethralis	直肠尿道肌	直腸尿道肌
rectourethralis inferior	下直肠尿道肌	下直腸尿道肌
rectourethralis superior	上直肠尿道肌	上直腸尿道肌
rectourethral muscle	直肠尿道肌	直腸尿道肌
rectouterine excavation	直肠子宫陷凹	直腸子宮陷凹
rectouterine fold	直肠子宫襞	直腸子宮襞
rectouterine muscle	直肠子宫肌	直腸子宮肌
rectouterine pouch	直肠子宫陷凹	直腸子宮陷凹
rectovaginal fistula	直肠阴道瘘	直腸陰道瘘[管]
rectovaginal septum	直肠阴道隔	直腸陰道隔
rectovesical excavation	直肠膀胱陷凹	直腸膀胱陷凹
rectovesical fistula	直肠膀胱瘘	直腸膀胱瘘[管]
rectovesical muscle	直肠膀胱肌	直腸膀胱肌
rectovesical pouch	直肠膀胱陷凹	直腸膀胱陷凹
rectovesical septum	直肠膀胱隔	直腸膀胱隔
rectum	直肠	直腸
rectus abdominis	腹直肌	腹直肌
rectus capitis anterior	头前直肌	頭前直肌
rectus capitis lateralis	头外[侧]直肌	頭外[側]直肌
rectus capitis posterior major	头后大直肌	頭後大直肌
rectus capitis posterior minor	头后小直肌	頭後小直肌
rectus femoris	股直肌	股直肌
recurrent artery	返动脉	返動脈
recurrent branch of median nerve	正中神经返支	正中神經返枝
recurrent interosseous artery	骨间返动脉	骨間返動脈
recurrent laryngeal nerve	喉返神经	喉返神經
recurrent meningeal branch	脑膜返支	腦膜返枝
red bone marrow	红骨髓	紅骨髓
red cell	红细胞	紅細胞，紅血球
redifferentiation	再分化	再分化

英　文　名	大　陆　名	台　湾　名
red muscle	红肌	紅肌
red muscle fiber	红肌纤维	紅肌纖維
red nucleus	红核	紅核
red protein	红蛋白	紅蛋白
red pulp	红髓	紅髓
reductase	还原酶	還原酶
reductional division	减数分裂	減數分裂
reduction of midgut hernia	中肠疝复位	中腸疝[氣]整復
refective regeneration	治愈再生	治癒再生
refertilization	再受精	再受精
reflected head	反折头	反折頭
reflected head of rectus femoris	股直肌反折头	股直肌反折頭
reflected ligament	反转韧带	反轉韌帶
reflecting microscope	反射显微镜	反射顯微鏡
reflector	反射镜，反光镜	反光鏡，反射器
reflex	反射	反射
reflex arc	反射弧	反射弧
reflex ovulation	反射性排卵	反射性排卵
refractive index	折射率	折射率
regeneration	再生	再生
regeneration blastema	再生芽基	再生胚芽
regeneration of nerve	神经再生	神經再生
regeneration power	再生[能]力	再生[能]力
regional anatomy	局部解剖学	局部解剖學
regional lymph node	局部淋巴结	局部淋巴結
region and part of body	人体分区和分部	人體分區和分部
region of abdomen	腹部分区	腹部分區
region of breast	胸部分区	胸部分區
region of face	面部分区	面部分區
region of head	头部分区	頭部分區
region of lower extremity	下肢分区	下肢分區
region of lower leg	小腿区	小腿區
region of neck	颈区	頸部分區
region of upper extremity	上肢分区	上肢分區
regression	退化	退化
regressive staining	退行性染色	退行性染色

英 文 名	大 陆 名	台 湾 名
regular dense connective tissue	规则致密结缔组织	規則緻密結締組織
regulation factor	调节因子	調節因子，調整因子
regulatory gene	调节基因，控制基因	調節基因，調整基因，控制基因
regulatory development	调整型发育	調整型發育
regulatory T cell	调节性 T 细胞	調節性 T 細胞
Reichert's canal	赖歇特管	賴休德氏管
Reichert's cartilage	赖歇特软骨，舌骨弓软骨	賴休德氏軟骨
Reichert's membrane	赖歇特膜	賴休德氏膜
Reissner's membrane	前庭膜，赖斯纳膜	前庭膜，賴斯納氏膜
relaxin	松弛素	鬆弛素
releasing factor	释放因子	釋放因子
ren	肾	腎[臟]
renal agenesis	肾缺如，肾不发生，肾不发育	無腎[畸形]，腎缺失，腎未發育
renal artery	肾动脉	腎動脈
renal branch	肾支	腎枝
renal calyx	肾盏	腎盞，輸卵管蕚
renal capsule	肾小囊，鲍曼囊	腎小囊，腎球囊，鮑氏囊
renal column	肾柱	腎柱
renal corpuscle	肾小体	腎小體
renal cortex	肾皮质	腎皮質
renal erythropoietic factor	肾性红细胞生成因子	腎性紅血球生成因子
renal fascia	肾筋膜	腎筋膜
renal ganglion	肾节	腎神經節
renal glomerulus	肾小球	腎小球，腎絲球
renal hilum	肾门	腎門
renal impression	肾压迹	腎壓跡
renal infundibulum	肾漏斗	腎漏斗
renal interstitial cell	肾间质细胞	腎間質細胞
renal interstitium	肾间质	腎間質
renal lobe	肾叶	腎葉
renal lobule	肾小叶	腎小葉
renal medulla	肾髓质	腎髓質
renal papilla	肾乳头	腎乳頭
renal pelvis	肾盂	腎盂
renal plexus	肾丛	腎叢

英　文　名	大　陆　名	台　湾　名
renal portal system	肾门脉系	腎門脈系
renal pyramid	肾锥体	腎錐體
renal segment	肾段	腎段
renal sinus	肾窦	腎竇
renal surface	肾面	腎面
renal surface of adrenal gland	肾上腺肾面	腎上腺腎面
renal surface of spleen	脾肾面	脾腎面
renal tubule	肾小管	腎小管
renal unit	肾单位	腎單位，腎元
renal vein	肾静脉	腎靜脈
reniculus	肾小叶	腎小葉
renin	肾素	腎素，血管緊張肽原酶
Renshaw's cell	闰绍细胞	閏紹氏細胞
renucleation	核植入	核植入
replica	复型，复制模	複製模
reproduction	生殖	生殖，繁殖
reproductive cell	生殖细胞	生殖細胞
reproductive cycle	生殖周期	生殖週期
reproductive engineering	生殖工程	生殖工程
reproductive gland	生殖腺	生殖腺
reproductive organ	生殖器[官]	生殖器[官]
reproductive period	生殖期，繁殖期	生殖期，繁殖期
reproductive system	生殖系统	生殖系統
RER (=rough endoplasmic reticulum)	粗面内质网	粗面内質網
reserve cartilage zone	软骨储备区	軟骨儲備區
reserve cell	储备细胞	儲備細胞
reserve zone	储备区	儲備區
residual body	残余体	殘餘體
residual chromosome	残余染色体	殘餘染色體
residual cytoplasm	多余胞质	殘餘細胞質
residual lumen	残遗腔	殘遺腔
residue	残余物	殘餘物
resin	树脂	樹脂
resistance vessel	[外周]阻力血管	阻力血管
resorcin fuchsin	间苯二酚品红，雷锁辛品红	間苯二酚品紅，間苯二酚複紅

英　文　名	大　陆　名	台　湾　名
resorption	再吸收，重吸收	再吸收，重吸收
respiration	呼吸	呼吸
respiratory bronchiole	呼吸性细支气管	呼吸性細支氣管
respiratory distress syndrome	呼吸窘迫综合征	呼吸窘迫症候群
respiratory diverticulum	呼吸憩室	呼吸憩室
respiratory epithelium	呼吸上皮	呼吸上皮
respiratory organ	呼吸器官	呼吸器官
respiratory pigment	呼吸色素	呼吸色素
respiratory region	呼吸区	呼吸區
respiratory system	呼吸系统	呼吸系統
respiratory tissue	呼吸组织	呼吸組織
respiratory tree	呼吸树	呼吸樹
responder	反应者，反应物	反應者，反應物
responding tissue	反应组织	反應組織
restiform body	绳状体	繩狀體
resting cell	静息细胞	靜止細胞，休眠細胞，休止細胞
resting chromosome	静止染色体	靜止染色體，休止染色體
resting mammary gland	静止期乳腺	靜止期乳腺，休止期乳腺
resting nucleus	静止核	靜止核，休止核
resting stage	静止期	靜止期，休止期
restitution nucleus	重组核	重組核
retained placenta	胎盘滞留	胎盤滯留
retained testis	隐睾，睾丸未降	隱睾，未下降睾丸
retaining band of skin	皮支持带	皮支持帶
rete mirabile	奇网	奇網
rete ovarium	卵巢网	卵巢網
rete testis	睾丸网	睾丸網
retia venosum	静脉网	靜脈網
reticular activating system (RAS)	网状激活系统	網狀活化系統
reticular apparatus	网状器	網狀器
reticular cell	网状细胞	網狀細胞
reticular connective tissue	网状结缔组织	網狀結締組織
reticular fiber	网状纤维	網狀纖維
reticular formation	网状结构	網狀結構
reticular formation of brain stem	脑干网状结构	腦幹網狀結構

英　文　名	大　陆　名	台　湾　名
reticular formation of spinal cord	脊髓网状结构	脊髓網狀結構
reticular lamina	网板	網狀板
reticular layer	网织层，网状层	網狀層
reticular membrane	网状膜	網狀膜
reticular nucleus of thalamus	丘脑网状核	丘腦網狀核
reticular part	网状部	網狀部
reticular part of substantia nigra	黑质网状部	黑質網狀部
reticular tissue	网状组织	網狀組織
reticular zone	网状带	網狀帶
reticulated bone	网状骨	網狀骨
reticulin	网状蛋白	網狀蛋白
reticulocerebellar fiber	网状小脑纤维	網狀小腦纖維
reticulocyte	网织红细胞	網狀紅細胞，網織紅血球
reticuloendothelial cell	网状内皮细胞	網狀內皮細胞
reticuloendothelial system	网状内皮系统	網狀內皮系統
reticulospinal tract	网状脊髓束	網狀脊髓徑
retina	视网膜	視網膜
retinaculum	支持带	支持帶
retinaculum cutis	皮支持带	皮支持帶
retinal cone	视锥	視錐
retinal germ	视网膜芽	視網膜芽
retinal pigment	视网膜色素	視網膜色素
retinal rod	视杆	視桿
retinene	视黄醛	視黃醛
retinoblast	成视网膜细胞，视网膜胚原细胞	視網膜胚原細胞
retinochrome	视网膜色素	視網膜色素
retinohypothalamic fiber	视网膜下丘脑纤维	視網膜下丘腦纖維，視網膜下視丘纖維
retothelium	网织上皮，网织外层	網織上皮，網織外層
retractor	缩肌	縮肌
retroauricular lymph node	耳后淋巴结	耳後淋巴結
retrobranchial crest	鳃后嵴	鰓後嵴
retrocecal lymph node	盲肠后淋巴结	盲腸後淋巴結
retrocecal recess	盲肠后隐窝	盲腸後隱窩
retrochiasmatic venous arch	视交叉后静脉弓	視交叉後靜脈弓

英 文 名	大 陆 名	台 湾 名
retrodorsolateral nucleus	背外侧后核	背外側後核
retroduodenal artery	十二指肠后动脉	十二指腸後動脈
retroduodenal recess	十二指肠后隐窝	十二指腸後隱窩
retroesophageal space	食管后间隙	食道後間隙
retrograde axonal transport	逆行轴突运输	逆行軸突運輸
retrograde degeneration	逆行变性，退行性变	逆行變性，逆行性變化
retrogressive development	逆行发育，退化发育	退化性發育，退行發育
retrohyoid bursa	舌骨后囊	舌骨後囊
retrolentiform part	豆状核后部	豆狀核後部
retromandibular vein	下颌后静脉	下頜後靜脈
retroolivary area	橄榄后区	橄欖後區
retroolivary groove	橄榄后沟	橄欖後溝
retroolivary sulcus	橄榄后沟	橄欖後溝
retroolivary vein	橄榄后静脉	橄欖後靜脈
retroperistalsis	逆蠕动	逆蠕動
retroperitoneal lymph sac	腹膜后淋巴囊	腹膜後淋巴囊
retroperitoneal space	腹膜后间隙	腹膜後隙
retropharyngeal lymph node	咽后淋巴结	咽後淋巴結
retropharyngeal space	咽后间隙	咽後間隙
retroposterolateral nucleus of spinal cord	脊髓后外侧后核	脊髓後外側後核
retropubic space	耻骨后间隙	恥骨後隙
retropyloric lymph node	幽门后淋巴结	幽門後淋巴結
retropyramidal fissure	椎后裂	椎後裂
retroscrotal penis	阴囊后阴茎	陰囊後陰莖
retrosternal hernia	胸骨后疝	胸骨後疝
retrosternal space	胸骨后间隙	胸骨後間隙
Retzius' cavity	雷丘斯腔	雷濟厄斯氏腔
Retzius' fiber	雷丘斯纤维	雷濟厄斯氏纖維
Retzius' foramen	雷丘斯孔	雷濟厄斯氏孔
Retzius' space	雷丘斯间隙	雷濟厄斯氏間隙
Retzius' stria	雷丘斯纹	雷濟厄斯氏紋
Retzius' line	雷丘斯[生长]线	雷濟厄斯氏線
reuniens nucleus	连结核	連結核
reversed rotation	反向转位	逆轉動
Rexed's lamina	雷克塞德板层	雷克塞德層，Rexed 氏層
rhabdocyte	杆状细胞	桿狀細胞

英 文 名	大 陆 名	台 湾 名
rhabdus	杆状体	桿狀體
Rh blood group system (=rhesus blood group system)	Rh 血型系统，恒河猴血型系统	Rh 血型系統，恆河猴血型系統
rheotropism	逆流性	逆流性
rhesus blood group system (Rh blood group system)	Rh 血型系统，恒河猴血型系统	Rh 血型系統，恆河猴血型系統
rhinal groove	嗅脑沟	嗅腦溝
rhinal sulcus	嗅脑沟	嗅腦溝
rhinencephalon	嗅脑	嗅腦
rhinion	鼻尖点	鼻尖點
rhodamine B	罗丹明 B，玫瑰红 B，碱性玫瑰精	玫瑰红 B，藍光鹼性蕊香紅
rhodopsin	视紫红质	視紫[紅]質
rhombencephalic isthmus	菱脑峡	菱腦峽
rhombencephalon	菱脑	菱腦
rhombencephalon vesicle	菱脑泡	菱腦泡
rhombic groove	菱脑沟	菱溝
rhombic lip	菱唇	菱唇
rhombogen	菱形体	菱形體
rhomboidal nucleus	菱形核	菱形核
rhomboidal sinus	菱形窦	菱形竇
rhomboideus	菱形肌	菱形肌
rhomboideus major	大菱形肌	大菱形肌
rhomboideus minor	小菱形肌	小菱形肌
rhomboid fossa	菱形窝	菱形窩
rhomboid major	大菱形肌	大菱形肌
rhomboid minor	小菱形肌	小菱形肌
rhombomere	菱脑节	菱腦節，神經原節
rhythm	节律	節律
rib	肋	肋
rib I	第一肋	第一肋
rib II	第二肋	第二肋
ribonucleic acid (RNA)	核糖核酸	核糖核酸
ribonucleoprotein particle	核糖核蛋白颗粒	核糖核蛋白[顆]粒
ribose	核糖	核糖
riboside	核苷	核苷
ribosome	核糖体，核[糖核]蛋白体	核糖體，核蛋白體

英　文　名	大　陆　名	台　湾　名
ridge of nose	鼻堤	鼻堤
ridge of skin	皮嵴	皮嵴
right anterior cardinal vein	右前主静脉	右前主靜脈
right anterior lobe	右前叶	右前葉
right aortic arch	右主动脉弓	右主動脈弓
right atrioventricular orifice	右房室口	右房室口
right atrioventricular valve	右房室瓣	右房室瓣
right atrium	右心房	右心房
right auricle	右心耳	右心耳
right border of heart	心右缘	心右緣
right brachiocephalic vein	右头臂静脉	右頭臂靜脈
right branch	右支	右枝
right branch of hepatic portal vein	肝门静脉右支	肝門靜脈右枝
right branch of proper hepatic artery	肝固有动脉右支	肝固有動脈右枝
right bronchomediastinal trunk	右支气管纵隔干	右支氣管縱隔幹
right bundle branch	右束支	右束枝
right cavernous body of clitoris	阴蒂右海绵体	陰蒂右海綿體
right circumflex branch	右旋支	右旋枝
right colic artery	右结肠动脉	右結腸動脈
right colic flexure	结肠右曲，肝曲	結腸右曲，右結腸曲
right colic lymph node	右结肠淋巴结	右結腸淋巴結
right colic vein	右结肠静脉	右結腸靜脈
right common cardinal vein	右总主静脉	右總主靜脈
right coronary artery	右冠状动脉	右冠狀動脈
right coronary vein	右冠状静脉	右冠狀靜脈
right crus	右脚	右腳
right crus of diaphragm	膈肌右脚，右膈脚	膈肌右腳，橫膈右腳
right duct of caudate lobe	尾状叶右管	尾狀葉右管
right fibrous ring	右纤维环	右纖維環
right fibrous triangle	右纤维三角	右纖維三角
right fibrous trigone	右纤维三角	右纖維三角
right flexural artery	右曲动脉	右曲動脈
right flexure of colon	结肠右曲	結腸右曲，右結腸曲
right gastric artery	胃右动脉	胃右動脈

英　文　名	大　陆　名	台　湾　名
right gastric lymph node	胃右淋巴结	胃右淋巴結
right gastric vein	胃右静脉	胃右静脈
right gastroepiploic artery	胃网膜右动脉	胃網膜右動脈
right gastroepiploic vein	胃网膜右静脉	胃網膜右静脈
right gastroomental artery	胃网膜右动脉	胃網膜右動脈
right gastroomental lymph node	胃网膜右淋巴结	胃網膜右淋巴結
right gastroomental vein	胃网膜右静脉	胃網膜右静脈
right hepatic duct	肝右管	肝右管，右肝管
right hepatic vein	肝右静脉	肝右静脈
right horn of uterus	子宫右角	子宫右角
right hypogastric nerve	右腹下神经	右腹下神經
right inferior lobar bronchus	右肺下叶支气管	右肺下葉支氣管
right inferior pulmonary vein	右下肺静脉	右下肺静脈
right infrahepatic space	右肝下间隙	右肝下間隙
right interlobar fissure	右叶间裂	右葉間裂
right internal thoracic artery	右胸廓内动脉	右胸廓内動脈
right intersegmental fissure	右段间裂	右段間裂，右節間裂
right jugular trunk	右颈干	右頸幹
right kidney	右肾	右腎
right lamina	右板	右板
right liver	右肝	右肝
right lobe	右叶	右葉
right lobe of liver	肝右叶	肝右葉
right lobe of prostate	前列腺右叶	前列腺右葉
right lobe of thyroid gland	甲状腺右叶	甲狀腺右葉
right lumbar lymph node	右腰淋巴结	右腰淋巴結
right lumbar trunk	右腰干	右腰幹
right lung	右肺	右肺
right lymphatic duct	右淋巴导管	右淋巴導管
right margin	右缘	右緣
right marginal branch	右缘支	右緣枝
right marginal vein	右缘静脉	右緣静脈
right margin of uterus	子宫右缘	子宫右緣
right mesenteric sinus	右肠系膜窦	右腸繫膜竇
right middle lobar bronchus	右肺中叶支气管	右肺中葉支氣管
right ovarian vein	右卵巢静脉	右卵巢静脈

英　文　名	大　陆　名	台　湾　名
right paracolic sulcus	右结肠旁沟	右結腸旁溝
right part	右部	右部
right part of liver	肝右部	肝右部
right plate	右板	右板
right posterior cardinal vein	右后主静脉	右後主靜脈
right posterior lobe	右后叶	右後葉
right posterolateral branch	右后外侧支	右後外側枝
right primary bronchus	右主支气管	右主支氣管
right principal bronchus	右主支气管	右主支氣管
right pulmonary artery	右肺动脉	右肺動脈
right pulmonary vein	右肺静脉	右肺靜脈
right renal vein	右肾静脉	右腎靜脈
right semilunar cusp	右半月瓣	右半月瓣
right semilunar cusp of aortic valve	主动脉瓣右半月瓣	主動脈瓣右半月瓣
right semilunar cusp of pulmonary valve	肺动脉瓣右半月瓣	肺動脈瓣右半月瓣
right subclavian artery	右锁骨下动脉	右鎖骨下動脈
right subclavian trunk	右锁骨下干	右鎖骨下幹
right superior intercostal vein	右肋间上静脉	右肋間上靜脈
right superior lobar bronchus	右肺上叶支气管	右肺上葉支氣管
right superior pulmonary vein	右上肺静脉	右上肺靜脈
right superior tracheobronchial lymph node	右气管支气管上淋巴结	右氣管支氣管上淋巴結
right suprahepatic space	右肝上间隙	右肝上間隙
right suprarenal vein	右肾上腺静脉	右腎上腺靜脈
right testicular vein	右睾丸静脉	右睪丸靜脈
right triangular ligament	右三角韧带	右三角韌帶
right ventricle	右心室	右心室
rigor mortis	死僵	死僵
rima	裂[口]	裂[口]
rima glottidis	声门裂	聲門裂
rima oris	口裂	口裂
rima vestibuli	前庭裂	前庭裂
ring chromosome	环形染色体	環形染色體
ring finger	环指	環指
ring nucleus	环形核	環形核

英　文　名	大　陆　名	台　湾　名
ring-shaped placenta	环状胎盘	環狀胎盤
risorius	笑肌	笑肌
risorius muscle	笑肌	笑肌
RNA (=ribonucleic acid)	核糖核酸	核糖核酸
Robin's sequence	罗班序列征	羅賓氏序列症
rod bipolar cell	杆状双极细胞	視桿雙極細胞
rod cell	视杆细胞	視桿細胞
rod ellipsoid	视杆椭圆体	視桿橢圓體
rod fiber	视杆纤维	視桿纖維
rod-shaped cell	杆状细胞	桿狀細胞
rod spherule	视杆小球	視桿小球
Rolando's vein	中央静脉，罗兰多静脉	中央靜脈，Rolando 氏靜脈
roller tube culture	滚管培养	滾軸管內培養法
roof of orbit	眶顶	眶頂
roof plate	顶板	頂板
root apex of tooth	牙根尖	牙根尖，齒根尖
root canal	[牙]根管	根管
root cell	根细胞	根細胞
rootlet	根丝	根絲
rootlet of spinal nerve	脊神经根丝	脊神經根絲
root of brachial plexus	臂丛根	臂叢根
root of lung	肺根	肺根
root of mesentery	肠系膜根	腸繫膜根
root of nail	甲根	甲根
root of nose	鼻根	鼻根
root of penis	阴茎根	陰莖根
root of tongue	舌根	舌根
root of tooth	牙根	牙根，齒根
root pulp	根髓	根髓
root sheath	根鞘	根鞘
rose bengal	玫瑰红	玫瑰紅，四碘四氯螢光素
rosin	松香	透明松香
rostral pontine reticular nucleus	脑桥嘴侧网状核	橋腦嘴側網狀核
rostrum of corpus callosum	胼胝体嘴	胼胝體嘴
rotary microtome	旋转式切片机	旋轉式切片機
rotatoris	回旋肌	轉肌
rotatoris cervicis	颈回旋肌	頸轉肌

英　文　名	大　陆　名	台　湾　名
rotatoris lumbi	腰回旋肌	腰[回]轉肌
rotatoris muscle	回旋肌	轉肌
rotatoris muscle of neck	颈回旋肌	頸轉肌
rotatoris muscle of thorax	胸回旋肌	胸轉肌
rotatoris thoracis	胸回旋肌	胸轉肌
roter	唇缘	唇緣
rough endoplasmic reticulum (RER)	粗面内质网	粗面内質網
round ligament	圆韧带	圓韌帶
round ligament of liver	肝圆韧带	肝圓韌帶
round ligament of uterus	子宫圆韧带	子宮圓韌帶
round pronator muscle	旋前圆肌	旋前圓肌
round window	圆窗	圓窗
rubriblast	原红细胞，前成红细胞	原成紅血球細胞，原紅血球母細胞
rubricyte	中幼红细胞，嗜多染性成红[血]细胞	中幼紅細胞，多染性正成紅血細胞
rubroolivary tract	红核橄榄束	紅核橄欖徑，紅核橄欖束
rubrospinal tract	红核脊髓束	紅核脊髓徑，紅核脊髓束
rudiment	原基	原基
rudimentary organ	退化器官，痕迹器官	退化器官，痕跡器官
Ruffini's corpuscle	鲁菲尼小体	魯分尼氏小體，球狀小體
Ruffini's spindle	鲁菲尼梭	魯分尼氏梭
ruffled border	皱褶缘	皺褶緣
ruga	皱襞	皺襞，皺褶，褶襞
ruga iridis	虹膜皱襞	虹膜皺襞
ruga of vagina	阴道褶	陰道褶，陰道皺襞
ruga vaginalis	阴道褶	陰道褶，陰道皺襞
rump	臀部	臀部
ruptor ovi	破卵器	破卵器
ruptured follicle	破裂卵泡	破裂卵泡
rupture of bag	破水	破水
Russell's body	拉塞尔小体	羅素氏小體

S

英　文　名	大　陆　名	台　湾　名
SABC method	链霉抗生物素蛋白-生物素-	鏈黴抗生物素蛋白-生物素-

英　文　名	大　陆　名	台　湾　名
(=streptavidin-biotin-peroxidase complex method)	过氧化物酶复合物法，SABC 法	過氧化酶複合物法，SABC 法
sac	囊	囊
sacciform recess	囊状隐窝	囊狀隱窩
saccular gland	泡状腺	泡狀腺
saccular nerve	球囊神经	球囊神經
saccular portion	球状部	球狀部
saccule	球囊	球囊
saccus alveolaris	肺泡囊	肺泡囊
saccus endolymphaticus	内淋巴囊	内淋巴囊
saccus lacrimalis	泪囊	淚[腺]囊
saccus lymphaticus	淋巴囊	淋巴囊
saccus pulmonalis	肺囊	肺囊
saccus vitellinus	卵黄囊	卵黃囊
sacral apex	骶骨尖	薦骨尖
sacral bone	骶骨	薦骨
sacral canal	骶管	薦管
sacral curvature	骶曲	薦曲
sacral curvature of vertebral column	脊柱骶曲	脊柱薦曲
sacral flexure	骶曲	薦曲
sacral flexure of rectum	直肠骶曲	直腸薦曲
sacral ganglion	骶神经节	薦神經節
sacral hiatus	骶管裂孔	薦管裂孔
sacral horn	骶角	薦角
sacral lymph node	骶淋巴结	薦淋巴結
sacral nerve	骶神经	薦神經
sacral parasympathetic nucleus	骶副交感核	薦副交感核
sacral plexus	骶丛	薦叢
sacral region	骶区	薦區
sacral splanchnic nerve	骶内脏神经	薦内臟神經
sacral spot	骶斑，臀斑	薦骨斑，臀斑
sacral tuberosity	骶骨粗隆	薦[骨]粗隆
sacral venous plexus	骶静脉丛	薦靜脈叢
sacral vertebra	骶椎	薦椎
sacrococcygeal joint	骶尾关节	薦尾關節

英　文　名	大　陆　名	台　湾　名
sacrococcygeal region	骶尾区	薦尾區
sacroiliac joint	骶髂关节	薦髂關節
sacropelvic surface	骶盆面	薦骨盆面
sacrospinal ligament	骶棘韧带	薦棘韌帶
sacrospinous ligament	骶棘韧带	薦棘韌帶
sacrotuberal ligament	骶结节韧带	薦結節韌帶
sacrotuberous ligament	骶结节韧带	薦結節韌帶
sacrum	骶骨	薦骨
saddle joint	鞍状关节	鞍狀關節
safranine	番红	番紅
sagittal	矢状[的]	矢狀[的]
sagittal axis	矢状轴	矢狀軸
sagittal border	矢状缘	矢狀緣
sagittal border of parietal bone	顶骨矢状缘	頂骨矢狀緣
sagittal margin	矢状缘	矢狀緣
sagittal plane	矢状面	矢狀面
sagittal section	矢状切面	矢狀切面
sagittal suture	矢状缝	矢狀縫
saliva	唾液	唾液
salivary amylase	唾液淀粉酶	唾液澱粉酶
salivary gland	唾液腺	唾[液]腺
salpingopalatine fold	咽鼓管腭襞	耳咽管腭襞
salpingopharyngeal fold	咽鼓管咽襞	耳咽管咽襞
salpingopharyngeal muscle	咽鼓管咽肌	耳咽管咽肌
salpingopharyngeus	咽鼓管咽肌	耳咽管咽肌
saltatory conduction	跳跃式传导	跳躍傳導
Santorini's duct	副胰管，圣托里尼管	副胰管，山多利尼氏管
saphenous branch	隐支	隱枝
saphenous hiatus	隐静脉裂孔	隱靜脈裂孔，隱靜脈口
saphenous nerve	隐神经	隱神經
saphenous opening	隐静脉裂孔	隱靜脈裂孔，隱靜脈口
sarcolemma	肌膜	肌[纖維]膜
sarcomere	肌节	肌節
sarcoplasm	肌质，肌浆	肌質，肌漿
sarcoplasmic reticulum	肌质网，肌浆网	肌質網
sarcosome	肌粒	肌粒，肌細胞粒線體

英　文　名	大　陆　名	台　湾　名
sarcotubule	肌小管	肌小管
sartorius	缝匠肌	縫匠肌
sartorius muscle	缝匠肌	縫匠肌
SAT chromosome (=satellite chromosome)	随体染色体	隨體染色體，衛星染色體，SAT 染色體
satellite cell	卫星细胞	衛星細胞
satellite chromosome (SAT chromosome)	随体染色体	隨體染色體，衛星染色體，SAT 染色體
satellite DNA	卫星 DNA，随体 DNA	衛星 DNA，隨體 DNA，從屬 DNA
saturated staining solution	饱和染液	飽和染液
scala tympani	鼓[室]阶	鼓[室]階
scala vestibuli	前庭阶	前庭階
scalene lymph node	斜角肌淋巴结	斜角肌淋巴結
scalene tubercle	斜角肌结节	斜角肌結節
scalenus	斜角肌	斜角肌
scalenus anterior	前斜角肌	前斜角肌
scalenus interspace	斜角肌间隙	斜角肌間隙
scalenus medius	中斜角肌	中斜角肌
scalenus minimus	小斜角肌	小斜角肌
scalenus posterior	后斜角肌	後斜角肌
scalp	头皮	頭皮
scanning electron microscope (SEM)	扫描电[子显微]镜	掃描式電子顯微鏡
scapha	耳舟	耳舟
scaphocephaly	舟状头	舟狀頭
scaphoid	手舟骨，舟状骨	舟狀骨
scaphoid bone	手舟骨，舟状骨	舟狀骨
scaphoid fossa	舟状窝	舟狀窩
scaphoid fossa of sphenoid bone	蝶骨舟状窝	蝶骨舟狀窩
scapula	肩胛骨	肩胛骨
scapular incisure	肩胛切迹	肩胛切跡
scapular line	肩胛线	肩胛線
scapular notch	肩胛切迹	肩胛切跡
scapular region	肩胛区	肩胛區
scapus pili	毛干	毛幹
scar tissue	瘢痕组织	瘢痕組織

英　文　名	大　陆　名	台　湾　名
scavenger cell	清道夫细胞	清腐細胞
S cell	S 细胞	S 細胞
Schiff's reagent	希夫试剂	希夫氏試劑
schindylesis	夹合缝	夾合關節，夾板關節，楔合關節
Schlemm's canal	施莱姆管	施萊姆氏管
Schmidt-Lantermann incisure	施-兰切迹	施密特-蘭特曼氏切跡
Schneiderian membrane	施奈德膜	施耐德氏膜
Schreger's line	施雷格线	施雷格氏線
Schwann's cell	施万细胞	許旺氏細胞
Schwann's nucleus	施万细胞核	許旺氏細胞核
Schwann's sheath	施万鞘	許旺氏鞘
sciatic bursa	坐骨囊	坐骨囊
sciatic bursa of gluteus maximus	臀大肌坐骨囊	臀大肌坐骨囊
sciatic bursa of obturator internus	闭孔内肌坐骨囊	閉孔內肌坐骨囊
sciatic nerve	坐骨神经	坐骨神經
sciatic tuberosity	坐骨结节	坐骨結節，坐骨粗隆
scintillation counter	闪烁计数器	閃爍計數器
sclera	巩膜	鞏膜
scleral spur	巩膜距	鞏膜距
scleral sulcus	巩膜沟	鞏膜溝
scleral vein	巩膜静脉	鞏膜靜脈
scleral venous sinus	巩膜静脉窦	鞏膜靜脈竇
sclerema neonatorum	新生儿硬皮症	新生兒硬皮症
sclerite	骨片	骨片
sclerocorneal junction	角巩膜缘	角鞏膜緣，鞏膜角膜接合
scleromyotomal cell	生骨肌节细胞	生骨肌節細胞
scleromyotome	生骨肌节	生骨肌節
scleroprotein	硬蛋白	硬蛋白
sclerosis	硬化	硬化
sclerotin	骨质	骨質
sclerotomal cell	成骨细胞	成骨細胞，骨母細胞，骨生成細胞
sclerotomal sheath	生骨层	生骨層
sclerotome	生骨节，巩节	生骨節，鞏節
SCO (=subcommissural	连合下器	連合下器

英　文　名	大　陆　名	台　湾　名
organ)		
scoliosis	脊柱侧凸	脊柱側彎，脊柱側凸
scotopsin	暗视蛋白	暗視蛋白
screening	筛选	篩選
scrotal ligament	阴囊韧带	陰囊韌帶
scrotal membrane	阴囊膜	陰囊膜
scrotal sac	阴囊	陰囊
scrotal swelling	阴囊隆起	陰囊隆起
scrotum	阴囊	陰囊
sealing strand	封闭索	封閉索
sealing zone	封闭区	封閉區
sebaceous gland	皮脂腺	皮脂腺
sebum	皮脂	皮脂
sebum cutaneum	皮脂	皮脂
secondary abdominal pregnancy	继发性腹腔妊娠	繼發性腹腔妊娠，次發性腹腔妊娠
secondary amniotic cavity	次级羊膜腔	次級羊膜腔
secondary bronchus	次级支气管	次級支氣管
secondary collecting duct	次级集合管	次級集合管
secondary constriction	次缢痕	次縊痕
secondary culture	传代培养，继代培养	繼代培養
secondary dentin	继发性牙本质	次級牙本質
secondary embryonic induction	次级胚胎诱导	次級胚胎誘導
secondary ending	次级末梢	次級末梢，次級[感覺]終末
secondary endoderm	次级内胚层	次級內胚層
secondary fissure	次裂	次裂
secondary fissure of cerebellum	小脑次裂	小腦次裂
secondary follicle	次级卵泡	次級卵泡
secondary germinal localization	次级胚区定位	次級胚區定位
secondary lymph nodule	次级淋巴小结	次級淋巴小結
secondary lymphoid nodule	次级淋巴小结	次級淋巴小結
secondary lymphoid organ	周围淋巴器官	周圍淋巴器官
secondary lysosome	次级溶酶体	次級溶酶體
secondary marrow cavity	次级骨髓腔	次級骨髓腔
secondary oocyte	次级卵母细胞	次級卵母細胞

英　文　名	大　陆　名	台　湾　名
secondary oral cavity	次级口腔	次級口腔
secondary oval foramen	次级卵圆孔	次級卵圓孔
secondary palate	继发腭	次級上腭，次級上顎
secondary pancreatic island	后生胰岛	後生胰島
secondary sex cord	次级性索	次級性索
secondary somatomotor area	第二躯体运动区	第二軀體運動區
secondary somatosensory area	第二躯体感觉区	第二軀體感覺區
secondary spermatocyte	次级精母细胞	次級精母細胞
secondary stem villus	次级绒毛干	次級幹絨毛
secondary tympanic membrane	第二鼓膜	第二鼓膜
secondary villus	次级绒毛	次級絨毛
secondary yolk sac	次级卵黄囊	次級卵黃囊
second cranial nerve	第二对脑神经	第二對腦神經
second digit of foot	第二趾	第二趾
second metatarsal bone	第二跖骨	第二蹠骨
second perforating artery	第二穿动脉	第二穿動脈
second polar body	第二极体	第二極體
second posterior intercostal artery	第二肋间后动脉	第二肋間後動脈
second rib	第二肋	第二肋
second toe	第二趾	第二趾
second visual area	第二视区	第二視區
secretagogue	促[分]泌素	促泌素
secretin	小肠内泌素	小腸内泌素
secreting gland	分泌腺	分泌腺
secretion	分泌	分泌
secretion substance	分泌物	分泌物
secretory droplet	分泌小滴	分泌小滴
secretory duct	分泌管	分泌管
secretory epithelium	分泌上皮	分泌上皮
secretory fiber	分泌纤维	分泌纖維
secretory granule	分泌颗粒	分泌顆粒
secretory nerve	分泌神经	分泌神經
secretory phase	分泌期	分泌期
secretory portion	分泌部	分泌部
secretory stage	分泌期	分泌期
secretory tube	分泌管	分泌管

英　文　名	大　陆　名	台　湾　名
secretory tubule	分泌小管	分泌小管
secretory vacuole	分泌泡	分泌泡
secretory vesicle	分泌小泡，分泌囊泡	分泌小泡，分泌囊泡
section	切片	[組織]切片
sectional anatomy	断层解剖学	斷層解剖學
section cutting	切片	[組織]切片
sectioning	切片	[組織]切片
sedimentation coefficient	沉降系数	沉降系數
segment	段；节	段；節
segmental artery	段动脉	段動脈
segmental bronchial branch	肺段支气管支	肺段支氣管枝，肺分節支氣管枝
segmental bronchus	[肺]段支气管	段支氣管，支氣管分節
segmental cavity	体节腔	體節腔
segmental duct	前肾管，原肾管	原腎管
segmental interchange	节段互换	節段互換
segmental medullary artery	脊髓段动脉	脊髓段動脈，脊髓分節動脈
segmental plate	体节板	體節板
segmentation	分节	分節
segmented column	节柱	節柱
segmented nuclear leucocyte	分叶核白细胞	分葉核白血球
segment of liver	肝段	肝段，肝分節
segment of spinal cord	脊髓节段	脊髓節段
segregation	分离	分離
selective fertilization	选择受精	選擇[性]受精
self-adaptation	自[体]适应	自體適應
self-differentiation	非依赖性分化，自主分化	自主分化
self-fertilization	自体受精	自體受精
self-purification	自净作用	自淨作用
self-regulation	自[我]调节	自我調節
sellar joint	鞍状关节	鞍狀關節
sella turcica	蝶鞍	蝶鞍
sellion	鼻背点，鼻梁点，鼻凹点	鼻梁點
SEM (=scanning electron microscope)	扫描电[子显微]镜	掃描式電子顯微鏡
semen	精液	精液
semicanal for auditory tube	咽鼓管半管	耳咽管半管

英　文　名	大　陆　名	台　湾　名
semicanal for tensor tympani	鼓膜张肌半管	鼓膜張肌半管
semicircular canal	半规管	半規管
semicircular duct	半规管	半規管
semilunar ganglion	半月神经节	半月神經節
semilunar fold	半月襞	半月襞
semilunar fold of colon	结肠半月襞	結腸半月襞
semilunar hiatus	半月裂孔	半月裂孔
semilunar valve	半月瓣	半月瓣
semimembranosus	半膜肌	半膜肌
semimembranous muscle	半膜肌	半膜肌
seminal colliculus	精阜	精阜
seminal fluid	精液	精液
seminal gland	精囊腺	精囊腺
seminal hillock	精阜	精阜
seminal line	精系	精系
seminal tubule	精小管	精小管
seminal vesicle	精囊	精囊
seminiferous cord	生精小管索	生精索
seminiferous epithelium	生精上皮	生精上皮，精子生成上皮
seminiferous tubule	生精小管，精曲小管，曲细精管	生精小管，細精管，曲精小管
seminiferous wave	生精上皮波	生精上皮波
semipermeability	半透性	半透性
semipermeable membrane	半透膜	半透膜
semispinalis	半棘肌	半棘肌
semispinalis capitis	头半棘肌	頭半棘肌
semispinalis cervicis	颈半棘肌	頸半棘肌
semispinalis thoracis	胸半棘肌	胸半棘肌
semispinal muscle	半棘肌	半棘肌
semispinal muscle of head	头半棘肌	頭半棘肌
semispinal muscle of neck	颈半棘肌	頸半棘肌
semispinal muscle of thorax	胸半棘肌	胸半棘肌
semitendinosus	半腱肌	半腱肌
semitendinous muscle	半腱肌	半腱肌
semithin section	半薄切片	半薄切片
senescence	衰老	衰老，老化
senility	衰老	衰老，老化

英　文　名	大　陆　名	台　湾　名
sensation of position	位[置]觉	位置覺
sense	感觉	感覺
sense organ	感觉器	感覺器官
sensor gene	感觉基因	感覺基因
sensorialis nervus	感觉神经	感覺神經
sensorimotor area	感觉运动区	感覺運動區
sensory area	感觉区	感覺區
sensory cell	感觉细胞	感覺細胞
sensory craniospinal ganglion	感觉性颅脊神经节	感覺性顱脊神經節
sensory decussation	感觉交叉	感覺交叉
sensory epithelium	感觉上皮	感覺上皮
sensory fiber	感觉纤维	感覺纖維
sensory ganglion	感觉神经节	感覺神經節
sensory ganglion of cranial nerve	脑神经感觉性神经节	腦神經感覺性神經節，顱神經感覺性神經節
sensory ganglion of encephalic nerve	脑神经感觉性神经节	腦神經感覺性神經節，顱神經感覺性神經節
sensory layer	感觉层	感覺層
sensory nerve	感觉神经	感覺神經
sensory nerve ending	感觉神经末梢	感覺神經末梢，感覺終末
sensory nerve fiber	感觉神经纤维	感覺神經纖維
sensory neuron	感觉神经元	感覺神經元
sensory organ	感觉器	感覺器官
sensory root	感觉根	感覺根
sensory root of ciliary ganglion	睫状神经节感觉根	睫狀神經節感覺根
sensory root of otic ganglion	耳神经节感觉根	耳神經節感覺根
sensory root of pelvic ganglion	盆神经节感觉根	骨盆神經節感覺根
sensory root of pterygopalatine ganglion	翼腭神经节感觉根	翼腭神經節感覺根
sensory root of submandibular ganglion	下颌下神经节感觉根	下頜下神經節感覺根
sensory root of trigeminal nerve	三叉神经感觉根	三叉神經感覺根
sensory spinal ganglion	感觉性脊神经节	感覺性脊神經節
sensory tunic of eyeball	眼球感觉膜	眼球感覺膜
sensus	感觉	感覺
septal area	隔区	隔區

英　文　名	大　陆　名	台　湾　名
septal cartilage of nose	鼻中隔软骨	鼻中隔軟骨
septal cell	隔细胞	隔細胞
septal cusp	隔侧尖	隔[尖]瓣
septal falx	隔镰	隔鐮
septal interventricular branch	室间隔支	室間隔枝
septal papillary muscle	隔侧乳头肌	隔乳頭肌
septomarginal fasciculus	隔缘束	隔緣束
septomarginal trabecula	隔缘肉柱	隔緣肉柱
septulum	小隔[膜]	小隔[膜]
septulum testis	睾丸小隔	睾丸小隔
septum	隔[膜]	隔[膜]
septum of cavernous body	海绵体中隔	海綿體中隔
septum of corpus cavernosum	海绵体中隔	海綿體中隔
septum of frontal sinus	额窦中隔	額竇中隔
septum of glans	阴茎头中隔	陰莖頭中隔
septum of musculotubal canal	肌咽鼓管隔	肌耳咽管隔
septum of penis	阴茎中隔	陰莖中隔
septum of scrotum	阴囊中隔	陰囊中隔
septum of sphenoidal sinus	蝶窦中隔	蝶竇中隔
septum of tongue	舌中隔	舌中隔
septum pellucidum	透明隔	透明[中]隔
septum penis	阴茎中隔	陰莖中隔
septum primum	第一房间隔，原发隔	初級房間隔
septum secundum	第二房间隔，继发隔	第二房間隔
septum spurium	假隔	假隔
septum transversum	横隔	橫隔
septuplets	七[胞]胎	七胞胎
serial section	连续切片	連續切片
serial synapse	连续突触	連續突觸
seromucous cell	浆黏液细胞	漿黏液細胞
serosa	浆膜	漿膜
serotonin	5-羟色胺	5-羥色胺
serotoninergic neuron	5-羟色胺能神经元	5-羥色胺能神經元，5-羥色胺性神經元
serous canal	浆液管	漿液管
serous cavity	浆液腔	漿液腔
serous cell	浆液细胞	漿液細胞

英　文　名	大　陆　名	台　湾　名
serous coat of gall bladder	胆囊浆膜	膽囊漿膜
serous demilune	[浆]半月	漿液性半月
serous epithelium	浆液上皮	漿液上皮
serous exudate	浆液性渗出物	漿液性滲出物
serous fluid	浆液	漿液
serous gland	浆液腺	漿液腺
serous membrane	浆膜	漿膜
serous pericardium	浆膜心包	漿膜心包
serrate suture	锯状缝	鋸狀縫
serratus anterior	前锯肌	前鋸肌
serratus posterior inferior	下后锯肌	下後鋸肌，後下鋸肌
serratus posterior superior	上后锯肌	上後鋸肌，後上鋸肌
Sertoli's cell	支持细胞，塞托利细胞	支持細胞，史托利氏細胞
Sertoli's cell junction complex	支持细胞连接复合体，塞托利细胞连接复合体	史托利氏細胞接合複合體
serum	血清	血清
serum-free medium	无血清培养基	無血清培養基
sesamoid bone	籽骨	種子骨
sesamoid cartilage	籽软骨	種子軟骨
seventh cranial nerve	第七对脑神经	第七對腦神經
sex	性别	性別
sex chromatin	性染色质	性染色質
sex chromosome	性染色体	性染色體
sex determination	性别决定	性別決定
sex differentiation	性别分化	性別分化
sex mosaic	性别嵌合体	性別嵌合體
sextuplets	六[胞]胎	六胞胎
sexual behavior	性行为	性行為
sexual cycle	性周期	性週期
sexuality	性别	性別
sexual mosaic	性嵌合体	性別嵌合體
sexual reproduction	有性生殖	有性生殖
SFO (=subfornical organ)	穹窿下器	穹窿下器
shaft	骨干	骨幹
shaft of clavicle	锁骨体	鎖骨幹，鎖骨體
shaft of femur	股骨体	股骨幹
shaft of fibula	腓骨体	腓骨幹

英 文 名	大 陆 名	台 湾 名
shaft of hair	毛干	毛幹
shaft of humerus	肱骨体	肱骨幹
shaft of metacarpal bone	掌骨体	掌骨幹
shaft of metacarpus	掌骨体	掌骨幹
shaft of metatarsal	跖骨体	蹠骨幹，蹠骨體
shaft of metatarsal bone	跖骨体	蹠骨幹，蹠骨體
shaft of phalanx of hand	指骨体	指骨幹
shaft of radius	桡骨体	橈骨幹
shaft of rib	肋体	肋幹
shaft of tibia	胫骨体	脛骨幹
shaft of ulna	尺骨体	尺骨幹
shaft phalanx of foot	趾骨体	趾骨幹
Sharpey's fiber	沙比纤维	夏皮氏纖維
sheath	鞘	鞘
sheathed artery	有鞘动脉	有鞘動脈
sheathed capillary	鞘毛细血管	有鞘毛細血管，有鞘微血管
sheath of eyeball	眼球[筋膜]鞘	眼球鞘
sheath of rectus abdominis	腹直肌鞘	腹直肌鞘
sheath of straight muscle of abdomen	腹直肌鞘	腹直肌鞘
sheath of styloid process	茎突鞘	莖突鞘
sheath of tendon of abductor pollicis longus	拇长展肌腱鞘	拇指長[外]展肌腱鞘
sheath of tendon of finger	指腱鞘	指腱鞘
sheath of tendon of long extensor muscle of toe	趾长伸肌腱鞘	趾長伸肌腱鞘
sheath of tendon of long flexor muscle of toe	趾长屈肌腱鞘	趾長屈肌腱鞘
sheath of tendon of radial carpal extensor muscle	桡侧腕伸肌腱鞘	橈側腕伸肌腱鞘
sheath of tendon of short extensor muscle of thumb	拇短伸肌腱鞘	拇指短伸肌腱鞘
sheath of tendon of toe	趾腱鞘	趾腱鞘
sheath of thyroid gland	甲状腺鞘	甲狀腺鞘
short bone	短骨	短骨
short central artery	短中央动脉	中央短動脈
short ciliary nerve	睫状短神经	睫狀短神經
short crus	短脚	短腳
short crus of incus	砧骨短脚	砧骨短腳

英 文 名	大 陆 名	台 湾 名
short esophageal hiatus hernia	短食管型食管裂孔疝	短食道裂孔疝
short gastric artery	胃短动脉	胃短動脈
short gastric vein	胃短静脉	胃短靜脈
short gyrus of insula	岛短回	島短回
short head	短头	短頭
short head of biceps brachii	肱二头肌短头	肱二頭肌短頭
short head of biceps femoris	股二头肌短头	股二頭肌短頭
short hepatic vein	肝短静脉	肝短靜脈
short levator muscle of rib	肋短提肌	肋短提肌
short muscle	短肌	短肌
short posterior ciliary artery	睫后短动脉	睫後短動脈
short posterior sacroiliac ligament	骶髂后短韧带	薦髂後短韌帶
shoulder	肩	肩
shoulder girdle	上肢带骨，肩带骨	肩帶骨
shoulder joint	肩关节	肩關節
Sibson's membrane	希布森膜	希布森氏膜，Sibson 氏膜
sickle cell	镰状细胞	鐮狀細胞
siderocyte	含铁红细胞	含鐵紅細胞，含鐵紅血球
siderosome	含铁小体	含鐵小體
SIF cell (=small intensely fluorescent cell)	小强荧光细胞	小強螢光細胞
sigmoid artery	乙状结肠动脉	乙狀結腸動脈
sigmoid colon	乙状结肠	乙狀結腸
sigmoid lymph node	乙状结肠淋巴结	乙狀結腸淋巴結
sigmoid mesocolon	乙状结肠系膜	乙狀結腸繫膜
sigmoid sinus	乙状窦	乙狀竇
sigmoid sulcus	乙状窦沟	乙狀竇溝
sigmoid vein	乙状结肠静脉	乙狀結腸靜脈
signal transduction	信号转导	訊息傳遞，訊息傳導，訊號轉導
silver staining	银染色	銀染色
silver staining method	镀银染色法	鍍銀染色法
simple acinar gland	单泡状腺	單泡腺
simple acinous gland	单泡状腺	單泡腺
simple alveolar gland	单泡状腺	單泡腺
simple bony crus	单骨脚	單骨腳
simple branched acinar gland	单分支泡状腺	單歧泡狀腺

英　文　名	大　陆　名	台　湾　名
simple branched acinous gland	单分支泡状腺	單歧泡狀腺
simple branched alveolar gland	单分支泡状腺	單歧泡狀腺
simple branched gland	单分支腺	單歧腺
simple branched tubular gland	单分支管状腺	單歧管狀腺
simple ciliated columnar epithelium	单层纤毛柱状上皮	單層纖毛柱狀上皮
simple coiled tubular gland	单曲管状腺	單曲管狀腺
simple columnar epithelium	单层柱状上皮	單層柱狀上皮
simple cuboidal epithelium	单层立方上皮	單層立方上皮
simple epithelium	单层上皮	單層上皮
simple exocrine gland	单外分泌腺	單外分泌腺
simple gland	单腺	單線
simple joint	单关节	單關節
simple lobule	单小叶	單小葉
simple membranaceous crus	单膜脚	單膜腳
simple membranous crus	单膜脚	單膜腳
simple squamous epithelium	单层扁平上皮，单层鳞状上皮	單層扁平上皮，單層鱗狀上皮
simple straighted tubular gland	单直管状腺	單直管狀線
simple tubular gland	单管状腺	單管腺
simple tubuloacinar gland	单管泡状腺	單管泡狀腺
simplex uterus	单子宫	單子宮
single atrium	单心房，共同心房	單一心房
single foramen of inferior vestibular area	前庭下区单孔	前庭下區單孔
single nostril	单鼻孔	單鼻孔
sinoatrial node	窦房结	竇房結
sinoatrial nodal branch of left coronary artery	左冠状动脉窦房结支	左冠狀動脈竇房結枝
sinoatrial nodal branch of right coronary artery	右冠状动脉窦房结支	右冠狀動脈竇房結枝
sinoatrial orifice	窦房孔	竇房孔
sinoatrial valve	窦房瓣	竇房瓣
sinovaginal bulb	窦阴道球	竇陰道球
sinuatrial node	窦房结	竇房結
sinus	窦	竇
sinus of aorta	主动脉窦	主動脈竇

英　文　名	大　陆　名	台　湾　名
sinus of dura mater	硬脑膜窦	硬腦膜竇
sinus of epididymis	附睾窦	附睪竇
sinus of kidney	肾窦	腎竇
sinus of pulmonary trunk	肺动脉干窦	肺動脈幹竇
sinus of vena cava	腔静脉窦	腔靜脈竇
sinusoid	血窦	血竇
sinusoidal capillary	窦状毛细血管	竇狀毛細血管，竇狀微血管
sinusoid vessel	窦状血管	竇樣管
sinus tubercle	窦结节	竇結節
sinus venosus	静脉窦	靜脈竇
sinus venosus sclerae	巩膜静脉窦	鞏膜靜脈竇
sinuvertebral nerve	窦椎神经	竇椎神經
sirenomelia	并腿畸形，并肢畸形	併肢畸形，併肢畸胎，鰭狀肢畸形
situs inversus viscerum	内脏反位	內臟逆位，內臟反位
sixth cranial nerve	第六对脑神经	第六對腦神經
skeletal muscle	骨骼肌	骨骼肌
skeletal muscle cell	骨骼肌细胞	骨骼肌細胞
skeletal muscle fiber	骨骼肌纤维	骨骼肌纖維
skeletal system	骨骼系统	骨骼系統
skeletogenous sheath	生骨层	生骨層
skeleton muscle	骨骼肌	骨骼肌
skeleton of lower extremity	下肢骨	下肢骨[骼]
skeleton of upper extremity	上肢骨	上肢骨[骼]
skin	皮肤	皮膚
skin sulcus	皮沟	皮溝
skull	颅	顱
slaphylion	口后点	口後點
slender muscle	股薄肌	股薄肌
slender tubercle	薄束结节	薄束結節
slide	玻片	玻片
sliding esophageal hiatus hernia	滑动性食管裂孔疝	滑動食道裂孔疝
sliding-filament hypothesis	肌丝滑动学说	肌絲滑動假說，滑絲假說
sliding microtome	滑动式切片机	滑動式切片機
slit membrane	裂孔膜	裂孔膜，裂隙濾過膜
slit pore	裂孔	裂孔

英　文　名	大　陆　名	台　湾　名
slow axonal transport	慢速轴突运输	慢速軸突運輸
slow muscle	慢肌	慢肌
slow twitch fiber	慢收缩肌纤维	慢收縮肌纖維
small pyramidal layer of neocortex	新皮质小锥体[细胞]层	新皮質小錐體[細胞]層
small artery	小动脉	小動脈
small cardiac vein	心小静脉	心小靜脈
smaller muscle of helix	耳轮小肌	耳輪小肌
smallest cardiac vein	心最小静脉	心最小靜脈
small granule cell	小颗粒细胞	小顆粒細胞
small intensely fluorescent cell (SIF cell)	小强荧光细胞	小強螢光細胞
small intestinal gland	小肠腺	小腸腺
small intestine	小肠	小腸
small lymphocyte	小淋巴细胞	小淋巴細胞，小淋巴球
small ring of iris	虹膜小环	虹膜小環
small saphenous vein	小隐静脉	小隱靜脈
small vein	小静脉	小靜脈
SMA syndrome (=superior mesenteric artery syndrome)	肠系膜上动脉综合征，SMA综合征	腸繫膜上動脈症候群，上腸繫膜動脈症候群，SMA症候群
smear	涂片	抹片
smooth endoplasmic reticulum	滑面内质网	平滑內質網
smooth muscle	平滑肌	平滑肌
smooth muscle cell	平滑肌细胞	平滑肌細胞
smooth muscle fiber	平滑肌纤维	平滑肌纖維
smooth muscular tissue	平滑肌组织	平滑肌組織
smooth-surfaced endoplasmic reticulum	滑面内质网	平滑內質網
soft keratin	软性角质蛋白	軟性角質蛋白
soft palate	软腭	軟腭，軟顎
sole	足底	足底
soleal line	比目鱼肌线	比目魚肌線
sole of foot	足底	足底
sole region of foot	足底区	足底區
soleus	比目鱼肌	比目魚肌
soleus muscle	比目鱼肌	比目魚肌
solitary lymphatic follicle	孤立淋巴滤泡	孤立淋巴濾泡

英 文 名	大 陆 名	台 湾 名
solitary lymphatic folliculus	孤立淋巴滤泡	孤立淋巴濾泡
solitary lymphoid nodule	孤立淋巴小结	孤立淋巴小結
solitary nucleus	孤束核	孤立徑核，孤束核
solitary tract	孤束	孤立徑，孤束
soma	胞体	胞體
somatic afferent fiber	躯体传入纤维	軀體傳入纖維
somatic cell	体细胞	體細胞
somatic efferent fiber	躯体传出纤维	軀體傳出纖維
somatic layer	体壁层	體壁層
somatic mesoderm	体壁中胚层	體壁中胚層
somatic motor nerve ending	躯体运动神经末梢	軀體運動神經末梢
somatic nerve fiber	躯体神经纤维	軀體神經纖維
somatic neurofiber	躯体神经纤维	軀體神經纖維
somatodendritic synapse	体-树突触	體-樹突突觸
somatoliberin	生长激素释放激素，促生长素释放素	生長激素釋放激素
somatopleura	体壁层	體壁層
somatopleure	体壁层	體壁層
somatostatin	生长激素释放抑制激素，生长抑素	生長激素釋放抑制激素，抑生長素，體制素
somatotroph	生长激素细胞	生長激素細胞
somatotrophic hormone	生长激素，促生长素	[促]生長激素
somatotropin	生长激素，促生长素	[促]生長激素
somatotropin release-inhibiting hormone	生长激素释放抑制激素，生长抑素	生長激素釋放抑制激素，抑生長素，體制素
somatotropin releasing hormone	生长激素释放激素，促生长素释放素	生長激素釋放激素
somite	体节	體節
somite embryo	体节期胚	體節期胚
somite period	体节期	體節期
somitic cavity	体节腔	體節腔
somitomere	体节球	體節球
space between capsule and sheath	囊鞘间隙	囊鞘間隙
space of iridocorneal angle	虹膜角膜角隙	虹膜角膜角隙
special somatic sense	特殊躯体感觉	特殊軀體感覺
special visceral motor	特殊内脏运动	特殊內臟運動
special visceral sense	特殊内脏感觉	特殊內臟感覺

英　文　名	大　陆　名	台　湾　名
specific atrial granule	心房特殊颗粒	特殊心房顆粒
specific endothelial granule	内皮特殊颗粒	特殊内皮顆粒
specific granule	特殊颗粒	特殊顆粒
specific phagocytosis	特异性吞噬作用	特異性吞噬作用
speech area of Broca	布罗卡语言区	布洛卡[氏]語言區
sperm	精子	精子，精蟲
sperma	精液	精液
spermacrasia	精液过少	精液過少
sperm agglutinin	精子凝集素	精子凝集素
spermatic plexus	精索丛	精索叢
spermatic cord	精索	精索
spermatid	精子细胞	精細胞
spermatocyte	精母细胞	精母細胞
spermatocytogenesis	精母细胞发生	精母細胞生成
spermatogenesis	精子发生	精子發生
spermatogenic cell	生精细胞	生精細胞，精子生成細胞
spermatogenic epithelium	生精上皮	生精上皮，精子生成上皮
spermatogeny	精子发生	精子發生
spermatogonial stem cell	精原干细胞	精原幹細胞
spermatogonium	精原细胞	精原細胞
spermatohistogenesis	精子组织发生	精子組織發生
spermatozoon	精子	精子，精蟲
sperm bank	精子库	精子庫
sperm capacitation	精子获能	精子獲能作用
sperm coating antigen	精子包被抗原	精子包被抗原
spermiation	精子释放	排精
spermiogenesis	精子形成	精子形成，精細胞分化
sperm penetration path	精子穿入道	精子穿入路徑
sperm pronucleus	精原核	精原核
sperm tail	精子尾[部]	精子尾部
S phase (=synthesis phase)	S 期，合成期	S 期，合成期
sphenlon	蝶点	蝶點
sphenoethmoidal recess	蝶筛隐窝	蝶篩隱窩
sphenoethmoidal suture	蝶筛缝	蝶篩縫
sphenoethmoidal synchondrosis	蝶筛[软骨]结合	蝶篩軟骨結合
sphenofrontal suture	蝶额缝	蝶額縫

英　文　名	大　陆　名	台　湾　名
sphenoidal angle	蝶角	蝶角
sphenoidal bone	蝶骨	蝶骨
sphenoidal concha	蝶[骨]甲	蝶甲
sphenoidal crest	蝶[骨]嵴	蝶嵴
sphenoidale	蝶骨点	蝶骨點
sphenoidal fontanelle	蝶囟	蝶囟
sphenoidal lingula	蝶[骨]小舌	蝶小舌
sphenoidal margin	蝶缘	蝶緣
sphenoidal part	蝶骨部	蝶骨部
sphenoidal process	蝶突	蝶突
sphenoidal process of palatine bone	腭骨蝶突	腭骨蝶突
sphenoidal rostrum	蝶嘴	蝶嘴
sphenoidal sinus	蝶窦	蝶竇
sphenoid angle of parietal bone	顶骨蝶角	頂骨蝶角
sphenoid bone	蝶骨	蝶骨
sphenoid jugum	蝶轭	蝶軛
sphenomandibular ligament	蝶下颌韧带	蝶下頜韌帶
sphenomaxillary suture	蝶上颌缝	蝶上頜縫
sphenooccipital synchondrosis	蝶枕[软骨]结合	蝶枕軟骨結合
sphenopalatine artery	蝶腭动脉	蝶腭動脈
sphenopalatine foramen	蝶腭孔	蝶腭孔
sphenopalatine incisure	蝶腭切迹	蝶腭切跡
sphenopalatine notch	蝶腭切迹	蝶腭切跡
sphenoparietal sinus	蝶顶窦	蝶頂竇
sphenoparietal suture	蝶顶缝	蝶頂縫
sphenopetrosal fissure	蝶岩裂	蝶岩裂
sphenopetrosal synchondrosis	蝶岩[软骨]结合	蝶岩軟骨結合
sphenosquamosal suture	蝶鳞缝	蝶鱗縫
sphenovomerine suture	蝶犁缝	蝶犁縫
sphenozygomatic suture	蝶颧缝	蝶顴縫
spherical recess	球囊隐窝	球囊隱窩
spheroidal joint	球窝关节，杵臼关节	球窩關節，杵臼關節
sphincter	括约肌	括約肌
sphincter ani externus	肛门外括约肌	肛門外括約肌
sphincter ani internus	肛门内括约肌	肛門內括約肌

英　文　名	大　陆　名	台　湾　名
sphincter muscle	括约肌	括約肌
sphincter muscle of choledochus	胆总管括约肌	膽總管括約肌
sphincter muscle of hepatopancreatic ampulla	肝胰壶腹括约肌	肝胰壺腹括約肌
sphincter muscle of pupil	瞳孔括约肌	瞳孔括約肌，縮瞳肌
sphincter muscle of urethra	尿道括约肌	尿道括約肌
sphincter of common bile duct	胆总管括约肌	膽總管括約肌
sphincter of hepatopancreatic ampulla	肝胰壶腹括约肌	肝胰壺腹括約肌
sphincter of pancreatic duct	胰管括约肌	胰管括約肌
sphincter of pylorus	幽门括约肌	幽門括約肌
sphincter of urethra	尿道括约肌	尿道括約肌
sphincter pupillae muscle	瞳孔括约肌	瞳孔括約肌，縮瞳肌
sphingophosphatide	神经磷脂	神經磷脂
sphyrion	内踝点	內踝點
spiloma	痣	痣
spilus	痣	痣
spina bifida	脊柱裂	脊柱裂
spina bifida cystica	囊状脊柱裂	囊狀脊柱裂
spina bifida occulta	隐性脊柱裂	隱性脊柱裂
spinal median anterior vein	脊髓前正中静脉	脊髓前正中靜脈
spinal median posterior vein	脊髓后正中静脉	脊髓後正中靜脈
spinal arachnoid mater	脊髓蛛网膜	脊髓蛛網膜
spinal branch	脊支	脊枝
spinal branch of iliolumbar artery	髂腰动脉脊支	髂腰動脈脊枝
spinal branch of lateral sacral artery	骶外侧动脉脊支	薦外側動脈脊枝
spinal branch of lumbar artery	腰动脉脊支	腰動脈脊枝
spinal branch of posterior intercostal artery	肋间后动脉脊支	肋間後動脈脊枝
spinal branch of subcostal artery	肋下动脉脊支	肋下動脈脊枝
spinal branch of vertebral artery	椎动脉脊支	椎動脈脊枝
spinal cord	脊髓	脊髓
spinal dura mater	硬脊膜	硬脊膜，脊髓硬膜
spinal ganglion	脊神经节	脊神經節

英　文　名	大　陆　名	台　湾　名
spinalis	棘肌	棘肌
spinalis capitis	头棘肌	頭棘肌
spinalis cervicis	颈棘肌	頸棘肌
spinalis thoracis	胸棘肌	胸棘肌
spinal lemniscus	脊髓丘系	脊髓蹄系
spinal muscle	棘肌	棘肌
spinal muscle of head	头棘肌	頭棘肌
spinal muscle of neck	颈棘肌	頸棘肌
spinal muscle of thorax	胸棘肌	胸棘肌
spinal nerve	脊神经	脊神經
spinal nerve plexus	脊神经丛	脊神經叢
spinal nucleus of trigeminal nerve	三叉神经脊束核	三叉神經脊[髓]徑核
spinal part	脊髓部	脊髓部
spinal pia mater	软脊膜	軟脊膜，脊髓軟[脊]膜
spinal root	脊髓根	脊髓根
spinal root of accessory nerve	副神经脊髓根	副神經脊髓根
spinal tract	脊[髓]束	脊髓徑
spinal tract of trigeminal nerve	三叉神经脊束	三叉神經脊[髓]徑
spindle	纺锤体	紡錘體
spindle fiber	纺锤丝	紡錘絲
spindle fiber attachment	纺锤丝附着	紡錘絲附著
spindle pole	纺锤极	紡錘極
spine apparatus	棘器	棘器
spine of helix	耳轮棘	耳輪棘
spine of ischium	坐骨棘	坐骨棘
spine of scapula	肩胛冈	肩胛棘，肩胛岡
spine of sphenoid bone	蝶[骨]棘	蝶棘
spinocerebellum	脊髓小脑	脊髓小腦
spinoolivary tract	脊髓橄榄束	脊髓橄欖徑
spinoreticular tract	脊髓网状束	脊髓網狀徑
spinosus nerve	棘孔神经	棘孔神經
spinotectal tract	脊髓顶盖束	脊髓頂蓋徑
spinous cell	棘细胞	棘細胞
spinous layer	棘[细胞]层	棘[細胞]層
spinous process	棘突	棘突
spinovestibular tract	脊髓前庭束	脊髓前庭徑

英 文 名	大 陆 名	台 湾 名
spiral artery	螺旋动脉	螺旋動脈
spiral branch of uterine artery	子宫动脉螺旋支	子宮動脈螺旋枝
spiral canal of modiolus	蜗轴螺旋管	蝸軸螺旋管
spiral fold	螺旋襞	螺旋襞
spiral ganglion	螺旋神经节	螺旋神經節
spiral ganglion of cochlea	蜗螺旋神经节	耳蝸螺旋神經節
spiral lamina	螺旋板	螺旋板
spiral ligament	螺旋韧带	螺旋韌帶
spiral limbus	螺旋缘	螺旋緣
spiral membrane	螺旋膜	螺旋膜
spiral modiolar artery	蜗轴螺旋动脉	蝸軸螺旋動脈
spiral modiolar vein	蜗轴螺旋静脉	蝸軸螺旋靜脈
spiral organ	螺旋器	螺旋器
spiral prominence	螺旋[隆]凸	螺旋凸，螺旋突
spiral segment	螺旋节	螺旋節
spiral sheath	螺旋鞘	螺旋鞘
spiral striation	旋纹	旋紋
spiral sulcus	螺旋沟	螺旋溝
spiral thread	螺旋丝	螺旋絲
spiral tubule	螺旋小管	螺旋小管
spiral valve	螺旋瓣，海斯特瓣	螺旋瓣，海斯特氏瓣
spiral valvula	螺旋小瓣	螺旋小瓣
spiral vein of modiolus	蜗轴螺旋静脉	蝸軸螺旋靜脈
spiral vessel	螺旋血管	螺旋血管
splanchnic layer	脏层	臟層
splanchnic mesoderm	脏壁中胚层	臟壁中胚層
splanchnic nerve	内脏神经	內臟神經
splanchnic thoracic ganglion	胸内脏神经节	胸內臟神經節
splanchnocranium	脏颅，咽颅	臟顱，咽顱
splanchnology	内脏学	內臟學
spleen	脾	脾
spleen lobule	脾小叶	脾小葉
spleen trabecula	脾小梁	脾小梁
splenic artery	脾动脉	脾動脈
splenic branch	脾支	脾枝
splenic cell	脾细胞	脾細胞
splenic cord	脾索	脾索

英　文　名	大　陆　名	台　湾　名
splenic corpuscle	脾小体	脾小體
splenic flexure	脾曲	脾曲
splenic follicle	脾小结	脾小結
splenic lymph node	脾淋巴结	脾淋巴結
splenic nodule	脾小结	脾小結
splenic plexus	脾丛	脾叢
splenic pulp	脾髓	脾髓
splenic recess	脾隐窝	脾隱窩
splenic sinus	脾[血]窦	脾竇
splenic sinusoid	脾[血]窦	脾竇
splenic vein	脾静脉	脾靜脈
splenium of corpus callosum	胼胝体压部	胼胝體壓部
splenius capitis	头夹肌	頭夾肌
splenius cervicis	颈夹肌	頸夾肌
splenius muscle of head	头夹肌	頭夾肌
splenius muscle of neck	颈夹肌	頸夾肌
splenocolic ligament	脾结肠韧带	脾結腸韌帶
splenorenal ligament	脾肾韧带	脾腎韌帶
split foot	裂足	裂足
split hand	裂手	裂手
split tongue	舌裂，裂舌	裂舌，舌裂
spongioblast	成[神经]胶质细胞	成[神經]膠質細胞，神經膠母細胞
spongy body of penis	阴茎海绵体	陰莖海綿體
spongy bone	骨松质，松质骨	疏鬆骨，疏質骨，海綿[質]骨
spongy membrane	海绵体膜	海綿體膜
spongy part	海绵体部	海綿體部
spongy tunic	海绵体膜	海綿體膜
spring ligament	跳跃韧带	彈簧韌帶
spurious pregnancy	假妊娠，假孕	假孕，假妊娠
squamosal border	鳞缘	鱗緣
squamosal border of parietal bone	顶骨鳞缘	頂骨鱗緣
squamosal margin	鳞缘	鱗緣
squamosal margin of sphenoid bone	蝶骨鳞缘	蝶骨鱗緣
squamosal suture	鳞缝	鱗縫

英　文　名	大　陆　名	台　湾　名
squamosomastoid suture	鳞乳突缝	鱗乳縫
squamosoparietal suture	鳞顶缝	鱗頂縫
squamotympanic fissure	鳞鼓裂	鱗鼓裂
squamous alveolar cell	扁平肺泡细胞	扁平肺泡細胞，鱗狀肺泡細胞
squamous cell	扁平细胞，鳞状细胞	扁平細胞，鱗狀細胞
squamous epithelium	扁平上皮，鳞状上皮	扁平上皮，鱗狀上皮
squamous metaplasia	扁平上皮化生，鳞状上皮化生	扁平上皮變生，鱗狀上皮變生
squamous part	鳞部	鱗部
squamous suture	鳞缝	鱗縫
staining	染色[法]	染色[法]
staining solution	染色液	染色液
stalked cell	柄细胞	莖細胞
stalk of epiglottis	会厌软骨茎	會厭軟骨莖
stapedial branch	镫骨肌支	鐙骨肌枝
stapedial fold	镫骨襞	鐙骨襞
stapedial nerve	镫骨肌神经	鐙骨肌神經
stapedius	镫骨肌	鐙骨肌
stapedius muscle	镫骨肌	鐙骨肌
stapes	镫骨	鐙骨
staphylion	腭后点	腭後點
static sensation	平衡觉，静位觉	平衡覺
statoconic membrane	耳石膜，位觉砂膜	耳石膜，位覺砂膜，平衡石膜
statoconium	耳石，耳砂，位觉砂	耳石，位覺砂，平衡石
statoreceptor	平衡感受器	平衡感受器
steatocystoma multiplex	多发性皮脂囊肿	多發性皮脂囊腫
steatomatosis	皮脂囊肿病	皮脂囊腫症
stellate cell	星形细胞，星状细胞	星狀細胞，星形細胞
stellate epithelial reticular cell	星形上皮网状细胞	星形上皮網狀細胞
stellate ganglion	星状神经节	星狀神經節
stellate vein	星状静脉，星形静脉	星狀靜脈，星形靜脈
stellate venule	星状小静脉	星狀小靜脈
stem cell	干细胞	幹細胞
stereocilium	静纤毛	靜纖毛
stereology	体视学	體視學

英 文 名	大 陆 名	台 湾 名
stereomicroscope	立体显微镜，体视显微镜，解剖显微镜	立體顯微鏡，解剖顯微鏡
stereoscopic microscope	立体显微镜，体视显微镜，解剖显微镜	立體顯微鏡，解剖顯微鏡
sternal angle	胸骨角	胸骨角
sternal articular facet	胸骨关节面	胸骨關節面
sternal articular surface	胸骨关节面	胸骨關節面
sternal branch	胸骨支	胸骨枝
sternal end	胸骨端	胸骨端
sternalis	胸骨肌	胸骨肌
sternal muscle	胸骨肌	胸骨肌
sternal part	胸骨部	胸骨部
sternal part of diaphragm	膈肌胸骨部	膈肌胸骨部，橫膈胸骨部
sternal region	胸骨区	胸骨區
sternal synchondrosis	胸骨软骨结合	胸骨軟骨結合
sternoclavicular disc	胸锁关节盘	胸鎖關節盤
sternoclavicular joint	胸锁关节	胸鎖關節
sternocleidomastoid	胸锁乳突肌	胸鎖乳突肌
sternocleidomastoid branch	胸锁乳突肌支	胸鎖乳突肌枝
sternocleidomastoid branch of occipital artery	枕动脉胸锁乳突肌支	枕動脈胸鎖乳突肌枝
sternocleidomastoid muscle	胸锁乳突肌	胸鎖乳突肌
sternocleidomastoid region	胸锁乳突肌区	胸鎖乳突肌區
sternocleidomastoid vein	胸锁乳突肌静脉	胸鎖乳突肌靜脈
sternocostal hiatus	胸肋裂孔	胸肋裂孔
sternocostal joint	胸肋关节	胸肋關節
sternocostal part	胸肋部	胸肋部
sternocostal part of pectoralis major	胸大肌胸肋部	胸大肌胸肋部
sternocostal surface	胸肋面	胸肋面
sternocostal surface of heart	心胸肋面	心[臟]胸肋面
sternocostal synchondrosis of first rib	第一胸肋[软骨]结合	第一胸肋軟骨結合
sternocostal triangle	胸肋三角	胸肋三角
sternohyoid	胸骨舌骨肌	胸骨舌骨肌
sternohyoid muscle	胸骨舌骨肌	胸骨舌骨肌
sternopericardial ligament	胸骨心包韧带	胸骨心包韌帶
sternothyroid	胸骨甲状肌	胸骨甲狀肌

英　文　名	大　陆　名	台　湾　名
sternothyroid muscle	胸骨甲状肌	胸骨甲狀肌
sternum	胸骨	胸[廓]骨
steroid	类固醇	類固醇
steroidogenesis	类固醇生成	類固醇生成
steroid-secretory cell	类固醇分泌细胞	類固醇分泌細胞
stomach	胃	胃
stomion	口裂点	口裂點
stomodeum	口凹	口凹，口窗
straight arteriole	直小动脉	直小動脈
straight collecting tubule	直集合小管	直集尿管
straight gyrus	直回	直回
straight head	直头	直頭
straight head of rectus femoris	股直肌直头	股直肌直頭
straight part	直部	直部
straight part of cricothyroid	环甲肌直部	環甲肌直部
straight portion of proximal tubule	近端小管直部	近端小管直部
straight seminiferous tubule	直精小管，精直小管，直细精管	直精小管，直細精管，精直小管
straight sinus	直窦	直竇
straight tubule	直精小管，精直小管，直细精管	直精小管，直細精管，精直小管
straight venule	直小静脉	直小靜脈
stratified ciliated columnar epithelium	复层纤毛柱状上皮	複層纖毛柱狀上皮
stratified columnar ciliated epithelium	复层纤毛柱状上皮	複層纖毛柱狀上皮
stratified columnar epithelium	复层柱状上皮	複層柱狀上皮
stratified cuboidal epithelium	复层立方上皮	複層立方上皮
stratified epithelium	复层上皮	複層上皮
stratified squamous epithelium	复层扁平上皮，复层鳞状上皮	複層扁平上皮，複層鱗狀上皮
stratum	层	層
stratum basale	基底层	基[底]層
stratum corneum	角质层，角化层	角質層，角化層
stratum corneum epidermidis	表皮角质层	表皮角質層
stratum corneum unguis	指甲角质层	甲角質層
stratum cutaneum	表皮层	表皮層
stratum disjunctivum	分离层	分離層

英 文 名	大 陆 名	台 湾 名
stratum disjunctum	分离层	分離層
stratum epithelium pigmentosum	色素上皮层	色素上皮層
stratum germinativum unguis	指甲生发层	甲生發層
stratum granulosum	颗粒层	顆粒層
stratum granulosum cerebelli	小脑颗粒层	小腦顆粒層
stratum granulosum epidermidis	表皮颗粒层	表皮顆粒層
stratum granulosum externum	外颗粒层	外顆粒層
stratum granulosum internum	内颗粒层	內顆粒層
stratum lucidum	透明层	透明層
stratum mucosum	黏液层	黏液層
stratum neuroepithelial retinae	视网膜神经上皮层	視網膜神經上皮層
stratum oriens	始层	起始層
stratum papillare corii	真皮乳头层	真皮乳頭層
stratum pigmenti bulbi oculi	眼球色素层	眼球色素層
stratum pigmenti iridis	虹膜色素层	虹膜色素層
stratum pigmenti retinae	视网膜色素层	視網膜色素層
stratum pyramidale	锥体[细胞]层	錐體[細胞]層
stratum reticulare corii	真皮网织层	真皮網狀層
stratum spinosum	棘[细胞]层	棘[細胞]層
stratum spongiosum	海绵层	海綿層
stratum submucosum	黏膜下[肌]层	黏膜下層
stratum subserosum	浆膜下[肌]层	漿膜下層
stratum zonale	带状层	帶狀層
streptavidin	链霉抗生物素蛋白	鏈黴抗生物素蛋白
streptavidin-biotin-peroxidase complex method (SABC method)	链霉抗生物素蛋白-生物素-过氧化物酶复合物法，SABC法	鏈黴抗生物素蛋白-生物素-過氧化酶複合物法，SABC法
stretched preparation	铺片	鋪片法
stretch receptor	牵张感受器，拉伸感受器	拉伸感受器
stria	纹	紋，線
stria of molecular layer	分子层纹	分子層紋
stria malleolaris	锤纹	錘紋
stria medullaris of fourth ventricle	第四脑室髓纹	第四腦室髓紋
stria medullaris of thalamus	丘脑髓纹	丘腦髓紋
stria of external granular layer	外颗粒层纹	外顆粒層紋

英 文 名	大 陆 名	台 湾 名
stria of internal granular layer	内颗粒层纹	内顆粒層紋
stria of internal pyramidal layer	内锥体层纹	内錐體層紋
stria olfactoria	嗅纹	嗅紋
striate area	纹状区	紋狀區
striate body	纹状体	紋狀體
striated border	纹状缘	紋狀緣
striated duct	纹状管	紋狀管，腺紋管
striated muscle	横纹肌	横紋肌
stria terminalis	终纹	終紋
striate vein	纹状体静脉	紋狀體靜脈
striatum	纹状体	紋狀體
stria vascularis	血管纹	血管紋
stroma	基质，间质	基質間質
stroma cell	基质细胞	基質細胞
stroma of ganglion	神经节基质	神經節間質
stroma of iris	虹膜基质	虹膜間質
stroma of ovary	卵巢基质	卵巢間質
stromatolysis	基质溶解	基質溶解
stylion	茎突点	莖突點
styloglossal muscle	茎突舌肌	莖突舌肌
styloglossus	茎突舌肌	莖突舌肌
stylohyoid	茎突舌骨肌	莖突舌骨肌
stylohyoid branch	茎突舌骨肌支	莖突舌骨肌枝
stylohyoid ligament	茎突舌骨韧带	莖突舌骨韌帶
stylohyoid muscle	茎突舌骨肌	莖突舌骨肌
styloid process	茎突	莖突
styloid process of radius	桡骨茎突	橈骨莖突
styloid process of temporal bone	颞骨茎突	顳骨莖突
styloid process of third metacarpal bone	第三掌骨茎突	第三掌骨莖突
styloid process of ulna	尺骨茎突	尺骨莖突
styloid prominence	茎突凸	莖突凸
stylomandibular ligament	茎突下颌韧带	莖突下頜韌帶
stylomastoid artery	茎乳动脉，茎突乳突动脉	莖乳動脈
stylomastoid foramen	茎乳孔	莖乳孔
stylomastoid vein	茎乳静脉	莖乳靜脈

英　文　名	大　陆　名	台　湾　名
stylopharyngeal branch	茎突咽肌支	莖突咽肌枝
stylopharyngeal muscle	茎突咽肌	莖突咽肌
stylopharyngeus	茎突咽肌	莖突咽肌
subacromial bursa	肩峰下囊	肩峰下囊
subacrosomal space	顶体下间隙	頂體下間隙
subaortic lymph node	主动脉下淋巴结	主動脈下淋巴結
subaponeurotic space	腱膜下间隙	腱膜下間隙
subarachnoidal cistern	蛛网膜下池	蛛網膜下池
subarachnoid cavity	蛛网膜下隙，蛛网膜下腔	蛛網膜下[間]隙，　蛛網膜下腔
subarachnoid cistern	蛛网膜下池	蛛網膜下池
subarachnoid space	蛛网膜下隙，蛛网膜下腔	蛛網膜下[間]隙，　蛛網膜下腔
subarcuate fossa	弓状下窝	弓狀下窩
subaurale	耳下点	耳下點
subcallosal area	胼胝体下区	胼胝體下區
subcapsular epithelial reticular cell	被膜下上皮网状细胞	囊下上皮網狀細胞
subcapsular sinus	被膜下窦	囊下竇
subcardinal vein	下主静脉	下主靜脈
subcarinal space of trachea	气管隆嵴下间隙	氣管隆嵴下間隙
subcellular fraction	亚细胞部分	次細胞級部分
subcellular structure	亚细胞结构	次細胞結構
subclavian artery	锁骨下动脉	鎖骨下動脈
subclavian groove	锁骨下肌沟	鎖骨下肌溝
subclavian loop	锁骨下袢	鎖骨下襻
subclavian lymphatic trunk	锁骨下淋巴干	鎖骨下淋巴幹
subclavian muscle	锁骨下肌	鎖骨下肌
subclavian nerve	锁骨下肌神经	鎖骨下肌神經
subclavian plexus	锁骨下丛	鎖骨下叢
subclavian triangle	锁骨下三角	鎖骨下三角
subclavian trunk	锁骨下干	鎖骨下幹
subclavian vein	锁骨下静脉	鎖骨下靜脈
subclavius	锁骨下肌	鎖骨下肌
subcoeruleus nucleus	蓝斑下核	藍斑下核
subcommissural organ (SCO)	连合下器	連合下器
subcostal artery	肋下动脉	肋下動脈
subcostalis	肋下肌	肋下肌

英　文　名	大　陆　名	台　湾　名
subcostal muscle	肋下肌	肋下肌
subcostal nerve	肋下神经	肋下神經
subcostal plane	肋下平面	肋下平面
subcostal vein	肋下静脉	肋下靜脈
subculture	传代培养，继代培养	繼代培養
subcuneiform nucleus	楔形下核	楔形下核
subcutaneous acromial bursa	肩峰皮下囊	肩峰皮下囊
subcutaneous bursa	皮下囊	皮下囊
subcutaneous bursa of laryngeal prominence	喉结皮下囊	喉結皮下囊
subcutaneous bursa of lateral malleolus	外踝皮下囊	外[側]踝皮下囊
subcutaneous bursa of medial malleolus	内踝皮下囊	內[側]踝皮下囊
subcutaneous bursa of olecranon	鹰嘴皮下囊	鷹嘴皮下囊
subcutaneous bursa of tibial tuberosity	胫骨粗隆皮下囊	脛骨粗隆皮下囊
subcutaneous bursa of tuberosity of tibia	胫骨粗隆皮下囊	脛骨粗隆皮下囊
subcutaneous calcaneal bursa	跟皮下囊	跟皮下囊
subcutaneous infrapatellar bursa	髌下皮下囊	髕[骨]下皮下囊
subcutaneous olecranon bursa	鹰嘴皮下囊	鷹嘴皮下囊
subcutaneous part	皮下部	皮下部
subcutaneous part of external anal sphincter	肛门外括约肌皮下部	肛門外括約肌皮下部
subcutaneous perineal pouch	会阴皮下囊	會陰皮下囊
subcutaneous prepatellar bursa	髌前皮下囊	髕[骨]前皮下囊
subcutaneous tissue	皮下组织	皮下組織
subcutaneous vein of abdomen	腹部皮下静脉	腹皮下靜脈
subcuticula	表皮下层	表皮下層，角質下層
subdeltoid bursa	三角肌下囊	三角肌下囊
subdural space	硬膜下隙，硬膜下腔	硬膜下隙，硬膜下腔
subendocardial branch	心内膜下支	心内膜下枝
subendocardial layer	心内膜下层	心内膜下層
subendothelial layer	内皮下层	内皮下層
subendothelial tissue	内皮下组织	内皮下組織
subependyma	室管膜下层	室管膜下層

英　文　名	大　陆　名	台　湾　名
subepicardial layer	心外膜下层	心外膜下層
subfascial bursa	筋膜下囊	筋膜下囊
subfascial prepatellar bursa	髌前筋膜下囊	髕[骨]前筋膜下囊
subfornical organ (SFO)	穹窿下器	穹窿下器
subhepatic recess	肝下隐窝	肝下隱窩
subhyoid bursa	舌骨下囊	舌骨下囊
subicular complex	下托复合体	下托複合體
subiculum	下托	下托
subiculum of promontory	岬下托	岬下托
subintima	内膜下层	內膜下層
sublentiform part	豆状核下部	豆狀核下部
sublingual branch	舌下支	舌下枝
sublingual artery	舌下动脉	舌下動脈
sublingual caruncle	舌下阜	舌下阜
sublingual fold	舌下襞	舌下襞
sublingual fossa	舌下腺凹	舌下腺窩
sublingual fovea	舌下腺凹	舌下腺窩
sublingual ganglion	舌下神经节	舌下神經節
sublingual gland	舌下腺	舌下腺
sublingual space	舌下间隙	舌下間隙
sublingual vein	舌下静脉	舌下靜脈
sublobular vein	小叶下静脉	小葉下靜脈
submandibular duct	下颌下腺管	下頜下腺管
submandibular fossa	下颌下腺凹，下颌下窝	下頜下腺窩
submandibular fovea	下颌下腺凹，下颌下窝	下頜下腺窩
submandibular ganglion	下颌下神经节	下頜下神經節
submandibular gland	下颌下腺	下頜下腺
submandibular lymph node	下颌下淋巴结	下頜下淋巴結
submandibular space	下颌下间隙	下頜下間隙
submandibular triangle	下颌下三角	下頜下三角
submaxillary duct	颌下腺管	頜下腺管
submaxillary gland	颌下腺	頜下腺
submental artery	颏下动脉	頦下動脈
submental lymph node	颏下淋巴结	頦下淋巴結
submental triangle	颏下三角	頦下三角
submental vein	颏下静脉	頦下靜脈
submicroscopic structure	亚微结构	亞微[觀]結構

英　文　名	大　陆　名	台　湾　名
submucosa	黏膜下[肌]层	黏膜下層
submucosal nervous plexus	黏膜下神经丛	黏膜下神經叢
submucosal plexus	黏膜下神经丛	黏膜下神經叢
submucous layer	黏膜下[肌]层	黏膜下層
submucous tissue	黏膜下组织	黏膜下組織
submuscular bursa	肌下囊	肌下囊
subnasale	鼻下点	鼻下點
suboccipital muscle	枕下肌	枕下肌
suboccipital nerve	枕下神经	枕下神經
suboccipital triangle	枕下三角	枕下三角
suboccipital venous plexus	枕下静脉丛	枕下靜脈叢
subpapillary plexus	乳头下丛	乳頭下叢
subparietal groove	顶下沟	頂下溝
subparietal sulcus	顶下沟	頂下溝
subperichondral growth	软骨膜下生长	軟骨膜下生長
subphrenic recess	膈下隐窝	膈下隱窩
subphrenic space	膈下间隙	膈下間隙
subpopliteal recess	腘肌下隐窝	膕肌下隱窩
subpubic angle	耻骨下角	恥骨下角
subpyloric lymph node	幽门下淋巴结	幽門下淋巴結
subsarcolemmal cistern	肌膜下池	肌膜下池
subscapular artery	肩胛下动脉	肩胛下動脈
subscapular branch	肩胛下支	肩胛下枝
subscapular fossa	肩胛下窝	肩胛下窩
subscapularis	肩胛下肌	肩胛下肌
subscapular lymph node	肩胛下淋巴结	肩胛下淋巴結
subscapular muscle	肩胛下肌	肩胛下肌
subscapular nerve	肩胛下神经	肩胛下神經
subscapular vein	肩胛下静脉	肩胛下靜脈
subsegmental bronchus	亚段支气管	亞段支氣管，亞節支氣管
subserosa	浆膜下[肌]层	漿膜下層
subserous layer	浆膜下[肌]层	漿膜下層
subserous plexus	浆膜下丛	漿膜下叢
subserous tissue	浆膜下组织	漿膜下組織
subspinale	鼻棘下点	鼻棘下點
substance of lens	晶状体质	晶狀體質
substantia compacta	骨密质，密质骨	密質骨，緻密骨

英　文　名	大　陆　名	台　湾　名
substantia gelatinosa	胶状质	膠狀質
substantia innominata	无名质	無名質
substantia nigra	黑质	黑質
substernale	胸下点	胸下點
subsurface cistern	质膜下池，表面下池	質膜下池，表面下池
subsynaptic cistern	突触下池	突觸下池
subsynaptic membrane	突触下膜	突觸下膜
subtalar joint	距下关节	距下關節
subtendinous bursa	腱下囊	腱下囊
subtendinous bursa of anterior tibial muscle	胫前肌腱下囊	脛前肌腱下囊
subtendinous bursa of iliacus	髂肌腱下囊	髂肌腱下囊
subtendinous bursa of infraspinatus	冈下肌腱下囊	棘下肌腱下囊
subtendinous bursa of infraspinatus muscle	冈下肌腱下囊	棘下肌腱下囊
subtendinous bursa of internal obturator muscle	闭孔内肌腱下囊	閉孔內肌腱下囊
subtendinous bursa of lateral head of gastrocnemius muscle	腓肠肌外侧头腱下囊	腓腸肌外側頭腱下囊
subtendinous bursa of latissimus dorsi	背阔肌腱下囊	背闊肌腱下囊
subtendinous bursa of medial head of gastrocnemius	腓肠肌内侧头腱下囊	腓腸肌內側頭腱下囊
subtendinous bursa of medial head of gastrocnemius muscle	腓肠肌内侧头腱下囊	腓腸肌內側頭腱下囊
subtendinous bursa of obturator internus	闭孔内肌腱下囊	閉孔內肌腱下囊
subtendinous bursa of sartorius	缝匠肌腱下囊	縫匠肌腱下囊
subtendinous bursa of subscapularis	肩胛下肌腱下囊	肩胛下肌腱下囊
subtendinous bursa of subscapular muscle	肩胛下肌腱下囊	肩胛下肌腱下囊
subtendinous bursa of teres major	大圆肌腱下囊	大圓肌腱下囊
subtendinous bursa of tibialis anterior	胫前肌腱下囊	脛前肌腱下囊
subtendinous bursa of trapezius	斜方肌腱下囊	斜方肌腱下囊
subtendinous bursa of trapezius muscle	斜方肌腱下囊	斜方肌腱下囊

英　文　名	大　陆　名	台　湾　名
subtendinous bursa of triceps brachii	肱三头肌腱下囊	肱三頭肌腱下囊
subtendinous bursa of triceps muscle	肱三头肌腱下囊	肱三頭肌腱下囊
subtendinous prepatellar bursa	髌前腱下囊	髕[骨]前腱下囊
subthalamic fasciculus	底丘脑束	底丘腦束
subthalamic nucleus	底丘脑核，丘脑底核	底丘腦核
subthalamus	底丘脑	底丘腦
subventricular zone	室下区	室下區
subzonal layer	带下层	帶下層
succus gastricus	胃液	胃液
succus pancreaticus	胰液	胰液
sudanophilia	嗜苏丹染色性	嗜蘇丹染色性
sulcomarginal fasciculus	沟缘束	溝緣束
sulcus ampullaris	壶腹沟	壺腹溝
sulcus centralis insulae	岛中央沟	島中央溝
sulcus for auditory tube	咽鼓管沟，耳咽管沟	耳咽管溝，聽咽管溝
sulcus for greater petrosal nerve	岩大神经沟	岩大神經溝
sulcus for inferior petrosal sinus	岩下窦沟	岩下竇溝
sulcus for lesser petrosal nerve	岩小神经沟	岩小神經溝
sulcus for middle meningeal artery	脑膜中动脉沟	腦膜中動脈溝
sulcus for middle temporal artery	颞中动脉沟	顳中動脈溝
sulcus for occipital artery	枕动脉沟	枕動脈溝
sulcus for occipital sinus	枕窦沟	枕竇溝
sulcus for radial nerve	桡神经沟	橈神經溝
sulcus for sigmoid sinus	乙状窦沟	乙狀竇溝
sulcus for spinal nerve	脊神经沟	脊神經溝
sulcus for subclavian artery	锁骨下动脉沟	鎖骨下動脈溝
sulcus for subclavian vein	锁骨下静脉沟	鎖骨下靜脈溝
sulcus for superior petrosal sinus	岩上窦沟	岩上竇溝
sulcus for superior sagittal sinus	上矢状窦沟	上矢狀竇溝
sulcus for tendon of flexor hallucis longus	𧿹长屈肌腱沟	拇[腳]趾長屈肌腱溝

英　文　名	大　陆　名	台　湾　名
sulcus for tendon of peroneus longus	腓骨长肌腱沟	腓骨長肌腱溝
sulcus for transverse sinus	横窦沟	横竇溝
sulcus for ulnar nerve	尺神经沟	尺神經溝
sulcus for vena cava	腔静脉沟	腔靜脈溝
sulcus for vertebral artery	椎动脉沟	椎動脈溝
sulcus limitans of rhomboid fossa	菱形窝界沟	菱形窩界溝
sulcus of corpus callosum	胼胝体沟	胼胝體溝
sulcus of crus of helix	耳轮脚沟	耳輪腳溝
sulcus of oculomotor nerve	动眼神经沟	動眼神經溝
sulcus of promontory	岬沟	岬溝
sulcus of pterygoid hamulus	翼钩沟	翼鈎溝
sulcus of sclera	巩膜沟	鞏膜溝
sulcus of skin	皮沟	皮溝
sulcus of subclavian muscle	锁骨下肌沟	鎖骨下肌溝
sulcus of talus	距骨沟	距骨溝
sulcus of vomer	犁骨沟	犁骨溝
sulcus of wrist	腕骨沟	腕骨溝
sulcus prechiasmaticus	[视]交叉前沟	視交叉前溝
sulcus spiralis externus	外螺旋沟	外螺旋溝
sulcus spiralis interus	内螺旋沟	內螺旋溝
sulcus terminalis	界沟	界溝
sulcus urethralis	尿道沟	尿道溝
superaurale	耳上点	耳上點
superciliary arch	眉弓	眉弓
superciliary corrugator muscle	皱眉肌	皺眉肌
superciliary depressor muscle	降眉肌	降眉肌
supercilium	眉毛	眉毛
superfecundation	同期复孕	同期複孕
superfetation	异期复孕	異期複孕，重複受孕
superficial anterior cervical lymph node	颈前浅淋巴结	頸前淺淋巴結
superficial axillary lymph node	腋浅淋巴结	腋淺淋巴結
superficial brachial artery	肱浅动脉	肱淺動脈
superficial branch	浅支	淺枝
superficial branch of lateral	足底外侧神经浅支	足底外側神經淺枝

英　文　名	大　陆　名	台　湾　名
plantar nerve		
superficial branch of medial circumflex femoral artery	旋股内侧动脉浅支	旋股內側動脈淺枝
superficial branch of medial plantar artery	足底内侧动脉浅支	足底內側動脈淺枝
superficial branch of radial nerve	桡神经浅支	橈神經淺枝
superficial branch of superficial cervical artery	颈浅动脉浅支	頸淺動脈淺枝
superficial branch of superior gluteal artery	臀上动脉浅支	臀上動脈淺枝
superficial branch of transverse cervical artery	颈横动脉浅支	頸橫動脈淺枝
superficial branch of ulnar nerve	尺神经浅支	尺神經淺枝
superficial cerebral vein	大脑浅静脉	大腦淺靜脈
superficial circumflex iliac artery	旋髂浅动脉	旋髂淺動脈
superficial circumflex iliac vein	旋髂浅静脉	旋髂淺靜脈
superficial cleavage egg	表裂卵	表裂卵
superficial compact layer	表浅致密层	表淺緻密層
superficial cubital lymph node	肘浅淋巴结	肘淺淋巴結
superficial dorsal sacrococcygeal ligament	骶尾背侧浅韧带	薦尾背側淺韌帶
superficial dorsal vein of clitoris	阴蒂背浅静脉	陰蒂背淺靜脈
superficial dorsal vein of penis	阴茎背浅静脉	陰莖背淺靜脈
superficial epigastric artery	腹壁浅动脉	腹壁淺動脈
superficial epigastric vein	腹壁浅静脉	腹壁淺靜脈
superficial epithelium	表面上皮	表面上皮
superficial fascia	浅筋膜	淺筋膜
superficial fascia of penis	阴茎浅筋膜	陰莖淺筋膜
superficial fascia of perineum	会阴浅筋膜	會陰淺筋膜
superficial fibular nerve	腓浅神经	腓淺神經
superficial head of flexor pollicis brevis	拇短屈肌浅头	拇指短屈肌淺頭，屈拇指短肌淺頭
superficial inguinal lymph node	腹股沟浅淋巴结	腹股溝淺淋巴結
superficial inguinal ring	腹股沟管浅环，腹股沟管皮下环	腹股溝管淺環

英　文　名	大　陆　名	台　湾　名
superficial investing fascia of abdomen	腹壁浅筋膜	腹壁淺筋膜
superficial lamella	浅层	淺層
superficial lateral cervical lymph node	颈外侧浅淋巴结	頸外側淺淋巴結
superficial layer	浅层	淺層
superficial layer of cervical fascia	颈筋膜浅层	頸筋膜淺層
superficial layer of pyramid	锥体浅层	錐體淺層
superficial layer of temporal fascia	颞筋膜浅层	顳筋膜淺層
superficial lymphatic vessel	浅淋巴管	淺淋巴管
superficial lymph node	浅淋巴结	淺淋巴結
superficial middle cerebral vein	大脑中浅静脉	大腦中淺靜脈
superficial middle vein of cerebrum	大脑中浅静脉	大腦中淺靜脈
superficial nephron	浅表肾单位	淺層腎單位，淺層腎元
superficial palmar arch	掌浅弓	掌淺弓
superficial palmar branch	掌浅支	掌淺枝
superficial palmar venous arch	掌浅静脉弓	掌淺靜脈弓
superficial parotid lymph node	腮腺浅淋巴结	腮腺淺淋巴結
superficial part	浅部	淺部
superficial part of external anal sphincter	肛门外括约肌浅部	肛門外括約肌淺部
superficial part of masseter	咬肌浅部，咀嚼肌浅部	咬肌淺部
superficial part of parotid gland	腮腺浅部	腮腺淺部
superficial penis fascia	阴茎浅筋膜	陰莖淺筋膜
superficial perineal fascia	会阴浅筋膜	會陰淺筋膜
superficial perineal space	会阴浅隙	會陰淺隙
superficial peroneal nerve	腓浅神经	腓淺神經
superficial plantar arch	足底浅弓	足底淺弓
superficial popliteal lymph node	腘浅淋巴结	膕淺淋巴結
superficial posterior sacrococcygeal ligament	骶尾后浅韧带	薦尾後淺韌帶
superficial temporal artery	颞浅动脉	顳淺動脈
superficial temporal branch	颞浅支	顳淺枝
superficial temporal nerve	颞浅神经	顳淺神經

英　文　名	大　陆　名	台　湾　名
superficial temporal vein	颞浅静脉	顳淺靜脈
superficial transverse metacarpal ligament	掌[骨]浅横韧带	掌骨淺橫韌帶
superficial transverse metatarsal ligament	跖[骨]浅横韧带	蹠骨淺橫韌帶
superficial transverse muscle of perineum	会阴浅横肌	會陰淺橫肌
superficial transverse perineal muscle	会阴浅横肌	會陰淺橫肌
superficial vein	浅静脉	淺靜脈
superficial vein of cerebrum	大脑浅静脉	大腦淺靜脈
superficial vein of lower extremity	下肢浅静脉	下肢淺靜脈
superficial vein of lower limb	下肢浅静脉	下肢淺靜脈
superficial vein of upper extremity	上肢浅静脉	上肢淺靜脈
superficial vein of upper limb	上肢浅静脉	上肢淺靜脈
superficial venous palmar arch	掌浅静脉弓	掌淺靜脈弓
superior aberrant ductule	上迷小管	上迷小管
superior alveolar nerve	上牙槽神经	上齒槽神經
superior ampullar crest	上壶腹嵴	上壺腹嵴
superior anastomotic vein	上吻合静脉	上吻合靜脈
superior angle	上角	上角
superior angle of scapula	肩胛骨上角	肩胛骨上角
superior anterior pancreaticoduodenal vein	胰十二指肠上前静脉	胰十二指腸上前靜脈
superior anterior segment	上前段	上前段
superior anterior segmental artery of anterior branch of renal artery	肾动脉前支上前段动脉	腎動脈前枝上前段動脈
superior aperture of thorax	胸廓上口	胸廓上口
superior artery of cerebellum	小脑上动脉	小腦上動脈
superior articular facet of atlas	寰椎上关节面	寰椎上關節面
superior articular facet of tibia	胫骨上关节面	脛骨上關節面
superior articular process	上关节突	上關節突
superior articular process of sacrum	骶骨上关节突	薦骨上關節突
superior articular surface	上关节面	上關節面
superior articular surface of atlas	寰椎上关节面	寰椎上關節面

英　文　名	大　陆　名	台　湾　名
superior articular surface of tibia	胫骨上关节面	脛骨上關節面
superior auricular ligament	耳郭上韧带	耳廓上韌帶
superior auricular muscle	耳上肌	耳上肌
superior basal vein of left lung	左肺底段上静脉	左肺上底段靜脈
superior basal vein of right lung	右肺底段上静脉	右肺上底段靜脈
superior belly of omohyoid	肩胛舌骨肌上腹	肩胛舌骨肌上腹
superior border	上缘	上緣
superior border of liver	肝上缘	肝[臟]上緣
superior border of pancreas	胰上缘	胰[臟]上緣
superior border of spleen	脾上缘	脾[臟]上緣
superior branch	上支	上枝
superior branch of deep branch of superior gluteal artery	臀上动脉深支上支	臀上動脈深枝上枝
superior branch of inferior lobe of left pulmonary artery	左肺动脉下叶上支	左肺動脈下葉上枝
superior branch of inferior lobe of right pulmonary artery	右肺动脉下叶上支	右肺動脈下葉上枝
superior branch of oculomotor nerve	动眼神经上支	動眼神經上枝
superior branch of pubis	耻骨上支	恥骨上枝
superior branch of right inferior pulmonary vein	右下肺静脉上支	右下肺靜脈上枝
superior branch of transverse cervical nerve	颈横神经上支	頸橫神經上枝
superior branch of transverse nerve of neck	颈横神经上支	頸橫神經上枝
superior bulb of internal jugular vein	颈静脉上球	頸靜脈上球
superior bulb of jugular vein	颈静脉上球	頸靜脈上球
superior bursa of biceps femoris	股二头肌上囊	股二頭肌上囊
superior bursa of biceps muscle of thigh	股二头肌上囊	股二頭肌上囊
superior cardiac gland	上贲门腺	上賁門腺
superior central nucleus of raphe nuclear group	中缝核群的中央上核	中縫核群的中央上核
superior cerebellar artery	小脑上动脉	小腦上動脈

英　文　名	大　陆　名	台　湾　名
superior cerebellar peduncle	小脑上脚	小腦上腳
superior cerebral vein	大脑上静脉	大腦上靜脈
superior cervical cardiac branch	颈上心支	頸上心枝
superior cervical cardiac branch of vagus nerve	迷走神经颈上心支	迷走神經頸上心枝
superior cervical cardiac nerve	颈上心神经	頸上心神經
superior cervical ganglion	颈上神经节	頸上神經節
superior choroidal vein	脉络丛上静脉	脈絡叢上靜脈
superior choroid vein	脉络丛上静脉	脈絡叢上靜脈
superior cistern	上池	上池
superior cluneal nerve	臀上皮神经	臀上皮神經
superior colliculus	上丘	上丘
superior conjunctival fornix	结膜上穹	結膜上穹窿
superior constrictor muscle of pharynx	咽上缩肌	咽上縮肌
superior constrictor of pharynx	咽上缩肌	咽上縮肌
superior cornu	上角	上角
superior cornu of falciform margin	镰状缘上角	鐮狀緣上角
superior cornu of thyroid cartilage	甲状软骨上角	甲狀軟骨上角
superior costal fovea	上肋凹	上肋凹
superior costotransverse ligament	肋横突上韧带	肋橫突上韌帶
superior deep lateral cervical lymph node	颈外侧上深淋巴结	頸外側上深淋巴結
superior dental arch	上牙弓	上齒弓
superior dental branch	上牙支	上齒枝
superior dental plexus	上牙丛	上齒叢
superior duodenal flexure	十二指肠上曲	十二指腸上曲
superior duodenal fold	十二指肠上襞	十二指腸上襞
superior duodenal fossa	十二指肠上隐窝	十二指腸上隱窩
superior duodenal recess	十二指肠上隐窝	十二指腸上隱窩
superior epigastric artery	腹壁上动脉	腹壁上動脈
superior epigastric vein	腹壁上静脉	腹壁上靜脈
superior extensor retinaculum	伸肌上支持带	伸肌上支持帶
superior extremity	上端	上端

英　文　名	大　陆　名	台　湾　名
superior fascia of pelvic diaphragm	盆膈上筋膜	骨盆膈上筋膜
superior fascia of urogenital diaphragm	尿生殖膈上筋膜	尿生殖膈上筋膜
superior fibular retinaculum	腓骨肌上支持带	腓骨肌上支持帶
superior flexure of duodenum	十二指肠上曲	十二指腸上曲
superior fovea	上凹	上凹
superior fovea of rhomboid fossa	菱形窝上凹	菱形窩上凹
superior frontal groove	额上沟	額上溝
superior frontal gyrus	额上回	額上回
superior frontal sulcus	额上沟	額上溝
superior ganglion	上神经节	上神經節
superior ganglion of glossopharyngeal nerve	舌咽神经上神经节	舌咽神經上神經節
superior ganglion of vagus nerve	迷走神经上神经节	迷走神經上神經節
superior gemellus muscle	上孖肌	上孖肌
superior gingival branch	上牙龈支	上牙齦枝
superior gluteal artery	臀上动脉	臀上動脈
superior gluteal lymph node	臀上淋巴结	臀上淋巴結
superior gluteal nerve	臀上神经	臀上神經
superior gluteal vein	臀上静脉	臀上靜脈
superior group of anterior mediastinal lymph node	纵隔前淋巴结上群	縱隔前淋巴結上群
superior horn	上角	上角
superior hypogastric plexus	上腹下丛	上腹下叢
superior hypophysial artery	垂体上动脉	垂體上動脈
superior ileocecal recess	回盲上隐窝	迴盲上隱窩
superior labial artery	上唇动脉	上唇動脈
superior labial branch	上唇支	上唇枝
superior labial branch of infraorbital nerve	眶下神经上唇支	眶下神經上唇枝
superior labial vein	上唇静脉	上唇靜脈
superior laryngeal artery	喉上动脉	喉上動脈
superior laryngeal nerve	喉上神经	喉上神經
superior laryngeal vein	喉上静脉	喉上靜脈
superior lateral brachial cutaneous nerve	臂外侧上皮神经	臂外側上皮神經
superior lateral cutaneous	臂外侧上皮神经	臂外側上皮神經

英　文　名	大　陆　名	台　湾　名
nerve of arm		
superior left pulmonary vein	左肺上静脉	左肺上靜脈
superior ligament of epididymis	附睾上韧带	附睾上韌帶
superior ligament of incus	砧骨上韧带	砧骨上韌帶
superior ligament of malleus	锤骨上韧带	錘骨上韌帶
superior lingular branch	上舌支	上舌枝
superior lingular branch of left pulmonary artery	左肺动脉上舌支	左肺動脈上舌枝
superior lingular bronchus	上舌段支气管	上舌段支氣管
superior lingular segment	上舌段	上舌段
superior lingular segmental bronchus	上舌段支气管	上舌段支氣管
superior lingular vein	上舌段静脉	上舌段靜脈
superior lip	上唇	上唇
superior lobar branch of left pulmonary artery	左肺动脉上叶支	左肺動脈上葉枝
superior lobar branch of right pulmonary artery	右肺动脉上叶支	右肺動脈上葉枝
superior lobe	上叶	上葉
superior lobe of left lung	左肺上叶	左肺上葉
superior lobe of right lung	右肺上叶	右肺上葉
superior longitudinal fasciculus	上纵束	上縱徑，上縱束
superior longitudinal muscle	上纵肌	上縱肌
superior lumbar triangle	腰上三角	腰上三角
superior macular venule	黄斑上小静脉	黄斑上小靜脈
superior macular arteriole	黄斑上小动脉	黄斑上小動脈
superior margin	上缘	上緣
superior margin of petrous part	岩部上缘	岩部上緣
superior meatus of nose	上鼻道	上鼻道
superior mediastinum	上纵隔	上縱隔
superior medullary velum	上髓帆	上髓帆
superior member	上肢	上肢
superior mesenteric artery	肠系膜上动脉	腸繫膜上動脈
superior mesenteric artery syndrome (SMA syndrome)	肠系膜上动脉综合征，SMA综合征	腸繫膜上動脈症候群，上腸繫膜動脈症候群，SMA症候群
superior mesenteric ganglion	肠系膜上神经节	腸繫膜上神經節

英　文　名	大　陆　名	台　湾　名
superior mesenteric lymph node	肠系膜上淋巴结	腸繫膜上淋巴結
superior mesenteric plexus	肠系膜上丛	腸繫膜上叢
superior mesenteric vein	肠系膜上静脉	腸繫膜上靜脈
superior nasal arteriole of retina	视网膜鼻侧上小动脉	視網膜鼻側上小動脈
superior nasal concha	上鼻甲	上鼻甲
superior nasal meatus	上鼻道	上鼻道
superior nasal venule of retina	视网膜鼻侧上小静脉	視網膜鼻側上小靜脈
superior nuchal line	上项线	上項線
superior oblique	上斜肌	上斜肌
superior oblique muscle	上斜肌	上斜肌
superior oblique muscle of head	头上斜肌	頭上斜肌
superior olivary nucleus	上橄榄核	上橄欖核
superior omental recess	网膜囊上隐窝	網膜囊上隱窩
superior ophthalmic vein	眼上静脉	眼上靜脈
superior orbital fissure	眶上裂	眶上裂
superior orbital wall	眶上壁	眶上壁
superior palpebra	上睑	上[眼]瞼
superior palpebral arch	上睑弓	上瞼弓
superior palpebral vein	上睑静脉	上瞼靜脈
superior pancreatic lymph node	胰上淋巴结	胰上淋巴結
superior pancreaticoduodenal lymph node	胰十二指肠上淋巴结	胰十二指腸上淋巴結
superior parathyroid gland	上甲状旁腺	上副甲狀腺
superior parietal area	顶上区	頂上區
superior parietal lobule	顶上小叶	頂上小葉
superior part	上部	上部
superior part of duodenum	十二指肠上部	十二指腸上部
superior part of liver	肝上部	肝上部
superior part of vestibular ganglion	前庭神经节上部	前庭神經節上部
superior pelvic aperture	骨盆上口	骨盆上口
superior perforated spot	上筛斑	上篩斑
superior peroneal retinaculum	腓骨肌上支持带	腓骨肌上支持帶
superior petrosal sinus	岩上窦	岩上竇
superior phrenic artery	膈上动脉	膈上動脈

英　文　名	大　陆　名	台　湾　名
superior phrenic lymph node	膈上淋巴结	膈上淋巴結
superior phrenic vein	膈上静脉	膈上靜脈
superior posterior pancreaticoduodenal vein	胰十二指肠上后静脉	胰十二指腸上後靜脈
superior posterior serratus muscle	上后锯肌	上後鋸肌，後上鋸肌
superior pubic ligament	耻骨上韧带	恥骨上韌帶
superior pubic ramus	耻骨上支	恥骨上枝
superior ramus of pubis	耻骨上支	恥骨上枝
superior recess of omental bursa	网膜囊上隐窝	網膜囊上隱窩
superior recess of tympanic membrane	鼓膜上隐窝	鼓膜上隱窩
superior rectal artery	直肠上动脉	直腸上動脈
superior rectal lymph node	直肠上淋巴结	直腸上淋巴結
superior rectal plexus	直肠上丛	直腸上叢
superior rectal vein	直肠上静脉	直腸上靜脈
superior rectus	上直肌	上直肌
superior right pulmonary vein	右肺上静脉	右肺上靜脈
superior root	上根	上根
superior root of cervical ansa	颈袢上根，颈袢前根	頸襻上根
superior sagittal sinus	上矢状窦	上矢狀竇
superior salivatory nucleus	上泌涎核	上唾[液腺]核
superior segment	上段	上段，上分節
superior segmental artery of anterior branch of renal artery	肾动脉前支上段动脉	腎動脈前枝上段動脈
superior segmental bronchus	上段支气管	上段支氣管，上分節支氣管
superior segment of left lateral lobe	左外叶上段	左外葉上段，左外葉上分節
superior segment of right anterior lobe	右前叶上段	右前葉上段，右前葉上分節
superior segment of right posterior lobe	右后叶上段	右後葉上段，右後葉上分節
superior semilunar lobule	上半月小叶	上半月小葉
superior spiral vein	上螺旋静脉	上螺旋靜脈
superior straight muscle	上直肌	上直肌
superior suprarenal artery	肾上腺上动脉	腎上腺上動脈
superior surface	上面	上面
superior surface of talus	距骨上面	距骨上面

英 文 名	大 陆 名	台 湾 名
superior synovial membrane	上滑膜	上滑膜
superior tarsal muscle	上睑板肌	上瞼板肌
superior tarsus	上睑板	上瞼板
superior temporal area	颞上区	顳上區
superior temporal arteriole of retina	视网膜颞侧上小动脉	視網膜顳側上小動脈
superior temporal groove	颞上沟	顳上溝
superior temporal gyrus	颞上回	顳上回
superior temporal line	上颞线	上顳線
superior temporal sulcus	颞上沟	顳上溝
superior temporal venule of retina	视网膜颞侧上小静脉	視網膜顳側上小靜脈
superior terminal branch	上终支	上終枝
superior thalamic vein	丘脑上静脉	丘腦上靜脈
superior thalamostriate vein	丘纹上静脉	丘紋上靜脈
superior thoracic aperture	胸廓上口	胸廓上口
superior thoracic artery	胸上动脉	胸上動脈
superior thyroid artery	甲状腺上动脉	甲狀腺上動脈
superior thyroid incisure	甲状软骨上切迹	甲狀軟骨上切跡
superior thyroid notch	甲状软骨上切迹	甲狀軟骨上切跡
superior thyroid tubercle	甲状软骨上结节	甲狀軟骨上結節
superior thyroid vein	甲状腺上静脉	甲狀腺上靜脈
superior tracheobronchial lymph node	气管支气管上淋巴结	氣管支氣管上淋巴結
superior transverse ligament of scapula	肩胛上横韧带	肩胛上橫韌帶
superior transverse medullary vein	延髓上横静脉	延髓上橫靜脈
superior transverse pontine vein	脑桥上横静脉	橋腦上橫靜脈
superior transverse scapular ligament	肩胛上横韧带	肩胛上橫韌帶
superior trunk	上干	上幹
superior trunk of brachial plexus	臂丛上干	臂叢上幹
superior tympanic artery	鼓室上动脉	鼓室上動脈
superior ulnar collateral artery	尺侧上副动脉	尺側上副動脈
superior vein of cerebellar hemisphere	小脑半球上静脉	小腦半球上靜脈
superior vein of cerebrum	大脑上静脉	大腦上靜脈

英　文　名	大　陆　名	台　湾　名
superior vein of vermis	上蚓静脉	蚓上靜脈
superior vena cava	上腔静脉	上腔靜脈
superior vermian vein	上蚓静脉	蚓上靜脈
superior vertebral incisure	椎上切迹	椎上切跡
superior vertebral notch	椎上切迹	椎上切跡
superior vesical artery	膀胱上动脉	膀胱上動脈
superior vestibular area	前庭上区	前庭上區
superior vestibular area of fundus of internal acoustic meatus	内耳道底前庭上区	内耳道底前庭上區
superior vestibular nucleus	前庭上核	前庭上核
superior wall	上壁	上壁
superior zygapophysis	上关节突	上關節突
supernumerary breast	多乳房[症]	多乳房[症]
supernumerary kidney	额外肾	額外腎，多腎
supernumerary limb	多余肢	多餘肢
supernumerary nipple	多乳头	多乳頭
supernumerary parathyroid gland	额外甲状旁腺	額外副甲狀腺，多副甲狀腺
supernumerary sperm	多精子	多精子，副精子
superolateral superficial inguinal lymph node	腹股沟上外侧浅淋巴结	腹股溝上外側淺淋巴結
superolateral surface of hemisphere	[大脑]半球上外侧面	半球上外側面
superomedial margin	上内侧缘	上內側緣
superomedial superficial inguinal lymph node	腹股沟上内侧浅淋巴结	腹股溝上內側淺淋巴結
superovulation	超数排卵	超數排卵
supinator	旋后肌	旋後肌
supinator crest	旋后肌嵴	旋後肌嵴
supinator muscle	旋后肌	旋後肌
supplimentary motor area	补充运动区	輔助運動區
supporting cell	支持细胞，塞托利细胞	支持細胞，史托利氏細胞
supraacetabular groove	髋臼上沟	髖臼上溝
supraacetabular sulcus	髋臼上沟	髖臼上溝
suprabranchial placode	鳃上基板	鰓上基板
supracallosal cistern	胼胝体上池	胼胝體上池
supracallosal gyrus	胼胝体上回	胼胝體上回
supracardinal vein	上主静脉	上主靜脈

英　文　名	大　陆　名	台　湾　名
suprachiasmatic nucleus	视交叉上核	視交叉上核
suprachoroid lamina	脉络膜上层	脈絡膜上層
supraclavicular lymph node	锁骨上淋巴结	鎖骨上淋巴結
supraclavicular nerve	锁骨上神经	鎖骨上神經
supraclavicular part	锁骨上部	鎖骨上部
supraclavicular part of brachial plexus	臂丛锁骨上部	臂叢鎖骨上部
supraclavicular space	锁骨上间隙	鎖骨上間隙
supracolic compartment	结肠上区	結腸上區
supracondylar process of humerus	肱骨髁上突	肱骨髁上突
supracrestal plane	嵴上平面	嵴上平面
supracristal plane	嵴上平面	嵴上平面
supradentale	上牙槽点	上齒槽點，上牙槽點
supraduodenal artery	十二指肠上动脉	十二指腸上動脈
supraepicondylar process	上髁上突	上髁上突
supraglenoid tubercle	盂上结节	盂上結節
suprahyoid branch	舌骨上支	舌骨上枝
suprahyoid branch of lingual artery	舌动脉舌骨上支	舌動脈舌骨上枝
suprahyoid muscle	舌骨上肌	舌骨上肌
supramarginal gyrus	缘上回	緣上回
supramastoid crest	乳突上嵴	乳突上嵴
suprameatal foveola	道上小凹	上耳道小凹
suprameatal spine	道上棘	上耳道棘
suprameatal triangle	道上三角	上耳道三角
supramentale	颏上点	頦上點
supraolivary vein	橄榄上静脉	橄欖上靜脈
supraoptic decussation	视上交叉	視上交叉
supraoptic fiber	视上纤维	視上纖維
supraoptic nucleus	视上核	視上核
supraopticohypophyseal tract	视上垂体束	視上垂體徑
supraoptic region	视上区	視上區
supraorbital artery	眶上动脉	眶上動脈
supraorbitale	眶上缘间中点	眶上緣間中點
supraorbital foramen	眶上孔	眶上孔
supraorbital incisure	眶上切迹	眶上切跡
supraorbital margin	眶上缘	眶上緣

英　文　名	大　陆　名	台　湾　名
supraorbital nerve	眶上神经	眶上神經
supraorbital notch	眶上切迹	眶上切跡
supraorbital vein	眶上静脉	眶上靜脈
suprapatellar bursa	髌上囊	髕上囊
suprapineal recess	松果体上隐窝	松果體上隱窩
suprapiriform foramen	梨状肌上孔	梨狀肌上孔
suprapleural membrane	胸膜上膜	胸膜上膜
suprapyloric lymph node	幽门上淋巴结	幽門上淋巴結
suprarenal coalescence	肾上腺合并	腎上腺合併
suprarenal gland	肾上腺	腎上腺
suprarenal impression	肾上腺压迹	腎上腺壓跡
suprarenal plexus	肾上腺丛	腎上腺叢
suprarenin	肾上腺素	腎上腺素
suprascapular artery	肩胛上动脉	肩胛上動脈
suprascapular nerve	肩胛上神经	肩胛上神經
suprascapular vein	肩胛上静脉	肩胛上靜脈
supraspinal fossa	冈上窝	棘上窩，岡上窩
supraspinal ligament	棘上韧带	棘上韌帶
supraspinatus	冈上肌	棘上肌，岡上肌
supraspinous fossa	冈上窝	棘上窩，岡上窩
supraspinous ligament	棘上韧带	棘上韌帶
supraspinous muscle	冈上肌	棘上肌，岡上肌
suprasternal bone	胸骨上骨	胸骨上骨
suprasternale	胸上点	胸骨上點
suprasternal space	胸骨上间隙	胸骨上間隙
supratalus bone	距上骨	距上骨
supratonsillar fossa	扁桃体上窝	扁桃體上窩
supratragic tubercle	耳屏上结节	耳屏上結節
supratrochlear artery	滑车上动脉	滑車上動脈
supratrochlear lymph node	滑车上淋巴结	滑車上淋巴結
supratrochlear nerve	滑车上神经	滑車上神經
supratrochlear vein	滑车上静脉	滑車上靜脈
supravaginal part of cervix	子宫颈阴道上部	子宮頸陰道上部
supravalvular ridge	瓣膜上嵴	瓣膜上嵴
supravascular layer	血管上[肌]层	血管上層
supraventricular crest	室上嵴	室上嵴
supravesical fossa	膀胱上窝	膀胱上窩

英　文　名	大　陆　名	台　湾　名
supravital staining	体外活体染色，活细胞染色	體外活染
supreme intercostal artery	肋间最上动脉	肋間最上動脈
supreme intercostal vein	肋间最上静脉	肋間最上靜脈
supreme nasal concha	最上鼻甲	最上鼻甲
supropatellar synovial fold	髌上滑膜襞	髕[骨]上滑膜襞
sura	腓肠	腓腸
sural artery	腓肠动脉	腓腸動脈
sural nerve	腓肠神经	腓腸神經
sural region	腓肠区	腓腸區
sural vein	腓肠静脉	腓腸靜脈
surface anatomy	表面解剖学	表面解剖學
surface mucous cell	表面黏液细胞	表面黏液細胞
surfactant	表面活性物质	界面活性劑，界面活化素
surgical anatomy	外科解剖学	外科解剖學
surgical neck	外科颈	外科頸
surrogacy	代孕	代孕
susceptibility to teratogenesis	畸形易发性	畸形發生易感性
susceptibility to teratogenic agent	致畸易感性	畸形誘發因子易感性
susceptible period to teratogenic agent	致畸敏感期	畸形誘發因子易感受期
suspensory ligament	悬韧带	懸韌帶
suspensory ligament of breast	乳房悬韧带	乳房懸韌帶
suspensory ligament of clitoris	阴蒂悬韧带	陰蒂懸韌帶
suspensory ligament of duodenum	十二指肠悬韧带	十二指腸懸韌帶
suspensory ligament of ovary	卵巢悬韧带	卵巢懸韌帶
suspensory ligament of penis	阴茎悬韧带	陰莖懸韌帶
suspensory ligament of thyroid gland	甲状腺悬韧带	甲狀腺懸韌帶
suspensory muscle of duodenum	十二指肠悬肌	十二指腸懸肌
sustentacular cell	支持细胞，塞托利细胞	支持細胞，史托利氏細胞
sustentaculum tali	载距突	載距突
sustentaculum talus	载距突	載距突
sutural bone	缝骨	縫骨
suture	缝	縫
sweat	汗	汗

英　文　名	大　陆　名	台　湾　名
sweat gland	汗腺	汗腺
sweat pore	汗孔	汗孔
symmelia	并腿畸形，并肢畸形	併肢畸形，併肢畸胎，鰭狀肢畸形
symmetria bilateralis	两侧对称	兩側對稱
symmetria radialis	辐射对称	輻射對稱
symmetrical cleavage plane	对称卵裂面	對稱卵裂面
symmetrical synapse	对称性突触	對稱突觸
symmetry	对称	對稱
sympathetic branch	交感支	交感枝
sympathetic branch to submandibular ganglion	下颌下神经节交感支	下頜下神經節交感枝
sympathetic ganglion	交感神经节	交感神經節
sympathetic innervation	交感神经支配	交感神經支配
sympathetic nerve	交感神经	交感神經
sympathetic nerve fiber	交感神经纤维	交感神經纖維
sympathetic nervous system	交感神经系统	交感神經系統
sympathetic neuroblast	交感成神经细胞	交感成神經細胞，交感神經母細胞
sympatheticoadrenomedullary system	交感[神经]肾上腺髓质系统	交感神經腎上腺髓質系統
sympathetic paraganglion	交感副神经节	交感副神經節
sympathetic part	交感部	交感部
sympathetic root	交感根	交感根
sympathetic root of ciliary ganglion	睫状神经节交感根	睫狀神經節交感[神經]根
sympathetic root of otic ganglion	耳神经节交感根	耳神經節交感[神經]根
sympathetic root of pterygopalatine ganglion	翼腭神经节交感根	翼腭神經節交感[神經]根
sympathetic root of submandibular ganglion	下颌下神经节交感根	下頜下神經節交感[神經]根
sympathetic trunk	交感[神经]干	交感[神經]幹
sympathic branch	交感支	交感枝
sympathic branch to submandibular ganglion	下颌下神经节交感支	下頜下神經節交感枝
sympathic ganglion	交感神经节	交感神經節
sympathic part	交感部	交感部
sympathic root	交感根	交感根
sympathic trunk	交感[神经]干	交感[神經]幹

英　文　名	大　陆　名	台　湾　名
sympathochromaffin cell	交感性嗜铬细胞	交感性嗜鉻細胞
symphysial surface of pubis	耻骨联合面	恥骨聯合面
symphysion	耻骨联合点	恥骨聯合點
symphysis	联合；纤维软骨联合	聯合；纖維軟骨聯合
synapse	突触	突觸
synapse feedback loop	突触反馈环	突觸回饋環
synapsin	突触素	突觸素
synapsis	联会	聯會
synaptic bar	突触棒	突觸棒
synaptic bouton	突触扣结	突觸扣
synaptic cleft	突触间隙	突觸間隙
synaptic glomerulus	突触小球	突觸小球
synaptic hillock	突触丘	突觸丘
synaptic knob	突触扣结	突觸扣
synaptic lamella	突触板	突觸板
synaptic membrane	突触膜	突觸膜
synaptic potential	突触电位	突觸電位
synaptic receptor	突触受体	突觸受體
synaptic ribbon	突触带	突觸帶
synaptic transmission	突触传递	突觸傳遞
synaptic vesicle	突触囊泡，突触小泡	突觸小泡
synaptogenesis	突触发生，突触形成	突觸發生，突觸形成
synaptolemma	突触膜	突觸膜
synaptonemal complex	联会复合体	聯會[絲]複合體
synaptosome	突触体	突觸小體
synarthrosis	不动关节	不動關節
syncaryocyte	合核细胞	合核細胞
syncaryon	融合核	融合核
synchondrosis	[透明]软骨结合	軟骨結合
synchondrosis of cranium	颅软骨结合	顱軟骨結合
synchronia	同步性	同步性
synchronism	同步性	同步性
synchronization	同步化	同步化
synchronous cleavage	同步卵裂	同步卵裂
syncytial knot	合胞体结	合胞體結
syncytiotrophoblast	合体滋养层	合胞滋養層，融合滋養層
syncytiotrophoderm	合体滋养层	合胞滋養層，融合滋養層

英　文　名	大　陆　名	台　湾　名
syncytium	合胞体	合胞體，多核體
syndactylism	并指畸形；并趾畸形	併指畸形；併趾畸形
syndactylous foot	并趾足	併趾足
syndactyly	并指畸形；并趾畸形	併指畸形；併趾畸形
syndesis	联会	聯會
syndesmosis	韧带连结，韧带联合	韌帶聯合
synkaryon	融合核	融合核
synophthalmia	独眼畸形，单眼畸形，并眼 　畸形	獨眼畸形，單眼畸形，併眼 　畸形
synosteosis	骨性结合	骨性結合
synostosis	骨性结合	骨性結合
synovia	滑液	滑[膜]液
synovial sheath of tendon	腱滑膜鞘	腱滑膜鞘
synovial articulation	滑膜关节	滑膜關節
synovial articulation of skull	颅滑膜关节	顱滑膜關節
synovial bursa	滑膜囊	滑膜囊
synovial cell	滑膜细胞	滑膜細胞，滑液細胞
synovial fluid	滑液	滑[膜]液
synovial fold	滑膜襞	滑膜襞
synovial joint	滑膜关节	滑膜關節
synovial joint of cranium	颅滑膜关节	顱滑膜關節
synovial layer	滑膜层	滑膜層
synovial membrane	滑膜	滑膜
synovial membrane 　fibroblast-like cell	滑膜成纤维细胞样细胞	滑膜成纖維細胞樣細胞
synovial membrane 　macrophage-like cell	滑膜巨噬细胞样细胞	滑膜巨噬細胞樣細胞
synovial sheath	滑膜鞘，滑液鞘	滑膜鞘，滑液鞘
synovial sheath of biceps 　brachii	肱二头肌滑膜鞘，肱二头肌 　滑液鞘	肱二頭肌滑膜鞘，肱二頭肌 　滑液鞘
synovial sheath of finger	指滑膜鞘	指滑膜鞘
synovial sheath of toe	趾滑膜鞘	趾滑膜鞘
synovial villus	滑膜绒毛	滑膜絨毛
synthesis phase (S phase)	S 期，合成期	S 期，合成期
systematic anatomy	系统解剖学	系統解剖學
systematic embryology	系统胚胎学	系統胚胎學，系統發生學
systole	心缩期	心縮期

T

英　文　名	大　陆　名	台　湾　名
T$_2$ (=diiodothyronine)	二碘甲腺原氨酸，二碘酪氨酸	二碘甲腺原氨酸，二碘甲狀腺胺酸
T$_3$ (=triiodothyronine)	三碘甲腺原氨酸	三碘甲腺原氨酸，三碘甲狀腺胺酸
T$_4$ (=tetraiodothyronine)	四碘甲腺原氨酸	四碘甲腺原氨酸，四碘甲狀腺胺酸
tactile corpuscle	触觉小体	觸覺小體
tactile receptor	触觉感受器	觸覺感受器
tail	尾	尾
tail bud	尾芽	尾芽
tail fiber	尾丝	尾絲
tail fold	尾褶	尾褶
tail furrow	尾沟	尾溝
tail of caudate nucleus	尾状核尾	尾狀核尾
tail of epididymis	附睾尾	附睾尾
tail of helix	耳轮尾	耳輪尾
tail of pancreas	胰尾	胰尾
talipes equinovalgus	马蹄外翻足	馬蹄外翻足
talipes equinovarus	马蹄内翻足	馬蹄内翻足
talocalcaneal joint	距跟关节	距跟關節
talocalcaneonavicular joint	距跟舟关节	距跟舟關節
talocrural joint	距小腿关节	距小腿關節
talonavicular ligament	距舟韧带	距舟韌帶
talus	距骨	距骨
tangcntial ncrvc fiber	切线神经纤维	切線神經纖維
tangential neurofiber	切线神经纤维	切線神經纖維
tangoreceptor	触觉感受器	觸覺感受器
tanycyte	伸长细胞	伸長細胞，伸展細胞
tapetal cell	毯细胞	毯細胞
tapetum	毯	毯
tapetum cellulosum	细胞毯	細胞毯
tapetum fibrosum	纤维毯	纖維毯
target cell	靶细胞	標的細胞，靶細胞
target organ	靶器官	標的器官
target tissue	靶组织	標的組織
tarsal bone	跗骨	跗骨

英 文 名	大 陆 名	台 湾 名
tarsal gland	睑板腺	瞼板腺
tarsalis	睑板肌	瞼板肌
tarsal plate	睑板	瞼板
tarsal sinus	跗骨窦	跗骨竇
tarsometatarsal joint	跗跖关节	跗蹠關節
tarsotarsal joint	跗骨间关节	跗骨間關節
tarsus	跗	跗
tarsus inferior	下睑板	下瞼板
tarsus of lower eyelid	下睑板	下瞼板
tarsus of upper eyelid	上睑板	上瞼板
tarsus palpebrae	睑板	瞼板
tarsus superior	上睑板	上瞼板
taste bud	味蕾	味蕾
taste bulb	味觉球	味覺球
taste cell	味细胞	味[覺]細胞
taste gland	味腺	味腺
taste pore	味孔	味孔
taste sense	味觉	味覺
Tawara's node	田原结	田原氏結
TDF (=testis determination factor)	睾丸决定因子	睾丸決定因子
tear gland	泪腺	淚腺
tectal lamina	顶盖板	頂蓋板
tectobulbar tract	顶盖延髓束	頂蓋延髓徑
tectorial membrane	覆膜；盖膜	覆膜；蓋膜
tectospinal tract	顶盖脊髓束	頂蓋脊髓徑
tectum of midbrain	中脑顶盖	中腦頂蓋
tegmental decussation	被盖交叉	被蓋交叉
tegmental nucleus	被盖核	被蓋核
tegmental region of Forel	福雷尔被盖区	福雷爾氏被蓋區，Forel 氏被蓋區
tegmental wall	盖壁	蓋壁
tegmentoreticular nucleus of pons	脑桥被盖网状核	橋腦被蓋網狀核
tegmentum	被盖	被蓋
tegmentum of midbrain	中脑被盖	中腦被蓋
tegmentum of pons	脑桥被盖[部]	橋腦被蓋[部]
tegmen tympani	鼓室盖	鼓室蓋

英　文　名	大　陆　名	台　湾　名
tegmen ventriculi quarti	第四脑室盖	第四腦室蓋
tela choroidea	脉络组织	脈絡組織
tela choroidea of fourth ventricle	第四脑室脉络组织	第四腦室脈絡組織
tela choroidea of third ventricle	第三脑室脉络组织	第三腦室脈絡組織
telangiectasis	毛细血管扩张	毛細血管擴張，微血管擴張
tela subserosa of gallbladder	胆囊浆膜下组织	膽囊漿膜下組織
telencephalization	终端脑化	終端腦化
telencephalon	端脑	端腦，終腦，末腦
telocoele	端脑腔	端腦腔
telodendron	终树突	終樹突
telomere	端粒	端粒
TEM (=transmission electron microscope)	透射电[子显微]镜	透射電子顯微鏡，穿透式電子顯微鏡
temporal bone	颞骨	顳骨
temporal branch	颞支	顳枝
temporal crest	颞肌嵴	顳肌嵴
temporal fascia	颞筋膜	顳筋膜
temporal fossa	颞窝	顳窩
temporal horn	颞角	顳角
temporalis	颞肌	顳肌
temporal line	颞线	顳線
temporal lobe	颞叶	顳葉
temporal muscle	颞肌	顳肌
temporal operculum	颞叶岛盖	顳葉島蓋
temporal pole	颞极	顳極
temporal process	颞突	顳突
temporal process of zygomatic bone	颧骨颞突	顴骨顳突
temporal region	颞区	顳區
temporal surface	颞面	顳面
temporal surface of sphenoid bone	蝶骨颞面	蝶骨顳面
temporomandibular joint	颞下颌关节	顳下頜關節
temporoparietalis	颞顶肌	顳頂肌
temporoparietal muscle	颞顶肌	顳頂肌
temporopontine fiber	颞桥纤维	顳橋纖維
temporopontine tract	颞桥束	顳橋徑

英 文 名	大 陆 名	台 湾 名
temporozygomatic suture	颞颧缝	顳顴縫
tendinous arch	腱弓	腱弓
tendinous arch of levator ani	肛提肌腱弓	提肛肌腱弓
tendinous arch of levator muscle of anus	肛提肌腱弓	提肛肌腱弓
tendinous arch of pelvic fascia	盆筋膜腱弓	骨盆筋膜腱弓
tendinous arch of soleus	比目鱼肌腱弓	比目魚肌腱弓
tendinous chiasma	腱交叉	腱交叉
tendinous cord	腱索	腱索
tendinous hiatus	腱裂孔	腱裂孔
tendinous intersection	腱划	腱劃
tendinous sheath	腱鞘	腱鞘
tendinous sheath of abductor longus and extensor brevis pollicis	拇长展肌和拇短伸肌腱鞘	拇指長[外]展肌和拇指短伸肌腱鞘
tendinous sheath of anterior tibial muscle	胫骨前肌腱鞘	脛骨前肌腱鞘
tendinous sheath of extensor carpi ulnaris	尺侧腕伸肌腱鞘	尺側腕伸肌腱鞘
tendinous sheath of extensor digiti minimi	小指伸肌腱鞘	小指伸肌腱鞘
tendinous sheath of extensor digitorum and extensor indicis	指伸肌和示指伸肌腱鞘	指伸肌和示指伸肌腱鞘
tendinous sheath of extensor digitorum longus	趾长伸肌腱鞘	趾長伸肌腱鞘
tendinous sheath of extensores carpi radiales	桡侧腕伸肌腱鞘	橈側腕伸肌腱鞘
tendinous sheath of extensor hallucis longus	踇长伸肌腱鞘	拇腳趾長伸肌腱鞘
tendinous sheath of extensor pollicis longus	拇长伸肌腱鞘	拇指長伸肌腱鞘
tendinous sheath of finger	指腱鞘	指腱鞘
tendinous sheath of flexor carpi radialis	桡侧腕屈肌腱鞘	橈側腕屈肌腱鞘
tendinous sheath of flexor digitorum longus	趾长屈肌腱鞘	趾長屈肌腱鞘
tendinous sheath of flexor hallucis longus	踇长屈肌腱鞘	拇[腳]趾長屈肌腱鞘
tendinous sheath of flexor pollicis longus	拇长屈肌腱鞘	拇指長屈肌腱鞘，屈拇指長肌腱鞘
tendinous sheath of long	踇长伸肌腱鞘	拇[腳]趾長伸肌腱鞘

英　文　名	大　陆　名	台　湾　名
extensor muscle of great toe		
tendinous sheath of long extensor muscle of thumb	踇长伸肌腱鞘	拇[脚]趾長伸肌腱鞘
tendinous sheath of long flexor muscle of thumb	踇长屈肌腱鞘	拇[脚]趾長屈肌腱鞘
tendinous sheath of posterior tibial muscle	胫骨后肌腱鞘	脛骨後肌腱鞘
tendinous sheath of radial carpal flexor muscle	桡侧腕屈肌腱鞘	橈側腕屈肌腱鞘
tendinous sheath of superior oblique muscle	上斜肌腱鞘	上斜肌腱鞘
tendinous sheath of tibialis anterior	胫骨前肌腱鞘	脛骨前肌腱鞘
tendinous sheath of tibialis posterior	胫骨后肌腱鞘	脛骨後肌腱鞘
tendinous sheath of toe	趾腱鞘	趾腱鞘
tendo calcaneus	跟腱	跟腱
tendon	腱	腱
tendon cell	腱细胞	腱細胞
tendon of infundibulum	漏斗腱	漏斗腱
tendon organ	腱器	腱器
tendon sheath	腱鞘	腱鞘
tendon spindle	腱梭	腱梭
tenia choroidea	脉络带	脈絡帶
tenia coli	结肠带	結腸帶
tenia libera	独立带	獨立帶，游離帶
tenia mesocolica	结肠系膜带	結腸繫膜帶
tenia of fornix	穹窿带	穹窿帶
tenia of fourth ventricle	第四脑室带	第四腦室帶
tenia of thalamus	丘脑带	丘腦帶
tenia omentalis	网膜带	網膜帶
tenocyte	腱细胞	腱細胞
Tenon's capsule	特农囊	特農氏囊，眼球筋膜鞘，Tenon 氏囊
tense part	紧张部	緊張部
tense part of tympanic membrane	鼓膜紧张部	鼓膜張部
tension receptor	张力感受器	張力感受器
tensor fasciae latae	阔筋膜张肌	闊筋膜張肌
tensor muscle of palatine	腭帆张肌	腭帆張肌

英　文　名	大　陆　名	台　湾　名
velum		
tensor muscle of tympanum	鼓膜张肌	鼓膜張肌
tensor tympani	鼓膜张肌	鼓膜張肌
tensor veli palatini	腭帆张肌	腭帆張肌
tenth cranial nerve	第十对脑神经	第十對腦神經
tentorial basal branch	小脑幕底支	小腦天幕底枝
tentorial branch	小脑幕支	小腦天幕枝
tentorial incisure	小脑幕切迹	小腦天幕切跡
tentorial marginal branch	小脑幕缘支	小腦天幕緣枝
tentorial notch	小脑幕切迹	小腦天幕切跡
tentorium cerebellum	小脑幕	小腦天幕
tentorium of cerebellum	小脑幕	小腦天幕
teratocarcinoma	畸胎癌	畸胎瘤，畸形癌，畸胎上皮癌
teratogen	致畸因子，致畸原	畸形誘發因子
teratogenesis	畸形发生	畸形發生，畸胎發生
teratogenic agent	致畸因子，致畸原	畸形誘發因子
teratology	畸形学	畸形學，畸胎學
teratoma	畸胎癌	畸胎瘤，畸形癌，畸胎上皮癌
teratosperm	畸形精子	畸形精子
teres major	大圆肌	大圓肌
teres minor	小圆肌	小圓肌
terminal air sac	终末气囊	終末氣囊
terminal alveolus	终末肺泡	終肺泡
terminal arteriolar capillary	终末动脉毛细血管	終末動脈毛細血管，終末動脈微血管
terminal arteriole	终末小动脉	終末小動脈
terminal bar	终端棒	終端棒
terminal bouton	终扣	終扣，終鈕
terminal bronchiole	终末细支气管	終末細支氣管
terminal capillary	终末毛细血管	終末毛細血管，終末微血管
terminal cell	终末细胞	終末細胞
terminal cistern	终池	終池
terminal crest	界嵴	界嵴，終嵴
terminal filum	终丝	終絲
terminal ganglion	终神经节	終神經節

英　文　名	大　陆　名	台　湾　名
terminal hair	终毛	終毛
terminal incisure of auricle	耳界切迹	耳界切跡
terminal lamina	终板	終板
terminal line	界线	界線
terminal nerve	终神经	終神經
terminal notch of ear	耳界切迹	耳界切跡
terminal nucleus	终止核	終止核
terminal part	终部	終部
terminal part of posterior cerebral artery	大脑后动脉终部	大腦後動脈終部
terminal sac period	终末囊泡期	終末肺泡期
terminal secretory unit	腺末房	終末分泌單元，腺末房
terminal stria	终纹	終紋
terminal sulcus	界沟	界溝
terminal vein	终静脉	終靜脈
terminal ventricle	终室	終室
terminal venule	终末小静脉	終末小靜脈
terminal web	终末网	終網
territorial matrix	软骨囊	軟骨[細胞]囊
tertiary embryonic induction	三级胚胎诱导	三級胚胎誘導
tertiary stem villus	三级绒毛干	三級幹絨毛
tertiary villus	三级绒毛	三級絨毛
testicle	睾丸	睪丸
testicular artery	睾丸动脉	睪丸動脈
testicular cord	睾丸索	睪丸索
testicular dysgenesis	睾丸发育不全	睪丸發育不全
testicular feminization	睾丸女性化	睪丸女性化
testicular feminization syndrome	睾丸女性化综合征	睪丸女性化症候群
testicular follicle	生精泡	生精泡
testicular hormone	睾丸激素	睪丸激素
testicular hypoplasia	睾丸发育不全	睪丸發育不全
testicular lobule	睾丸小叶	睪丸小葉
testicular plexus	睾丸丛	睪丸叢
testis	睾丸	睪丸
testis cord	睾丸索	睪丸索
testis determination factor (TDF)	睾丸决定因子	睪丸決定因子

英　文　名	大　陆　名	台　湾　名
testis determining gene	睾丸决定基因	睾丸决定基因
testis lobule	睾丸小叶	睪丸小葉
testis sac	精巢囊	精巢囊
testosterone	睾酮	睪固酮
test tube baby	试管婴儿	試管嬰兒
TET (=tubal embryo transfer)	胚胎输卵管内移植	輸卵管内胚胎移植
tetrad	四联体	四聯體
tetradactyle	四指畸形；四趾畸形	四指畸形；四趾畸形
tetraiodothyronine (T$_4$)	四碘甲腺原氨酸	四碘甲腺原氨酸，四碘甲狀腺胺酸
tetralogy of Fallot	法洛四联症	法洛氏四聯症，法洛氏四畸形
thalamencephalon	丘脑	丘腦
thalamic branch	丘脑支	丘腦枝
thalamic fasciculus	丘脑束	丘腦束，丘腦徑
thalamic medullary stria	丘脑髓纹	丘腦髓紋
thalamic paraventricular nucleus	丘脑室旁核	丘腦室旁核
thalamic reticular nucleus	丘脑网状核	丘腦網狀核
thalamic tenia	丘脑带	丘腦帶
thalamic tract	丘脑束	丘腦束，丘腦徑
thalamolentiform part	丘脑豆状核部	丘腦豆狀核部
thalamoparietal fiber	丘脑顶叶纤维	丘腦頂葉纖維
thalamoparietal tract	丘脑顶叶束	丘腦頂葉徑
thalamostriate vein	丘脑纹状体静脉	丘腦紋狀體靜脈
thalamus	丘脑	丘腦
thalamus opticus	视丘	視丘
Th cell (=helper T cell)	辅助性 T 细胞	輔助 T 細胞
Thebesius' vein	特贝西乌斯静脉	史貝西爾斯氏靜脈
theca cell	膜细胞	卵泡鞘細胞
theca externa	外膜层	外泡膜，外鞘
theca folliculus	卵泡膜	卵泡鞘，卵囊膜
theca interna	内膜层	内泡膜，内鞘
theca lutein cell	膜黄体细胞	卵泡鞘黃體細胞
thelion	乳头点	乳頭點
thenar	鱼际	魚際
thenar eminence	鱼际	魚際
thenar fascia	鱼际筋膜	魚際筋膜

英　文　名	大　陆　名	台　湾　名
thenar space	鱼际间隙	魚際間隙
thick ascending limb of Henle's loop	髓袢升支粗段	亨利氏環升枝粗段
thick descending limb of Henle's loop	髓袢降支粗段	亨利氏環降枝粗段
thick filament	粗丝	粗絲
thick myofilament	粗肌丝	粗肌絲
thick portion of Henle's loop	髓袢粗段，亨勒袢粗段	亨利氏環粗段
thick segment	粗段	粗段
thick skin	厚皮	厚皮
thigh	股，大腿	股，大腿
thin ascending limb of Henle's loop	髓袢升支细段	亨利氏環升枝細段
thin descending limb of Henle's loop	髓袢降支细段	亨利氏環降枝細段
thin filament	细丝	細絲
thin myofilament	细肌丝	細肌絲
thin portion of Henle's loop	髓袢细段，亨勒袢细段	亨利氏環細段
thin segment	细段	細段
thin skin	薄皮	薄皮
third cranial nerve	第三对脑神经	第三對腦神經
third digit of foot	第三趾	第三趾
third metacarpal bone	第三掌骨	第三掌骨
third metatarsal bone	第三跖骨	第三蹠骨
third molar	第三磨牙，迟牙，智齿	第三臼齒，智齒
third occipital nerve	第三枕神经	第三枕神經
third perforating artery	第三穿动脉	第三穿動脈
third peroneal muscle	第三腓骨肌	第三腓骨肌
third trochanter	第三转子	第三轉子
third ventricle	第三脑室	第三腦室
third visual area	第三视区	第三視區
thoracic aorta	胸主动脉	胸主動脈
thoracic aortic nerve	胸主动脉神经	胸主動脈神經
thoracic aortic plexus	胸主动脉丛	胸主動脈叢
thoracic bone	胸骨	胸[廓]骨
thoracic cage	胸廓	胸廓
thoracic cardiac branch	胸心支	胸心枝
thoracic cardiac branch of vagus nerve	迷走神经胸心支	迷走神經胸心枝

英 文 名	大 陆 名	台 湾 名
thoracic cardiac nerve	胸心神经	胸心神經
thoracic cavity	胸腔	胸腔
thoracic column	胸柱	胸柱
thoracic curvature of vertebral column	脊柱胸曲	脊柱胸曲
thoracic disc	胸盘	胸盤
thoracic duct	胸导管	胸管
thoracic fascia	胸廓筋膜	胸廓筋膜
thoracic ganglion	胸神经节	胸神經節
thoracic joint	胸廓连结	胸廓連結，胸廓關節
thoracic nerve	胸神经	胸神經
thoracic nucleus	胸核	胸核
thoracic part	胸部	胸部
thoracic part of aorta	主动脉胸部	主動脈胸部
thoracic part of autonomic nerve	自主神经胸部	自主神經胸部
thoracic part of esophagus	食管胸部	食道胸部
thoracic part of thoracic duct	胸导管胸部	胸管胸部
thoracic part of trachea	气管胸部	氣管胸部
thoracic superficial vein	胸壁浅静脉	胸壁淺靜脈
thoracic transverse muscle	胸横肌	胸橫肌
thoracic vertebra	胸椎	胸椎
thoracic wall	胸壁	胸壁
thoracoacromial artery	胸肩峰动脉	胸肩峰動脈
thoracoacromial vein	胸肩峰静脉	胸肩峰靜脈
thoracodorsal artery	胸背动脉	胸背動脈
thoracodorsal nerve	胸背神经	胸背神經
thoracodorsal region	胸背区	胸背區
thoracodorsal vein	胸背静脉	胸背靜脈
thoracoepigastric vein	胸腹壁静脉	胸腹壁靜脈
thoracolumbar fascia	胸腰筋膜	胸腰筋膜
thoracoventropagus	胸腹连胎	胸腹連體
thorax	胸	胸
thoroughfare capillary	通血毛细血管	通血毛細血管，通血微血管
thoroughfare channel	直捷通路	直捷通路
thrombase	凝血酶	凝血酶
thrombin	凝血酶	凝血酶
thrombocytolysis	血小板溶解	血小板溶解

英　文　名	大　陆　名	台　湾　名
thrombocytopoiesis	血小板发生，血小板生成	血小板生成
thrombogen	凝血酶原	凝血酶原
thromboplastid	血小板	血小板
thromboplastin	促凝血酶原激酶	促凝血酶原激酶，凝血激素
thrombopoiesis	血小板发生，血小板生成	血小板生成
thrombopoietin	血小板生成素	血小板生成素
thumb	拇指	拇指
thymic branch	胸腺支	胸腺枝
thymic cell	胸腺细胞	胸腺細胞
thymic corpuscle	胸腺小体	胸腺小體
thymic cortex	胸腺皮质	胸腺皮質
thymic epithelial cell	胸腺上皮细胞	胸腺上皮細胞
thymic lobule	胸腺小叶	胸腺小葉
thymic lymphocyte	胸腺淋巴细胞	胸腺淋巴細胞
thymic medulla	胸腺髓质	胸腺髓質
thymic vein	胸腺静脉	胸腺靜脈
thymin	胸腺激素	胸腺激素
thymocyte	胸腺细胞	胸腺細胞
thymopoietin	胸腺生成素	胸腺生成素
thymosin	胸腺素	胸腺素
thymus	胸腺	胸腺
thymus cell	胸腺细胞	胸腺細胞
thymus corpuscle	胸腺小体	胸腺小體
thymus-dependent lymphocyte (T-lymphocyte)	T 淋巴细胞，胸腺依赖淋巴细胞	T 淋巴細胞，胸腺依賴型淋巴細胞
thymus-dependent region	胸腺依赖区	胸腺依賴區
thymus-dependent zone	胸腺依赖区	胸腺依賴區
thymus gland	胸腺	胸腺
thymus histone	胸腺组蛋白	胸腺組蛋白
thyroarytenoid	甲杓肌	甲杓肌
thyroarytenoid muscle	甲杓肌	甲杓肌
thyroarytenoid part	甲状会厌部	甲狀會厭部
thyrocervical trunk	甲状颈干	甲狀頸幹
thyroepiglottic ligament	甲状会厌韧带	甲狀會厭韌帶
thyroepiglottic muscle	甲状会厌肌	甲狀會厭肌
thyroglobulin	甲状腺球蛋白	甲狀腺球蛋白

英　文　名	大　陆　名	台　湾　名
thyroglossal cartilage	甲状软骨	甲狀軟骨
thyroglossal cyst	甲状舌管囊肿	甲狀舌[管]囊腫
thyroglossal duct	甲状舌管	甲狀舌管
thyroglossal duct sinus	甲状舌管窦	甲狀舌管寶
thyroglossal fistula	甲状舌管瘘	甲狀舌[管]瘻管
thyrohyoid	甲状舌骨肌	甲狀舌骨肌
thyrohyoid branch	甲状舌骨肌支	甲狀舌骨肌枝
thyrohyoid membrane	甲状舌骨膜	甲狀舌骨膜
thyrohyoid muscle	甲状舌骨肌	甲狀舌骨肌
thyroid articular surface	甲关节面	甲關節面
thyroid cartilage	甲状软骨	甲狀軟骨
thyroid diverticulum	甲状腺憩室	甲狀腺憩室
thyroid follicle	甲状腺滤泡	甲狀腺濾泡
thyroid foramen	甲状软骨孔	甲狀軟骨孔
thyroid gland	甲状腺	甲狀腺
thyroid hormone	甲状腺激素	甲狀腺激素
thyroid lymph node	甲状腺淋巴结	甲狀腺淋巴結
thyroid-stimulating hormone	促甲状腺[激]素	促甲狀腺激素
thyropharyngeal part	甲咽部	甲咽部
thyropharyngeal part of inferior constrictor of pharynx	咽下缩肌甲咽部	咽下縮肌甲咽部
thyrotroph	促甲状腺[激]素细胞	促甲狀腺素細胞
thyrotrophic hormone	促甲状腺[激]素	促甲狀腺激素
thyrotropin	促甲状腺[激]素	促甲狀腺激素
thyrotropin releasing factor	促甲状腺[激]素释放因子	促甲狀腺[激]素釋放因子
thyroxin	甲状腺素	甲狀腺素
thyroxine	甲状腺素	甲狀腺素
tibia	胫骨	脛骨
tibial	胫侧	脛側
tibial collateral ligament	胫侧副韧带	脛側副韌帶
tibiale	胫骨上点	脛骨上點
tibialis anterior	胫骨前肌	脛骨前肌
tibialis posterior	胫骨后肌	脛骨後肌
tibial margin of foot	足胫侧缘	足脛側緣
tibial nerve	胫神经	脛神經
tibial nutrient artery	胫骨滋养动脉	脛骨滋養動脈，脛骨營養動脈

英　文　名	大　陆　名	台　湾　名
tibial tuberosity	胫骨粗隆	脛骨粗隆
tibiocalcaneal part	胫跟部	脛跟部
tibiofibular articulation	胫腓关节	脛腓關節
tibiofibular joint	胫腓关节	脛腓關節
tibiofibular syndesmosis	胫腓[韧带]连结	脛腓韌帶聯合
tibionavicular part	胫舟部	脛舟部
tight junction	紧密连接	緊密連接，緊密接合
tigroid	虎斑	虎斑
tigroid body	虎斑小体	虎斑小體
tigroid substance	虎斑物质	虎斑物質
tissue	组织	組織
tissue culture	组织培养	組織培養
tissue culture *in vitro*	体外组织培养	體外組織培養
tissue differentiation	组织分化	組織分化
tissue-engineered skin	组织工程皮肤	組織工程皮膚
tissue engineering	组织工程	組織工程
tissue fluid	组织液	組織液
T-lymphocyte (=thymus-dependent lymphocyte)	T 淋巴细胞，胸腺依赖淋巴细胞	T 淋巴細胞，胸腺依賴型淋巴細胞
Tm cell (=memory T cell)	记忆 T 细胞	記憶 T 細胞，Tm 細胞
tocopherol	生育酚	生育酚，維生素 E
Todaro's tendon	托达罗腱	托達羅氏腱，Todaro 氏腱
toe	足趾	足趾
toluene blue	甲苯蓝	甲苯藍
toluidine blue	甲苯胺蓝	甲苯胺藍
Tomes' fiber	托姆斯纤维	托姆斯氏纖維
Tomes' granular layer	托姆斯颗粒层	托姆斯氏粒狀層
Tomes' process	托姆斯突起	托姆斯氏突起
tongue	舌	舌
tongue tie	舌系带过短，舌系带短缩，舌系带紧缩	舌繫帶緊縮
tonofibril	张力原纤维	張力原纖維
tonsil	扁桃体	扁桃體
tonsil crypt	扁桃体隐窝	扁桃體隱窩
tonsilla palatina	腭扁桃体	腭扁桃體，顎扁桃體
tonsillar branch	扁桃体支	扁桃體枝
tonsillar branch of glossopharyngeal nerve	舌咽神经扁桃体支	舌咽神經扁桃體枝

英　文　名	大　陆　名	台　湾　名
tonsillar branch of lingual nerve	舌神经扁桃体支	舌神經扁桃體枝
tonsillar capsule	扁桃体囊	扁桃體囊
tonsillar crypt	扁桃体隐窝	扁桃體隱窩
tonsillar fossa	扁桃体窝	扁桃體窩
tonsillar fossula	扁桃体小窝	扁桃體小窩
tonsil of appendix	阑尾扁桃体	蘭尾扁桃體
tonsil of cerebellum	小脑扁桃体	小腦扁桃體
tooth	牙	牙，齒
tooth bud	牙蕾	牙胚
tooth eruption	牙萌出	牙長出
tooth germ	牙胚	牙胚，牙芽
topographic anatomy	局部解剖学	局部解剖學
torus genitalis	生殖隆起	生殖隆起，生殖凸
torus levatorius	提肌圆枕	提肌圓枕
torus of levator	提肌圆枕	提肌圓枕
torus tubarius	咽鼓管圆枕	耳咽管圓枕
totipotency	全能性	全能性
totipotent cell	全[潜]能细胞	全能細胞
touch dome	触觉圆顶	觸覺圓頂
tower skull	塔状颅	塔狀顱
toxin	毒素	毒素
trabecula	小梁	小梁
trabecula carnea cordis	心肉柱	心肉柱
trabecula corporis cavernosi	海绵体小梁	海綿體小梁
trabecula cranial cartilage	颅梁软骨	顱梁軟骨
trabecula lienis	脾小梁	脾小梁
trabecula of cavernous body of penis	阴茎海绵体小梁	陰莖海綿體小梁
trabecula of cavernous body of urethra	尿道海绵体小梁	尿道海綿體小梁
trabecular artery	小梁动脉	小梁動脈
trabecular meshwork	小梁网	小梁網
trabecular reticulum	小梁网	小梁網
trabecular space	小梁间隙	小梁間隙
trabecular substance	小梁质	小梁質
trabecular vein	小梁静脉	小梁靜脈
trachea	气管	氣管

英　文　名	大　陆　名	台　湾　名
tracheal annular ligament	气管环韧带	氣管環韌帶
tracheal atresia	气管闭锁	氣管閉鎖
tracheal branch	气管支	氣管枝
tracheal branch of recurrent laryngeal nerve	喉返神经气管支	喉返神經氣管枝
tracheal cartilage	气管软骨	氣管軟骨
tracheal diverticulum	气管憩室	氣管憩室
tracheal epithelium	气管上皮	氣管上皮
tracheal gland	气管腺	氣管腺
tracheal muscle	气管肌	氣管肌
tracheal plate	气管板	氣管板
tracheal stenosis	气管狭窄	氣管狹窄
tracheal system	气管系统	氣管系統
tracheal vein	气管静脉	氣管靜脈
tracheobronchial lymph node	气管支气管淋巴结	氣管支氣管淋巴結
tracheoesophageal fistula	气管食管瘘	氣管食道瘺
tracheoesophageal fold	气管食管褶	氣管食道褶
tracheoesophageal ridge	气管食管嵴	氣管食道嵴
tracheoesophageal septum	气管食管隔	氣管食道隔
tract	束	束，徑
tract cell	[脊髓]束细胞	脊髓徑細胞，[脊髓]束細胞
tragal lamina	耳屏板	耳屏板
tragicus	耳屏肌	耳屏肌
tragion	耳屏点	耳屏點
tragus	耳屏	耳屏
transcellular fluid	跨细胞液	跨細胞液
transdifferentiation	转分化，横向分化	轉分化
transduction	转导	轉導
transection	横切面	橫切面
transendothelial channel	穿内皮性小管	穿內皮小管
transgenic animal	转基因动物	[基因]轉殖動物
transitional bone trabecula	过渡型骨小梁	過渡型骨小梁
transitional cartilage	过渡型软骨	過渡型軟骨
transitional cell	移行细胞	移行細胞
transitional cortex	移行皮质	移行皮質
transitional epithelium	变移上皮，移行上皮	移行上皮
transition zone	过渡区	過渡區

英　文　名	大　陆　名	台　湾　名
transmission electron 　microscope (TEM)	透射电[子显微]镜	透射電子顯微鏡，穿透式電 　子顯微鏡
transposition of great artery	大动脉转位，大动脉错位， 　大动脉移位	大動脈轉位，大動脈移位
transposition of great vessel	大血管错位	大血管移位
transpyloric plane	幽门平面	幽門平面
transverse	横[的]	橫[的]
transverse tubular system	横小管系统	橫小管系
transverse acetabular ligament	髋臼横韧带	髖臼橫韌帶
transverse artery	横动脉	橫動脈
transverse artery of face	面横动脉	面橫動脈
transverse arytenoid	杓横肌	杓橫肌
transverse arytenoid muscle	杓横肌	杓橫肌
transverse branch	横支	橫枝
transverse branch of lateral 　circumflex femoral artery	旋股外侧动脉横支	旋股外側動脈橫枝
transverse branch of medial 　circumflex femoral artery	旋股内侧动脉横支	旋股內側動脈橫枝
transverse caudate vein	尾核横静脉	尾核橫靜脈
transverse cervical artery	颈横动脉	頸橫動脈
transverse cervical nerve	颈横神经	頸橫神經
transverse cervical vein	颈横静脉	頸橫靜脈
transverse colon	横结肠	橫結腸
transverse costal fovea	横突肋凹	橫突肋[骨]凹
transverse crest	横嵴	橫嵴
transverse crest of tooth	牙横嵴	牙橫嵴，齒橫嵴
transverse diameter	横径	橫徑
transverse diameter of pelvis	骨盆横径	骨盆橫徑
transverse facial artery	面横动脉	面橫動脈
transverse facial cleft	面横裂	面橫裂
transverse facial vein	面横静脉	面橫靜脈
transverse fascia	腹横筋膜	腹橫筋膜
transverse fasciculus of 　palmar aponeurosis	掌腱膜横束	掌腱膜橫束
transverse fasciculus of 　plantar aponeurosis	足底腱膜横束	足底腱膜橫束
transverse fiber of pons	脑桥横行纤维	橋腦橫[行]纖維
transverse fissure of cerebrum	大脑横裂	大腦橫裂
transverse fold of rectum	直肠横襞	直腸橫襞

英　文　名	大　陆　名	台　湾　名
transverse foramen	横突孔	橫突孔
transverse groove of antihelix	对耳轮横沟	對耳輪橫溝
transverse head	横头	橫頭
transverse head of adductor pollicis	拇收肌横头	拇[內]收肌橫頭
transverse humeral ligament	肱横韧带	肱骨橫韌帶
transverse ligament of acetabulum	髋臼横韧带	髖臼橫韌帶
transverse ligament of atlas	寰椎横韧带	寰椎橫韌帶
transverse ligament of knee	膝横韧带	膝橫韌帶
transverse ligament of perineum	会阴横韧带	會陰橫韌帶
transverse line	横线	橫線
transverse mesocolon	横结肠系膜	橫結腸繫膜
transverse muscle of abdomen	腹横肌	腹橫肌
transverse muscle of auricle	耳郭横肌	耳廓橫肌
transverse muscle of chin	颏横肌	頦橫肌
transverse muscle of nape	项横肌	項橫肌
transverse muscle of tongue	舌横肌	舌橫肌
transverse nerve of neck	颈横神经	頸橫神經
transverse occipital groove	枕横沟	枕橫溝
transverse occipital sulcus	枕横沟	枕橫溝
transverse palatine fold	腭横襞	腭橫襞
transverse palatine suture	腭横缝	腭橫縫
transverse part	横部	橫部
transverse part of nasalis	鼻肌横部	鼻肌橫部
transverse part of vertebral artery	椎动脉横突部	椎動脈橫突部
transverse peduncular vein	大脑脚横静脉	大腦腳橫靜脈
transverse perineal artery	会阴横动脉	會陰橫動脈
transverse process	横突	橫突
transverse ridge	横线	橫線
transverse ridge of tooth	牙横嵴	牙橫嵴，齒橫嵴
transverse sinus	横窦	橫竇
transverse sinus of pericardium	心包横窦	心包橫竇
transverse sulcus of antihelix	对耳轮横沟	對耳輪橫溝
transverse tarsal joint	跗横关节	跗橫關節
transverse temporal groove	颞横沟	顳橫溝

英　文　名	大　陆　名	台　湾　名
transverse temporal gyrus	颞横回	顳橫回
transverse temporal sulcus	颞横沟	顳橫溝
transverse tibiofibular ligament	胫腓横韧带	脛腓橫韌帶
transverse tract of pons	脑桥横束	橋腦橫徑
transverse tubule (T-tubule)	横小管，T 小管	橫小管，T 小管
transverse vein of neck	颈横静脉	頸橫靜脈
transverse vesical fold	膀胱横襞	膀胱橫襞
transversospinalis	横突棘肌	橫突棘肌
transversospinal muscle	横突棘肌	橫突棘肌
transversus	横肌	橫肌
transversus abdominis	腹横肌	腹橫肌
transversus auricularis	耳郭横肌	耳廓橫肌
transversus menti	颏横肌	頦橫肌
transversus nuchae	项横肌	項橫肌
transversus thoracis	胸横肌	胸橫肌
trapezium bone	大多角骨	大多角骨
trapezius	斜方肌	斜方肌
trapezius muscle	斜方肌	斜方肌
trapezoid body	斜方体	斜方體
trapezoid bone	小多角骨	小多角骨
trapezoid ligament	斜方韧带	斜方韌帶
trapezoid line	斜方线	斜方線
trapezoid nucleus	斜方体核	斜方體核
Treacher Collins syndrome	特雷彻·柯林斯综合征	下頜顏面成骨不全症候群
triad	三联体	三聯體
triangle of vertebral artery	椎动脉三角	椎動脈三角
triangular bone	三角骨	三角骨
triangular crest	三角嵴	三角嵴
triangular crest of tooth	牙三角嵴	牙三角嵴，齒三角嵴
triangular fold	三角襞	三角襞
triangular fossa	三角窝	三角窩
triangular fovea	三角凹	三角凹
triangular muscle	三角肌	三角肌
triangular part	三角部	三角部
triangular part of inferior frontal gyrus	额下回三角部	額下回三角部
triangular ridge of tooth	牙三角嵴	牙三角嵴，齒三角嵴

英　文　名	大　陆　名	台　湾　名
triangular subcutaneous area	皮下三角区	皮下三角區
triceps brachii	肱三头肌	肱三頭肌
triceps muscle of arm	肱三头肌	肱三頭肌
triceps muscle of calf	小腿三头肌	小腿三頭肌
triceps surae	小腿三头肌	小腿三頭肌
trichilemma	毛膜	毛膜
trichilemmal cyst	毛发囊肿	毛髮囊腫
trichion	发缘点	髮緣點
trichographism	竖毛反射	豎毛反射
trichohyalin granule	透明毛质颗粒	透明毛質顆粒，毛透明質顆粒
trichromic staining	三色染色	三色染色
tricobothrium	听毛	聽毛
tricuspid valve	三尖瓣	三尖瓣
tricuspid atresia	三尖瓣闭锁	三尖瓣閉鎖
trifid tongue	三裂舌	三裂舌
trigeminal branch	三叉神经支	三叉神經枝
trigeminal cave	三叉神经腔	三叉神經腔
trigeminal cavity	三叉神经腔	三叉神經腔
trigeminal ganglion	三叉神经节	三叉神經節
trigeminal impression	三叉神经压迹	三叉神經壓跡
trigeminal lemniscus	三叉丘系	三叉蹄系
trigeminal mesencephalic nucleus	三叉神经中脑核	三叉神經中腦核
trigeminal mesencephalic tract	三叉神经中脑束	三叉神經中腦徑
trigeminal nerve	三叉神经	三叉神經
trigeminal tubercle	三叉结节	三叉神經結節
trigeminothalamic tract	三叉丘脑束	三叉丘腦徑
trigone of bladder	膀胱三角	膀胱三角
trigone of hypoglossal nerve	舌下神经三角	舌下神經三角
trigone of lemniscus	丘系三角	蹄系三角
trigone of vagus nerve	迷走神经三角	迷走神經三角
trigonum lemnisci	丘系三角	蹄系三角
trigonum omotrapezoideum	肩胛舌骨肌斜方肌三角	肩胛舌骨肌斜方肌三角
triiodothyronine (T₃)	三碘甲腺原氨酸	三碘甲腺原氨酸，三碘甲狀腺胺酸
trilamellar germ disc	三胚层胚盘	三胚層胚盤

英　文　名	大　陆　名	台　湾　名
trilateral foramen	三边孔	三邊孔
trilocular heart	三腔心	三腔心
trilogy of Fallot	法洛三联症	法洛氏三聯症候群
triplets	三[胞]胎	三胞胎
triploblastica	三胚层动物	三胚層動物
triticeal cartilage	麦粒软骨	麥粒軟骨
triticeous cartilage	麦粒软骨	麥粒軟骨
trochanteric bursa of gluteus maximus	臀大肌转子囊	臀大肌轉子囊
trochanteric bursa of gluteus medius	臀中肌转子囊	臀中肌轉子囊
trochanteric bursa of gluteus minimus	臀小肌转子囊	臀小肌轉子囊
trochanteric fossa	转子窝	轉子窩
trochanteric subcutaneous bursa	转子皮下囊	轉子皮下囊
trochanterion	大转子点	大轉子點
trochlea	滑车	滑車
trochlea of humerus	肱骨滑车	肱骨滑車
trochlea of phalanx	指骨滑车；趾骨滑车	指骨滑車；趾骨滑車
trochlea of talus	距骨滑车	距骨滑車
trochlear process	滑车突	滑車突
trochlear branch	滑车神经支	滑車神經枝
trochlear decussation	滑车神经交叉	滑車神經交叉
trochlear fovea	滑车凹	滑車凹
trochlear incisure	滑车切迹	滑車切跡
trochlear nerve	滑车神经	滑車神經
trochlear notch	滑车切迹	滑車切跡
trochlear nucleus	滑车神经核	滑車神經核
trochlear spine	滑车棘	滑車棘
trochoblast	成纤毛细胞	成纖毛細胞
trochoid joint	屈戌关节，滑车关节	屈戌關節，滑車關節
Troland's vein	特罗兰静脉	特羅蘭氏靜脈，Troland 氏靜脈
trophic hormone	促激素	促激素
trophoamnion	滋养羊膜	滋養羊膜
trophoblast	滋养层	滋養層
trophoblast cell	滋养层细胞	滋養層細胞
trophoblastic cell	滋养层细胞	滋養層細胞

英　文　名	大　陆　名	台　湾　名
trophoblastic chorion	滋养层绒毛膜	滋養層絨毛膜
trophoblastic invasion	滋养层侵入	滋養層侵入
trophoblastic lacuna	滋养层陷窝	滋養層腔隙
trophoblastic layer	滋养层	滋養層
trophocyte	滋养细胞	滋養細胞
trophoderm	滋养层	滋養層
trophodermal villus	滋养层绒毛	滋養層絨毛
trophoectoderm	滋养外胚层	滋養外胚層
trophospongium	海绵状滋养层	海綿狀滋養層
tropic nerve	营养神经	營養神經
tropocollagen	原胶原[蛋白]	原膠原[蛋白]
tropoelastin	弹性蛋白原	彈性蛋白原
tropomyosin	原肌球蛋白	原肌球蛋白
troponin	肌钙蛋白，肌原蛋白	肌原蛋白
true capillary	真毛细血管	真毛細血管，真微血管
true conjugate diameter of pelvis	骨盆直径	骨盆直徑
true hermaphroditism	真两性畸形	真陰陽症，真雙性人，真性別畸形
true rib	真肋	真肋
truncus aorticus	主动脉干	主動脈幹
truncus arteriosus	动脉干	動脈幹
truncus brachiocephalicus	头臂动脉干	頭臂動脈幹
truncus pulmonalis	肺动脉干	肺動脈幹
truncus septum	动脉干隔	動脈幹隔
truncus sympathicus	交感[神经]干	交感[神經]幹
trunk	躯干	軀幹
trunk of accessory nerve	副神经干	副神經幹
trunk of brachial plexus	臂丛干	臂叢幹
trunk of corpus callosum	胼胝体干	胼胝體幹
trunk of plexus	臂丛干	臂叢幹
trunk of spinal nerve	脊神经干	脊神經幹
trypan blue	锥虫蓝，台盼蓝	台盼藍，錐蟲藍
trypan red	锥虫红，台盼红	台盼紅，錐蟲紅
trypsase	胰蛋白酶	胰蛋白酶
trypsin	胰蛋白酶	胰蛋白酶
trypsinogen	胰蛋白酶原	胰蛋白酶原

英　文　名	大　陆　名	台　湾　名
T-tubule (=transverse tubule)	横小管，T 小管	橫小管，T 小管
tubal branch	输卵管支	輸卵管枝
tubal branch of ovarian artery	卵巢动脉输卵管支	卵巢動脈輸卵管枝
tubal branch of uterine artery	子宫动脉输卵管支	子宮動脈輸卵管枝
tubal embryo transfer (TET)	胚胎输卵管内移植	輸卵管內胚胎移植
tubal extremity	输卵管端	輸卵管端
tubal extremity of ovary	卵巢输卵管端	卵巢輸卵管端
tubal pregnancy	输卵管妊娠	輸卵管妊娠，管孕
tubal tonsil	咽鼓管扁桃体	耳咽管扁桃體
tubal torus	咽鼓管圆枕	耳咽管圓枕
tuberal nucleus	结节核	結節核
tuberal region	结节区	結節區
tuber cinereum	灰结节	灰結節
tubercle	结节	結節
tubercle of calcaneus	跟骨小结节	跟骨小結節
tubercle of epiglottis	会厌结节	會厭結節
tubercle of iliac crest	髂结节	髂結節
tubercle of ilium	髂结节	髂結節
tubercle of rib	肋结节	肋結節
tubercle of scaphoid	手舟骨结节	舟狀骨結節
tubercle of scaphoid bone	手舟骨结节	舟狀骨結節
tubercle of tooth	牙结节	牙結節，齒結節
tubercle of trapezium	大多角骨结节	大多角骨結節
tubercle of trapezium bone	大多角骨结节	大多角骨結節
tubercle of upper lip	上唇结节	上唇結節
tuberculare	耳结节点	耳結節點
tubercular part	结节部	結節部
tuberculum	结节	結節
tuberculum calcanei	跟骨小结节	跟骨小結節
tuberculum cinerenum	灰小结节	灰小結節
tuberculum genitale	生殖结节	生殖結節
tuberculum sellae	鞍结节	鞍結節
tuber of vermis	蚓结节	蚓結節
tuberoinfundibular tract	结节漏斗束	結節漏斗束
tuberosity for coracoclavicular ligament	喙锁韧带粗隆	喙鎖韌帶粗隆
tuberosity for iliotibial tract	髂胫束粗隆	髂脛徑粗隆

英 文 名	大 陆 名	台 湾 名
tuberosity for serratus anterior	前锯肌粗隆	前鋸肌粗隆
tuberosity of cuboid	骰骨粗隆	骰骨粗隆
tuberosity of cuboid bone	骰骨粗隆	骰骨粗隆
tuberosity of distal phalanx of hand	远节指骨粗隆	遠端指骨粗隆
tuberosity of fifth metatarsal bone	第五跖骨粗隆	第五蹠骨粗隆
tuberosity of first metatarsal bone	第一跖骨粗隆	第一蹠骨粗隆
tuberosity of ischium	坐骨结节	坐骨結節, 坐骨粗隆
tuberosity of navicular bone	舟骨粗隆	舟狀骨粗隆
tuberosity of radius	桡骨粗隆	橈骨粗隆
tuberosity of tibia	胫骨粗隆	脛骨粗隆
tuberosity of ulna	尺骨粗隆	尺骨粗隆
tuber vermis	蚓结节	蚓結節
tubotympanic recess	咽鼓管鼓室隐窝	咽鼓管鼓室隱窩
tubular body	细管小体	細管小體
tubular embryo	筒状胚, 柱状胚	筒狀胚, 柱狀胚
tubular gland	管状腺	管狀腺
tubular intestinal duplication	管状肠重复畸形	管狀腸重複畸形
tubulin	微管蛋白	微管蛋白
tubuloacinar gland	管泡状腺	管泡腺
tubuloacinous gland	管泡状腺	管泡腺
tubuloalveolar gland	管泡状腺	管泡腺
tubulovesicle	微管泡	微管泡
tubulus colligens	集合管	集合管
tubulus rectus	直精小管, 精直小管, 直细精管	直精小管, 直細精管, 精直小管
tufted cell	丛状细胞, 刷缘细胞	刷緣細胞, 毛叢狀細胞
tunica fibrosa bulbi	眼球纤维膜	眼球纖維膜
tunica adventitia	血管外膜	血管外膜
tunica albuginea	白膜	白膜
tunica albuginea of corpus cavernosum penis	阴茎海绵体白膜	陰莖海綿體白膜
tunica albuginea of corpus cavernosum urethra	尿道海绵体白膜	尿道海綿體白膜
tunica conjunctiva bulbi	眼球结膜	眼球結膜
tunica elastica externa	外弹性膜	外彈性膜
tunica elastica interna	内弹性膜	內彈性膜

英　文　名	大　陆　名	台　湾　名
tunica externa	血管外膜	血管外膜
tunica fibrosa renis	肾纤维膜	腎纖維膜
tunica intima	血管内膜	血管內膜
tunica media	中膜	中膜
tunica mucosa	黏膜	黏膜
tunica muscularis of gallbladder	胆囊肌层	膽囊肌層
tunica muscularis of pharynx	咽肌层	咽肌層
tunica of spermatic cord	精索被膜	精索被膜
tunica propria mucosa	黏膜固有层	黏膜固有層
tunica serosa	浆膜	漿膜
tunica testis	睾丸膜	睪丸膜
tunica uvea	葡萄膜	葡萄膜
tunica vaginalis	鞘膜	鞘膜
tunica vaginalis of testis	睾丸鞘膜	睪丸鞘膜
tunica vaginalis testis	睾丸鞘膜	睪丸鞘膜
tunnel fiber	隧道纤维	隧道纖維
Turner's syndrome	特纳综合征，先天性卵巢发育不全	特納氏症候群
twelfth cranial nerve	第十二对脑神经	第十二對腦神經
twin pregnancy	双胎妊娠	雙胎妊娠
twins	双胎，孪生	雙胞胎，孿生
tympanic annulus	鼓环	鼓環
tympanic aperture of canaliculus for chorda tympani	鼓索小管鼓室口	鼓索小管鼓室口
tympanic canaliculus	鼓室小管	鼓室小管
tympanic cavity	鼓室	鼓室
tympanic cell	鼓室小房	鼓室小房
tympanic ganglion	鼓室神经节	鼓室神經節
tympanic groove	鼓沟	鼓溝
tympanic incisure	鼓切迹	鼓切跡
tympanic intumescence	鼓室神经膨大	鼓室神經膨大
tympanic lip	鼓室唇	鼓室唇
tympanic membranaceous wall	鼓膜性壁	鼓膜性壁
tympanic membrane	鼓膜	鼓膜
tympanic mucosa	鼓室黏膜	鼓室黏膜

英　文　名	大　陆　名	台　湾　名
tympanic nerve	鼓室神经	鼓室神經
tympanic notch	鼓切迹	鼓切跡
tympanic opening of auditory tube	咽鼓管鼓室口	耳咽管鼓室口
tympanic orifice of auditory tube	咽鼓管鼓室口	耳咽管鼓室口
tympanic part	鼓部	鼓室部
tympanic plexus	鼓室丛	鼓室叢
tympanic ring	鼓环	鼓環
tympanic scale	鼓阶	鼓階
tympanic sinus	鼓窦	鼓竇
tympanic sulcus	鼓沟	鼓溝
tympanic vein	鼓室静脉	鼓室靜脈
tympanic wall of cochlear duct	蜗管鼓壁	耳蜗管鼓壁
tympanomastoid fissure	鼓乳裂	鼓乳裂
tympanosquamous fissure	鼓鳞裂	鼓鱗裂
tympanostapedial syndesmosis	鼓镫[韧带]连结	鼓鐙韌帶聯合
type Ⅰ alveolar cell	Ⅰ型肺泡细胞	Ⅰ型肺泡細胞
type Ⅱ alveolar cell	Ⅱ型肺泡细胞	Ⅱ型肺泡細胞
type A spermatogonium	A型精原细胞	A型精原細胞
type B spermatogonium	B型精原细胞	B型精原細胞
type Ⅳ collagen	Ⅳ型胶原蛋白	第Ⅳ型膠原蛋白
type Ⅰ pneumocyte	Ⅰ型肺泡上皮细胞	Ⅰ型肺泡上皮細胞
type Ⅱ pneumocyte	Ⅱ型肺泡上皮细胞	Ⅱ型肺泡上皮細胞
Tyson's gland	泰森腺	泰森氏腺，台松氏腺

U

英　文　名	大　陆　名	台　湾　名
ulna	尺骨	尺骨
ulnar	尺侧	尺側
ulnar artery	尺动脉	尺動脈
ulnar bicipital groove	肱二头肌尺侧沟	肱二頭肌尺側溝
ulnar bicipital sulcus	肱二头肌尺侧沟	肱二頭肌尺側溝
ulnar carpal canal	腕尺侧管	腕尺側管
ulnar carpal collateral ligament	腕尺侧副韧带	腕尺側副韌帶
ulnar collateral ligament	尺侧副韧带	尺側副韌帶

英　文　名	大　陆　名	台　湾　名
ulnar communicating branch	尺神经交通支	尺神經交通枝
ulnar head	尺骨头	尺骨頭
ulnar head of extensor carpi ulnaris	尺侧腕伸肌尺骨头	尺側腕伸肌尺骨頭
ulnar head of flexor carpi ulnaris	尺侧腕屈肌尺骨头	尺側腕屈肌尺骨頭
ulnar head of pronator teres	旋前圆肌尺骨头	旋前圓肌尺骨頭
ulnar incisure	尺切迹	尺切跡
ulnar margin	尺侧缘	尺側緣
ulnar nerve	尺神经	尺神經
ulnar notch	尺切迹	尺切跡
ulnar recurrent artery	尺侧返动脉	尺側返動脈
ulnar tuberosity	尺骨粗隆	尺骨粗隆
ulnar vein	尺静脉	尺靜脈
ultracentrifugation	超高速离心	超高速離心
ultracryotomy	冷冻超薄切片术，冰冻超薄切片术	冷凍超薄切片術
ultrafiltrate	超滤液	超濾液
ultrafiltration	超滤法	超濾法
ultrafiltration membrane	超滤性膜	超濾性膜
ultrahigh voltage electron microscope	超高压电子显微镜	超高壓電子顯微鏡
ultramicroscope	超显微镜	超顯微鏡
ultramicroscopic granule	超显微颗粒	超顯微顆粒
ultramicroscopy	超显微术	超顯微鏡檢術
ultramicrosome	超微粒体	超微粒體
ultramicrotome	超薄切片机	超薄切片機
ultrastructural differentiation	超微结构分化	超微結構分化
ultrastructure	超微结构	超微結構，亞微結構
ultrathin section	超薄切片	超薄切片
ultrathin sectioning	超薄切片	超薄切片
ultraviolet cytophotometry	紫外细胞光度术	紫外細胞光度測定術，紫外細胞光度學
ultraviolet microscope	紫外光显微镜	紫外光顯微鏡
ultraviolet microscopic absorption spectroscopy	显微紫外线吸收分光术	顯微紫外線吸收分光術
ultraviolet microscopy	紫外光显微镜术	紫外光顯微鏡術
ultraviolet microspectrophotometer	紫外光显微分光光度计	紫外光顯微分光光度計

英　文　名	大　陆　名	台　湾　名
ultraviolet photomicrography	紫外显微摄影术	紫外顯微攝影術
ultraviolet spectroscopy	紫外光光谱术	紫外光光譜術
umbilical artery	脐动脉	臍動脈
umbilical canal	脐管	臍管
umbilical cicatrix	脐带瘢	臍帶瘢
umbilical coelom	脐腔	臍體腔
umbilical constriction	脐狭窄	臍狹窄
umbilical cord	脐带	臍帶
umbilical fistula	脐瘘	臍瘻[管]
umbilical hernia	脐疝	臍疝
umbilical jelly	脐带胶质，沃顿胶质	華頓氏膠
umbilical lobe	脐叶	臍葉
umbilical loop	脐环	臍環
umbilical opening	脐孔	臍孔
umbilical part	脐部	臍部
umbilical region	脐区	臍區
umbilical ring	脐环	臍環
umbilical stalk	脐带	臍帶
umbilical vein	脐静脉	臍靜脈
umbilical vesicle	脐囊，脐泡	臍囊
umbilical vessel	脐血管	臍血管
umbilical wall	脐壁	臍壁
umbilicus	脐	臍
umbilicus intestinalis	肠脐	腸臍
umbilivorm	脐形	臍形
umbo membranae tympani	鼓膜脐	鼓膜臍
umbo of tympanic membrane	鼓膜脐	鼓膜臍
uncalcified dentin	前牙本质	前牙本質
uncinate fasciculus	钩束	鈎束
uncinate process	钩突	鈎突
uncinate process of pancreas	胰钩突	胰[臟]鈎突
uncus	钩	鈎
uncus of cervical vertebral body	颈椎体钩	頸椎體鈎
uncus of parahippocampal gyrus	海马旁回钩	海馬旁回鈎
uncus of vertebral body	椎体钩	椎體鈎
undescended testis	未下降睾丸	未下降睾丸

英　文　名	大　陆　名	台　湾　名
undescended testis	隐睾，睾丸未降	隱睪，未下降睪丸
undifferentiated cell	未分化细胞	未分化細胞
undifferentiated mesenchymal cell	未分化间充质细胞	未分化間[充]質細胞，未分化間葉細胞
unequal coeloblastula	偏腔囊胚	偏腔囊胚
unequal division of truncus arteriosus	动脉干分隔不均	動脈幹分隔不均
unicell	单细胞	單細胞
unicellular gland	单细胞腺	單細胞腺
unicellular stage	单细胞期	單細胞期
unicornuate uterus	单角子宫	單角子宮
unilateral cleft lip	单侧唇裂	單側唇裂
unilayer epithelium	单层上皮	單層上皮
unilocular adipose cell	单泡脂肪细胞	單泡脂肪細胞
uniovular twins	单卵双胎，单卵双生，同卵双生	單卵雙生，一卵雙胎，同卵雙胎
unipennate muscle	半羽肌	半羽肌
unipolar nerve cell	单极神经细胞	單極神經細胞
unipolar neuron	单极神经元	單極神經元
unipotent cell	单[潜]能细胞	單潛能細胞
united afferent fiber	联合传出纤维	聯合傳出纖維
united efferent fiber	联合传入纤维	聯合傳入纖維
unit membrane	单位膜	單位膜
univalent chromosome	单价染色体	單價染色體
unmyelinated nerve fiber	无髓神经纤维	無髓[鞘]神經纖維
unmyelinated nerve fiber with neurilemma	无髓有膜神经纤维	無髓[鞘]有膜神經纖維
unmyelinated nerve fiber without neurilemma	无髓无膜神经纤维	無髓[鞘]無膜神經纖維
Unna's staining	乌纳染色	烏納氏染色
unpaired thyroid venous plexus	甲状腺奇静脉丛	甲狀腺奇靜脈叢
unreduced germ cell	未减数胚细胞	未減數胚細胞
upper dental arch	上牙弓	上齒弓
upper extremity	上肢	上肢
upper eyelid	上睑	上[眼]瞼
upper limb	上肢	上肢
upper lip	上唇	上唇
upper lip of ileocecal valve	回盲瓣上唇	迴盲瓣上唇

英　文　名	大　陆　名	台　湾　名
upper motor neuron	上运动神经元	上運動神經元
urachal cyst	脐尿管囊肿	臍尿管囊腫
urachal diverticulum	脐尿管憩室	臍尿管憩室
urachal fistula	脐尿瘘	臍尿瘘管
urachus	脐尿管	臍尿管，尿囊管
ureter	输尿管	輸尿管
ureteral orifice	输尿管口	輸尿管口
ureteric branch	输尿管支	輸尿管枝
ureteric branch of inferior vesical artery	膀胱下动脉输尿管支	膀胱下動脈輸尿管枝
ureteric branch of ovarian artery	卵巢动脉输尿管支	卵巢動脈輸尿管枝
ureteric branch of superior vesical artery	膀胱上动脉输尿管支	膀胱上動脈輸尿管枝
ureteric branch of testicular artery	睾丸动脉输尿管支	睪丸動脈輸尿管枝
ureteric bud	输尿管芽	輸尿管芽
ureteric diverticulum	输尿管憩室	輸尿管憩室
ureteric orifice	输尿管口	輸尿管口
ureteric plexus	输尿管丛	輸尿管叢
urethra	尿道	尿道
urethral artery	尿道动脉	尿道動脈
urethral bulbar artery	尿道球动脉	尿道球動脈
urethral bulbar vein	尿道球静脉	尿道球靜脈
urethral carina of vagina	阴道尿道隆嵴	陰道尿道隆嵴
urethral crest	尿道嵴	尿道嵴
urethral fold	尿道褶	尿道褶
urethral gland	尿道腺	尿道腺
urethral groove	尿道沟	尿道溝
urethral lacuna	尿道陷窝	尿道陷窝
urethral obstruction	尿道阻塞	尿道阻塞
urethral plate	尿道板	尿道板
urethral ridge	尿道嵴	尿道嵴
urethral surface	尿道面	尿道面
urethrovaginal septum	尿道阴道隔	尿道陰道隔
urethrovaginal sphincter	尿道阴道括约肌	尿道陰道括約肌
urethrovaginal sphincter muscle	尿道阴道括约肌	尿道陰道括約肌
urina	尿	尿

英 文 名	大 陆 名	台 湾 名
urinary bladder	膀胱	膀胱
urinary calculus	尿石	尿石
urinary organ	泌尿器[官]	泌尿器
urinary passage	排尿管道	排尿管道
urinary pole	尿极	尿極
urinary space	肾小囊腔，鲍曼腔	腎小囊腔，鮑曼氏腔
urinary system	泌尿系统	泌尿系統
urinary tubule	泌尿小管，尿细管	細腎管，細尿管
urinary vesicle	尿囊	尿囊，尿膜
urination	排尿	排尿
urine	尿	尿
uriniferous tubule	泌尿小管，尿细管	細腎管，細尿管
urocystis	膀胱	膀胱
urogenital apparatus	泌尿生殖器	泌尿生殖器，尿殖器
urogenital canal	尿生殖管	尿殖管
urogenital cavity	泄殖腔	泄殖腔
urogenital diaphragm	尿生殖膈	尿生殖膈
urogenital duct	尿生殖管	尿殖管
urogenital fold	尿生殖褶	尿殖褶
urogenital groove	尿生殖沟	尿殖溝
urogenital membrane	尿生殖膜	尿殖膜
urogenital mesentery	尿生殖[嵴]系膜	尿生殖繫膜
urogenital opening	尿生殖孔	尿生殖孔
urogenital peritoneum	泌尿生殖系统腹膜	泌尿生殖器腹膜
urogenital plate	尿生殖板	尿殖板
urogenital region	尿生殖区	尿殖區，泌尿生殖區
urogenital ridge	尿生殖嵴	尿殖嵴
urogenital sinus	尿生殖窦	尿殖竇
urogenital sinus sphincter	尿生殖窦括约肌	尿殖竇括約肌
urogenital system	泌尿生殖系统	泌尿生殖系統
uropoietic organ	泌尿器[官]	泌尿器
urorectal septum	尿直肠隔	尿直腸隔
uterine adnexa	子宫附件	子宮附件
uterine artery	子宫动脉	子宮動脈
uterine body	子宫体	子宮體
uterine broad ligament	子宫阔韧带	子宮闊韌帶
uterine cavity	子宫腔	子宮腔

英　文　名	大　陆　名	台　湾　名
uterine cervical ganglion	子宫颈神经节	子宫頸神經節
uterine cotyledon	子宫绒毛叶	子宫絨毛葉
uterine cycle	子宫周期	子宫週期
uterine epithelium	子宫上皮	子宫上皮
uterine extremity	子宫端	子宫端
uterine extremity of ovary	卵巢子宫端	卵巢子宫端
uterine gland	子宫腺	子宫腺
uterine horn	子宫角	子宫角
uterine hypoplasia	子宫发育不全	子宫發育不全
uterine milk	子宫乳，胚泡营养素	子宫乳
uterine mucosa	子宫黏膜	子宫黏膜
uterine orifice of tube	输卵管子宫口	輸卵管子宫口
uterine part	子宫部	子宫部
uterine relaxing factor	子宫舒缓因子	子宫舒緩因子
uterine tubal fold	输卵管襞	輸卵管襞
uterine tube	输卵管	輸卵管
uterine vein	子宫静脉	子宫靜脈
uterine venous plexus	子宫静脉丛	子宫靜脈叢
uteroabdominal pregnancy	子宫腹腔妊娠	子宫腹腔妊娠
uterocervical canal	子宫颈管	子宫頸管
uteroplacental artery	子宫胎盘动脉	子宫胎盤動脈
uteroplacental vein	子宫胎盘静脉	子宫胎盤靜脈
uterosacral ligament	子宫骶韧带	子宫薦韌帶
uterovaginal canal	子宫阴道管	子宫陰道管
uterovaginal plexus	子宫阴道丛	子宫陰道叢
uterovaginal portion	子宫阴道部	子宫陰道部
uterovaginal primordium	子宫阴道原基	子宫陰道原基
uterus	子宫	子宫
uterus acollis	无颈子宫	無頸子宫
uterus arcuatus	弓形子宫	弓形子宫
uterus bicornis	双角子宫	雙角子宫
uterus bicornis unicollis	双角单颈子宫	雙角單頸子宫
uterus biforis	双口子宫	雙口子宫
uterus bilocularis	双腔子宫	雙房子宫，兩房子宫
uterus bipartitus	双腔子宫	雙房子宫，兩房子宫
uterus cordiformis	心形子宫	心形子宫
uterus duplex	双子宫	雙子宫，[重]複子宫

英　文　名	大　陆　名	台　湾　名
uterus septus	中隔子宫	中隔子宮
utricle	椭圆囊	橢圓囊
utricular nerve	椭圆囊神经	橢圓囊神經
utricular protion	椭圆囊部	橢圓囊部
utriculoampullar nerve	椭圆囊壶腹神经	橢圓囊壺腹神經
utriculosaccular canal	椭圆囊球囊管	橢圓囊球囊管
utriculosaccular duct	椭圆囊球囊管	橢圓囊球囊管
utriculus	椭圆囊	橢圓囊
uvea	葡萄膜	葡萄膜
uveal part	葡萄膜部	葡萄膜部
uvula	腭垂，悬雍垂	腭垂，懸雍垂
uvula of bladder	膀胱垂	膀胱[懸雍]垂
uvula of vermis	蚓垂	蚓垂
uvula vermis	蚓垂	蚓垂

V

英　文　名	大　陆　名	台　湾　名
VACTERAL syndrome (=vertebral anal cardiac tracheoesophageal renal and limb syndrome)	VACTERAL 综合征	胎兒脊椎肛門心氣管食道腎臟及肢體發育異常相關症，VACTERAL 相關症
vacuity	窝	窩，凹
vacuolar system	液泡系	液泡系
vacuole	液泡	液泡
vacuolization	空泡化，空泡形成	空泡化，空泡形成
vacuolus	液泡	液泡
vagal part of accessory nerve	副神经迷走部	副神經迷走部
vagal part	迷走部	迷走部
vagal triangle	迷走神经三角	迷走神經三角
vagina	阴道	陰道
vaginal artery	阴道动脉	陰道動脈
vaginal atresia	阴道闭锁	陰道閉鎖
vaginal branch	阴道支	陰道枝
vaginal branch of inferior rectal artery	直肠下动脉阴道支	直腸下動脈陰道枝
vaginal branch of uterine artery	子宫动脉阴道支	子宮動脈陰道枝
vaginal fornix	阴道穹	陰道穹[窿]

英　文　名	大　陆　名	台　湾　名
vaginal ligament	鞘韧带	鞘韌帶
vaginal nerve	阴道神经	陰道神經
vaginal orifice	阴道口	陰道口
vaginal part of cervix	子宫颈阴道部	子宮頸陰道部
vaginal portion of cervix neck	子宫颈阴道部	子宮頸陰道部
vaginal plate	阴道板	陰道板
vaginal plug	阴道栓	陰道栓
vaginal process	鞘突	鞘突
vaginal process of sphenoid bone	蝶骨鞘突	蝶骨鞘突
vaginal smear method	阴道涂片法	陰道抹片法
vaginal sphincter	阴道括约肌	陰道括約肌
vaginal tunic of testis	睾丸鞘膜	睪丸鞘膜
vaginal venous plexus	阴道静脉丛	陰道靜脈叢
vaginal vestibule	阴道前庭	陰道前庭
vagosympathetic cord	迷走交感神经索	迷走交感神經索
vagus nerve	迷走神经	迷走神經
vallate papilla	轮廓乳头	輪廓乳頭
vallecula of cerebellum	小脑谷	小腦谿
Valsalva's sinus	瓦氏窦	瓦氏竇，Valsalva 氏竇
valva	瓣[膜]	瓣[膜]
valve	瓣[膜]	瓣[膜]
valve of aorta	主动脉瓣	主動脈瓣
valve of coronary sinus	冠状窦瓣	冠狀竇瓣
valve of foramen ovale	卵圆孔瓣	卵圓孔瓣
valve of heart	心瓣膜	心瓣膜
valve of inferior vena cava	下腔静脉瓣	下腔靜脈瓣
valve of navicular fossa	舟状窝瓣	舟狀窩瓣
valve of oval foramen	卵圆孔瓣	卵圓孔瓣
valve of pulmonary trunk	肺动脉干瓣	肺動脈幹瓣
valve swelling	瓣膜隆起	瓣膜隆起
valvula venosa	静脉瓣	靜脈瓣
variation	变异	變異
varicosity	膨体，曲张体	曲張體
vas	[脉]管	[脈]管
vasa nervorum	神经滋养血管	神經滋養管
vasa vasorum	营养血管	血管滋養管

英　文　名	大　陆　名	台　湾　名
vascular cecal fold	盲肠血管襞	盲腸血管襞
vascular circle	血管环	血管環
vascular circle of optic nerve	视神经血管环	視神經血管環
vascular lacuna	血管腔隙	血管腔隙
vascular lamina	血管层	血管層
vascular layer	血管层	血管層
vascular papilla	血管乳头	血管乳頭
vascular plexus	血管丛	血管叢
vascular pole	血管极	血管極
vascular sac	血管囊	血管囊
vascular tunic of eyeball	眼球血管膜	眼球血管膜
vascular vessel	脉管壁血管	脈管壁血管
vasectomy	输精管切断术	輸精管切斷術
vas efferens	输精管	輸精管
vas lymphaticum	淋巴管	淋巴管
vasoconstriction	血管收缩	血管收縮
vasodilation	血管舒张	血管舒張
vas omphalomesentericum	脐肠系膜血管	臍腸繫膜血管
vas recta	直小血管	直小血管
vas sanguineum	血管	血管
vastus intermedius	股中间肌	股中間肌
vastus lateralis	股外侧肌	股外側肌
vastus medialis	股内侧肌	股內側肌
vas umbilicale	脐血管	臍血管
vas vasorum	血管滋养管	血管滋養管
vas vitellinum	卵黄囊血管	卵黃囊血管
vegetal cell	营养细胞	營養細胞
vegetal pole	植物极，营养极	植物極，營養極
vegetative ganglion	植物神经节	植物神經節
veiled cell	面纱细胞	面紗細胞，不成熟樹狀突細胞
vein	静脉	靜脈
veinlet	小静脉	小靜脈
vein lining fourth ventricle	第四脑室带静脉	第四腦室帶靜脈
vein of brain stem	脑干静脉	腦幹靜脈
vein of brainstem	脑干静脉	腦幹靜脈
vein of bulb of penis	阴茎球静脉	陰莖球靜脈

英　文　名	大　陆　名	台　湾　名
vein of caudate nucleus	尾状核静脉	尾狀核靜脈
vein of cochlear aqueduct	蜗水管静脉	耳蝸導水管靜脈
vein of diencephalon	间脑静脉	間腦靜脈
vein of geniculate body	膝状体静脉	膝狀體靜脈
vein of kidney	肾静脉	腎靜脈
vein of labyrinth	迷路静脉	迷路靜脈
vein of lateral recess of fourth ventricle	第四脑室外侧隐窝静脉	第四腦室外側隱窩靜脈
vein of lower eyelid	下睑静脉	下瞼靜脈
vein of lower lip	下唇静脉	下唇靜脈
vein of medulla oblongata	延髓静脉	延髓靜脈
vein of ocular muscle	眼肌静脉	眼肌靜脈
vein of olfactory gyrus	嗅回静脉	嗅回靜脈
vein of pons	脑桥静脉	橋腦靜脈
vein of pontomedullary sulcus	桥延沟静脉	橋延溝靜脈
vein of pterygoid canal	翼管静脉	翼管靜脈
vein of septum pellucidum	透明隔静脉	透明隔靜脈
vein of uncus	钩回静脉	鈎回靜脈
vein of upper lip	上唇静脉	上唇靜脈
vein of vertebral column	脊柱静脉	脊柱靜脈
vein of vestibular aqueduct	前庭水管静脉	前庭導水管靜脈
velamentous insertion	帆状附着	帆狀附著
vellus	毫毛	毫毛，細毛
vellus hair	毫毛	毫毛，細毛
velum palatinum	腭帆	腭帆
vena arciformis	弓形静脉	弓形靜脈
vena arcuata	弓形静脉	弓形靜脈
vena cardinalis	主静脉	主靜脈
vena cava	腔静脉	腔靜脈
vena cava inferior	下腔静脉	下腔靜脈
vena caval foramen	腔静脉孔	腔靜脈孔
vena caval foramen of diaphragm	膈肌腔静脉孔	膈肌腔靜脈孔
vena centralis	中央静脉，罗兰多静脉	中央靜脈，Rolando 氏靜脈
vena hepatica	肝静脉	肝靜脈
vena portae	门静脉	門靜脈
vena pulmonalis	肺静脉	肺靜脈
vena recta	直小静脉	直小靜脈

英　文　名	大　陆　名	台　湾　名
vena uterina	子宫静脉	子宮靜脈
vena vorticosa	涡静脉	渦靜脈
venous duct	静脉导管	靜脈導管
venous groove	静脉沟	靜脈溝
venous plexus	静脉丛	靜脈叢
venous plexus of foramen ovale	卵圆孔静脉丛	卵圓孔靜脈叢
venous plexus of hypoglossal canal	舌下神经管静脉丛	舌下神經管靜脈叢
venous plexus of internal carotid	颈内动脉静脉丛	頸內動脈靜脈叢
venous plexus of oval foramen	卵圆孔静脉丛	卵圓孔靜脈叢
venous portal system	门静脉系统	門靜脈系統
venous rete	静脉网	靜脈網
venous sinus	静脉窦	靜脈竇
venous sinus of sclera	巩膜静脉窦	鞏膜靜脈竇
venous valve	静脉瓣	靜脈瓣
venter anterior	前腹	前腹
venter inferior	下腹	下腹
venter occipitalis	枕腹	枕腹
venter posterior	后腹	後腹
venter superior	上腹	上腹
ventilation	换气	換氣
ventral	腹侧；腹面	腹側；腹面
ventral amygdaloid pathway	杏仁腹侧通路	杏仁腹側通路
ventral anterior nucleus	腹前核	腹前核
ventral aorta	腹主动脉	腹主動脈
ventral branch	腹侧支	腹側枝
ventral branch of intercostal nerve	肋间神经腹侧支	肋間神經腹側枝
ventral cochlear nucleus	[耳]蜗神经腹侧核	耳蝸神經腹側核
ventral column	腹侧柱	腹側柱
ventral corticospinal tract	皮质脊髓腹侧束	皮質脊髓腹側徑
ventral division	腹侧股	腹側股
ventral external arcuate fiber	腹侧外弓状纤维	腹側外弓狀纖維
ventral funiculus	腹侧索	腹側索
ventral horn	腹角	腹側角
ventral intermediate nucleus	腹中间核	腹中間核

英　文　名	大　陆　名	台　湾　名
ventral lateral nucleus	腹外侧核	腹外側核
ventral longitudinal column	腹侧纵柱	腹側縱柱
ventral median fissure	腹侧正中裂	腹側正中裂
ventral median line	腹中线	腹中線
ventral median septum	腹正中隔	腹正中隔
ventral mesentery	腹系膜	腹[腸]繫膜
ventral mesocardium	腹心系膜	腹心繫膜
ventral mesoduodenum	十二指肠腹系膜	腹十二指腸繫膜
ventral mesogastrium	胃腹系膜	腹胃繫膜
ventral nucleus	腹侧核	腹側核
ventral nucleus of trapezoid body	斜方体腹侧核	斜方體腹側核
ventral pancreas	腹胰	腹胰
ventral pancreatic bud	腹胰芽	腹胰芽
ventral pancreatic duct	腹胰管	腹胰管
ventral part of crus of cerebrum	大脑脚腹侧部	大腦腳腹側部
ventral part of nucleus of lateral geniculate body	外侧膝状体核腹侧部	外側膝狀體核腹側部
ventral part of nucleus of medial geniculate body	内侧膝状体核腹侧部	內側膝狀體核腹側部
ventral part of pons	脑桥腹侧部	橋腦腹側部
ventral posterior nucleus	腹后核	腹後核
ventral posterolateral nucleus	腹后外侧核	腹後外側核
ventral posteromedial nucleus	腹后内侧核	腹後內側核
ventral proper fasciculus	腹侧固有束	腹側固有束
ventral pyramidal tract	锥体腹侧束	錐體腹側徑
ventral reticular nucleus	腹侧网状核	腹側網狀核
ventral root	腹根	腹側根
ventral sacrococcygeal ligament	骶尾腹侧韧带	薦尾腹側韌帶
ventral sacrococcygeal muscle	骶尾腹侧肌	薦尾腹側肌
ventral sacroiliac ligament	骶髂腹侧韧带	薦髂腹側韌帶
ventral spinocerebellar tract	脊髓小脑腹侧束	脊髓小腦腹側徑
ventral spinothalamic tract	脊髓丘脑腹侧束	脊髓丘腦腹側徑
ventral supraoptic commissure	视上腹侧连合	視上腹側連合
ventral surface of finger	指腹侧面	指腹側面
ventral tegmental area (VTA)	腹侧被盖区	腹側被蓋區

英 文 名	大 陆 名	台 湾 名
ventral tegmental decussation	被盖腹侧交叉	被蓋腹側交叉
ventral thalamus	腹侧丘脑	腹侧丘腦
ventricle	室	室
ventricle of heart	心室	心室，心腔
ventricle of larynx	喉室	喉室
ventricular septal defect	室间隔缺损	室間隔缺損
ventricular vein	心室静脉	心室靜脈
ventriculus	室	室
ventroanteroior groove	腹前沟	腹前溝
ventroanteroior sulcus	腹前沟	腹前溝
ventrolateral groove	腹外侧沟	腹外側溝
ventrolateral nucleus	腹外侧核	腹外側核
ventrolateral nucleus of thalamus	丘脑腹外侧核	丘腦腹外側核
ventrolateral sulcus	腹外侧沟	腹外側溝
ventromedial hypothalamic nucleus	下丘脑腹内侧核	下丘腦腹內側核
ventromedial nucleus	腹内侧核	腹內側核
venula recta	直小静脉	直小靜脈
venule	微静脉	微靜脈，小靜脈
vermiform appendix	阑尾，蚓突	闌尾
vermiform process	阑尾，蚓突	闌尾
vermis of cerebellum	小脑蚓	小腦蚓
vernix caseosa	胎脂	胎脂
vertebra	椎骨	[脊]椎骨
vertebral anal cardiac tracheoesophageal renal and limb syndrome (VACTERAL syndrome)	VACTERAL 综合征	胎兒脊椎肛門心氣管食道腎臟及肢體發育異常相關症，VACTERAL 相關症
vertebral arch	椎弓	椎弓
vertebral artery	椎动脉	椎動脈
vertebral artery plexus	椎动脉丛	椎動脈叢
vertebral articulation	椎关节	椎關節
vertebral body	椎体	椎體
vertebral canal	椎管	椎管
vertebral column	脊柱	脊柱
vertebral foramen	椎孔	椎孔
vertebral ganglion	椎神经节	椎神經節
vertebral groove	脊柱沟	脊柱溝

英　文　名	大　陆　名	台　湾　名
vertebral joint	椎骨连结	椎骨連結
vertebral line	脊柱线，椎骨线	脊柱線
vertebral nerve	椎神经	椎神經
vertebral part	脊柱部	脊柱部
vertebral region	脊柱区	脊柱區
vertebra prominens	隆椎，第七颈椎	隆椎，第七頸椎
vertebroarterial foramen	椎动脉孔	椎動脈孔
vertex	顶；颅顶点；头顶点	頂；顱頂點；頭頂點
vertex of cornea	角膜顶	角膜頂
vertical axis	垂直轴	垂直軸
vertical cleavage	垂直卵裂	垂直卵裂
vertical column	垂直柱	垂直柱
vertical crest of internal acoustic meatus	内耳道垂直嵴	內耳道垂直嵴
vertical muscle of tongue	舌垂直肌	舌垂直肌
vesica	膀胱	膀胱
vesical plexus	膀胱丛	膀胱叢
vesical surface	膀胱面	膀胱面
vesical uvula	膀胱垂	膀胱[懸雍]垂
vesical vein	膀胱静脉	膀胱靜脈
vesical venous plexus	膀胱静脉丛	膀胱靜脈叢
vesicle	囊泡，小泡	囊泡，小泡
vesicorectal fistula	膀胱直肠瘘	膀胱直腸瘻[管]
vesicouterine excavation	膀胱子宫陷凹	膀胱子宮陷凹
vesicouterine pouch	膀胱子宫陷凹	膀胱子宮陷凹
vesicovaginal fistula	膀胱阴道瘘	膀胱陰道瘻[管]
vesicular appendage	囊状附件	囊狀附件
vesicular appendix of epoophoron	卵巢冠囊状附件	卵巢冠囊狀附件
vesicular appendix of testis	睾丸囊状附件	睪丸囊狀附件
vesicular follicle	囊状卵泡	囊狀卵泡
vesiculase	精液凝固酶	精液凝固酶，前列腺酵素
vesiculation	囊泡形成，囊泡化	囊泡形成，囊泡化
vessel layer	[脉络膜]血管层	血管層
vessel of internal ear	内耳血管	內耳血管
vessel wall	血管壁	血管壁
vestibular apparatus	前庭器	前庭器
vestibular aqueduct	前庭水管	前庭導水管

英 文 名	大 陆 名	台 湾 名
vestibular area	前庭区	前庭區
vestibular blind sac	前庭盲囊	前庭盲囊
vestibular branch	前庭支	前庭枝
vestibular bulb	前庭球	前庭球
vestibular bulbar artery	前庭球动脉	前庭球動脈
vestibular bulb artery	前庭球动脉	前庭球動脈
vestibular bulbar vein	前庭球静脉	前庭球靜脈
vestibular bulb vein	前庭球静脉	前庭球靜脈
vestibular cecum	前庭盲端	前庭盲端
vestibular cecum of cochlear duct	蜗管前庭盲端	耳蜗管前庭盲端
vestibular crest	前庭嵴	前庭嵴
vestibular fenestra	前庭窗	前庭窗
vestibular fissure	前庭裂	前庭裂
vestibular fold	前庭襞，室襞	前庭襞
vestibular fossa of vagina	阴道前庭窝	陰道前庭窩
vestibular ganglion	前庭神经节	前庭神經節
vestibular gland	前庭腺	前庭腺
vestibular labium	前庭唇	前庭唇
vestibular labyrinth	前庭迷路	前庭迷路
vestibular ligament	前庭韧带	前庭韌帶
vestibular lip	前庭唇	前庭唇
vestibular membrane	前庭膜，赖斯纳膜	前庭膜，赖斯納氏膜
vestibular nerve	前庭神经	前庭神經
vestibular nucleus	前庭神经核	前庭神經核
vestibular organ	前庭器	前庭器
vestibular portion	前庭部	前庭部
vestibular root	前庭根	前庭根
vestibular scale	前庭阶	前庭階
vestibular surface	前庭面	前庭面
vestibular surface of tooth	牙前庭面	牙前庭面，齒前庭面
vestibular vein	前庭静脉	前庭靜脈
vestibular wall of cochlear duct	蜗管前庭壁	耳蜗管前庭壁
vestibule	前庭	前庭
vestibule of larynx	喉前庭	喉前庭
vestibule of mouth	口腔前庭	口腔前庭
vestibule of nose	鼻前庭	鼻前庭

英 文 名	大 陆 名	台 湾 名
vestibule of omental bursa	网膜囊前庭	網膜囊前庭
vestibule of vagina	阴道前庭	陰道前庭
vestibulocerebellar tract	前庭小脑束	前庭小腦徑
vestibulocerebellum	前庭小脑	前庭小腦
vestibulocochlear organ	前庭蜗器	前庭耳蝸器
vestibulocochlear nerve	前庭蜗神经	前庭耳蝸神經
vestibulospinal tract	前庭脊髓束	前庭脊髓徑
vestibulum auris internae	内耳前庭	內耳前庭
vestige of vaginal process	鞘突剩件，鞘突遗迹	鞘突遺跡
vestigial deferent duct	输精管遗迹	輸精管遺跡
vestigial organ	退化器官，痕迹器官	退化器官，痕跡器官
vibratile cilium	颤动纤毛	顫動纖毛
vibratome	振动切片机	振動式切片機
vibrissa	鼻毛	鼻毛
villous fold	绒毛襞	絨毛襞
villus	绒毛	絨毛
villus intestinalis	肠绒毛	腸絨毛
vinculum breve	短纽	短紐
vinculum longum	长纽	長紐
vinculum tendinum of finger	指腱纽	指腱紐
vinculum tendinum of toe	趾腱纽	趾腱紐
Virchow's lymph node	菲尔绍淋巴结	魏爾修氏淋巴結，Virchow 氏淋巴結
virgin B cell	处女型 B 细胞，初始 B 细胞	處女型 B 細胞，初始 B 細胞
virgin cell	处女型细胞，稚细胞	處女型細胞，初始細胞
virgin T cell	处女型 T 细胞，初始 T 细胞	處女型 T 細胞，初始 T 細胞
viscera	内脏	內臟
visceral foramen	体腔孔	體腔孔
visceral furrow	鳃沟	鰓溝，咽溝
visceral ganglion	内脏神经节	內臟神經節
visceral layer	脏层	臟層
visceral layer of epicardium	心包脏层	心包臟層
visceral layer of tunica vaginalis testis	睾丸鞘膜脏层	睪丸鞘膜臟層
visceral mesoderm	脏壁中胚层	臟壁中胚層
visceral motor nerve	内脏运动神经	內臟運動神經
visceral motor nerve ending	内脏运动神经末梢	內臟運動神經末梢

英　文　名	大　陆　名	台　湾　名
visceral nerve	内脏神经	內臟神經
visceral nerve fiber	内脏神经纤维	內臟神經纖維
visceral nervous system	内脏神经系统	內臟神經系統
visceral neurofiber	内脏神经纤维	內臟神經纖維
visceral pelvic fascia	盆脏筋膜	骨盆臟筋膜
visceral peritoneum	脏腹膜	臟腹膜
visceral pleura	脏胸膜	臟[層]胸膜
visceral plexus	内脏神经丛	內臟神經叢
visceral sensory nerve	内脏感觉神经	內臟感覺神經
visceral surface	脏面	臟面
visceral surface of liver	肝脏面	肝[臟]臟面
visceral surface of spleen	脾脏面	脾[臟]臟面
viscerocranium	脏颅，咽颅	臟顱，咽顱
visual angle	视角	視角
visual area	视区	視區
visual axis	视轴	視軸
visual cell	视细胞	視細胞
visual field	视野	視野
visual organ	视器	視器[官]
visual pigment	视色素	視色素
visual purple	视紫红质	視紫[紅]質
vital dye	活体染料	活體染料
vital red	活染红	活染紅
vital staining	[体内]活体染色	活體[內]染色
vitelline artery	卵黄动脉	卵黄動脈
vitelline cavity	卵黄腔	卵黄腔
vitelline circulation	卵黄循环	卵黄[囊]循環
vitelline duct	卵黄管	卵黄管
vitelline gland	卵黄腺	卵黄腺
vitelline globule	卵黄球	卵黄球
vitelline ligament	卵黄韧带	卵黄韌帶
vitelline membrane	卵黄膜	卵黄膜
vitelline syncytium	卵黄合胞体	卵黄合胞體
vitelline vacuole	卵黄泡	卵黄泡
vitelline vein	卵黄静脉	卵黄靜脈
vitellogenesis	卵黄形成	卵黄形成
vitellointestinal cyst	卵黄管囊肿	卵黄管囊腫

英 文 名	大 陆 名	台 湾 名
vitellointestinal duct	卵黄肠管	卵黄腸管
vitellomucoid	卵黄黏蛋白	卵黄黏蛋白
vitellus	卵黄	卵黄
vitreodentine	透明牙质	透明牙質
vitreous body	玻璃体	玻璃體，透明體
vitreous canal	玻璃体管	玻璃體管，透明管
vitreous capsule	玻璃体囊	玻璃體囊，透明囊
vitreous chamber of eyeball	眼球玻璃体房	眼球玻璃體房
vitreous humor	玻璃体液	玻璃體液，玻璃樣液，透明液
vitreous layer	角膜层	角膜層
vitreous membrane	玻璃膜	玻璃膜，透明層
vitreous stroma	玻璃体基质	玻璃體基質，透明基質
vitreous tissue	透明组织	透明組織
viviparity	胎生	胎生
viviparous animal	胎生动物	胎生動物
vivipary	胎生现象	胎生現象
vivisection	活体解剖	活體解剖
vocal cord	声带	聲帶
vocal fold	声襞	聲襞
vocalis	声带肌	聲帶肌
vocal ligament	声韧带	聲韌帶
vocal muscle	声带肌	聲帶肌
vocal process	声带突	聲帶突
volar	掌	掌
Volkmann's canal	福尔克曼管	福爾克曼氏管
voluntary muscle	随意肌	隨意肌
volvulus of intestine	肠扭转，肠扭结	腸扭結，腸扭轉
vomer	犁骨	犁骨
vomerine groove	犁骨沟	犁骨溝
vomerochoanal crest	犁骨鼻后孔嵴	犁骨鼻後孔嵴
vomeronasal cartilage	犁鼻软骨	犁鼻軟骨
vomeronasal organ	犁鼻器	犁鼻器
vomerorostral canal	犁嘴管	犁嘴管
vomerovaginal canal	犁鞘管	犁鞘管
vomerovaginal groove	犁鞘沟	犁鞘溝
vomerovaginal sulcus	犁鞘沟	犁鞘溝

英　文　名	大　陆　名	台　湾　名
von Ebner's gland	冯・埃布纳腺	冯・艾伯納氏腺
vortex of hair	毛涡	毛渦
vortex of heart	心涡	心渦
vorticose vein	涡静脉	渦靜脈
VTA (=ventral tegmental area)	腹侧被盖区	腹側被蓋區
vulva	外阴	女外陰
vulval cleft	女阴裂	女陰裂

W

英　文　名	大　陆　名	台　湾　名
Waller's degeneration	沃勒变性	華氏變性
wall of nail	甲廓，甲壁	甲廓，甲壁
wandering cell	游走细胞	游走細胞
water blue	苯胺蓝	苯胺藍
webbed toe	蹼状趾	蹼狀趾
wedge-and-groove suture	夹合缝	夾合關節，夾板關節，楔合關節
Weibel-Palade body (W-P body)	怀布尔-帕拉德小体，W-P 小体	懷布爾-帕拉德氏小體
Wernicke's area	韦尼克区	韋尼克[氏]區，Wernicke 氏區
Wharton's jelly	脐带胶质，沃顿胶质	華頓氏膠
white adipose tissue	白色脂肪组织	白色脂肪組織
white blood cell	白细胞	白細胞，白血球
white capsule of testis	睾丸白膜	睪丸白膜
white column	白质柱	白質柱
white commissure	白质连合	白質連合
white communicating branch	白交通支	白交通枝
white fiber	白纤维	白纖維
white fibrocartilage	白纤维软骨	白纖維軟骨
white layer	白质层	白質層
white line	白线	白線
white matter	白质	白質
white matter layer	白质层	白質層
white matter layer of superior colliculus	上丘白质层	上丘白質層
white matter of spinal cord	脊髓白质	脊髓白質
white muscle fiber	白肌纤维	白肌纖維

英　文　名	大　陆　名	台　湾　名
white pulp	白髓	白髓
white substance fasciculus	白质束	白質徑
white substance tract	白质束	白質徑
wide fascia	阔筋膜	闊筋膜
Willis' circle	威利斯环	威利斯氏環，Willis 氏環
window for implantation	植入窗	植入窗
wing of nose	鼻翼	鼻翼
Winslow's foramen	网膜孔，温斯洛孔	網膜孔
wisdom tooth	第三磨牙，迟牙，智齿	第三臼齒，智齒
Wolffian body	沃尔夫体	沃爾夫氏體
Wolffian duct	中肾管，沃尔夫管	中腎管，沃爾夫氏管
womb	子宫	子宮
woven bone	编织骨	編織骨
W-P body (=Weibel-Palade body)	怀布尔-帕拉德小体，W-P 小体	懷布爾-帕拉德氏小體
Wright's staining	瑞特染色	瑞特氏染色
Wrisberg's ganglion	里斯伯格神经节	芮斯堡氏神經節，Wrisberg 氏神經節
wrist	腕	腕
wrist joint	腕关节	腕關節
writing area	书写区	書寫區

X

英　文　名	大　陆　名	台　湾　名
xanthocyanopsy	红绿色盲	紅綠色盲
xanthophore	黄色素细胞	黄色素細胞
X-body	X 小体	X 小體
X-chromosome	X 染色体	X 染色體
xenogamy	杂交配合	雜交配合
xenoimmune	异种免疫	異種免疫
xerophthalmia	干眼病	乾眼病
xiphisternal synchondrosis	剑胸结合	劍胸軟骨結合
xiphoid process	剑突	劍突
X-ray anatomy	X 射线解剖学	X 射線解剖學
X-ray microanalysis	X 射线显微分析	X 射線微量分析
X-ray microscope	X 射线显微镜	X 射線顯微鏡
X-shaped vascular anastomosis	X 形血管吻合	X 形血管吻合

英　文　名	大　陆　名	台　湾　名
xylene	二甲苯	二甲苯
xylol	二甲苯	二甲苯

Y

英　文　名	大　陆　名	台　湾　名
Y-body	Y 小体	Y 小體
Y chromosome	Y 染色体	Y 染色體
yellow adipose tissue	黄色脂肪组织	黄色脂肪組織
yellow bone marrow	黄骨髓	黄骨髓
yellow connective tissue	黄色结缔组织	黄色結締組織
yolk	卵黄	卵黄
yolk artery	卵黄动脉	卵黄動脈
yolk blastopore	卵黄胚孔	卵黄胚孔
yolk cell	卵黄细胞	卵黄細胞
yolk cleavage	卵黄卵裂，卵黄分裂	卵黄卵裂，卵黄分裂
yolk endoderm	卵黄内胚层	卵黄内胚層
yolk epithelium	卵黄上皮	卵黄上皮
yolk gland	卵黄腺	卵黄腺
yolk granule	卵黄粒	卵黄粒
yolk membrane	卵黄膜	卵黄膜
yolk nucleus	卵黄核	卵黄核
yolk plug	卵黄栓	卵黄栓
yolk sac	卵黄囊	卵黄囊
yolk sac endoderm	卵黄囊内胚层	卵黄囊内胚層
yolk stalk	卵黄蒂	卵黄蒂，卵黄柄
yolk syncytium	卵黄合胞体	卵黄合胞體
yolk vacuole	卵黄泡	卵黄泡
yolk vein	卵黄静脉	卵黄靜脈

Z

英　文　名	大　陆　名	台　湾　名
Z band	Z 带	Z 帶
Z disc	Z 盘	Z 盤
Zeis' gland	睑缘腺，蔡斯腺	瞼緣腺，蔡[斯]氏腺
Zenker's fluid	辛格液	辛格氏液
Z filament	Z 丝	Z 絲

英　文　名	大　陆　名	台　湾　名
ZIFT (=zygote intrafallopian transfer)	合子输卵管内移植	合子輸卵管内移植
Z line	Z 线	Z 線，間膜
Z membrane	Z 膜	Z 膜
Z membrane matrix	Z 膜基质	Z 膜基質
zona basalis	基底层	基[底]層
zona compacta	致密层	緻密層
zona fasciculata	束状带	束状帶
zona glomerulosa	球状带	球小帶
zona incerta	未定带	未定帶
zona intermedia	中间带	中間帶
zonal layer of superior colliculus	上丘带状层	上丘帶狀層
zona membrane	透明[带]膜	膜状帶
zona membranosa	透明[带]膜	膜状帶
zona orbicularis	轮匝带	輪匝帶
zona pellucida	透明带	透明帶
zona radiata	辐射带	輻射帶
zona reaction	透明带反应	透明帶反應
zona reticularis	网状带	網狀帶
zona spongiosa	海绵带	海綿帶
zona terminalis	终末区	終末區
zone of calcifying cartilage	软骨钙化区	軟骨鈣化區
zone of degeneration	退化区	退化區
zone of growth	生长带	生長區，生長帶
zone of ossification	成骨区	成骨區，骨化區
zone of proliferating cartilage	软骨增生区，软骨增殖区	軟骨增殖區
zone of proliferation	增生区	繁殖區
zone of provisional calcification	先期钙化带，临时钙化带	臨時鈣化區
zone of reserving cartilage	软骨储备区	軟骨儲備區
zonula ciliaris	睫状小带	睫狀小帶
zonula occludens	闭锁小带	閉鎖小帶
zonular fiber	小带纤维	小帶纖維
zonular space	小带间隙	小帶間隙
zoogamete	游动配子	游動配子
zoosperm	游动精子	游動精子
zygapophysial joint	关节突关节	關節突關節

英　文　名	大　陆　名	台　湾　名
zygapophysis	关节突	關節突
zygion	颧[弓]点	顴弓點
zygomatic arch	颧弓	顴弓
zygomatic bone	颧骨	顴骨
zygomatic branch	颧支	顴枝
zygomatic margin	颧缘	顴緣
zygomatic margin of sphenoid bone	蝶骨颧缘	蝶骨顴緣
zygomatic nerve	颧神经	顴神經
zygomaticofacial branch	颧面支	顴面枝
zygomaticofacial foramen	颧面孔	顴面孔
zygomaticomaxillary suture	颧上颌缝	顴上頜縫
zygomaticoorbital artery	颧眶动脉	顴眶動脈
zygomaticoorbital foramen	颧眶孔	顴眶孔
zygomaticotemporal branch	颧颞支	顴顳枝
zygomaticotemporal foramen	颧颞孔	顴顳孔
zygomatic process	颧突	顴突
zygomatic process of temporal bone	颞骨颧突	顳骨顴突
zygomatic region	颧区	顴區
zygomaticus major	颧大肌	顴大肌
zygomaticus minor	颧小肌	顴小肌
zygomaxillare	颧颌点	顴上頜點
zygote	合子	合子，受精卵
zygote intrafallopian transfer (ZIFT)	合子输卵管内移植	合子輸卵管內移植
zymogenic cell	胃酶细胞	胃酶細胞，酶原細胞，酵素原細胞

www.sciencep.com

(R-9244.31)

ISBN 978-7-03-068970-2

定价：498.00元